Datenbuch Intensivmedizin

Datenbuch
Anästhesiologie und Intensivmedizin

Grundlagen · Empfehlungen · Techniken
Übersichten · Grenzgebiete

Band 1: Anästhesiologie
Band 2: Intensivmedizin

Datenbuch Intensivmedizin

Grundlagen · Empfehlungen · Techniken
Übersichten · Grenzgebiete

Zusammengestellt von

Manfred Niemer · Csaba Nemes

187 Abbildungen und 364 Tabellen

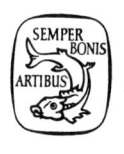

Gustav Fischer Verlag · Stuttgart · New York · 1979

Anschriften der Verfasser:
Dr. Manfred Niemer, Städt. Krankenhaus, D-8070 Ingolstadt
Dr. Csaba Nemes, Städt. Krankenhaus, D-7770 Überlingen

CIP-Kurztitelaufnahme der Deutschen Bibliothek

Datenbuch Anästhesiologie und Intensivmedizin :
Grundlagen, Empfehlungen, Techniken, Übersichten,
Grenzgebiete. – Stuttgart, New York : Fischer.
Bd. 2. – Niemer, Manfred: Datenbuch Intensiv-
medizin
Niemer, Manfred:
Datenbuch Intensivmedizin : Grundlagen, Empfehlun-
gen, Techniken, Übersichten, Grenzgebiete /
zsgest. von Manfred Niemer ; Csaba Nemes. – Stutt-
gart, New York : Fischer, 1979.
  (Datenbuch Anästhesiologie und Intensivmedizin ;
Bd. 2)
  ISBN 3-437-10587-6
NE: Nemes, Csaba:

© Gustav Fischer Verlag · Stuttgart · New York · 1979
Wollgrasweg 49 · D 7000 Stuttgart 70 (Hohenheim)
Alle Rechte vorbehalten
Satz: Bauer & Bökeler Lichtsatz, Denkendorf
Druck und Einband: Passavia Druckerei AG, Passau
Printed in Germany

Unseren Frauen
　　　　Ulrike
　　　　Gabriella
Unseren Kindern
　　　　Martin
　　　　Gábor
　　　　　　gewidmet

Vorwort

«Die Existenzberechtigung der Intensivmedizin liegt in der Maxime begründet, daß menschliches Leben von unschätzbarem Wert ist. Bei diesem ethischen Axiom kommt dem Adjektiv «menschlich» eine überragende Bedeutung zu.
Der Schwerkranke ist zwischen all der lebenserhaltenden Technik einer Intensivstation oft kaum noch als menschliches Wesen zu erkennen.
Schläuche, Monitore und Beatmungsgeräte umgeben ihn wie ein Wachkordon. Die Verlaufsprotokolle bezeugen wie Chronisten die steten Änderungen von gut einem Dutzend Meßgrößen. Das auf den ersten Blick grenzenlos erscheinende Wirrwarr von schnell wechselnden Daten übt bei näherer Betrachtung eine merkwürdige Faszination aus.
Gewichtskurven, Bilanzen, Vitalgrößen, Elektrolyte, Hämatokrit-Werte und Blutgasanalysen, Venen- sowie Lungenkapillardruckmessungen, Herzzeitvolumina und vieles andere, was auch immer gemessen werden kann, stellen letztlich nichts als eine physikochemische Metapher des Lebens dar.
Über Schmerzen, Traurigkeit, Einsamkeit, Ungewißheit, Furcht, Hilflosigkeit, Verzweiflung und Tränen berichtet kein Verlaufsbogen. Sie können nicht von einem Monitor abgelesen oder durch Gefäßpunktion bestimmt werden. Sie lassen sich nicht messen oder durch einen Computer erfassen. Sie zeigen «bloß» untrüglich das Innerste des Menschen.»

Nancy L. Caroline: Quo vadis intensive care: more intensive or more care? Crit. Care Med. 5 (1977) 256

Dem oft zu Schnellentscheidungen gezwungenen Intensivmediziner soll in übersichtlicher Form eine tabellarisch-graphische Zusammenstellung in Art eines Handbuches geboten werden.

Zielsetzung des vorliegenden Werkes ist:
- praxisorientierte Synopsis, die konkrete Antworten auf konkrete Fragen gibt
- kompakte, dennoch umfassende Darstellung des Fachgebietes in Tabellen, Nomogrammen, Übersichten, Graphiken und erläuternden Bemerkungen
- programmatische, problemorientierte Auflistung von Diagnose-, Überwachungs- und Therapiemöglichkeiten
- Leitfaden für invasive und nicht-invasive Funktionsdiagnostik, für minimale und maximale Überwachungsprogramme und für stufengerechte Intensivtherapie – orientiert am Leistungsniveau von Großklinikum **und** Krankenhaus der Grundversorgung
- Hilfe für Ausbildung und technische Ausstattung
- Anregung zum Weiterstudium durch umfangreiches Literaturverzeichnis

Somit stellt das Werk eine Ergänzung zu den bereits vorliegenden Lehrbüchern der Intensivmedizin dar.

Schwerpunkte bilden:
- Verbesserung der Zeit/Effizienz-Korrelation in der Erstversorgung durch folgerichtige Diagnose-Therapie-Pläne
- Auswahlkriterien für intensivmedizinische Behandlung
- Beurteilung der Überlebenschance durch prognostische Indices
- Aufzeigen technischer Sicherheitsprobleme
- Frühdiagnostik von Komplikationen durch umfassende Überwachung
- Vermeiden von Therapieschäden, Wechselwirkungen und Polypragmasie
- Verhindern von nutzlosen, kostspieligen und gefährlichen Doppeluntersuchungen

Das Buch soll nicht sein:
- Ein Ersatz für das Lehrbuch, da es Grundkenntnisse unbedingt voraussetzt
- Ein Ersatz für klinisches Urteilsvermögen
- Eine schematisch-vereinfachte Stoffsammlung im Sinne von «Kochbuchmedizin»
- Ein Kompendium des technischen «know how», in dem «die Machbarkeit aller Dinge» auf Kosten der Menschlichkeit einseitig betont wird.

Ein besonderes Anliegen ist es uns, an dieser Stelle den Lehrern zu danken, von deren Wissen wir profitieren durften und durch deren Tatkraft wir inspiriert wurden.

Unser besonderer Dank gebührt: Prof. H. Bergmann (Linz), Prof. P. Fritsche (Homburg/Saar), Prof. K. Hutschenreuter (Homburg/Saar), Prof. E. Racenberg (Homburg/Saar), Prof. K.-L. Scholler (Freiburg) und Prof. K. Wiemers (Freiburg). Bedanken müssen wir uns auch bei Herrn G. Noack (Stockholm) für die wertvolle Mithilfe beim Verfassen der Kapitel: «Epiglottitis», «Totale Parenterale Ernährung in der Pädiatrie», «Arzneimitteldosierungen im Kindesalter» und «Blutvolumen».

Nicht unerwähnt lassen möchten wir die zahlreichen Freunde und Förderer, ohne deren Hilfe, Rat und Anregung dieses Buch nie zustandegekommen wäre: P.D.W. Buzello, Z. Danczkay, B. Gies, E. Gebert, J. Lipécz, St. Necek, U. Passmann, G. Settergren, P. T. Siauw und C. van de Loo und K. Weigel. Sie alle haben uns in der schwierigen Phase der Datensammlung unterstützt.

Ohne das großzügige Entgegenkommen des Verlages wäre unser Vorhaben jedoch nicht realisierbar gewesen. Dem Gustav Fischer Verlag, insbesondere den Herren Dr. W.-D. v. Lucius und B. Gaebler, sind wir für die vorzügliche Ausstattung des Buches und die kritische Durchsicht der Korrekturfahnen in hohem Maße verpflichtet.

Im Oktober 1979	Manfred Niemer	Csaba Nemes
	Ingolstadt	Überlingen

Inhalt

Kapitel 1: Lunge
Lungenfunktion (Normalwerte-Diagnostik) 2
Sauerstofftransport 20
Sauerstofftherapie 29
Totraum – Totraumventilation 34
Alveolärer Sauerstoffpartialdruck – Alveoläre Ventilation 38
Veno-Arterieller Shunt 41
Verschlußvolumen (Closing Volume) – Verschlußkapazität ... 47
Compliance- und Resistance-Messung 50
Gasstoffwechselstörung: Hypoxämie, Hyperoxämie, Hypokapnie, Hyperkapnie 55
Akute Respiratorische Insuffizienz 61
Positiver Endexspiratorischer Druck (PEEP) 72
Extrakorporale Membranoxygenierung (ECMO) 77
Entwöhnung vom Respirator 80
Chronisch Obstruktive Lungenerkrankung (COPD) 86
Lungenödem 104
Lungenembolie 106
Auswahl einiger Probleme in der Thoraxchirurgie 110
Respiratoren-Charakterisierung einer Auswahl 115
Epiglottitis – Klinik, Differentialdiagnose, Therapie 117

Kapitel 2: Herz-Kreislauf
Herz-Kreislauf-Physiologie (Determinanten der Herzfunktion) 124
Nicht-invasive kardiologische Funktionsdiagnostik 132
Invasive kardiologische Funktionsprüfung 140
Gebräuchliche Methoden der Herzzeitvolumen(HZV)-Bestimmung 174
Pathophysiologie, Diagnostik und Behandlung der Herzinsuffizienz 184
Hypertonie – Hypertensive Krise – Eklampsie 193
Digitalis 213
Katecholamine 224
Beta-Rezeptorenblocker 230
Ischämische Herzkrankheit (IHK) – Coronare Herzkrankheit (CHK) 236
Akuter Myokardinfarkt (AMI) 245
Kreislaufentlastungsverfahren (assistierte Zirkulation) 276
Aorto-Coronarer Bypass (ACB) 280
Herzrhythmusstörungen 281
Kardioversion 305
Schrittmacher 309

Kapitel 3: Niere
Nierenfunktion 315
Osmolarität – Osmolalität 323
Akutes Nierenversagen (ANV) 325
Diuretika 333
Urämie – Dialyse 336
Harnwegsinfekt 344
Medikation bei Niereninsuffizienz 347
Diabetes insipidus 364

Kapitel 4: Blut
Hämostase – Hämostasestörungen ... 372
Verbrauchskoagulopathie – disseminierte intravaskuläre Gerinnung (DIG) ... 378
Substitutionstherapie bei Defektkoagulopathien ... 384
Antikoagulantien – Fibrinolytika ... 388
Bluttransfusion (Indikation – Gefahren) ... 396
Blutvolumen ... 408
Eisenmangelanämie ... 411

Kapitel 5: Erkrankungen des Gastrointestinaltrakts
Akute Blutungen aus dem oberen Gastrointestinaltrakt ... 416
Akute Pankreatitis ... 421
Intensivtherapie bei akuter Leberinsuffizienz und Leberkoma ... 424
Extrakorporale Hämoperfusion ... 435

Kapitel 6: Komata
Klassifikation, Ursachen, Stadien ... 440
Endokrine Krisen ... 443
Schädel-Hirn-Trauma (S.H.T.) ... 465
Vergiftungen ... 482

Kapitel 7: Schock
Ätiopathomechanismus ... 520
Prognostische Indices ... 521
Überwachungsprogramm für Schockpatienten bzw. Schwerstkranke ... 531
Allgemeine diagnostische und therapeutische Grundsätze beim Schock ... 533
Septischer Schock ... 537
Gasbrand – Hyperbare Sauerstofftherapie ... 544
Verbrennungskrankheit ... 548
Plasmaexpander ... 556
Anaphylaxie, Anaphylaktoidie, Anaphylaktischer Schock ... 560

Kapitel 8: Flüssigkeits- und Elektrolyttherapie, Parenterale Ernährung
Flüssigkeits- und Elektrolyttherapie ... 570
Parenterale Ernährung ... 577

Kapitel 9: Antibiotika, Chemotherapeutika, Immunglobuline
Antibiotika ... 606
Immunglobuline ... 614

Kapitel 10: Anhang
Arzneimitteldosierungen für Kinder ... 620
Abkürzungen und Symbole in der Pulmonologie ... 634
Abkürzungen und Symbole in der Kardiologie ... 637
S.I.-Einheiten und Korrektionsfaktoren ... 640
Nomogramm zur Berechnung der Körperoberfläche ... 644
Nomogramm zur Bestimmung der Tropfenzahl pro Minute ... 645
Bibliographie ... 646

Sachregister ... 649

Kapitel 1
Lunge

1. Lungenfunktion (Normalwerte-Diagnostik)

Tab. 1: Standardisierung, Korrektionsfaktoren von Gasvolumina (nach (2)); s. auch Bd. I: Tab. 189

	umwandeln von	zu	
1	*ATPS* (Ambient Temperature & Pressure,	*STPD*	$\dfrac{PB - PH_2O}{760} \times \dfrac{273}{273 + T}$
2	Saturated with water vapor)	*BTPS*	$\dfrac{PB - PH_2O}{PB - 47} \times \dfrac{310}{273 + T}$
3		*ATPD*	$\dfrac{PB - PH_2O}{PB}$
4	*ATPD* (Ambient Temperature & Pressure, Dry)	*STPD*	$\dfrac{PB}{760} \times \dfrac{273}{273 + T}$
5		*BTPB*	$\dfrac{PB}{PB - 47} \times \dfrac{310}{273 + T}$
6		*ATPS*	$\dfrac{PB}{PB - PH_2O}$
7	*BTPS* (Body Temperature & atmospheric	*STPD*	$\dfrac{PB - 47}{760} \times \dfrac{273}{310}$
8	Pressure, completely Saturated with wa-	*ATPS*	$\dfrac{PB - 47}{PB - PH_2O} \times \dfrac{273 + T}{310}$
9	ter vapor at body temperature)	*ATPD*	$\dfrac{PB - 47}{PB} \times \dfrac{273 + T}{310}$
10	*STPD* (Standard Temperature & Pressure,	*BTPS*	$\dfrac{760}{PB - 47} \times \dfrac{310}{273}$
11	Dry)	*ATPS*	$\dfrac{760}{PB - PH_2O} \times \dfrac{273 + T}{273}$
12		*ATPD*	$\dfrac{760}{PB} \times \dfrac{273 + T}{273}$

Symbole: PB = Barometerdruck (Torr)

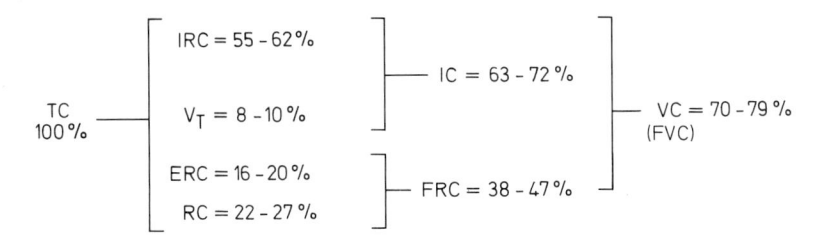

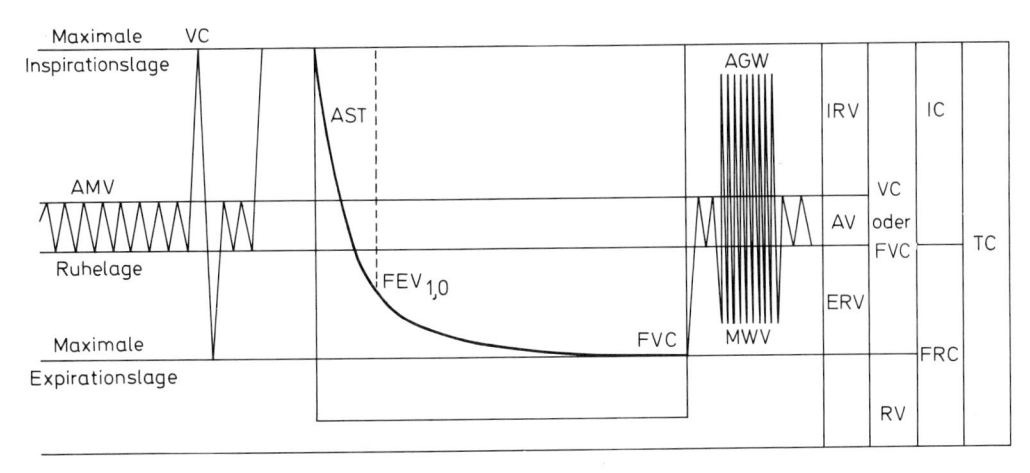

```
                    ┌  IRC = 55 - 62 %  ┐
                    │                    │─── IC = 63 - 72 %  ┐
         TC  ───────│  V_T = 8 - 10 %    │                    │─── VC = 70 - 79 %
        100 %       │                    ┘                    │        (FVC)
                    │  ERC = 16 - 20 %  ┐                     │
                    │                    │─── FRC = 38 - 47 % ┘
                    └  RC = 22 - 27 %    ┘
```

Abb. 1: Lungenvolumina und -Kapazitäten
(nach (10, 32))

Erklärung der Abkürzungen (Symbole):

TC	= Totalkapazität
IRC	= Inspiratorische Reservekapazität
ERC	= Exspiratorische Reservekapazität
RC	= Residualkapazität
IC	= Inspiratorische Kapazität
FRC	= Funktionelle Residualkapazität
(F)VC	= (Forcierte) Vitalkapazität
AMV	= Atemminutenvolumen
AST	= Atemstoß
$FEV_{1,0}$	= Forciertes Exspirationsvolumen in der 1. Sek.
MWV (AGW)	= Max. willkürliche Ventilation = Atemgrenzwert
$AV = V_T$	= Atemzugvolumen = Tidal Volume
RV	= Residualvolumen
IRV	= Inspiratorisches Reservevolumen
ERV	= Exspiratorisches Reservevolumen

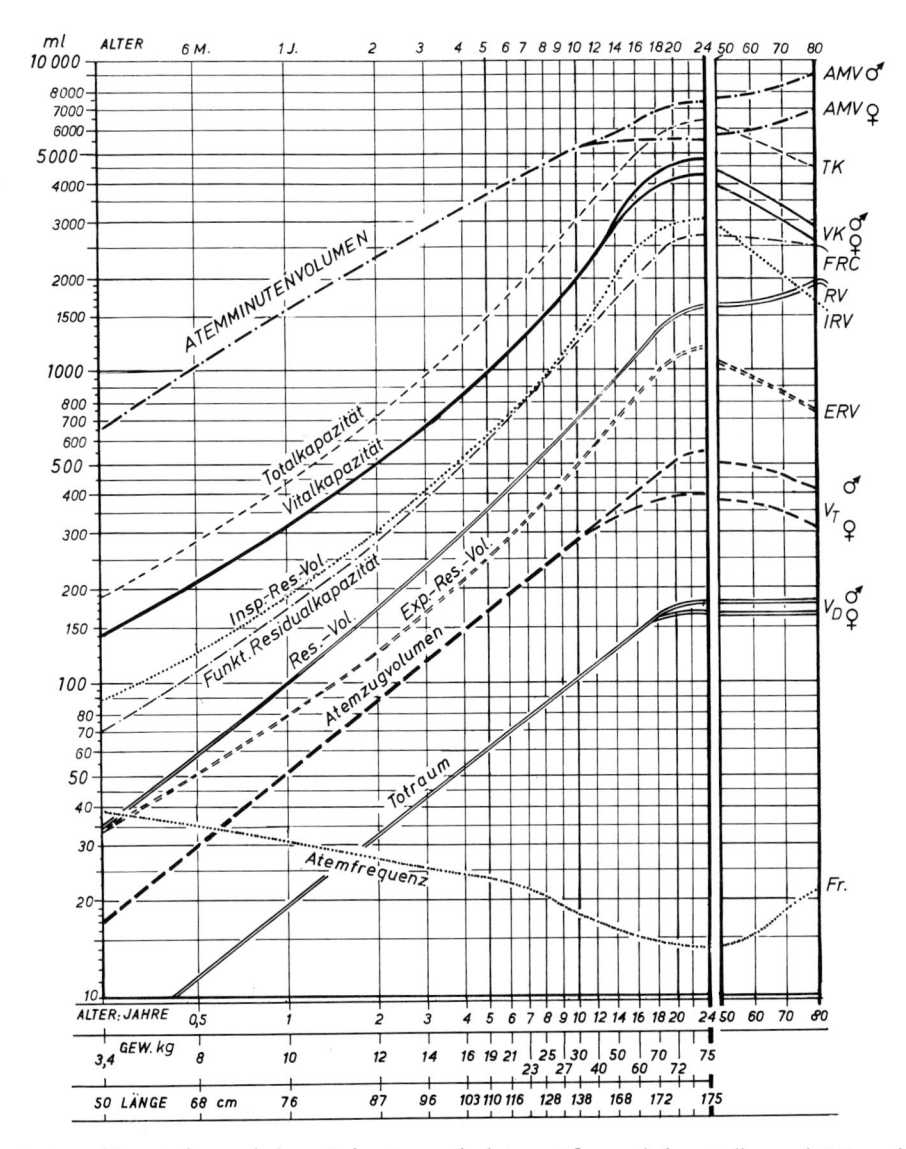

Abb. 2: Auswahl statischer und dynamischer Lungenfunktionsgrößen und ihrer Sollwerte bei Erwachsenen (Männer und Frauen) und Kindern (nach (19))

Die Kurven beziehen sich auf den «normalen» Menschen. Gewicht, Länge und Körperbau sind aber einflußreicher als das Alter. Große Variationen gibt es bis zum 3. Lebensjahr, sowie während und kurz nach der Pubertät (s. Tab. 2–4).

Tab. 2: Vergleich von Lungen(funktions)parametern zwischen Erwachsenen und Neugeborenen (nach (8, 30))

Lungenfunktionsparameter	Erwachsene	Neugeborene	Änderungsfaktor
Körpergewicht (kg)	70	3	23
Körperoberfläche (m^2)	1.70	0.21	8
Gewicht der Lungen (g)	800	50	15
Alveoläre Oberfläche (m^2)	64–75	2.8	30
Alveoläre Oberfläche (m^2/kg)	≈1	≈1	1
Zahl der Alveolen	296×10^6	24×10^6	12
Alveolar-Durchmesser (μ)	200–300	50	4–6
Zahl der Bronchiolen	14×10^6	1.5×10^6	10
Kaloriebedarf/kgKG/h	1	2	0.5
Atemfrequenz/min.	12–14	34–36	0,5–0,66
Atemzugvolumen (V_T, ml)	450 (6ml/kg)	20 (5–7 ml/kg)	22
V_D/V_T (Totraumquotient)	0.33	0.3	1
$V_{D\,anat.}$ (ml)	150	7	20
(ml/kgKG)	2	2.5	≈1
$\dot{V}_A$ (ml)	4200	400	10
(ml/m^2/min.)	2.3	2.3	1
O_2-Verbrauch ($\dot{V}_{O_2}$ ml/min.)	250	18	14
($\dot{V}_{O_2}$ ml/kg/min.)	3.5	6–6.7	0.5
CO_2-Produktion ($\dot{V}_{CO_2}$, ml/kg/min.)	3	6	0.5
RQ	0.8	0.8	1
Ventilationsäquivalent ($V_T/\dot{V}_{O_2}$)	22–25	23	1
$\dot{V}_{O_2}/\dot{V}_A$	0.062	0.067	1
FRC (ml)	2400	90	24
(ml/kg)	34	30 (25.7–49.5)	1
$V_T - V_D$/FRC	0.13	0.13	1
Residualvolumen (RV, ml)	1200–1700		
Inspir. Reservevolumen (IRV, ml)	3600–4300		
Vitalkapazität (VK, ml)	4200–4800 (52 ml/kg)		
FEV_1	75 % der VK		
Max. Flußrate (MFR, l/min)	710 – 4.5 × Alter		
Bronch. Strömungswiderstand (cm H_2O/l/sec)	1.4–2.3	29–34	≈16
Dynamische Lungencompliance (C_L, ml/cm H_2O)	170–215	4.75–6.2 (Neugeb.) 0.4–3.4 (Frühgeb.)	36
Totale Compliance (C_T, ml/cm H_2O)	100		
Diffusionskapazität in Ruhe (ml CO/min/mmHg)	17–20	1.56–2.2	10
Totale Lungenkapazität (ml/kg)	4500–6500	63	
$AaDO_2$ bei $FIO_2 = 1.0$	25–65	2–330	
$\dot{Q}_S/\dot{Q}_T$ (in % des HZV)	4 (3–8)	9.3 (3–17)	

Abkürzungen: s. S. 634–636

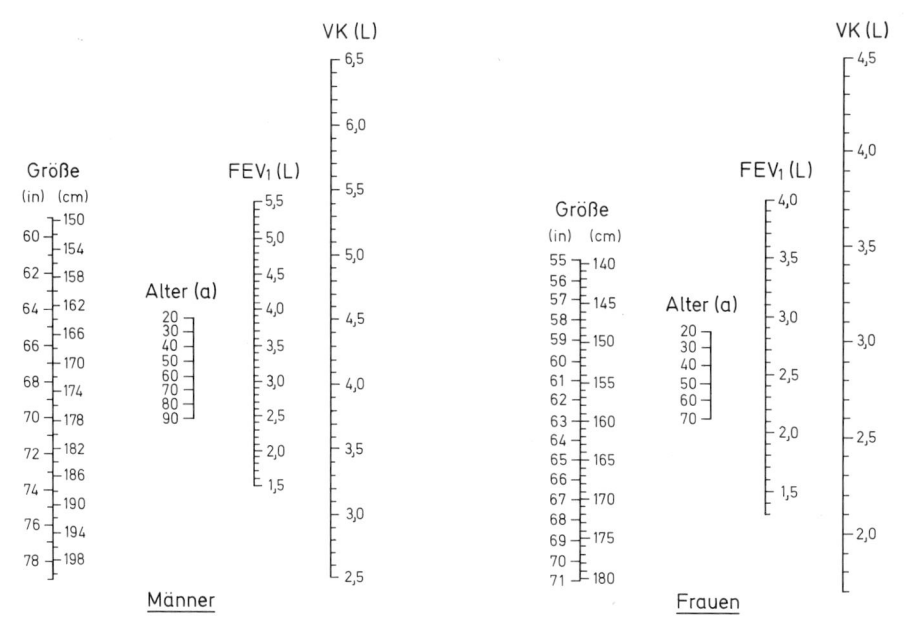

Abb. 3: Bestimmung der Sollwerte von Vitalkapazität (VK) und Forciertem Exspiratorischen Volumen (FEV_1) für Männer und Frauen durch ein Nomogramm. (Kory, R. C., Rankin, J. C., Snider, G. L.: Clinical spirometry Diseases of Chest 43 (1963) 214; Murray, J. F.: Lung Disease: State of the art. Americ. Lung Assoc., New York 1978)

Um die Sollwerte für Vitalkapazität (VK) und/oder Forciertes Exspirationsvolumen (FEV_1) mit dem Nomogramm zu bestimmen, verbindet man Größe und Alter des Probanden durch eine Gerade, die, wenn sie verlängert wird, die Skalen für FEV_1 und VK schneidet.

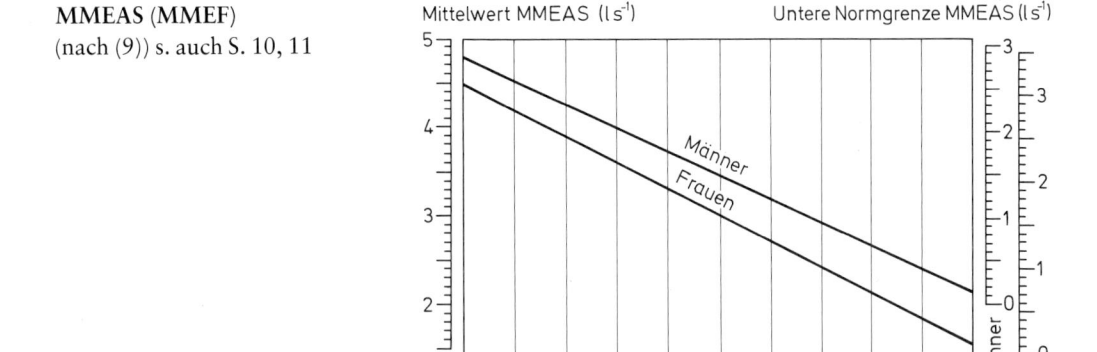

MMEAS (MMEF)
(nach (9)) s. auch S. 10, 11

Abb. 4: Ermittlung der maximalen mittelexspiratorischen Atemstromstärke (MMEAS) von Erwachsenen (nach Birath et al., *Acta med. scand.*, 173 (1963) 193)

Tab. 3: Atemwiderstände von Kindern und Erwachsenen (nach (9))

	Anzahl	Alter (Jahre)	Widerstand (cmH$_2$O s l^{-1})		Literatur
			Mittelwert	s	
Strömungswiderstand	5 Kinder	4–6	1,93	0,5	1
	5 Kinder	10–13	1,49	0,2	1
	5 Kinder	10	2,26	0,73	2
	21	22–57	1,50	0,49	3
	12 Männer	24–46	0,96	0,27	2, 4
	7 Frauen	18–30	1,46	0,47	2, 4
Lungengewebswiderstand	5 Kinder	10	1,31	0,37	2
	12 Männer	24–46	0,29	0,12	2, 4
	7 Frauen	18–30	0,50	0,15	2, 4
Lungenwiderstand	5 Kinder	10	3,57	0,98	2
	12 Männer	24–46	1,25	0,28	2, 4
	7 Frauen	18–30	1,96	0,45	2, 4
	11	18–47	1,9	0,6	5
	21	50–89	2,8	0,8	5
	7	26–36	1,7	1,1	6
	36	–	2,59	0,68	7
Thoraxgewebswiderstand	36	–	1,37	0,63	7
Gesamter Widerstand	36	–	3,96	0,65	7

1 Giammona und Daly, *Amer. J. Dis. Child.*, 110 (1965) 144.
2 Bachofen und Scherrer, *J. clin. Invest.*, 46 (1967) 133.
3 DuBois et al., *J. clin. Invest.*, 35 (1956) 327.
4 Bachofen, H., *Helv. med. Acta*, 33 (1966) 108.
5 Frank et al., *J. clin. Invest.*, 36 (1957) 1680.
6 Macklem und Becklake, *Amer. Rev. resp. Dis.*, 87 (1963) 47.
7 Jaeger, M., *Schweiz. med. Wschr.*, 92 (1962) 67.

Tab. 4: Compliance der Lunge (C_L) von ruhenden Erwachsenen und Kindern (nach (9))

Anzahl	Alter (Jahre)	C_L (ml cmH$_2$O^{-1})		Literatur	Bemerkungen
		Mittelwert	s		
11	18–47	150	27	1	
21	50–89	131	38	1	
12	39	213	60	2	Atemfrequenz 20 min^{-1}
7	26–36	189	34	3	
12 Männer	24–46	260	60	4	
7 Frauen	18–30	160	50	4, 5	
5 Kinder	10	83	10,2	5	

1 Frank et al., *J. clin. Invest.*, 36 (1957) 1680.
2 Hamm et al., *Z. klin. Med.*, 157 (1962) 133.
3 Macklem und Becklake, *Amer. Rev. resp. Dis.*, 87 (1963) 47.
4 Bachofen, H., *Helv. med. Acta*, 33 (1966) 108.
5 Bachofen und Scherrer, *J. clin. Invest.*, 46 (1967) 133.

Tab. 5: Diffusionskapazität der Lunge (D_L) ruhender Personen (nach (9))

Methode		Anzahl	Alter (Jahre)	D_L (ml min^{-1} Torr^{-1}) Mittelwert	95%-Bereich (in Klammern Extrembereich)	Literatur	Bemerkungen
CO-Methoden	«Steady state»-Methode	5	23–45	17	(10,5–28,0)	1	Berechnung des mittleren alveolären CO-Drucks
	«Steady state»-Methode	18	18–41	17,6	(10,5–28,7)	2	Messung des CO-Drucks in der exspirierten Alveolarluft
		7	26–36	20,6	(9,6–31,6)	3	
	Ein-Atemzug-Methode	28	8–72	24,9	(11,0–37,5)	4	Atemanhalten für 10 s
		20	4–13	17,4*		5	
		3	24–46	35,6	(28,4–41,6)	6	Verwendung von ^{14}CO
	Rückatmungsmethode	15	24–60	25	(19–31)	7	
O_2-Methoden	«Steady state»-Methode	6	28–36	21	(12–36)	8	
		9	22–28	47	–	9	
	Ein-Atemzug-Methode	5	24–46	33	(23–45)	6	Verwendung von $^{17}O_2$

* D_L in Abhängigkeit von der Körperoberfläche:

Oberfläche (m²)	D_L	Oberfläche (m²)	D_L
0,8	12,8	1,4	25,4
1,0	17,0	1,6	29,6
1,2	21,2	1,8	33,8

1 Filley et al., *J. clin. Invest.*, 33 (1954) 530.
2 Bates et al., *J. Physiol.*, 129 (1955) 237.
3 Macklem und Becklake, *Amer. Rev. resp. Dis.*, 87 (1963) 47.
4 Ogilvie et al., *J. clin. Invest.*, 36 (1957) 1.
5 Giammona und Daly, *Amer. J. Dis. Child.*, 110 (1965) 144.
6 Hyde et al., *J. clin. Invest*, 45 (1966) 1178.
7 Kruhoffer, P., *Acta physiol. scand.*, 32 (1954) 106.
8 Lilienthal, jr., et al., *Amer. J. Physiol*, 147 (1946) 199.
9 Haab et al., *Helv. physiol. pharmacol. Acta*, 23 (1965) C 23.

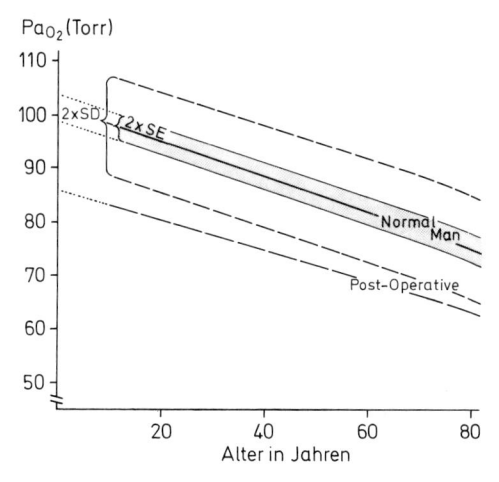

Abb. 5: Einfluß des Alters auf den PaO$_2$^{1}) (nach (21)), s. auch S. 107

Die durchgezogene Gerade-mit «Normal Man» gekennzeichnet – wurde aus einem Kollektiv von Gesunden und Pat. in der Präoperativphase gewonnen. Das durch die Klammer umfaßte Areal repräsentiert die Grenzen der Normalwerte. Der gepunktete Streifen gibt die normalen *Mittel*werte an. Die unterste durchbrochene Gerade bezieht sich auf die postoperativen PaO$_2$-Werte.

[1]) $P_aO_2 = [100.66 - (0.39 \times Alter\ (a))] \pm 8.96$
Für den P_aCO_2 ist eine ähnliche Altersabhängigkeit *nicht* nachweisbar!

Differentialdiagnostische Möglichkeiten bei Lungenfunktionsprüfungen
(nach (26) mod.)

Tab. 6: Nachweis von Ventilationsstörungen (s. auch Abb. 6, Tab. 8, 9, 14)

Obstruktive Belüftungsstörung	*Restriktive Belüftungsstörung*	
Atemwegswiderstand	*Statische Compliance von Lunge bzw. Thorax*	
($R_t > 3,5$ cm $H_2O\ l^{-1}\ sec^{-1}$)	($C_{st} < 0,15$ l/cm H_2O)	
1-Sekundenkapazität	1-Sekundenkapazität	
absolute und	absolute	vermindert
relative (% der VK) vermindert	relative (% der VK)	normal
Vitalkapazität vermindert	Vitalkapazität vermindert	
Intrathorakales Gasvolumen (IGV)	Intrathorakales Gasvolumen (IGV)	
oder funktionelles Residualvolumen (FRV)	oder funktionelles Residualvolumen (FRV)	
meist vermehrt	meist vermindert	
Gasaustauschstörungen können fehlen!		

Tab. 7: Nachweis von Gasaustauschstörungen

Globalinsuffizienz (alveoläre Hypoventilation)	Partialinsuffizienz (Verteilungsstörungen) (Pulmonaler Shunt)	Diffusionsstörung
1. Erniedrigter Sauerstoffpartialdruck PaO_2 mm Hg < 70	1. Erniedrigter Sauerstoffpartialdruck PaO_2 mm Hg < 70	1. Erniedrigter Sauerstoffpartialdruck $PaO_2 < 70$ mm Hg
2. Erhöhter Kohlensäurepartialdruck $PaCO_2$ mm Hg > 45	2. Normaler oder erniedrigter Kohlensäurepartialdruck $PaCO_2 \leq 40$ mm Hg	2. Erniedrigter oder normaler Kohlensäurepartialdruck $PaCO_2 \leq 40$ mm Hg
3. Erniedrigter oder normaler pH ($< 7,4$) bei chronischen Fällen meistens weitgehend «kompensiert»	*Pulmonaler Shunt erhöht:* 1. Keine oder unzureichende Normalisierung des PaO_2 nach O_2-Gabe 2. Belastungsabhängiger Abfall des arteriellen Sauerstoffpartialdrucks	3. Normalisierung des arteriellen Sauerstoffpartialdrucks bei Atmung von $40-60\%\ O_2$ 4. Starker belastungsabhängiger Abfall des arteriellen Sauerstoffpartialdrucks

Gasaustauschstörungen gehen meist mit atemmechanischen Störungen einher.
Ausnahme: zentrale Atemstörungen!

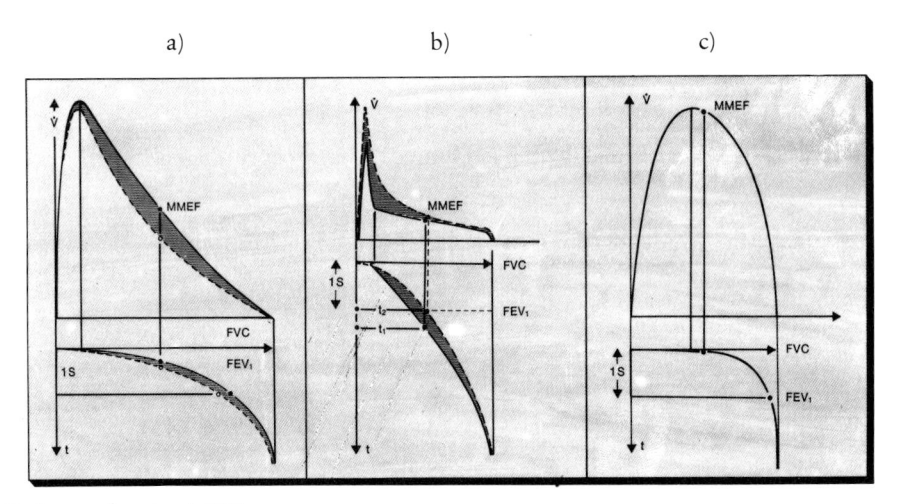

a)   b)   c)

Abb. 6: Atemstoßtest (nach (17))

a) Der maximale exspiratorische Atemstoß als Fluß-Volumen-Zeit-Kurve (MEFV-Kurve).
Die negative Skala der Ordinate wird zur Registrierung der Zeit (t) genutzt, so daß der zeitliche Verlauf der FVC im unteren Teil der Abbildung als 1-Sekunden-Kapazität (FEV$_1$), in herkömmlicher Registrierung sichtbar wird. *Durchgezogene Linien: Kurven einer idealen Normalperson, gestrichelte Linien: Kurvenverlauf einer beginnenden Obstruktion der kleinen Atemwege.* Die unterschiedliche Steilheit im Mittelteil der FVC-Kurve ruft eine nur geringe Abnahme von FEV$_1$ bei der Obstruktion hervor. Demgegenüber ist die maximale mittel-exspiratorische Atemstromstärke (MMEF)[1] infolge des konkaven Kurvenverlaufes der MEFV-Kurve deutlich reduziert.
b) Fluß-Volumen-Zeit-Kurve bei schwerer obstruktiver Ventilationsstörung mit Lungenüberblähung.
Schon im Beginn der forcierten Exspiration zeigt die Volumen-Zeit-Kurve einen Knick, hervorgerufen durch einen frühzeitigen Verschluß der Atemwege mit abrupter Flußbegrenzung. Die weitere

Entleerung der Lunge gehorcht unabhängig von der aufgebrachten Kraft den Gesetzen einer druckabhängigen Stenose. Schraffierte Flächen: Veränderungen nach Broncholyse. Die MEFV-Kurve zeigt eine Abnahme der exspiratorischen Flußbegrenzung bzw. das zeitlich spätere Auftreten der druckabhängigen Stenose nach Broncholyse. Vergleichsweise gering sind die Änderungen von FVC und FEV_1
c) *Volumen-Zeit-Kurve bei der schweren restriktiven Ventilationsstörung.*
Die «steife» volumenreduzierte Lunge läßt während der gesamten Dauer des Atemstoßes hohe Flußraten zu. Demzufolge nimmt die Volumen-Zeit-Kurve einen sehr steilen Verlauf an. In der ersten Sekunde (FEV_1) wird nahezu die Entleerung der gesamten forcierten Vitalkapazität (FVC) erreicht. Die konvexe Aufbauchung der MEFV-Kurve mit hohen maximal-mittelexspiratorischen Flußraten (MMEF), die sich schließlich den exspiratorischen Spitzen-Flußraten (PEF) angleichen, wird zum Kennzeichen der restriktiven Ventilationsstörung.

Einteilung der Ventilationsstörungen mit Hilfe des maximalen exspiratorischen Atemstoßes
(s. Tab. 8)
A: Form der leichten obstruktiven Ventilationsstörung, die durch eine isolierte Widerstandserhöhung in den kleinen Atemwegen bei einfacher chronischer Bronchitis gekennzeichnet ist und die sich nur in einer Erniedrigung von MMEF/FVC bemerkbar macht.
B: die leichte obstruktive Ventilationsstörung wird mit den herkömmlichen spirometrischen Ventilationsgrößen zuverlässig erfaßt.

Tab. 8: Ventilationsstörungen

Meßwert	Norm	*Obstruktive*				*Restriktive*
		Leicht		Mittel	Schwer	
		A	B			
VC % Soll (s. S. 4, 6)	≈ 100	≈ 100	≈ 100	80–100	< 80	< 80
FEV_1 % VC (s. S. 3, 6)	65–85	65–85	50–65	30–50	< 30	> 85
MMEF/FVC (s. S. 6)	1,0–1,5	< 1,0	< 1,0	–	–	> 1,5

[1]) MMEF = MMEAS

Tab. 9: ^{133}Xe/Map[1])-Szintigraphie (nach (28)); s. auch Tab. 64
(nicht-invasive Methode zur Differenzierung obstruktiver und nicht obstruktiv bedingter Lungenfunktionsstörungen)

	Mit Obstruktion, d.h. mit Xenonretention	Ohne Obstruktion, d.h. ohne Xenonretention
Merkmale	verzögerte Radioxenonabatmung, reflektorische Hypoperfusion	Radioxenonabatmung ungestört, Durchblutungsausfälle
Meßwerte: VK	normal oder leicht erniedrigt	häufig erniedrigt
ME[2])	< 28 %	= 28–31 %
FEV$_1$	< 65 % der VK	> 65 % der VK
Szintigraphie ^{99m}Tc-MAP	A. Perfusionsstörungen kongruent mit Ventilationsstörung	*diffus:* disseminierter, interstitieller/parenchym. Prozeß (z.B. M. Boeck, Karzinomatose) *multifokal:* rezidivierende Lungenembolie, multiple große Metastasen *unifokal:* peripherer Lungentumor, Pneumonie, pleuraler Prozeß, zentrales Bronchialkarzinom (je nach Ausdehnung), Lungenembolie
^{133}Xe/NaCl	diskordant gegenüber MAP	konkordant gegenüber MAP
	B. Ventilationsstörung *diffus:* obstruktives Emphysem, chronische Bronchitis, Asthma bronchiale *multifokal:* bullöses Emphysem, Mukoviszidosis, Bronchiektasen *unifokal:* Bronchialkarzinom (in 87 %), Aspiration, Tuberkulose, pulmonale Hypertonie (im li. Oberfeld)	

Definitionen:

[1]) MAP: Makro-Albumin-Partikel
Es handelt sich um denaturiertes Humanalbumin, das in leicht saurem Milieu bei etwa 50° C erhitzt wird und dann zu Partikeln von 10–50 μ im Durchmesser ausfällt.

[2]) ME: Minutenexhalationswert
Anhand der Exhalationskurve für Radio-Xenon wird die Aktivität-Elimination über 3 Minuten gemessen. Der erhaltene Wert wird durch 3 dividiert. Er stellt ein Maß dar für die Geschwindigkeit, mit der ein Edelgas aus der Lunge eliminiert werden kann. Dieses Edelgas hatte sich zunächst im Alveolarraum verteilt. Bei Bronchusobstruktion erhält man Werte, die kleiner als 30 % sind.

Tab. 10: Funktionelle Befunde der verschiedenen pathophysiologischen Syndrome (nach (6) mod.)

Tendenz	Bronchial-obstruktion	Lungenrestriktion		Gefäß-obstruktion	Herzzeit-volumen reduziert	Venöse Stauung im Lungenkreislauf
	Alveoläre Hypo-ventilation	Diffusionsstörung		Alveoläre Hyper-ventilation	Alveoläre Hyper-ventilation	Erhöhte Atemwider-stände
		Oberfläche	Membran			
Totalkapazität	0	−	− −	−	0	−
Vitalkapazität	− −	−	− −	−	0	(−)
Sekundenkapazität	− −	0	0	(−)	0	(−)
Atemgrenzwert	− −	−	− −	−	0	(−)
Compliance	−	− −	− −	−	0	−
Resistance	+ +	+	+	(+)	0	+
Spez. Ventilation	+	+ +	+ +	+ +	+ +	0
VD/VT	+	+ +	+ +	+ +	+	0
pO$_2$, O$_2$-Sättigung	− −	− −	− −	−	0	(−)
pCO$_2$	+ +	−	−	−	− −	0
Lungengefäßwiderstand	+	0	+	+ +	(+)	+

0 = keine typische Änderung; + +, − − = deutlich erhöht bzw. vermindert; +, − = in der Regel leicht erhöht bzw. vermindert; (+), (−) = fakultativ leicht erhöht bzw. vermindert.

Tab. 11: Befunde der Lungenfunktion bei Erkrankungen des knöchernen Thorax, der Pleura und der Lungen (nach (6))

	Total-kapazität	Vital-kapazität	Sekunden-kapazität	Atem-grenzwert	Com-pliance	O$_2$-Sättigung	pCO$_2$
Kyphoskoliose, Thorakoplastik	− −	− −	0	− −	−	(−)	(+)
Pleuraverschwartung, Zwerchfellähmung	− −	− −	0	− −	−	(−)	(+)
Asthma bronchiale, asthmoide Bronchitis, obstruktives Emphysem	(+)	− −	− −	− −	−	− −	+ +
Diffuse Fibrosen mit geringer Restriktion	−	−	0	−	− −	0	0
Diffuse Fibrosen mit Restriktion	− −	− −	0	− −	− −	− −	−
Langsam progrediente Pneumokoniosen	−	−	−	− −	−	(−)	0
Lungenresektionen	−	−	0	−	−	(−)	0

+ +, − − deutlich erhöht bzw. vermindert; +, − in der Regel leicht erhöht bzw. vermindert; (+), (−) fakultativ leicht erhöht bzw. vermindert oder entsprechende Tendenz

Tab. 12: Die wichtigsten Befunde der Hämodynamik und der Lungenfunktion bei Herz- und Gefäßkrankheiten (nach (6) mod.)

	Herz-Zeit-Volumen für den Systemkreislauf eingeschränkt	Rechts-links-Shunt	Lungendurchblutung gesteigert	Stauung im Lungenkreislauf	Stauung im Körperkreislauf	Ventilation Perfusion gestört
Pulmonalstenose	++	−	−	−	(+)	−
Vorhofseptumdefekt, Ventrikelseptumdefekt, Ductus arteriosus	(+)	(+)	++	−	(+)	(+)
Tri- und Tetralogie von Fallot	+	++	−	−	(+)	(+)
Morbus Eisenmenger Cor-pulmonale bei Emphysem	(+)	(+)	−	−	(+)	+
Cor-pulmonale bei Fibrosen	+	+	−	−	(+)	++
Cor-pulmonale bei Gefäßobstruktion	++	+	−	−	(+)	++
Mitralvitien	++	−	−	++	(+)	−
Aortenvitien	++	−	−	++	++	+
«Cor bovinum» und Panzerherz	++	(+)	−	+	+	(+)
Kardiogener Schock	++	−	−			
Hauptsymptome der Atmung	Hyperventilation	Hypoxämie	keine	Lungendehnbarkeit und -volumina reduziert	keine	Totraumhyperventilation

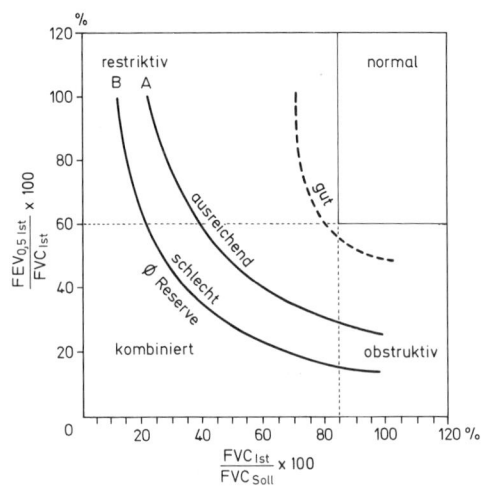

Abb. 7: Grobe Abschätzung der pulmonalen Reserve durch Atemstoßtest ($FEV_{0.}$) und Vitalkapazität ((F)VC) (W. F. Miller, N. Wu, R. L. Johnson Jr.: Convenient method of evaluating pulmonary ventilatory function with a single breath test. Anesthesiology 17 (1956) 480)

Tab. 13: Klassifizierung von Patienten mit kardio-pulmonalen Erkrankungen nach funktionellen Gesichtspunkten (nach (27))

1. *Normale kardiopulmonale Reserve*

2. *Mäßiggradige Einschränkung der kardiopulmonalen Reserve:*
   – VK oder FEV_1 oder beide $\approx 50\%$ des Sollwertes
   – pCO_2 normal
   – $pO_2 > 70$ mmHg
   – $\dot{Q}_s/\dot{Q}_t < 10\%$ des HZV

3. *Hochgradige Einschränkung der kardiopulmonalen Reserve:*
   – VK oder FEV_1 25–50% des Sollwertes[1])
   – pCO_2 normal
   – $pO_2 < 70$ mm Hg
   – Belastbarkeit («exercise capacity») < 75% der Norm oder max. $\dot{V}_{O_2} < 1.5$ l/min.
   – $\dot{Q}_s/\dot{Q}_t > 10\%$ des HZV

4. *Keine kardiopulmonale Reserve:*
   – Präoperative respiratorische Insuffizienz, manifeste Herzinsuffizienz oder beides
   – VK oder $FEV_1 < 25\%$ des Sollwertes[1])
   – $pCO_2 > 50$ mm Hg
   – gemischtvenöser $pCO_2 > 60$ mmHg
   – $pO_2 < 50$ mm Hg
   – $\dot{Q}_s/\dot{Q}_t > 25\%$ des HZV
   – maximaler $\dot{V}_{O_2} < 1$ l/min

[1]) Wenn $FEV_1 < 30\%$ des Sollwertes (ca. 1 Liter oder weniger), ist eine präventive postoperative Beatmung, zumindest in den ersten 24 Stunden, unumgänglich.

Tab. 14: Obstruktive-Restriktive Ventilationsstörung und Operabilität (nach (24) mod.)

Die Parameter der restriktiven Ventilationsstörung
1. VK   ↓   <75%
2. Compliance ↓   <0,1 L/cm H_2O
3. AGW   ↓   ohne «air trapping»

Die Parameter der obstruktiven Ventilationsstörung
1. 1.Sek.Kapazität ↓ <70% der VK
                       (< 65% der VK bei > 50 Jahre)
2. Resistance   ↑ >3,0 cm H_2O/L/sec
3. RV/TK   ↑ >30%
4. IGV   ↑ >50% der TK
5. Air trapping: +

Präoperative Lungenfunktionswerte, bei denen sicher Operabilität besteht
Spirometrie:
1. VK ml   >45 × K
2. MSK[1]) ml/sec   >30 × K
3. AGW L/min   >0,8 × K   K = Körpergröße – 100
4. RV ml   <35 × K
5. RV/TK %   <40%

Ganzkörperplethysmographie:
6. Resistance   <5 cm H_2O/L/sec
7. IGV ml   <60 × K

Ergometrie: 1 Watt/kgKG im «steady state»: $\dot{V}O_2 > 900$–1000 ml/min; dabei sollte der PaO_2 konstant bleiben oder ansteigen!

[1]) MSK: max. Sekundenkapazität

Tab. 15: Primär tolerable Grenzwerte der Lungenfunktion für endothorakal-chirurgische Eingriffe (nach (33) mod.)

	Primär tolerable Grenzwerte bei Lungenoperationen	Bemerkungen	Primär tolerable Grenzwerte bei geriatrischen extrapulmonalen Operationen
Altersgrenze	< 65–68 Jahre	Abhängig von Lungenfunktionszustand und Dringlichkeit der Lungenoperation (Karzinom)	Praktisch unbegrenzt
Vitalkapazität	> 70–75 % Soll	Röntgenbefund, Seitenlokalisation, Bronchospirometrie, CO_2-Rückatmungstest, Perfusionsszintigramm bei Dekortikationsindikation	> 55–60 % Soll
Relative Sekundenkapazität	> 60–65 % der Vitalkapazität	Sultanol®-Test: pos./neg.? Bronchoskopische Seitenlokalisation der Obstruktion!	> 50–55 % der Vitalkapazität
Bronchialwiderstand (Resistance R_{tot}/R_{ex})	< $4,5^{tot}/5,5^{ex}$		< $6,0^{tot}/8,0^{ex}$
Residualvolumen	40–45 % der Totalkapazität	Tolerabel bis etwa 55 % bei fehlender Obstruktion	Bis 60–65 % ohne Obstruktion
Thorakales Gasvolumen (IGV)	< 140–150 % Soll	Emphysembedingt oder durch andere Hohlräume? (Pneumolysenhöhlen, Zysten, Spontanpneumothorax)	Bis 200 % ohne Obstruktion
Gesamtcompliance (Lunge + Thorax in Rückenlage)	> 0,065–0,070 l/cm H_2O	Seitenabhängig bei bereits bestehender Thorakoplastik oder Thoraxdeformität	> 0,035–0,040 l/cm H_2O
O_2-Partialdruck nach Belastung 1 W/kg	> 70 Torr	Röntgenbefund, Seitenlokalisation, Perfusionsszintigramm	> 55–60 Torr
CO_2-Partialdruck nach Belastung 1 W/kg	< 42–43 Torr	Bei gleichzeitiger respiratorischer Acidose (pH!) nicht operabel, kein Kompromiß!	< 44 Torr
pH-Wert	7,39 ± 0,02		7,39 ± 0,02
Ekg-Befund	Kein Cor pulmonale oder Verdacht auf Cor pulmonale	Druckmessung im Niederdrucksystem (rechter Vorhof – Arteria pulmonalis) unumgänglich. Nicht operabel bei pulmonaler Hypertonie	Cor pulmonale oder pulmonaler Hochdruck – keine absolute Kontraindikation
Röntgenkontrolle der Phrenikusfunktion	Intakte Phrenikusfunktion	Bei primärer Phrenikusläsion der Gegenseite: inoperabel	

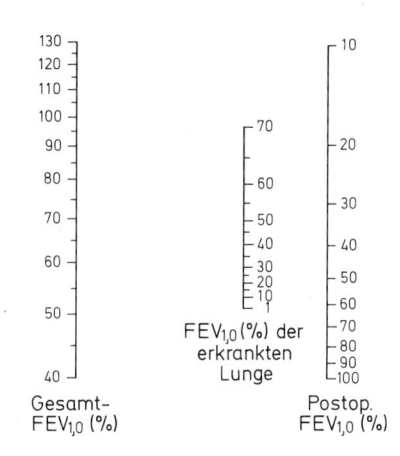

Abb. 8: Nomogramm zur präoperativen Abschätzung des nach Pneumonektomie zu erwartenden FEV$_{1,0}$ (%) (nach (1))

Man zieht eine Gerade vom Punkt des ermittelten Gesamt-FEV$_1$ (%) zum durch *Bronchospirometrie* gemessenen der erkrankten Lunge. Verlängert man die Gerade nach rechts, so gibt sie in % auf der entsprechenden Skala das postoperativ (nach Pneumonektomie) zu erwartende FEV$_{1,0}$ an.

Prä- und postoperative Ursachen der postoperativen Ateminsuffizienz (nach (31), ergänzt)

Tab. 16: Präoperative Ursachen (Auswahl)

1. *Extrapulmonale Restriktion*
    a) Einschränkung
       der Beweglichkeit des Thorax:
       Starrer Thorax
       Skoliose
       Kyphoskoliose
       Trichterbrust
       Rippenserienfrakturen
       (instabiler Thorax)
    b) Verkleinerung der Thoraxhöhle:
       Pneumo- und Hämatothorax,
       Mediastinalemphysem
       Pleuraergüsse, Pleuraempyem
       Thorakoplastik
       Pleuraschwarten
       Ausgedehnte Pleuratumoren
       Große Zwerchfellhernien,
       Phrenikusparese
       Fettsucht
       Ileus

2. *Intrapulmonale Restriktion*
    Atelektase
    Pneumonie
    Lungenfibrose
    (z. B. nach Bestrahlungen)
    Chronische Infiltrationen
    (Tuberkulose, Silikose)
    Lungentumoren
    Zstd. nach Lungenresektion

4. *Intrapulmonale Obstruktion*
    Chronisches obstruktives Emphysem
    Chronische Bronchitis, Trachealstriktur
    Asthma bronchiale

5. *Kardiovaskuläre Ursachen*
    Angeborene und erworbene Herzfehler
    Myokardinsuffizienz (Myokardfibrose,
    Koronarsklerose, Herzinfarkt)
    Schock Lungen(Fett-)embolie, DIG
    Intravasaler Volumenmangel
    Schwere chronische Anämie

6. *Neuromuskuläre Ursachen*
    a) Störung der
       neuromuskulären Reizübertragung:
       Kaliummangel
       Myasthenia gravis
    b) Verlust der Kontraktionskraft
       der Muskulatur:
       Muskelatrophien
       Muskeldystrophien

7. *Zentrale Ursachen*
    Intoxikation (z. B. Urämie, Barbiturate)
    Schweres Schädel-Hirn-Trauma
    Schlaf-Apnoe (Undines Fluch)

Tab. 16: Fortsetzung

3. *Einengung der oberen Atemwege*
   Glottisödem
   Doppelseitige Rekurrensparese
   Trachealstenose
   (Tumor, Kompression von außen)

Tab. 17: Postoperative Ursachen (Auswahl)

1. *Nachwirkungen*
   von Narkosemitteln und Adjuvantien (s. Bd. I)

2. *Beeinträchtigung der Thoraxexkursionen*
   Schmerz (vor allem
   nach ausgedehnten Thorakotomien
   und Oberbaucheingriffen)
   Feste Leibbinden
   Ileus
   Peritonitis
   Zwerchfellhochstand

3. *Verkleinerung der Thoraxhöhle*
   Thorakoplastik
   Pleuraerguß
   Pleuraempyem
   Hämatothorax
   Pneumothorax, Mediastinalemphysem

4. *Pulmonale Restriktion*
   Atelektase
   Pneumonie
   Lungenresektion
   Interstitielles Ödem

5. *Einengung der oberen Atemwege*
   Doppelseitige Rekurrensparese
   nach Strumaoperation
   Tracheomalazie
   Larynxödem (z. B. verursacht
   durch intratrachealen Tubus)

6. *Endobronchiale Obstruktion*
   Sekretretention u. -verschleppung
   Aspiration

7. *Zentrale Ursachen*
   Analgetika der Morphinreihe

8. *Kardiovaskuläre Ursachen*
   Mikroembolien der Lunge
   nach Massivtransfusion; DIG (S. 378)
   Intravasaler Volumenmangel
   Lungenembolie
   Anämie
   Störungen des Säure-Basen-Haushalts
   Linksherzinsuffizienz
   Verbrauchskoagulopathie
   Fettembolie

Tab. 18: Zusammenhänge zwischen prä-, intra- und postoperativen Risikofaktoren und postoperativen respiratorischen Komplikationen (nach (15) mod.)

	Häufigkeit von respir. Komplikationen im Vergleich zum Normalfall:
1. *Präoperative Risiken*	
a) Erkrankungen des ZNS	
b) akute oder chronische Lungenerkrankungen	3–4 ×
c) eingeschränkte Lungenfunktion ($\downarrow$ der respir. Reserve)	→ 20 ×
d) Zigarettenrauchen (10 St./tgl.)	2–7 ×
e) Sepsis	3 ×
f) Adipositas (> 30 % über Idealgewicht)	2 ×
g) Geschlecht (♂/♀)	2–3 : 1 ×
h) Alter	
i) Herzinsuffizienz	
j) Thoraxtraumen	

Tab. 18: Fortsetzung

2. *Intraoperative Risiken*
   a) Oberbauch- und thoraxchirurgische Eingriffe
   b) Op.-Zeit > 3 Std.

   Bemerkung:
   postop. Hypoxämie bis ca. 5 postop. Tag ($\dot{V}/\dot{Q}$-Inhomogenität, FRC/CV $\downarrow$)

   c) Überwässerung – Lungenödem

3. *Postoperative Risiken*
   a) Narkoseüberhang
   b) Nicht vollständig abgeklungene Muskelrelaxans-Wirkung
   c) Schmerzen – Analgetika (Opiate!)
   d) zu straffe Verbände (Thorax-Abdomen)
   e) Lagerung (FRC/CV!); s. Abb. 31, 32, Bd. I
   f) Störungen von WEL- u. SBH

Literatur

(1) Ali, M. K., Mountain, C., Miller, J. M. et al.: Regional pulmonary function before and after pneumonectomy using 133-Xenon. Chest 68 (1975) 288
(2) Altmann, Ph. L., Dittmar, D. S.: Respiration and Circulation. Feder. of Amer. Soc. for exp. Biology, Bethesda, Maryland 1971
(3) Bates, D. V., McKlem, P. T., Christie, R. V.: Respiratory function in disease. W. B. Saunders Co., Philadelphia – London 1971
(4) Bendixen, H. H., Egbert, L. D., Hedley-Whyte, J., Laver, M. B., Pontoppidan, H.: Respiratory Care. C. V. Mosby Comp., St. Louis 1965
(5) Boren, H. G., Kory, R. C., Syner, C. J.: The lung volume and its subdivisions in normal man. Amer. J. Med. 41 (1966) 96–114
(6) Bühlmann, A. A.: Atmung. In: Klinische Pathophysiologie. Hrsg.: W. Siegenthaler. G. Thieme-Verlag, Stuttgart 1973, 656
(7) Comroe, J. H., Forster, R. E., Dubois, A. B., Briscoe, W. A., Carlsen, E.: Die Lunge. F. K. Schattauer-Verlag, Stuttgart – New York 1968
(8) Comroe, J. H. Jr.: Physiologie der Atmung. F. K. Schattauer-Verlag, Stuttgart – New York 1968
(9) Diem, K., Lentner, C.: Wissenschaftliche Tabellen (Documenta Geigy). Geigy, Pharmazeutika, Wehr (Baden), 7. Aufl. 1973
(10) Dunnill, R. P. H., Crawley, B. E.: Clinical and resuscitative data. Blackwell Scientific Publications, Oxford – London – Edinburgh – Melbourne 1977
(11) Fishman, P. A.: Nonrespiratory functions of the lungs. Chest 72 (1977) 84
(12) Flach, K., Gahlenbeck, H., Harms, H.: Atmungsorgane. In: Pathophysiologische Grundlagen der Chirurgie. Hrsg.: Th. O. Lindenschmidt. G. Thieme-Verlag, Stuttgart 1975
(13) Guenter, C. A.: Pulmonary Medicine. J. B. Lippincott, Philadelphia 1977
(14) Hartz, C. W. (Hrsg.): Begutachtung von Lungenfunktionsstörungen. Colloquium, 5.–6. IV 1968, Malente 1968
(15) Hedley-White, J., Burgess, G. E., Feeley, T. W., Miller, M. G.: Applied physiology of respiratory care. Little, Brown and Co., Boston 1976
(16) Hoyt, J. L., Boutros, A. R.: A method for measuring oxygen consumption and cardiac output in intensive care units. Canad. Anaesth. Soc. J. 22 (1975) 460
(17) Hüttemann, U., Crice, C. P.: Atemstoßtest: einfacher und sicherer Nachweis von Ventilationsstörungen. diagnostik 12/13 (1976) 426
(18) Kao, F. F.: An introduction to respiratory physiology. Exc. Medica, Amsterdam 1974
(19) Keuskamp, D. H. G.: Anästhesiologie und Intensivmedizin. Springer-Verlag, Berlin – Heidelberg – New York 1977, 243
(20) Lütgemeier, J., Kampmann, H., Konietzko, N., Adam, W. E.: Lungendiagnostik mit Radionukliden. G. Fischer Verlag, Stuttgart – New York 1977
(21) Marshall, B. E., Wyche, M. Q. Jr.: Hypoxemia during and after anesthesia. Anesthesiology 37 (1972) 184
(22) Matthys, H.: Spirometrie. diagnostik 8 (1973) 431

(23) Murray, J. F.: The normal lung: the basis for diagnosis and treatment of pulmonary disease. W. B. Saunders Co., Philadelphia 1976
(24) Passmann, U.: Persönliche Mitteilung 1975
(25) Nunn, J. F.: Applied respiratory physiology. Butterworths, London – Boston 1977
(26) Reichel, G.: Differentialdiagnostische Möglichkeiten bei Lungenfunktionsprüfungen. Med. Welt *25* (1974) 879
(27) Rigg, J. R. A., Jones, N. L.: Clinical assessment of respiratory function. Br. J. Anaesth. *50* (1978) 3
(28) Rösle, H. u. Mitarb.: Die $^{133}Xe/^{99}Tc$-MAP-Lungenszintigraphie. Schweiz. med. Wschr. *103* (1973) 902
(29) Rodarte, J. R., Hyatt, R. E., Rehder, K.: New tests for the detection of obstructive pulmonary disease. Chest *72* (1977) 762
(30) Scarpelli, E. M.: Pulmonary physiology of the fetus, newborn and child. Lea & Febiger, Philadelphia 1975
(31) Schmidt, H., Pflüger, H.: Postoperative Ateminsuffizienz aus anästhesiologischer Sicht. Med. Klin. *69* (1974) 1377–1378
(32) Steinmetz, H., Debelic, M.: Leitfaden für Lungenfunktionsuntersuchungen in der Praxis. Moreton Press, Buckingham, England 1969, 29
(33) Uhl, O.: Präoperative Beurteilung der Lungenfunktion und postoperative Prognose bei Thoraxoperationen. Med. Klin. *68* (1973) 243
(34) West, J. B.: Regional differences in the lung. Academic Press, Inc., New York 1977

Weiterführende Literatur:

(35) Ferlinz, R.: Lungen- und Bronchialerkrankungen. G. Thieme-Verlag, Stuttgart 1974
(36) Thurlbeck, W. M.: The Lung. Williams & Wilkins, Baltimore 1978
(37) Ulmer, W. T., Reichel, G., Nolte, D.: Die Lungenfunktion. G. Thieme-Verlag Stuttgart 1976
(38) West, J. B.: Respiratory Physiology: the Essentials. Williams & Wilkins, Baltimore 1974
(39) West, J. B.: Pulmonary Pathophysiology: the Essentials. Williams & Wilkins, Baltimore 1977

2. Sauerstofftransport

Abb. 9: Zusammensetzung der Alveolarluft, Ein- und Ausatmungsluft

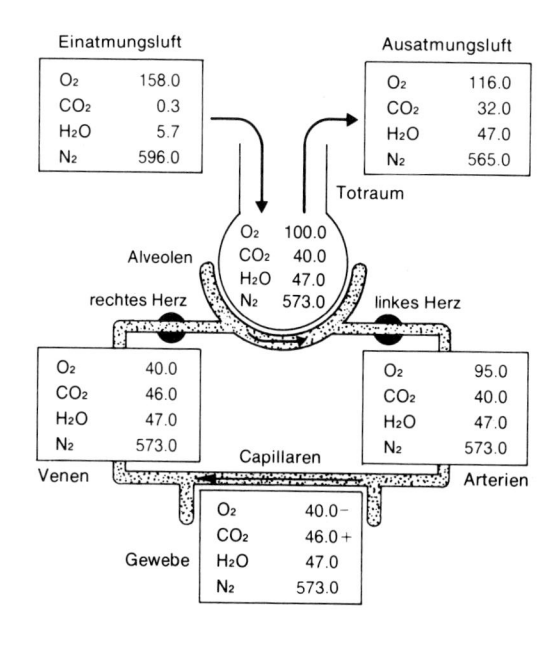

Partialdrucke von Gasen (mm Hg). (Aus Lambertsen, in Medical Physiology, 12th ed. V. B. Mountcastle, Ed. Mosby, 1968).

Einatmungsluft		Ausatmungsluft	
O_2	158.0	O_2	116.0
CO_2	0.3	CO_2	32.0
H_2O	5.7	H_2O	47.0
N_2	596.0	N_2	565.0

Totraum

Alveolen:
O_2	100.0
CO_2	40.0
H_2O	47.0
N_2	573.0

rechtes Herz / linkes Herz

Venen		Arterien	
O_2	40.0	O_2	95.0
CO_2	46.0	CO_2	40.0
H_2O	47.0	H_2O	47.0
N_2	573.0	N_2	573.0

Capillaren

Gewebe:
O_2	40.0 −
CO_2	46.0 +
H_2O	47.0
N_2	573.0

Tab. 19: O_2-CO_2-N_2-H_2O-Partialdrucke und Volumina in Atemluft sowie Blut (nach (13))

	Inspir.-Luft	Exspir.-Luft	Alveolar-Luft	Art. Blut	Ven. Blut
O_2 mmHg	158.2	116.2	101.2	100.0	40.0
Vol%	20.9	16.0	15.0	19.0	16.0
CO_2 mmHg	0.3	28.5	40.0	40.0	46.0
Vol%	0.04	4.5	5.6	50.0	55.0
N_2 mmHg	596.4	576.0	576.0	576.0	570.0
Vol%	79.0	79.0	79.0	0.83	0.83
H_2O mmHg	5.0	47.0	47.0		
Vol%	0.06	0.5	0.5		

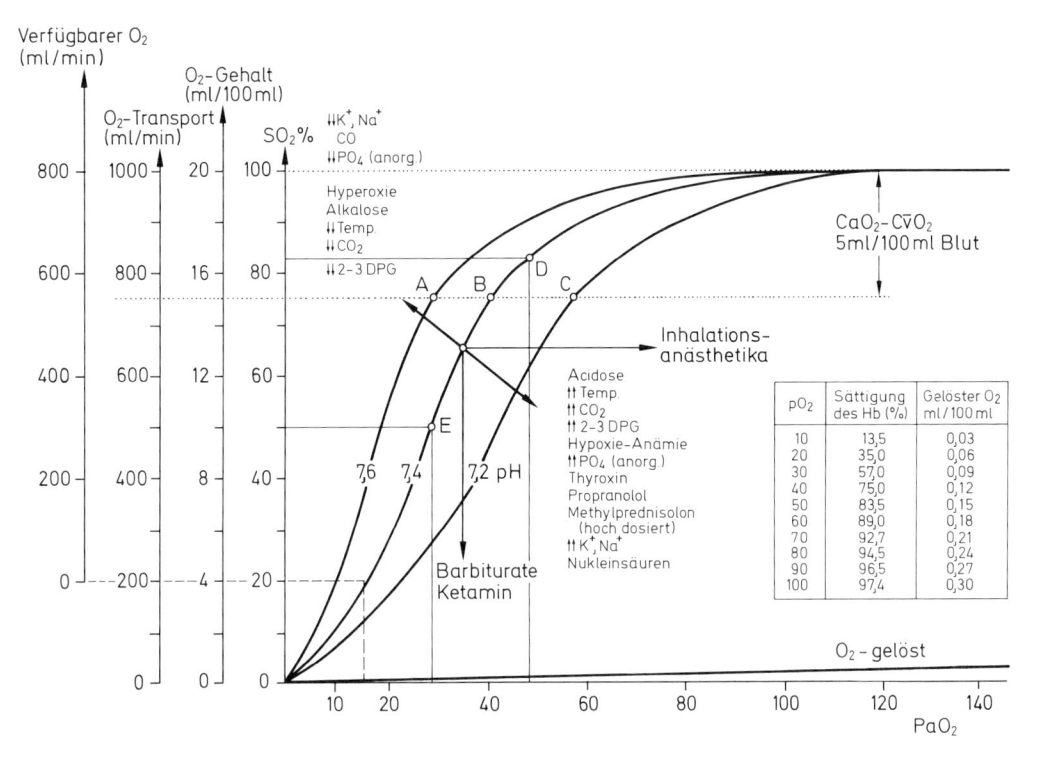

Abb. 10: Sauerstoffdissoziationskurve und ihre Beeinflussung durch verschiedene Faktoren (nach (15) mod. u. ergänzt)

Die Kurven A, B u. C stellen Hb-Dissoziationskurven bei verschiedenen pH-Werten unter Verwendung der üblichen Ordinate für die Hb-Sättigung dar. Vorausgesetzt, daß man eine Hb-Konzentration von 15 g% und eine Sauerstoffbindungskapazität von 1,39 ml O_2/gHb annimmt, kann von der O_2-Sättigung direkt auf den O_2-Gehalt (mittlere Ordinate) geschlossen werden. *Beachte*, daß ein PO_2-Anstieg von 40 auf 50 torr zu einem Zuwachs von 1,8 ml O_2, hingegen ein PO_2-Anstieg von 70 auf 80 torr lediglich zu einer Erhöhung um 0,5 ml O_2 führt. Die normale arteriovenöse O_2-Gehaltsdifferenz ist durch die gestrichelten Geraden gekennzeichnet. Die linke Ordinate «O_2-Transport» berechnet sich durch Multiplikation des O_2-Gehaltes mit einem angenommenen HZV von

5000 ml/min. Ein erhöhter O_2-Bedarf kann durch verstärkte O_2-Ausschöpfung und gesteigerten O_2-Transport (HZV × CaO_2) gedeckt werden.

Physik. gelöster O_2 = PO_2 · 0.0031 ml O_2/100 ml Blut, wobei der Löslichkeitsfaktor (BUNSEN) 0.0031 beträgt

Anmerkungen zu Abb. 10:
Die Links-Rechtsverschiebung der O_2-Dissoziationskurve ist am besten bei P_aO_2 von 50 mmHg ablesbar (Punkt D)
S_aO_2 50 % bei P_aO_2 von 28 mm Hg (Punkt E, unter normalen Bedingungen)

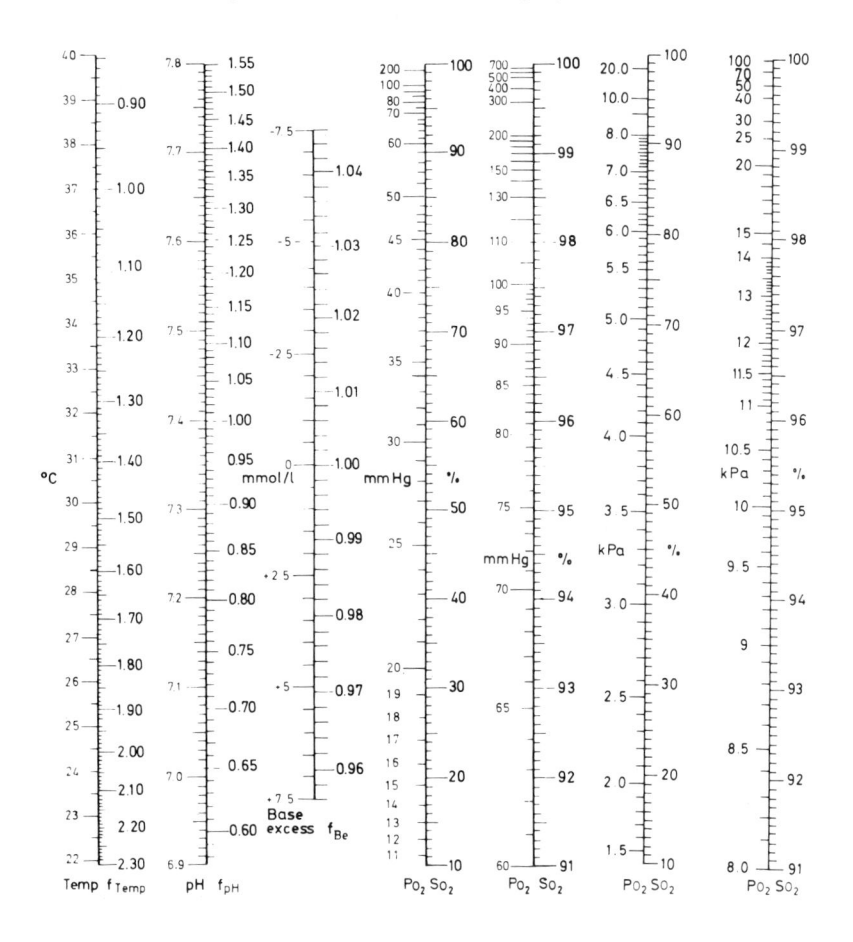

Abb. 11: Die Standard HbO_2-Dissoziationskurve mit Faktoren, die sie beeinflussen (nach (17))

Auf der rechten Seite sind korrespondierende Skalen für PO_2 (mm Hg und kPa) und SO_2 unter Standardbedingungen (Temp.: 37 °C, pH: 7,4, BE: 0) angegeben.
Die übrigen Skalen zur Linken geben die Faktoren an, mit denen der aktuell gemessene PO_2 multipliziert werden muß, bevor man ihn auf der Standard-Dissoziationskurve mit der SO_2 in Beziehung setzt. *Wenn mehr als ein Faktor zu berücksichtigen ist, müssen diese miteinander multipliziert werden.*

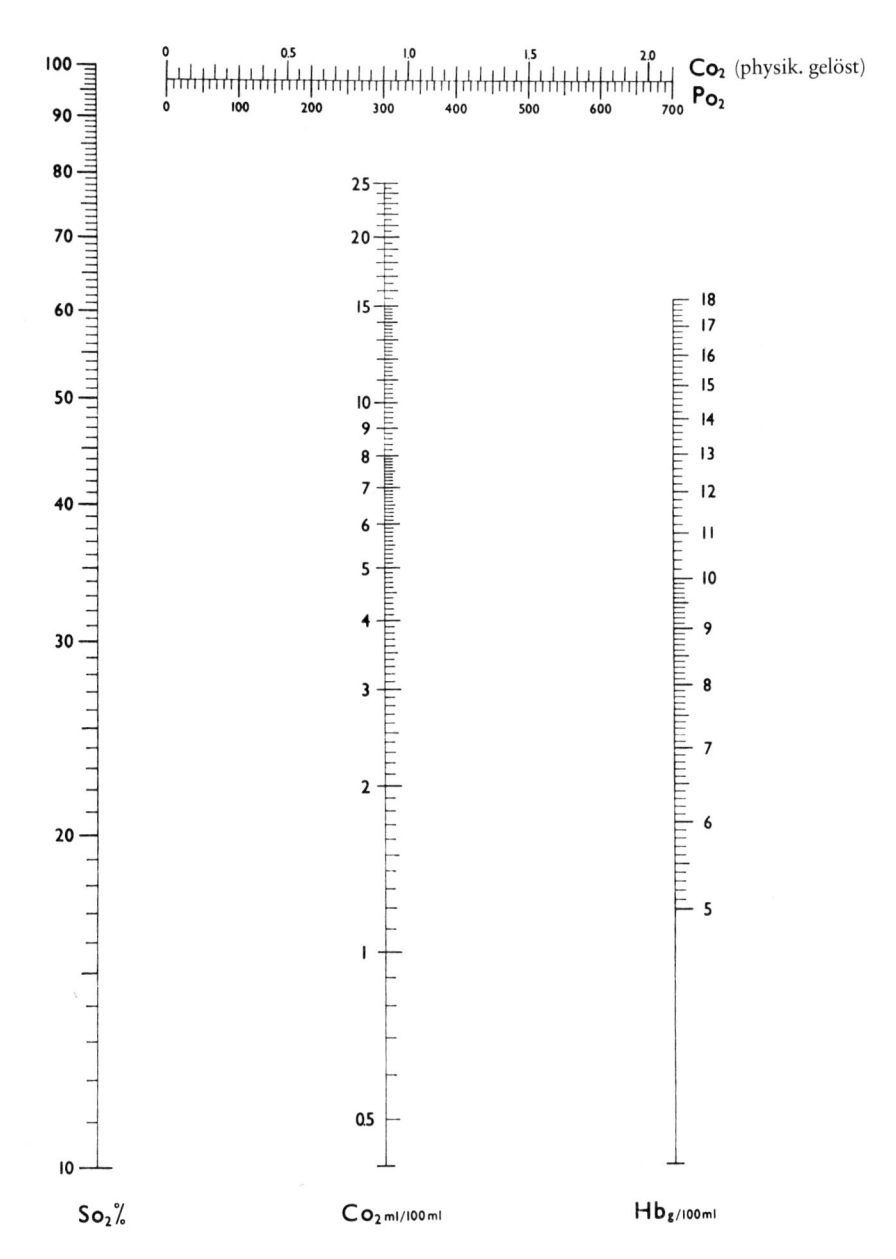

Abb. 12: Beziehungen zwischen Hb, Sauerstoffsättigung (S_{O_2}), Sauerstoffgehalt (C_{O_2}) und Sauerstoffpartialdruck (P_{O_2}) im arteriellen Blut (nach (4))

Der Gesamtsauerstoffgehalt des Blutes setzt sich aus der Summe von zwei Komponenten zusammen:
1. dem O_2-Anteil, der an Hb gebunden ist
2. dem O_2-Anteil, der physik. gelöst ist

Tab. 20: Verteilung von Sauerstoffverbrauch ($\dot{V}O_2$), Durchblutung ($\dot{Q}$), Sauerstoffgehaltdifferenz ($CaO_2 - C\bar{v}O_2$), gemischtvenösem Sauerstoffgehalt ($C\bar{v}O_2$) und gemischtvenösem Sauerstoffpartialdruck ($P\bar{v}O_2$) in verschiedenen Organen (nach (13))

Organ	$\dot{V}O_2$ (ml/min. STPD)	$\dot{Q}$ (ml/min.)	$CaO_2-C\bar{v}O_2$ (Vol. %)	$C\bar{v}O_2$ (Vol. %) bei $CaO_2 = 19.5$	$P\bar{v}O_2$ (mm Hg)
Gehirn	55	850	6,5	13,0	34
Herz	35	300	11.6	7,9	22
Magen-Darmtrakt	60	1700	3,5	16,0	47
Nieren	20	1300	1,5	18,0	64
Skelettmuskulatur	60	1000	6,0	13,5	36
Haut	15	500	3,0	16,5	49
Verschiedene	55	350	15,6	3,9	14
Gesamt	300	6000	5,0	14,5	40

Der transpulmonale Gastransport

Zur Beurteilung des *transpulmonalen O_2-Transports* sind folgende Größen geeignet:
1. *Oxygenierungsindex* (anstelle von $AaDO_2$, wenn nur der P_aO_2 bekannt ist):

$$Oxygenierungsindex = \frac{P_aO_2 \text{ (mmHg)}}{FIO_2 \text{ (\%)}}$$

Ein Index von 5.0 wäre sehr gut (z.B. P_aO_2 von 500 mmHg bei FIO_2 von 1.0 = 100% O_2), während ein solcher von 1.0 auf einen sehr schlechten transpulmonalen O_2-Transfer hinweist (z.B. P_aO_2 von 100 bei FIO_2 von 1.0). Wenn auch der Oxygenierungsindex eine grobe u. schnelle Orientierung erlaubt, so kann er jedoch nicht die Messung der $AaDO_2$ (Schätzung (siehe Abb. 13)) u. Berechnung des intrapulmonalen Shuntvolumens ersetzen! Es besteht eine bemerkenswerte (ca. 95%ige) Korrelation zwischen dem nach dem $AaDO_2$-Wert geschätzten und dem tatsächlich vorhandenen Shuntvolumen ($\dot{Q}_s/\dot{Q}_t$)! (Abb. 13):
2. $AaDO_2 = PAO_2 - P_aO_2$ (mmHg), wobei $PAO_2 = P_IO_2 - (P_aCO_2 + P_{H_2O})$ bei $FIO_2 = 1.0$
Normalwert (bei $FIO_2 = 1.0$): 25–65 mmHg. Es sind jedoch Werte bis max. 200 mmHg ohne Behandlung tolerabel!

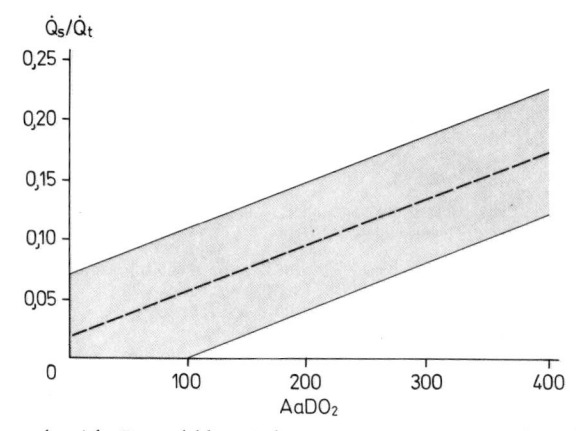

Abb. 13: 95% Vertrauensbereich (Rasterfeld) zwischen gemessener $AaDO_2$ und geschätztem intrapulmonalen Shuntvolumen (nach (16))

Die Berechnung der AaDO₂ bei FIO₂ 1.0 ist nicht gerade unproblematisch ($\downarrow$ von FRC, zusätzlicher Alveolenkollaps durch 100% O_2, s. S. 44). Bei Lungengesunden läßt sich die $AaDO_2^{0.21}$ (unter Luftatmung) relativ schnell nach folgender Formel berechnen (s. auch Abb. 19)

$$AaDO_2^{0.21} = 145 - (P_aO_2 + P_aCO_2) \quad \text{Norm: } 10-20 \text{ mm Hg beim Gesunden (nach (27))}$$

Voraussetzung: das HZV muß ausreichend hoch sein!
Aus der Form der O_2-Dissoziationskurve ergibt sich das merkwürdige Verhalten der $AaDO_2$ bei verschiedenen Shuntvolumina und FIO_2. Die $AaDO_2$ liegt bei gleichem Shuntvolumen während Luftatmung wesentlich niedriger als unter reiner O_2-Atmung (Abb. 14). Dieses Verhalten bestätigt die Vermutung, daß ein *pathologisch gesteigertes Shuntvolumen* vorliegt. Zum *Bild der reinen Diffusionsstörung* gehören – gerade umgekehrt – niedrige $AaDO_2$ bei hoher FIO_2 – eine Tatsache, die man in der Differentialdiagnose hypoxischer Zustände ausnützen sollte. Man beachte allerdings, daß $C_{a-\bar{v}}O_2$ in beiden Meßbereichen unverändert bleiben kann!

Abb. 14: Schematische Darstellung, die zeigt, daß ein geringer Abfall des art. O_2-Gehalts (ΔCO_2^{100}) bei $FIO_2 = 1,0$ mit einem beträchtlichen Anstieg der $AaDO_2$ ($P(A-aDO_2)^{100}$) verbunden ist.
Bei Luftatmung ($FIO_2 = 0,21$) ist die gleiche Änderung des art. O_2-Gehalts (ΔCO_2^{21}) mit einer geringeren $AaDO_2$ ($P(A-aDO_2)^{21}$) gekoppelt. (nach (18))

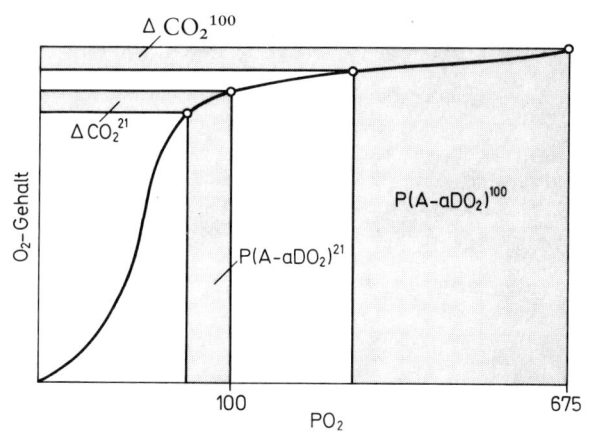

Bei Beurteilung der $AaDO_2$ und Interpretation der Meßergebnisse ist Kritik geboten, da es eine Anzahl von Faktoren gibt, die die $AaDO_2$ erhöhen:

Tab. 21: Ursachen der erhöhten $AaDO_2$ (Differentialdiagnose):
1. Erschwerte Diffusion (alveolo-kapillär), vor allem bei FIO_2 von 0.21
2. Anstieg des intrapulmonalen Shunts
3. Vorhandensein eines intrakardialen Shunts (kardiol. Befund)
4. Abnormaler $\dot{V}/\dot{Q}$-Index (V_D/V_T?)
5. Abnahme des gemischtvenösen PO_2 ($P_{\bar{v}}O_2$) bzw. Abnahme der gemischtvenösen SO_2 ($S_{\bar{v}}O_2$):
   – $\downarrow$ HZV,[1])
   – $\uparrow$ O_2-Verbrauch ($C_{a-\bar{v}}O_2\uparrow$) und
   – hochgradige Anämie (Hb, Hk)
6. Links-Rechts-Verschiebung der O_2-Dissoziationskurve (Bestimmung der Verschiebung der O_2-Dissoziationskurve bei P_aO_2 50 mmHg!) durch:
   – $\uparrow\downarrow$ von P_aCO_2
   – $\uparrow\downarrow$ Temperatur
   – $\uparrow\downarrow$ pH
   – $\uparrow\downarrow$ 2,3 DPG etc. s. S. 21
7. Hohe FIO_2 (führt zu $\downarrow$ von FRC durch Alveolkollaps)[2])

[1]) Relation S_vO_2-Herzindex siehe S.
[2]) Gute Korrelation zwischen $AaDO_2$ und FRC/CV (s. S. 44)

3. *Messung der Diffusionskapazität (für O_2 und CO)* s. auch S. 8
Will man bei der Berechnung neben der reinen alveolo-kapillären Diffusion auch noch andere Faktoren wie: HZV, O_2-Dissoziationskurve und unterschiedliche Bindung von O_2 und CO_2 an Hb berücksichtigen, können folgende Methoden benutzt werden:

$$D_{O_2} = \frac{\dot{V}_{O_2}}{P_{A_{O_2}} - P_{c_{O_2}}} \quad \text{oder} \quad D_{CO} = \frac{\dot{V}_{CO}}{P_{A_{CO}} - P_{c_{CO}}}$$

D_{CO} besser geeignet, da CO eine 250mal höhere Affinität zum Hb als O_2 besitzt!
(Einzelheiten hinsichtlich der Methodik siehe: (30, 32))

4. O_2*-Gehalt im art. Blut* (Ca_{O_2}, «O_2-content»)
Normwert: 19 ± 1 ml O_2/100 ml Blut
$Ca_{O_2} = (1.39 \times Hb\,(g\%) \times Sa_{O_2}/100) + (Pa_{O_2} \times 0.0031)$
(chemisch gebundener O_2) + (physikalisch gelöster O_2)
Beispiel: $(1.39 \times 15 \times 100\%) + (100 \times 0.0031) = 20.85 + 0.31 = 21.16\,Vol\%$
(d. h. 21.16 ml O_2 pro 100 ml Blut)

5. O_2*-Verfügbarkeit* («O_2-Availability»): s. auch S. 168
Normwert: 600 ± 50 ml/min/m² KOF

$$O_2\text{-Verfügbarkeit} = \left[\frac{1.39 \times Hb \times S_aO_2}{100} + 0.0031 \times P_aO_2\right] \times \frac{HZV\,(ml)}{100}$$

Beispiel: $\left(\frac{1.39 \times 14.5 \times 97.5}{100} + 0.0031 \times 100\right) \times \frac{5000}{100} =$
$= (19.7 + 0.3) \times 50 = 1000\,ml/min.$

Die Gesamt-O_2-Reserve ist größer als die Gesamt-O_2-Menge im zirkulierenden Blut!

Gesamt-O_2-Reserve	FRC	370 ml	
↓	Arterien	280 ml	} O_2-*Verfügbarkeit*
1546 ml	Venen	600 ml	
(Normwert)	Gewebe, Myoglobin	296 ml	

«Verfügbarer»-O_2 und O_2-«Reserve» dienen als *ultimum refugium* bei anoxischen Zuständen!
Die theoretisch errechnete O_2-Menge muß nicht tatsächlich vorhanden sein und ausgeschöpft werden können!

6. *Arteriovenöse O_2-Gehaltdifferenz* ($C_{a-\bar{v}}DO_2$):
$C_{a-\bar{v}}DO_2 = C_aO_2 - C_{\bar{v}}O_2$ (*Normalwert: 4.6 ± 0.4 ml/100 ml Blut*)
In den einzelnen Organen werden jedoch unterschiedliche Werte gemessen:
Herz: 11.5 Vol%, Gehirn: 6.5 Vol%, Magen-Darm-Trakt: 3.5 Vol%, Niere: 1.5 Vol%
Die Wichtigkeit der Messung von $C_{a-\bar{v}}DO_2$ ist schon dadurch gegeben, da sie (zusammen mit der $S_{\bar{v}}O_2$) *ein Maß für das HZV* darstellt (S. 263, S. 176), vorausgesetzt, daß während der Messung a) Hb-Gehalt b) $\dot{V}O_2$ und c) Shuntvolumina (anatomisch + physiologisch) konstant bleiben. Eine $C_{a-\bar{v}}DO_2 > 6\%$ weist somit auf ein vermindertes HZV hin.

7. *Gemischt-venöse SO_2 (aus der Art. pulmonalis):*
Die $S_{\bar{v}}O_2$ zeigt, zumindest beim Gesunden, eine ausgezeichnete Korrelation zu dem HZV (und kann daher zu dessen Schätzung herangezogen werden (S. 176).
Normwert: $S_{\bar{v}}O_2: \approx 75\%$
($P_{\bar{v}}O_2 > 35\,mmHg$)

8. O_2*-Ausnützung in %* (O_2 «X» *Ratio*): s. S. 167–168, gibt Auskunft über das *Verhältnis zwischen O_2-Verbrauch und O_2-Verfügbarkeit* (Sauerstoffutilisationskoeffizient):

Normwert: 25 %

$$O_2 \text{«x»} Ratio = \frac{C_{a-\bar{v}}DO_2}{C_aO_2} \times 100$$

Ein *Anstieg* bedeutet: *Einschränkung der Sauerstoffreserven!*
Ursachen: Zunahme des Sauerstoffverbrauchs – und/oder Abnahme der Sauerstoffverfügbarkeit. Letztere kann durch niedriges HZV und Abfall des C_{aO_2} hervorgerufen werden.

Normalerweise werden ca. 20–25 % der im arteriellen Blut pro Min. transportierten O_2-Menge in der Peripherie extrahiert.
Die restlichen 75–80 % verbleiben im venösen Blut und bilden somit eine hohe Reserve (siehe Punkt 5.) an Sauerstoff.

9. O_2-*Verbrauch* $(\dot{V}O_2)$ *ml* O_2/*min.:*
Normwert: 140 ± 25 ml/min/m² KOF
Berechnung:
a) Wenn V_E, F_EN_2, F_IN_2, F_IO_2 und F_EO_2 bekannt sind:

$$\dot{V}O_2 = V_E \times \frac{F_EN_2}{F_IN_2} \times F_IO_2 - V_E \times F_EO_2$$

(nach Wilmore, 1976 (26)).
b) Wenn HZV und $C_{a-\bar{v}}O_2$ bekannt sind:
   $\dot{V}O_2 = C_{a-\bar{v}}DO_2 \times 10 \times HZV$ (l)

HZV (Ficksches Prinzip) $= \dfrac{\dot{V}O_2 \text{ (ml)}}{C_{a-\bar{v}}DO_2 \times 10}$ (s. auch S. 179)

Beispiel: $HZV = \dfrac{300 \text{ ml}}{6 \times 10} = 5 \text{ l}$

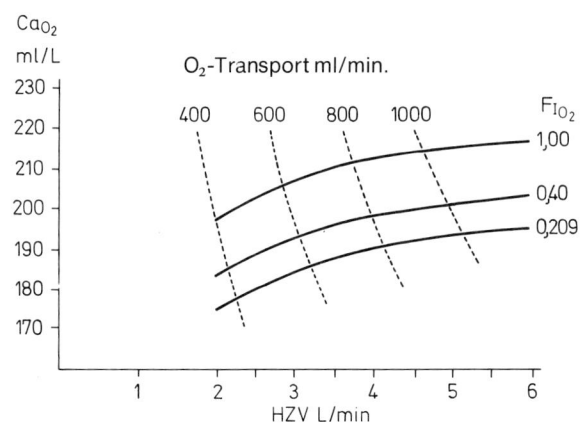

Abb. 15: O_2-Transport ml/min. (HZV – FIO_2 – CaO_2) (nach (23))

Bei Abnahme des HZV führt eine Erhöhung der FIO_2 zu Verbesserung des O_2-Transports.

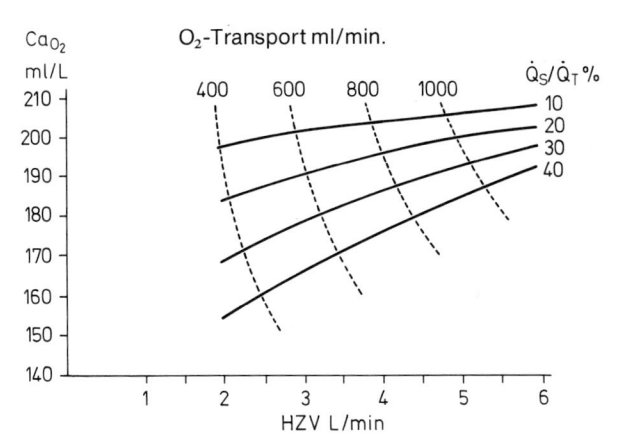

Abb. 16: O$_2$-Transport ml/min. (HZV -- Shunt -- CaO$_2$) (nach (23))

Auswirkungen von HZV und Shunt ($\dot{Q}_S/\dot{Q}_T$) auf den O$_2$-Transport. Ein Anstieg des Shunts führt zu einer Erniedrigung von O$_2$-Gehalt und O$_2$-Transport.

Tab. 22: Auswirkung der wichtigsten Gasstoffwechselstörungen auf den alveolo-arteriellen Gradienten von O$_2$, CO$_2$ und N$_2$ (nach (21) mod. und ergänzt)

	AaDO$_2$			*aADCO$_2$*	*aADN$_2$*
FIO$_2$	0.21	0.5	1.0		
1. $\dot{Q}_S/\dot{Q}_T$	+ +	+	+ + + +	∅	∅
2. Diffusionsstörung	+	(+)	∅	(∅)	∅
3. $\dot{V}/\dot{Q}$-Mißverhältnis[3])					
– $\dot{V}/\dot{Q}$ ↑	+ +	+	+	+ + + +	+
– $\dot{V}/\dot{Q}$ ↓	+ +	+	+	+	+ + + +
4. V_D/V_T ↑	(+)	(+)[1])	+[1])	+ +	+ + +[2])

[1]) Durch Hyperoxie bedingter Alveolenkollaps (S. 44)
[2]) «Closing Volume» (S. 47)
[3]) Das Ventilations-Perfusionsverhältnis ($\dot{V}/\dot{Q}$) beträgt normalerweise: 4/5 oder 0,8!
   Prototyp für $\dot{V}/\dot{Q}$ ↑: Lungenembolie, s. S. 106
   Prototyp für $\dot{V}/\dot{Q}$ ↓: Pneumonie, akutes Lungenversagen, s. S. 63

3. Sauerstofftherapie

Berechnung der inspiratorischen O$_2$-Fraktion (FIO$_2$)
1. *Formel: Berechnung der FIO$_2$ (Spontanatmung, O$_2$-Therapie):*
$P_I O_2 \text{ (mmHg)} = (B_p - P_{H_2O}) \times FIO_2$
Beispiel: $(760 - 47) \times 0.21 = 150$ mmHg (unter Luftatmung)

$$FIO_2 = \frac{P_I O_2}{B_P - 47} \text{ oder} \qquad (1)$$

$$FIO_2 \% = \frac{O_2\text{-Flow (l/min.)} + (\text{Luft-Flow (l/min.)} \times 0.21)}{O_2\text{-Flow (l/min.)} + \text{Luft-Flow (l/min.)}} \times 100 \qquad (2)$$

(nach Davenport, 1973)

2. *Formel zur Berechnung der FIO$_2$ während der Beatmung:*

$$FIO_2 \% = \frac{O_2\text{-Zufluß (l)} \times 79}{\text{Respirator-Hubvolumen (l)} \times \text{Atemfrequenz}} + 21 \quad \text{(nach (18))}$$

Abb. 17: *Nomogramm zur Ermittlung des inspiratorischen O$_2$-Anteils (FIO$_2$%) (nach (5))*
(Bekannte Parameter: Atemminutenvolumen während Spontanatmung oder Beatmung, O$_2$-Anteil am Gesamtflow (l/min.)

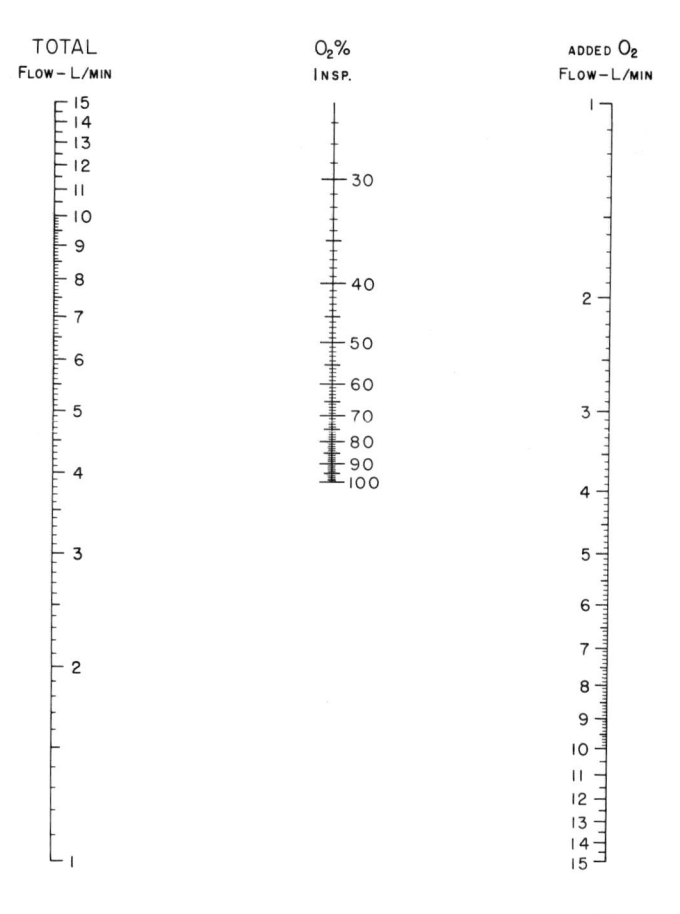

Tab. 23: Berechnung der FIO$_2$% bei O$_2$-Luft-Gasgemisch (nach (15))

O$_2$-Flow (l/min.)	FIO$_2$%											
10	93	87	82	77	74	70	67	65	63	61	59	57
9	92	86	80	76	72	68	65	63	61	58	57	55
8	91	84	78	74	70	66	63	61	58	56	54	53
7	90	82	76	71	67	64	61	58	56	54	52	50
6	89	80	74	68	64	61	57	55	53	51	49	47
5	87	77	70	65	61	57	54	51	49	47	46	44
4	84	74	66	61	56	53	50	47	45	44	42	41
3	80	68	61	55	51	47	45	43	41	39	38	37
2	74	61	53	47	44	41	39	37	35	34	33	32
1	61	47	41	37	34	32	31	30	29	28	28	27
	1	2	3	4	5	6	7	8	9	10	11	12

Luft-Flow (l/min.)

3. *Berechnung der erforderlichen FIO$_2$ zur Korrektur einer arteriellen Hypoxämie:*

$$FIO_2 \text{ erford.} = \frac{AaDO_2^{1.0} + 100}{B_P}$$

Beispiel: AaDO$_2$ = 500 (P$_A$O$_2$ = 671, P$_a$O$_2$ = 171), B$_P$ = 760

$$FIO_2 \text{ erford.} = \frac{500 + 100}{760} = 0.79 \text{ (oder 79\% O}_2\text{) im Inspirationsgasgemisch}$$

Wenn $\dot{Q}_S/\dot{Q}_T$% bekannt ist, gilt:

$$FIO_2 \text{ erf.} \approx 3{,}2 \cdot \frac{\dot{Q}_S}{\dot{Q}_T}$$

Tab. 24: FIO_2 unter verschiedenen Formen der Atem- und Sauerstofftherapie (nach (8, 12, 27))

Methode	O_2-Flow (l/min.)	geschätzte FIO_2 (%)	Bemerkungen
Nasensonde (Nasenbrille)	1 2 3 4 5 6	24 28 32 36 40 44	Rel. niedrige FIO_2. Austrocknung der Nasenschleimhaut. *Mehr als 6 l/min. kaum tolerabel!*
Naso-pharyngealer Katheter	4–6	30–50	Magendistension durch Fehllage des Katheters möglich (Kinder!)
Gesichtsmaske	5 6–7 7–8	40 50 60	
Gesichtsmaske mit Reservoir (Rückatmung)	6 7 8 9 10	60 70 80 90 95	CO_2-Retention bei niedrigem Flow!
Gesichtszelt	4 6 10	40 50 60	CO_2-Retention möglich. Gute Anfeuchtung gegeben.
Sauerstoffzelt	10–15	21–50	Zur Klimatisierung geeignet.
Beatmungsbeutel zur Wiederbelebung (Air-Shields, Ambu, Puritan, Hope, Bird)	10 10–15	50–60 100	(ohne O_2-Reservoir) (mit Reservoir und Kontrollballon, s. Abb. 18)

Tab. 25: Der zu erwartende PaO_2 bei verschiedenen FIO_2-Größen:
(Voraussetzungen: B_P = 760 mmHg, $AaDO_2$ = 10 mmHg und P_aCO_2 = 40 mmHg)

FIO_2	der zu erwartende P_aO_2
0.21 (Luft)	100
0.4	235
0.6	378
0.8	520
1.0	663

4. *Messung der FIO_2 (am Tubus oder im Einatemschenkel eines Kreissystems):*
– Paramagnetisch: Beckman D_2-Modell
– mit Galvanischer Zelle: Monaghan 710, Biomarine OM 302 (Dräger), Ivac 1200, Ivac 1225, Hudson 5550, Hudson 5552
– mit Polarographischer Elektrode: Ohio 200, 400, 600, IBC 815, 800, 300, Beckman OM-12, IL 402, 404, 406, 407, Air Products 2-3200, Foregger 7-029-001, Cavitron OA 74
 (Einzelheiten siehe: (1))

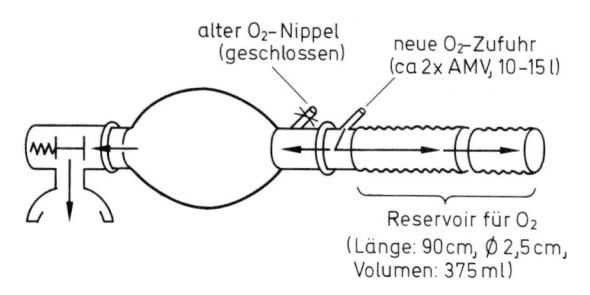

Abb. 18: Modifizierter Ambu-Resuscitator für Beatmung mit 100 % O_2 (nach (6, 19) mod.)

5. *Frage der O_2-Toxizität:*
Toleranzzeiten bei Beatmung (nach H. Bergmann, 1974)

FIO_2 1.0	1 ata	max. 24 Std.
	1.2 ata	max. 90 min.
	1.8 ata	max. 45 min.
	2.4 ata	max. 23 min.

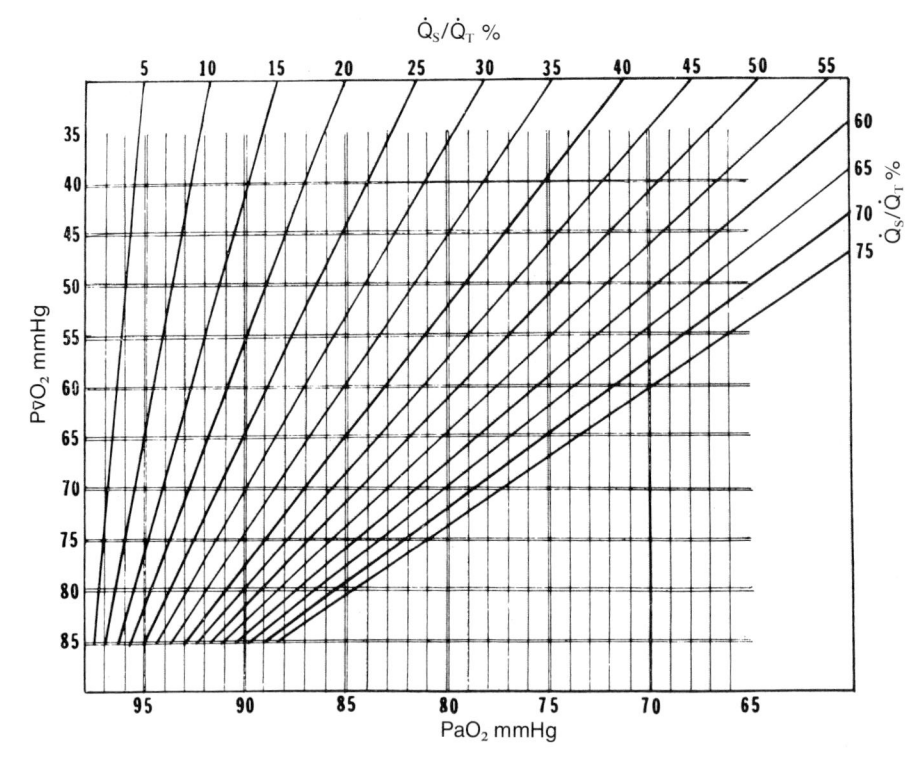

Abb. 19: Das $FIO_2^{0.21}$-Nomogramm (Bestimmung des intrapulmonalen Shuntvolumens unter Luftatmung) s. auch S. 41 ff. (nach (20))

Vorteile des $FIO_2^{0.21}$-Nomogramms:
– Die Äquilibrationsphase entfällt
– Gute Korrelation mit den $FIO_2^{0.5}$- und $FIO_2^{1.0}$-Nomogrammen

Literatur

(1) Bageant, R. A.: Oxygen analyzers. Respiratory Care 21 (1976) 410
(2) Baum, M., Benzer, H., Kucher, R., Steinbereithner, K.: Künstliche Beamtung. In: Intensivstation, Intensivpflege, Intensivtherapie. Hrsg.: R. Kucher, K. Steinbereithner. G. Thieme-Verlag, Stuttgart 1972
(3) Baum, M., Steinbereithner, K.: Anwendungsmöglichkeiten des Massenspektrometers in der klinisch-experimentellen Forschung. 6. Int. Fortbildungskurs f. Klinische Anästhesie. Wien, 21.–25. V. 1973
(4) Bird, C. G.: Oxygen tension and blood content. Anaesthesia 26 (1971) 192
(5) Brown, S. A. P., Drinker, P. A.: Nomograms for gas mixtures in respiratory therapy. Anesthesiology 29 (1968) 830
(6) Carden, E., Friedman, D.: Further studies of manually operated selfinflating resuscitation bags. Anesth. Analg. (Clev.) 56 (1977) 202
(7) Comroe, J. H. Jr.: Physiologie der Atmung. F. K. Schattauer-Verlag, Stuttgart – New York 1968
(8) Dripps, R. D., Eckenhoff, J. E., Vandam, L. D.: An introduction to anesthesia. W. B. Saunders Co., Philadelphia – London – Toronto 1972
(9) Fisher, A., Foëx, P., Emerson, P. M.: Oxygen availability during hypothermic cardiopulmonary bypass. Crit. Care Med. 5 (1977) 154
(10) Farhi, L. E., Rahn, H.: Gas stores of the body and the unsteady state. J. appl. Physiol. 7 (1955) 472
(11) Gibson, R. L., Comer, P. B., Beckham, R. W., Mc Graw, C. P.: Actual tracheal concentrations with commonly used oxygen equipment. Anesthesiology 44 (1976) 71
(12) Hamer, Ph.: Atemtherapie. Jahrestagung der DGAW, 2.–5. X. 1974, Erlangen, Kongreßbericht)
(13) Kao, F. F.: An introduction to respiratory physiology. Exc. Medica, Amsterdam 1974
(14) Laver, M. B., Austen, G. W.: Cardiorespiratory dynamics. In: Surgery of the chest. Edt.: J. H. Gibbon, D. C. Sabiston, F. C. Spencer. W. B. Saunders Co., Philadelphia – London 1969
(15) Marshall, R. L.: Calculation of oxygen concentration in air. Brit. J. Anaesth. 50 (1978) 87
(16) Mitchell, L. A., Downs, J. B., Dannemiller, F. J.: Extrapulmonary influences on AaDO$_2$ following cardiopulmonary bypass. Anesthesiology 43 (1975) 583
(17) Nunn, J. F.: Applied respiratory physiology. Butterworths, London–Boston 1977, 405
(18) Pontoppidan, H., Geffin, B., Lowenstein, E.: Acute respiratory failure in adult. Little, Brown and Co., Boston 1973
(19) Priano, L. L., Ham, J.: A simple method to increase the F$_D$O$_2$ of resuscitator bags. Crit. Care Med. 6 (1978) 48
(20) Ray, J. F., Thompson, St., Moallem, S. u. Mitarb.: Nomogram for estimating pulmonary arteriovenous shunt during ventilation with room air. J. Thorac. Cardiovasc. Surg. 64 (1972) 612
(21) Scarpelli, E. M., Auld, P. A. M.: Pulmonary physiology of the fetus, newborn and child. Lea & Febiger, Philadelphia 1975, 21
(22) Slonim, N. B., Bell, B. P., Christensen, S. E.: Cardiopulmonary laboratory basic methods and calculations. Ch. C. Thomas, Publisher, Springfield, Illinois 1967
(23) Sullivan, S. F.: Oxygen transport. Anesthesiology 37 (1972) 142–143
(24) West, J. B.: Pulmonary gas exchange in the critically ill patient. Crit. Care Med. 2 (1974) 171
(25) West, J. B.: New advances in pulmonary gas exchange. Anesth. Analg. (Clev.) 54 (1975) 409
(26) Wilmore, J. H.: Mass spectrometry: application in the exercise sciences. Crit. Care Med. 4 (1976) 79
(27) Wilson, R. F., Sibbald, W. J.: Acute respiratory failure. Crit. Care Med. 4 (1976) 79

Weiterführende Literatur:

(28) Bryan-Brown, C. W.: Oxygen transport and the oxyhemoglobin dissociation curve. In: Handbook of critical care. Edt.: J. L. Berk, J. E. Sampliner, J. Sh. Artz, B. Vinocur. Little, Brown and Co., Boston 1976, 443–465
(29) Dejours, P.: Principles of Comparative Respiratory Physiology. North-Holland/American Elsevier Co., Amsterdam/Oxford/New York 1975
(30) Ngai, S. H. (Edt.): Symposium on Oxygen. Anesthesiology 37 (1972) 99–260
(31) Nunn, J. F.: Applied respiratory physiology. Butterworths, London – Boston 1977
(32) Scarpelli, E. M.: Pulmonary physiology of the fetus, newborn and child. Lea & Febiger, Philadelphia 1975
(33) Thornton, A.: Respiration function tests. In: Scientific foundations of anaesthesia. Edt.: C. Scurr. St. Feldman. W. Heinemann Med. Books Ltd., London 1974
(34) West, J. B.: Respiratory physiology – the essentials. Williams & Wilkins Co., Baltimore 1974
(35) West, J. B.: Regional differences in the lung. Academic Press, Inc., New York 1977
(36) West, J. B.: Ventilation/blood flow and gas exchange. J. B. Lippincott Co., Philadelphia 1977

4. Totraum (V_D) – Totraumventilation (V_D/V_T)[1][2])

V_D/V_T

Häufig ist beim Schwerkranken eine alveoläre Hypoventilation zu beobachten. Dies liegt meist in einer Zunahme des phys. Totraums begründet.
Die *Messung* der Relation V_D/V_T *(Normalwert*[3]*): 0.2 – 0.4)* wird klinisch *durch die Enghoff'sche Modifikation* (1) *der Bohr'schen Formel* (s. unten) ermöglicht. Sie berechnet den Anteil des V_T, der nicht mit dem Lungenkapillarblut in Kontakt kommt (12).
Einige Pathomechanismen, die zu einem Anstieg von V_D/V_T führen (10):
1. Nicht- oder Minderperfusion ventilierter Alveolen. (*Lungenembolie!*)
2. Hypotension mit Blutumverteilung (die abhängigen Lungenanteile werden bevorzugt durchblutet – Ventilations-Perfusionsmißverhältnis!)
3. Erhöhung des mittleren Drucks in den kleinen Luftwegen (Überblähung von Alveolen-Unterbrechung der Perfusion → Blutumverteilung, insbesondere in atelektatische Bezirke!)
Resultat: neben $V_D/V_T \uparrow$ auch $\dot{Q}_S/\dot{Q}_T \uparrow$!

[1]) $V_{Danatom.}$: 2,2 ml/kg KG (nach Radford, E.P.). Er steigt unter hohem V_T bis um $\approx 50\%$ und sinkt bei niedrigem V_T unter den Normwert!
[2]) $V_{Dphys.}$: beinhaltet $V_{Danat.}$! Er ist *definiert* als der Anteil des V_T, der bei der Entfernung von CO_2 aus dem Blut ineffektiv bleibt. Beim *Gesunden*, bei dem der $V_{Dalv.}$ (alveolärer Totraum = $V_{Dphys.} - V_{Danat.}$) vernachlässigt werden kann, beträgt $V_{Dphys.} \approx 30\%$ des V_T.
Informativer als die Angabe des totalen Totraumes ($V_{Dphys.}$) oder der Teilkomponenten ist das Verhältnis von $V_D/V_{Tphys.}$, das sich umgekehrt proportional zur eff. dyn. Compliance (s. S. 52) verhält.
[3]) V_D/V_T (% Zunahme) = $24,6 + 0,17 \times$ Alter (a)

Totraumventilation (V_D/V_T) bei $\dot{Q}_S/\dot{Q}_T < 20\%$, s. Abb. 20

Berechnung von V_D/V_T bei $FIO_2 = 1,0$
1. $F\bar{E}CO_2$, (Uras, Massenspektrometer)
   P_B (Barometer)
   $PaCO_2$ (Blutgasanalyse)
2. $P\bar{E}CO_2 = (P_B - P_{H_2O}) \cdot F\bar{E}CO_2$

3. $$V_D/V_{T\,phys.} = \frac{PaCO_2 - P\bar{E}CO_2}{PaCO_2}$$ $$V_D/V_{T\,anat.} = \frac{FACO_2 - F\bar{E}CO_2}{FACO_2 - FICO_2}$$

Praktisches Beispiel zur Berechnung von V_D/V_T, s. Abb. 20:

Unter standardisierten Bedingungen gemessene Parameter ($FIO_2 = 1.0$ und Äquilibrierzeit von 15–20 Min.):
$P_B = 760$ mm Hg,

$F\bar{E}CO_2 \% = 2$ $F\bar{E}CO_2 = \frac{2}{100} = 0.02$

$PaCO_2 = 60$ mm Hg

Berechnung:
1. $P\bar{E}CO_2 = (760-47) \cdot 0.02 = 14,26$ mm Hg
2. $V_D/V_T = \frac{PaCO_2 - P\bar{E}CO_2}{PaCO_2} = \frac{60-14,26}{60} = 0,76$
(3. $V_D/V_T \% = 0,76 \cdot 100 = 76\%$)

Abb. 20: Schätzung der Totraumventilation bei $\dot{Q}_S/\dot{Q}_T < 20\%$ mit dem Nomogramm nach (7)
Die gemessenen $PaCO_2$- und $FECO_2 \times 100 (FECO_2\,Vol\%)$ Werte werden auf der Ordinate durch eine Gerade verbunden, deren Verlängerung die V_D/V_T-Skala schneidet. Entsprechendes gilt alternativ für PAO_2 und $FEO_2 \times 100$, bzw. PACO und $FECO \times 100$ auf der Abszisse.

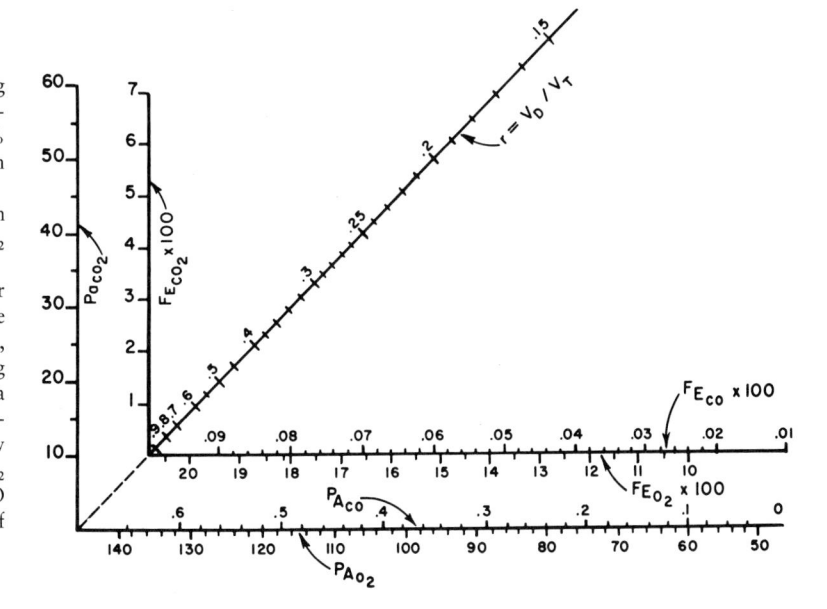

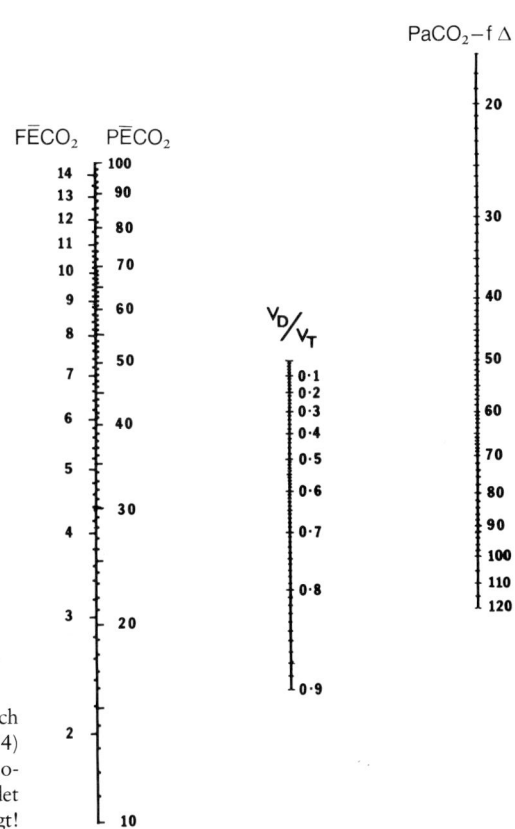

Abb. 21: Schätzung von V_D/V_T bei $\dot{Q}_S/\dot{Q}_T > 20\%$ nach Nomogramm (nach Th. A. Torda und D. Duncalf, 1974) Wenn f Δ (s. S. 36) nicht bekannt ist, kann das Nomogramm auch ohne diesen Korrekturfaktor verwendet werden. $\dot{Q}_S/\dot{Q}_T$ bleibt dann allerdings unberücksichtigt!

Totraumventilation (V_D/V_T) bei $\dot{Q}_S/\dot{Q}_T > 20\%$, s. Abb. 21

Bei deutlich erhöhtem $\dot{Q}_S/\dot{Q}_T$ wird $PACO_2 < PaCO_2$!
Die Enghoff'sche Modifikation der Bohr'schen Gleichung überschätzt dann V_D/V_T. Dies spielt insbesondere eine Rolle, wenn $\dot{Q}_S/\dot{Q}_T > 20\%$.

Berechnung:

ΔPCO_2 (veno-arterielle PCO_2-Diff.) = $P\bar{v}CO_2 - PaCO_2$ (1)

Bestimmung von $\dot{Q}_S/\dot{Q}_T$ (s. S. 41 ff.) (2)

$$f\Delta = \Delta PCO_2 \left(\frac{\dot{Q}_S/\dot{Q}_T}{1-\dot{Q}_S/\dot{Q}_T}\right) \quad (3)$$

$$V_D/V_T = 1 - \frac{P\bar{E}CO_2}{PaCO_2 - f\Delta} \quad (4)$$

Bestimmung der Totraumventilation und des apparativen Zusatztotraums (V_{DM}), s. Abb. 22, S. 37

Die praktische *Brauchbarkeit der einfachen Formel* nach Bohr zur Ermittlung *von V_D/V_T* wird durch die folgenden drei Faktoren erheblich *eingeschränkt, u. U. verfälscht bei:*
I. Pathologischen Ventilations/Perfusions-Verhältnissen ($V_{D\ phys.} \uparrow$)
II. Vorhandensein eines zusätzlichen apparativen Totraums während O_2-Therapie, Beatmung und Entwöhnung vom Respirator.
III. Notwendigkeit, eine beatmungsbedingte iatrogene Hypokapnie durch Vorschaltung eines Zusatztotraumes zu korrigieren.

Zur Lösung solcher Probleme können folgende Formeln beitragen:

1. *Bestimmung der physiologischen Totraumventilation* (unter Beatmung):

$$V_D/V_T = \frac{P_aCO_2 - P\bar{E}CO_2 \left(\frac{V_T}{V_T - V_{comp.}{}^{1)}} - 0.5\, V_{Dappar.}{}^{2)}\right)}{P_aCO_2}$$

[1] $V_{comp.}$ = kompressibles Volumen (s. Bd. I)
[2] $V_{Dappar.}$ = apparativer Totraum

2. *Bestimmung des apparativen Zusatztotraums (V_{DM}) zur Korrektur einer alveolären Hyperventilation* (siehe «Hyperventilationssyndrom», S. 60, Bd. I):

a) Durch die einfache *Formel* (nach Kucher und Steinbereithner, 1972)
für normale Lungen- und Kreislaufverhältnisse:

$$V_{DM} = \frac{40 - P_aCO_2}{35} \cdot (V_T - V_{Danat.})$$

bei gestörtem Ventilations-Perfusions-Verhältnis:

$$V_{DM} = \frac{40 - P_aCO_2}{40 - (P_aCO_2 - P\bar{E}CO_2)} \cdot (V_T - V_{Danat.}), \text{ wobei}$$

V_{DM} = errechneter apparativer Zusatztotraum, P_aCO_2 = art. CO_2-Druck vor Korrektur; $V_{Danat.}$ = anat. Totraum (= $^2/_3$ des Körpergewichtes + Totraum von Ventilator *und* Tubus) bedeuten.
Beachte: das V_T muß mindestens doppelt so groß sein wie die Summe von $V_{Danat.} + V_{DM}$!

b) Durch ein *Nomogramm* zur Korrektur der alveolären Ventilation auf PaCO$_2$ von 40 mmHg. (Suwa u. Mitarb. (9))

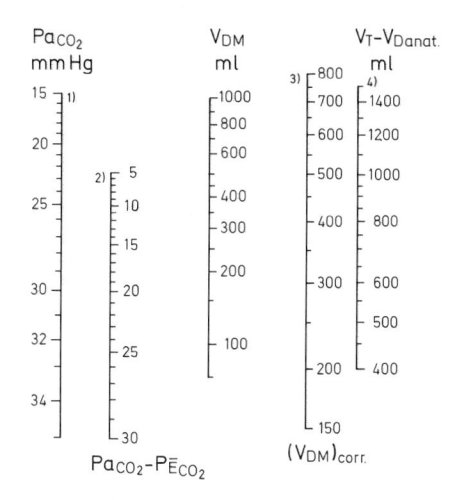

Abb. 22:

Beachte: Die Säulen 1) und 4) sollen bei normalen $\dot{V}/\dot{Q}$, die Skalen 2) und 3) bei pathologischen $\dot{V}/\dot{Q}$-Verhältnissen benützt werden!
Abweichung des errechneten P$_a$CO$_2$-Wertes vom tatsächlich gemessenen (nach Korrektur): < 5 mmHg (Stoyka (9))

Gebrauchsanleitung für das Nomogramm (anhand eines Beispiels erklärt): V$_T$: 1075 ml, P$_a$CO$_2$: 25 mmHg, Gewicht des Pat. 67,5 kg, Apparativer Totraum (Ventilator + Tubus): 30 ml, V$_{Danat.}$ ($^2/_3$ KG + appar. V$_D$): 75 ml, V$_T$−V$_{Danat.}$: 1000 ml. Verbindet man die Punkte P$_a$CO$_2$: 25 mmHg (links) und V$_T$−V$_{Danat.}$: 1000 ml (rechts) miteinander, so kann der apparative Zusatztotraum (V$_{DM}$) auf der mittleren Skala abgelesen werden (430 ml). Bei der Korrektur ist allerdings darauf zu achten, daß Atemfrequenz (f) und Atemzugvolumen (V$_T$) *nicht* geändert werden dürfen!

Literatur

(1) Enghoff, H.: Volumen inefficax: Bemerkungen zur Frage des schädlichen Raumes. Upsala Läkareförens Förhandl 44 (1938) 191
(2) Giebel, O.: Ventilation, Gasaustausch und Kreislauf unter künstlicher Totraumvergrößerung. Anaesthesiologie und Wiederbelebung Bd. 41. Springer V., Berlin – Heidelberg – New York, 1969
(3) Kuwabara, S., Duncalf, D.: Effect of anatomic shunt on physiologic deadspace-to-tidal volume ratio –. A new equation. Anesthesiology 31 (1969) 575
(4) Kucher, R., Steinbereithner, K. (Hrsg.): Intensivstation, Intensivpflege, Intensivtherapie. Möglichkeiten, Erfahrungen und Grenzen. G. Thieme V. Stuttgart, 1972
(5) Nunn, J. F.: Applied respiratory physiology. 2nd ed. Butterworths, London–Boston, 1977
(6) Radford, E. P.: Ventilation standards for use in artificial respiration. J. appl. Physiol. 7 (1955) 451
(7) Rosenzweig, D. Y., Immekus, J.: A simple nomogram for calculation of alveolar gas tensions and V$_D$/V$_T$ ratio. J. appl. Physiol. 21 (1966) 1677
(8) Spaeth Bushnell, S. S.: Respiratory intensive care nursing. Little, Brown Co., Boston, 1973
(9) Suwa, K., Geffin, B., Pontopiddan, H., Bendixen, H. H.: A nomogram for dead space requirements during prolonged artificial ventilation. Anesthesiology 29 (1968) 1206
(10) Stoyka, W. W.: The reliability and usefullness of the Suwa nomogram in patients in respiratory therapy. Canad. Anaesth. Soc. J. 17 (1970) 119

Weiterführende Literatur

(11) Vinocur, B., Artz, J. Sh., Sampliner, J. E.: Monitoring of respiratory status (In: J. L. Berk, J. E. Sampliner, J. Sh. Artz und B. Vinocur: Handbook of critical care. Little, Brown and Co., Boston, 1976, S. 57–86)
(12) West, J. B.: Respiratory physiology – the essentials. Williams & Wilkins Co., Baltimore 1974
(13) West, J. B.: Pulmonary Pathophysiology: the Essentials. Williams & Wilkins, Baltimore 1977
(14) Wylie and Churchill-Davidson (edt. H. C. Churchill-Davidson): A Practice of Anaesthesia, IV. Edt., Lloyd-Luke Ltd., London 1978

5. Alveolärer Sauerstoffpartialdruck (P_{AO_2}) – Alveoläre Ventilation ($\dot{V}_A$)

Bestimmung des alveolären Sauerstoffpartialdrucks P_{AO_2} (mm Hg)

Grobe Berechnung:
Voraussetzungen:
1. kein CO_2 in der Inspirationsluft
2. $FIO_2 = 1,0$
3. ausreichend lange Auswaschzeit für N_2 (min. 15 Min.)
4. $\dot{Q}_S/\dot{Q}_T < 20\%$ – nur dann sind P_{ACO_2} und P_{aCO_2} in etwa gleichzusetzen!

Dann gilt:
$$P_{AO_2} = P_B - (P_{H_2O} + P_{aCO_2}) \text{ oder } P_{AO_2} = P_{IO_2} - P_{aCO_2} \tag{1}$$

Genauere Berechnung des idealen P_{AO2} durch die Alveolargasgleichung:
$$P_{AO_2} = P_{IO_2} - \frac{P_{ACO_2}}{RQ} + \left[P_{ACO_2} \cdot FIO_2 \cdot \frac{1-RQ}{RQ}\right] \tag{2}$$

Vereinfacht gilt:
$$P_{AO_2} = P_{IO_2} - \frac{P_{ACO_2}}{RQ} + [F] \tag{3}$$

F kann mit ca. 2 mm Hg angenommen werden, wenn:
1. $P_{aCO_2} = 40$ mm Hg
2. $FIO_2 = 0.21 (= \text{Luft})$
3. $RQ = 0.8$

(P_{ACO_2} darf $= P_{aCO_2}$ gesetzt werden, wenn $\dot{Q}_S/\dot{Q}_T < 20\%$)

Alternativ zu (2) kann die Formel nach Nunn beim «unsteady state», z.B. Narkose, verwendet werden (16):
$$P_{AO_2} = P_{IO_2} - P_{aCO_2} \cdot \frac{P_{IO_2} - P_{\bar{E}O_2}}{P_{\bar{E}CO_2}} \tag{4}$$

Die alveoläre Ventilation ($\dot{V}_A$)

(1) $V_T = V_{Dphys.} + V_A$
    wobei V_A den alveolären Anteil des Gases am V_T angibt
    $\dot{V}_A = (V_T - V_{Dphys.}) \cdot f$

Bei Einatmung CO₂-freier Luft gilt:

(2) $\dot{V}_A = \dfrac{\dot{V}_{CO_2}}{F_{ACO_2}} = \dfrac{\dot{V}_{O_2}}{F_{ACO_2}} \cdot RQ^{1)}$

Werden die alveoläre Ventilation $\dot{V}_A$ in Litern BTPS/min., die CO₂-Ausscheidung = $\dot{V}_{CO_2}{}^{2)}$ und die O₂-Aufnahme = $\dot{V}_{O_2}$ gesetzt und in Millilitern STPD/min. angegeben und wird anstelle der fraktionierten alveolären CO₂-Konzentration (F_{ACO_2}) die alveoläre CO₂-Spannung P_{ACO_2} (mm Hg) gewählt, so ergibt sich:

(3) $\dot{V}_A$ (l BTPS/min.) $= \dfrac{\dot{V}_{CO_2}(\text{ml STPD/min.}) \cdot 0.863}{P_{ACO_2}} = \dfrac{\dot{V}_{O_2} \cdot RQ \cdot 0.863}{P_{ACO_2}}$

wobei: *0.863 als Faktor* beinhaltet: Umwandlung von ml STPD zu Litern BTPS, F_{ACO_2} zu P_{ACO_2} und Berücksichtigung des RQ = $\dot{V}_{CO_2}/\dot{V}_{O_2}$ mit = 0,8)
Der RQ läßt sich durch Massenspektrometrie mit guter Genauigkeit nach folgender Formel bestimmen (1):

$RQ^{1)} = \dfrac{P_{ACO_2}(1-FIO_2)}{(P_{IO_2} - P_{AO_2}) - (P_{ACO_2} \cdot FIO_2)}$

[1] Der *RQ* (im englischen Sprachgebrauch: R) beträgt: ≈ *1.0 bei hauptsächlichem Kohlenhydrat* −, ≈ *0,7 bei vorwiegendem Eiweißumsatz. Bei normaler Zusammensetzung der Ernährung (Eiweiß + Kohlenhydrate + Fett) mißt der RQ ≈ 0,8.*

[2] $\dot{V}_{CO_2}$ kann durch die folgende Formel *annähernd* bestimmt werden:

$\boxed{\dot{V}_{CO_2} = V_T(BTPS) \cdot AF \cdot F\bar{E}CO_2}$

Normwert: 150−230 ml CO₂/min. bei 37°C Körpertemperatur

Handhabung des Nomogramms zur Bestimmung des $\dot{V}_{O_2}$ von S. 40 (Abb. 24):
Die F_{EO_2} kann man mit einem der üblichen Sauerstoffanalyzer auf einfache Weise messen, das $\dot{V}_E$ mit einem Spirometer. Die Korrektur des $\dot{V}_E$ auf STPD-Bedingungen erfolgt, indem man von der linken Seite des Netzes und dem abgelesenen $\dot{V}_E$ die entsprechende Diagonale nach rechts verfolgt − dies bis zu dem am Fuß angegebenen Korrekturfaktor. Der Faktor kann nach Angaben von Lidell (12) mit 0.9 angenommen werden, ohne daß eine relevante Fehlerquelle entsteht.
Zieht man nun eine Verbindungslinie vom sog. korrigierten Volumen ($\dot{V}_E$ STPD) zu der auf der li. Seite des Nomogramms befindlichen F_{EO_2}-Säule, so schneidet diese Gerade die $\dot{V}_{O_2}$-Skala, von der man nun direkt die Sauerstoffaufnahme ablesen kann.
Die Messung nach diesem Nomogramm empfiehlt sich insbesondere dann, wenn nur ein Sauerstoff-Analyzer und ein Spirometer zur Verfügung stehen. Die Fehlerbreite dieser Methodik ist so gering, daß sie im klinischen Betrieb ohne Relevanz bleibt!

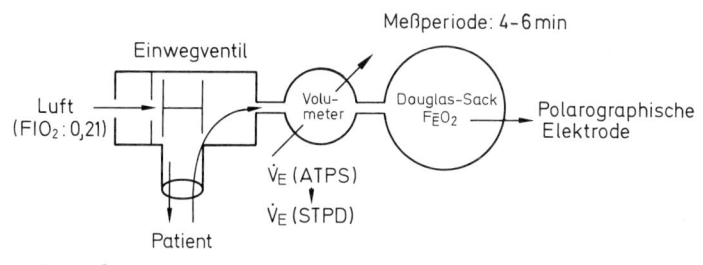

Abb. 23: Schema des Meßvorganges

Formel für die Berechnung von $\dot{V}O_2$:

bzw.
$\boxed{\begin{array}{l} \dot{V}O_2 = (STPD)(0.2649) - (1.2649 \cdot F\bar{E}O_2) - (0.2649 \cdot F\bar{E}CO_2) \\ \dot{V}O_2 = \dot{V}_E(STPD)(0.225) - (1.092 \cdot F\bar{E}O_2) \\ \dot{V}O_2 = a - \bar{v}DO_2 \cdot HI \cdot 10 \end{array}}$

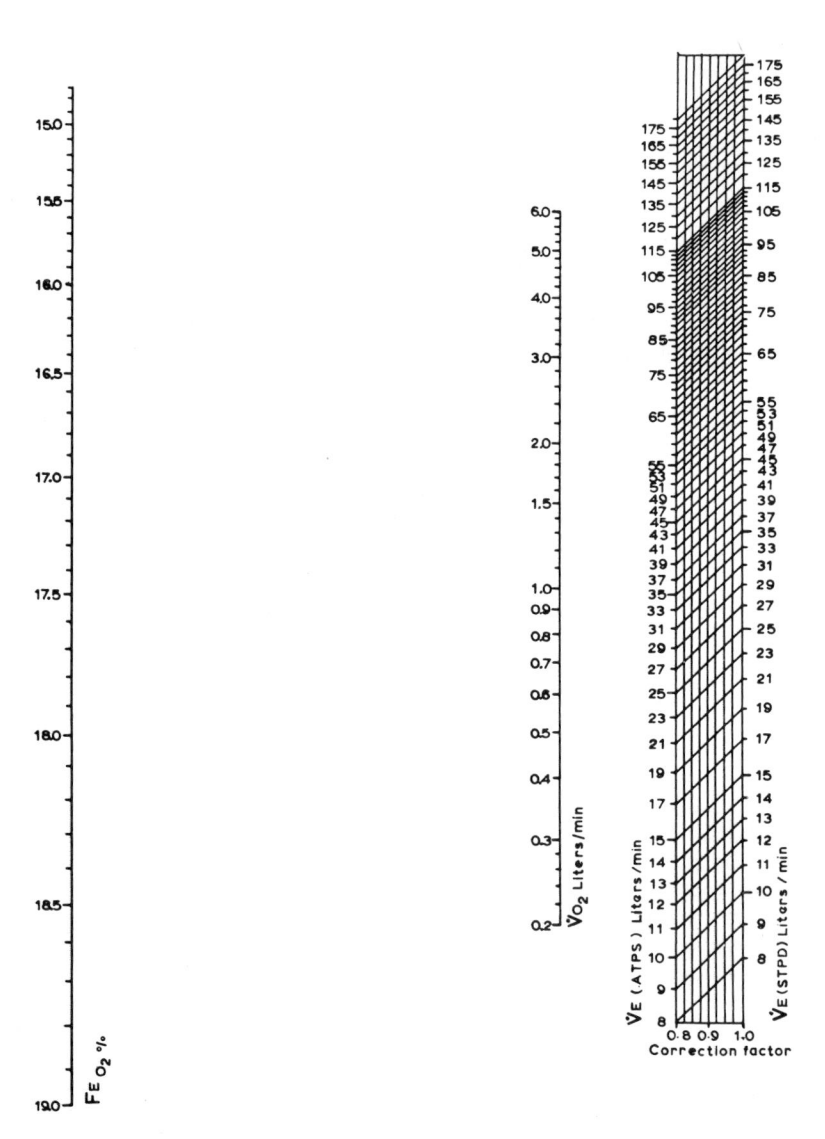

Abb. 24: Ein Nomogramm zur Bestimmung des $\dot{V}_{O_2}$ (nach (14))
Handhabung des Nomogramms: s. S. 39

6. Veno-Arterieller Shunt ($\dot{Q}_S/\dot{Q}_T$)

Normalwert: ≈ 4 (3–8)% des HZV

I. Anatomischer Shunt (Normwert $\approx 2\%$ des HZV)
Ursache durch Beimischung von Blut aus:
1. Bronchialvenen
2. Pleuravenen
3. Vv. Thebesii
4. Arteriovenösen Kurzschlüssen

II. Physiologischer Shunt (Normwert: $\approx 2\%$ des HZV)
Ursachen:
1. Alveolarkollaps (Atelektasen)
2. Ventilations/Perfusionsstörungen
3. Alveolo-kapillärer Block
($\dot{Q}_S$ = *nicht ventilierte Alveolen passierendes Blutvolumen (BV), $\dot{Q}_T$: Herzzeitvolumen (HZV)*)

Atmung oder Beatmung mit $FIO_2 = 1.0$ sind in der Lage, den durch phys. Shunting bedingten S_{aO_2}-Abfall zu korrigieren.
Dies gilt nur bedingt für den anat. Shunt – nämlich dann, wenn der Anteil des Mischblutes <30% des HZV und der O_2-Gehalt > 17,5 Vol.% beträgt.

Berechnung von $\dot{Q}_S/\dot{Q}_T$:
Vorauszusetzende Parameter:
1. C_{aO_2} (O_2-Gehalt des art. Blutes): $P_{aO_2} \cdot 0.0031 + (Hb \cdot 1.39 \cdot S_{aO_2}\%)$
2. $C_{\acute{c}O_2}$ (endpulmonalkapillärer O_2-Gehalt):
   $P_{AO_2} \cdot 0.0031 + (Hb \cdot 1.39)$
3. $C_{\bar{v}O_2}$ (gemischtvenöser O_2-Gehalt):
   $P_{\bar{v}O_2} \cdot 0.0031 + (Hb \cdot 1.39 \cdot S_{\bar{v}O_2}\%)$
4. $FIO_2 = 1,0$ (Äquilibrierzeit: 15–20 Min.)

Die gemischtvenösen Blutproben müssen mittels Katheter aus der Art. Pulmonalis gewonnen werden!

Gebräuchliche Berechnungsformel:

$$\dot{Q}_S/\dot{Q}_T = \frac{AaDO_2 \cdot 0.0031}{AaDO_2 \cdot 0.0031 + (CaO_2 - C\bar{v}O_2)} \quad \text{(gültig, wenn } P_aO_2 > 150\ mmHg\text{)}$$

Voraussetzung: Hb muß voll mit O_2 gesättigt sein!
Beispiel: $AaDO_2 = 400$ mm Hg, $C_{aO_2} = 17,5$ Vol.%,
$C_{\bar{v}O_2} = 12,5$ Vol.%, dann ist:

$$\dot{Q}_S/\dot{Q}_T = \frac{400 \cdot 0.0031}{400 \cdot 0.0031 + (17,5 - 12,5)} = \frac{1.2}{1,2 + 5} = \frac{1,2}{6,2} = 0,19$$

$\dot{Q}_S/\dot{Q}_T \% = 0.19 \cdot 100 = 19\%$

Wenn $P_{aO_2} < 150$ mm Hg, muß folgende Formel Anwendung finden:

$$\dot{Q}_S/\dot{Q}_T = \frac{1}{1 + \frac{(a-\bar{v}DO_2) \cdot 330}{P_{AO_2} - P_{aO_2}}} \quad \text{oder} \quad \dot{Q}_S/\dot{Q}_T = \frac{C_{\acute{c}O_2} - C_{aO_2}}{C_{\acute{c}O_2} - C_{\bar{v}O_2}}$$

Vereinfachte Berechnungsformel:

$$\dot{Q}_S/\dot{Q}_T \% \cong \frac{AaDO_2}{20} \quad \text{(nach Hessel (8))}$$

Voraussetzungen:
1. $FIO_2 = 1.0$
2. $P_{aO_2} > 150$ mm Hg (je kleiner P_{aO_2} desto größer Shunt-*Unter*schätzung!)
3. $(C\bar{a}O_2 - C\bar{v}O_2) = 5.7$ ml/100 ml

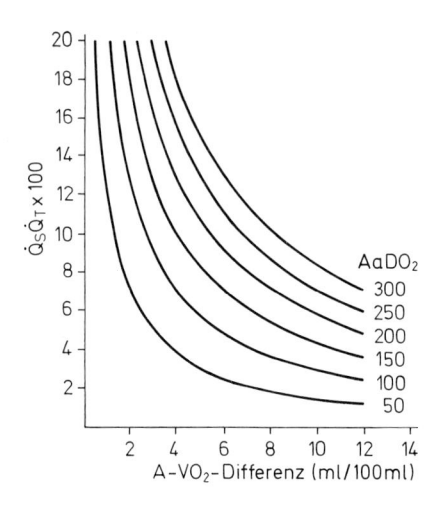

Abb. 25: Vereinfachtes Nomogramm zur Schätzung von $\dot{Q}_S/\dot{Q}_T$ (nach M. B. Laver (10))

Dargestellt ist die Beziehung zwischen alveolär-arterieller O_2-Differenz ($AaDO_2$), Shunt ($\dot{Q}_S/\dot{Q}_T \cdot 100$) und arterio-venöser O_2-Differenz ($A-VO_2$).
Es ergibt sich eine Abhängigkeit des Shunts von der alveolär-arteriellen und der arterio-venösen O_2-Differenz.

Nomogramm zur Bestimmung des intrapulmonalen Rechts-Links-Shunts (nach (21), s. auch S. 32)

Nach Haldemann und Mitarb. (5) ergab eine große Anzahl von Vergleichsbestimmungen zwischen berechneten und nach dem mittels Nomogramm nach Stalder et al. (21) geschätzten Werten weitgehende Übereinstimmung (s. Abb. 26).
Die Nomogrammergebnisse weichen nicht mehr als 1 % vom «wahren» Wert ab, wenn der arterielle PCO_2 zwischen 32 und 52 mm Hg liegt – und nicht mehr als 1,5 % bis zu einem PCO_2-Wert von 82 mm Hg – falls nicht zugleich eine Kombination von niedrigem Hb und sehr hoher gemischt-venöser Sauerstoffsättigung vorliegt.
Niedrige PCO_2-Werte ergeben im allgemeinen zu niedrige, hohe zu hohe Shunt-Werte!

Für die Benützung des Nomogramms erforderliche, gemessene Parameter:
Unter $FIO_2 = 1,0$ bei einer Äquilibrierzeit vom mindestens 15 Min.:
1. SaO_2
2. SvO_2 (Pulmonalarterienkatheterisierung erforderlich! Notfalls kann auch ersatzweise Blut aus der V. cava sup. genommen werden, s. S. 45)
3. PaO_2
4. Hb

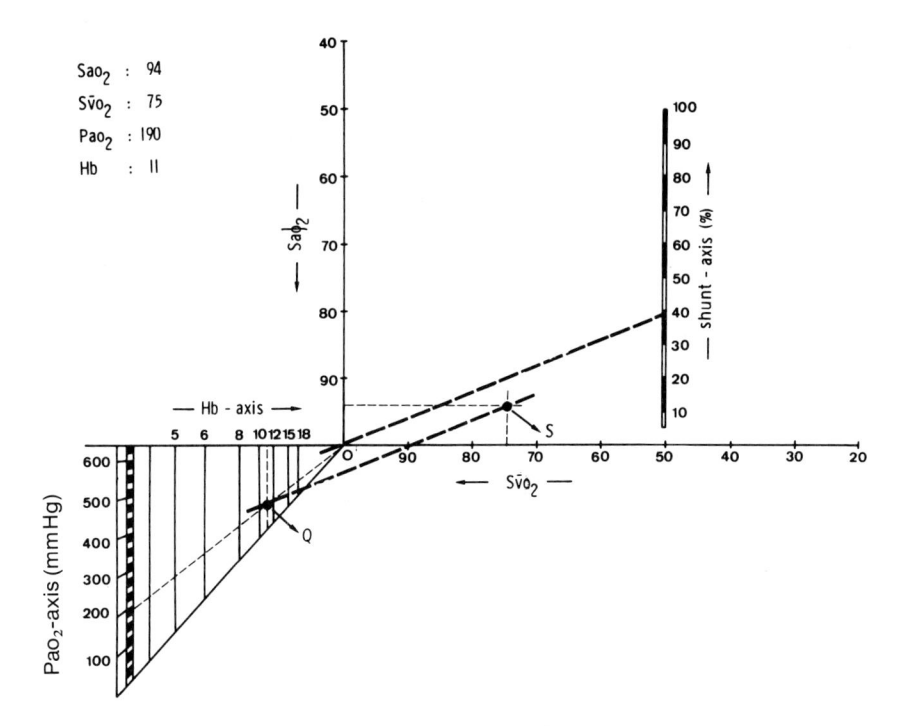

Abb. 26: Nomogramm nach Stalder et al. zur Bestimmung des intrapulmonalen Rechts-Links-Shunts. Anwendungsanleitung bei einem Barometerdruck zwischen 720 und 730 mm Hg und einer FIO$_2$ von 1,0:
1. Bildung des Schnittpunktes S zwischen SvO$_2$ und SaO$_2$.
2. Bildung des Schnittpunktes Q aus Verbindungslinie PaO$_2$ und Nullpunkt mit entsprechender Hb-Linie.
3. Verbindung beider Schnittpunkte.
4. Verschiebung der Verbindungslinie (Q–S) parallel durch Null und Ablesen der Shuntgröße auf der Shuntachse.

Handhabung des Nomogramms an einem Beispiel erklärt:
Gemessene Parameter: SaO$_2$ = 94, SvO$_2$ = 75, PaO$_2$ = 190, Hb = 11
$\dot{Q}_S/\dot{Q}_T$ (nach Nomogramm) = 40%

Kritische Anmerkungen zur Interpretation berechneter $\dot{Q}_S/\dot{Q}_T$-Werte

1. $\dot{Q}_S/\dot{Q}_T$ wird *über*schätzt bei hohen HZV's («high output states» z.B. Septischer Schock)
2. $\dot{Q}_S/\dot{Q}_T$ wird *unter*schätzt bei niedrigen HZV's («low output states» z.B. Hämorrhagischer Schock)
3. Atmung oder Beatmung mit FIO$_2$ = 1.0 führt zu *Resorptionsatelektasen* (bereits nach 15 Min.!)
   Folge: FRC ↓, $\dot{Q}_S/\dot{Q}_T$ ↑ (s. auch Abb. 27)

Tab. 26: Relation zwischen $\dot{Q}_S/\dot{Q}_T\%$ und P_{aO_2} bei $FIO_2 = 1.0$ (nach (28))

PaO₂	$\dot{Q}s/\dot{Q}t\%$		
	HZV = 2.5 Liter/min. a$\bar{v}$DO₂ = 10 vol/100 ml	HZV = 5 liter/min. a$\bar{v}$DO₂ = 5 vol/100 ml	HZV = 10 liter/min. a$\bar{v}$DO₂ = 2.5 vol/100 ml
600	2	4	8
500	5	10	17
400	8	16	25
300	11	19	32
200	13	24	38
150	14	26	42
100	18	31	47
90	20	34	50
80	22	36	53
70	24	39	56
60	28	44	61
50	33	50	67

Angenommen werden: ein Hb von 15 g% und ein $\dot{V}O_2$ von 250 ml/min.

Die Abb. 27 zeigt das Verhältnis von kritischer Ventilation/Perfusion zu der eingeatmeten O₂-Konz. *Die Einheiten mit Ventilations-/Perfusionsverhältnissen > 0.01 sind kollapsgefährdet, wenn die inspirierte O₂-Konz. > 50% beträgt,* hingegen *solche mit $\dot{V}_A/\dot{Q}$ von 0,1, wenn die eingeatmete O₂-Konz. bei etwa 100% liegt.*
Durch Senkung der FIO₂ auf 0.5 (28) sowie Zuschaltung von PEEP (25) kann dieser Fehler weitgehend verringert werden.
Die Bestimmung des Shuntvolumens gibt nicht die aktuelle Situation der $\dot{V}/\dot{Q}$ Verhältnisse in den verschiedenen Lungenzonen (Riley) an, sondern nur den funktionellen Gesamteffekt, der sich in der Größe der alveolo-arteriellen PO₂-Differenz manifestiert. (16) Nach dem Drei-Zonen-Modell (West

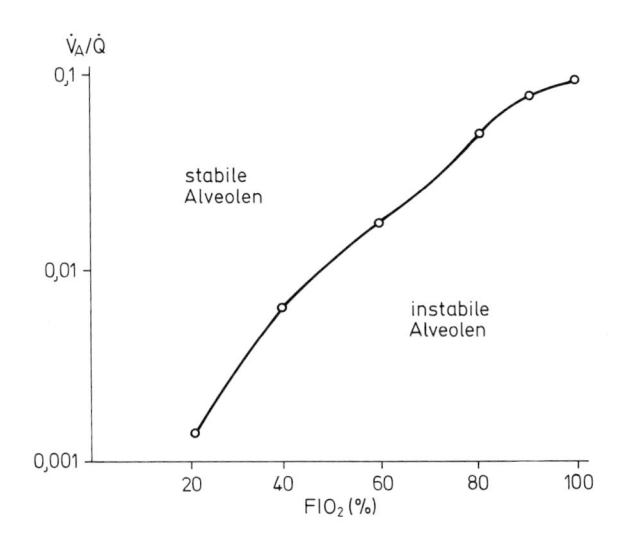

Abb. 27: Verhältnis zwischen FIO₂ und dem «kritischen $\dot{V}_{alv}/\dot{Q}$-Index» (nach West (25))

(23–27)) gelten prinzipiell für Alveolardrucke (P_A) und Drucke im Lungen-Kreislauf (P_a, P_v) folgende Beziehungen:
Zone I   (Obergeschoß): $P_A > P_a > P_v$
Zone II (Mittelgeschoß): $P_a > P_A > P_v$
Zone III (Untergeschoß): $P_a > P_v > P_A$
Die Einführung von *Isotopentechniken* erlaubt detailliertere Analysen der Ventilations-/Perfusionsverhältnisse bezogen auf die verschiedenen Lungenareale. Xenon-133 — ein in Blut relativ unlösliches Gas kann eingeatmet und die Auswaschzeit in dem untersuchten Bezirk in Beziehung mit der Alveolen-Funktion gesetzt werden. *Xenon-133 kann außerdem in Kochsalzlösung i.v. injiziert werden.* Es besteht dann die Möglichkeit, mit einem Zähler Aktivitätsmessungen durchzuführen, die ein Maß für die Perfusion der entsprechenden Lungenzone darstellen (25), s. auch S. 12.

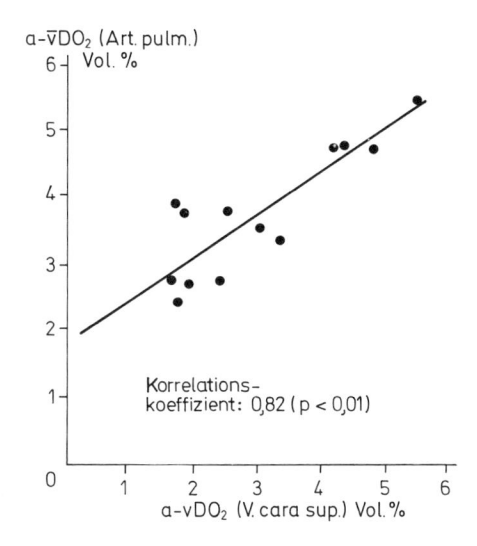

Abb. 28: Korrelation zwischen a-vDO_2[1]) (V. cava sup.) und a-$\bar{v}DO_2$ (Art. pulmonalis) (nach (7))

$$a\text{-}\bar{v}DO_2 \text{ geschätzt} = 0.65 \cdot a\text{-}vDO_2 \text{ (V. cava sup.)} + 1.77$$

[1]) $C_aO_2 - C_vO_2$ = a-vDO_2 oder C(a-vDO_2)
   Bestimmung von $C_vO_2 = P_vO_2 \cdot 0.0031 + \text{Hb (g\%)} \cdot 1.39 \cdot S_vO_2$ (%)

Literatur:

(1) Baum, M., Steinbereithner, K.: Anwendungsmöglichkeiten des Massenspektrometers in der klinisch-experimentellen Forschung. 6. Intern. Fortbildungskurs f. Klinische Anästhesie. Wien, 21.–25. V. 1973
(2) Comroe, J. H. Jr.: Physiologie der Atmung. F. K. Schattauer-Verlag, Stuttgart – New York 1968
(3) Dongre, Sh., S., McAslan, T. Cr., Shin, B.: Selection of the source of mixed venous blood samples in severely traumatized patients. Anesth. Analg. Res. 56 (1977) 527
(4) Egan, D. F.: Fundamentals of respiratory therapy. The C. V. Mosby Co., Saint Louis 1977
(5) Haldemann, G.: Problematik der Langzeitbeatmung – eine Übersicht. Schweiz. med. Wschr. 108 (1978) 397

(6) Harris, P., Heath, D.: The human pulmonary circulation. Churchill Livingstone, Edinburgh – London – New York 1977
(7) Harrison, R., Davison, B. A., Shapiro, B. A., Meyers, S. N.: Reassessment of the assumed a-v oxygen content difference in the shunt calculation Anesth. Analg. 54 (1975) 201
(8) Hessel, E. A.: Monitoring the patient in acute respiratory failure. Resp. Ther. 6 (1976) 27
(9) Kao, F. F.: An introduction to respiratory physiology. Exc. Medica, Amsterdam 1974
(10) Laver, M. B., Austen, W. G.: Cardiorespiratory dynamics. In: J. H. Gibson, D. C. Sabiston, F. C. Spencer: Surgery of the chest. W. B. Saunders Co., Philadelphia-London 1969
(11) Leigh, J. M., Tyrell, M. F., Strickland, D. A. P.: Simplified versions of the shunt and oxygen consumption equations. Anesthesiology 30 (1969) 468
(12) Liddell, F. D. K.: Estimation of energy expenditure from expired air. J. Appl. Physiol. 18 (1963) 25
(13) Markello, R.: The pathophysiology of pulmonary blood-gas exchange. Refresher Courses in Anesthesiology 3 (1975) 115
(14) Musgrove, J., Doré, C.: A Nomogram for the calculation of oxygen uptake. J. Appl. Physiol. 36 (1974) 606
(15) Ngai, S. H. (Edt.): Symposium on Oxygen. Anesthesiology 37 (1972) 99–260
(16) Nunn, J. F.: Applied respiratory physiology. Butterworths, London – Boston 1977
(17) Pontoppidan, H., Geffin, B., Lowenstein, E.: Acute respiratory failure in the adult. Little, Brown and Co., Boston 1973
(18) Pontoppidan, H., Laver, M. B., Geffin, B.: Acute respiratory failure in the surgical patient. Advanc. Surg. 4 (1970) 16
(19) Ray, J. F., Thompson, St., Moallem, S. u. Mitarb.: Nomogram for estimating pulmonary arteriovenous shunt during ventilation with room air. J. Thorac. Cardiovasc. Surg. 64 (1972) 612
(20) Scurr, C., Feldman, St.: Scientific foundations of anaesthesia. W. Heinemann Medical Books Ltd., London 1974
(21) Stalder, R., Wüest, H. P., Haldemann, G.: A nomogram to obtain pulmonary shuntflow ($\dot{Q}_s/\dot{Q}_t$). Europ. J. Intens. Care Med. 2 (1976) 69
(22) Suter, P. M., Gemperle, M.: Wichtige Lungenfunktionsprüfungen für Diagnose und Behandlung der posttraumatischen respiratorischen Insuffizienz. Kongreßbericht Bd. 2 vom Intern. Kongreß für Notfallchirurgie in Zürich 1975. Hrsg.: H. U. Buff und W. Glinz, Perimed-Verlag, Erlangen 1976
(23) West, J. B.: Respiratory physiology – the essentials. Williams & Wilkins Co., Baltimore 1974
(24) West, J. B.: Regional differences in the lung. Academic Press, Inc. New York 1977
(25) West, J. B.: Pulmonary gas exchange in the critically ill patient. Crit. Care Med. 2 (1974) 171
(26) West, J. B.: New advances in pulmonary gas exchange. Anesth. Analg. 54 (1975) 409
(27) West, J. B.: Blood flow to the lung and gas exchange. Anesthesiology 41 (1974) 124
(28) Wilson, R. F., Sibbald, W. J.: Acute respiratory failure. Crit. Care Med. 4 (1976) 79

Weiterführende Literatur:

(29) Lütgemeier, J., Kampmann, H., Konietzko, N., Adam, W. E.: Lungendiagnostik mit Radionukliden. G. Fischer-Verlag, Stuttgart – New York 1977
(30) Nunn, J. F.: Applied respiratory physiology. Butterworths, London – Boston 1977
(31) West, J. B.: Regional differences in the lung. Academic Press, Inc. New York 1977
(32) West, J. B.: Respiratory physiology-the essentials. Williams & Wilkins Co., Baltimore 1974
(33) West, J. B.: Ventilation/blood flow and gas exchange. J. B. Lippincott Co., Philadelphia 1977
(34) West, J. B.: Pulmonary Pathophysiology – the Essentials. Williams & Wilkins Co., Baltimore 1977

7. Verschlußvolumen (Closing Volume – CV), Verschlußkapazität (Closing Capacity – CC)

Pathophysiologie: während der Exspiration zeigen die kleinen Atemwege (0,5 – 0,9 mm im Durchmesser) eine zunehmende Tendenz, sich zu schließen oder verschlossen zu werden, wo hingegen die größeren geöffnet bleiben.

Das *Lungenvolumen, bei dem ein Kollaps der kleinen Luftwege beginnt,* wird als *Verschlußvolumen (Closing Volume = CV)* bezeichnet. Unter *Verschlußkapazität (Closing Capacity = CC)* versteht man die *Summe aus CV + RV*.

Das CV tritt am ehesten in den abhängigen Lungenpartien auf, in denen der extraluminale den intraluminalen Atemwegsdruck übersteigt.

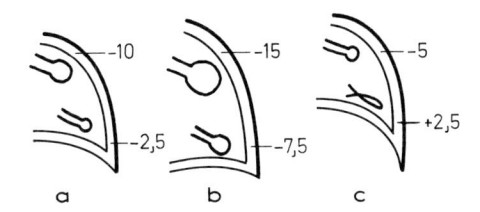

Abb. 29: Pleuradrucke an Lungenspitze und Lungenbasis im Stehen.
a) bei FRC,
b) bei Endinspiration,
c) bei Exspiration kurz vor Erreichen des RV. Verschluß der kleinen Atemwege tritt in der Lungenbasis auf.

Die *Größe* des CV wird durch die Vielzahl pulmonaler und extrapulmonaler Faktoren beeinflußt (z.B. Rauchen, Adipositas, schnelle i.v. Flüssigkeitszufuhr, Lageänderungen, Alter), s. auch Bd. I.
Normalerweise bleibt auch mit zunehmendem Alter die FRC relativ konstant – dies gilt allerdings nicht für den Kranken. *Alle Kausalitätszusammenhänge, die zu einer Verminderung der FRC führen, verschieben das Verhältnis FRC/CC.*
Konsequenzen: übersteigt das CV im ungünstigsten Falle das V_T, so führt das zu gravierenden Gasaustauschstörungen durch «Air trapping». Folge: Ventilations-Perfusionsstörungen, Shunt, Resorptionsatelektasen (Circulus vitiosus!), s. auch Abb. 32.
Therapie: alle Maßnahmen, die direkt oder indirekt geeignet sind, das Verhältnis FRC/CC zugunsten der FRC zu verschieben! Größte Bedeutung erlangt in diesem Zusammenhang die Atmung bzw. Beatmung mit PEEP (s. S. 72ff.).

Meßmethodiken des CV (s. auch Abb. 30)
1. *FGB-Test (Fremd-Gas-Bolus):*
Der Pat. atmet in max. Exspirationsstellung (RV) aus einem Spirometer, durch dessen Mundstück 2–5 ml Xenon oder Argon bei Beginn des Versuches injiziert wurden, *langsam* Raumluft bis zum Erreichen der TLC. Während langsamer max. Exspiration bis zum Erreichen des RV werden Ausatemvolumina und Fremdgas-Konzentrationen (Massenspektrometer!) gemessen. *Kurz vor Erreichen des RV (Phase IV) wird ein diskreter Anstieg der Fremdgaskonzentration sichtbar,* s. Abb. 30.
Erklärung: nach Verschluß der kleinen Atemwege in den abhängigen Lungenpartien kann die exspirierte Luft nur aus den apikalen Lungenanteilen stammen. Sie enthält eine vergleichsweise höhere Fremdgaskonzentration (Phase IV)

2. *SBO₂-Test (1-Atemzugmethode mit 100% O₂):*
dabei wird der natürlich in der Lunge vorhandene N_2 durch einen aus max. Exspirationsstellung heraus erfolgten Atemzug mit 100% O_2 bis zum Erreichen der TLC verdünnt. Die Durchmischung der *besser belüfteten abhängigen Lungenpartien* ist intensiver, so daß ein N_2-Gradient entstehen muß. Während der Exspiration werden N_2-Konzentration (Massenspektrometer!) bzw. Ausatemvolumina gemessen. *Ein diskreter N_2-Konz.-Anstieg kurz vor Erreichen des RV (Phase IV) kennzeichnet den Verschluß der kleinen Atemwege.*
Kritische Bemerkung:
Die Ergebnisse beider Methodiken korrelieren gut miteinander beim Gesunden. Beim *Asthmakranken* liefert die SBO₂-Methode niedrigere Werte als der FGB-Test.
Erklärung: bei der FGB-Methode ist der vertikale Gradient der Fremdgaskonzentration im Alveolus nicht in erster Linie abhängig von dem vertikalen Gradienten der regiolen Lungenvolumina, sondern von der Verteilung des Inspirats. *Vermutlich ist der SBO2-Test nicht in der Lage, auf Grund von «air trapping» den normalen N_2-Gradienten aufzubauen.* (T. J. Gal (8))

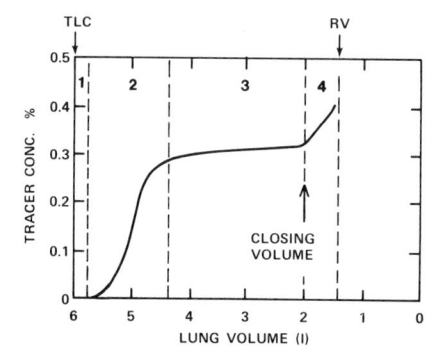

Abb. 30: Messung des closing volume (nach J. B. West (15))
Kurz vor Erreichen des RV kommt es in Phase IV zu einem Anstieg der Tracer-Konzentration

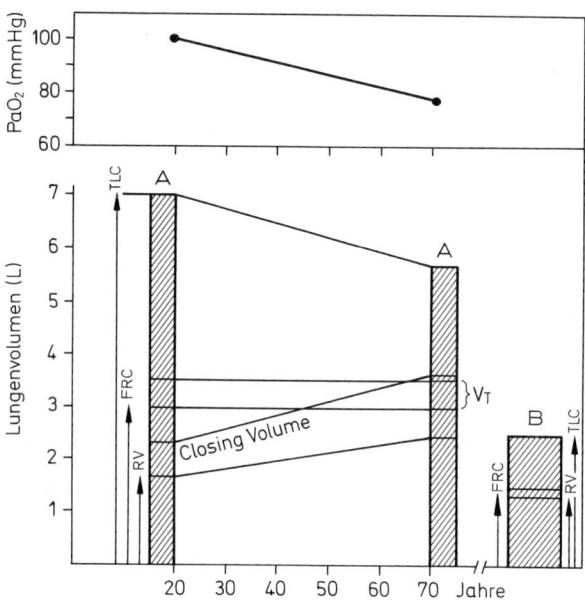

Abb. 31: Änderungen in P_{aO_2} und Lungenvolumina mit zunehmendem Alter bei Gesunden im Liegen (A), sowie typische Werte für FRC und TLC bei einem Erwachsenen mit akutem Lungenversagen (B) (nach (11))

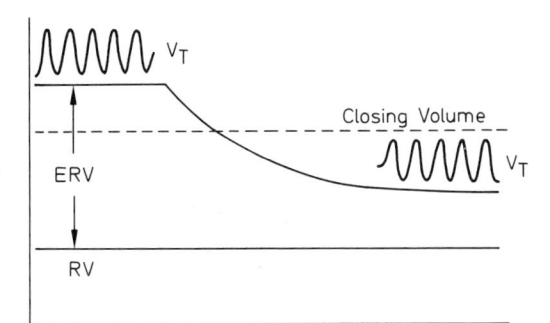

Normalwerte für CV):
Jugendliche (gesund):
ca. 10 % der VK
65-Jährige (gesund):
ca. 40 % der VK
(J. B. West (15))

Abb. 32: Pathologische Atemfunktion verursacht durch Adipositas

Die *Erklärung* findet sich in der *Abnahme der FRC*. Diese wird verursacht durch Verminderung des exspiratorischen Reservevolumens (ERV). *Kranke, adipöse Pat. besitzen FRC-Werte, die unter dem Closing Volume liegen.* Somit werden die abhängigen Lungenpartien während des gesamten Atemcyclus geschlossen bleiben und folglich nur die darüber liegenden Lungenanteile ventiliert. *Abfall des ERV > 21 % des normalen ERV führt zu einer Reduktion der FRC.* (nach Fox (7))

Literatur

(1) Abboud, N., Rehder, K., Rodarte, JR. et al.: Lung volumes and closing capacity with continous airway pressure. Anesthesiology *42* (1975) 138
(2) Alexander, J. I., Horton, P. W., Millar, W. T. et al.: Lung volume changes in relation to airway closure in the postoperative period: A possible mechanism of postoperative hypoxaemia. (abstr.) Br. J. Anaesth. *43* (1971) 1196
(3) Bégin, R., Watanabe, S., Bigler, A. et al.: Frequency dependence of airway closure (abstr.). Am. Rev. Respir. Disease *107* (1973) 1104
(4) Benson, M. K., Newberg, L. A., Jones, J. G.: Nitrogen and bolus closing volumes: Differences after histamine-induced bronchoconstriction. J. Appl. Physiol. *38* (1975) 1088
(5) Burger, E. J. Jr., Macklem, P.: Airway closure: Demonstration by breathing 100 % O_2 at low volumes and by N_2 washout. J. Appl. Physiol. *25* (1968) 139
(6) Craig, D. B., Mc Carthy, D. S.: Airway closure and lung volumes during breathing with maintained airway positive pressure. Anesthesiology *36* (1972) 540
(7) Fox, G. S.: Anesthesia in the morbidly obese. Canad. Anaesth. Soc. J.: *22* (1975) 307
(8) Gal, T. J.: Tests of minimal obstruction in the small airways: interrelationships and physiologic significance. Anesthesia and Analgesia *56* (1977) 242
(9) Hedenstierna, G., McCarthy, G., Bergström, M.: Airway closure during mechanical ventilation. Anesthesiology *44* (1976) 114
(10) Leblanc, P., Ruff, Milic-Emili, J.: Effects of age and body position on «airway closure» in man. J. Appl. Physiol. *28* (1970) 448
(11) Pontoppidan, H., Geffin, B., Lowenstein, E.: Acute respiratory failure in the adult. Little, Brown and Co., Boston 1973, S. 10
(12) Rehder, K., Marsh, H. M., Rodarte, J. R. et al.: Airway closure. Anesthesiology *47* (1977) 40
(13) Sykes, M. K.: The mechanics of ventilation. In: Scientific foundations of anaesthesia. Edt.: C. Scurr and S. Feldman. William Heinemann Medical Books Ltd. London 1974, S. 224
(14) Waltemath, C. L., Bergman, N. A.: Measurement of closing volume in apneic subjects. Critical Care Medicine *4* (1976) 139
(15) West, J. B.: Respiratory Physiology – the essentials. The Williams & Wilkins Co./Baltimore 1974 S. 159–160
(16) West, J. B.: Pulmonary Pathophysiology – the Essentials. The Williams & Wilkins Co., Baltimore 1977

8. Compliance- und Resistance-Messung

Compliance – Resistance (C–R) (s. auch S. 7, Tab. 3 und 4)

Druck-Volumen-Diagramme der Lunge geben Auskunft über beide Größen.

Compliance: Unterteilung in *statische* und *dynamische* C.
Die statische C. wird definiert: $\Delta V / \Delta P$
Zur Ermittlung dieser Größe benötigt man die Messung des intrapleuralen Drucks.
Zwei Meßmöglichkeiten:
1. Oesophagusdruckmethode: relativ ungenau, indirekt (11, 17), s. Abb. 33
2. Direkte intrapleurale Messung: bei beatmeten Pat. (PEEP, s. S. 76). Sie bietet bessere Korrelationen, ist allerdings als Invasivtechnik mit Risiken verbunden. (J. B. Downs (6))

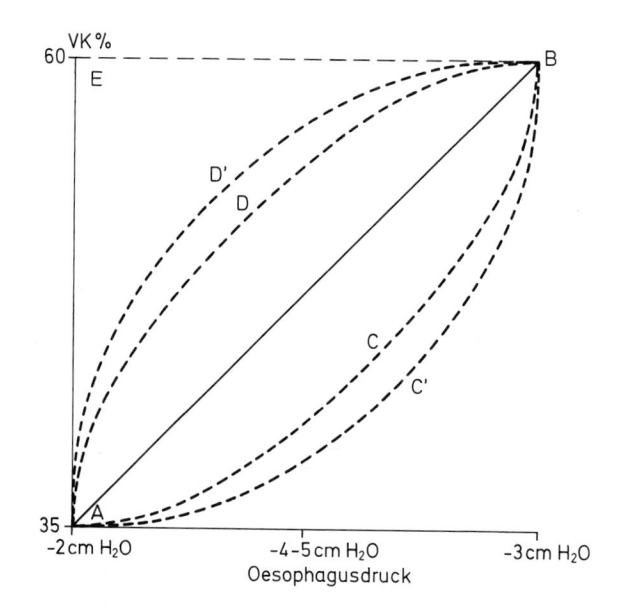

Abb. 33: Oesophagusdruckmethode (nach M. K. Sykes (17))

Trägt man die intrapleuralen Drucke gegen die Atemvolumina auf, so erhält man die *Atemschleife ACBD*.
Die *Fläche ACBE* stellt die *Gesamtatemarbeit* dar (gegen den elastischen und nicht-elastischen Widerstand des Lungengewebes und den der Strömung in den Atemwegen). Die *Fläche ACB* gibt die *Arbeit gegen den nicht-elastischen Widerstand des Lungengewebes und gegen den Strömungswiderstand während der Inspiration* an.
Die *Fläche ABE* beinhaltet die *Arbeit gegen den elastischen Widerstand des Lungengewebes bei der Inspiration.*
Die *Fläche BDA* kennzeichnet die *Arbeit gegen den nichtelastischen Widerstand des Lungengewebes und den der Strömung während Exspiration.*
Je höher die Atemfrequenz und je ausgeprägter eine Atemwegsobstruktion, desto mehr weicht die Atemschleife in Richtung C' bzw. D' ab (= *Dynamische Compliance*).
Der *Normalwert für die C* beträgt im Mittel $0.165\ L/cm\ H_2O$.
Es besteht eine *gute Relation zwischen C und FRC:* Compliance $(L/cm\ H_2O) = 0.05 \times FRC\ (L)$.

Für eine definierte Druckänderung ändert eine kleine Lunge ihr Volumen weniger als eine große. Beim Neugeborenen beträgt die VK etwa 140 ml. Die Compliance mißt daher bei einem V_T von 15 ml = 0.0015 L/cm H_2O.

Die *Resistance* läßt sich berechnen aus der Druck-Volumenbeziehung. Sie ergibt sich aus der *Differenz zwischen intrapleuralem Druck unter statischen* (kein Flow) *und dynamischen Bedingungen* (Flow) – mithin der Druckdifferenz, die benötigt wird, um den Widerstand bei einem gegebenen Flow zu überwinden.
Normalwerte: während ruhiger Atmung im Liegen = 2 cm H_2O/L/sec.
Üblicherweise sind ca. 30 – 40 % der gesamten Atemarbeit notwendig, um die nicht-elastischen Widerstände zu überwinden. Bei chronisch obstruktiver Lungenerkrankung steigt diese Atemarbeit auf 60 – 70 % an. Die übliche Methodik zur Resistance-Bestimmung stellt die Bodyplethysmographie dar, die jedoch als Routinemethode nur beim ambulanten, kooperativen Pat. Anwendung finden kann.

Bestimmung von Compliance und Resistance beim Beatmeten

Tab. 27: Verschiedenste *Ursachen* können insbesondere beim Beatmeten oder beim zu Beatmenden *Complianceverminderung* hervorrufen (Auswahl):

1. Lungenödem, s. S. 104
2. Pneumonie infolge von Aspiration oder Sauerstofftoxizität, s. S. 97
3. Bakterielle- oder Viruspneumonie
4. Atelektasen
5. Lungenkontusion
6. IRDS, ARDS, s. S. 61 ff.
7. «Schocklunge»
8. Fettembolie
9. Postperfusions-Lunge
10. Cystische Fibrose des Pancreas
11. Lungentuberkulose
12. Hyperventilation
13. Zigarettenrauchen

Tab. 28: Auswahl von *Pathomechanismen, die zu einer Resistanceerhöhung führen (können)*:

1. Asthma, s. S. 96
2. Bronchitis
3. Emphysem, s. S. 86
    a) centrilobulär
    b) panlobulär
4. Bronchokonstriktion infolge von Hypokapnie
5. Rauchen
6. Ultraschall-Aerosole
7. Trachealstenosen
8. Laryngotracheobronchitis, s. S. 117
9. Epiglottitis, s. S. 117
10. Lungenembolie, s. S. 106

Methodik der Compliance-Bestimmung (nach Bone, R. C. (1, 2)):
Apparativer Aufwand: Spirometer, Manometer des Ventilators
Vorgehen:
1. Prüfung des Tubus auf Dichtigkeit (Leck vermeiden!)
2. Zuschalten eines exspiratorischen Widerstandes
3. Wahl für den Patienten geeigneter V_{T}s (7, 10, 13 und 16 ml/kg/KG). Falls der Druck abrupt bei niedrigem V_T ansteigt – keine Volumensteigerung!
4. Messen bei jedem der gewählten Volumina:
   a) Spitzendruck (peak airway pressure, $P_{res.}$): ggf. Subtraktion von PEEP! s. auch Abb. 35
   b) Plateaudruck (plateau pressure, $P_{compl.}$): ggf. Subtraktion von PEEP! s. auch Abb. 35
   c) Spirometer-Volumen (Subtraktion des kompressiblen Volumens von Respirator und Schläuchen! S. Bd. I)
5. Entfernen des exspiratorischen Widerstands
6. Nochmaliges Überprüfen vom Cuff-Druck des Tubus
7. Berechnung der C. für die verschiedenen V_Ts. Es entsteht so eine Kurve (s. unten!).

$$\text{Statische Compliance (SCCT}^1)) = \frac{V_T \text{ (Volumeter)-kompr. Volumen}}{\text{Plateau-Druck (P}_{compl.})}$$

$$\text{Effektive (dynamische) Compliance (DCCT}^2)) = \frac{V_T \text{ (Volumeter)-kompr. Volumen}}{\text{Spitzendruck (P}_{resist.})}$$

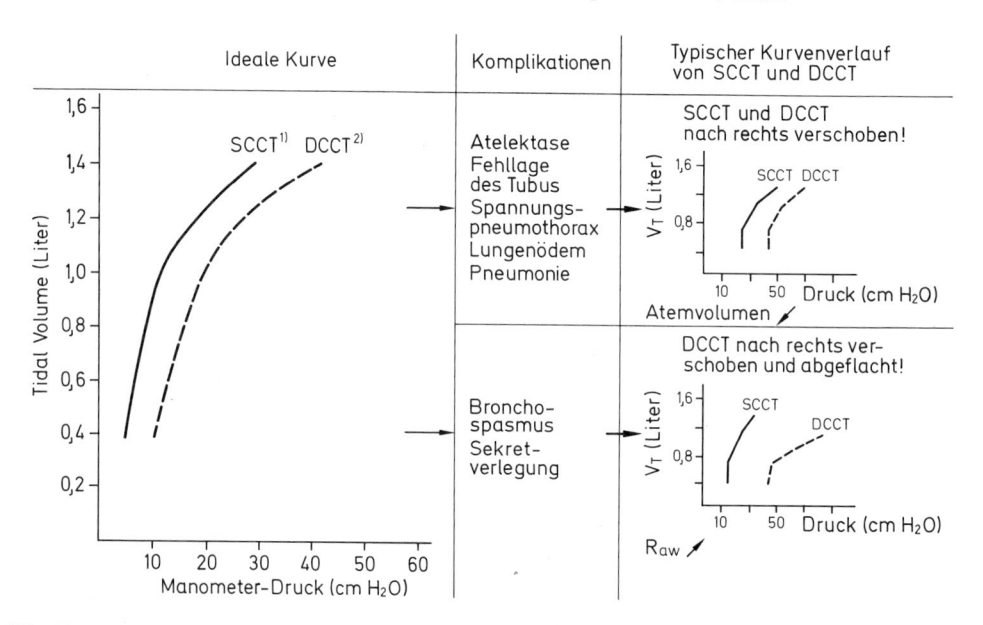

Abb. 34: Diagnostik von Compliance-Resistance-Veränderungen beim Beatmeten (nach (1, 2))

[1]) SCCT = statische C.
[2]) DCCT = effektive dynamische C. (nach (10): der Terminus ist nicht sehr glücklich gewählt, da während der dynamischen Messungen der Spitzendrucke eher eine Kurve aus der Kombination von flow-restriktiven und elastischen Drucken (Kurve effektiver dynamischer Charakteristika) als die dynamische Compliance bestimmt wird!

Bestimmung der dyn. Compliance ($C_{dyn.}$) und des Atemwiderstandes ($R_{aw.}$) (nach (3)) s. auch S. 7
Voraussetzungen:
1. Vorhandensein eines Pneumotachographen und eines Integrators.
2. Konstanz der Compliance während der Messung.
3. Flow = 0 bei P_{ei} (endinspir. P), was wiederum voraussetzt, daß ein vollständiger Druckausgleich zwischen Alveolen und Respirator stattgefunden hat ($P_{ei} = P_{alv.}$) (s. Abb. 35).
4. Bekannter intraluminaler Tubuswiderstand (z. B. Woodbridge 36 Ch: 7 cm H_2O/l/sec) s. Bd. I, Abb. 69.

5. Konstruktion des Respirators derart, daß er sich Änderungen der Lungenelastizität anpaßt.
Meßprinzip: Es wird angenommen, daß $P_{ei} = P_{alv.}$ sei!

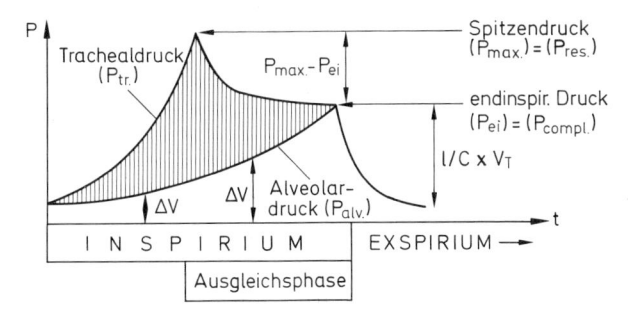

Abb. 35: *Berechnung der dynamischen Compliance und des R_{aw}* (nach H. Burchardi (3))

Die Trachealdruck ($P_{tr.}$)- und Alveolardruckkurven ($P_{alv.}$) werden kontinuierlich von dem Pneumotachograph und die dazugehörigen ΔV von dem Integrator errechnet und angezeigt (ΔV ändert sich in jedem Moment):

$$P_{alv.} = 1/C_{dyn.} \times \Delta V \quad C_{dyn.} \; L/cm\,H_2O = \frac{\Delta V}{\Delta P_{tr.}} = \frac{V_T}{P_{ei}} = \frac{V_T}{P_{alv.\,ei}}$$

bzw.
$$P_{tr.} - P_{alv.} = R_{aw} \; cm\,H_2O/L/sec.$$

Bestimmung der statischen Compliance (die Methode ist nur zur groben Orientierung zulässig, z.B. bei Narkose) (10):

Berechnung (anhand eines Beispiels erklärt): P_{ei} (P_{compl}): 18 cm H$_2$O, f = 15/min, AMV = 10 L. →
Atemhubvolumen (V_T) = 10 : 15 = 0.666 L.
Das ermittelte Atemhubvolumen (BTPS) muß noch wegen des Kompressionsverlustes ($V_{comp.}$ [1])) korrigiert werden:
$V_{komp.} = 18 \times 4.5 \; ml$ [1]) $= 0.081 \; l \rightarrow$ korrigiertes Atemhubvolumen (V_T): 0.666 − 0.081 = 0.585 ml

$$\boxed{\text{Statische Compliance} = \frac{\text{korrigiertes } V_T}{P_{ei}}} = \frac{0.585}{18} = 0.0325 \; L/cm\,H_2O$$

[1]) S. Bd. I: Kompressibles Volumen

Formel zur Bestimmung des Atemwiderstandes (R_{aw}) (nach L. Nordström u. Mitarb. (12)):

Voraussetzung: Konstanter inspiratorischer Flow (z.B. Servo-Ventilator, Elema-Schönander AB)
Es sind bekannt:
– Inspiratorisches Minutenvolumen (V_I L/min.)
– Inspirationsdauer (in % eines Atemzyklus)
– Spitzenbeatmungsdruck ($P_{res.}$)

$$\boxed{R_{aw} = \frac{P_{res.} \cdot \text{Inspirationsdauer (\%)} \cdot 0.6}{V_I}}$$

z.B. V_I: 11 L/min., Inspirationsdauer: 25 %, $P_{res.}$: 21 cm H$_2$O
$$R_{aw} = \frac{21 \cdot 25 \cdot 0.6}{11} = 28.5 \; cm\,H_2O/L/sec.$$

Tab. 29: Automatisierte Methodiken zur Bestimmung der Atemmechanik

1. Auprem[1]): kontinuierliche, «on-line» Messung folgender Parameter:
   1. Flow
   2. Volumen
   3. Momentane endothorakale Druckänderungen
   4. Mitteldruck (berechnet aus momentanen Druckänderungen)
      Resistance: Lunge-R, Thorax-R, Total-R
   5. Elastance (Reziprokwert von Compliance)
      Lunge-E, Thorax-E, Total-E
      Für kardiologische Zwecke kann das Gerät gleichzeitig zur Druckmessung im rechten Vorhof, der Pulmonalarterie etc., herangezogen werden.
2. Lung Mechanics Calculator[2]):
   Er berechnet und gibt an:
   1. Spitzendruck
   2. Pausen-Druck
   3. Inspiratorische Resistance
   4. Exspiratorische Resistance
   5. Compliance
   6. End-exspiratorischen Druck

[1]) Vertrieb durch Fa. Jaeger & Koellisch, Vertriebs- und Fabrikationsgesellschaft
[2]) Hersteller Siemens-Elema AB, Ventilator Dept., S-17195 Solna, Schweden

Literatur:

(1) Bone, R. C.: Pressure-volume measurement in detection of bronchospasm and mucous plugging in acute respiratory failure. Resp. Care 21 (1976) 620
(2) Bone, R. C.: Compliance and dynamic characteristic curves in acute respiratory failure. Crit. Care Med. 4 (1976) 173
(3) Burchardi, H.: Persönliche Mitteilung 1976
(4) Comroe, J. H.: Physiologie der Atmung. F. K. Schattauer Verlag, Stuttgart – New York 1968, 150ff.
(5) Demers, R. R., Saklad, M.: Respiratory mechanics: a theoretical and empirical approach. Resp. Care 20 (1975) 727
(6) Downs, J. B.: A technique for direct measurement of intrapleural pressure. Crit. Care Med. 4 (1976) 207
(7) Falke, K. J., Pontoppidan, H., Kumar, A. et al.: Ventilation with end-expiratory pressure in acute lung disease. J. Clin. Invest. 51 (1972) 2315
(8) Grimby, G., Hedenstierna, G., Löfström, B.: Chest wall mechanics during artificial ventilation. J. Appl. Physiol. 28 (1975) 576
(9) Josenhans, W. T., Peacocke, T. A., Schaller, G.: Effective respiratory system elastance during positive-pressure breathing in supine man. J. Appl. Physiol. 39 (1975) 541
(10) Kalff, G., Both, E.: Eine Methode zur Berechnung der Compliance während künstlicher Beatmung mit dem Engström-Respirator. Anaesthesist 18 (1969) 68
(11) Leatherman, N. E.: An improved balloon system for monitoring intraoesophageal pressure in acutely ill patients. Crit. Care Med. 6 (1978) 189
(12) Nordström, L.: Die automatische Beatmung. Drägerwerk Lübeck, 1972
(13) Osborn, J. J.: Monitoring respiratory function. In: Critical Care Medicine Handbook, Edt.: M. H. Weil and H. Shubin, J. N. Kolen Inc., New York 1974, 3
(14) Ramachandran, P. R., Fairly, H. B.: Changes in functional residual capacity during respiratory failure. Canad. Anaest. Soc. J. 17 (1970) 359
(15) Suter, P. M., Fairley, H. B., Isenberg, M. D.: Effect of tidal volume and positive end-expiratory pressure on compliance during mechanical ventilation. Chest 73 (1978) 158
(16) Suter, P. M. Fairley, H. B., Isenberg, M. D.: Optimum end-expiratory airway pressure in patients with acute pulmonary failure. N. Engl. J. Med. 292 (1975) 284
(17) Sykes, M. K.: Respiratory function tests. In: Scientific foundations of anaesthesia, Edt.: C. Scurr and S. Feldman, W. Heinemann Med. Books Ltd., London 1974, 244

9. Gasstoffwechselstörungen: Hypoxämie, Hyperoxämie, Hypokapnie, Hyperkapnie

Tab. 30: Klassifizierung und Merkmale hyper- und hypoxämischer Zustände (nach (3))

		PaO_2	CaO_2	$\dot{V}_A$	$\dot{Q}$	$PaCO_2$	$\dot{V}O_2$	$P\bar{v}O_2$	$P\bar{v}CO_2$
I.	Arterielle Hyperoxämie 1. *Anormale Zusammensetzung inspirierter Luft*								
	(1) Hyperbar ($P_B\uparrow$) ($FIO_2\rightarrow$)	↑↑	↑	↓	↓	↑	→↑↓	↑	↑
	(2) Hohe FIO_2 ($P_B\rightarrow$)	↑↑	↑	↓	↓	↑	→↑↓	↑	↑
	2. *Anormale Ventilation*								
	(1) Hyperventilation	↑	↑	↑↑	↓?	↓	→	↓	↑
II.	Venöse Hyperoxämie 1. *Anormale Zusammensetzung des arteriellen Blutes*								
	(1) Hypertone Hyperoxämie (alle Fälle, die unter I. aufgeführt sind; hoher PaO_2)	↑↑	↑	↓	↓	↓	→	↑	↑
	(2) Hyperhämoglobinämische (hohes Hb) Hyperoxämie	→	↑↑	→	→	→	→	↑	→
	2. *Anormale Durchblutung*								
	(1) Gesteigerte Durchblutung	→	→	→	↑↑	→	→	↑	↓
	3. *Anormale Gefäßversorgung*								
	(1) Arteriovenöser Shunt	→	→	→	→	→	→	↑	↓
	4. *Anormale Stoffwechselaktivität*								
	(1) Erniedrigte Stoffwechselaktivität	→	→	→	→	→	↓↓	↑	↓
III.	Arterielle Hypoxämie 1. *Inadäquate Zusammensetzung der inspirierten Luft*								
	(1) Hypobar ($P_B\downarrow$) ($FIO_2\rightarrow$)	↓↓	↓	↑	↑	↓	→	↑	↓
	(2) Niedrige FIO_2 ($P_B\rightarrow$)	↓↓	↓	↑	↑	↓	→	↑	↓

Tab. 30 (Forts.): Klassifizierung und Merkmale hyper- und hypoxämischer Zustände (nach (3))

		PaO_2	CaO_2	$\dot{V}_A$	$\dot{Q}$	$PaCO_2$	$\dot{V}O_2$	$P\bar{v}O_2$	$P\bar{v}CO_2$
III.	Arterielle Hypoxämie								
	2. Inadäquate Ventilation								
	(1) general. Hypoventil.	↓	↓	↓↓	↑↓	↑	→	↓	↑
	(2) ungleiche Ventil. (Hypo- u. Hypervent.)	↓	↓	↓↓	↑	→	→	↓	↓
	3. Inadäquate Gefäßversorgung								
	(1) Venoarterieller Shunt	↓	↓	↑	↑↑	↓	↓	↓	↑
	4. Inadäquate Diffusion	↓↓	↓	↑	↑	↓	→	↓	↑
IV.	Venöse Hypoxämie *1. Inadäquate Zusammensetzung des art. Blutes*								
	(1) Hypotone Hypoxämie (alle unter III. aufgeführten Fälle; niedriger PaO_2)	↓↓	↓	↑	↑	↓	→	↓	↑

Hypoxämie

Ätiologie der Hypoxämie (Auswahl):
1. Große Atelektasen: Kollaps der Lunge infolge endobronchialer Intubation, Pneumo-, Hämatothorax, endobronchialer Blutkoagel, Sekretansammlung.
2. Fleckförmige Atelektasen verursacht durch Sekretverhaltung, niedrige Verschlußdrucke der kleinen Luftwege, Fehlen des Tiefatemreflexes bzw. Beatmung mit zu niedrigem AMV ohne «Sighing», schlechte Anpassung des Respirators an den Pat. oder umgekehrt («fighting the ventilator»), Surfactant-Mangel.
3. Ventilations-Perfusionsstörungen (s. S. 28).
4. Interstitielles Lungenödem und/oder Herzinsuffizienz (s. S. 104, 184).
5. Diskonnektion der Sauerstoffzufuhr oder Leck.
6. Lungenembolie (s. S. 106 – 109).
7. Perikardtamponade (s. S. 272, 521).
8. Schock (s. S. 520).

Behandlung der Hypoxämie:
1. Erhöhung der FIO_2, wenn die Situation lebensbedrohlich ist oder scheint ($P_aO_2 < 60$ mm Hg).
2. Sorgfältige Inspektion und Auskultation von Lunge und Herz, Überprüfung der Sauerstoffkonzentration mit Oxymeter, Kontrolle des $\dot{V}_E$ am Tubus, um Undichtigkeiten oder defekte Ventile ausschließen zu können.
3. Thorax-Übersichtsaufnahme, Messung des ZVD (s. S. 153).
4. Sorgfältige tracheobronchiale Toilette und Blähen der Lunge.
5. Gabe von Diuretika (z.B. Furosemid) – selbst wenn kein sicherer klinischer Anhalt für Überwässerung bzw. Lungenstauung besteht, Inotropika, Bronchodilatatorika bei Bedarf.
6. Einsatz von PEEP (s. S. 72).
7. Einsatz von Hypothermie bzw. ECMO (extrakorporale Membranoxygenierung), s. S. 77.

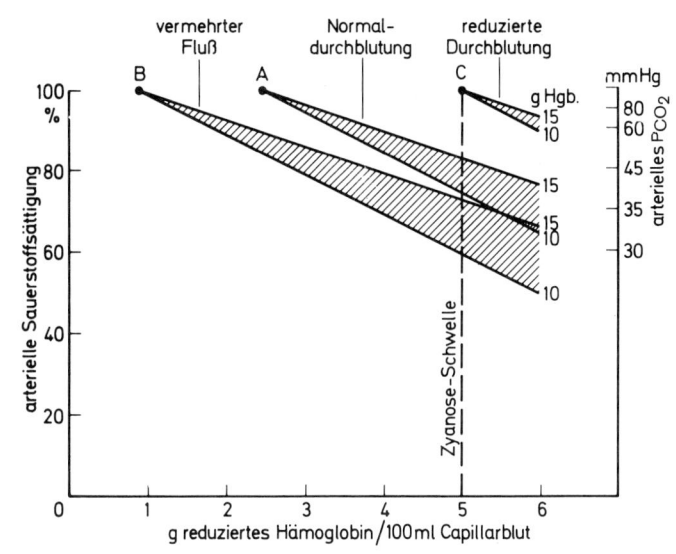

Abb. 36: Auftreten von Zyanose bei verschiedenen Kreislaufzuständen und verschiedenen Hämoglobinwerten (Hb g%) des Blutes (nach (1))

Zyanose ist immer dann sichtbar, wenn in 100 ml Blut > 5 g reduziertes Hämoglobin vorhanden sind. Die wiedergegebenen Beispiele basieren auf einem Hämoglobingehalt, der von 10 – 15 variiert und zeigen, daß bei hohem Durchblutungsvolumen die Zyanose erst bei relativ tiefer Sättigung (tiefem P_{O_2}), bei schlechter Gewebsperfusion schon bei relativ hoher arterieller Sauerstoffsättigung (hohem arteriellem P_{O_2}) auftritt. *Der Anämische wird eine Zyanose nicht oder erst bei unmittelbar lebensgefährlichem Sauerstoffmangel aufweisen, während hohe Hämoglobingehalte – insbesondere pathologisch hohe Hämoglobinwerte – noch keinen Sauerstoffmangel des perfundierten Gewebes anzeigen müssen.*

Hyperkapnie

Tab. 31: Kohlendioxyd – phys. Bemerkungen (aus: L. S. Geisler, H.-D. Rost: Hyperkapnie, Pathophysiologie, Klinik und Therapie der CO_2-Retention, G. Thieme V., Stuttgart, 1972)

a) CO_2 im Blut (nach Rossier, Bühlmann und Wiesinger):

	arterielles Blut	*venöses Blut*
PCO_2	40	46
Freies CO_2 (Vol%)	2.7	3.1
Als Bikarbonat gebundenes CO_2 (Vol%)	46.3	48.9
Als Carb-Hb gebundenes CO_2 (Vol%)	2.0	3.0
Totales CO_2 (Vol%)	*51.0*	*55.0*

b) CO_2-Ausscheidung und CO_2-Konzentration in der Alveolarluft (nach Perret)

	Normoventilation	*Hypoventilation*	*Hyperventilation*
Alveoläre Ventilation (l/min.)	4.0	2.0	8.0
CO_2-Konzentration der Alveolarluft (%)	5.5	11.0	2.75
PCO_2 der Alveolarluft (mmHg)	40	78	20
CO_2-Produktion (l/min.) BTPS	0.22	0.22	0.22

$$PaCO_2 \text{ mm Hg} = \frac{CO_2\text{-Produktion (oder Abgabe)/min.}}{\text{alveoläre Ventilation/min.}} \cdot 0{,}863 \text{ (konstante)}$$

Diese Beziehung gilt für steady state Bedingungen. Normalerweise bleibt die CO_2-Produktion ($\dot{V}_{CO2}$) relativ konstant (s. S. 39), so daß der $PaCO_2$ in erster Linie von der alveolären Ventilation ($\dot{V}_A$) abhängt!

Tab. 31: Kohlendioxyd – phys. Bemerkungen (aus: L. S. Geisler, H.-D. Rost: Hyperkapnie, Pathophysiologie, Klinik und Therapie der CO_2-Retention, G. Thieme V., Stuttgart, 1972)

c) CO_2-Antwortkurve (durch Rückatmung im geschlossenen Spirometersystem):
Erregbarkeits-Quotient (nach Julich, 1951 und Nielsen, 1963):

$$EQ = \frac{\Delta V \text{ (l/min)}}{\Delta P_aCO_2 \text{ (mmHg)}} \quad \textit{(EQ bei Gesunden: 1.4–3.2)}$$

d) Faktoren, welche die Wirkung von Pharmaka auf die Atmung beeinflussen können: Hypoxie, Hyperkapnie, Hypokapnie, Azidose, Alkalose, Fieber, Hypothermie, Lebensalter, Adipositas, hormonelle Störungen, Schlaf, Schwangerschaft

Tab. 32: Klinische Symptome der CO_2-Retention (nach (2) mod.)

Symptom	Bemerkungen
Zyanose, s. S. 57	am stärksten bei obstruktiven Atemwegserkrankungen; kann bei O_2-Atmung völlig fehlen («rote Erstickung»)
Somnolenz	«Oszillieren» zwischen Schlaf und Wachen, unruhiger, nicht erfrischender Nachtschlaf, Hypersomnie (Leitsymptom des Pickwick-Syndroms)
Kopfschmerzen	oft hartnäckig, bedingt durch Hirnödem
Tachykardie	Ausdruck der gesteigerten Sympathikusaktivität, durch Digitalis wenig beeinflußbar!
Blutdruckerhöhung	systolisch und diastolisch, meist nur mäßiggradig; nach abrupter Beseitigung eines stark erhöhten P_aCO_2 ausgeprägte Hypotension möglich («post-hypercapneic-hypotension-effect», «Posthyperkapnisches Phänomen»)
Hirndruckzeichen	Liquorhypertension, Papillenödem, Stauungspapille; Fehldiagnose «Hirntumor» möglich.
Neurologische Ausfallserscheinungen	Reflexminderung, fibrilläre Muskelzuckungen, herdförmige neurologische Ausfälle, Paresen, Augenmuskellähmungen, Sprachstörungen, epileptische Krampfanfälle, apoplektiforme Bilder.

Tab. 33: Differentialdiagnostische Maßnahmen bei Hyperkapnie (nach (2) mod.)

Hyperkapnie	am häufigsten: bei obstruktiven Atemwegserkrankungen relativ selten: bei Restriktion praktisch nie: bei reiner Linksherzinsuffizienz
Hyperkapnie *+ schwere Hypoxämie:* *+ periodische Atmung* *+ Fettsucht:*	spricht für Atemwegsobstruktion Pickwick-Syndrom, bei klinisch neurologischem Normalbefund und normaler Lungenfunktion: primäre Hypoventilation?

Tab. 33: Differentialdiagnostische Kriterien zur Therapie bei Hyperkapnie (nach (2) mod.)

Therapeutische Bedeutung
Als Alarmzeichen gelten:
(sofortige Therapie erforderlich!)
1. P_aCO_2 > 70 mmHg unabhängig von Grundkrankheit
2. P_aCO_2 ↑ + P_aO_2 < 50 mmHg
3. P_aCO_2 > 55 mmHg oder P_aCO_2 ↑ + unregelmäßige Atmung bei
   a) Intoxikationen
   b) zerebralen Prozessen
   c) neuromuskulären Affektionen
Nicht besorgniserregend:
P_aCO_2 bis 55 mmHg + p_aO_2 > 50 mmHg bei Atemwegsobstruktion
P_aCO_2 ↑ als Kompensation bei metabolischer Alkalose

Tab. 34: Kontraindizierte Maßnahmen bei Hyperkapnie (nach (2) mod.)

1. *Verabreichung von Morphin und Morphinabkömmlingen* (s. Bd. I)
   (auch in Kombination mit Opiatantagonisten → Ausnahme: Naloxon)
2. *Antitussiva (Morphinderivate)*
   Methylmorphin (Codein)
   Äthylmorphin (Dionin)
   Normethadon (Ticarda)
   Hydrocodon (Dicodid)
   Thebacon (Acedicon)
3. *Sedativa, Hypnotika und Psychopharmaka* (s. Bd. I)
   (u. a. Diazepam, Chlormethiazol, Paraldehyd, Barbiturate)
4. *Unkontrollierte O_2-Beatmung* (FIO_2!?)
5. *β-Rezeptorenblocker* (s. S. 230 ff.)
6. *Alkalisierende Maßnahmen* (s. Bd. I)
   Natriumbikarbonat, THAM, forcierte Saluretikaanwendung
7. *Operationen am autonomen Nervensystem:*
   Exstirpation des Glomus caroticum,
   intrathorakale Vagotomie und Sympathektomie
8. *Antibiotika bei Myasthenia gravis pseudoparalytica* (s. Bd. I)
   Tetracycline, Neomycin, Streptomycin, Polymyxine etc.

Ursachen der CO_2-Retention bei Spontanatmung (nach (5) mod.)

1. Müdigkeit, Erschöpfung, Schwäche. Ausschluß durch Messung von VK und/oder Inspirationskraft
2. Atemdepression: Ausschluß durch Messen des $\dot{V}_E$. Wenn Atemdepression vorliegt, beruht sie meist auf Verabreichung opiathaltiger Analgetika.
   Einen selteneren Grund stellt die Atemdepression durch kritiklose Verabreichung von Sauerstoff bei Patienten dar, deren Atemantrieb durch O_2 geregelt wird («hypoxic drive»).
   Schmerzen schränken die Ventilation kaum so ein, daß eine erheblichere CO_2-Retention einträte. Wenn das gemessene $\dot{V}_E$ hoch ist, liegt meist eine Kombination mehrerer Pathomechanismen vor, z. B.:
   a) Fieber und Schwäche
   b) V_D/V_T ↑ und Erschöpfung

Ursachen der CO_2-Retention während kontrollierter Beatmung (nach (5))

1. Erhöhte V_D/V_T (s. S. 34 ff.). Ausschluß durch:
   a) Messen des Totraums und der CO_2-Produktion oder
   b) Prüfen, ob das aktuelle $\dot{V}_E$ für den Zustand des Patienten (Größe, Fieber, Metabolismus etc.) ausreichend ist. Ein normaler Erwachsener benötigt eine Ventilation von ca. 90 ml/kg/min., um einen normalen P_aCO_2 aufrecht zu erhalten. Dieser Bedarf steigert sich bei einer Temp. > 37° C um 5 % je 1,5° C.

   Die CO_2-Produktion ist bei Schwerkranken selten um mehr als 20–30 % gesteigert (Fieber u. andere Ursachen). Erhöhung von V_D/V_T macht eine Steigerung der Ventilation erforderlich!
2. Hypoventilation: Nachweis durch direkte Messung vom $\dot{V}_E$ mittels Spirometer (z.B. Wright) direkt am Tubus! Somit können unentdeckt gebliebene apparative Undichtigkeiten oder Ventildefekte erkannt werden.

Tab. 35: Hyperventilationssyndrom (nach (4))
(Humorales Syndrom der chronischen alveolären Hyperventilation (Lissac u. Blayo, 1964))

Charakteristik:

1. *Hypokaliämie* (bei erhöhten Kaliumverlusten im Harn)[3])
2. Ausgeprägte *Hyperchlorämie* (mit entsprechender metabolischer Azidose)
3. *Reststickstoffsteigerung* (bei abnehmender Harnmenge; kaliopenische Schädigung der Niere)
4. *Erhöhte Serum-Calcium-Werte*[1]), s. auch S. 445
5. *Vasokonstriktion im Gehirn* u. konsekutive Steigerung der zerebralen Laktatbildung bei P_aCO_2 < 20 mmHg, s. S. 475 und Bd. I
6. *Paradoxe Liquorazidose* (oder normaler Liquor-pH durch den kompensatorischen Bikarbonatverlust bei Alkalose im Blut), s. Bd. I, Anästhesie in der Neurochirurgie
7. *Myokarddepression:*
   a) Verminderung der Koronardurchblutung
   b) Erniedrigte Reizschwelle
   c) Verkürzte Refraktärperiode
   d) Abnahme des HZV

   EKG: Tachykardie, QT-Zeit-Verkürzung, Arrhythmien

   Besonders ungünstig: Hypokaliämie, Hyperventilation u. verstärkter Digitalis-Effekt![2])
8. *Verschiebung der O_2-Dissoziationskurve nach links.* Entkoppelung des Bohrschen Effekts durch respiratorische Alkalose, s. S. 21
9. Negative Beeinflussung der neuromuskulären Übertragung
10. Erschwerte Entwöhnung vom Respirator (Umstellung der CO_2-empfindlichen Chemoreceptoren), s. S. 82, 83

Anmerkungen:

[1]) In der akuten Phase ist eher eine Verminderung des ionisierten Calcium-Spiegels im Serum zu erwarten; daher können tetanische Krämpfe auftreten.
[2]) Daher ist die Indikation zur Digitalisierung während der Hyperventilation (Schädel-Hirn-Trauma, neurochirurgische Operationen) sehr vorsichtig zu stellen.
[3]) Pro 10 mmHg $PaCO_2$-Abfall ist eine Erniedrigung des Serum-Kaliumwertes um je 0.5 mVal zu erwarten.

Literatur:

(1) Allgöwer, M.: Allgemeine und spezielle Chirurgie. Springer Verlag, Berlin – Heidelberg – New York 1976, 71
(2) Geisler, L. S., Rost, H. D.: Hyperkapnie-Pathophysiologie, Klinik und Therapie der CO_2-Retention. G. Thieme Verlag, Stuttgart 1972
(3) Kao, F. F.: An introduction to respiratory physiology. Exc. Medica, Amsterdam 1974, 196
(4) Kucher, R., Steinbereithner, K.: Intensivstation, Intensivpflege, Intensivtherapie. G. Thieme₁Verlag, Stuttgart 1972
(5) Lecky, J. H., Ominsky, A. J.: Postoperative respiratory management. Chest 62 (Supplement) (1972) 50
(6) Murray, J. F.: Lung Disease: State of the art American Lung Assoc., New York 1978
(7) Thurlbeck, W. M.: The Lung. The Williams & Wilkins Co., Baltimore 1978

10. Die Akute Respiratorische Insuffizienz

Tab. 36: Synonyma für die akute respiratorische Insuffizienz (nach H. Bergmann, St. Necek: Die Beatmung/In: H. Benzer, R. Frey, W. Hügin, O. Mayrhofer (Hrsg.): Lehrbuch der Anaesthesiologie, Reanimation u. Intensivmedizin. Springer V., Berlin – Heidelberg – New York, 1977, S. 327)

Acute respiratory distress syndrome
Acute respiratory failure
Adult hyaline membrane disease
Adult respiratory insufficiency syndrome
Adult respiratory distress syndrome (ARDS)
Aspiration pneumonia
Bronchopulmonary dysplasia
Capillary leak syndrome
Congestive atelectasis
Da Nang lung
Drowning lung
Fat embolism
Fluid lung
Hemorrhagic atelectasis
Hemorrhagic lung syndrome
Hypoxic hyperventilation
Oxygen pneumonitis
Oxygen toxicity
Oxygen toxicity lung
Postperfusion lung (syndrome)
Posttraumatic atelectasis
Posttraumatic pulmonary insufficiency
Progressive pulmonary consolidation
Progressive pulmonary insufficiency
Progressive respiratory distress
Pulmonary edema
Pulmonary hyaline membrane disease
Pulmonary massive collapse
Pulmonary microembolism
Pulmonary postperfusion syndrome

Pulmonary reaction syndrome
Pump lung
Refractory pulmonary insufficiency
Respirator lung
Respirator lung syndrome
Resp. distress syndrome of the adult
Shock lung
Stiff lung syndrome
Traumatic wet lung
Transplant lung
Wet lung
White lung syndrome

Akutes Atemnotsyndrom
Beatmungslunge
Interstitielles Lungenödem
Neurogenes Lungenödem
Progressive pulmonale Insuffizienz des Erwachsenen
Pulmonales Reaktionssyndrom
Respiratorlunge
Schocklunge
Transfusionslunge
Verbrennungslunge

Funktionelle Charakterisierung des ARDS:
Extreme Erniedrigung von Lungencompliance (C) und funktioneller Residualkapazität (FRC), sowie erhebliche Zunahme des intrapulmonalen Shunts ($\dot{Q}_S/\dot{Q}_T$) und des Totraumquotienten (V_D/V_T).

Anmerkungen zu Tab. 37:
[1]) Der terminus technicus «Schocklunge» ist weder klinisch noch pathologisch-anatomisch klar definiert. Im Hinblick auf den recht komplexen, zum Teil noch nicht geklärten, Ätiopathomechanismus sollte daher am besten der Ausdruck *«akutes Lungenversagen»* verwendet werden.
[2]) Bei Nichtbeachten des endogenen Oxydationswassers (täglich ca. 300–500 ml), der Perspiratio insensibilis (S. 575) und der Flüssigkeitszufuhr durch Aerosol (Mengen von 300–500 ml tgl.!), kann es leicht bei Patienten mit akuter respiratorischen Insuffizienz zu einer Flüssigkeitsüberladung kommen (s. auch S. 537).
[3]) Formel zur Schnellbestimmung des kolloidosmotischen Druckes: KOD (mmHg) = (Ges. Eiweiß × 4) − 0.8 (s. auch S. 70).
[4]) Verwendung von Glukokortikoiden ist nur in der Frühphase sinnvoll (Maximum: 3 Tage), wobei noch zu berücksichtigen ist, daß die günstige Wirkung auf den Verlauf eines akuten Lungenversagens an einem größeren Patientenkollektiv noch nicht belegt ist (s. auch S. 454, 540).
[5]) Während Vogel u. Mitarb. (19) größere Heparindosen (20 000–30 000 IE/tgl.) empfehlen, erscheint die Gabe unterschwelliger Dosen (10–15 000/tgl.) immer dann gerechtfertigt, wenn a) die DIG nicht eindeutig gesichert und b) die Blutungsgefahr (Lunge, innere Organe) erhöht ist (s. auch S. 382ff.).

Tab. 37: Ätiopathomechanismus und Therapie des akuten Lungenversagens («Schocklunge»)[1], s. auch → Schock, S. 519

Auslösende Faktoren	Pathophysiologie	Therapeutische Maßnahmen

– Trauma/Polytrauma
– Schock (hämorrhagisch, neurogen, s. S. 520ff.)
– Verbrennung
– Fruchtwasserembolie
  Abruptio placentae
– Fettembolie
– Anaphylaxie
– Sepsis
– Pancreatitis
– Aspiration/Ertrinkungsunfall
– Exogene Intoxikationen (O_2, CO, Nitrose-Gase, Heroin, Bromcarbamid)
– Massivtransfusion
– Hämolyse
– Extrakorp. Bypass
– Überwässerung durch Nicht-Kolloidale Lösungen
– Mangelhafte Beatmungstechnik
   – zu hohe FiO_2
   – Überwässerung der Lungen durch Aerosol
   – Fehlende Seufzeratmung
   – hohe Atemfrequenz, kleine Atemzugvolumina
– Sekretverschleppung
– Thoraxtrauma
– Linksherzinsuffizienz
	Hypovolämie → symp.-adrenale Stimulation Katecholaminausschüttung → pulmonale Minderdurchblutung → Verlegung der pulm. Endstrombahn durch Mikrothromben
	
	Gewebsthromboplastin → DIG (s. S. 378)
	
	Störung der Surfactant-Resynthese
	
	FFS ↑ (Lipase ↑)
	Histamin ↑, Freisetzung von Kininen, Endotoxinen
	→ Endothel- u. Alveolarwandläsion
	
	Pos. H_2O-Bilanz[2]
	Hypervolämie
	Abnahme des kolloid-osm. Druckes[3]
	→ Flüssigkeitsüberladung
	
	→ intraalveoläres + interstitielles Ödem
	  hyaline Membranen
	  Fibrin u. Blutungen
	
	Sekretretention
	Kompression
	→ Atelektasen
	  Bronchiolitis
	  ak. Linksherzversagen
	→ Bronchopneumonische Herde
	  «Low output»
	
	$PVR↑$
	i. pulm. $\dot{Q}_s/\dot{Q}_t↑$
	$\dot{V}_A/\dot{Q}↑$ oder $↓$
	$V_D/V_{T\,phys.}↑$
	→ ARDS / IRDS
	$C_L↓, FRC↓, CV↑$
		1. Analgetika + Sedierung
		2. Volumenzufuhr (Plasma, «buffycoat»-arme Ery-Konzentrate. Vollblutkonserve durch Mikrofilter!)
		3. Proteinase-Hemmer: Trasylol® – nur bei primärer oder sekundärer Fibrinolyse (initial 500000 KIE i.v., dann 6stdl. 300000 KIE i.v.), s. auch S. 383
		4. Heparin bei DIG (10000–30000 IE/die)[5]
		5. Neg. Wasserbilanz!
		6. Diuretika, Aldosteron-Antagonisten
		7. Korrektur des verminderten kolloidosmotischen Druckes[3] d. Albumin-Gabe (bei «Capillary Leak Syndrome»: ECMO (s. S. 77) erwägen!)
		8. Glukokortikoide in pharm. Dosen (6–8 mg/kg Dexamethason oder 20–30 mg/kg Methylprednisolon täglich)[4]
		9. Breitspektrumantibiotika (gezielt nach bekannten Grundsätzen, s. S. 606ff.)
		10. Dopamin bei «low output-Syndrom» (s. S. 267)
		11. Spontanatmung mit PEEP (S. 82) oder CPAP (S. 77) u. Physikoth.
		12. Beatmung mit optimalem PEEP (s. «Best-PEEP», S. 73) u. endinspiratorischem Plateau («inflation hold»).
		13. Energische Behandlung der Grundkrankheiten (z.B. Sepsis, S. 539ff.)
		
		Als ultimum refugium:
		– Beatmung mit hohem («aggressivem») PEEP ($> 15\ cmH_2O$) oder Membranoxygenator (ECMO, s. S. 77)

Anmerkungen zu Tab. 37: s. S. 62

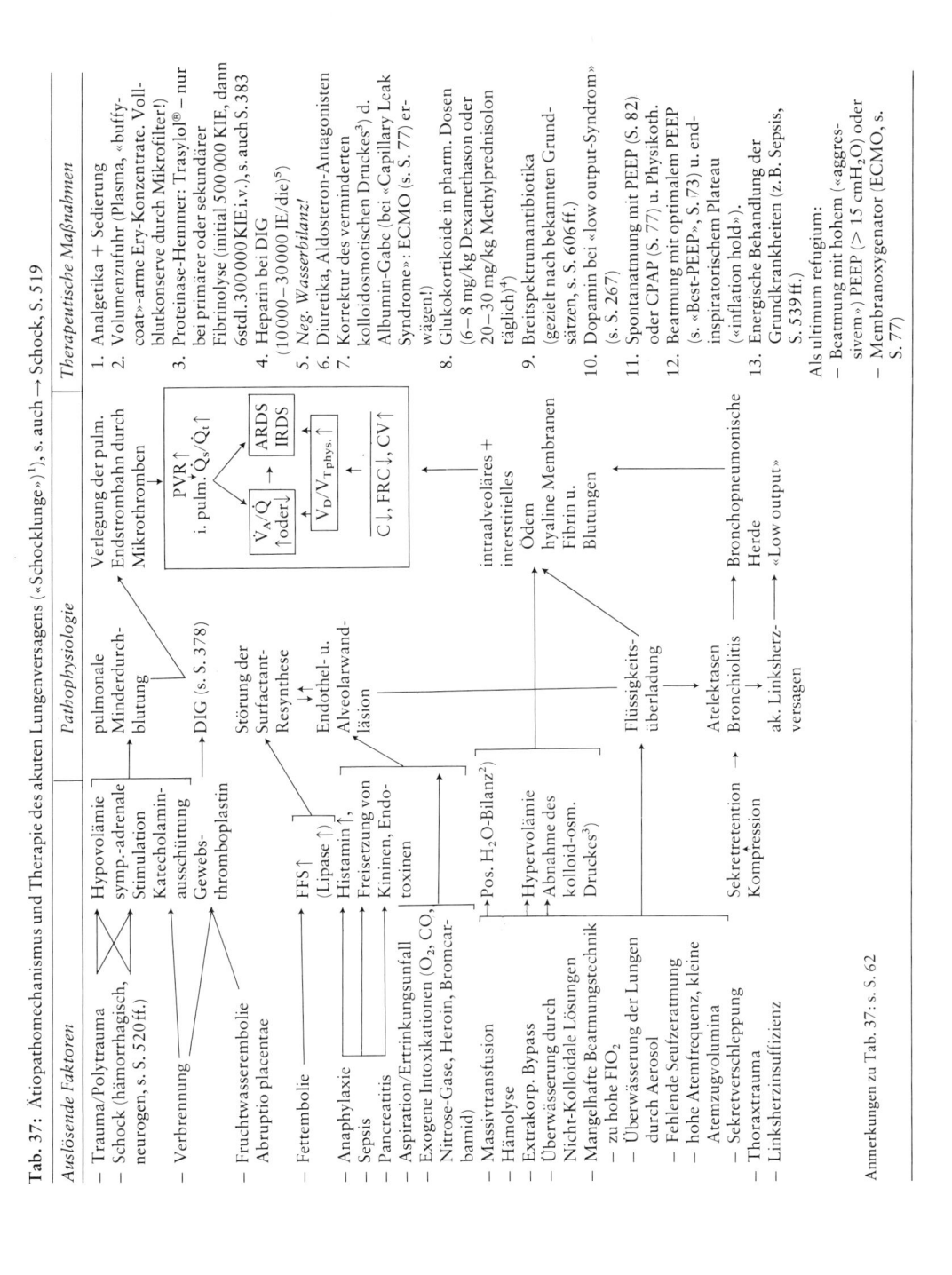

Tab. 38: Stadien des akuten Lungenversagens (nach (1, 2, 11, 14, 15, 19, 21))

Klinisches Bild	Hämodynamik Gasstoffwechsel	Röntgenologische Stadien[1])	Histologisches Bild
Initialer Schockzustand (hypovolämische Phase) (freies Intervall für wenige Std. – einige Tage!)	BV, MAP, HZV, HI, PAP, ZVD ↓. AMV, V_T, $\dot{V}O_2$, $\dot{V}CO_2$, PVR, V_D/V_T u. $\dot{V}_A/\dot{Q}$ ↑	Keine spez. Veränderungen in den ersten 12 – 24 Std.	Minderdurchblutung, sonst unauffällig
St. I: Subklinische Ateminsuffizienz: Hyperventilation, Dyspnoe, Hypoxie, Resp. Alkalose; DIG (+ sek. Hyperfibrinolyse, FSP), Thrombozytensturz	MAP, BV, ZVD: normal. HZV↑, PVR↑; FRC↓, CV↑, C↓ (< 0.05 L/cmH_2O) Atemarbeit↑ (> 0.08 kg/L), R_{AW}↑ (> 10 cmH_2O/L/sec), V_D/V_T↑ (> 0.4), $\dot{V}_A/\dot{Q}$↑, $\dot{V}_A$↑, P_aCO_2↓, $\dot{Q}_s/\dot{Q}_T$↑ (> 10%), P_aO_2 < 80 mmHg, $AaDO_2$↑; PCWP meistens normal	*St. I: Vaskuläres Stadium:* Gefäße gestaut, oft spindelig aufgetrieben u. unscharf begrenzt. Keine bevorzugte Lokalisation! (interstitielles, peribronchiales u. perivaskuläres Ödem)	*St. I: Vaskuläre Phase:* Kongestion, Mikrothromben in der pulm. Endstrombahn. Endotheldefekte (Schwellung der Zellen). Interstitielles Ödem: 1/perivaskulär → 2/peribronchial → 3/lymphatisch (Ödem bereits ca. 18 Std. nach Krankheitsbeginn)
St. II: Manifeste Ateminsuffizienz (→ 7. Tag): Tachypnoe, Schwere Ruhedyspnoe, Lungenödem, Resp. Alkalose, Bewußtseinsstörung, (nicht obligat) Schwere Hypoxämie u. Hypoxie, Eitrig-hämorrh. Sputum, Bakt. Superinfektionen	wie oben jedoch: stärkere Zunahme von V_D/V_T, $\dot{Q}_s/\dot{Q}_T$; $AaDO_2^{1.0}$: 300–450 mmHg; Diffusionsstörung (für O_2); Umkehr der $\dot{V}_A/\dot{Q}$-Inhomogenität (< 0.8). PCWP meistens erhöht. Freier Wassergehalt der Lungen↑; PAP immer erhöht (PVR↑!).	*St. II: Milchglas-* (oder schleierartige) *Trübung,* gefäßarme Peripherie, Flüssigkeitseinlagerung in den Alveolarsepten *St. III: Wolkig-konfluierende Verschattung* (oder schmetterlingsförmige parahiläre): Rasch wechselnde, nicht lappen- oder segmentgebundene, neblig-wolkige Trübung (initial häufig asymmetrisch oder nur unilateral!). Entspricht dem II. histologischen Stadium.	*St. II: Exsudative Phase* (von Std. bis ca. 7. Tag): *Interstitielles + intraalveoläres Ödem. Perivaskuläre Hämorrhagien. Intra + extravasale Fibrinablagerung. Hyaline Membranen* (meist erst nach 36–48, gelegentlich schon nach 24 Std.). *Perivaskuläre Mesenchymproliferation.*
St. III: Terminale Phase: Schwere globale Ateminsuffizienz, Koma, Schock, Oligo-Anurie, Urämie; Resp. + metab. Azidose; Konfluierende Infiltrationen u. Bronchopneumonie. *Tod: meistens durch hypoxisches Linksherzversagen*	*Progressive u. unaufhaltsame Verschlechterung sämtlicher Lungenfunktions-, -Gasstoffwechsel- und Kreislaufparameter!* Schwere Hypoxie (P_aO_2 < 50 bei FIO_2 1.0, $AaDO_2$ > 500 mmHg; Beatmungsdrucke > 40 cmH_2O (→ 100 cmH_2O, AMV häufig > 20 L!) *Beeinflussung der glob. Insuffizienz durch Beatmung nicht mehr möglich.*	*St. IV: «Totale Verschattung («poumon noir»):* a) Homogene Verschattung b) Retikuläre Verschattung Irreversibles Endstadium: vorwiegend retikuläre Verschattung mit oft positivem Pneumobronchogramm (vikariierendes Emphysem; maligne Form) *St. V: Lungenfibrose (Hamman-Rich-S.)* (bei Überlebenden)[2])	*St. III: Proliferative Spätphase:* Konfluierendes interstitielles u. intraalveolares Ödem + Proliferation der Alveolarwände. Massive Proliferation, Induration, *«Hepatisation».* *St. IV: Lungenfibrose u. substantielles Lungenemphysem*

Anmerkungen:

[1]) Die «spezifischen» röntgenmorphologischen Erscheinungsbilder werden oft (insbesondere in der Spätphase) von verschiedenen schockunspezifischen Nebenbefunden überlagert (11). Kontusions- u. bronchopneumonische Herde, Pneumobroncho- und Pneumoalveologramm, vikariierendes Emphysem, Pneumothorax, Pneumomediastinum, kardiales Ödem, Pleuraerguß, urämische Herdpneumonien, alveoläre Hämorrhagien, «blasige» Strukturen, Atelektasen, septische Streuherde (mit stabilen, nicht wechselnden zellulären Infiltrationen) und Mediastinalemphysem können die Beurteilung der Röntgenstadien des akuten Lungenversagens erschweren.

[2]) Katamnestische Lungenfunktionsuntersuchungen bei Überlebenden nach ARDS sind in der Literatur spärlich. Danach liegt die Mortalität etwa zwischen 20 % (5) und 43 % (12). Die erste Angabe (20 %) wurde von einem Patientenkollektiv (54 Pat.) gewonnen, das – ohne kontrollierte Beatmung – nur mit IMV (intermittent mandatory ventilation) und hohem PEEP (um 20 mmHg, «aggressiver PEEP») beatmet wurde. Die Nachuntersuchung (3 Monate später) zeigte nur geringe, meistens subklinische Störungen der Lungenfunktionsparameter (5). Diese Aufgaben decken sich auch mit den Ergebnissen von Yahav u. Mitarb. (37).

Literatur

(1) Bergmann, H.: Einführungsreferat zum Thema «Beatmungslunge» (Jahrestagung der Deutschen Gesellschaft für Anaesthesiologie und Wiederbelebung, 2.–5. Okt. 1974, Erlangen, Kongreßbericht, S. 421.
(2) Bergmann, H., Necek, St.: Die künstliche Beatmung (In: H. Benzer, R. Frey, W. Hügin, O. Mayrhofer: Lehrbuch der Anaesthesiologie, Reanimation und Intensivtherapie, Springer V., Berlin – Heidelberg – New York, 1977)
(3) Bleyle, U., Büsing, C. M.: Perpetuation des Schocks durch die Schocklunge. Z. prakt. Anästh. Wiederbel. 6 (1971) 249
(4) Dhom, G.: Schock und Intensivmedizin. Gustav Fischer-Verlag, Stuttgart – New York, 1979
(5) Douglas, M. M. E., Downs, J. B.: Pulmonary function following severe acute respiratory failure and high levels of PEEP. Chest 71 (1977) 18
(6) Gaar, K. A., Taylor, A. E., Owens, L. J., Guyton, A. C.: Effect of capillary pressure and plasma protein on development of pulmonary edema. Amer. J. Physiol. 213 (1967) 79
(7) Germon, P. A., Kazem, J., Brady, L. W.: Shunting following trauma. J. Trauma 8 (1968) 724
(8) Hardaway, R. M., James, P. M., Anderson, C. R. u. Mitarb.: Intensive study and treatment of shock in man. J. A. M. A. 199 (1967) 779
(9) Hardaway, R. M.: Acute respiratory failure and disseminated intravascular coagulation. Crit. Care Med. 2 (1974) 40
(10) Hedley-Whyte, J., Burgess, G. E., Feeley, Th. W., Miller, M. G.: Applied physiology of respiratory care. Little, Brown and Co., Boston, 1976
(11) Kaernbach, A.: Pers. Mitteilung (1976)
(12) Laksminarayan, S., Petty, T. L., Stanford, R. E.: Recovery after adult respiratory distress syndrome. Abstracts of Amer. Thorac. Soc. Meeting, 1975, S. 18
(13) McMihan, J. C., Rosengarten, D. S., McNeur, J. C., Philipp, E.: Das posttraumatische Lungen-Syndrom: Definition, Diagnose und Therapie. Bericht über eine Doppelblindstudie. Med. Welt 27 (1976) 2331 (64 Lit.)
(14) Mittermayer, Ch., Vogel, W., Burchardi, H., Wiemers, K., Sandritter, W.: Pulmonale Mikrothrombosierung als Ursache der respiratorischen Insuffizienz bei Verbrauchskoagulopathie (Schocklunge). Dtsch. med. Wschr. 95 (1970) 1999
(15) Ostendorf, P., Birzle, H., Vogel, W. u. Mitarb.: Pulmonary radiographic abnormalities in shock. Radiology 115 (1975) 257
(16) Sladen, A., Laver, M. B., Pontopiddan, H.: Pulmonary complications and water retention in prolonged mechanical ventilation. New Engl. J. Med. 279 (1968) 448
(17) Shoemaker, W. C.: Pattern of pulmonary hemodynamic and functional changes in shock. Crit. Care Med. 2 (1974) 200
(18) Thelen, M., Rommelsheim, K., Janson, R. u. Mitarb.: Röntgenologische Lungenveränderungen bei progressiver pulmonaler Insuffizienz (sog. Schock-Lunge). Fortschr. Röntgenstr. 124 (1976) 110
(19) Vogel, W., Walter, F., Kleine, N., Metz, G., Mittermayer, Ch.: Prophylaxe der funktionellen und morphologischen Veränderungen der Lunge im Schock. Tagung der Deutschen Gesellschaft für Anaesthesiologie und Wiederbelebung, 2.–5. Okt. 1974. Kongreßbericht, S. 932
(20) Wiemers, K.: Schocklunge – Beatmungslunge – Transfusionslunge. Langenbecks Arch. klin. Chir. 337 (1974) 275 (Kongreßbericht)
(21) Wiemers, K., Scholler, K. L. (Hrsg.): Lungenveränderungen bei Langzeitbeatmung. Thieme V., Stuttgart 1973
(22) Wilson, R. F., Surracion, Z. A., Currasquillo, C., Lucas, C.: Respiratory failure in clinical shock and trauma (In: Zuidema, G. D., Skinner, D. B., ed.: Current topics in surgical research, Academic Press, New York – London, 1969)

(23) Wilson, J. N.: Rational approach to management of clinical shock. Arch. Surg. 91 (1965) 92
(24) Wilson, R. S., Pontopiddan, H.: Acute respiratory failure. Crit. Care Med. 2 (1974) 293
(25) Winter, P. M.: Pulmonary oxygen toxicity. Refresher Courses in Anesthesiology 2 (1974) 163
(26) Zimmermann, W. E., Mittermayer, Ch., Vogel, W., Birzle, H., Hirschauer, M., Böttcher, D.: Die Auswirkungen der pulmonalen Fettembolie auf die Lungenfunktion (In: Wiemers, K., Scholler, K. L.: Lungenveränderungen bei Langzeitbeatmung. Thieme V., Stuttgart, 1973)

Weiterführende Literatur

(27) Bendixen, H. H., Egbert, L. D., Hedley-Whyte, J., Laver, M. B., Pontoppidan, H.: Respiratory care. The C. V. Mosby Co., Saint Louis 1965
(28) Berk, J. L., Sampliner, J. E., Artz, J. S., Vinocur, B.: Handbook of critical care. Little, Brown and Co., Boston 1976
(29) Blaisdell, F. W., Lewis, F. R. jr.: Respiratory distress syndrome of shock and trauma. Post-traumatic respiratory failure. W. B. Saunders Comp., Philadelphia, 1977
(30) Bushnell, S. S.: Respiratory intensive care nursing. Little, Brown and Co., Boston 1973
(31) Egan, D. F.: Fundamentals of respiratory therapy. The C. V. Mosby Company, Saint Louis 1977
(32) Kinney, J. M., Bendixen, H. H., Powers, S. R.: Manual of surgical intensive care. W. B. Saunders, Philadelphia 1977
(33) Hedley-Whyte, J., Burgess III, G. E., Feeley, T. W., Miller, M. G.: Applied physiology of respiratory care. Little, Brown and Co., Boston 1976
(34) Pontoppidan, H., Geffin, B., Lowenstein, E.: Acute respiratory failure in the adult. Little, Brown and Co., Boston 1973
(35) Skillman, J. J.: Intensive care. Little, Brown and Co., Boston 1975
(36) Sykes, M. K., McNicol, M. W., Campbell, E. J. M.: Respiratory failure. Blackwell Scientific Public., Oxford 1976
(37) Yahav, J., Liebermann, P., Molho, M.: Pulmonary Function following the Adult Respiratory Distress Syndrome. Chest 74 (1978) 3

Atem- und Beatmungstherapie

Tab. 39: Indikationen zu den wichtigsten Formen der Atemtherapie

	Normwerte ohne Behandlung	Therapieform: Atemgymnastik + O_2	Intubation + Beatmung[6])
Mechanik:			
Atemfrequenz	12–25	25–35	>35
Vitalkapazität (ml/kg KG)	30–70	15–30	<15
Inspir. Kraft (Sog in cmH_2O)	50–100	25–50	<25
FEV_1 (ml/kg KG)	50–60	10–50	<10
Compliance (ml/cmH_2O)	50–100	–	–
Oxygenation:			
P_aO_2 mmHg (FIO_2 = 0,21)	75–100	<75	<60 bei FIO_2 = 0,6 (über Maske)
$AaDO_2$ (mmHg) bei FIO_2 = 1.0[1]))	50–200[2])	200–350	>350[3])
$\dot{Q}_S/\dot{Q}_T$ (%)	5		>20
Ventilation:			
P_aCO_2 (mmHg)	35–45[4])	45–55	>55[5])
V_D/V_T	0.25–0.40	0.40–0.60	>0.60

[1]) Nach 15–20 Min. Atmung bzw. Beatmung mit 100 % O_2 [2]) Normalwerte = 25–65 mmHg, s. S. 24
[3]) Nach Pontoppidan et al. (N. Engl. J. Med. 287 (1972) 749): >450 mmHg [4]) Normales AMV = 90 ml/kg KG
[5]) Nicht gültig für Kinder und Patienten mit chronischer respiratorischer Insuffizienz
[6]) Neben den pulmonalen Parametern stellen Bewußtseinsstörung und erschöpfte Atemmechanik, bei potentiell reversibler Erkrankung, Indikationen für Intubation und Beatmung dar.

Literatur

(1) Gruber, U. F., Rittman, W. W.: Der hypovolämische Schock, Triangel 13 (1975) 91
(2) Pontoppidan, H., Geffin, B., Lowenstein, E.: Acute respiratory failure in the adult. Little, Brown and Co., Boston, 1973
(3) Hessel, E. A.: Monitoring the patient in acute respiratory failure. Resp. Ther. 6 (1976) 27
(4) Rie, M. A., Pontoppidan, H.: Ventilatory complications: prevention and treatment. In: Manual of surgical intensive care, Edt.: J. M. Kinney, H. H. Bendixen, S. R. Powers. W. B. Saunders, Philadelphia 1977, 219

Respiratorwahl und -einstellung (s. auch J.M.V., S. 83)

1. Einem *volumengesteuerten Beatmungsgerät* ist grundsätzlich *der Vorzug zu geben*, da es insbesondere bei niedriger Lungencompliance (hohe Beatmungsdrucke erforderlich) eine gesicherte Ventilation ermöglicht.
2. Es empfehlen sich *hohe Atemzugvolumina* (V_T): *12–15 ml/kg/KG*. Die hohen V_T sollen etwaig vorhandene Atelektasen beseitigen bzw. deren Entstehen verhindern. *Vorsichtiges Herantasten an das optimale V_T* ist erforderlich, da hämodynamische Konsequenzen zu erwarten sind (Drosselung des venösen Rückstroms zum re. Herzen). *Abfall des HZV um mehr als $1/3$ ist bei Auftreten von Hypotension anzunehmen*. Gezielte *Volumenzufuhr* kann diesen – durch *relative Hypovolämie* bedingten – neg. Kreislaufeffekt (wie bei PEEP!) meist *beseitigen*.
Vorsicht bei der Entwöhnung: die dann u. U. bestehende, rel. Hypervolämie verlangt ein stufengerechtes Vorgehen, um eine ausreichende Kreislaufadaptation zu ermöglichen!
3. Die *Beatmungsdrucke sollten 35–40 cm H_2O nicht übersteigen* (sonst erhöhte Pneumothoraxgefahr!). Hohe Beatmungsdrucke deuten auf eine Erniedrigung der Compliance hin (stiff lung), z.B. bei Atelektasen, interstitiellem Lungenödem.
Ausschluß mechanischer Ursachen für hohe Beatmungsdrucke prüfen: Geknickte Schläuche u. Tuben, Pneu, excessive Schleimsekretion mit Verlegung oder Fehllage des Tubus, Cuff-Herniation? Es empfiehlt sich auf jeden Fall die Überwachung der Compliance (s. S. 52).
4. Die *niedrigstmögliche FIO_2 sollte gewählt werden (< 0.4)!* Ein P_aO_2 von 60 torr darf nur bei bekannt chronisch Lungenkranken unterschritten werden (Minim. 50–55 torr!)
Nie darf eine niedrige FIO_2 durch einen niedrigen P_aO_2 erkauft werden!
5. Die *Beatmungsfrequenz* sollte zwischen *12–14/min*. betragen, das *Atemzeitverhältnis* (I:E) in der Regel *1:2*.
Hohe Atemfrequenzen → respir. Alkalose → cerebrale und kardiovaskuläre Störungen; aber auch: ↑ V_D/V_T!
Niedrige Atemfrequenzen → Verbesserung des venösen Rückstroms → verbesserter Gasaustausch (geringere Totraumventilation) – insbesondere bei chronisch obstruktiver Lungenerkrankung.
6. Der *Totraum (V_{DM}) des Gerätes ist zu erhöhen, wenn eine respiratorische Alkalose vorliegt* (P_aCO_2 < 25 torr = cerebrale Vasokonstriktion!)
Unter Kontrolle des P_aCO_2 werden jeweils 50 ml (bis max. 300 ml) Totraum zugeschaltet. Ein P_aCO_2 von 35–40 torr wird dabei angestrebt. Gelingt das mit dieser Methodik nicht, dann ist die Reduktion des V_T angezeigt. Die bessere Lösung stellt wahrscheinlich die *Zumischung von CO_2 zum Einatemgasgemisch* dar (5). Berechnung des Zusatztotraums (S. 36).
7. Die *Seufzeratmung («Sighing»)* wird *lediglich bei niedrigem V_T < 7 ml/kg KG erforderlich*. Ihr Effekt ist zudem nicht gesichert (7).
Wenn verwendet, dann sollte das V_T 1,5 mal so hoch wie das sonstige Atemhubvolumen sein. Ein Druck von 50–60 cm H_2O darf dabei nicht überschritten werden (Pneugefahr!). Dem Seufzer sollte eine etwa doppelt so lange exspiratorische Pause wie üblich folgen.
8. PEEP – Best PEEP – CPPV (s. S. 72ff.).
9. Verschiedene *Flow-Muster* scheinen nach neueren Untersuchungen am Lungenmodell *von untergeordneter Bedeutung* (3, 4).

Wichtig für eine *optimale intrapulmonale Gasverteilung* sind sicher die «endinspiratorische Pause» (inflation hold) und die niedrige Atemstromstärke (low flow).

10. *Die bestmögliche Respiratoreinstellung ist dann gegeben, wenn intrapulmonaler Shunt und hämodynamische Veränderungen am geringsten bleiben.*

    Als Kontrollen, die imstande sind, *Aussagen über den Sauerstofftransport* zu machen, eignen sich: die Bestimmung von HZV × CaO_2, ersatzweise von $P\bar{v}O_2$ (Norm: > 35 torr) oder $S\bar{v}O_2$ (Norm: > 60%) (s. auch S. 175, 262). Eine nicht-invasive Methodik, die im klinischen Betrieb als Routine Eingang finden sollte, stellt die von Suter angegebene dar (9) (s. S. 73).

Literatur

(1) Bendixen, H. H., Egbert, L. D., Hedley-Whyte, J., Laver, M. B., Pontoppidan, H.: Respiratory Care. The C. V. Mosby Company, Saint Louis 1965
(2) Bendixen, H. H.: Rational ventilator modes for respiratory failure. Critical Care Medicine Handbook. Edt.: M. H. Weil and H. Shubin. John N. Kolen Inc., New York 1974, S. 25 ff.
(3) Dammann, J. F., McAslan, T. C.: Optimal flow pattern for mechanical ventilation of the lungs. Crit. Care Med. *5* (1977) 128
(4) Dammann, J. F., McAslan, T. C., Maffeo, Ch. J.: Optimal flow pattern for mechanical ventilation of the lungs. The effect of a sine versus square wave flow pattern with and without an endinspiratory pause on patients. Crit. Care Med. *6* (1978) 293
(5) Hoffman, M. F., Fergus, L. C., McLeary, T. P.: Controlling arterial carbon dioxide tensions with carbon dioxide gas during mechanical ventilation. Respiratory Care *21* (1976) 603
(6) Laver, M. B. et al.: Lung volume, compliance and arterial oxygen tensions during controlled ventilation. J. appl. Physiol. *19* (1964) 725
(7) Nunn, J. F., Bergman, N. A. and Coleman, A. J.: Factors influencing the arterial oxygen tension during anaesthesia with artificial ventilation. Br. J. Anaesth. *37* (1965) 898
(8) Pontoppidan, H., Geffin, B., Lowenstein, E.: Acute respiratory failure in the adult. Little, Brown and Co. Boston, 1973
(9) Suter, P. M., Fairly, H. B., Isenberg, M. D.: Optimum endexpiratory airway pressure in patients with acute pulmonary failure. N. Engl. J. Med. *292* (1975) 284
(10) Wilson, R. F., Sibbald, W. J.: Acute respiratory failure. Crit. Care Med. *4* (1976) 79

Tab. 40: Überwachungsprogramm für Beatmungspatienten (s. noch Thorax-Rö.-Bild bei pulmonaler Hypertonie, S. 173, Korrelation zwischen Hämodynamik beim akuten Myokardinfarkt und Thoraxröntgenbefund, S. 174)

I. Maximalprogramm	II. Routineprogramm	Kontrollen
Oxygenation:		
Hb, Hk	Hb, Hk	tgl. 1× u. bei Bedarf
Säure-Basen-Parameter	Säure-Basen-Parameter	bei Bedarf
P_aO_2 (unter Spontanatmung u. kontr. Beatmung)[1]	P_aO_2	tgl. 1× u. bei Bedarf
$AaDO_2$[3] bei FIO_2 0.5 u. FIO_2 1.0	P_aO_2/FIO_2 nach (5)[2] $AaDO_2$ bei $FIO_2^{1.0}$	tgl. mit den SBH-Parametern
$P_{\bar{v}}O_2$[4], $S_{\bar{v}}O_2$[4]	P_vO_2 (V. cava-Blut)[5]	tgl. 1× mit den SBH-Parametern u. bei Bedarf
CaO_2, $C_{\bar{v}}O_2$, $C_{a-\bar{v}}O_2$	–	bei spez. Fragestellung
$\dot{Q}_s/\dot{Q}_t$[6]	$\dot{Q}_s/\dot{Q}_t$	bei Bedarf
$\dot{V}_{O_2}$, HZV	–	bei Bedarf

Tab. 40: Fortsetzung

I. Maximalprogramm	II. Routineprogramm	Kontrollen
Ventilation/Beatmung:		
f, V_T, AZV (Atemzeitverhältnis: i/E) AMV (exspiratorisch)	AMV (exspiratorisch), f, AZV	kontinuierlich
P_aCO_2, F_ECO_2 (Capnographie) Synchronisation	P_aCO_2 Synchronisation	initial, vor u. nach PEEP, vor u. nach Entwöhnung
Beatmungsdrucke ($P_{res.}$, $P_{compl.}$)	Beatmungsdrucke ($P_{res.}$, $P_{compl.}$)	kontinuierlich
(Alarm für FIO_2, $\dot{V}_E$ u. Leck)	(Alarm für O_2, Druck u. $\dot{V}_E$)	
Kompressionsverlust (s. Bd. I.)	Kompressionsverlust (s. Bd. I)	initial
V_D/V_T	–	tgl. 1 ×
Bestimmung des appar. Zusatztotraums	Bestimmung des appar. Zusatztotraums (S. 36)	initial u. bei Entwöhnung
$\dot{V}_{CO_2}$	–	bei Bedarf
Atemreserve u. Atemmechanik:		
Vitalkapazität (bzw. Inspirationskraft)[7]	Inspirationskraft[7] (Sog)	vor Intubation, Entwöhnung u. Extubation
statische u. dynamische Compliance (s. S. 52)	statische Compliance (s. S. 52)	tgl. mehrmals
FRC	–	bei Bedarf
max. insp. u. exspir. Flow, Flowmuster	–	bei Bedarf
Einstellung des «Best PEEP» (s. S. 73) u. optimaler Beatmungsparameter (S. 67)	wie bei Maximalprogramm	tgl. mehrmals
Ergänzende Untersuchungen (s. auch Anmerkungen)		
Aerosol (T, °C, Feuchtigkeit)	Aerosol (T, Feuchtigkeit)	kontinuierlich
Flüssigkeitsbilanz	Flüssigkeitsbilanz	tgl. 1–4 ×
Harnausscheidung	Harnausscheidung	stdl.
Körpergewicht (kg)	Körpergewicht (kg)	tgl. 1 × (Bettwaage)
Elektrolyte (Plasma + Urin), Gerinnungsstatus	Elektrolyte (Plasma + Urin)	tgl. 1–2 ×
Osmolalität (Plasma + Urin, gemessen)	Osmolalität (geschätzt)	tgl. 1–2 ×
Gesamteiweiß, Albumingehalt	Gesamteiweiß	tgl. 1 ×
Kreatinin, Kreatininclearance	Kreatinin, Kreatininclearance	tgl. 1 ×
Temperatur	Temperatur	kontinuierlich
Fermentanalysen, s. S. 424	Fermentanalysen, s. S. 424	tgl. 1 × u. b. Bed.
Pupillenreaktion, Reflexe	Pupillenreaktion, Reflexe	mehrfach tgl., b. Bed.
Sputum (peripher abgenommen, (7))[8] für Kultur u. Resistenzbestimmung	Sputum[8]	tgl. 1–2 × Antibiotika!
Magensaft-pH (u. Test auf okkulte Blutung)	Magensaft-pH	tgl. 1–3 ×
PAP, PCWP[11] (S. 153), HZV (S. 174ff.), MAP[12] (kontinuierlich gemessen) u. PVR[13]	ZVD (möglichst auch PCWP), P_s u. P_d	stdl., b. Bed. häufiger
EKG, Herzfrequenz	EKG, Herzfrequenz	kontinuierlich
Kolloidosmotischer Druck[9]	–	bei Bedarf
Thorax-Rö. Übersicht, Bronchoskopie	Thorax.-Rö., Bronchoskopie	bei Bedarf
Bestimmung u. Überwachung des intrapleur. Druckes nach (3)	–	kontinuierlich b. Bed.
Lungenbiopsie[10]	–	vor ECMO (S. 77)
EEG, ECHO-Enzephalographie	EEG, ECHO-Enz.	b. Bed.
Konsiliaruntersuchungen	Konsiliarunters.	b. Bed.

Anmerkungen

[1] P_aO_2 korreliert nicht gut mit der Prognose (14); s. auch Progn. Indices, S. 522 ff.
[2] Die Bestimmung von P_aO_2/FIO_2 erfordert – im Gegensatz zur Berechnung von $AaDO_2$ – keine Standardbedingungen! *Eine resp. Insuffizienz kann angenommen werden, wenn das Verhältnis aus P_aO_2/FIO_2 (= P/F) < 300 ist* (5).
[3] entfällt bei chronisch obstruktivem Lungenemphysem u. Status asthmaticus (liefert keine zuverlässige Information).
[4] der gemischtvenöse PO_2 wird aus dem Art. pulm.-Blut bestimmt. Voraussetzung: Swan-Ganz-Katheter; (s. «Hämodynamische Überwachung», S. 166 ff., 175).
[5] Formel für die Berechnung von $C_ĉO_2$ aus C_vO_2 (siehe S. 45).
[6] Die Messung von $\dot{Q}_s/\dot{Q}_t$ (s. S. 41) stellt eine äußerst wertvolle Hilfe hinsichtlich der Prognose dar (14):

Shuntvolumen	Mortalität:
40–50%	70%
>50%	89%

[7] gemessen mit einem Manometer (Meßbereich bis: 100 cm H_2O) am Tubus (s. Entwöhnung, S. 80).
[8] Die Sekretentnahme soll möglichst peripher, am besten mit Hilfe eines Venenkatheters (in «wedge»-Lage!) erfolgen, da zwischen der nicht unbedingt behandlungsbedürftigen Trachealschleimhaut – und der peripheren Bronchialschleimhautflora (letztere ist maßgebend für die Behandlung) erhebliche Differenzen bestehen können (7).
[9] Schätzung des kolloidosmotischen Drucks (KOD):
$KOD = (Ges.\ Eiweiß \times 4) - 0.8\ (mmHg)$ oder
$KOD = 2 \times Cp + 0.2\ Cp^2 + 0.01\ Cp^3$ *(wobei Cp = Gesamt-Eiweiß in mg%)*
[10] nur bei Auswahl von Patienten für extrakorporale Membranoxygenierung (nicht allgemein akzeptiert).
[11] hohe PCWP-Werte (> 12 mmHg) deuten auf eine beginnende Linksherzinsuffizienz hin (s. «Hämodynamische Überwachung, S. 258). Eine akute Lungenödemgefahr ist immer vorhanden, wenn sich der PCWP dem kolloidosmotischen Druck (KOD, s. oben) nähert! (s. S. 522, 536).
[12] durch eine Teflon-Kanüle (18–20 G f. Erwachsene, 22 G für Kleinkinder). Zur Spülung eignen sich: Heparin-«flush» (50 mg Heparin auf 500 ml Glucose 5%, d. h. 10 I.E./ml) oder das «Intraflo continuous flow system» (s. S. 147). Die kontinuierliche Messung erfolgt mit Hilfe eines Statham-P50 Druckwandlers (oder einfacher durch das Pressurveil$^{T.M.}$-Model, Concept Inc., 120707 U. S. 19 South Clearwater, Fl. 335 16), s. S. 150.
[13] $PVR\ dyn\ sec\ cm^{-5} = (PAP-PCWP/HZV) \times 80$

Literatur

(1) Bergmann, H., Necek, St.: Die künstliche Beatmung (In: H. Benzer, R. Frey, W. Hügin, O. Mayrhofer: Lehrbuch der Anaesthesiologie, Reanimation und Intensivtherapie, Springer V., Berlin – Heidelberg – New York, 1977)
(2) Brantigan, J. W.: Catheters for continuous in vivo blood and tissue gas monitoring. Crit. Care Med. *4* (1976) 239
(3) Downs, J. B.: A technique for direct measurement of intrapleural pressure. Critical Care Med. *4* (1976) 207
(4) Hessel, E. A.: Monitoring the patient in acute respiratory failure. Resp. Ther. 6 (1976) 27
(5) Horovitz, J. H., Carrico, C. J., Shires, J. T.: Pulmonary response to major injury. Arch. Surg. *349* (1974) 108
(6) McAslan, T. C.: Automated respiratory gas monitoring of critically injured patients. Crit. Care Med. *4* (1976) 255
(7) Matthew, E. B., Holstrom, F. M. G., Kasper, R. L.: A simple method for diagnosing pneumonia in intubated or tracheostomized patients. Crit. Care Med. *5* (1977) 76
(8) McMichan, J. C., Rosengarten, D. S. McNeur, J. C. Philipp, E.: Das posttraumatische Lungen-Syndrom. Definition, Diagnose und Therapie. Med. Welt 27 (1976) 2331
(9) Pontoppidan, H., Geffin, B., Lowenstein, E.: Acute respiratory failure in the adult. Little, Brown and Co., Boston, 1973.
(10) Senczuk, J. R., Tallevi, G. W., Scott, A. A.: Modification of a low pressure alarm. Anesthesiology *46* (1977) 217
(11) Trujillo, M. H., Castillo, A., Espana, J.: Bedside pulmonary angiography in the critically ill patient. Crit. Care Med. *4* (1976) 151

(12) Vinocur, B., Artz, J. S., Sampliner, J. E.: Application of a critical care monitoring program in the diagnosis and management of critically ill patients. 41th Annual Scientific Assembly Amer. College of Chest Physicians, 1976.
(13) Wilson, R. S., Pontoppidan, H.: Acute respiratory failure. Crit. Care Med. 2 (1974) 299
(14) Wilson, R. F., Surracion, Z. A., Currasquillo, C., Lucas, C.: Respiratory failure in clinical shock and trauma (In: Zuidema, Skinner, D. B., ed.: Current topics in surgical research, New York and London, 1969, Academic Press)

Weiterführende Literatur:

(15) Pontoppidan, H., Wilson, R. S., Rie, M. A., Schneider, R. C.: Respiratory Intensive Care. Anesthesiol. 47 (1977) 96
(16) Wilson, R. S.: Monitoring the lung. Mechanics and volume. Anesthesiology 45 (1976) 135

Tab. 41: Empfehlung für ein systematisches Vorgehen bei der Beurteilung des Thoraxröntgenbildes (p.a.) s. auch S. 172, 197

1. Patientenidentifikation?
2. Vorgeschichte?
3. Fragestellung der Untersuchung?
4. Bilderreihe (Voraufnahmen)?
5. Aufnahmetechnik?
6. Seitenbestimmung?
(Magenblase? Linke Herzgrenze? Markierung der Aufnahme selbst?)
7. Erfolgte die Aufnahme bei vollständiger Inspiration oder Exspiration oder ist sie «veratmet»?
8. Weichteile des Halses und des Thorax?
(Luft? Fremdkörper? Verkalkungen?)
9. Knochen und Gelenke?
(alte und/oder frische Frakturen? Verkalkungsgrad? Deformitäten? Destruktionen? Strukturverdichtungen? Halsrippen?)
10. Aorta thorakalis?
(Größe? Schwingung? Kalkeinlagerung? Ektasien, Stenosen?)
11. Trachea?
(Lage? Durchgängigkeit? *Beachte:* natürliche Stenose im Bereich des Larynx und leichte Deviation nach rechts in Nähe der Aorta!)
12. Herz?
(Größe? Fehlerform? Verkalkungen? Künstliche Klappen? Katheter? Schrittmacherelektroden? Pneumomediastinum? Doppelkonturen?)
13. Hili?
(Pulmonalarterienhaupt und -nebenäste? Vergrößerte LK? Eierschalenverkalkungen? *Beachte:* der linke Hilus steht normalerweise etwas höher als der rechte!
14. Sinus phrenicocostales?
(Schwielen? Ergüsse? Mantelpneu?)
15. Hemidiaphragma?
(Wölbung? Glatte Begrenzung? Adhäsionen? *Beachte:* das re. Zwerchfell steht normalerweise höher als das li.)
16. Lungenparenchym?
(Lungenzeichnung? Abnorme Schatten – deren Charakter? Luftbronchogramm? Silhouettenzeichen? Interstitielle oder alveoläre Infiltrate? Gefäßzeichnung? Kalibersprünge? Blutumverteilung (Kranialisation)?, Kerley-Lines? (Stauungszeichen!) Tram-Lines (Doppelschienenphänomene bei Bronchitis); s. S. 172

Literatur

(1) Mitchell, R. S.: Synopsis of Clinical Pulmonary Disease. The C. V. Mosby Company 1974, Saint Louis
(2) Bohlig, H.: Röntgen-Thorax. G. Thieme Verlag, Stuttgart 1970
(3) Felson, B., Weinstein, A. S., Spitz, H. B.: Röntgenologische Grundlagen der Thoraxdiagnostik. G. Thieme Verlag, Stuttgart 1976

Weiterführende Literatur:

(4) Ayella, R. J.: Radiologic Management of the Massively Traumatized Patient. The Williams & Wilkins Co., Baltimore 1978
(5) Goodman, L. R., Putman, Ch. E.: Intensive Care Radiology: Imaging of the Critically Ill. The C. V. Mosby Co., St. Louis 1978
(6) Friedmann, G., Wenz, W., Ebel, K. D., Bücheler, E.: Dringliche Röntgendiagnostik. G. Thieme Verlag, Stuttgart 1974

11. Positiver Endexspiratorischer Druck (PEEP)

Tab. 42: Wichtigste Wirkungen und Nebenwirkungen von PEEP (nach (2, 14))

1. Eine zunehmende Druckerhöhung in den Luftwegen wirkt sich proportional auf den Intrapleuraldruck und umgekehrt proportional auf die Kreislauffunktion aus. Der Intrapleuraldruck wird durch die totale Compliance bestimmt.
2. Je ausgeprägter der Anstieg der FRC durch PEEP (ca. 100 ml/cm H_2O!), desto stärker zeigen sich Kreislaufdepression (HZV↓) und Anstieg von PVR. Beim ALV scheint die PVR relativ unabhängig vom PEEP, jedoch abhängiger von der Gesamtdurchblutung der Lunge zu sein. Die verminderte Reaktion des Lungenkreislaufs auf Erhöhungen von PEEP dürften in morphologischen Veränderungen der Lunge beim ALV zu suchen sein.
3. Der Füllungszustand des Gefäßsystems vor Einsatz von PEEP hat bei zunehmendem Intrapleuraldruck Einfluß auf Pre- und Afterload. Eine «rel. Hypovolämie» führt in der Regel zum Abfall des HZV! Sie muß durch Flüssigkeitssubstitution behoben werden.
4. Der gemischt-venöse Sauerstoffgehalt ($C\bar{v}O_2$) steigt in Abhängigkeit von FRC- u. HZV-Zunahme.
5. Die Sauerstoffaufnahme ($\dot{V}O_2$) ist oft erhöht. Der Surfactantbedarf wird gesenkt.
6. Das Verhältnis V_D/V_T bleibt bei PEEP $< + 5$ cm H_2O meist unverändert. Das Ventilations-Perfusionsverhältnis ($\dot{V}_A/\dot{Q}$) bessert sich vor allem in Zone III (nach West). PEEP $> + 5$ cmH_2O führt jedoch zu einer Zunahme von V_D/V_T u. einer Hyperventilation aller Lungenzonen (besonders von: I), $\dot{V}_A/\dot{Q}$ verschlechtert sich zu ungunsten von $\dot{Q}$ (s. auch S. 45).
7. Die Shuntfraktion $\dot{Q}_S/\dot{Q}_T$ vermindert sich in der Regel.
8. Die Harnmengen sind oft verringert, was auf einen Abfall des HZV und/oder eine vermehrte Sekretion von ADH zurückzuführen ist.

Tab. 43: Indikationen für PEEP (CPPV) (nach (12, 13, 14))

1. Unmöglichkeit mit IPPB einen $P_aO_2 > 70$ mm Hg bei $FIO_2 = 0.5$ zu erreichen.
2. $AaDO_2 > 300$ bei IPPB mit $FIO_2 = 1.0$.
3. Unmöglichkeit der Shuntreduzierung während IPPB (trotz Durchführens aller üblichen therapeutischen und prophylaktischen Maßnahmen: kardiale Therapie, Verhütung oder Korrektur einer Flüssigkeitsüberladung, Lagewechsel, Atelektasenprophylaxe, Pneumonietherapie, Bronchialtoilette etc.)

4. FRC < 50% des Normalwertes (Verschiebung des Gradienten: FRC/CV, s. S. 48)
5. Lungenödem
6. Beatmung des «Fast-Ertrunkenen»
7. Entwöhnung vom Respirator
   a) IMV (IDV) mit PEEP
   b) Spontanatmung mit PEEP

Tab. 44: Kontraindikationen für PEEP (CPPV) (nach (12, 13, 14))

1. Manifeste oder latente Rechtsherzinsuffizienz
2. Unkorrigierte Hypovolämie
3. Hypotonie
4. PaO_2-Abfall trotz regelrechter Respiratoreinstellung bei Auftreten erhöhten Shuntings durch Umverteilung des Blutes in nicht-ventilierte Alveolen (Erhöhung des mittleren Atemwegdrucks und des Lungenvolumens). Überblähung von «normalen» Alveolen (insbesondere bei Pat. mit chron. obstruktiver Lungenerkrankung!) kann zu einer Erhöhung von V_D/V_T, somit zu einem Abfall des PaO_2 und einem Anstieg des $PaCO_2$ führen (s. Optimum PEEP, S. 73).

Optimum (Best) PEEP

PEEP führt zu einer Erhöhung der FRC, somit zu einer Verschiebung des Verhältnisses FRC/CV zugunsten von FRC. Je 5 cm H_2O-Erhöhung des PEEP führt zu einer Zunahme der FRC um ca. 400 – 500 ml.
Von Best PEEP wird (nach Suter (18)) *gesprochen, wenn HZV sowie totale Compliance am höchsten und V_D/V_T am niedrigsten sind.* Der Best PEEP liegt normalerweise in einem Bereich bis 15 cm H_2O und steht in Abhängigkeit von der FRC des Patienten vor der Beatmung.
Zunehmender PEEP verbessert die statische, verschlechtert hingegen die dynamische Compliance bei endexspiratorischen Drucken > 10 cm H_2O. V_D/V_T steigt dabei. P_aO_2 und intrapulmonaler Shunt nehmen unter PEEP zu bzw. ab (Abb. 39).
Beide Parameter sind kein gutes Maß für die Beurteilung eines Best PEEP, da sie auch nach Überschreiten der kritischen PEEP-Grenze steigen bzw. abnehmen. Bei Überschreiten des kritischen PEEP fallen HZV und O_2-Transport ab. V_D/V_T nimmt selbst bei optimaler Volumensubstitution zu.

Zur Abschätzung des Best PEEP eignen sich:
1. die Bestimmung der totalen Compliance (13, 14).
2. die Messung des Sauerstofftransports (C_AO_2 × HZV) unter opt. Inotropika-Th. (21).
   Alternativ: Messung des $P_{\bar{v}}O_2$ (Norm: > 35 mmHg) bzw. der $S_{\bar{v}}O_2$ (Norm: > 60%)
   Ein Absinken dieser Größen unter den Grenzbereich kann annäherungsweise mit mangelhafter Gewebsoxygenierung gleichgesetzt werden!
3. Massenspektrometrische Bestimmung des Closing Volume durch CO_2- oder auch N_2-Auswaschkurven (5, 6).

Kirby u. Mitarb. (9) sind der Ansicht, daß der therapeutische Endpunkt beim Einsatz von PEEP erreicht ist, wenn $\dot{Q}_S/\dot{Q}_T$ ohne gravierende Kreislaufdepression auf ein Minimum reduziert werden kann. Sie verwenden PEEP mit bis zu + 60 cm H_2O («high-level» PEEP) in Verbindung mit IMV. Ein Vergleich dieser Technik mit der kontr. Ventilation, für die Suters Konzept gedacht war, ist nicht so ohne weiteres möglich!

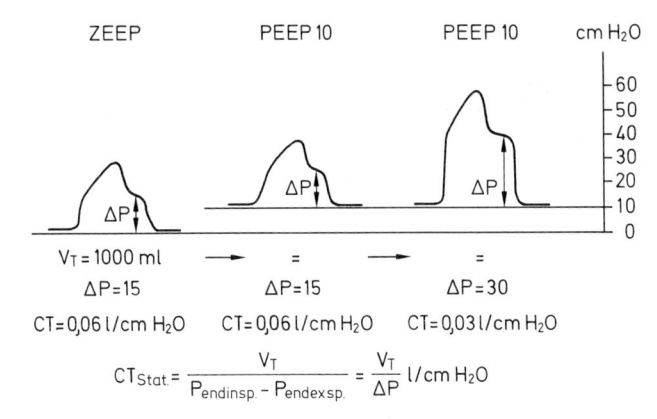

Abb. 37: Diagnostische Maßnahmen zur Beurteilung von Best PEEP (nach (10))

$$\Delta P = P_{endinsp.} - P_{endexsp.}$$
"Plateau"

$$\boxed{\frac{CT_{statisch}}{ml/cm\ H_2O}} = \frac{V_T}{\Delta P}$$

$$\boxed{\frac{O_2-\text{Transport}}{(ml/min)}} = \dot{Q}_T\ ml/min \times C_aO_2\ ml/l$$

$$C_aO_2 = Hb \cdot 1{,}39 + P_aO_2 \cdot 0{,}0031$$

Abb. 38: Die Bestimmung der totalen Compliance (CT) als einfaches Maß für die Ermittlung von «Best PEEP». Voraussetzung dafür ist ein Beatmungsgerät mit einer Plateaudruckkurve zur Ermittlung der Differenz von endinspiratorischem und endexspiratorischem Beatmungsdruck (Servoventilator, Engström-Respirator)

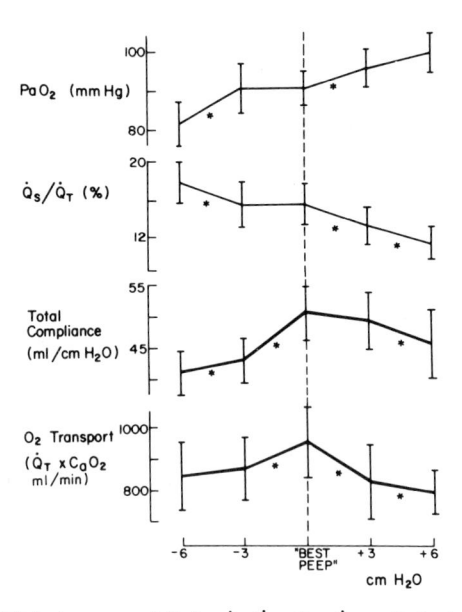

Abb. 39: Auswirkung von PEEP-Steigerung auf: P_aO_2, $\dot{Q}_S/\dot{Q}_T$, C_{tot}, $\dot{Q}_T \times C_aO_2$ (nach (8))

Literatur

(1) Barach, A. L.: Physiologic therapy in respiratory disease. J. B. Lippincott Co., Philadelphia 1948
(2) Don, H. F.: Ventilatory management. In: Handbook of Critical Care. Edt.: J. Berk et al. Little, Brown and Co., Boston 1976, 106
(3) Falke, K. J., Pontoppidan, H., Kumar, A. et al.: Ventilation with end-expiratory pressure in acute lung disease. J. Clin. Invest. *51* (1972) 2315
(4) Gallagher, T. J., Civetta, J. M., Kirby, R. R.: Terminology update: optimal PEEP. Crit. Care Med. 6 (1978) 323
(5) Garrard, C. S., Shah, M.: The effects of expiratory positive airway pressure on functional residual capacity in normal subjects. Crit. Care Med. 6 (1978) 320
(6) Hedley-Whyte, J., Burgess III, G. E., Feeley, T. W., Miller, M. G.: Applied physiology of respiratory care. Little, Brown and Co., Boston 1976
(7) Hessel, E. A.: Monitoring the patient in acute respiratory failure. Resp. Therapy 6 (1976) 27
(8) Hunsinger, D. L., Lisnerski, K. J., Maurizi, J. J., Philipps, M. I.: Respiratory technology – a procedure manual. Reston Publishing Co., Inc. 1976
(9) Kirby, R. R., Downs, J. B., Civetta, J. M. et al.: High level positive endexpiratory pressure (PEEP) in acute respiratory insufficiency. Chest 67 (1975) 156
(10) Lawin, P.: Hämodynamische Einflüsse des PEEP unter besonderer Berücksichtigung des O_2-Transportes. In: Volumenregulation und Flüssigkeitslunge. Hrsg.: P. Eckert. G. Thieme Verlag Stuttgart 1976, 93
(11) Lenfant, C.: Practical method to regulate PEEP. N. Engl. J. Med. 292 (1975) 313
(12) Petty, T. L. et al.: PEEP-physiology, indications, contraindications. J. Cardiovasc. Surg. 65 (1973) 165
(13) Pontoppidan, H., Geffin, B., Lowenstein, E.: Acute respiratory failure in the adult. Little, Brown and Co., Boston 1973
(14) Pontoppidan, H., Wilson, R. S, Rie, M. A., Schneider, R. C.: Respiratory Intensive Care. Anesthesiology 47 (1977) 96
(15) Potter, W. A.: Mass spectrometry for innovative techniques of respiratory care, ventilator weaning and differential ventilation in an intensive care unit. Crit. Care Med. 4 (1976) 235
(16) Riker, J. B., Haberman, B.: Expired gas monitoring by mass spectrometry in a respiratory intensive care unit. Crit. Care Med. 4 (1976) 223
(17) Suter, P. M., Fairley, H. B., Isenberg, M. D.: Effect of tidal volume and positive end-expiratory pressure on compliance during mechanical ventilation. Chest 73 (1978) 158
(18) Suter, P. M., Fairley, H. B., Isenberg, M. D.: Optimum endexspiratory airway pressure in patients with acute pulmonary failure. N. Engl. J. Med. 292 (1975) 284
(19) Wilson, R. F., Sibbald, W. J.: Acute respiratory failure. Crit. Care Med. 4 (1976) 79
(20) Wolf, G.: Die künstliche Beatmung auf den Intensivstationen. Springer Verlag, Berlin – Heidelberg – New York 1975
(21) Hemmer, M., Suter, P. M.: Treatment of Cardiac and Renal Effects of PEEP with Dopamine in Patients with Acute Respiratory Failure. Anesthesiology 50 (1979) 399

PEEP – PCWP

Der positiv-endexspiratorische Druck (PEEP) nimmt in zweierlei Weise Einfluß auf den Pulmonalkapillardruck (PCWP):
1. Erhöhung des intrapleuralen Drucks
2. Erhöhung des pulmonal-vaskulären Widerstandes (*«Starling resistor»*) durch Drucktransmission.
Der *PCWP korreliert* normalerweise *gut mit dem linksatrialen Mitteldruck (LAP) und dem linksventrikulären Füllungsdruck (LVFP). Ausnahmen: Erhöhung des pulmonal-vaskulären Widerstands, Mitralstenose, Tachykardie, sehr hoher LVEDP ($> 30-35$ mmHg, PCWP dann um $5 - 7$ mmHg niedriger!).*
Wichtig: nicht der absolute LAP (in Bezug auf den atmosphärischen Druck) ist die eigentliche *Determinante für die linksventrikuläre Füllung,* sondern der *transmurale Druck (LAP – intrapleuraler Druck).* Dieser steigt mit zunehmendem PEEP in nicht abzuschätzender Weise.
Wenn die Durchblutung der Art. Pulmonalis durch einen Ballon-Katheter (wedge position) in einem solchen Lungensegment unterbrochen wird, in dem der Alveolardruck den venösen Druck übersteigt (West's Zone I: $P_A > P_a > P_v$!), wird distal ein Gefäßkollaps auftreten. Gemessen wird dann eher der Alveolardruck als der PCWP.

Bewertung des PCWP unter Beatmung mit PEEP:
1. Scheint am ehesten im Sinne einer Trenduntersuchung geeignet. (7)
2. Nach Davison (2) soll der PCWP am *Ende der Exspiration* bei einem PEEP *von 10 cm H_2O* gemessen, relevante Ergebnisse liefern.
3. Messung des PCWP nach 5 Sek. Beatmung ohne PEEP ist unbrauchbar, da sich in diesem Fall die Hämodynamik «unwahr» ändert: der *plötzlich* erhöhte venöse Rückstrom zum re. Herzen führt zu pulmonaler Stauung und Hypoxämie!
4. Die Methodik nach Davison (2) mit erweitertem hämodynamischen Monitoring ($P\bar{v}O_2$, $S\bar{v}O_2$, MAP, Harnausscheidung, ZVD, periphere Durchblutung) nach schneller Infusion eines definierten Volumens kristalloider Flüssigkeit (4) kann die Aussagekraft der Untersuchung vielleicht erhöhen (13).
5. *Direkte* Messung *(invasiv)* des transmuralen Drucks durch Katheterisierung bzw. Punktion und *Druckregistrierung in Art. pulmonalis und Pleuralspalt* (3) ist in der Lage, weitgehend das Problem zu lösen. Stets sind jedoch Punktionsrisiken und Aussagewerte der Untersuchung kritisch gegeneinander abzuwägen!

Literatur

(1) Bendick, P., Stein, L., Passo, T. C., Radigan, L.: Correlation of pulmonary artery occluded pressure with left atrial pressure during PEEP administration for pulmonary edema. Crit. Care Med. 6 (1978) 120 (Abstracts)
(2) Davison, R., Parker, M., Harrison, R. A.: The validity of determinations of pulmonary wedge pressure during mechanical ventilation. Chest 73 (1978) 352
(3) Downs, J. B.: A technique for direct measurement of intrapleural pressure. Crit. Care Med. 4 (1976) 207
(4) Geer, T. R.: Interpretation of pulmonary-artery-wedge pressure when PEEP is used. Anesthesiology 46 (1977) 383
(5) Hessel, E. A.: Monitoring the patient in acute respiratory failure. Resp. Therapy 6 (1976) 27
(6) Pontoppidan, H., Wilson, R. S., Rie, M. A., Schneider, R. C.: Respiratory Intensive Care. Anesthesiol. 47 (1977) 96
(7) Powers, S. R. jr., Dutton, R. E.: Correlation of positive endexpiratory pressure with cardiovascular performance. Crit. Care Med. 3 (1975) 64
(8) Qvist, J., Pontoppidan, H., Wilson, R. S. et al.,: Hemodynamic responses to mechanical ventilation with PEEP. Anesthesiology 46 (1977) 125
(9) Roy, R., Powers, S. R., Feustel, P. J., Dutton, R. E.: Pulmonary wedge catheterization during positive endexpiratory pressure ventilation in the dog. Anesthesiology 46 (1977) 385
(10) Shin, B., Ayella, R. I., McAslan, T. C.: Pitfalls of Swan-Ganz catheterization. Crit. Care Med. 5 (1977) 125
(11) Smith, H. C., Butler, J.: Pulmonary venous waterfall and pervenous pressure in the living dog. J. Appl. Physiol. 38 (1975) 304
(12) Zapol, W. M., Snider, M. T.: Pulmonary hypertension in severe acute respiratory failure. N. Engl. J. Med. 296 (1977) 476
(13) Weil, M. H., Henning, R.-J.: New concepts in the diagnosis and fluid treatment of circulatory shock. Anesth. Analg. 58 (1979) 124

Richtlinien für die Behandlung des ARDS mit CPAP (s. auch Tab. 43 u. Bd. I)
(nach: Garg, G. P., Holl, G. E.: Guidelines for CPAP therapy. Canad. Anaesth. Soc. J. 22 (1975) 284)

CPAP (continous positive airway pressure) ist dann zur Behandlung des ARDS indiziert, wenn:
1. eine arterielle Hypoxämie vorliegt, die selbst mit FIO_2-Werten: > 0.6 nicht zu korrigieren ist.
2. eine $AaDO_2 > 250$ torr besteht – und diese trotz Beatmung mit hohem V_T und Druck nicht zu beseitigen ist.
3. bewußtseinsklare, voll orientierte Patienten den Respirator nur mit Sedierung tolerieren. Dies ist oft der Fall, wenn mit hohem V_T und hohem Druck beatmet wird.
4. während der Beatmung mit dem erforderlich hohen V_T trotz Zuschaltung von Totraum eine persistierende respiratorische Alkalose besteht.

5. die üblichen Ursachen für intrapulmonales Shunting – wie z.B. Überwässerung der Lunge – erkannt und behandelt wurden.
6. eine relevante Abnahme des HZV ausgeschlossen oder gegebenenfalls adäquat korrigiert werden kann.

Objektive Kriterien für die CPAP-Therapie

Wenn die obengenannten Kriterien erfüllt sind, sollte ein CPAP-Versuch bei Spontanatmung unternommen werden. Dabei ist der Pat. sorgfältigst zu überwachen!
Unbedingt müssen von seiten des Patienten folgende *Voraussetzungen* erfüllt sein, um eine erfolgreiche CPAP-Behandlung durchführen zu können:
1. VK von mindestens 10–15 ml/kg KG oder ein inspiratorischer Sog von mindestens 20 cm H_2O.
2. Ein V_T (während Spontanatmung gemessen) von 5–6 ml/kg KG.
3. Ein $PaCO_2$-Wert nach 20–30 Min. CPAP-Versuch von nicht mehr als 50–55 mm Hg.

Der erste CPAP-Versuch sollte nie 30 Min. übersteigen! Sofort abbrechen, wenn er vom Pat. nicht toleriert wird!
CPAP bei Spontanatmung ist imstande, die durch intrapulmonalen Shunt bedingte Hypoxämie zu korrigieren, ohne daß eine mechanische Beatmung erforderlich ist. Voraussetzung dafür sind die angegebenen Kriterien.

Literatur

(1) Garg, G. P., Holl, G. E.: Guidelines used for CPAP therapy. Canad. Anaesth. Soc. J. *22* (1975) 284
(2) Gregory, G. A., Kittermann, J. A., Phibbs, R. H. et al.: Treatment of the idiopathic respiratory distress syndrome with continuous positive airway pressure. N. Engl. J. Med. *284* (1971) 1333
(3) Hamilton, F. N., Singer, M. M.: A breathing circuit for continuous positive airway pressure (CPAP). Crit. Care Med. *2* (1974) 86
(4) Selmeyer, J. P., Liberatory, J. M.: Respiratory distress syndrome and continuous positive airway pressure. Lancet *II* (1972) 1422
(5) Wille, L., Obladen, M.: Neugeborenen-Intensivpflege. Springer Verlag, Berlin – Heidelberg – New York 1978

12. Die Extrakorporale Membranoxygenierung (ECMO)

Tab. 45: Kriterien für die extrakorporale Membranoxygenierung (ECMO)

Nach 48 Std. intensivmedizinischer Betreuung mit konventioneller Beatmungstherapie, wenn:

1. PaO_2 < 50 mm Hg (bei drei Messungen innerhalb von 12 Std.)
2. $PaCO_2$ = 30–45 mm Hg
3. FIO_2 = 0.6 oder höher
4. PEEP = Best PEEP bzw. High Level PEEP über 15 Min.
5. $\dot{Q}_S/\dot{Q}_T$ > 30 % bei FIO_2 = 1.0 und Best PEEP bzw. High Level PEEP

Tab. 46: Sofortige Behandlung mit ECMO, wenn folgende Bedingungen erfüllt sind:

1. PaO_2 < 50 mm Hg (bei drei Messungen innerhalb von 2 Std.)
2. $PaCO_2$ = 30–45 mm Hg
3. FIO_2 = 1.0
4. PEEP = Best PEEP bzw. High Level PEEP über 5 Min.

Angaben nach:
Protocol for Extracorporeal Support for Respiratory Insufficiency, Collaborative Program. National Heart and Lung Institute, Division of Lung Diseases, June 1976 (mod.)

Tab. 47: Kontraindikationen für die extrakorporale Membranoxygenierung (ECMO)

1. Aktive Blutung
2. Maligne, infauste Erkrankung
3. Terminalzustände
4. Erhebliche neurologische Ausfallserscheinungen
5. Irreparables Organversagen
6. Ausgeprägte Erhöhung des pulmonal-vaskulären Widerstands (> 3 mm Hg/min/L). Sie bedeutet einen Hinweis auf weitgehende Obliteration des pulmonalen Gefäßbettes.
7. ALV (akutes Lungenversagen), das bereits länger als zwei Wochen besteht.

Anmerkungen: das akute Nierenversagen (ANV) allein stellt keine Kontraindikation für ECMO dar. Hämodialyse und ECMO waren schon lebensrettend. (Hanson, E. L. et al. (7))
Frischoperierte oder Polytraumatisierte können perfundiert werden, wenn die Blutungen seit 6–12 Std. sistieren.
Trotz weiterer Fortschritte in der Technologie und Erfahrungen in der Handhabung der ECMO scheint sie nach bisherigen Ergebnissen keinen entscheidenden Einfluß auf den Verlauf des ALV nehmen zu können (8, 10).

Physikalische und chemische Determinanten des O_2- und CO_2-Transports während extrakorporaler Membranoxygenierung (ECMO):
1. *Sauerstoff- und Kohlendioxyd-Transfergeschwindigkeit:*
   a) Sind direkt abhängig von Membranoberfläche, Diffusionsfähigkeit und Löslichkeit beider Gase in der Membran.
   b) Verhalten sich umgekehrt proportional zu der Dicke der Membran, des angrenzenden stagnierenden Plasmas sowie der Gasgrenzschichten.
   c) Sind begrenzt durch ungleiche Verteilung des Gases und des Blutflusses ($\dot{V}/\dot{Q}$).
   d) Steigen mit der Flußgeschwindigkeit des afferenten Blutes, wenn Hb, Temperatur und Gasdrucke in diesem konstant sind.
   e) Erreichen ein Plateau, das durch den Widerstand der Blutgrenzschicht gegeben ist.

2. *Sauerstofftransport:*
   a) Wird in erster Linie durch die Plasmagrenzschicht und die geringe Sauerstofflöslichkeit im Plasma erschwert.
   b) Stellt eine Funktion von PO_2, Hb-Konz. und PO_2 (Gasphase) im afferenten Blut dar.

3. *Kohlendioxydtransport:*
   a) Stellt sich als Funktion von PCO_2 und CO_2-Partialdruck (Gasphase) im afferenten Blut dar.
   b) Ändert sich mit der Atemfrequenz.
   c) Kann während des Bypass zu Hypocarbie führen, wenn Membranlungen mit großer Oberfläche bei Untergewichtigen verwendet werden. Dies kann durch Zuführen von 3–5 % CO_2 in die Membranlunge vermieden werden (s. Bd. I).
   d) Ist ausreichend, um physiologische arterielle Konzentrationen zu erreichen, wenn große Oberflächen (3–6 m^2) dünner Silikon-Gummi-Membranen (125 µm) oder kleinere Oberflächen von Ultrathin-Polymer-Membranen verwendet werden.

Technologie der Membranlunge:
Bei der Membranlunge erfolgt der Gasaustausch durch Diffusion entsprechend den Partialdrucken über Polymer-Membranen.

Die meisten Fabrikate beruhen auf dem sog. *Sandwich-Prinzip*, bei dem mehrere Lagen aus Gasschicht, Membran (meist Silikonpolymeren), Blutfilm, Membran und wiederum Gasschicht gestapelt sind.
Einige Typen der Membranlunge: Landé-Edwards, Kolobow Spiral Coil, Bramson-IMS, Travenol Silicone Membrane Lung.

Literatur

(1) Birnbaum, D.: Die Langzeit-Extrakorporale-Membranoxygenicrung. In: Wissenschaftliche Informationen der Fresenius-Stiftung: Anästhesie – Wiederbelebung – Intensivbehandlung Heft 3 (1975) 94
(2) Cooper, J. D., Duffin, J., Glynn, M. F. X. et al.: Combination of membrane oxygenator support and pulmonary lavage for acute respiratory failure. J. Thor. Cardiovasc. Surg. *71* (1976) 304
(3) Drinker, P. A.: Progress in membrane oxygenator design. Anesthesiology *37* (1972) 242
(4) Falke, K. J.: Extracorporeal membrane oxygenation: where are we today? Vortrag, Zentraleuropäischer Anästhesie-Kongreß, Genf 1977
(5) Gille, J. P., Bagniewski, A.: Ten years of use of extracorporeal membrane oxygenation (ECMO) in treatment of acute respiratory insufficiency. Trans. A. Soc. Artif. Intern. Organs *22* (1976) 102
(6) Goulon, M., Raphael, J. C., Gajdos, Ph. et al.: Membrane Oxygenators for Acute Respiratory Insufficiency. Clinical Use in 11 Patients. Int. Care Med. *4* (1978) 173
(7) Hanson, E. L., Drinker, P. A., Don, H. F. et al.: Venoarterial bypass with a membrane oxygenator: successful respiratory support in a woman following pulmonary hemorrhage secondary to renal failure. Surgery *75* (1974) 557
(8) Hedley-Whyte, J., Burgess III, G. E., Feeley, T. W., Miller, M. G.: Applied physiology of respiratory care. Little, Brown and Co., Boston 1976, 407
(9) Hill, J. D., Ratliff, J. L., Parrot, J. C. W. et al.: Pulmonary pathology in acute respiratory insufficiency: lung biopsy as a diagnostic tool. J. Thorac. Cardiovasc. Surg. *71* (1976) 64
(10) Kirby, R. R.: Membrane oxygenators: what role (if any) in acute ventilatory insufficiency. Crit. Care Med. *6* (1978) 19
(11) Porte, H., Stoeckel, M. E., Mantz, J. M. et al.: Acute Interstitial Pulmonary Fibrosis. Comparative Light and Electron Microscopic Study of 19 Cases. Pathogenic and Therapeutic Implications. Int. Care Med. *4* (1978) 181
(12) Zapol, W. M., Snider, M. T., Schneider, R. C.: Extracorporeal membrane oxygenation for acute respiratory failure. Anesthesiology *46* (1977) 272
(13) Zapol, W. M. and Mark, E. J.: Post-traumatic pulmonary insufficiency. N. Engl. J. Med. *296* (1977) 1279

Weiterführende Literatur

(14) Bregman, D.: Mechanical support of the failing heart and lungs. Appleton-Century-Crofts/New York 1977
(15) Zapol, W. M., Qvist, J.: Artificial lungs and acute respiratory failure. Hemisphere Publishing Corporation, Washington D. C. 1976

13. Entwöhnung vom Respirator. Extubationskriterien

Tab. 48: Entwöhnung vom Respirator (nach (4, 5, 6) mod.)

A. Allgemeine Faktoren, die einer Korrektur bedürfen, bevor mit einer Entwöhnung begonnen werden kann (nach Hodgkin u. Bowser (5) ergänzt):
   1. Anämie
   2. Reduziertes HZV
   3. Störungen des WELH
   4. Störungen des SBH
   5. Schock
   6. Nierenfunktionsstörung
   7. Arrhythmien
   8. Fieber/Kältezittern
   9. Infektion u. vermehrte Bronchialschleimsekretion
   10. Stark erhöhter Katabolismus
   11. Koma
   12. Hyperglykämie

B. Kriterien für die Entwöhnung vom Respirator (s. auch Tab. 60):
   1. *Lungenmechanik:*
      a) Vitalkapazität (VC) $> 10-15$ ml/kgKG ($2-3 \times$ SollV$_T$)
      b) Tiffeneau (FEV$_{1.0}$) > 10 ml/kgKG
      c) Inspiratorische Sogdruckspitze > -20 bis -30 cm H$_2$O > 10 sec.
      d) Ruhe-AMV > 1 L/min./10 kgKG
         oder AGW > 2 L/10 kgKG
      e) Compliance (L/cm H$_2$O) > 0.03 L/cm H$_2$O
   2. *Oxygenierungsfähigkeit:*
      a) AaDO$_2$ bei FIO$_2$: 1.0 (20 min.) $< 300-350$ mmHg
      b) P$_a$CO$_2$ untere Grenze des Normbereiches
      c) P$_a$O$_2$ bei FIO$_2$: 0.6 > 80 mmHg
      d) $\dot{Q}_s/\dot{Q}_T$ $< 10-20\%$ des HZV
      e) V$_D$/V$_T$ $< 0.55-0.60$
   3. *Stabile Kreislaufverhältnisse:*   4. *Klinischer Gesamtaspekt!*
      Keine Herzinsuffizienz, keine Arrhythmien

C. Kontraindikationen für einen Entwöhnungsversuch mit T-Stück:
   1. Koma
   2. Manifeste Herzinsuffizienz
   3. Arrhythmien
   4. Vitalkapazität < 8 ml/kgKG
   5. P$_a$O$_2$ < 80 bei FIO$_2$ = 0.6, bzw. P$_a$O$_2$ < 70 (FIO$_2$ = 0.6) bei Pat. > 70a.
   6. Wenn ein AMV > 180 ml/kgKG notwendig ist, um den P$_a$CO$_2$ im Normbereich (um 40 mmHg) zu halten.

D. Alarmierende Hinweise für Ermüdung u. drohende respiratorische Insuffizienz:
   1. Anstieg der Atemfrequenz
   2. psychomotorische Unruhe
   3. Tachykardie
   4. Blutdruckanstieg
   5. Sekretretention, unproduktiver Husten
   6. Verlust der spontanen Seufzeratmung
   7. Abfall der Vitalkapazität
   8. Anstieg der AaDO$_2$
   Cave: Hyperkapnie u. respiratorische Azidose sind Spätzeichen!

E. Abbruch der Entwöhnung bei Vorhandensein folgender Symptome:
   1. Tachykardie > 120 /min.
   2. Anstieg von MAP > 15 mmHg innerhalb von 10 Min.
   3. Bradykardie + Blutdruckabfall
   4. Ischämiezeichen im EKG
   5. Zunehmende Angst, psychomotorische Unruhe, Dyspnoe
   6. Anstieg der AaDO$_2$ > 400 mmHg innerhalb von 10 Min. (bei FIO$_2$ = 1.0)
   7. Progressiver Anstieg von P$_a$CO$_2$ (2 mmHg/min. oder mehr)

F. Ursachen der schwierigen Entwöhnung vom Respirator:
   1. Inadäquates AMV
   2. Erhöhte Totraumventilation
   3. Gesteigerter $\dot{V}O_2$ (Fieber, Delirium, Kältezittern, Krämpfe, Sepsis, Tetanus)
   4. Fehlen der hypoxischen Stimulation des Atemzentrums (und der peripheren Rezeptoren)
   5. Großes intrapulmonales Shuntvolumen
   6. Anämie, Störung des O$_2$-Transports
   7. Vermehrte Sekretbildung in den Atemwegen
   8. Inadäquate Vitalkapazität
   9. Insuffizienz der Atemmuskulatur (inadäquater inspiratorischer Sog (<– 20 cm H$_2$O))
   10. Verminderte Compliance
   11. Niedriges, fixiertes HZV («low output»)
   12. Opiat-Entzugsphänomene, Sedativa-Überhang
   13. Psychisch bedingte Abhängigkeit vom Respirator

G. Pathophysiologische Veränderungen während der Entwöhnungsphase eines Kollektivs: (nach Hedley-Whyte u. Mitarb. (4))

Parameter	vor Entwöhnung unter Beatmung	nach 24 Std. Entwöhnung
V$_T$ (ml/kg KG)	4.7	5.8
VK (ml/kgKG)	10.7	16.3
max. inspir. Sog (cm H$_2$O)	–23	–29
P$_a$CO$_2$		keine signif. Änderung[1]
AaDO$_2$ (mmHg)		55–102[2] bzw. 286[3]
HZV, $\dot{V}O_2$		nicht einheitlich: keine signif. Änderung[4] oder Anstieg[5]
Katecholamine		Anstieg (Plasma, Urin)
V$_D$/V$_T$ Compliance FRC		keine signifikante Änderung nach 24 Std.

Bemerkungen:

[1] Ein passagerer Anstieg vom P$_a$CO$_2$ ist hingegen 10–60 Min. nach Beginn der Entwöhnung festzustellen.
[2] Wenn die Entwöhnung erfolgreich war.
[3] Starker Anstieg der AaDO$_2$ innerhalb der ersten 10 Min. trat bei den Pat. auf, bei denen die Entwöhnung mißlang.
[4] Wenn die Entwöhnung erfolgreich war.
[5] Bemerkenswerter Anstieg des HZV und des $\dot{V}O_2$ sind in der Regel Zeichen dafür, daß man einen Entwöhnungsversuch nicht fortsetzen darf.

Tab. 49: Entwöhnungssysteme (hypothetische Wirkungen und Nebenwirkungen)

Entwöhnungs-systeme	Atem-arbeit	FRC $\dot{Q}_S/\dot{Q}_T$	V_D/V_T	P_aO_2	P_aCO_2	SV	VO_2	Atem-regulation (zentral-peripher)	Harnaus-scheidung	Sedierung erforder-lich	Synchro-nisation: Atmung-Beatmung	Seufzer-atmung («Sighing»)
Assistierte Ventilation	↓↓	FRC(↑)[7], $\dot{Q}_S/\dot{Q}_T(↓)$	→	↑	↓↓	↓	↓↓	→	↑	+	(+)	∅[1]
IMV[5] + PEEP	(↓)	FRC↑↑, $\dot{Q}_S/\dot{Q}_T↓↓$	↓↓	↑↑	→(↓)	(↓)	(↓)	↓[2]	↓[4]	(+)	+	+
IDV (SIMV)[6] + PEEP	→	FRC↑↑, $\dot{Q}_S/\dot{Q}_T↓↓$	↓↓	↑↑	→(↓)	(↓)	(↓)	→	↓[4]	(+)	++	+
IMV[5], s. S. 83	→	FRC↑, $\dot{Q}_S/\dot{Q}_T↓$	→	↑	→(↓)	(↓)	(↓)	(↓)[2]	→	(+)	+	+
IDV (SIMV)[6]	→	FRC↑, $\dot{Q}_S/\dot{Q}_T↓$	→	↑	→(↓)	(↓)	(↓)	→	↑	∅(+)	++	+
CPAP (Spontan-atmung) s. S. 76	↑↑↑	FRC↑↑, $\dot{Q}_S/\dot{Q}_T↓↓$	↓↓	↑↑↑	↑↑	↓↓	↑↑	↓[3]	(↓)[4]	∅(+)	∅[1]	∅[1]
PEEP (Spontan-atmung) s. S. 72	↑↑	FRC↑↑, $\dot{Q}_S/\dot{Q}_T↓↓$	↓↓	↑↑↑	↑	→	↑↑	↓[3]	(↓)[4]	∅(+)	∅[1]	∅[1]
T-Stück (Spontan-atmung)	→(↑)	FRC(↓), $\dot{Q}_S/\dot{Q}_T(↑)$	→(↑)	→(↓)	→(↑)	→(↑)	→(↑)	→	↑	∅(+)	∅[1]	∅[1]

Symbole:
↑ = Zunahme, Anstieg
↓ = Abnahme, Verminderung
→ = keine Veränderung
+ = ja
∅ = nein

Anmerkungen:
[1] entfällt, nicht vorhanden
[2] Störung des «feed back»-Mechanismus erst dann, wenn die mechanische Beatmung mit der spontanen Exspiration zusammenfällt.
[3] Dehnungsrezeptoren auf einen höheren Soll-Wert eingestellt. Das Atemzeitverhältnis ist zugunsten der Exspiration verschoben.
[4] bedingt durch vermehrte ADH-Ausschüttung infolge des erhöhten Füllungsdruckes im re. Vorhof
[5] «intermittent mandatory ventilation» (Intermittierendes Atmungs-Beatmungs-System, intermittierende Zwangsbeatmung)
[6] «intermittent demand ventilation» (synchronisiertes IMV-System)
[7] abhängig von der Ausgangs-FRC, bzw. CC (Closing Capacity) u. eingestelltem V_T, s. auch S. 48

HFV (high frequency ventilation) scheint als jüngste Entwicklung der Entwöhnungssysteme erfolgversprechend.

Technologie: jet-ventilation (f: ~ 120 p.m.) über einen orotrachealen Tubus. Dabei besteht für den Patienten die Möglichkeit, spontan zu atmen.

Vorteile: niedrige intratracheale Drucke, keine Kreislaufdepression, günstiger Einfluß auf den Gasaustausch, Kompatibilität mit der Spontanatmung (8).

Die beträchtliche Totraumventilation (V_D/V_T ~ 70%) muß durch entsprechend hohe Atemminutenvolumina kompensiert werden (f: ~ 120, V_T 120–140 ml: effektive alveoläre Ventilation = 4–5 L/min.).

Literatur

(1) Downs, J. B., Klein, E. F., jr. Desautels, D. u. Mitarb.: Intermittent mandatory ventilation (IMV): A new approach to weaning patients from mechanical ventilators. Chest 64 (1973) 331
(2) Downs, J. B., Mitchell, L. A.: Intermittent mandatory ventilation following cardiopulmonary bypass. Crit. Care Med. 21 (1974) 39
(3) Dripps, R. D., Eckenhoff, J. E., Vandam, L. D.: Introduction to anesthesia. W. B. Saunders Comp., Philadelphia–London–Toronto, 1972
(4) Hedley-Whyte, J., Burgess, G. E., Feeley, Th. W., Miller, M. G.: Applied physiology of respiratory care. Little, Brown Co., Boston, 1976
(5) Hodgkin, J. E., Bowser, A. A., Burton, G. G.: Respiratory weaning. Crit. Care Med. 2 (1974) 96
(6) Lecky, J. H., Ominsky, A. J.: Postoperative respiratory management. Chest 62 (1972) 50
(7) Kirby, R. R.: Is intermittent mandatory ventilation a satisfactory alternative to assisted and controlled ventilation? Refresher Courses in Anesthesiology, 4 (1975) 207
(8) Klain, M., Smith, R. B., Babinski, M.: High frequency ventilation – an alternative to IMV? Crit. Care Med. 6 (1978) 95 (Abstracts)

Intermittent Mandatory Ventilation (I. M. V.); s. auch S. 82

IMV stellt eine «*Atem-Beatmungstechnik*» dar, die erstmals in der Pädiatrie beim IRDS angewendet wurde (4), neuerdings aber in zunehmendem Maße als Entwöhnungs- und auch als Alternativmethodik (IMV mit «high level PEEP») zu konservativen Beatmungsformen propagiert wird (2, 6).

Technik: der spontan atmende Pat. erhält in gewählten Zeitabständen definierte Volumina vom Beatmungsgerät angeboten. Entsprechend der aktuellen respiratorischen Situation kann das Verhältnis von Atmung/Beatmung individuell titriert werden. Nach (11) wird taktisch so vorgegangen, daß man mit einer Respiratorfrequenz von 8–16/min. und einem V_T, das etwa doppelt so hoch wie das der Spontanatmung sein sollte, intermittierend beatmet. Je nach respiratorischer Situation des Pat. variiert man diese Frequenz.

Von den Befürwortern der Methodik werden folgende – allerdings nicht unwidersprochenen – Vorteile (11) angegeben:

1. Gute Toleranz von seiten des Pat., so daß die Gabe von Sedativa, Hypnotika oder Narkotika weitgehend eingeschränkt werden kann. Damit bleibt die Aktivität des Atemzentrums großteils erhalten.
2. Günstiger Effekt auf den psychisch respiratorabhängigen Pat. während der Entwöhnungsphase.
3. Geringere respiratorische und kardiozirkulatorische Adaptationsschwierigkeiten als bei abruptem Wechsel von mechanischer Beatmung auf Spontanatmung über T-Stück.
4. Höhere Herzzeitvolumina als bei den üblichen Entwöhnungsmethoden mit CPAP oder auch PEEP durch Senkung des transmuralen Drucks.
5. Überlegenheit gegenüber der T-Stück-Technik (Downs, J. B.: «swim or sink technique»), die als primäre Entwöhnungsmethodik nach Langzeitbeatmung obsolet sein sollte.
6. Weitgehende Erhaltung von zentraler und peripherer Atemsteuerung durch Einpendeln des $PaCO_2$ auf physiologisches Niveau (bei assistierter Beatmung: Neigung zu respiratorischer Alkalose!)
7. Intermittierende Blähung der Lunge – somit wirkungsvolle Atelektasenprophylaxe.
8. Gestuftes Training der Atemmuskulatur nach Langzeitbeatmung.

9. Mit PEEP bessere Toleranz von seiten des Kreislaufs als mit CPPV bei Behandlung des ARDS – infolge Senken des transmuralen Drucks in der Lunge (7).
10. Flexible, subtile Titrationsmöglichkeiten des Verhältnisses Spontanatmung/maschinelle Beatmung beim Entwöhnungsvorgang – ohne den Pat. in Gefahr zu bringen.
11. Sicherer als die kontrollierte Beatmung, bei der eine Diskonnektion vom Gerät schneller zum Tode des Pat. führen kann.

Die neue Generation volumengesteuerter Respiratoren ist üblicherweise mit IMV-Mechaniken bestückt (z.B. Bennett MA-2B, Servo-Ventilator 900B, Bourns BP 200, Emerson-IMV-Ventilator – Modifizierung des Servo 900 A Respirators für IMV s. Lit. (12))

Fallweise verfügen die Geräte über I.D.V.-(intermittent demand ventilation) oder S.I.M.V.-(synchronized intermittent mandatory ventilation)Systeme, die eine optimale Abstimmung von Beatmung auf Spontanatmung garantieren sollen. Nach Kirby, R. R. (7) ist die Funktionstüchtigkeit dieser Systeme nicht bei jedem Fabrikat gegeben!

Literatur

(1) Downs, J. B., Klein, E. F., Desautels, D. A. et al.: Intermittent mandatory ventilation: a new approach to weaning patients from mechanical ventilation. Chest 64 (1973) 331
(2) Downs, J. B., Block, A. J., Vennum, K. B.: Intermittent mandatory ventilation in the treatment of patients with chronic obstructive pulmonary disease. Anesth. Analg. 53 (1974) 437
(3) Gregory, G. A., Kitterman, J. A., Phibbs, R. H. et al.: Treatment of the idiopathic respiratory distress syndrome with continual positive airway pressure. N. Engl. J. Med. 284 (1971) 1333
(4) Kirby, R. R., Robison, E. J., Schulz, J. et al.: A new pediatric volume ventilator. Anesth. Analg. 50 (1971) 533
(5) Kirby, R. R., Robison, E. J., Schulz, J. et al.: Continual flow ventilation as an alternative to assisted or controlled ventilation in infants. Anesth. Analg. 51 (1972) 871
(6) Kirby, R. R., Downs, J. B., Civetta, J. M. et al.: High level positive endexpiratory pressure (PEEP) in acute respiratory insufficiency. Chest 67 (1975) 156
(7) Kirby, R. R.: Is intermittent mandatory ventilation a satisfactory alternative to assisted and controlled ventilation? Abstracts of Scientific Papers, 1975 ASA Annual Meeting, pp 1–7
(8) Levin, R. M.: Pediatric respiratory intensive care handbook. Hans Huber Publishers, Bern – Stuttgart – Vienna 1976
(9) Niemer, M., Nemes, C., Gebert, E., Siauw, P. T.: Ein einfaches, universell verwendbares IMV-System. Anaesthesist 27 (1978) 134
(10) Singer, M. M.: Guest discussion. Anesth. Analg. 53 (1974) 441
(11) Wilson, R. F., Sibbald, W. J.: Acute respiratory failure. Crit. Care Med. 4 (1976) 79
(12) Wiedemann, K.: Die intermittierende maschinelle Ventilation (IMV) mit dem Servo-Ventilator 900 A. Prakt. Anästh. 12 (1977) 341

Weiterführende Literatur:

(13) Lang, V. O.: H.R.P.-IMV-2000. Ein Zusatzgerät zur einfachen Realisierung moderner Beatmungstechniken mit verschiedenen, auch älteren Beatmungsmaschinen. Anaesthesist 28 (1979) 191

Tab. 50: Extubationskriterien (Überwachungsbogen) (nach: J. H. Lecky, A. J. Ominsky: Postoperative respiratory management. Chest 62 (1972) 50–57 (supplement) mod.))

Name:
Dg.-Op.:
Datum der Extubation oder Dekanülierung:

Bewertung	0	1	2	3
Zustand (Bewußtsein, AZ)	Komatös *muß aus diesem oder anderen Gründen beatmet werden*	desorientiert unkooperativ	wach kooperativ subj. Wohlbefinden	wach möchte extubiert werden
Kreislauf	*benötigt inotrope, vasopressorische oder antiarrhythmische Medikamente*	Inotrope, vasopressorische oder antiarrhythmische Medikamente werden *evtl.* benötigt.	gering anormale Kreislaufverhältnisse, die jedoch medikamentös *nicht* korrigiert werden müßten/ sollten	normale Verhältnisse
Atemfrequenz Trachealsekret	*>50/min. zäh-putrid u. massiv*	40–50/min. zäh und/oder massiv	<40/min. gering	<40/min. zu vernächlässigen
VK (ml/kg/KG)	<8	8–13	14–20	≧21
Oxygenierungsverhältnis[1])	<1,4	1,5–2,4	2,5–3,4	≧3,5
Ventilationsverhältnis[2])	≧2,0	1,7–2,0	1,3–1,7	<1.3
$PaCO_2$ mmHg	*≧50 und steigend*	≧50 und stabil	≦49	≦49

[1]) Um das *Oxygenierungsverhältnis* zu bestimmen, dividiert man PaO_2 mm Hg durch die inspirierte O_2-Konz.%
[2]) Um das *Ventilationsverhältnis* zu bestimmen, sind 3 Rechnungen durchzuführen:
  a) 90 ml × kg/KG × 40 = _____ (A)
  b) $PaCO_2 \times \dot{V}_E$ (ml/min.) = _____ (B)
  c) B/A = Ventilationsverhältnis

Wertung:
eine «0» allein schließt bereits eine Extubation aus
zweimal eine «1» ebenso!

14. Chronisch Obstruktive Lungenerkrankung (COPD)

Tab. 51: Stadien des Lungenemphysems (nach (3) mod.) (s. auch S. 3 – 16)

Stadium I	Noch normale Atemreserven. Normale Vitalkapazität. Residualkapazität erhöht. Normale alveoläre Ventilation. Noch keine Gasaustauschstörung für Sauerstoff. Noch keine Einschränkung der körperlichen Leistungsfähigkeit.
Stadium II	Geringe Verminderung der Atemreserven. Normale Vitalkapazität. Normale alveoläre Ventilation. Geringe Gasaustauschstörung für Sauerstoff durch Zunahme der venösen Beimischung und/oder durch Verteilungsstörung. Verminderung der arteriellen Hypoxämie im Arbeitsversuch bzw. durch Vorschalten eines künstlichen Totraumvergrößerers. Keine wesentliche Einschränkung der körperlichen Leistungsfähigkeit.
Stadium III	Einschränkung der Atemreserven auf etwa die Hälfte. Normale Vitalkapazität. Normale alveoläre Ventilation. Stärkere Gasaustauschstörung für Sauerstoff infolge der unter Stadium II genannten Ursachen. Die arterielle Hypoxämie bleibt im Arbeitsversuch unverändert. Mäßige Einschränkung der körperlichen Leistungsfähigkeit.
Stadium IV	Verminderung der Atemreserven auf etwa ein Drittel. Vitalkapazität vermindert. Alveoläre Hypoventilation. Erhebliche Einschränkung der körperlichen Leistungsfähigkeit.

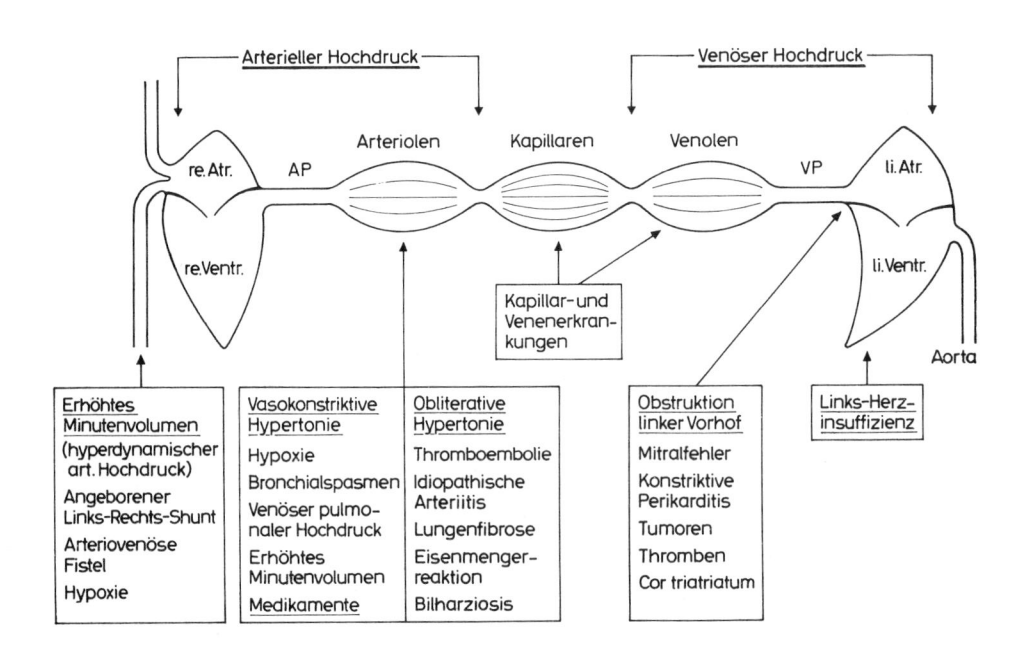

Abb. 40: Ursachen der pulmonalen Hypertonie und des Cor pulmonale (nach (1))

Tab. 52: Verhalten der Residualkapazität zur Totalkapazität beim Emphysematiker, s. S. 4, 86

Normal	bis 25 % der Totalkapazität
Emphysem, *leicht*	25–35 % der Totalkapazität
Emphysem, *mittelgradig*	35–45 % der Totalkapazität
Emphysem, *fortgeschritten*	45–55 % der Totalkapazität
Emphysem, *schwer*	über 55 % der Totalkapazität

[Nach Motley, H. L., Arch. Industr. Hyg. 5 (1952) 554]

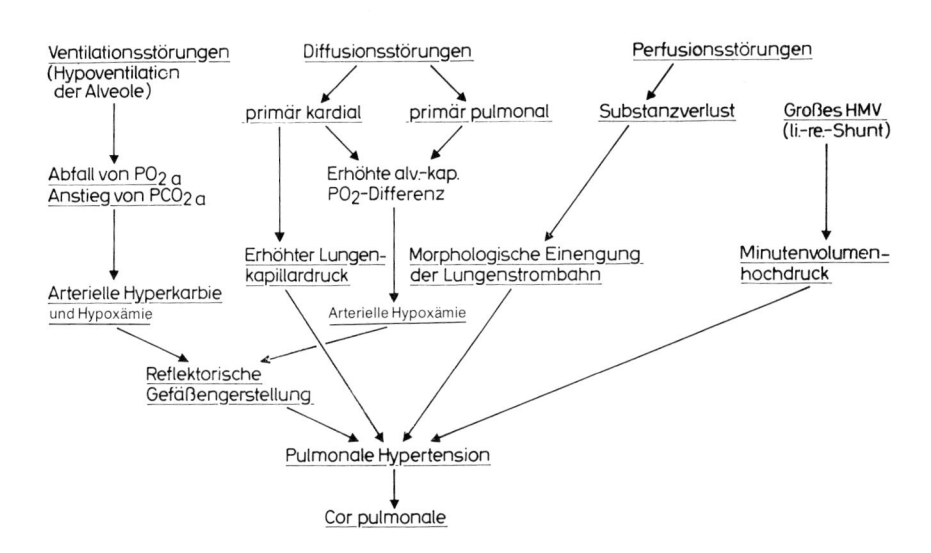

Abb. 41: Schematische Darstellung des Entwicklungsweges einer pulmonalen Hypertension und eines Cor pulmonale bei Ventilations-, Diffusions- und Perfusionsstörungen (nach (1))

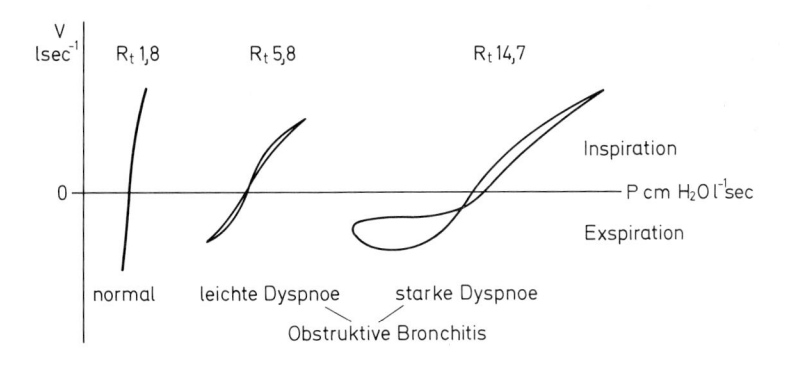

Abb. 42: Bodyplethysmographisch aufgenommene Druckströmungsdiagramme bei Lungengesunden und bei Pat. mit obstruktiven Atemwegserkrankungen (nach (6))

Tab. 53: Bronchitiker – Emphysematiker: Hauptunterscheidungsmerkmale (nach (5), ergänzt)

Unterscheidungskriterien	«Blue bloater» «Bronchitiker»	«Pink puffer» «Emphysematiker»
Pulm. Hypertonie	+ +	(+)
Konstitution	athletisch, pyknisch	asthenisch, leptosom
Psyche	zykloid	schizoid
Geschlecht	♂ und ♀	vorwiegend ♂
Kolorit	zyanotisch	aschfahl
Dyspnoe	relativ gering	relativ stark
Auswurf	viel	wenig
Atemgeräusche	laut, Giemen, Rasseln	leise, kaum Vesikuläratmen
Rechtsherzinsuffizienz	ausgeprägt	gering
Lungen-Röntgen-Zeichen	vorwiegend bronchitische	vorwiegend emphysematische
Herzsilhouette	voluminöses Cor pulmonale	schlankes Cor pulmonale
Atemwegsobstruktion	teilweise reversibel	vorwiegend irreversibel
Hämatokrit, Hb	meist erhöht	meist normal
Blutgase	respiratorische Globalinsuffizienz: $PaCO_2 \uparrow$; $PaO_2 \downarrow$	respiratorische Partialinsuffizienz: $PaCO_2 \downarrow$ oder normal; $PaO_2 \downarrow$
O_2-Therapie	nur mit assistierter oder kontrollierter Beatmung	O_2-Sonde genügt, da geringe CO_2-Narkosegefahr

Tab. 54: EKG-Kriterien des Cor pulmonale (nach (7))

Akutes Cor pulmonale	Chronisches Cor pulmonale
• S I-Q III-Typ (McGinn-White-Syndrom) • Rechtsschenkelblock • Rechtshypertrophie-Zeichen (hohes R in V_1), selten • Negatives T in V_1 bis V_4 • P dextroatriale • Rhythmusstörungen (vor allem Sinustachykardie)	• Rechtstypische Lage, Sagittaltyp • Rechtshypertrophie-Zeichen hohes R in V_1 bzw. V_{r3} bis V_{r6} hohes R in aVR r/S-Form in V_1 bis V_6 tiefes S in V_6 • P dextroatriale

Thorax-Rö.-Bild bei pulmonaler Hypertonie (s. S. 172)

Literatur

(1) Bolt, W., Venrath, H.: Nicht tuberkulöse Erkrankungen der Lunge und Pleura. In: Lehrbuch der Inneren Medizin. Hrsg.: R. Gross u. P. Schölmerich. F. K. Schattauer Verlag, Stuttgart – New York 1973, 460–461
(2) Filley, G. F., Neff, T. A.: The Pulmonary Circulation. Chest 71 (1977) 243 (Supplement)

(3) Flach, K., Gahlenbeck, H., Harms, H.: Atmungsorgane. In: Pathophysiologische Grundlagen der Chirurgie. Hrsg.: Th. O. Lindenschmidt. G. Thieme Verlag, Stuttgart 1975, S. 300
(4) Lydtin, H.: Pathophysiologische Grundlagen der röntgenologischen Erkennung einer Herzinsuffizienz In: Röntgendiagnostik bei Herzkrankheiten. Kardiologie für die tägliche Praxis Nr. 5 (Fa. Hoechst). S. 7. Hrsg.: H. Braun, H. Kulke, H. Keim. Verlag D. E., Wachholz K. G., Nürnberg
(5) Matthys, H.: Pathogenese und Diagnose des Cor pulmonale. Sandorama, Juli 1975, S. 6
(6) Reichel, G.: Differentialdiagnostische Möglichkeiten bei Lungenfunktionsprüfungen. Med. Welt 25 (1974) 879
(7) Soo, C. S.: Kardiologie für die tägliche Praxis. Selecta-Verlag-Dr. Ildar Idris-Planegg vor München 1974
(8) Sill, V., Kaukel, E., Lanser, K., Völkel, N.: Lunge und kleiner Kreislauf. Kurzmonographien Sandoz 22, 1978
(9) Thurlbeck, W. M.: The Lung. The Williams & Wilkins Co., Baltimore 1978
(10) Ulmer, W. T.: Bronchitis, Asthma, Emphysem. G. Thieme Verlag, Stuttgart – New York 1979

Therapie der Mukoziliarinsuffizienz

Tab. 55: Möglichkeiten der pharmakologischen Beeinflussung der mukoziliaren Klärfunktion (Die in Klammern gesetzten Substanzen sind nur im Tierexperiment untersucht) (nach N. Konietzko: Die Bronchialwegsreinigung: Möglichkeiten ihrer Beeinflussung. Therapiewoche 26 (1976) S. 8238)

Pharmakologische Gruppe	Substanz	Wirkung	Mechanismus
β-adrenerge Blocker	(Propranolol)	hemmend	Ziliodepression
β-adrenerge Stimulatoren	Adrenalin Nor-Adrenalin Isoproterenol (Fenoterol) (Orciprenalin) Terbutalin Salbutamol	fördernd	Zilioexzitation
Cholinerge Blocker	Atropin Ipropamid	hemmend indifferent	Ziliodepression und Sekreteindickung
Cholinerge Stimulatoren	(Acetylcholin)	indifferent	unbekannt
Sekretolytika	Bromhexin (N-Acetylcystein)	gering fördernd ? gering fördernd	Sekretverdünnung

Tab. 56: Ungefähre Reichweite inhalierter Partikel (nach R. Ferlinz: Lungen- und Bronchialerkrankungen. Ein Lehrbuch der Pneumonologie, 2. Band, G. Thieme V., Stuttgart 1974, S. 126)

Reichweite	Verteilungsmaximum der Partikelgröße	Applikationsform
Nasen- und Rachenraum	300 > μm	Spray
Hauptbronchien	> 30 μm	
Bronchien 3. Ordnung	> 6 μm	Aerosol
Bronchioli alveolares	> 1 μm	Dampf
Alveolen	< 1 μm	

Man *beachte*, daß bei der Inhalation ein unterschiedlich großer Teil des Aerosols *(bis zu 70%)* verschluckt und vom Magen-Darm-Trakt aus resorbiert wird (besonders bei Kindern u. Patienten mit chronischen obstruktiven Lungenkrankheiten). Dieser Anteil kann verringert werden, wenn das Aerosol (Dosier-Aerosol) bei geöffnetem Mund eingeatmet wird (Venturi-Prinzip!).

Empfehlungen zur Aerosoltherapie (nach (3, 7, 9, 10))

Grundsätze:
1. Die Einzeldosis der Reinsubstanz soll in der Regel 2 ml nicht übersteigen!
2. Die Inhalationsdauer sollte 20 Min. nicht unterschreiten!
3. Der pH des Aerosols sollte um 7 liegen.

Mukolytika:
sind nur für die Inhalationstherapie geeignet! Wenn mit IPPB verabreicht, können die Gummiteile (Dichtungsringe, Ventile!) angegriffen werden!
a) *NaCl:* 0,9–5 %, 2 ml mehrmals tgl.
b) *Tacholiquin®:* 1 %ige Lsg.: 4 ml 1–3 × tgl., 0,1 %ige Lsg. als Dauermedikation (> Std.)
c) *Bromhexin*[1]*) (Bisolvon®)*
d) *Mistabronco®:* 1–2 ml verdünnt mit Aqua dest. oder NaCl 0,9 % auf 2 bzw. 4 ml: 1–4 × tgl.
e) *N-Acetylcystein (Mucolyticum Lappe®):* 2 ml auf das Doppelte mit Aqua dest. oder NaCl 0,9 % verdünnt: 3–4 × tgl.
f) *N-Acetylcystein (Fluimucetin®):* 1 Amp. (300 mg): 1–3 × tgl. als Aerosol
g) *Guajakolglycerinäther (Mucostop®):* 1 %ige Lsg., 2 ml: 1–2 × tgl.
h) *Kalium jodatum:* 0,5–1 %ige Lsg., 2 ml: 1–3 × tgl. (sehr wirksam!)
i) *Äthylalkohol:* 20–70 %, 2 ml mehrmals tgl.
j) *Kamillosan®):* 20 gtt. oder mehr auf 10 ml Aqua dest.: mehrfach tgl.
k) *Alphachymotrypsin Choay 5®:* 1 Amp. ad 3 ml Aqua dest. oder NaCl 0,9 %: 1–2 × tgl.
(*Beachte:* Überdosierungen führen zu gefährlichen Schleimhautblutungen!)

[1]) Wirksamkeit fraglich; kann Surfactant zerstören!

Broncholytika (s. Tab. 57):
a) *Terbutalin 1 % (Bricanyl®):* 1–2 Sprühstöße innerhalb von 2 Min. oder 5–7,5 mg (0,5–0,75 ml + 3–5 ml NaCl 0,9 %) mit Vernebler (z. B. Medikamenten-(Mikro-)Vernebler Bird).
b) *Salbutamol 0,5 % (Sultanol®, Ventolin®):* 2,5–5 mg (0,5–1 ml + 3–5 ml NaCl 0,9 %) mit Vernebler (z. B. Medikamenten-(Mikro-)Vernebler Bird).
Inhalationsdauer: 20 Min.
Als Spray: 1–2 Sprühstöße innerhalb von 2 Min.
c) *Aludrin® (Isoproterenol) 1 % als Aerosol:* 1 %ige Lsg. auf das 5–10fache mit Aqua dest. verdünnt. Einzeldosis bis zu 2 ml. 1 Atemzug/5 Min.
d) *Alupent® (Orciprenalin) 2 % als Aerosol:* 10–15 Atemzüge der vernebelten 2%igen Lsg.
e) *Fenoterol (Berotec®):* 2–6 × 1–2 Hub Aerosol tgl.
f) *Hexoprenalin (Ipradol®):* 2–6 × 1–2 Hub Aerosol tgl.
g) *Reproterol (Bronchospasmin®):* 2–6 × 1–2 Hub Aerosol tgl.
h) *Tropasäure-Ester (Atrovent®):* 2–6 × 1–2 Hub Aerosol tgl.
Indikation: Reflexbronchokonstriktion!
i) *Hexoprenalin (Etoscol®):* 6–8 × 1–2 Hübe Aerosol (max. 12 Einzeldosen tgl.).

Sekretolytika und Bronchodilatatorika:
Vorinhalation mit Bronchodilatatorika wird von einigen Autoren empfohlen, um eine tiefere Deponierung des Sekretolytikums zu erreichen!
In der folgenden Zusammenstellung werden Sekretolytikum und Bronchodilatatorikum gleichzeitig appliziert:
a) *Äthylalkohol 70 %: 2,5 ml +*
b) *NaCl 5 %: 2,5 ml +*
c) *Kamillosan®: 20 gtt +*
d) *Micronefrin® 2,25 % (Bird Corp.)/Astmanephrin® 2,25 %: 4 gtt.*

Antibiotika (nach Vorinhalation mit Beta-Mimetika):
a) *Neomycin (Nebacetin®) und Bacitracin (Baneocyn®):* 2 ml 2–3 × tgl.
b) *Polymyxin B Novo:* 1 Amp. (50 mg) auf 10 ml verdünnt: 2 ml 6–8 × tgl.
c) *Thiamphenicol (Urfamycin®):* 3 × 125 mg tgl.

Antimykotika (nach Vorinhalation mit Beta-Mimetika):
a) *Daktar®:* 2–4 × tgl. 5 ml unverdünnt.
b) *Amphotericin B®:* 2 × 1–2 ml 0,5%ige Lsg. über Vernebler.

Antiallergika:
a) *Beclomethason-dipropionate (Viarox®, Sanasthmyl®):* 4 × 1–3 Hub Aerosol tgl.
b) *Dexamethason-21-isonicotinat (Auxiloson®):* tgl. 5 × 2 Hübe Aerosol.
Beide Medikamente dienen der Langzeittherapie. Sie sind erst nach 5–8 Tagen wirksam, daher für die Behandlung des Status asthmaticus ungeeignet!

Literatur

(1) Böhlau, V., Böhlau, E.: Fibel der Inhalationsbehandlung mit Aerosolen. Urban & Schwarzenberg, München – Berlin – Wien 1971
(2) Bottke, H.: Kompendium der Inhalationstherapie mit Pari-Geräten. P. R. Pari Werk KG, Starnberg am See, 1974
(3) Eichler, J.: Grundlagen der apparativen Beatmung. G. Fischer Verlag, Stuttgart 1976
(4) Gaskell, D. V., Webber, B. A.: The Brompton Hospital Guide to Chest Physiotherapy. Blackwell Scientif. Publ., Oxford – London 1977
(5) Lawin, P.: Probleme der Entwöhnung von der Respiratorbehandlung. In: Just, O., Stoeckel, H.: Ateminsuffizienz und ihre Behandlung. G. Thieme Verlag, Stuttgart 1967, 186
(6) Wachsmuth, W., Weis, K. H., Schantz, R.: Zur Langzeitbeatmung in der Allgemeinchirurgie. Dtsch. med. Wschr. 92 (1967) 507

Weiterführende Literatur:

(7) 9. Bad Reichenhaller Kolloquium: Broncho-Sekretion. Therapiewoche 26 (1976) 8209–8306
(8) Gaskell, D. V., Webber, B. A.: The Brompton Hospital Guide to Chest Physiotherapy. Blackwell Scientif. Publ., Oxford – London 1977
(9) Schmidt, O. P.: Inhalative Pharmakotherapie. Tagungsbericht der Österr. Ges. für Lungenerkrankungen u. Tuberkulose, 19.–22. V. 1977 in Salzburg, S. 166
(10) Kaik, G., Hitzenberger, G.: Die medikamentöse Behandlung der obstruktiven Atemwegserkrankung. Schnetztor-Verlag GmbH, Konstanz 1979
(11) Lungenmykosen – Diagnostik, Therapie. In: Atemwegs- und Lungenkrankheiten 5 (1979) 53–109

Tab. 57: Wirkungsprofil einiger Beta-Sympathomimetika

Substanz	Handelsnamen – Präparate®	Angriffspunkt	Wirkungsdauer (Std.)	1 Sprühstoß = (mg)	Dosierung (mg/kg KG) als Aerosol	p.os	i.m. s.c. i.v.	Kinder	Bemerkungen
Adrenalin	Suprarenin (Amp.: 0,1%, Adrenalin-Dosier-Aerosol-Medihaler)	$\alpha^{++}, \beta_1^{++}, \beta_2^{++}$	kurz (Tachyphylaxie!)	0.35	nur beim Glottisödem!	⌀	0.1–0.5 mg s.c. 0.25 mg 10fach verdünnt i.v.	0.1% Lsg: 0.01 ml pro kgKG (St. asthmaticus)	Sollte nur beim anaphylaktischen Schock (u. Bronchospasmus) verwendet werden
Orciprenalin	Alupent (Tbl.: 20 mg, Lösung: 2% u. 5%, Dosier-Aerosol)	$\beta_1^{+++}, \beta_2^{++++}$	3–4	0.75	2%: 10 Atemzüge 5%: 5 Atemzüge	3–5 × 10 mg tgl.	0.5–1 mg s.c., i.m.		pos. chrono-, ino- und dromotrope Wirkung schwächer als die von Isoprenalin
Isoprenalin	Isuprel (Duo-Medihaler, Aludrin-Dosier-Aerosol)	$\beta_1^{+++}, \beta_2^{+++}$	15 min. (Aludrin) einige Std. (Duo-Medihaler)	0.1 (Aludrin) 0.2 (Duo-Medihaler)	1 Atemzug/5 min. 1–3 Atemzüge/5 min.	⌀	⌀	0.1 μg kgKG/ min. (Status asthmat.)	wirkt 10mal stärker broncholytisch als Adrenalin
Salbutamol	Sultanol, Ventolin (Dosier-Aerosol, Tbl. forte 4 mg, Tbl. mite 2 mg, Lsg. 0,5%)	$\beta_1^+, \beta_2^{++++}$	3–4	0.1	1 (max. 2) 3–4 × Atemzüge, max. 8 × tgl. Beatmungsinhalation: 3–4 × tgl. 5 gtt, in 3 ml NaCl 0,9% verdünnt, inhalieren	3–4 × 2–4 mg	⌀	0.5–1 mg (1–3 Jahre) p.os	doppelt so stark wie Terbutalin u. weitgehend β₂-selektiv

Fenoterol	Berotec (Dosier-Aerosol) Berotec-Lsg.	$\beta_1^+, \beta_2^{++++}$ fast vollständig selektive Wirkung auf die Beta$_2$-Rezeptoren	6–8	0.2	2–6 × 1–2 Sprühstöße tgl. 3 × tgl. 4–8 gtt. der 0,1 % Lsg. auf 3 ml NaCl 0,9 % über Vernebler	∅	∅	2 × 1 Sprühstoß (Schulkinder)	broncholytische Wirkung 10mal stärker als die des Orciprenalins
Terbutalin	Bricanyl (Amp. 0.5 mg, Tbl. 2.5 mg, Dosier-Aerosol)	$\beta_1^+, \beta_2^{++++}$	3–4	0.25	2–6 × 1–2 Sprühstöße tgl.	2–3 mal 1–2 Tbl.	1–4 mal 0.25 mg s.c.		
d,l-Adrenalin	Asthmanephrin: 2.25 % Micronefrin 2,25 % (Bird-Corp.)							0.25–0.5 ml 2.25 % Lösung auf 5 ml mit NaCl 0,9 % verdünnt über Vernebler	Beim St. asthmaticus u. Pseudocroup (Beatmungsinhalation)

Literatur

(1) Böhlau, V., Böhlau, E.: Fibel der Inhalationsbehandlung mit Aerosolen. Urban & Schwarzenberg, München – Berlin – Wien, 1971
(2) Biskup, L.: Therapie des schweren Status asthmaticus beim Kind. Dtsch. med. Wschr. *101* (1976) 1138
(3) Levin, R. M.: Pediatric respiratory intensive care handbook. H. Huber Publ., Bern – Stuttgart – Wien, 1976
(4) Weiss, E. B., Segal, M. S.: Bronchial asthma. Mechanism and therapeutics. Little, Brown and Comp., Boston, 1976
(5) von Wichert, P.: Die Behandlung des Asthma bronchiale. Dtsch. med. Wschr. *99* (1974) 2179
(6) «Weiße Liste» 1977/II; transparenz-telegramm. Fakten und Vergleiche für die rationale Therapie. A.T.I. Arzneimittel-Informationsdienst GmbH, Berlin (West), 1977, S. 243–245

Tab. 58: Indikation und Durchführung der Aerosoltherapie bei chronisch obstruktiven Atemwegserkrankungen (nach: H. Herzog, R. Keller: Indikationen und Technik der Aerosoltherapie in der Langzeitbehandlung der chronischen Bronchitis. Med. Klin. *68* (1973) 1616, mod., s. auch Tab. 57)

Schema 1
Indikation: Status asthmaticus

2,25 % d,l-Adrenalin	5 Tropfen	2,25 % d,l-Adrenalin	5 Tropfen
2,4 % Aminophyllin	2 ml	10 % N-Acetylcystein	3 ml
	alternierend 1- bis 2stündlich		

1stündlich (während maximal 12 Stunden),
2stündlich (während maximal 24 Stunden).
Applikationsform: IPPB-Gerät (Bird) obligat

Schema 2
Indikationen: Schweres Asthma bronchiale, schwere obstruktive Bronchitis mit/ohne Lungenemphysem

2 % Orciprenalin		2 % Orciprenalin	
oder		oder	
0,5 % Salbutamol	10 Tropfen	0,5 % Salbutamol	10 Tropfen
2,4 % Aminophyllin	2 ml	10 % N-Acetylcystein	3 ml
5 % Pantothensäure	1 ml		
2stündlich		12stündlich	
10/12/14/18/20 h		8 h und 16 h	

Behandlung mit Orciprenalin oder Salbutamol
    mit N-Acetylcystein
        a) für Inhalationen während 24 Stunden
        b) für Inhalationen nur tagsüber.
Applikationsform: IPPB-Gerät (Bird) empfehlenswert

Schema 3
Indikationen: Leichtes Asthma bronchiale, leichte obstruktive Bronchitis mit/ohne Emphysem (geeignet zur Langzeittherapie, zur präoperativen Vorbereitung, zur ambulanten Behandlung obstruktiver Atemwegerkrankungen)

0,5 % Salbutamol	5 Tropfen	0,5 % Salbutamol	5 Tropfen
2,4 % Aminophyllin	2 ml	10 % N-Acetylcystein	3 ml
5 % Pantothensäure	1 ml		
12 h und 20 h		8 h und 16 h	

Applikationsform: maschineller Handvernebler (Pari, Fricar)

Weiterführende Literatur:

(1) Cugell, D. W., Fish, J. E. (edt.): Beta$_2$ Adrenergic Agents and Other Drugs in Reversible Airway Disease. Chest 73 (1978) 913 (Supplement)
(2) Innes, I. R., Nickerson, M.: Norepinephrine, epinephrine, and the sympathomimetic amines. (In: L. S. Goodman, A. Gilman, ed.: The pharmacological basis of therapeutics. 5thed. MacMillan Publ. Co., Inc., New York – Toronto – London 1975, S. 476)
(3) Nolte, D.: Beta-Sympathomimetika der neuen Generation. Dustri-Verlag, Dr. K. Feistle, München-Deisenhofen 1978
(4) Provitinsky, R.: Dosieraerosole in der Asthmabehandlung. Dtsch. Ärztebl. 74 (1976) 2571
(5) Reinhardt, C. F., Azar, A., Maxfield, M. E. u. Mitarb.: Cardiac arrhythmias and aerosol «sniffing». Archs. envir. Hlth. 22 (1971) 265
(6) Taylor, G. V., IV., Harris, W. S.: Cardiac toxicity of aerosol propellants. J. A. M. A. 214 (1970) 81
(7) «Weiße Liste» 1977/II: transparenz-telegramm. Fakten und Vergleiche für die rationale Therapie. A. T. I. Arzneimittel-Informations-Dienst GmbH. Berlin (West) 1977, S. 243–245

Tab. 59: Status asthmaticus (Ätiopathomechanismus)

auslösende Faktoren	Primum movens	Konsequenzen		Endstadium
Aspiration (s. S. 97)	Bronchospasmus	Atemarbeit ↑	$\dot{V}_A$ ↓	Myokarddepression
Allergene	Mukosaödem	R_{aw} ↑	P_aO_2 ↓	
Anaphylaxie (s. S. 562 ff.)	Kongestion	Compliance ↓		Resistenz gegen Katecholamine
Psychische Faktoren	Hyperkrinie	FEV, MEFR ↓	P_aCO_2 ↑ → metabolische ↘ Azidose ↗ respiratorische	
Ak. Infektionen	Mukostase	CV ↑, $V_D/V_{Tphys.}$ ↑, RV ↑	PVR ↑ → pulmonale Hypertonie ↑	Kapnonarkose
Medikamente (Acetylsalicylsäure Pyrazolon, Antibiotika, MAO-Hemmer, jodhaltige Kontrastmittel, Antihistaminika, Vakzine, Allergenextrakte, Beta-Blocker, ACTH, Trypsin, Isoproterenol, Vitamin K, N-Acetylcystein, usw.)	Air trapping	$\dot{V}O_2$ ↑ $\dot{V}CO_2$ ↑	$\dot{V}_A/\dot{Q}$-Inhomogenität ↑ → Atelektasen	Pneumonie

Tab. 60: Mendelson-Syndrom und Status asthmaticus (Sofortmaßnahmen, Therapiegrundsätze)

I. Mendelson-Syndrom (← Aspiration) s. auch Bd. I			II. Status asthmaticus (→ Chronisch Obstruktive Lungenerkrankung = «COPD»
sicherer venöser Zugang	i. trach. Intubation	Überwachung:	
– Aminophyllin (hochdosiert! – 750–1000 mg/die mit Infusionspumpe) s. S. 98	i. trach. Absaugung ∅ Bronchusspülung!	Säure-Basen-Status EKG Temperatur Beatmungsdrucke AMV Compliance ($P_{compl.}$) R_{aw} ($P_{resist.}$)	1) *Pat. wach, nicht zyanotisch*: $P_aO_2 > 60$, $P_aCO_2 < 60$ mmHg Korrektur der Azidose, Atemgymnastik[2] O_2-Inhalation + Aerosol[1]) (unter stdl. Kontrolle von P_aO_2 und P_aCO_2) Aminophyllin: 750–1000 mg/die mit Infusor[4]), Glukokortikoide (2 mg/kg Prednison oder 0,5 mg/kg Dexamethason i. v.) Digitalis (Lanatosid C)?, Canreonat-Kalium[3]) i. v. Ausreichende Flüssigkeitszufuhr! (Hypovolämie ist häufig eine Todesursache beim St. asthmaticus! Antibiotika nach Sekretabnahme zur Resistenzbestimmung.
– Alupent (0,05–0,1 mg i. v., dann in Tropfinfusion)	evtl. Absaugen mit Bronchoskop		
– Glukokortikoide i. v. (2–3 mg/kg Prednison, 0,25–0,5 mg/kg Dexamethason)	Aerosoltherapie (s. S. 90)	$V_D/V_{Tphys.}$	
– Korrektur der resp. u. metabolischen Azidose (THAM, NaHCO$_3$)	IPPB (niedrige AF, normales AMV bei großem V_T, PEEP)	Thorax-Rö. (Pneu?) Sputum (Kultur, Resistenz) ZVD	2) *Pat. wach, zyanotisch*: ($P_aO_2 > 50$, $P_aCO_2 < 80$, $V_K > 10$ ml/kg): Frühintubation: Sedierung mit Diazepam, assistierte Beatmung mit druckgesteuertem Respirator. Häufige endotrach. Absaugung erforderlich. Alupent (als Bolus u. in Tropfinfusion), Nitrokörper Beatmungsinhalation Antacida, Cimetidin (4stdl. 200 mg Tagamet® i. v.), so daß Magen-pH > 3,5! Aminophyllin: 1000–1500 mg/die (Kinder: 12 mg/kg täglich i. v., i. m. oder rektal)
– Behandlung der Rechtsherzinsuffizienz (Nitrokörper, Orciprenalin, (Digitalis?)), s. S. 191, 540		Urin/Std. (Hypovolämie?)	
– Breitspektrumantibiotika, s. S. 606	Beatmungsinhalation, s. S. 90	Magensaft-pH (s. Bd. I)	
– Stressulcusprophylaxe: 4stdl. 200 mg Cimetidin (Tagamet®) i. v.			3) Pat. komatös, zyanotisch, hypoton, arrhythmische HA ($P_aO_2 < 50$, $P_aCO_2 > 80$, pH < 7,35, $V_K < 10$ ml/kg, Sekretretention): Kontrollierte Beatmung mit volumengesteuertem Respirator (Relaxierung mit Pancuronium)
Entwöhnung vom Respirator: a) IMV (S. 83) b) Progesteron (250 mg/tgl. i. m. als phys. Analeptikum)			4) *Therapieresistente Formen* u. moribunde Patienten (Laktatazidose, pH ↓, CO_2 ↑, Kapnonarkose): *tiefe Äthernarkose:* → komplette Bronchyolyse + Sekretverflüssigung
Kriterien der Entwöhnung: a) $P_aO_2 > 80$, $P_aCO_2 < 55$ bei FIO_2: 0,4 b) Beatmungsdrucke < 30 cmH$_2$O c) $AMV_{spont.} < 10$ L d) Übliche Entwöhnungskriterien (Insp. Sog > 25–30 cmH$_2$O, stabiler Kreislauf, keine Bewußtseinsstörung), s. S. 80			*Bronchuslavage* (S. 100): Lagewechsel[2] Vibrationsmassage[2] endotrach. Absaugung

Anmerkungen:

[1]) Hochdosiertes Aerosol (Ultraschall-Verneblung) – auch mit Beta-Sympathomimetika – kann den Bronchospasmus verstärken!
[2]) Atemgymnastik (Abklopfen, Lagewechsel, Vibrationsmassage) sind keine ungefährlichen Maßnahmen. Eine Abnahme des HZV um bis zu 50 % ist unter Atemgymnastik möglich!
[3]) Spironolakton steigert auf bisher ungeklärte Weise die alveoläre Ventilation! Dosierung: 3 × 200 mg Aldactone® i. v.
[4]) Cave! Cerebrale Vasokonstriktion durch Aminophyllin!

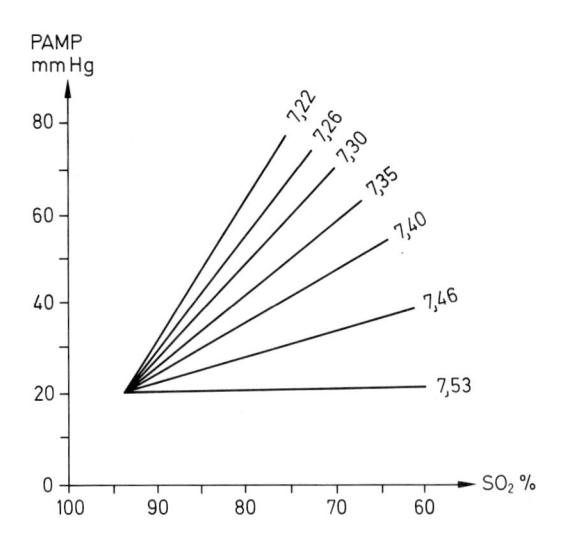

Abb. 43: Hypoxämie und Azidose – die zwei stärksten pulmonalen Vasokonstriktoren (nach: Enson, Y., Guintini, C., Lewis, L. et al.: The influence of hydrogen ion concentration and hypoxemia on the pulmonary circulation. J. Clin. Invest. 43 (1964) 1164)

Hypoxämie und Azidose sind beide starke pulmonale Vasokonstriktoren, die sich *additiv* zueinander verhalten.
Während Behandlung des Status asthmaticus müssen daher:
a) die respiratorische und metabolische Azidose kontinuierlich und vollständig ausgeglichen und
b) die arterielle Hypoxämie beseitigt werden.
Katecholamine sind bei Mißachten dieser Grundsätze schwach oder gar nicht wirksam. Außerdem tritt dann leicht eine *Tachyphylaxie* auf!

Tab. 61: Die Wirkung von Aminophyllin auf den Kreislauf von Gesunden bzw. Patienten mit Herzinsuffizienz

	Gesunde[1])	*Pat. mit Herzfunktionsstörungen*[2])
Herzfrequenz	↓	↑
Herzzeitvolumen	↓	↑↑
M$\dot{V}O_2$	↓	↑↑
Vorhofdruck (re)	↓↓	↓↓
mittl. syst. Druck	0	↓
Pulmonalarteriendruck	↓↓	↓↓
periph. Widerstand	↑	↓↓
a-$\bar{v}DO_2$	↑↑	
Dosis	0,25 g i. v.	0,3 g i. v.
Wirkungsdauer	15–35 min.	10–20 min.

[1]) nach Maxwell, G. M., C. W. Crumpton, G. G. Rowe, D. H. White, and C. A. Castillo, J. Lab. Clin. Med., 54, 88–95 (1959), mod.
[2]) nach Storstein, O., I. Helle and R. Rokseth, Amer. Heart J., 55, 781–790 (1958), mod.
   0 keine Änderung; ↑↓ geringe Änderung; ↓↓ ↑↑ starke Änderung

Literatur

(1) Alstead, St., Girdwood, R. H.: Textbook of medical treatment. Churchill-Livingstone, Edinburgh – London, 1974
(2) Barandun, S., Bütler, R., Carmann, R. et al.: Klinisch-immunologische Tests. Schweiz. med. Wschr. *103* (1973) 1195
(3) Boedeker, E. C., Dauber, J. H.: Manual of medical therapeutics. Little, Brown and Co., Boston 1976
(4) Heerhaber, I., Loeschke, H. H., Westphal, U.: Eine Wirkung des Progesterons auf die Atmung. Arch. ges. Physiol. *250* (1948) 42
(5) Kucher, R., Steinbereithner, K.: Intensivstation, Intensivpflege, Intensivtherapie. G. Thieme-Verlag, Stuttgart 1972
(6) Light, R. W., Conrad, St. A., Shreveport, R. B. G.: The one best test for evaluating the effects of bronchodilator therapy. Chest *72* (1977) 512
(7) Loren, M., Chai, H., Miklich, D., Barwise, G.: Comparison between simple nebulization and intermittent positive – pressure in asthmatic children with severe bronchospasm. Chest *72* (1977) 142
(8) Pang, L. L. M., Rodriguez-Martinez, F., Davis, W. J., Mellins, R. B.: Terbutaline in the treatment of status asthmaticus. Chest *72* (1977) 469
(9) Petty, Th., L.: Intensive and rehabilitative respiratory care. Lea & Febiger, Philadelphia 1974
(10) Safar, P.: Recognition and management of airway obstruction. J. A. M. A. *208* (1969) 1008
(11) Schmidt, O. P.: Medikamentöse Therapie bronchosekretorischer Störungen. Med. Klinik *72* (1977) 145
(12) Smith, P. R., Heurich, A. E., Leffler, C. T. et al.: A comparative study of sucutaneously administered terbutaline and epinephrine in the treatment of acute bronchial asthma. Chest *71* (1977) 129
(13) Weiss, E. B., Patwardhan, A. V.: The response to lidocaine in bronchial asthma. Chest *72* (1977) 429
(14) Weiss, E. B., Segal, M. S.: Bronchial asthma. Mechanisms and therapeutics. Little, Brown and Co., Boston 1976
(15) Williams, M. H., Shin, Ch.: Asthma-discussions in patient management. Medical Examination Publishing Co., Inc. 1976

Bronchuslavage

Tab. 62: Bronchuslavage (1. Teil: Klinische Ergebnisse)

Verfasser/Jahr	Patientengut	Zahl der Lavagen	Spülflüssigkeit	Klinischer Zustand nach der Lavage			Früh-mortalität
				unverändert	gebessert	symptomfrei	
Thompson u. Pryor, 1964 (21)	39 (9–77 a) 2/3 Asthma 1/3 Emphysembronchitis	77	800–1500 ml NaCl 0,9 %	7 katamnestisch nachuntersucht: 19 Langzeitergebnis: Zustand bei 16 Patienten gebessert	12	–	∅!
Lefemine 1967 (13)	37 Asthmapatienten	40	Bronchusspülung mit je 5–10 ml NaCl 0,9 % in tiefer Äthernarkose. Hustenreflex blieb erhalten!	schlechte Ergebnisse bei chr. asthmoider Bronchitis	Anstieg der VK um bis zu 1075 ml und der FEV$_{1,0}$ um bis zu 825 ml bei 3 Patienten mit St. asthmaticus		?
Helm u. Mitarb. 1972 (10)			Bronchoskopische Lavage (26 mal in Lokalanästhesie)	subjektive u. objektive Besserung nur bei Asthmatikern und auch dann nur sporadisch!			?
Harder 1972 (9)	64 (von denen 22 bewußtlos bzw. moribund waren)		NaCl 0,9 % (Zusätze: NaHCO$_3$ 4 % u. Fluimucetin)	∅	Aspiration: 12 → 3 Status asthmaticus: 7 → 7	Aspiration: 12 → 3	1
Rogers u. Mitarb. 1972 (18)	7 Asthmapatienten	12		∅ Besserung nicht selten erst nach 12 Std. Auf lange Sicht blieb jedoch nur 1 Pat. symptomfrei!	7	–	∅
Ramirez u. Mitarb. 1971 (16)	7 Patienten (2 Asthma, 3 chr. Bronchitis)		segmentale Lavage (sterile, gewärmte NaCl 0,9 %)	∅	7	∅	∅
Kylstra u. Mitarb. 1971 (12)	18 (Asthma u. chr. Bronchitis)	95		Thorax-Rö.: Opaleszenz blieb 24 Std. erhalten 7	10	∅	1
Weinstein u. Mitarb. 1977 (22)	6 Pat. (1 St. asthmaticus 2 chron. Bronchitis 1 Poliomyelitis 1 Aspir.-Pneumonie 1 Neuropathie)	43	Bronchoskopische, segmentale Lavage mit NaCl 0,9 % (237 ± 6 ml) unter Beatmung	35 Lavagen (81 %) hatten einen signifikanten Anstieg des P$_a$O$_2$/PAO$_2$-Gradienten nach 11 ± 1 h zur Folge. 27 (63 %) der Lavagen führten zu einem signifikanten Anstieg der effekt. stat. Compliance (s. S. 101) nach 8 ± 1 h			∅

Bronchuslavage (2. Teil: Indikationen, Technik, Komplikationen)

A. Indikationen:
Alveolarproteinose, Mukoviszidose und Status asthmaticus – und zwar dann, wenn alle anderen konservativen Behandlungsmaßnahmen versagen und die respiratorische Insuffizienz unaufhaltsam fortschreitet! In diesen Fällen kann die Bronchuslavage u. U. lebensrettend sein!

B. Voruntersuchungen:
Thorax-Rö-Bild, $\dot{Q}_s/\dot{Q}_t$, V_D/V_T, $PaCO_2$, PaO_2/PAO_2 (ein Gradient < 0,75 spricht für Hypoxämie, deshalb auf ausreichende FIO_2 achten!), FRC (Soll), effektive statische Compliance ($C_{st.}$, gemessen am Manometer des volumengesteuerten Respirators als Plateaudruck bei transient verschlossenem Ausatemweg), wenn möglich: FRC und CC (Massenspektrometer!), PCWP.

C. Technik:
Methode I:
1. Präoxygenierung über 20 Min. mit $FIO_2 = 1,0$; Blutgasanalyse (Hyperkapnie, Hypoxämie → PaO_2/PAO_2?, $AaDO_2$?)
2. Vorbereitung eines Carlens-Tubus (s. Bd. I)
3. Herrichten der Spülflüssigkeit (sterile, auf pH: 7,5 gepufferte, gewärmte 0,9%ige NaCl-Lsg., die pro ml 7,5 I. U. Heparin enthalten sollte; zzgl.: N-Acetylcystein 1%: 10–20 ml/L Spüllösung)
4. Überwachung: s. auch Pkt. D
5. Intubation in Schleimhautanästhesie (wenn der Hustenreflex erhalten bleiben soll) oder in tiefer Äthernarkose (u. Schleimhautanästhesie!). Placieren, Fixieren und Kontrollieren des Tubus. Die *Bronchuslavage selbst («bronchial flooding») sollte immer in Allgemeinanästhesie unter kontrollierter Beatmung mit $FIO_2 = 1,0$ durchgeführt werden!* Nach korrekter Intubation wird der Patient seitlich gelagert.
6. Jene Lunge, die nicht gespült werden soll («obere»), wird mit 100% Sauerstoff hyperventiliert, während die «untere» – zu spülende Lunge – ca. 5 Min. lang vor Flüssigkeitsinstillation (statische Füllung!) nicht beatmet wird, da sich eine atelektatische Lunge besser füllen läßt.
Cave: meist drohen während Spülung Hypercarbie und Hypoxämie! Deshalb strengste Überwachung!
7. Nach Einlaufen des vorgesehenen Füllvolumens, das etwa 50% der Soll-FRC (5) – also etwa 500–800 ml – entsprechen sollte, ist durch endobronchiale Katheterabsaugung möglichst viel Spülflüssigkeit zu aspirieren (in 1 Min. 30%, durchschnittlich insgesamt 75–80% der Gesamtmenge!)
8. Die Gesamtspülmenge wird unterschiedlich angegeben. Im Mittel liegt sie bei etwa 3 L. (5)
9. Soll auch die andere Lunge gespült werden, so ist abermals eine ca. 20 Min. Präoxygenierung mit $FIO_2 = 1,0$ erforderlich. Thorax-Rö-Kontrolle, Überprüfung von Blutgasanalyse, Säure-Basen-Status, Kreislaufzustand (MAP, ZVD, PCWP, Harnausscheidung). Liegt eine Hypervolämie vor: forcierte Diurese mit Furosemid 40–80 mg (Serum-Kalium?!).
10. Nach Stabilisierung des Kreislaufs und der Oxygenations- sowie Ventilationsparameter: Lagerung und Spülung der anderen Seite (w. o.)
11. Extubation bzw. Umintubation erst nach ausreichender Konsolidierung des Allgemeinzustands. (PaO_2/PAO_2: Anstieg, C_{st}: Anstieg!)
12. Erneute Lavage frühestens nach Ablauf von 3 Tagen (5).

Methode II (lobäre Lavage):
Nach den o. a. Voruntersuchungen:
1. Präoxygenierung mit $FIO_2 = 1,0$ über 30 Min.
2. Bronchoskopie des beatmeten Pat. nach vorheriger Schleimhautanästhesie in Allgemein-

narkose über einen entsprechenden Adapter (z. B. swivel-type adapter, Instrumentation Industries, Inc., stock-No. 105-4) mit dem Fiberbronchoskop. Aufsuchen des klinisch, radiologisch und unter bronchoskopischer Sicht betroffensten Lappens und Instillation von 300–350 ml körperwarmer phys. NaCl-Lösung durch den Biopsie-Kanal des Bronchoskops (22). Die Spülflüssigkeit wird anschließend wieder abgesaugt – Einfüllvolumen- und Ausflußvolumen werden bilanziert! Nach Beenden der Lavage: Beatmung mit $FIO_2 = 1,0$ über ca. 90 Min. Überwachen von PaO_2/PAO_2, C_{st}, Thorax-Rö und Kreislaufparametern. Der Erfolg dieser Form der Lavage kann prompt oder verzögert auftreten! (22)

D. Überwachungsmaßnahmen:
EKG, $F\bar{E}CO_2$, AMV (sollte um 50% über der Norm liegen), $AaDO_2$, PaO_2/PAO_2, $PaCO_2$, pH, $C_{st.}$, MAP, ZVD, PCWP
Serum-Kalium und Serum-Natrium
Flüssigkeitsbilanz, Harnausscheidung
Thorax-Rö-Bild: vor und nach der 1. Spülung sowie nach 24 Std.
Lungenfunktionsparameter (vor und 24 Std. nach der Spülung): FRC, CC, Raw, $\dot{Q}s/\dot{Q}t$, V_D/V_T, $P\bar{v}O_2$, $S\bar{v}O_2$
Übertritt von Spülflüssigkeit auf die beatmete Seite

E. Komplikationen:
1. Luftwegsobstruktion (Carlens-Tubus! s. Bd. I)
2. Zunahme des Bronchospasmus durch die notwendigen Manipulationen.
3. Hypoxie – Hyperkapnie!
4. Hypervolämie (NaCl-Überladung!) – akute Rechtsherzüberlastung bei meist vorbestehender pulmonaler Hypertonie durch Hypoxie und Azidose, s. S. 98
5. Hypokaliämie (insbesondere bei «Forcierter Diurese»)
6. Atelektasenbildung nach Lavage (selten, wenn eine Besserung nach Spülung eintrat!) Besteht jedoch dieser Pathomechanismus ($\dot{Q}s/\dot{Q}t \uparrow$), so darf nichts unversucht bleiben, ihn zu beseitigen. Neben den bisher bekannten physiotherapeutischen Maßnahmen sowie der therapeutischen Bronchoskopie sollten im Verzweiflungsfall auch die folgenden Methodiken versucht werden:
   a) Entfaltung der Atelektase durch aktive Blähung über einen gezielt endobronchial plazierten Endotrachealkatheter.
   b) Entfaltung der Atelektase mittels Ballonkatheter (11)
   c) Getrennte Beatmung beider Lungen über einen Doppellumentubus mit zwei Respiratoren bei verschiedenen Einzel-Atemvolumina und -Drucken! (8)

Literatur

(1) Ambiavagar, M. et al.: Resuscitation of the moribund asthmatic: use of intermittent positive pressure ventilation, bronchial lavage and i. v. infusion. Anesthesia 22 (1967) 375
(2) Brach, B. B., Harrell, J. H., Moser, K. M.: Alveolar proteinosis: lobar lavage by fiberoptic bronchoscopic technique. Chest 69 (1976) 224
(3) Cooper, J. D., Duffin, J., Glynn, M. F. X. u. Mitarb.: Combination of membrane oxygenator support and pulmonary lavage for acute respiratory failure. J. Thorac. Cardiovasc. Surg. 71 (1976) 304
(4) Dahm, L. S., Ewing, C. W., Harrison, G. M., Rucker, R. W.: Comparison of three techniques of lung lavage in patients with cystic fibrosis. Chest 72 (1977) 593
(5) Dupont, F. S., Sphire, R. D.: Pulmonary lavage. Crit. Care Med. 2 (1974) 161
(6) Finley, T. N., Swenson, E. W., Curran, W. S., Huber, G. L., Ladman, A. J.: Bronchopulmonary lavage in normal subjects and patients with obstructive lung disease. Ann. Intern. Med. 66 (1967) 651
(7) Garcia Vicente, S.: Le lavage des poumons. Presse medicale 78 (1929) 1266

(8) Glass, D., Tonnesen, A., Gabel, J. et al.: Therapy of unilateral pulmonary insufficiency with a double lumen endotracheal tube. Crit. Care Med. *4* (1976) 110
(9) Harder, H. J.: Tracheo-bronchiale Lavage. Anaesthesist *21* (1972) 413
(10) Helm, W. H., Barran, K. M., Mukerjec, S. C.: Bronchial lavage in asthma and bronchitis. Ann. Allergy *30* (1972) 518
(11) Hrishi, K. M., Kirk, B. W.: Balloon catheter reexpansion of atelectatic lung. Crit. Care Med. *8* (1976) 301
(12) Kylstra, J. A. u. Mitarb.: Volume-controlled lung lavage in the treatment of asthma, bronchiektasis and mucoviscidosis. Amer. Rev. Respir. Dis. *103* (1971) 651
(13) Lefemine, A. A., Browning, J. R., Stewart, S. K.: Bronchoscopy and bronchial lavage for obstructive ventilatory insufficiency. Ann. Thor. Cardiovasc. Surg. *56* (1967) 661
(14) Lippmann, M., Mok, M. S.: Anesthetic management of pulmonary lavage in adults. Anesth. Analg. Curr. Res. *56* (1977) 661
(15) Passy, V., Ermshar, C., Brothers, M.: Bronchopulmonary lavage to remove pulmonary casts and plugs. Arch. Oto-laryngol. *102* (1976) 193
(16) Ramirez, R. J., Obenour, W. H. Jr.: Bronchopulmonary lavage in asthma and chronic bronchitis. Chest *59* (1971) 146
(17) Ramirez, R. J.: Alveolar proteinosis: importance of pulmonary lavage. Am. Rev. Respir. Dis. *103* (1971) 666
(18) Rogers, R. M., Braunstein, M. S., Shuman, J. F.: Role of bronchopulmonary lavage in the treatment of respiratory failure: a review. Chest *62* (suppl.) (1972) 95
(19) Rogers, R. M., Szidon, J. P., Shelburne, J. u. Mitarb.: Hemodynamic response of the pulmonary circulation to bronchopulmonary lavage in man. N. Engl. J. Med. *286* (1972) 1230
(20) Schibanoff, J. M., Cuomo, A. J.: The role of bronchofiberoscopy with saline lavage in the treatment of respiratory failure. Chest *68* (1975) 425 (abstr.)
(21) Thompson, H. T., Pryor, W. J., Hill, J.: Bronchial lavage in the treatment of obstructive lung disease. Thorax *21* (1966) 557
(22) Weinstein, H. J., Bone, R. C., Ruth, W. E.: Pulmonary lavage in patients treated with mechanical ventilation. Chest *72* (1977) 583

15. Lungenödem

Tab. 63: Lungenödem (Ätiopathomechanismus und Sofortmaßnahmen) (nach (1, 2, 4, 5, 6, 8, 13))

Auslösende Faktoren (Auswahl)	Pathomechanismus	Formen	Sofortmaßnahmen 1. Stufe: Konservative Therapie	2. Stufe: Intensivtherapie	3. Stufe: aggressive Intensivtherapie
A. Linksherzversagen[1], parox. Tachykardie (bei Mitralstenose), Überdosierung von neg. inotrop wirkenden Pharmaka, Tachyarrhythmien, Induzierte Hypervolämie.	Vergrößerung des zentr. Blutvolumens in der Lungenstrombahn: Hydrostatischer Druck ↑ LVEDP ↑, LAP ↑, PCWP ↑[2]	«Alveolartyp»	1. Hochlagerung des Oberkörpers (VK ↑, CC ↓) 2. Nitroglycerin-Kps.: 1,6–2,4 mg (PCWP ↓, HZV ↑)[9] 3. Morphin: 0,01 g i.v. (Sedierung, PCWP ↓, VO₂ ↓ venös. Rückstrom ↓)	– Induzierte Vasodilatation (Stufenplan): a) Chlorpromazin i.v. (s. S. 252) b) Nitroglycerin-Inf.[7])[9] (s. S. 242) c) Nitroprussid-Na (s. S. 204) – Korrektur der metabolischen Azidose	Intraaortale Ballonpumpe (IABP) (bei therapieresistentem Linksherzversagen u. Low Output-Syndrom, s. S. 277) Hämodialyse
B. Überwässerung, Hypalbuminämie, Wasserintoxikation, beim TUR-Syndrom (s. Bd. I), Verdünnungshyponatriämie, Ertrinken (Salzwasser!)	Abnahme des kolloidosmotischen Drucks (KOD) u. des Lymphabtransports	«fluid lung», interstitieller Typ	4. Digitalisierung, z.B. 0,5–0,75 mg Digoxin[4] 5. Forcierte Diurese (Pulm. Blutvolumen ↓), z.B. 40–80 mg Furosemid 6. Unblutiger Aderlaß durch rotierende Staubinden an den Extremitäten[5] 7. Evtl. Beatmung mit 100% O₂ über Maske	Beatmung mit 100% O₂ u. PEEP (S. 72), «Optimum PEEP (S. 73) Entwöhnung vom Respirator: CPAP (S. 76)	(Ultrafiltration – bei Überwässerung) Extrakorporale Membranoxygenierung (ECMO) beim «Capill. Leak-Syndrome» als ultimo ratio! (s. S. 77)
C. Aspiration reizender Substanzen u. irritativer Gase, Sepsis, Urämie (s. S. 536)	↑ der Kapillar-Permeabilität (Leak Syndrome, S. 537, 328	exsudativer Typ	8. Albumin 25% 9. Antihistaminika 10. Glukokortikoide (in hohen Dosen, z.B. 1000 mg Prednisolon, oder 16 mg Dexamethason i.v.) 11. Aminophyllin (nicht beim Myokardinfarkt![6])	– Einschränkung der Schaumbildung: intratracheale Instillation von Alkohol 20%	
D. Verlegung der Atemwege («Ersticken») s. Bd. I	Hypoxie, Hyperkarbie[3], Azidose, starker Sog – Aufbau eines intrapulmon. Druckgradienten			– Orciprenalin (Alupent) ↑: PAP ↓, PVR ↓, HZV ↑ (s. S. 540, 261) Dopamin (nur bei Low Output): PAP ↑↑ (s. S. 267) – Glukagon (nur sinnvoll bei Vorliegen einer Betablockade!, s. S. 540)	Kontrollierte Hypotension[8] (KI: ischämische Herz-Krankheit (IHD))
E. Erhöhter intrakranieller Druck (ICP) s. S. 473	unbekannt! TPR ↑, PVR ↑, LAP ↑, PAP ↑, MAP ↑, ZVD meistens normal!	zentrales Lungenödem	Mannit + Furosemid (ICP ↓, PAP ↓ – Mannit allein kann PAP ↑). Intrathekale Gabe von NaHCO₃ bei Liquorazidose; 1 mg/kg Dexamethason; Hyperventilation (∅ PEEP)	Dringliche Indikation für chir. Dekompression! Überlebenschancen trotzdem gering: < 10%	

Anmerkungen zu Tab. 63:

[1]) Myokardinfarkt, Vitien, hypertone Krise, (obstruktive) Kardiomyopathie, Myokarditis
[2]) Gute Korrelation zwischen PCWP-Werten und pulmonalem Wassergehalt! (2) Erhöhter Wassergehalt in der Lunge mit dem «Chest Fluid Monitor» der Fa. Dynatech Corp., Cambridge, Mass., feststellbar!
[3]) Hyperkapnie ist immer ein Spätzeichen beim Lungenödem.
[4]) Bei Gabe von Digitalis ist große Vorsicht geboten! (s. auch: «Dilemma der Digitalisierung» S. 260)
[5]) Durch Anlegen von 4 Blutdruckmanschetten an den Extremitäten. Bei der rotierenden Stauung wird die Durchblutung an einer Extremität nach 15 Min. Kompression (50 mmHg) für ca. 5 Min. freigegeben. *Von einem blutigen Aderlaß muß dringend abgeraten werden, da der Pulmonalkapillardruck beim Blutverlust kaum sinkt (Es ist im Gegenteil eine verstärkte Vasokontriktion zu erwarten! (8))*.
[6]) Unter Aminophyllin-Wirkung nimmt der myokardiale O_2-Verbrauch ($M\dot{V}O_2$) zu. Beim akuten Myokardinfarkt (aMI) appliziert, können potentiell letale Rhythmusstörungen ausgelöst werden (2), s. auch S. 98.
[7]) Die Nitroglycerin-Infusion ist besonders wertvoll beim therapieresistenten Lungenödem (z. B. nach Papillarmuskelabriß oder Septumruptur beim MI). Unter Nitroglycerininfusion nehmen Lungenkongestion und Links-Rechts-Shunt (Septumruptur) erheblich ab! (2) (s. auch S. 239 ff.)
[8]) Man beachte jedoch, daß korrekter Volumenersatz unter kontrollierter Hypotension unerläßlich ist, um deletäre Folgen von Überdruckbeatmung (insbesondere mit PEEP) Volumenmangel und kontrollierter Hypotension zu vermeiden (8)!
[9]) Nitroglycerin ist bei intrakranieller Drucksteigerung kontraindiziert, da es zu weiterer ICP-Erhöhung führt! (12)

Literatur

(1) Biddle, T. L., Khanna, P. K., Yu, P. N. u. Mitarb.: Lung water in patients with acute myocardial infarction. Circulation 49 (1974) 115
(2) Chung, E. K.: Cardiac emergency care. Lea & Febiger, Philadelphia, 1975.
(3) Forrester, J. S., Diamond, G., McHugh, T. J., Swan, H. J. C.: Filling pressures in the right and left sides of the heart in acute myocardial infarction. A reappraisal of central-venous monitoring. N. Engl. J. Med. 285 (1971) 190
(4) Franciosa, J. A., Limas, C. J., Guiha, N. H. u. Mitarb.: Improved left ventricular function during nitroprusside infusion in acute myocardial infarction. Lancet I (1972) 650
(5) Hedley-Whyte, J., Burgess, G. E., III, Feeley, Th. W., Miller, M. G.: Applied physiology of respiratory care. Little, Brown and Co., 1976
(6) H. Lutz: Lungenödem (In: P. Lawin, Hrsg.: Praxis der Intensivbehandlung, Thieme V. 1965, S. 326)
(7) Robin, E. D., Cross, C. E., Zelis, R.: Pulmonary edema. N. Engl. J. Med. 288 (1973) 239. N. Engl. J. Med. 288 (1973) 292 (300 Lit!)
(8) Steinbereithner, K., Kucher, R.: Ausgewählte Probleme der respiratorischen Insuffizienz (In: R. Kucher, K. Steinbereithner, Hrsg.: Intensivstation, Intensivpflege, Intensivtherapie, G. Thieme V., Stuttgart 1972, S. 445–447)
(9) Szidon, J. P., Pietra, G. G., Fishman, A. P.: The alveolar-capillary membrane and pulmonary edema. N. Engl. J. Med. 286 (1972) 1200
(10) Zelis, R. F., Mason, D. T., Forrester, J. S. u. Mitarb.: The effects of morphine on the venous bed in man. Demonstration of a biphasic response. Amer. J. Cardiol. 25 (1970) 136

Weiterführende Literatur:

(11) Kirby, R. R., Civetta, J. M.: Special Symposium Issue, Hyland Symposium. Crit. Care Med. 7 (1979) 83–124
(12) Rogers, M. C., Epstein, M. H., Traystman, R.: Nitroglycerin effects on intracranial pressure (abstract). Crit. Care Med. 7 (1979) 127
(13) Staub, N. C.: Pulmonary Edema. Chest 74 (1978) 559

16. Lungenembolie

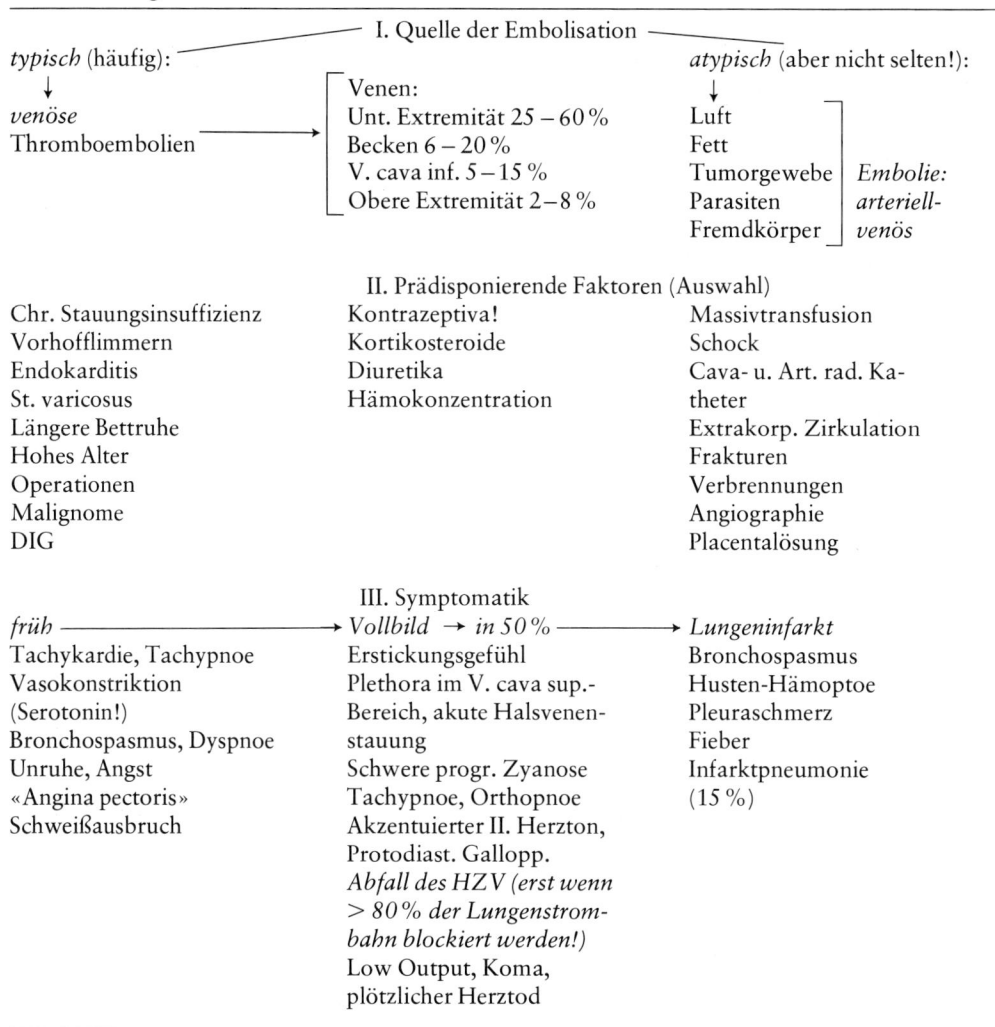

Tab. 64: Lungenembolie

I. Quelle der Embolisation

typisch (häufig):		*atypisch* (aber nicht selten!):
↓	Venen:	↓
venöse	Unt. Extremität 25 – 60 %	Luft
Thromboembolien →	Becken 6 – 20 %	Fett
	V. cava inf. 5 – 15 %	Tumorgewebe ⎤ *Embolie:*
	Obere Extremität 2 – 8 %	Parasiten *arteriell-*
		Fremdkörper ⎦ *venös*

II. Prädisponierende Faktoren (Auswahl)

Chr. Stauungsinsuffizienz	Kontrazeptiva!	Massivtransfusion
Vorhofflimmern	Kortikosteroide	Schock
Endokarditis	Diuretika	Cava- u. Art. rad. Katheter
St. varicosus	Hämokonzentration	
Längere Bettruhe		Extrakorp. Zirkulation
Hohes Alter		Frakturen
Operationen		Verbrennungen
Malignome		Angiographie
DIG		Placentalösung

III. Symptomatik

früh →	*Vollbild* → in 50 % →	*Lungeninfarkt*
Tachykardie, Tachypnoe	Erstickungsgefühl	Bronchospasmus
Vasokonstriktion	Plethora im V. cava sup.-	Husten-Hämoptoe
(Serotonin!)	Bereich, akute Halsvenen-	Pleuraschmerz
Bronchospasmus, Dyspnoe	stauung	Fieber
Unruhe, Angst	Schwere progr. Zyanose	Infarktpneumonie
«Angina pectoris»	Tachypnoe, Orthopnoe	(15 %)
Schweißausbruch	Akzentuierter II. Herzton,	
	Protodiast. Gallopp.	
	Abfall des HZV (erst wenn	
	> 80 % der Lungenstrom-	
	bahn blockiert werden!)	
	Low Output, Koma,	
	plötzlicher Herztod	

Tab. 64: Lungenembolie (Fortsetzung)

EKG: Akutes P-pulmonale, Rechtsschenkelblockbild, S_1-Q_3-Typ, Extrasystolien, ST-Veränderungen (neg. T-Wellen in Abl. III + aVF; s. Tab. 54)

Thorax-Rö.:
a) Zwerchfellhochstand (einseitig)
b) «amputierter» Hilus *(Westmarksches Zeichen)*
c) Dilatation des re. Ventrikels
d) Plattenatelektasen *(Fleischnersche Linien)*
e) Lungeninfarkt, Pleuraerguß, Infarktpneumonie

Blutgasanalyse: PaO_2 ↓↓, $PaCO_2$ ↓, pH ↑ (Alkalose)[1]

Laboruntersuchungen: LDH in 23% erhöht (CPK, SGOT, SGPT meist normal), erhöhtes Serumbilirubin in etwa $1/5$ der Fälle.

Lungenszintigraphie (s. S. 12): Mikroembolien können kaum erfaßt werden! (Lungenszintigraphie positiv in ∼ 24% *aller* Fälle. Beim kombinierten Ventilations-Perfusions-Scan ist der Ventilations-Scan meist normal (s. auch Tab. 9).

IV. Verlaufsformen
Blockierung der Lungenstrombahn (% des Gefäßquerschnitts):

<u>< 50%</u>	<u>50–80%</u>	<u>> 80%</u>
mittelschwere rezidivierende Lungenembolie mit Lungeninfarkt oder rezidivierende Mikroembolie	schwere, nicht fulminante Form (HZV fällt nicht kritisch ab)	massive, zumeist letal verlaufende Form!

Anmerkung:
[1] Über 90% der Pat. mit Lungenembolie haben einen PaO_2 < 80 mm Hg (im Mittel: 60 – 65 mm Hg). Bei der Interpretation des Meßergebnisses ist die Altersabhängigkeit des Normalwertes zu beachten:

$$PaO_2 \text{ (im Sitzen)} = 104{,}2 - (0{,}27 \times \text{Alter in Jahren})$$
$$PaO_2 \text{ (im Liegen)} = 103{,}5 - (0{,}42 \times \text{Alter in Jahren})$$

Der PaO_2 kann nur bei Kenntnis des aktuellen $PaCO_2$ (Norm: 40 mm Hg) richtig beurteilt werden, da für jede mm Hg $PaCO_2$-Abnahme eine etwa gleichgroße PaO_2-Zunahme gerechnet werden muß. Dies bedeutet, daß ein Pat. mit einem PaO_2 um 100 mm Hg bei einem $PaCO_2$ von 20 mm Hg relativ hypoxisch ist. Korrigiert man nämlich den $PaCO_2$ auf 40 mm Hg, so entspricht dem dann ein PaO_2 von 80 mm Hg. Diese Überlegung ist deshalb von Wichtigkeit, da viele Pat. mit Lungenembolie hyperventilieren und somit respir. alkalotisch sind. Ein Frühzeichen der Lungenembolie (vor der Hypoxämie!) stellt die Zunahme von V_{Dphys} dar, die sich durch die teilweise Verlegung der Lungenstrombahn (ventilierte, jedoch nicht perfundierte Alveolen) erklärt.

Tab. 65: Sofortmaßnahmen bei akuter, massiver Lungenembolie

I. Oberkörperhochlagerung, BD-Messung, O$_2$-Insufflation, Nitroglycerin[7]): 1,6–2,4 mg, Schaffen eines *sicheren* venösen Zugangs (*V. cava-Katheter!*), Blutentnahme: CPK, *LDH*, SGOT, α-HBDH (DD: Myokardinfarkt!), *EKG* (Rhythmusstörungen, Myokardinfarkt?), *Thorax-Rö.*

II.

Verminderung von Herzarbeit und myokardialem Sauerstoffverbrauch	*Verbesserung der Herz-Auswurfsleistung*	*Fibrinolyse*[1])
↓	↓	↓
Intubation ↓ Beatmung mit 100% O$_2$	0.025–0.5 mg Alupent als Bolus verdünnt auf 10 ml NaCl 0,9% i.v.	Streptokinase[1]) Initial: 250 000 E in 30 min. i.v. dann stdl. 100 000 E., s. S. 383 besser:
Morphin i.v.: 5–10 mg ↓ Fibrinolyse[4]), s. S. 383	Tropfinfusion: Alupent (2 µg/min.) → PAP ↓, s. S. 540 *bzw.*: Dopamin (max. 500 µg/min. bei Low Output) *besser als Dopamin:* *Dobutamin* (2–10 µg/kg KG/min.), da es den *PAP senkt!* (s. S. 228) später: evtl. Schnelldigitalisierung	Urokinase[2]) oder Arvin® zur therapeut. Defibrinierung (5). Anschließend: *Heparin*[6]) 40 000 IE als Bolus i.v., sodann: 20 000–40 000 IE/tgl.[3]) *und Kumarinderivate:* 1. Tag: 12–15 mg Marcumar, dann nach Prothrombinzeit (s. S. 388 ff.) Bei *rezidivierenden Thromboembolien:* Legen eines *Cavaschirms* (Op. nach Mobin-Uddin (4, 14, 26))

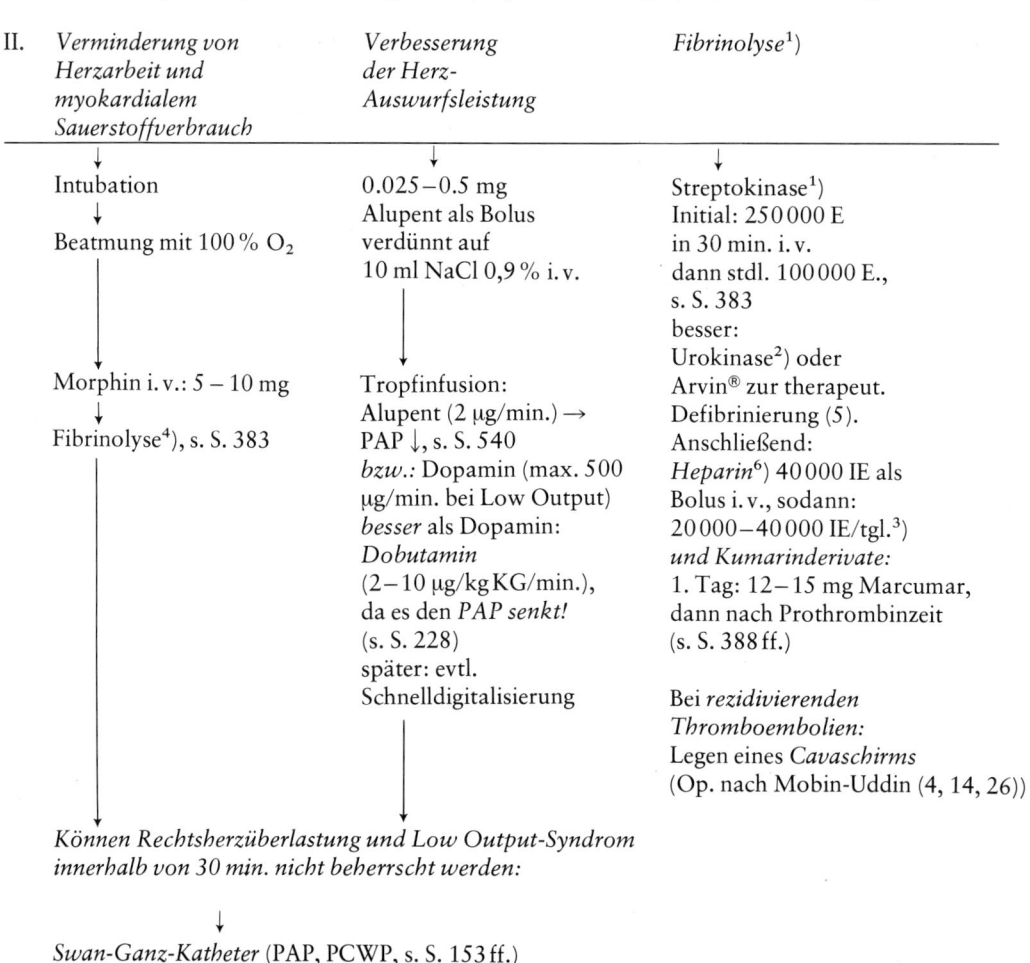

Können Rechtsherzüberlastung und Low Output-Syndrom innerhalb von 30 min. nicht beherrscht werden:

↓

Swan-Ganz-Katheter (PAP, PCWP, s. S. 153 ff.)
Pulmonalisangiographie (20, 22, 27)
↓
pulm. Embolektomie[5])
(mit extrakorp. Bypass: Mortalität ca. 50%!)

Anmerkungen:
[1]) Applikationsform (24): am günstigsten über V. Cava – oder noch besser über Pulmonalarterienkatheter (Fragmentierung des Embolus durch den Ballon-Katheter denkbar). Kontraindikationen für Streptokinase: Frischer apoplektischer Insult, fixierter maligner Hypertonus, floride gastrointestinale Blutungen, bakterielle Endocarditis, Schwangerschaft, Vorbehandlung mit Antikoagulantien. Man sollte die Dosis so hoch wählen, daß eine Verlängerung der Thrombinzeit auf das 2- bis 3fache der Norm erreicht wird.
[2]) Urokinase und Arvin (ein Schlangengift, das das Fibrinogen aus dem zirkulierenden Blut entfernt ohne die anderen Gerinnungsfaktoren zu beeinflussen!) sind derzeit nur für kontrollierte Studien verfügbar (5).
[3]) bis eine Verlängerung der Thrombinzeit auf das 2- bis 3fache der Norm erreicht wird (10)
[4]) Der mittlere Pulmonalarteriendruck nimmt unter Fibrinolyse innerhalb von 24 Std. um ~ 30% ab (2).

[5]) Beachte, daß die pulmonale Embolektomie nur unter idealen Verhältnissen (Notfall-Bypass) Erfolg verspricht!
[6]) *Erhöhung der Überlebenschance durch Heparin von 42 % auf 92 %!*
[7]) Ausreichende Blutdruckverhältnisse vorausgesetzt ($BD_{syst.} > 120$ mm Hg, s. S. 242).

Literatur

(1) Beale, A. C., Cooley, D. A.: Experience with pulmonary embolectomy using temporary cardiopulmonary bypass. J. Cardiovasc. Surg. *6* (1965) 201
(2) Belcher, J. R., Sturridge, M. F.: Thoracic surgical management. Baillière Tindall, London 1972
(3) Buschmann, H. J., Dissmann, W., Thimme, W.: Lungenembolie. In: Praxis der Intensivbehandlung. Hrsg.: P. Lawin. G. Thieme-Verlag, Stuttgart 1975
(4) Cleveland, W., Lebenson, I. M., Friedman, J. W.: Successful management of massive pulmonary embolism occuring during cardiopulmonary bypass for mitral valve replacement. Chest *73* (1978) 236
(5) Cooperative study: Urokinase pulmonary embolism trial. J. A. M. A. *214* (1970) 2163
(6) Dammann, J. F., Singh, R.: Cardiac problems in the surgical patient. In: Manual of surgical intensive care. Edt.: J. M. Kinney, H. H. Bendixen, S. R. Powers. W. B. Saunders Co., Philadelphia – London – Toronto 1977, 279
(7) Friedman, H. H. (Edt.): Problem-oriented medical diagnosis. Little, Brown and Co., Boston 1975
(8) Genton, E., Hirsh, J.: Observations in anticoagulant and thrombolytic therapy in pulmonary embolism. Progr. cardiovasc. Dis. *17* (1975) 335
(9) Hedley-Whyte, J., Burgess, G. E. III, Feeley, Th. W., Miller, M. G.: Applied physiology of respiratory care. Little, Brown and Co., Boston 1976
(10) Lanzinger, G., Mörl, H.: Lungenembolie-Diagnostik und Therapie. Dtsch. Ärzteblatt *73* (1976) 3101
(11) Leitz, K. H.: Die Lungenembolie als Komplikation im weiteren postoperativen Verlauf. In: Postoperative Komplikationen. Hrsg.: R. Pichlmayr. Springer-Verlag, Berlin – Heidelberg – New York 1976, 249
(12) Lütgemeier, J., Kampmann, H., Konietzko, N., Adam, W. E.: Lungendiagnostik mit Radionukliden. G. Fischer-Verlag, Stuttgart – New York 1977
(13) McCollister, C.: Thromboembolic disease: prophylaxis and treatment. Crit. Care Med. *4* (1976) 62
(14) Mobin-Uddin, K., Trinkle, I. K., Bryant, L. R.: Present status of the inferior vena cava umbrella filter. Surgery *70* (1971) 914
(15) Morawetz, F.: Diagnostik und Therapie der Lungenembolie und des Lungeninfarkts (Tagungsbericht, 6. Bad Reichenhaller Colloquium 15. 6. 1973)
(16) Papper, S. (Edt.): Manual of medical care of the surgical patient. Little, Brown and Co., Boston 1976, 234
(17) Pollak, E. W., Sparks, F. C., Barker, W. F.: Pulmonary embolism. An reappraisal of therapy in 516 cases. Arch. Surg. *107* (1973) 66
(18) Riecker, G.: Klinische Kardiologie. Springer-Verlag, Berlin – Heidelberg – New York 1975
(19) Sasahara, A. A., Barsamian, E. M.: Another look at pulmonary embolectomy. Ann. Thorac. Surg. *16* (1973) 317
(20) Sautter, R. D., Fletcher, F. W., Emanuel, D. A.: Pulmonary arteriography in the operating room. Chest *57* (1970) 423
(21) Scoggins, W., Greenfield, L. J.: Transvenous pulmonary embolectomy for acute massive pulmonary embolism. Chest *71* (1977) 213
(22) Trujillo, M. H., Castillo, A., Espana, J.: Bedside pulmonary angiography in the critically ill. Crit. Care Med. *4* (1976) 151
(23) Turnier, E., Hill, J. D., Kerth, W. J., Gerbode, F.: Massive pulmonary embolism. Am. J. Surg. *125* (1973) 611
(24) Unseld, H. M., Hillenbrand, F., Heinsius, P.: Streptokinase bei Lungenembolie mit Herz-Kreislauf-Stillstand. Anaesthesist *27* (1978) 333
(25) Winsor, T.: Pulmonary embolism. In: Critical care handbook. J. N. Kolen Inc., New York 1974

Weiterführende Literatur:

(26) Mobin-Uddin, K.: Use of the Inferior Vena Cava Umbrella Filter. In: Handbook of Critical Care, pg. 511 Edt.: Berk, J. L., Sampliner, J. E., Artz, J. S., Vinocur, B. Little, Brown and Co., Boston 1976
(27) Schulte, H. D.: Lungenarterienembolie. Dtsch. Ärzteblatt *76* (1979) 85 – 90

17. Auswahl einiger Probleme der Thoraxchirurgie

(Pleurapunktion, Placierung von Thoraxdrainagen, Drainage-Systeme)

Pleurapunktionstechniken (nach (1))

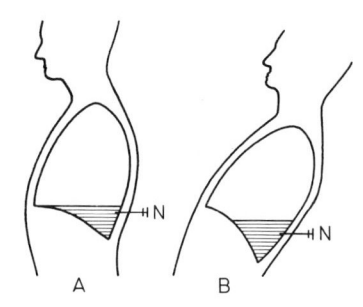

Abb. 44: Lageabhängigkeit eines Ergusses. In Position B gelingt eine vollständigere Aspiration als in A!

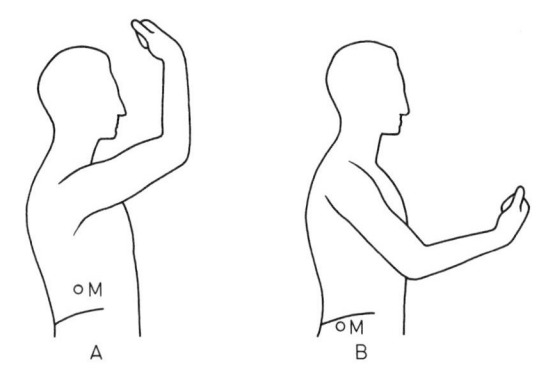

Abb. 45: A. eine Hautmarkierung (M) wird bei erhobenem Arm zur Identifizierung der Punktionsstelle gesetzt. B. allein durch Senken des Armes wandert diese Markierungsstelle nach dorso-caudal!

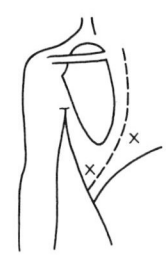

Abb. 46: Die zwei günstigsten Stellen für Punktion und Aspiration nach Thorakotomie: die eine liegt oberhalb, die andere unterhalb der Inzision.

Placierung von Thoraxdrainagen (nach: Hohnson et al.: Surgery of the Chest, Year Book Medical Publishers, Inc. 1970), s. auch Bd. I, Abb. 76

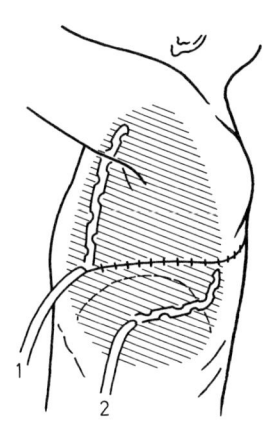

Abb. 47: Das obere Drain soll die Luft, die im Pleuraspalt nach oben steigt, absaugen, das untere Drain Flüssigkeit (Erguß) und Blut aspirieren. Beide Drainagen werden getrennt unter Wasser geleitet. Die Drainageflaschen sollten beschriftet werden: Nr. 1 vorderes Drain, Nr. 2 hinteres Drain!

Tab. 66: Differentialdiagnostik verschiedener Fisteln (nach (1)

	Alveolarruptur (alv. Fistel)	*Bronchioläre Fistel*	*Bronchopleurale Fistel*
Infektion	nie	selten	immer
Auftreten	sofort	sofort	nach 8–10 Tagen
Verschluß	rasch	manchmal (spät)	spät

Differentialdiagnostischer Vergleich von 3 Fisteltypen (nach (1))

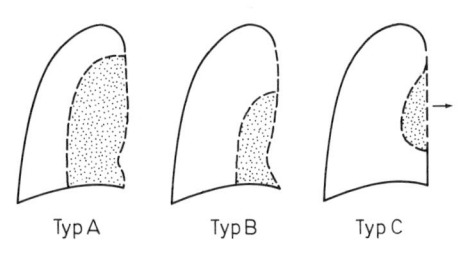

Typ A   Typ B   Typ C

Abb. 48: Der intrapleurale Druck beim «spontanen» Pneumothorax. Die Tab. 67 zeigt wie eine Fistel durch Messung des intrapleuralen Drucks vor und nach Luftaspiration charakterisiert werden kann!

Tab. 67: Differentialdiagnostik von Fisteln

	Typ A	Typ B	Typ C
Initialdruck	$-10 + 2$	$-4 + 4$	$+4 + 12$
Luftaspiration	600 ml	1000 ml	1000 ml
Druck sofort danach	$-12 -4$	$-4 + 4$	$-10 + 2$
Druck nach 2 Std.	$-12 -4$	$-4 + 4$	$+4 + 12$
Beurteilung	*geschlossene Fistel (meist der Fall!)*	*Offene Fistel*	*Fistel mit Ventilmechanismus*

Drainagen-Systeme (nach (2))

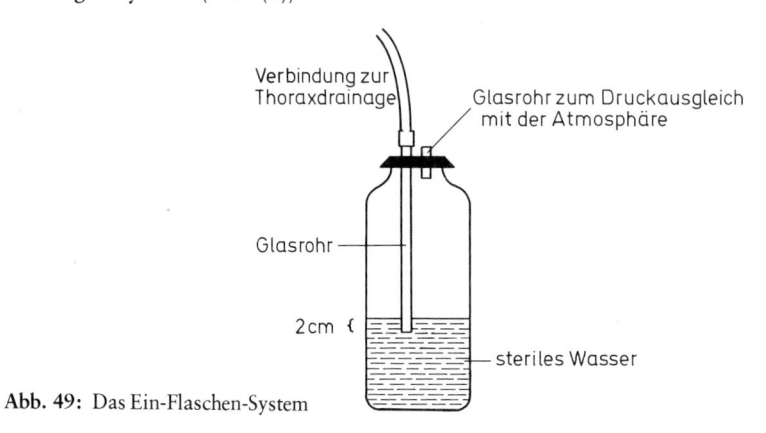

Abb. 49: Das Ein-Flaschen-System

Das Ein-Flaschen-System funktioniert nach dem Prinzip der Schwerkraft (es wird also nicht aktiv gesaugt!). Die Spitze des langen Glasröhrchens befindet sich 2 cm unter der Wasseroberfläche. Wenn der pos. Druck im Pleuraraum 2 cm H_2O übersteigt, treten Luft und/oder Flüssigkeit in die Flasche über. Wird die Spitze des Röhrchens weiter untergetaucht, müssen sinngemäß die Intrapleuraldrucke höher werden, wenn Luft oder Wasser in die Flasche drainieren sollen. Liegt die Spitze des langen Röhrchens direkt unter der Wasseroberfläche, besteht die Gefahr, daß bei Wasserverdunstung der Wasserschloßmechanismus verlorengeht. Dann kann Luft durch die Drainage aufsteigen. *Funktioniert das System regelrecht, dann oszilliert («spielt») die Wassersäule in dem langen Röhrchen. Während der Inspiration steigt, während der Exspiration sinkt die Säule. Das Auftreten von Blasen (bubbling) deutet auf Alveolarruptur oder Bronchusfistel hin.*

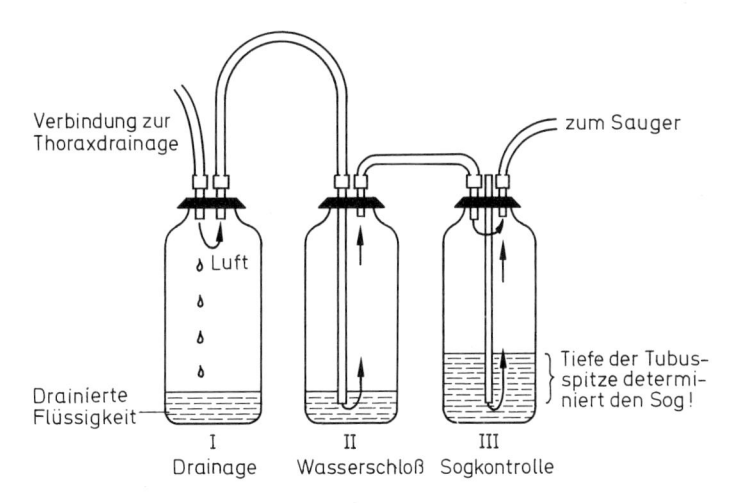

Abb. 50: Das Drei-Flaschen-System (nach (2))

Das Drei-Flaschen-System[1]*) besteht aus Drainage-Wasserschloß- und Sogkontrollflasche.*

I. sammelt drainierte Flüssigkeit. Die Flasche sollte kalibriert sein, die Zeit des Drainagebeginns darauf vermerkt werden.
II. bildet ein Wasserschloß, dessen Wasseroberfläche stets 2 cm über der Spitze des langen Glasröhrchens liegen sollte.
III. bestimmt durch die Höhe des Wasserspiegels den Sog. Befindet sich die Spitze des langen Glasröhrchens 10 cm unter der Wasseroberfläche, so bedeutet dies, daß mit 10 cm H_2O gesaugt wird. Analog zum Ein-Flaschen-System bedeutet Auftreten von Blasen (bubbling): Alveolarruptur oder Bronchusfistel (bei abgestelltem oder abgeklemmtem Sog.)!

Anmerkung:

[1]) eine sterile Einweg-Einheit unter der Bezeichnung: Pleur-Evac® wird von der Fa. Howmedica GmbH, Kiel, angeboten.

Richtlinien zur Überwachung von Patienten mit Thoraxdrainage

1. Bei Anlegen der Drainage ist auf gute Fixation zu achten, so daß Abknicken oder unnötiger Zug an dem System unterbleiben.
2. Die feste, sichere Verbindung aller Anschlüsse muß gewährleistet sein. Die Gummipfropfen auf den Flaschen sind auf dichten Sitz zu prüfen!
3. Die Thoraxdrainage sollte so lang sein, daß man den Pat. mühelos auf die kontralaterale Seite drehen oder ihn aufsetzen kann. Überreichliche Längen mit entsprechend großen Toträumen sind jedoch zu vermeiden. Flüssigkeitsansammlungen in evtl. vorhandenen abhängigen Schlingen erschweren den Sekretabfluß und sind im Extremfall imstande, Drucke aufzubauen, die einen Rückfluß von drainiertem Sekret ermöglichen.
4. Das gesamte Drainagesystem sollte stdl. auf einwandfreie Funktion überprüft werden. Die Wassersäule innerhalb des Glasröhrchens, das sich im Wasserschloß befindet, muß sich atemsynchron bewegen. Ist das nicht der Fall, deutet das auf Verschluß der Drainage oder Lungenreexpansion hin.

5. Das Drainageschlauchsystem sollte mindestens einmal stdl. mit den Fingern abgestreift werden, um evtl. obturierende Gerinnsel, die an den Wänden haften, zu lösen.
6. Die Spitze des langen Glasröhrchens im Wasserschloß muß stets 2 cm unter der Wasseroberfläche stehen.
7. Das lange Glasröhrchen in der Sogkontrollflasche sollte mit seiner Spitze mindestens 10 cm unter dem Wasserspiegel stehen. *Stets muß ein Arzt die Sogstärke anordnen.* Diese ist gegeben durch den Abstand in cm zwischen Wasseroberfläche und Glasröhrchenspitze unter Wasser. Ist der Sog nicht ausreichend, muß entsprechend steriles Wasser in die Kontrollflasche nachgefüllt werden, um den erwünschten Soganstieg zu erreichen.
8. In der Sogkontrollflasche sollten kontinuierlich Blasen (bubbling) auftreten. Ist das nicht der Fall, funktioniert die Saugung nicht richtig. Der Fehler liegt meist in der Undichtigkeit des Systems oder der Thoraxdrainage. Versagt der Sauger, schließt oder klemmt man ihn ab. Dann ist immerhin noch eine Drainage entsprechend der Schwerkraft möglich.
9. *Bei Diskonnektion innerhalb des Systems oder bei Zerbrechen von Flaschen ist die Thoraxdrainage – und nur in diesem Fall – mit einer kräftigen Klemme, die stets vorhanden sein muß, zu schließen.*
   Längeres Abklemmen der Drainage kann zu einem Spannungspneumothorax führen! Wird die Drainage geblockt, soll der Pat. genauestens in Hinblick auf zunehmende Atemnot (Spannungspneu!) überwacht werden. Tritt diese Situation ein, öffnet man kurz die abgeklemmte Drainage, um eine Entlastung zu schaffen.
10. Das Flaschensystem muß unter Thoraxniveau und sicher vor Beschädigungen placiert werden, um ein Zurückfließen von Drainageflüssigkeit *(Siphoneffekt)* zu vermeiden.
11. Die Thoraxdrainage wird üblicherweise entfernt, wenn sich die Lunge vollständig expandiert hat und kein oder weniger als 75 ml Drainagesekret tgl. gemessen werden. Die Wassersäule im Glasröhrchen des Wasserschlosses darf nicht mehr fluktuieren.
    Die Drainage wird nach folgendem Vorgehen entfernt:
    a) Patient auf die Seite lagern
    b) Entfernen von Verband und Haltefäden
    c) Ziehen der Drainage während der Pat. einen Valsalva-Preßversuch durchfürht. Sofortiger Verschluß der Inzisionsstelle mit steriler Gaze.
    d) Sichern des Verbandes mit Elastoplaststreifen
    Blutig-seröse Flüssigkeit tritt oft nach Entfernen der Drainage durch den Verband. Dieser sollte dann nochmals verstärkt und nach 2–3 Tagen erneuert werden.

Literatur

(1) Belcher, J. R., Sturridge, M. F.: Thoracic surgical management. Baillière Tindall, London 1972
(2) Bushnell, S. S. ed.: Respiratory intensive care nursing. Little, Brown and Co., Boston 1973
(3) Massachusetts General Hospital: Manual of nursing procedures. Little, Brown and Co., Boston 1975
(4) Wilkins, E. W.: MGH textbook of emergency care. The Williams & Wilkins Co., Baltimore 1978

18. Respiratoren – Charakterisierung einer Auswahl

Tab. 68: Grundsätzliches Verhalten von Strom- bzw. Druckgeneratoren auf veränderte Beatmungssituationen

Änderung der klinischen Situation	Druckgenerator			Stromgenerator		
	Druck	*Volumen[1])*	*Effekt*	*Druck*	*Volumen*	*Effekt*
Reduktion der Compliance	unverändert	reduziert	schlecht	steigt	unverändert	gut
Erhöhung der Resistance	unverändert	reduziert	schlecht	steigt	unverändert	gut
Leck	unverändert	unverändert[1])	gut	sinkt	reduziert	schlecht
Intrapulmonale Luftverteilungsstörung	unverändert	ungleichmäßige Verteilung	schlecht	unverändert oder steigt	gleichmäßige Verteilung	gut

[1]) Durch Leck wird zwar das V_T nicht beeinflußt, das AMV nimmt jedoch ab! Die Erklärung dafür bietet die Verlängerung der Inspirationsphase, da ja der Ventilator erst nach Erreichen des vorgewählten Drucks umschaltet. Insgesamt folgert daraus eine Abnahme der Atemfrequenz (f) und damit des AMV!

Literatur:

Baum, M., Benzer, H., Kucher, R., Steinbereithner, K.: Künstliche Beatmung. In: Intensivstation, Intensivpflege, Intensivtherapie. Hrsg.: R. Kucher, K. Steinbereithner. G. Thieme-Verlag, Stuttgart 1972, S. 241

Anmerkungen zu Tab. 69:
[1]) Bei Modellen PR-2, Bird 7, 8, 10 und 14, wenn C = 0.046 und R_{aw}: 4 (nach M. Baum, H. Benzer u. Mitarb. 1972)
[2]) IMV, CPAP, Venturi nur auf Sonderbestellung gegen Aufpreis!
[3]) Respiratoren mit Kompaktmonitoren (evtl. als Zusatzmonitor), durch die FIO_2, $F\bar{E}CO_2$, Stromversorgung, AMV, V_T, I/E-Verhältnis, AF, Leck, Beatmungsdrucke, Compliance und Resistance überwacht werden.

Tab. 69: Klassifizierung der gebräuchlichsten Respiratoren (aufgrund von Parametern, die für die Atemmechanik von unmittelbarem Interesse sind) (nach: M. Baum, H. Benzer, R. Kucher und K. Steinbereithner, 1972, modif. und ergänzt, s. Tab. 68), s. auch Bd. I. Anmerkungen zu Tab. 69: s. S. 115!

Abkürzungen:
v = variabel
Z = als Zusatz
ZM = Zusatzmonitor
U = Ultraschallvernebler
K = Kaskadenvernebler
B = Blender
A = Alarm
st = stufenlos

Respiratortyp		Charakter				Steuerung					Begrenzung			Inspirationsauslösung					Variationsmöglichkeiten													Maximale Leistung des Respirators[1]				
		Stromgenerator																																	
		Druckgenerator	variabel	Prim.-Sekund. System	Generatoren mit konstantem Flow	Druck	Flow	Volumen	Zeit	Frequenz	Druck	Flow	Volumen	Assistor	Kontroller	Assist./Kontr.	Trigger-Empfindlichkeit ($-cmH_2O$)	Neg. exspir. Druck	PEEP (+ cmH_2O)	Ausatemwiderstand	Seufzer	Leck-Kompensation	Peak flow	I/E-Verhältnis	CPAP/IMV	FiO_2 (%)	Compliance-Kompensation	Vernebler	Umschaltung auf Handbeatmung	für Narkosebeatmung	Überwachung Alarm	Respirator-Druck (cmH_2O)	Flow (l/min)	V_T (liter)	Frequenz	AMV (liter)
Bird: IMV-Bird	+				+			+		+				+	+				+	+				v	+			+	+							
Modell 7	+				+	+					+			+	+	+	v			+			v	v		B	+	+	+		ZM	75	2	<0.1 >2.5	st.	
Modell 8	+				+	+					+			+	+	+	v	+		+			v	v		B	+	+	+		ZM	60	2	1.35	-60	27
Modell 10	+				+	+		+			+			+	+	+	v			+		v	+	v		B	+	+	+		ZM	73	1.8	1.5	-80	31
Modell 14	+				+	+		+			+			+	+	+	v		+	+				v		B		+	+			150	3	2.1	-80	43.5
Bennett: PR-2	+				+			+			+			+	+	+	v	Z		+	v	A	v	v	Z	Z 40/100	+	K	+		Z	58	1.9	1	-60	24
Modell MA-2		+	elektr.-pneumat.			+		+	+		20–120		+	+	+	+	-0.1–10			+	v 2)	A	v	1:1.5	+	21–100 st.	+	K	+	+	+[3]	max. 120 100		0–2.2	-60	max. 132
Monaghan: 228		+	elektr.-pneumat.			+		+	+		10–105		+	+	+	+	-0.5–10	Z	0–25	+			v	1:1–1:4		21–100	+		–		Z			0.1–3	4–50	
Modell 250			elektr.-pneumat.					+	+		10–100		+	+	+	+	+		0–15	+	v		+	E:0.5–7 sec.		21–100		U	+		+[3]			0.2–2	0–50	
Engström: ER 300			Generator elektr.					+	+		35–70		+	+	+	+		+	0–20	+		A	A	1:2		21–100		K	+	+	Z				12–30	0–30
Modell Care Syst. ECS 2000			Generator pneumat.					+			10–100		+	+	+	+	-1–20	0–10	0–10	+	+[2]	+	A	1:1–1:3	+[2]	21–100	+	U/K	+	+N	+[3]	100		1.6	6–60	2–30
Servo-Ventilator: 900 B			elektr.-pneumat.			+		+	+		15–100		+	+	+	+	v	Z	Z	+	v	A	+	1:15–33%	+	21–100 Z	+	K	+	+N	+[3]	100	1–100		6–60	0.5–25
Spiromat: 661/662	+						+				100		+	+	+	+	1–6	0–20	0–20	+	+			1:1–1:4		21–100	+	+	+			100		0.02–1.5 Z	0–70	25

19. Epiglottitis – Klinik, Differentialdiagnose, Therapie

Tab. 70: Epiglottitis

Ursache:	*Haemophilus influenzae* Staphylococcus areus Diplococcus pneumoniae
Geschlecht: Alter: Jahreszeit: Mortalität:	beide Geschlechter gleich betroffen 2.–4. Lebensjahr, seltener im Schulalter Vorkommen über das ganze Jahr verteilt früher 10–40%, heute unter 10%
Klinisches Bild und Symptomatik:	progressives Prodromalstadium innerhalb von 8–20 Std., Halsschmerzen, hohes Fieber, Leukocytose Heiserkeit, Dysphagie, Speichelfluß. *Inspiratorischer Stridor* mit supra- und substernaler Retraktion sowie interkostalen Einziehungen. Pat. meist sitzend mit hyperextendiertem Kopf und geöffnetem Mund. Unruhe, Tachykardie, getrübtes Bewußtsein, Zyanose, Bradykardie, Endstadium: Bewußtlosigkeit als Folge von Hypoxie.
Akutdiagnostik:	1. Inspektion des Hypopharynx mit Hilfe eines Spatels. 2. Seitliche Röntgenaufnahme des Halses (17) 3. Direkte Laryngoskopie im Operationssaal unter Intubationsbereitschaft
Lokalbefund:	– gerötete und allgemein geschwollene Epiglottis – an der Spitze ‹wie eine Kirsche› aufgetriebene Epiglottis (*E. acutissima phlegmonosa*) – ödematöse Plicae aryepiglotticae (*E. oedematiens maligna*) – Normalbefund von Pharynx, subglottischer Region und Stimmbändern
Behandlung:	A) *Zu Hause oder auf dem Wege zum Krankenhaus* 1. Transport in aufrechter Körperhaltung 2. Fiebersenkende u. abschwellende Maßnahmen, z.B. Eisbeutel, Eiskravatte 3. Nahrungs- und Getränkekarenz 4. Durch den Hausarzt: Corticosteroide, s. S. 453, 623 Ampicillin, S. S. 627 5. Bei lebensbedrohlicher Luftwegsobstruktion: Herausziehen der Zunge evtl. Koniotomie B) *Im Krankenhaus* I. *Freimachen und Freihalten der Luftwege* – Direkte Laryngoskopie in Narkose bei Tracheotomiebereitschaft! (Laryngoskop mit gebogenem Spatel wegen besserer Sicht verwenden!) – Narkosetechnik: Inhalationsanaesthesie mit Halothan und Sauerstoff (*keine Muskelrelaxantien!*). Keine Sedativa vor der Intubation! – Nasotracheale Intubation: als Akut- und Dauertherapie so früh als möglich! Möglichst gewebsfreundliche Tuben aus PVC (Typ Rüsch oder Portex) verwenden. 1–2 Größen kleiner wählen als dem Alter des Kindes entsprechend (geringere Traumatisierung des ödematösen Gewebes!). Wenn die Intubation nicht mehr (oder nur mit Bronchoskop) möglich: – Primäre Tracheotomie: 3.–4. Trachealring (verringertes Dekanülierungsproblem), wenn kein Anaesthesist vorhanden. – Sekretentnahme: aus Pharynx- und Trachealbereich zur bakteriellen Untersuchung

	II. *Medikamentöse Behandlung*
	a) Kontrolle der Infektion:
	Ampicillin (i. m.):
	Alter 1– 3 Jahre: 125 mg
	4–10 Jahre: 250 mg
	anschließend per os:
	1– 4 Jahre: 125 mg 4 × tgl.
	5– 7 Jahre: 250 mg 4 × tgl.
	8–10 Jahre: 375 mg 4 × tgl. (Kinnman 1970 (11))
	(Später gezielte Antibiotika-Behandlung nach Antibiogramm)
	b) Abschwellende Maßnahmen:
	Coricosteroide:
	z. B. Dexamethason 1 mg/kg i. v. als Initialdosis
	III. *Allgemeinmaßnahmen:*
	a) Sedierung
	Keine atemdepressiven Präparate verwenden!
	(Günstig: Phenothiazinderivate, z. B. Promethazin)
	b) Befeuchtung u. O_2-Anreicherung der Inspirationsluft
	1. Sauerstoff-Zelt und Vernebler (Ultraschall- oder besser Kaskadenvernebler)
	2. Evtl. Instillation von 2–4 ml steriler NaCl-Lsg. 0,9 % halbstündlich in den Tubus vor Absaugen
	3. Aerosoltherapie mit d, 1-Adrenalin (Asthmanephrin®, Micronefrin®) nur bei Laryngitis Subglottica (2, 26), s. S. 90
	c) Parenterale Flüssigkeitszufuhr: in den ersten 12–24 Std., evtl. auch länger!
	d) Manuelles Blähen der Lungen mit Atembeutel ($FIO_2 = 1,0$) in halbstdl. bis stdl. Abständen je nach klinischer Situation (Atelektasenprophylaxe!)
	e) Kontrolle von: Puls, Blutdruck und Atemfrequenz. Blutgasanalyse
	f) Thorax-Rö-Übersicht
Intubationsdauer	36–40 Std. (Durchschnittswert)
Extubation: (siehe Kriterien für Extubation, S. 80 ff.)	unter folgenden *Voraussetzungen:* 1. Tubus leicht beweglich 2. Luftwege frei, Epiglottis normal 3. Pat. afebril 4. alle Vorbereitungen für eine Reintubation und evtl. nachfolgende Tracheotomie getroffen

Extubation nach 40–48 Stunden nicht möglich:
Tracheotomie ←⎯⎯⎯⎯⎯⎯⎯⎯⎯→ *verlängerte nasotracheale Intubation*

	Tracheotomie	Verlängerte nasotracheale Intubation
Vorteile:	Bronchialtoilette unproblematischer (besonders bei Laryngotracheitis maligna sicca u. Pneumonie)	Orale Nahrungszufuhr möglich Dilatierender Effekt des Tubus (längeres Zeitintervall steht für Reintubation zur Verfügung) Kürzerer Krankenhausaufenthalt (durchschnittlich 4 Tage)
Nachteile und Komplikationen	längerer Krankenhausaufenthalt (ca. 6.5 Tage) *Perioperative Komplikationsmöglichkeiten:* – Blutung – subcutanes Emphysem – Pneumomediastinum – Pneumothorax *Postoperative Komplikationsmöglichkeiten:* – Pneumonie – Tracheitis, Mediastinitis – Atelektasen – Aspiration – Obstruktion durch Schleim und Inkrustierung – lokale Infektion – unbeabsichtigte Dekanülierung – Druckulcera (Manschette!) – Granulome – Arrosion großer Gefäße bei Tracheotomia inferior (meist tödliche Komplikation!) – Trachealstenose	*Mögliche Sofortschäden bei Intubation* – Ab(Aus)-brechen von Zähnen – Schleimhautschäden mit Blutungen – Stimmbandirritation – Perforation von Trachea oder Oesophagus – retropharyngealer Abszess (via falsa) – Atelektasen nach einseitiger Int. – Tubusobstruktion durch Sekret – Pneumonie *Mögliche Spätschäden bei Intubation* – Heiserkeit, Halsschmerzen – Stridor – Aphonie, Stimmbandparalyse – Schleimhautulzerationen – Granulombildung – *Trachealstenose*
	Tracheotomie	*Verlängerte nasotracheale Intubation*
Komplikationsrate (Schuller 1974, (20))	12 %!!	1.6 %
Mortalität	3.0–3.6 %!!	< 1.0 %

Tab. 71: Differentialdiagnose der akuten Epiglottitis (modifiziert nach Raj et al. (19), Althoff u. Bay (3))

Erkrankung	Krankheits-beginn nach:	Husten	Stimme	Dyspnoe/Zyanose	Stridor inspir.	Stridor exspir.	Fieber	Laryngoskopie	Röntgenbefund Thorax	Röntgenbefund Halsaufnahme (seitlich)
Laryngotracheo-bronchitis acuta (Laryngitis Subglottica)[1][2]	1–2 Tagen	+++ (bellend)	klar bis rauh	+	+		+++ (rasch zunehmend)	subglott. Ödem +++	Atelektasen, infiltr. Veränderungen	aufgetriebene subglottische Region
Fremdkörper-aspiration	augenblicklich	sofort	klar	+++	±	± (je nach Sitz)		–	evtl. Nachweis eines Fremdkörpers	
Allergisches Ödem, Insektenstich	½ Stunde oder kürzer	meist sofort		++	++		später	supraglott. Ödem ++	–	
Angina Ludovici	1–2 Tagen						+++	submandib. Schwellung		
Akute Epiglottitis[3]	8–15 Stunden (foudroyanter Verlauf)		kloßige Stimme, Schluckstörung; Heiserkeit später	+++	+++ rasch zunehmend	pharyngeales Röcheln	++	geschwollene Epiglottis	normal	Aufgetriebene Epiglottis u. deformierte Plicae ary-epiglotticae
Croup (Laryngitis diphtherica)[1]	24–48 Stunden	gering, spät	heiser bis aphonisch	++	++ (bei Trachealbeteiligung)		+ (langsam zunehmend)	subglott. Schwellung	normal	aufgetriebene subglott. Region, angeschwollener Hypopharynx

[1]) Die maligne stenosierende Laryngotracheobronchitis weist in der Symptomatologie viele Gemeinsamkeiten mit der Laryngitis diphtherica u. Subglottica auf. Kinder meist unter 2 Jahre alt.
[2]) Kinder meist zwischen 2–6 Jahre alt.
[3]) *Zu beachten!* Durch Erschöpfung kann Besserung mit Nachlassen von Stridor und Atemnot vorgetäuscht werden!

Literatur

(1) Abbott, T. R.: Complications of prolonged nasotracheal intubation in children. Brit. J. Anaesth. *40* (1968) 347
(2) Adair, J. C., Ring, W. C.: Management of epiglottitis in children. Anesth. Analg. *45* (1975) 622
(3) Althoff, H., Bay, V.: Interne und chirurgische Erkrankungen im Kindesalter (in: Praxis der Intensivbehandlung, Hrsg. P. Lawin, G. Thieme V. Stuttgart, 1971, S. 552).
(4) Bass, W. J.: Routine tracheotomy for epiglottitis. What are the odds? Pediatrics *83* (1973) 510
(5) Battaglia, J. D., Lockhart, C. H.: Management of acute epiglottitis by nasotracheal intubation. Amer. J. Dis. Child *129* (1975) 334
(6) Baxter, J. D.: Acute epiglottitis in children. Laryngoscope *77* (1967) 1358
(7) Drettner, B., Kivimäe, P.: Pseudocroupbehandling med peroral lättresorberbar corticosteroid. Opusc. Med. *18* (1973) 99
(8) Flisberg, K., Olsholt, R.: Pseudocroup med stridor. Opusc. Med. *18* (1973) 9
(9) Geraci, R. P.: Acute epiglottitis-management with prolonged nasotracheal intubation. Pediatrics *41* (1968) 143
(10) Harley, H. R. S.: Laryngotracheal obstruction complicating tracheostomy or endotracheal intubation. Thorax *26* (1971) 493
(11) Kinnman, J.: Behandling av akuta obstruerande laryngiter. Läkartidningen *67* (1970) 69
(12) Margolis, C. Z., Ingram, D. L., Meyer, H. J.: Routine tracheotomy in hemophilus influenzae type b epiglottitis. Pediatrics *81* (1972) 1150
(13) Mc Govern, F. H., Fitz-Hugh, G. S., Edgemon, L. J.: The hazards of endotracheal intubation. Ann. Otol. *80* (1971) 556
(14) Milko, D. A., Marshak, G., Striker, Th. W.: Nasotracheal intubation in the treatment of acute epiglottitis Pediatrics *53* (1974) 674
(15) Myers, M. G.: More on treatment of epiglottitis. Pediatrics *83* (1973) 168
(16) Rapkin, R. H.: Acute epiglottitis: Pitfalls in diagnosis and management. Clin. Pediat. *10* (1971) 312
(17) Rapkin, R. H.: The diagnosis of epiglottitis: simplicity and reliability of radiographs of the neck in the differential diagnosis of the croup syndrome. J. Pediat. *80* (1972) 96
(18) Rapkin, R. H.: Tracheostomy in epiglottitis. Peciatrics *52* (1973) 426
(19) Raj, P. P., Lavard, D. G., Diba, Y. T.: Acute epiglottitis in children. Brit. J. Anaesth. *41* (1969) 619
(20) Schuller, D. E., Birck, H. G.: The safety of intubation in croup and epiglottitis. Laryngoscope *33* (1974) 46
(21) Stowe, D. G., Kenan, P. D., Hudson, W. B.: Complications of tracheostomy. Amer. J. Surg. *36* (1970) 34
(22) Tos, M.: Nasotracheal intubation in acute epiglottitis. Acta Oto-laryngol. *97* (1973) 373
(23) Träff, B., Tos, M.: Nasotracheal intubation in acute epiglottitis. Acta Oto-laryngol *48* (1969) 363
(24) Waring, W. W., Jeansonne, L. O.: Differentialdiagnosis between croup and epiglottitis. Pract. Mann. of Pediatrics *20* (1975) 1161

Weiterführende Literatur:

(25) Lazoritz, S., Saunders, B. S., Bason, W. M.: Management of acute epiglottitis. Crit. Care Med. *7* (1979) 285
(26) Maze, A., Bloch, E.: Stridor in Pediatric Patients. Anesthesiology *50* (1979) 132 – 145 (85 Lit.!)
(27) Westley, C. R., Cotton, E. K., Brooks, J. G.: Nebulized racemic epinephrine by IPPB for the treatment of croup. Amer. J. Dis. Child *132* (1978) 484

Kapitel 2
Herz – Kreislauf

1. Herz-Kreislauf-Physiologie (Determinanten der Herzfunktion)

Die Funktion der linken Herzkammer (s. auch S. 184 ff.)
wird durch Integration von *fünf Hauptdeterminanten* geregelt:
1. Preload = *Vorbelastung* (gegeben durch linksventrikuläre Füllungsvolumina und -drucke)
2. Afterload = *Nachbelastung* (gegeben durch intramyokardiale systolische Spannung und peripheren Gefäßwiderstand, bzw. «Ausflußimpedanz» für die linke Kammer)
3. *Kontraktilitäts- bzw. Inotropiezustand des Myokards*
4. *Synergie der Ventrikelkontraktion*
5. *Herzfrequenz*

Auf die Herzfunktion haben auch *Gefäßfaktoren* einen Einfluß:
1. Kapazität (des venösen Systems)
2. Blutviskosität
3. Compliance der Arterien
4. Arterio-venöse Verbindungen
5. Füllungszustand des Gefäßsystems

Preload kann vereinfacht als linksventrikulärer Füllungsdruck (LVFP) definiert werden.
Klinisch läßt sie sich bestimmen durch Messung von linksatrialem oder pulmonalkapillaren Druck (PCWP mittels Swan-Ganz-Katheter; s. S. 153 ff., 166)
Afterload kann im Wesentlichen als Ventrikelwandspannung während der Systole definiert werden. Sie steht in Abhängigkeit von:
1. enddiastolischem linksventrikulären Durchmesser
2. Wanddicke des linken Ventrikels
3. diastolischem Aortendruck
Intraventrikuläre Drucksteigerungen während der Systole korrelieren gut mit der Höhe des Aortendrucks.

Starling (s. Abb. 51, 90) zeigte, daß Myokardkontraktilität und Schlagvolumen direkt von der Preload abhängen.
Linksventrikuläre Funktionskurven lassen sich aus der Beziehung zwischen linksventrikulärem Füllungsdruck (LVFP), der dem linksventrikulären enddiastolischen Druck (LVEDP) gleichgesetzt werden kann und dem linksventrikulären Schlagarbeitsindex (L.V.S.W.I.) (Berechnung s. S. 168) herstellen. (Abb. 82)

Preload-Veränderungen beeinflussen das Herzzeitvolumen (HZV):
Hypovolämie, Beatmung mit PEEP, Herztamponade, Rechtsherzversagen etc. sind Beispiele für Ursachen, die zu Preload-Verminderung führen. Linksherzinsuffizienz hingegen hat eine Preload-Erhöhung zur Folge, die jedoch oberhalb einer kritischen Grenze einen HZV-Abfall bewirkt (s. S. 125, 171).
Die Abnahme des Schlagvolumens kann bei nicht vollständiger Kompensation über den Frequenzeffekt eine Verminderung des HZV nach sich ziehen.
Der Blutdruck wird dabei – in Grenzen – durch gesteigerte periphere Vasokonstriktion aufrechterhalten! Die dadurch bedingte *Zunahme von* Gefäßwandspannung und -widerstand *(Ausflußimpedanz)* wird vom Herzgesunden toleriert; sie *führt* jedoch *beim Herzkranken in der Regel zu Abfall von Schlag- und Herzzeitvolumen.*

Der Kontraktilitäts- oder Inotropiezustand des Herzens ist definiert durch Kraft und Geschwindigkeit der Ventrikelkontraktion unter konstanten Pre- und Afterload-Bedingungen ($d_p/d_{Tmax.}$ = max. Druckanstiegsgeschwindigkeit im linken Ventrikel (Norm: 1850 ± 147 mmHg/sec.)). *Die Synergie (koordinierter Kontraktionsablauf) der Kammer ist mitentscheidend für die Pumpfunktion.* Sie kann z.B. durch Aneurysmen, Linksschenkelblock etc. gestört sein.

Beim Herzgesunden (normaler Kontraktilitätszustand des Myokards) hängt das HZV typischerweise mehr von peripheren Faktoren, die Pre- und Afterload beeinflussen, als vom Inotropiezustand des Herzmuskels ab. Beim *Herzkranken bewirkt vorwiegend Inotropiezuwachs einen Anstieg des HZV*. Die *Herzfrequenz* stellt ebenfalls eine *Determinante für das HZV* dar.
Beim Herzgesunden führen Herzfrequenzsteigerungen innerhalb des physiologischen Bereichs kaum zu Änderungen des HZV – dies tun sie allerdings beim Herzkranken (s. Abb. 53). *Änderungen* der Herzfrequenz *haben auch einen direkten Einfluß auf die Myokardkontraktilität (Bowditch-Reflex)*[1].

Der arterielle Blutdruck ist jederzeit in direkter *Beziehung zu intraarteriellem Volumen und Elastizität der Gefäßwand* zu sehen. Letztere – verantwortlich für Compliance und Resistance des Gefäßbetts – steht unter Einfluß des autonomen Nervensystems.
Der systolische Blutdruck korreliert in erster Linie mit dem intraarteriellen Füllungsvolumen während der Austreibungsphase, der *diastolische Blutdruck* hingegen mit dem Gefäßwiderstand.
Der Blutdruck resultiert insgesamt aus einer komplexen Verflechtung von kardialen und peripheren Faktoren.

Der myokardiale Sauerstoffverbrauch ($M\dot{V}O_2$)
ist gegeben durch drei Hauptdeterminanten:
1. myokardiale Wandspannung
2. Kontraktilitätszustand des Myokards
3. Herzfrequenz

Der $M\dot{V}O_2$ hängt mehr von der intraventrikulären Druckentwicklung als vom ausgeworfenen Volumen ab.
Beachte: Ein bestimmter systolischer Blutdruck, der durch ein großes Schlagvolumen gegeben ist, bewirkt einen kleineren $M\dot{V}O_2$ als derselbe Blutdruck, der durch abnorme Erhöhung des Gefäßwiderstands aufrecht erhalten wird.

[1]) Bowditch-Reflex: Zunahme der Kontraktionsgeschwindigkeit bewirkt eine Kontraktilitätssteigerung

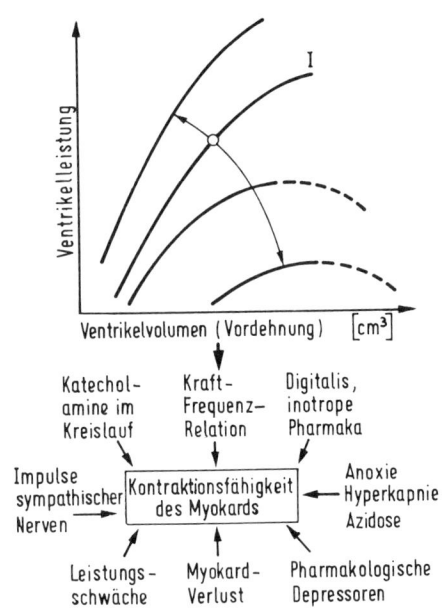

Abb. 51: Kurve der auxotonischen Maxima bei Variation der Myokardkontraktilität (nach (16))

Kurve 1: *Normalverhalten*. Faktoren, die die Kontraktilität des Herzens beeinflussen, sind gleichfalls eingetragen. Steigerung der Kontraktilität (positive Inotropie) ergibt eine Wanderung der Kurve 1 im Gegenuhrzeigersinn, Abnahme der Kontraktilität eine Wanderung der Kurve 1 im Uhrzeigersinn (In Anlehnung an eine Abbildung von Ganong (1974))

Faktoren, die die Herzdynamik beeinflussen (Auswahl):
(nach: Chung, E. K.: Non invasive cardiac diagnosis; Lea & Febiger, Philadelphia 1976, mod.)

A. *Chronotrope:*
   Adrenerge Stimuli
   Vagale Stimuli
   Belastung
   Arrhytmien
   Vorhofstimulation (pacing)

B. *Inotrope:*
   Primäre Erkrankungen des Myokards
   Coronarsklerotische Myokardiopathie
   Erkrankungen des Endokriniums: z. B. Hyper-Hypothyreose
   Medikamente: Inotropika, Cardiodepressiva

C. *Zustände, die die Nachbelastung (Afterload) beeinflussen:*
   Aortenstenose
   I.H.S.S. (Idiopathische Hypertrophe Subaorten-Stenose)
   Hochdruck
   Vasokonstriktion (TPR ↑)
   Medikamente: Vasopressoren – Vasodilatatoren

D. *Zustände, die die Vorbelastung (Preload) beeinflussen* (s. auch S. 124):
   Aorteninsuffizienz
   Mitralinsuffizienz
   Mitralstenose
   Myxom des li. Vorhofs
   Medikamente: z. B. Inotropika, Sympatholytika, Vasodilatatoren, Diuretika etc.

E. *Verschiedene:*
   Geschlecht
   Alter
   Körperlage
   Tagesrhythmus
   Leitungsanomalien: Linksschenkelblock, Rechtsschenkelblock, Linksanteriorer Hemiblock etc.
   Erkrankungen des Perikards
   Erkrankungen des Gefäßsystems
   Lungenerkrankungen (besonders chronische)
   Schwangerschaft

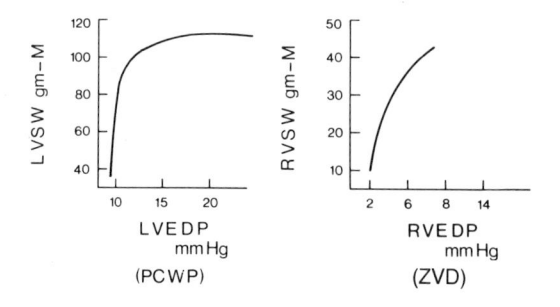

Abb. 52: Unterschied zwischen rechts- und linksventrikulärer Funktionskurve (nach (26))

Bei einem Vergleich der jeweiligen Angaben über Schlagarbeit (LVSW bzw. RVSW) und enddiastolische Drucke (LVEDP bzw. RVEDP) wird deutlich, daß die resultierenden Funktionskurven prinzipiell unterschiedlich verlaufen müssen. Das bedeutet für die Praxis, daß die *ZVD-Messung keine sichere Beurteilung der linksventrikulären Funktion* (LVSWI/LVEDP – s. S. 171) *zuläßt* und somit keinen Ersatz für die Pulmonalkapillardruckmessung (PCWP) darstellt (s. S. 170).

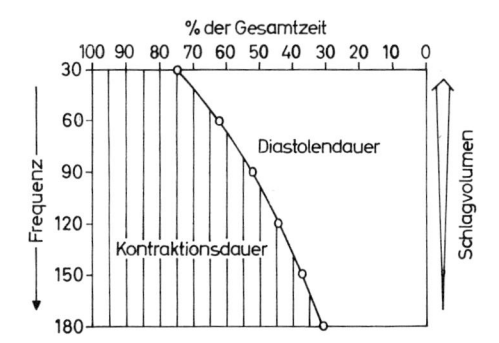

Abb. 53: Beziehung von Kontraktionsdauer zu Diastolendauer in Abhängigkeit von der Herzfrequenz (nach (9))

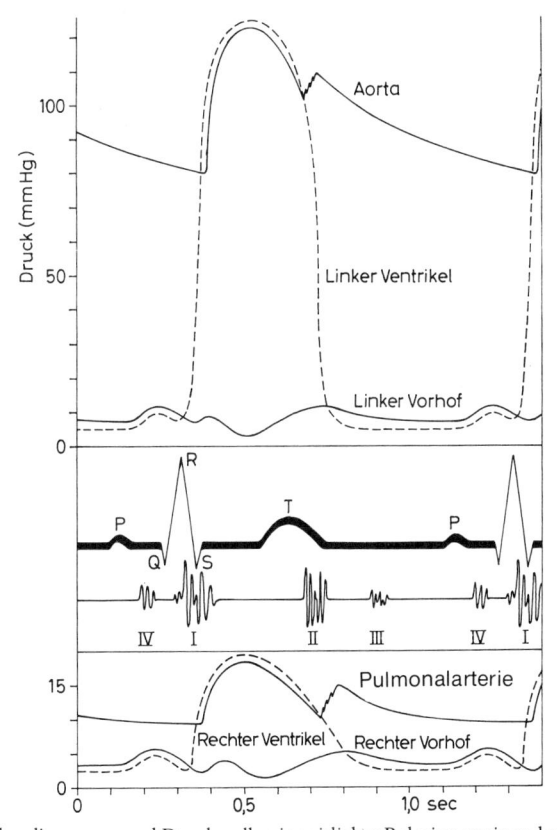

Abb. 54: EKG, Phonokardiogramm und Druckwellen in zeitlicher Relation zueinander (nach (3))

Die *systolischen Zeitintervalle* (STI) können durch gleichzeitige Registrierung von EKG, Herzschall und Carotis-Puls bestimmt werden:
Die Relation **Q = PEP/LVET** (Quotient aus Anspannungszeit und Auswurfzeit (27, 30) gibt für die klinische Praxis als «bedside»-Test gute Hinweise auf die Kontraktionsfähigkeit des Myokardiums, s. S. 636, 637.

Methodik der STI-Bestimmung und Normwerte: siehe bei Weissler, A. M. (30).
Neuerdings ist die automatische Messung der STI mit dem «Myokard Check AVL 970» der Fa. AVL, 6380 Bad Homburg, möglich!

Literatur

(1) Antonaccio, MI.: Cardiovascular Pharmacology. Raven Press, New York 1977
(2) Braunwald, E.: Mechanisms of contraction of the normal and failing heart. Little, Brown and Co., Boston Mass. 1976
(3) Burton, A. C.: Physiologie und Biophysik des Kreislaufs. F. K. Schattauer-Verlag, Stuttgart – New York 1969
(4) Chung, E. K.: Cardiac emergency care. Lea & Febiger, Philadelphia 1975
(5) Chung, E. K.: Controversy in Cardiology. Springer-Verlag, New York – Heidelberg – Berlin 1976
(6) Constant, J.: Bedside Cardiology. Little, Brown & Co., Boston, Mass. 1976
(7) Fowler, N. O.: Cardiac diagnosis and treatment. Harper and Row, Publishers, Inc. 1976
(8) Foex, P.: Preoperative assessment of patients with cardiac disease. Postgraduate Educational Issue. Edt.: C. M. Conway and J. Norman. Br. J. Anaesthesia 50 (1978) 15
(9) Gillmann, H.: Rhythmusstörungen. In: Lehrbuch der Inneren Medizin. Hrsg.: R. Gross u. P. Schölmerich. F. K. Schattauer-Verlag, Stuttgart – New York 1973, 255
(10) Gordon, M. M. S.: Self-assessment of clinical cardiology. Chicago Year Book Medical Publishers 1976
(11) Guyton, A. C., Cowley, A. C. Jr.: International review of physiology: Cardiovascular physiology II. University Park Press, Baltimore 1976
(12) Haft, J. I., Bailey, C. P.: Advances in the management of clinical heart disease. Mount Kisco, NY, Futura Publishing Co., Inc. 1976
(13) Harris, P., Bing, R. J., Fleckenstein, A.: Recent advances in studies on cardiac structure and metabolism: biochemistry and pharmacology of myocardial hypertrophy, hypoxia and infarction. University Park Press, Baltimore 1976
(14) Katz, A. M.: Physiology of the heart. Raven Press, New York 1977
(15) Kelman, G. R.: Applied cardiovascular physiology. Butterworths, London – Boston 1977
(16) Kettler, D.: Klinische Pathophysiologie des Herzens. In: Der Risikopatient in der Anästhesie. Klinische Anästhesiologie und Intensivmedizin, Bd. 11. Hrsg.: F. W. Ahnefeld, H. Bergmann, C. Burri et al. Springer-Verlag, Berlin – Heidelberg – New York 1976, S. 6
(17) Lappas, D. G., Powell, J. W. M., Daggett, W. M.: Cardiac dysfunction in the perioperative period: pathophysiology, diagnosis and treatment. Anesthesiology 47 (1977) 117
(18) Levine, H. J.: Clinical cardiovascular physiology. Grune & Stratton, New York – San Francisco – London 1977
(19) Little, R. C.: Physiology of the heart and circulation. Chicago Year Book Medical Publ. 1977
(20) Reindell, H., Roskamm, H.: Herzkrankheiten. Springer-Verlag, Berlin – Heidelberg – New York 1977
(21) Riecker, G.: Klinische Kardiologie. Springer-Verlag, Berlin – Heidelberg – New York 1975
(22) Riecker, G., Weber, A., Goodwin, J.: Myocardial Failure. Springer-Verlag, Berlin – Heidelberg – New York 1976
(23) Rushmer, R. F.: Cardiovascular dynamics. W. B. Saunders Co., Philadelphia – London – Toronto 1976
(24) Russek, H. I.: Cardiovascular problems: perspectives and progresses. University Park Press, Baltimore 1976
(25) Vogel, J. H. K. (ed.): Advances in cardiology: clinical application of current techniques and treatment in cardiology. S. Karger AG, Basel 1976
(26) Vinocur, B., Sampliner, J. E., Artz, J. S.: Hemodynamic monitoring. In: Berk, J. L., Sampliner, J. E., Artz, J. S., Vinocur, B.: Handbook of Critical Care. Little, Brown and Co., Boston Mass. 1976, 115–130
(27) Weissler, A. M., Harris, W. S., Schonefeld, C.: Bedside technics for the evaluation of ventricular function in man. Amer. J. Cardiol. 23 (1969) 577

Weiterführende Literatur

(28) Agress, C. M., Wegner, S., Forrester, J. S., Chatterjee, K., Parmley, W. W., Swan, H. J. C.: An indirect method for evaluation of left ventricular function in acute myocardial infarction. Circulation 46 (1972) 291
(29) Siegel, J. H.: Physiologic Assessment of Cardiac Function in the Aged and High-Risk Surgical Patient. In: The Aged and High-Risk Surgical Patient: Medical, Surgical, and Anesthetic Management. Edt.: J. H. Siegel, P. Chodoff: Grune & Stratton, New York – San Francisco – London 1976, S. 23 ff.
(30) Weissler, A. M.: Noninvasive Cardiology. Grune & Stratton, New York – San Francisco – London 1974

Kreislaufüberwachungsmethodiken

Tab. 72: Übersicht über Meßgrößen, Meßmethoden und Index ihrer Nutzen-/Aufwand-Relation in der Intensivmedizin

Parameter	Methode	Know how	Aufwand	Kontin.	Genauigkeit	Aussage	Index
1. Ventrikeldynamik EDV, ESV, SV, EF[1])	Rö-Nativ	+	+	0	0	(+)	0,5
	Rö-Kontrast	+++	++++	0	++	++++	0,9
	Auswaschkurven	++++	+++	0	0–++	++	0,5
	Ultraschall	++++	+	0	0–+	+	0,2
Druckvolumendiagramm	Rö-Kontrast	++++	++++	0	++	++++	0,7
	Ultraschall	++++	++	0	0–+	(+)	0,1
Compliance	Rö-Kontrast	++++	++++	0	++	++++	0,7
	Ultraschall	++++	++	0	0	0	0,0
Kontraktilität	dp/dt max	+	+++	+	+++	+	1,2
	$\frac{dp/dt\ max}{P_I}$	+	+++	+	+++	+++	1,5
Wandspannung	Rö-Kontrast	++++	++++	0	++	++++	0,7
	Ultraschall	++++	++	0	0–+	(+)	0,1
2. Kreislaufzeiten	Indikator blutig	++	++	0	++	+	0,7
	unblutig (Radioisotope)	+	++	0	+++	+	1,3
3. HZV	Fick	++	+++	0	+++	+++	1,2
	Indikator	++	+++	0	+++	+++	1,2
	Pulskontour	++	++	+	++	+++	1,5
	AVDO$_2$	+	+	+	+	++	2,0
4. O$_2$-Verbrauch-Myokard (MVO$_2$)	Druck-Frequenz Ejektionszeit	+	++	+	+	+	1,0
	«Bretschneider-Index»	++	+++	0	++	++	0,8
5. Teilkreisläufe renal	Harnmenge	0	+	+	+	++	4,0
	Isotopennephrogramm	+	++	0	+	0–+++	0,7
zerebral	EEG	++	+	+	(+)	+	0,7
koronar	EKG	++	+	+	+	++	1,3
6. Blutvolumen	Indikator (Radioisotope)	+	+++	0	++	+	0,7
7. Elektr. Herztätigkeit	EKG	++	+	+	+++	++++	2,7

Parameter	Methode	Know how	Aufwand	Kontin.	Genauig-keit	Aussage	Index
8. Drücke Ventr.	Tipmanometer	+	+++	+	+++	+++	1,7
Art.	Elektromano-meter	+	++	+	+++	+++	2,3
PA	Elektromano-meter	+	+	+	+++	+++	3,5
ZVD	Elektromano-meter	+	+	+	+++	+++	2,0
	Wassersäule	+	++	+	++	++	1,6
9. Herztöne + Geräusche	Auskultation	++	0	0	+++	0−+++	2,5
10. Atemgeräusche	Auskultation	+	0	0	++	0−+++	3,0
11. Gasanalysen	Platinelektrode	+	+	(+)	+++	0−+++	2,0
12. Elektrolyte	Flammenphoto-meter	+	+	0	+++	0−+++	2,0

Anmerkung:
[1]) EDV = enddiast. Volumen, ESV = endsyst. Volumen, SV = Schlagvolumen, EF = Auswurffraktion

Legende:
Aufgetragen sind in der 1. Spalte die Parameter und in der 2. Spalte die verschiedenen Meßmethoden. Die Spalte 3 gibt das erforderliche Know how für die Durchführung der Untersuchung an. *Unter dem Begriff Aufwand sind Risiko und Belästigung für den Patienten sowie personelle und apparative Bedürfnisse zusammengefaßt.* Die nächste Rubrik gibt an, ob die Methode kontinuierlich eingesetzt werden kann. Die weiteren Spalten enthalten Angaben über die Genauigkeit der Methode und über die Aussagekraft des Parameters. Die Bewertungsskala geht von Null bis zu 4 Kreuzen. In der letzten Spalte ist versucht worden, die Aufwand/Nutzen-Relation als Index auszudrücken. Dabei wurde die Summe der Kreuze aus den Spalten kontinuierliche Messung, Genauigkeit und Aussagekraft dividiert durch die Summe der Kreuze aus den Spalten Know how und Aufwand.
Ohne auf Einzelheiten einzugehen, ist zu erkennen, daß Parameter mit hoher Aussagekraft, wie z.B. das Druckvolumendiagramm und Methoden mit ausreichender Genauigkeit, wie z.B. Röntgen-Kontrastmethoden, nur auf einen schlechten Index kommen, weil Know how und Aufwand sehr groß sind. Umgekehrt erreichen schlechte Methoden, wie das Nativröntgenbild, wegen der einfachen Handhabung, einen vergleichsweise hohen Index.
Diese zunächst ungewohnte Betrachtungsweise, die eher wie eine Spielerei aussieht, scheint deswegen von Bedeutung, weil sie eine relativ objektive Abschätzung erlaubt, ob ein Parameter oder eine Methode zur Überwachung des Herz-Kreislauf-Systems geeignet ist. *Ein brauchbares Aufwand/Nutzen-Verhältnis liegt bei dieser Wertung immer dann vor, wenn der Index den Wert 2,0 erreicht bzw. überschreitet.*
Unter dieser Voraussetzung ist kein Parameter der Ventrikeldynamik zur Beurteilung der Herz-Kreislauf-Situation geeignet. Am günstigsten schneidet mit 1,5 noch der Kontraktilitätsindex dp/dt max/ P_I ab.
Von den verschiedenen Methoden zur HZV-Bestimmung erreicht die Abschätzung aus der $AVDO_2$ mit 2,0 den höchsten Wert, gefolgt von der Pulskontur.
Keine der Näherungsmethoden zur Bestimmung des myokardialen O_2-Verbrauchs erhält eine hohe Indexzahl.
Recht unterschiedliche Werte ergeben sich für die Beurteilung der Teilkreisläufe. Die renale Durchblutung, beurteilt aus der Harnmenge, hat mit 4,0 den absolut höchsten Index. Demgegenüber fallen EKG und EEG deutlich ab.

Auch die Blutvolumenbestimmung erfüllt nach diesen Kriterien nicht die erforderlichen Bedingungen.

Wie zu erwarten hat die elektrische Herztätigkeit (EKG) mit 2,7 einen hohen Index.

Bei den Drücken zeigt sich, daß die Ventrikeldruckmessung wegen der Gefährdung für den Patienten nicht den geforderten Index erreicht. Dagegen liegen alle anderen Drücke (arteriell, PA und ZVD) bei oder über 2,0.

Es kann nicht überraschen, daß so simple Methoden, wie die Auskultation von Herz und Lunge, bei dieser Betrachtungsweise mit 2,5 bzw. 3,0 günstig abschneiden.

Die Indexzahl von 2,0 für Gasanalysen und Elektrolytbestimmungen bestätigt die langjährige routinemäßige Bestimmung dieser Parameter in der Intensivmedizin.

zit.: H. Kreuzer: Beurteilung der Herz-Kreislauf-Funktion in der Intensivmedizin. In: Neue kontinuierliche Methoden zur Überwachung der Herz-Kreislauf-Funktion. Hrsg.: M. Zindler, R. Purschke. G. Thieme-Verlag, Stuttgart 1976, 24–25

2. Nicht-invasive kardiologische Funktionsdiagnostik

Tab. 73: «Bedside»-Untersuchung der Ventrikelfunktion (nach (11), s. auch S. 185)

Physikalische Phänomene	Funktionelle Parameter
Carotispulsdruckanstieg	dp/dt (Druckanstiegsgeschwindigkeit im linken Ventrikel)
Pulsdruck	Schlagvolumen
III. Herzton (S_3)	Linksventrikuläres Volumen
Jugularvenenfüllung	Druck im rechten Vorhof
Stauungszeichen	PCP (Pulmonalkapillardruck)

Das Elektrokardiogramm
(Pathophysiologie und Klinik der Reizbildungs- und Überleitungsstörungen)

Tab. 74: Werte im normalen Elektrokardiogramm (nach (17))

	Höhe (mV)	Breite (sec)	wichtige Abweichungen
P-Zacke	bis + 0,20	bis 0,11	P sinistroatriale, P dextroatriale, P biatriale
PQ-Intervall	bis − 0,1	0,12 bis 0,21	AV-Block, WPW-Syndrom
Q-Zacke	bis ¼ von R	bis 0,04	Herzinfarkt, Volumenbelastung des linken Ventrikels
R-Zacke	bis 2,6	bis 0,052 nach QRS-Beginn	Hypertrophie, Herzinfarkt
S-Zacke	kleiner als R in Abl. I und II	bis 0,06	Rechtshypertrophie, Linkshypertrophie
QRS-Komplex	größer als 0,6	bis 0,11	Schenkelblock, Hypertrophie
T-Zacke	größer als ⅟₇ von R	−	Herzinfarkt, Koronarinsuffizienz, Elektrolytstörungen, s. Tab. 75, Abb. 57
ST-Strecke	bis ± 0,1 (bis + 0,2 in V_1, V_2)	−	Herzinfarkt, Koronarinsuffizienz s. Tab. 75, 76
QT-Dauer	bis ± 0,1	frequenz-abhängig	Elektrolytstörungen, Jervell- und Lange-Nielsen-Syndrom
U-Welle	flach-positiv	−	Koronarinsuffizienz

Bestimmung der Herzfrequenz aus der Periodendauer:

$$\text{Frequenz} = \frac{60}{\text{mittlerer RR-Abstand in sec}} \quad \text{(bei 50 mm/sec Papiergeschwindigkeit)}$$

Tab. 75: Differentialdiagnose der ST-Strecken-Veränderungen (nach (14)); s. auch Abb. 91

ST-Senkungen	ST-Elevationen
1. Koronarsklerose 2. Myokarditis, Coronariitis 3. Glykosid-Effekt 4. toxischer Myokardschaden 5. Posttachykardiesyndrom und postextrasystolisch 6. Hypokaliämie 7. sekundär, z.B. bei Schenkelblöcken 8. reflektorisch bedingt bei akuten Oberbauchprozessen (Pankreatitis, Cholezystitis, Ulcera, Gallenkoliken, Hiatushernien) 9. zerebrale Prozesse, Epilepsie, Psychosen, hypnotische Suggestion 10. orthostatische Kreislaufdysregulation 11. Schockzustände (herabgesetzter Perfusionsdruck) 12. hochgradige Anämien 13. nach Pharmaka und Genußmitteln (z.B. Phenothiazine, Nikotin, Anästhetika) 14. Sauerstoffmangelatmung bzw. Aufenthalt in großen Höhen 15. akute oder chronische CO-Vergiftung 16. Lungenerkrankungen mit erheblicher Funktionseinschränkung 17. Hungerzustand bzw. während der Nahrungsaufnahme	1. Myokardinfarkt 2. Perikarditis 3. Herzwandaneurysma 4. Lungenembolie 5. Herztumor 6. Elektrolytstörungen 7. akute Pankreatitis 8. Vagotonie 9. Herzgesunde (als Anomalie) 10. bei Angina pectoris (Variante nach Prinzmetal)

Tab. 76: Differentialdiagnose bei T-Wellen-Abflachung bzw. Inversion (nach (14)); s. auch Abb. 91

1. Ischämische Herzkrankheit (mit und ohne Infarkt)
2. Entzündliche Erkrankungen des Myokards und/oder seines Gefäßsystems
3. Pericarditis constrictiva
4. Ventrikuläre Hypertrophie (z.B. bei Klappenfehlern und Hypertonie)
5. Toxische Myokardschädigungen
6. Sympathikotonie
7. Sekundär, z.B. nach Schenkelblöcken, WPW-Syndrom
8. Lageanomalien des Herzens
9. Während der Nahrungsaufnahme
10. Orthostatische Kreislaufdysregulationen
11. Elektrolytstörungen
12. Schockzustände (verminderter Perfusionsdruck)
13. Nach Pharmaka und Genußmitteln (sympathikomimetische Drogen und Nikotin)
14. Sauerstoffmangelatmung bzw. Aufenthalt in großen Höhen
15. Posttachykardiesyndrom

Rechtshypertrophie, Druck- und Volumenüberlastung des Rechten Herzens im EKG (nach (18))

Tab. 77: Allgemeine Rechtshypertrophie-Zeichen:

Einthoven-Ableitungen:

Rechtstyp
QRS-Winkel $\alpha > +110°$ [3])
RI < RII < RIII und TI > TII > TIII
P dextroatriale

Goldberger-Ableitungen:

Vertikaltyp
aVR: $R > 0{,}5$ mV und/oder $R/S > 1$

Wilson-Ableitungen:

V_{r4} [2])	hohes R
	$R > 0{,}5$ mV und/oder
	$R/S > 0{,}5$
V_1:	hohes R
	$R > 0{,}7$ mV und/oder
	$R/S > 1$
V_1:	kleines S
	$S < 0{,}2$ mV
V_1 OUP[1]) >	$0{,}03$ sec bzw. $0{,}07$ sec bei R' (bei aufgesplittertem QRS-Komplex)
V_5 u. V_6:	kleines R und tiefes S
	$S > 0{,}7$ mV

$RV_1 + SV_5$ oder $SV_6 > 1{,}05$ mV
P dextroatriale

Tab. 78: Druck- und Volumenbelastung des rechten Herzens im EKG

Druckbelastung	*Volumenbelastung*
R in V_1 und V_{r4} erhöht	RSR' bzw. rSR' in V_1 und V_{r4}
QRS-Komplex meist nicht aufgesplittert	Unvollständiger Rechtsschenkelblock
QRS-Komplex meist nicht breit	QRS-Komplex relativ breit
OUP rechtspräkordial verspätet	OUP rechtspräkordial verspätet
T rechtspräkordial negativ	T kann rechtspräkordial negativ sein
S in V_5 und V_6 tief	S in V_5 und V_6 breit und tief
P dextroatriale	P dextroatriale selten
Typisches Beispiel: Pulmonalstenose	Typisches Beispiel: Vorhofseptumdefekt

Anmerkungen:
[1]) OUP = oberer Umschlagspunkt = endgültiger Negativitätsdurchbruch = intrinsic deflection
[2]) V_{r4}: V_4 rechtspräkordial – symmetrisch zu V_4, sog. erweiterte rechtspräkordiale Ableitung.
[3]) Wenn QRS-Winkel $\alpha > +120°$: überdrehter Rechtstyp!

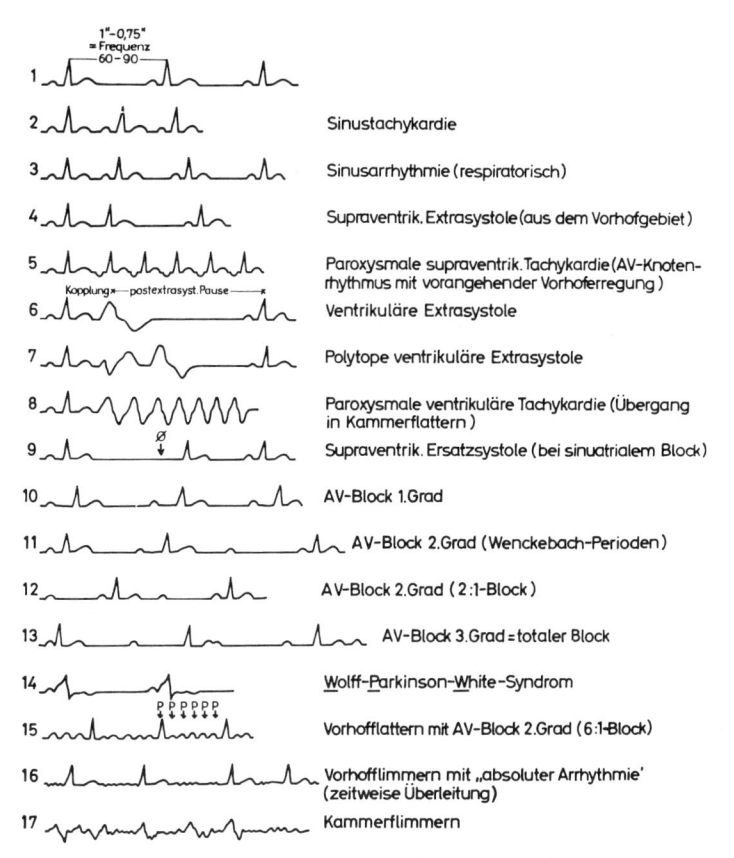

Abb. 55: Schematische Wiedergabe der verschiedenen Reizbildungs- und Reizleitungsstörungen (nach (6))

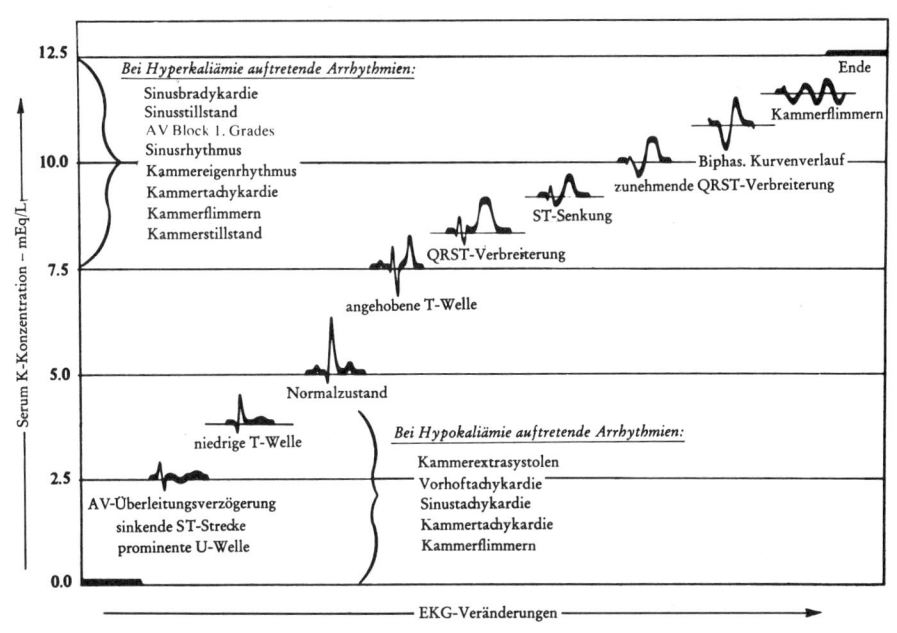

Abb. 56: Serum-Kalium-Spiegel und EKG (nach (9)). Bedingung: keine gleichzeitigen Veränderungen von Na^+ und Ca^{++}!

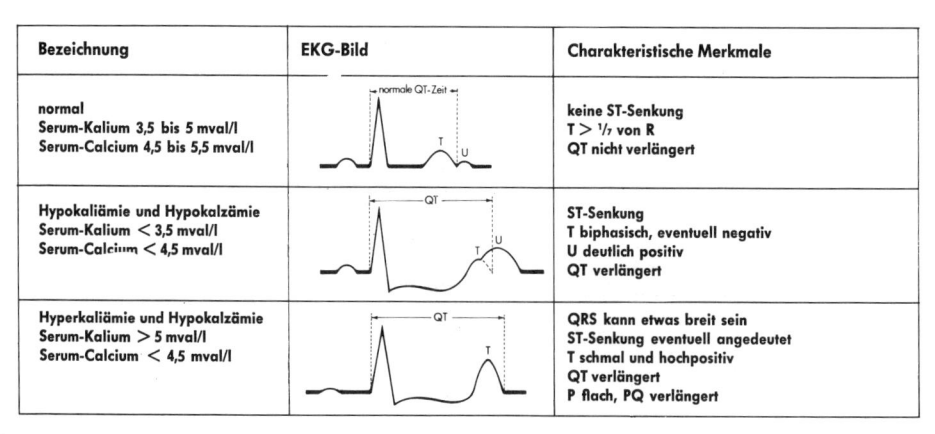

Bezeichnung	EKG-Bild	Charakteristische Merkmale
normal Serum-Kalium 3,5 bis 5 mval/l Serum-Calcium 4,5 bis 5,5 mval/l		keine ST-Senkung T > 1/7 von R QT nicht verlängert
Hypokaliämie und Hypokalzämie Serum-Kalium < 3,5 mval/l Serum-Calcium < 4,5 mval/l		ST-Senkung T biphasisch, eventuell negativ U deutlich positiv QT verlängert
Hyperkaliämie und Hypokalzämie Serum-Kalium > 5 mval/l Serum-Calcium < 4,5 mval/l		QRS kann etwas breit sein ST-Senkung eventuell angedeutet T schmal und hochpositiv QT verlängert P flach, PQ verlängert

Abb. 57: EKG-Veränderungen bei kombinierten Elektrolytstörungen (nach (18))

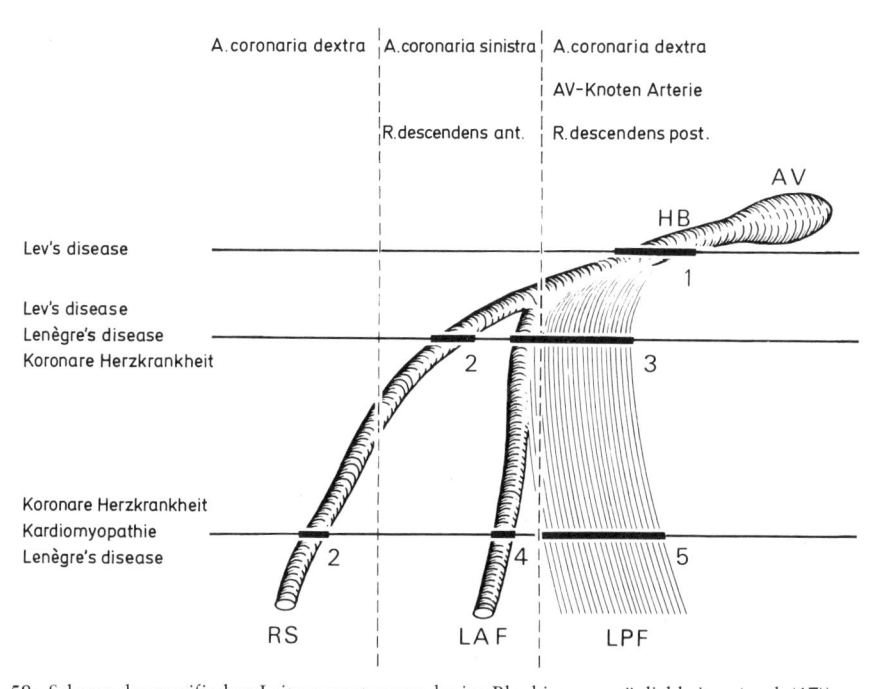

Abb. 58: Schema des spezifischen Leitungssystems und seine Blockierungsmöglichkeiten (nach (17))

Schematische Darstellung des spezifischen Leitungssystems, verändert nach Rosenbaum.
Blockierungen treten in 3 unterschiedlichen Ebenen auf:
Im Bereich des His-Bündel-Hauptstammes (1) mit Ausbildung eines «monofaszikulären» totalen AV-Blockes und supraventrikulärem QRS-Komplex des Ersatzrhythmus – ganz überwiegend infolge einer Levschen Erkrankung. – Im Bereich des beginnenden rechten Schenkels (2) und Hauptstamm des linken Schenkels (3, prädivisionaler Linksschenkelblock). Überwiegende Ursache ist auch hier

eine Sklerosierung des Herzstützgewebes, wobei sich als häufigste Kombination ein Rechtsschenkelblock (2) mit einem linksanterioren Hemiblock (4) entwickelt. – Die dritte, mehr periphere Ebene, ist vorwiegend bei koronarer Herzerkrankung betroffen: Rechtsschenkelblock (2), linksanteriorer Hemiblock (4), linksposteriorer Hemiblock (5), divisionaler Linksschenkelblock (4 + 5), Rechtsschenkelblock und linksanteriorer Hemiblock (2 + 4), Rechtsschenkelblock und linksposteriorer Hemiblock (2 + 5). Totale AV-Überleitungsblockierung mit breitem QRS-Komplex des Ersatzrhythmus entwickelt sich infolge eines doppelseitigen Schenkelblockes (2 + 3) oder trifaszikulären Blockes (2 + 4 + 5).

RS = rechter Schenkel, LAF = linksanteriorer Faszikel, LPF = linksposteriorer Faszikel, AV = Atrioventrikularknoten, HB = His-Bündel-Hauptstamm.

Schrittmacherfrequenz:
Sinusfrequenz: 70–80 p.m.
AV-Knoten: 60–65 p.m.
VH-Muskulatur: 60–65 p.m.
Kammermuskulatur: 30–40 p.m.

Die Hemiblockierungen (s. auch S. 136, 142, 269)

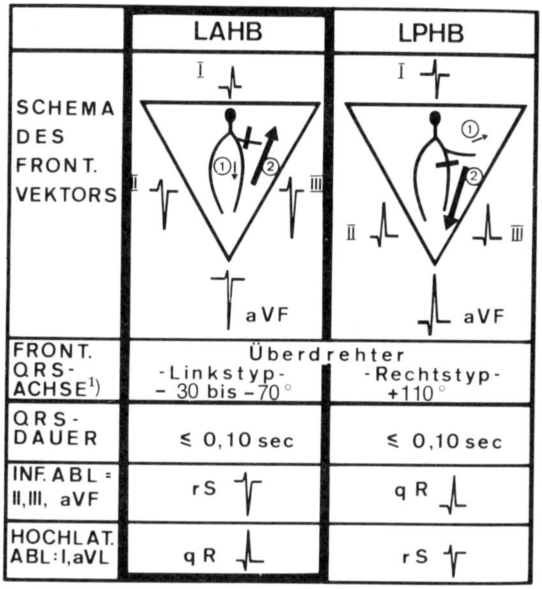

	LAHB	LPHB
SCHEMA DES FRONT. VEKTORS	I, II, III, aVF	I, II, III, aVF
FRONT. QRS-ACHSE[1])	Überdrehter -Linkstyp- – 30 bis –70°	Überdrehter -Rechtstyp- +110°
QRS-DAUER	≤ 0,10 sec	≤ 0,10 sec
INF. ABL = II, III, aVF	rS	qR
HOCHLAT. ABL: I, aVL	qR	rS

[1]) von entscheidender Bedeutung!

Abb. 59: EKG-Kriterien des Hemiblocks (nach (13) mod.)

Der *LAH* (linksanteriore Hemiblock) findet sich gewöhnlich bei Erkrankung des li. Ventrikels. Chronisch obstruktive Lungenerkrankung, Hinterwandinfarkt oder Cardiomyopathie können ähnliche EKG-Veränderungen machen. *DD: relativ tiefe S-Zacken in Abl. II, III, AVF*
Der *LPH* (linksposteriore Hemiblock) kann bei Rechtsherzhypertrophie, Vertikalstellung des Herzens, Thoraxdeformität und lateralem Myokardinfarkt vorgetäuscht werden. *DD: Q_3*
Pathomechanismus der Hemiblockierungen:
Störungen im AV-Reizleitungssystem verursacht wahrscheinlich durch Myokardischämie bei koronarer Herzkrankheit (CHK). Der LAH ist gewöhnlich mit einer Erkrankung des LAD[1]) (RIVA[2])) oder mehrerer Gefäße vergesellschaftet.

Wenn Hemiblockierungen im Zusammenhang mit einem Myokardinfarkt auftreten, bedeutet das stets ein prognostisch schlechtes Zeichen – dies umso mehr, wenn sich ein *bifaszikulärer Block (LAH oder LPH mit RSB* (Rechtsschenkelblock)) entwickelt. (12)

Der *chronische Hemiblock – insbesondere der bifaszikuläre –* geht, *im Gegensatz zum akuten beim Myokardinfarkt, selten in einen kompletten AV-Block über.* (10, 23)

Therapie: (s. auch S. 270, 300 ff.)

Pat., die während eines Myokardinfarkts einen akuten bifaszikulären Block entwickeln, sollten mit einem Schrittmacher versorgt werden, damit kein AV-Block III° auftritt. Trotz dieser Maßnahme konnte allerdings bisher die Gesamtmortalität nicht gesenkt werden. Bei Pat. mit chronischem bi- oder trifaszikulärem Block muß immer dann ein Schrittmacher implantiert werden, wenn höhergradige AV-Blockierungen *mit subjektiven und objektiven Beschwerden bis hin zu Synkopen* auftreten. (1)

Anmerkung:
Wegen der hohen Quote von Coronargefäßveränderungen, für die die Hemiblockierungen pathognomisch sind, sollten solche Patienten coronarangiographiert werden, um eine genauere Diagnose und somit adäquate Therapie ermöglichen zu können.

Anmerkungen:
[1]) LAD = left anterior descending branch
[2]) RIVA = ramus interventricularis anterior

Echokardiographie

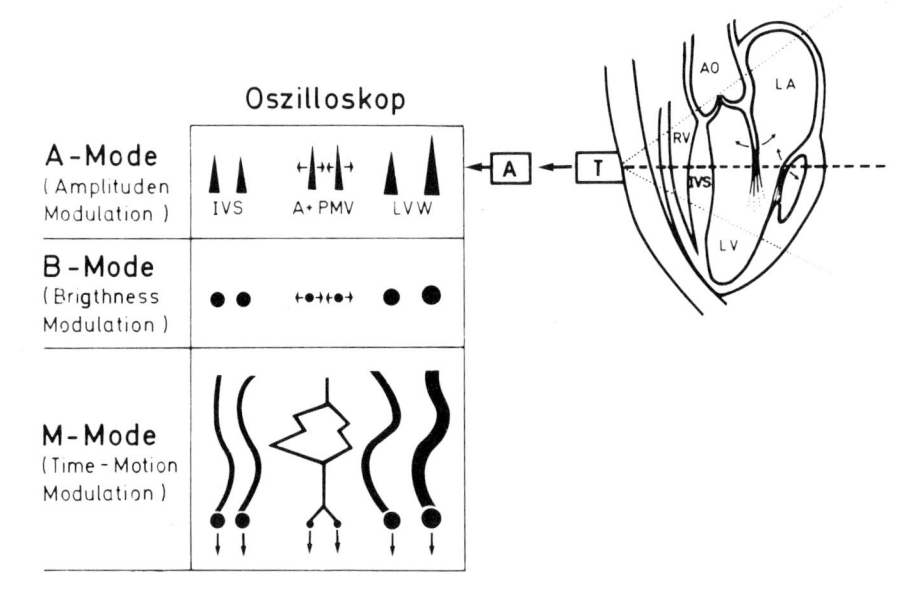

Abb. 60: Entstehung eines Echokardiogramms (nach (15))

Die Fortpflanzungsrichtung der vom Transducer (T) erzeugten Ultraschallwellen zur Darstellung des linken Ventrikels mit den Mitralklappen gibt die dick gestrichelte Linie an. Es treten Reflexionen an folgenden Grenzflächen auf: Neben Thoraxwand und rechtsventrikulärer Vorderwand am interventrikulären Septum (IVS), und zwar einmal beim Übergang vom rechtsventrikulären Kavum zum interventrikulären Septum sowie beim Übergang von interventrikulären Septum zum linken Ventrikel, weiterhin am vorderen (AMV) und am hinteren (PMV) Mitralsegel sowie an der linksventrikulären Hinterwand (LVW), einmal beim Übergang vom linksventrikulären Kavum zum Myokard sowie beim Übergang vom Myokard zur Lunge. Auf dem Oszilloskop wird die Stärke dieser Reflektion in der A-Mode in Form unterschiedlich großer Amplituden und in der B-Mode als unterschiedlich helle Punkte wiedergegeben. Wird die B-Mode mit Hilfe eines Schreibers kontinuierlich aufgezeichnet, so kann die Bewegung der Reflexionspunkte erfaßt werden (M-Mode). Wird der Transducer von der Aortenwurzel zur Herzspitze geschwenkt (fein gestrichelte Linie), so werden bei Darstellung der Reflexion in der M-Mode die verschiedenen kardialen Strukturen in ihrem Bewegungsablauf dargestellt (M-Mode-Sektor-Scan)

Tab. 79: Einige wichtige Indikationen zur Echokardiographie (nach (21) mod.)

A. Untersuchung der linksventrikulären Funktion:
 1. Abschätzung der *Auswurffraktion (EF)* auf Grund der Größe des linken Ventrikels.
 2. Auffinden von anormaler linksventrikulärer *Wanddicke* und/oder *Bewegung* (der hintere Anteil der li. Kammerwand kann am besten, Spitze und anterolateraler Bereich am wenigsten gut dargestellt werden).
 3. Auffinden veränderter *Mitralklappenbeweglichkeit* in Verbindung mit linksventrikulärer Dysfunktion (abnormer Mitralklappenschluß bei Pat. mit erhöhtem LVEDP, abnormale Mitralklappenkonfiguration während der Diastole bei Pat. mit verminderter linksventrikulärer Compliance).
 4. Beurteilung der *Größe des li. Vorhofs*

B. Untersuchung der rechtsventrikulären Funktion:
 1. Beurteilung der *Größe des rechten Ventrikels*
 2. Auffinden von paradoxer *Beweglichkeit des intraventrikulären Septums* bei Pat. mit rechtsventrikulärer Volumenüberlastung

C. Diagnose und Quantifizierung von Perikardergüssen (s. auch S. 272)

D. Analyse der Klappenfunktionen:
 1. *Mitralklappe:* Auffinden charakteristischer Veränderungen bei Pat. mit Mitralstenose, IHSS, Mitralklappenprolaps, flottierender Segelklappe, Vorhofmyxom, gestörter linksventrikulärer Funktion
 2. *Trikuspidalklappe:* analog zu 1.
 3. *Aortenklappe:* Auffinden von Verdickung oder Calcifizierung und des typischen systolischen «Knotens» bei IHSS (Idiopathische Hypertrophe Subaortenstenose)
 4. *Pulmonalklappe:* Diagnostik der pulmonalen Hypertonie, Diagnose der Pulmonalstenose

E. Diagnose und Quantifizierung regionaler Herzdilatation nach akutem Myokardinfarkt (5).

Literatur

(1) Calvin, L., Weisberger, M. D., Chung, E. K.: Current concepts of hemiblocks. In: Controversy in Cardiology. Edt.: E. K. Chung. Springer-Verlag, New York – Heidelberg – Berlin 1976, 187
(2) Castellanos, A., Myerburg, R. J.: The hemiblocks in myocardial infarction. Appleton-Century-Crofts, New York 1976
(3) Chung, E. K. (edt.): Non-invasive cardiac diagnosis. Lea & Febiger, Philadelphia 1976
(4) Constant, J.: Bedside cardiology. Little, Brown and Co., Boston 1976
(5) Eaton, L. W., Weiss, J. L., Bulkley, B. H. et al.: Regional Cardiac Dilatation After Acute Myocardial Infarction. New Engl. J. Med. *300* (1979) 57
(6) Gillmann, H.: Rhythmusstörungen. In: Lehrbuch der Inneren Medizin. Hrsg.: R. Gross u. P. Schölmerich F. K. Schattauer-Verlag, Stuttgart – New York 1973, S. 257
(7) Heinecker, R.: EKG in Praxis und Klinik. G. Thieme-Verlag, Stuttgart 1975
(8) Heinecker, R.: EKG-Quiz. G. Thieme-Verlag, Stuttgart 1974
(9) Krupp, M. A., Chatton, M. J.: Diagnose und Therapie in der Praxis. Bearbeitet, ergänzt und herausgeben von: K. Huhnstock u. W. Kutscha. Springer-Verlag, Berlin – Heidelberg – New York 1976

(10) Kulbertus, H. E.: The magnitude of risk of developing complete heart block in patients with LAD-RBBB. Am. Heart J. 86 (1973) 278
(11) Forrester, J. S., Swan, H. J. C.: Acute myocardial infarction: a physiological basis of therapy. Crit. Care Med. 2 (1974) 284
(12) Lie, K. I., Wellens, H. J., Schulenberg, R. M. et al.: Factors influencing prognosis of bundle branch block complicating acute antero-septal infarction. The value of His bundle recordings. Circulation 50 (1974) 935
(13) Nager, F.: Kardiale Synkope. Schweiz. med. Wschr. 106 (1976) 1714
(14) Parsi, R. A., Semmler, H.: Die ischämische Herzkrankheit im Elektrokardiogramm unter besonderer Berücksichtigung der Belastungselektrokardiographie. G. Fischer-Verlag, Jena 1977
(15) Rinke, H.: Die Bedeutung der Echokardiographie in der kardiologischen Diagnostik. ZFA 53 (1977) 2
(16) Rosenbaum, M. B., Elizari, M. V., Lazzari, J. O. et al.: The Hemiblocks. Oldsman, Fla., Tampa Tracings, 1970
(17) Schröder, R., Schüren, K. P.: Praktische EKG-Auswertung. F. K. Schattauer-Verlag, Stuttgart – New York 1976, 34
(18) Soo, C. S.: Kardiologie für die tägliche Praxis. Selecta-Verlag-Dr. Ildar Idris-Planegg vor München 1974
(19) Varriale, P., Kennedy, R. J.: Right bundle branch block and left posterior fascicular block. Am. J. Cardiol. 29 (1972) 459
(20) Weissler, A. M.: Noninvasive Cardiology. Grune & Stratton, New York – San Francisco – London 1974
(21) Wexler, L. F., Pohost, G. M.: Noninvasive techniques. Anesthesiology 45 (1976) 169

Weiterführende Literatur:

(22) Kastor, J. A.: Cardiac Electrophysiology: Hemiblocks and Stopped Hearts. N. Engl. J. Med. 299 (1978) 249
(23) Kulbertus, H. E., de Leval-Rutten, F., Dubois, M. et al.: Prognostic significance of left anterior hemiblock with right bundle branch block in mass screening. Am. J. Cardiol. 41 (1978) 385
(24) Pastore, J. O., Yurchak, P. M., Janis, K. M. et al.: The risk of advanced heart block in surgical patients with right bundle branch block and left axis deviation. Circulation 57 (1978) 667

3. Invasive kardiologische Funktionsprüfungen

Intrakardiale bzw. oesophageale EKG-Ableitung

Tab. 80: Rhythmusstörungen, zu deren Analyse das intrakardiale EKG entscheidend beitragen kann (nach (7))

1. Vorhofflimmern, Vorhofflattern
2. AV-Knotenrhythmus, AV-Dissoziation
3. Vorhoftachykardie mit Block (Digitalisüberdosierung!)
4. Sonstiges Fehlen einer Vorhofaktion im Oberflächen-EKG
5. Differenzierung von Kammerextrasystolen und Kammertachykardien gegenüber supraventrikulären Extrasystolen und Tachykardien mit aberrierender Leitung
6. Aufdeckung von Reentry-Mechanismen bei Vorhofarrhythmie bzw. ventrikulären Extrasystolen

Tab. 81: Form des intrakardialen EKGs in den Einzel-Abschnitten des Herzens (nach (7))

Katheter-lage	Vorhof-teil	Kammer-teil	
V. cava superior	negativ; Zunahme der Amplitude zum Vorhof hin	Spiegelbild der Ablei-tung II; allmähliche Zunahme der Amplitude zur Kammer hin (bis ca. 2mV)	
oberer Vorhof-bereich	überwiegend negativ		
mittlerer Vorhof-bereich	biphasisch; Amplitude bis zu 3mV		
unterer Vorhof-bereich	überwiegend positiv		
rechter Ventrikel, Einstrom-bahn	positiv; deutlich kleiner als im Vorhof	wie in V1; Amplitude u. U. bis 30mV	
rechter Ventrikel, Ausstrom-bahn		aufgesplittert (Lage der Elektrode am Septum)	

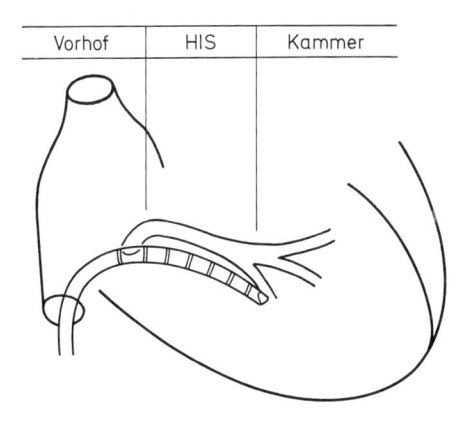

Abb. 61: His-Bündel-EKG (nach (10)), s. auch S. 284

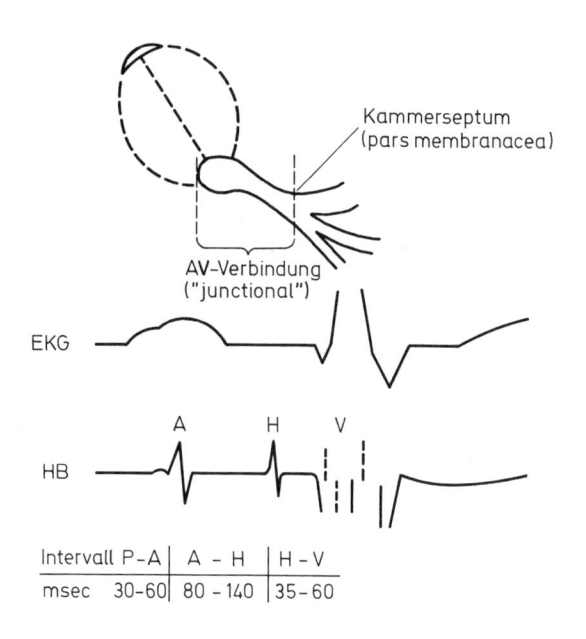

Abb. 62: Schematische Darstellung des simultan registrierten His-Bündel (HB)- und Oberflächen-Elektrokardiogramms (EKG) in Beziehung zum intrakardialen Erregungsablauf über das Reizleitungssystem. *Der PA-Zeit entspricht die Erregungsleitung vom Sinusknoten über die internodalen Bündel (gestrichelte Linien) zu den basalen Vorhofabschnitten. AH-Zeit repräsentiert die Überleitung der Erregungsfront durch den AV-Knoten auf den Stamm des Hisschen Bündels. Das HV-Intervall entspricht der Zeit zwischen His-Bündel-Depolarisation und Ventrikelerregung.*

Das Gewebe der AV-Verbindung umfaßt:
1. die Zuleitungen zum AV-Knoten *(AN-Region)*, 2. den AV-Knoten *(N-Region)*, 3. das AV-Bündel *(NH-Region)* mit Durchtritt durch den Anulus fibrosus und Bündelstamm. Das Sub(infra)-Junctionalgewebe (subjunctional tissue) besteht aus der Teilungsstelle des AV-Bündels, dem anterioren und posterioren Faszikel des linken Tawara-Schenkels und dem rechten Tawara-Schenkel.
Das *AH-Intervall entspricht annähernd der AV-Knoten-Zeit. Es wird durch zahlreiche Pharmaka beeinflußt* (s. Tab. 173).
Das *HV-Intervall gibt die Leitungszeit vom His-Bündel über Bündelstamm und Purkinje-System bis zum Punkt der Ventrikelaktivierung an. Es bleibt im Gegensatz zum AH-Intervall unbeeinflußt von Herzfrequenz und Tonus des Vegetativums.*
Verlängerung des AH-Intervalls oder Blockierung vor Aufzeichnung des His-Bündel-EKG deuten auf Leitungsverzögerung oder Blockierung im AV-Knoten hin.
Verlängerung des HV-Intervalls oder Blockierung nach Aufzeichnung des His-Bündel-EKG deuten auf Verzögerung oder Blockierung der Leitung im Purkinje-Fasersystem hin.
Grundsätzlich muß unterschieden werden zwischen Leitungsverzögerungen bzw. Blockierungen proximal und distal des Hisschen Bündels, da letztere prognostisch ernster zu bewerten sind.
Die Schrittmacherzellen des Purkinje-Fasersystems feuern mit einer Frequenz von ca. 40/min. Die extreme Bradykardie kann zu Synkopen, pectanginösen Zuständen oder Herzversagen führen. Eine äußerst wichtige Aufgabe scheint in Zukunft der His-Bündel-Elektrokardiographie bei der Klärung der Frage zuzukommen, wann im Einzelfall bei Vorliegen eines bifaszikulären Blocks (LAH oder LPH + RSB) eine Schrittmacherimplantation angezeigt ist!
Obgleich lediglich ca. 10% dieses Patientenkollektivs höhergradige AV-Blockierungen entwickeln, scheint das His-Bündel-EKG bei dieser speziellen Problematik als Suchmethode geeignet, diejenigen Kranken zu erfassen, die von einem AV-Block II° (infrajunctionaler Typ) bzw. AV-Block III° bedroht sind *(signifikante HV-Intervall-Verlängerung)!*

Tab. 82: Wichtigste Indikationen zur His-Bündel-Elektrokardiographie (nach (2, 4, 8, 9))

1. Differenzierte Lokalisation von AV-Blockierungen
2. Charakterisierung unklarer Rhythmusstörungen:
    a) VES oder SVES mit aberrierender Leitung?
    b) Aberrierende Erregungsausbreitungsstörung bei VH-flimmern?
    c) Supraventrikuläre Tachykardie mit Schenkelblock oder ventrikuläre Tachykardie?
    d) Formen von AV-Rhythmen?
    e) Pseudo-AV-Block?
3. Nachweis paranodaler Erregungsbahnen (WPW-[1]), LGL-Syndrom[2])), Differenzierung der Erregungsabläufe.
4. Untersuchung elektrophysiologischer Wirkungen von Pharmaka auf das Reizleitungssystem (RLS) – s. S. 286ff.

Anmerkungen:
[1]) WPW = Wolff-Parkinson-White ⎫ sog. Präexcitationssyndrome! Bei beiden ist die PQ-Zeit verkürzt,
[2]) LGL = Lown-Ganong-Levine ⎭ bei WPW außerdem QRS verbreitert.

Oesophagus-Ableitung des EKG[1])
(«Halb-invasives» His-Bündel-EKG/Diagnostik von Vorhofarrhythmien)

Die *Oesophagusableitungen des EKG* erfassen besonders günstig den linken Vorhof und die Hinterwand der linken Kammer. Potentiale vom linken Vorhofbereich werden am besten bei einer Katheterlage von 34–38 cm ab Zahnreihe, Potentiale aus dem Kammerbereich bei einer Katheterlage von 38–40 cm ab Zahnreihe erfaßt.

Das System der Oesophagusableitungen ist in Angleichung an die Brustwandableitungen so gestaltet, daß ein nach abwärts gerichteter Ausschlag entsteht, wenn sich die herznahe Elektrode auf der negativen Seite des Dipols befindet.

Im Unterschied zur konventionellen Elektrokardiographie ist es mit Hilfe der Oesophagusableitung möglich, die elektrische Aktivität der Vorhöfe selektiv zu verstärken, so daß die P-Welle nicht mehr durch die höheren R-Wellen- und T-Wellen-Potentiale überlagert wird. Der Katheter kann entweder unipolar (Brustwandelektrode) oder bipolar (Armelektroden) an das EKG angeschlossen und unter Beobachtung des EKG so vorgeschoben bzw. zurückgezogen werden, bis *deutliche* Vorhofaktionen auftreten; s. Abb. 61, 62.

«Halb-invasive» Methodiken zur His-Bündel-EKG-Registrierung bedienen sich vielfach der Oesophagusableitung (5, 10, 15). Hombach u. Mitarb. (5) entwickelten zum Beispiel ösophagosternale und ösophagoapikale Ableitungen zur Registrierung von Oberflächen-His-Potentialen.
Dabei liegt die differente Elektrode im Oesophagus an der oberen Cava-Vorhofgrenze – also in relativer Nähe zum Herzen, die indifferente über dem proc. xiphoideus sterni bzw. der Herzspitze. Die Richtung der Ableitung entspricht etwa der anatomischen Achse des Hisschen Bündels. Unter diesen Bedingungen lassen sich His-Bündel-Potentiale von der Körperoberfläche ableiten.

Anmerkung:
[1]) z.B. mit hexapolarer Oesophagus-Ableitungselektrode (Fa. Vygon: Art. Nr. 118206)

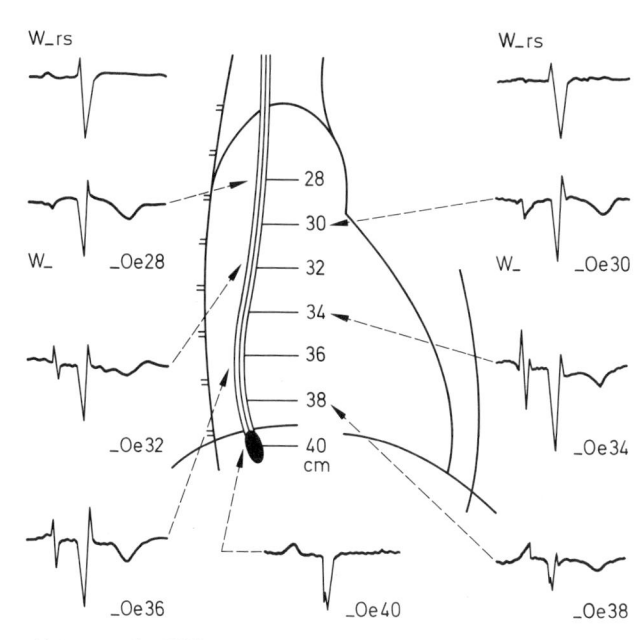

Abb. 63: Oesophagusableitungen des EKG

Literatur

(1) De Joseph, R. L., Zipes, D. P.: Normal H-V time in a patient with right bundle branch block, left anterior hemiblock and intermittent complete distal His block. Chest 63 (1973) 564
(2) De Joseph, R. L., Zipes, D. P.: His bundle electrocardiography – its clinical value. In: Controversy in Cardiology. Edt.: E. K. Chung. Springer-Verlag, New York – Heidelberg – Berlin 1976, 220–248
(3) Dhingra, R. C., Denes, P., Wu, D., Chuquimia, R. and Rosen, K. M.: The significance of second degree atrial ventricular block and bundle branch block. Circulation 49 (1974) 638
(4) Fisch, C., Zipes, D. P.: His bundle electrocardiography. Am. Heart J. 86 (1973) 3
(5) Hombach, V., Behrenbeck, D. W., Hilger, H. H.: Ösophagosternale und ösophagoapikale Ableitungen zur Registrierung von Oberflächen-His-Potentialen. Z. Kardiol. 66 (1977) 565
(6) Klinge, R.: Das Elektrokardiogramm. G. Thieme-Verlag, Stuttgart 1978
(7) Klinnert, U.: Transvenöse Elektrodenkatheter als Hilfsmittel zur Diagnostik. diagnostik 10 (1977) 129
(8) Narula, D., Gann, D., Samet, P.: Prognostic value of H-V interval in patients with right bundle branch block and left axis deviation following observations from one to six years. Circulation 49 and 50: Suppl. 3 (1974) 56
(9) Narula, O. S.: His Bundle Electrocardiography and Clinical Electrophysiology. Philadelphia, Davis, 1975
(10) Nusser, E., Trieb, G., Weidner, A.: Differentialdiagnostik des EKG – Eine Einführung. F. K. Schattauer-Verlag, Stuttgart – New York 1977
(11) Schuilenburg, R. M., Durrer, D.: Conduction disturbances located within the His bundle. Circulation 45 (1972) 612
(12) Seipel, L.: His-Bündel-Elektrokardiographie und intrakardiale Stimulation. G. Thieme-Verlag, Stuttgart 1978
(13) Trevino, A. J., Beller, B. M.: Conduction disturbance of the left bundle branch system and their relationship to complete heart-block: 2. A review of differential diagnosis, pathology and clinical significance. Am. J. Med. 51 (1971) 374
(14) Wiberg, T. A., Richmann, H. G., Gobel, F. L. G.: The significance and prognosis of chronic bifascicular block. Chest 71 (1977) 329
(15) Zanoni, G.: Oesophagus Elektrokardiogramm. Hans-Huber-Verlag, Bern 1973

Arterienpunktion (s. auch Bd. I)

Für die Arterienpunktion eignet sich besonders die linke *Art. radialis*. (Sie weist eine geringere Gefahr der Auslösung zentraler Embolien als die rechte auf!)
Art. axillaris, subclavia, brachialis oder femoralis sollten wegen höherer Komplikationsraten nicht kanüliert werden!
Alternativ für die Radialispunktion kann entweder die *Art. ulnaris* (bei garantiertem ausreichenden Kollateralkreislauf über die Art. radialis) oder die *Art. dorsalis pedis* gewählt werden (8).
Bei Kanülierung der Art. dorsalis pedis ist zu beachten, daß ihr Puls gegenüber dem der Art. radialis um ca. 0,1 sec. verzögert auftritt, ihr Druck um 5–10 mm Hg höherliegt und die Pulskontur keine Inzisur aufweist!

Tab. 83: Die Radialispunktion (prinzipiell alle Arterienpunktionen) kann nützlich sein für:

1. Wiederholte Blutentnahmen (Blutgasanalysen und/oder andere Laboruntersuchungen)
2. kontin. invasive Blutdruckmessung
3. Pulskurvenformanalyse
4. Pulsfrequenzmessung
5. HZV-Bestimmung (Methode: Fick)
6. Therapeutischen Aderlaß
7. Austauschtransfusion
8. Angiographie (bei Kindern!)
9. Puls-Triggerung bei Einsatz von IABP (intraaortaler Ballonpumpe)

Tab. 84: Komplikationen der Arterienpunktion:

1. Hämatom nach Entfernung der Kanüle (19–83%) (8)
2. Thrombose: bis zu 38% nach > 2 h Liegedauer der Kanüle – selbst bei Spülen! (8)
3. Ischämische Läsionen, die eine operative Intervention erforderlich machen (0,2–0,6%) (8)
4. Gangraen
5. a.v.-Fisteln
6. Aneurysma
7. Arterienspasmus
8. Infektion

Wegen der nicht unerheblichen Komplikationsrate der Art. radialis-Punktion sollte vorher der «Allen-Test» (s. Bd. I) – besser der nach *Brodsky* (5) durchgeführt werden.

Vorgehen beim Brodsky-Test:
ein Pulsabnehmer wird auf die Daumenkuppe gelegt, um den Flow während Art. radialis- und ulnaris-Kompression zu prüfen. Der Meßvorgang wird wiederholt bei komprimierter Art. radialis und freigegebener Art. ulnaris.
Nach Freigabe der Art. ulnaris sollte ein ausreichender Kollateralkreislauf, durch eine entsprechende Pulskurve dokumentiert, sichtbar werden.
In bis zu 3% fallen Allen- bzw. Brodsky-Test positiv aus – d.h. stellt die Punktion der Art radialis eine Kontraindikation dar.
Genauso gut oder besser als der Pulsabnehmer eignet sich die Doppler-Sonde für die Untersuchung.

Tab. 85: Vorsichtsmaßnahmen vor, bei und nach der Arterienpunktion:
1. Brodsky- oder Allen-Test (s. Bd. I)
2. Strengste Asepsis
3. Punktionsstelle und Kanülenöffnung(en) trockenhalten!
4. Kontrollen der Fingerdurchblutung bei Radialis- oder Ulnarispunktion (am besten mit Doppler-Sonde!)
5. Auf sichere Verbindungen (Luer-Lock!) achten, da sonst stets die Gefahr der artefiziellen Arteriotomie!

Thrombosehäufigkeit:
Sie korreliert stark mit Größe und Form der Kanülen. 20G-Katheter (bzw. 22G bei Kindern) besitzen relativ geringere Komplikationsraten als z.B. 18G-Kanülen, da sie das Gefäß weniger verschließen (s. Abb. 64). Ob Teflon gegenüber anderen Materialien günstiger abschneidet, bleibt unentschieden (3).

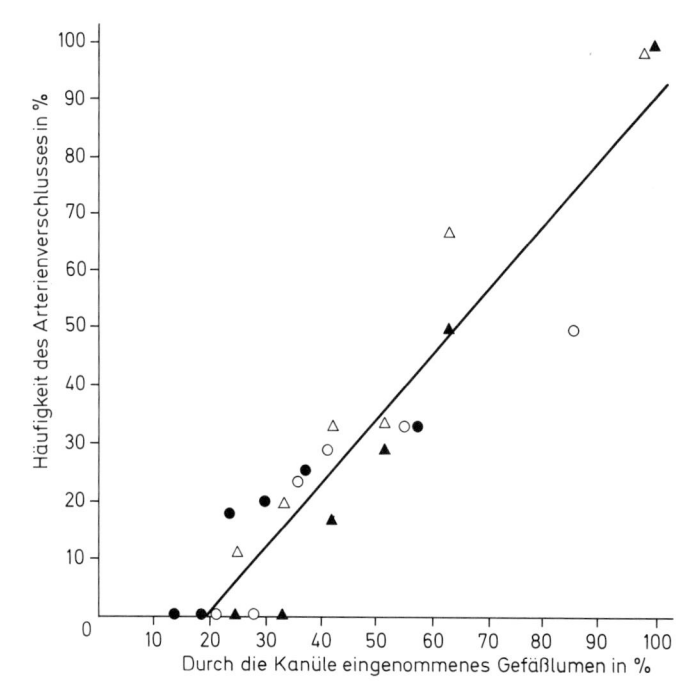

Abb. 64: Thrombosierung (%) der Art. radialis nach 24 Std. Kanülierung.
Der Arterienverschluß nimmt linear mit dem Quotienten: Nadeldicke/Gefäßlumen zu (3).

Spülen mit heparinisierten Lösungen:
kann die Durchgängigkeit von Kanülen über längere Zeit erhalten.
Zu *beachten ist, daß konzentrierte Heparinlösung Vasospasmen auslösen kann!*
Beispiele von Spüllösungen:
1. 500 ml Glukose 5 % mit 1000 E Heparin
2. 500 ml NaCl 0,9 % mit 1000 E Heparin
Beim *Intraflo-System®*, einem automatischen Spülsystem (s. S. 147), ist zu *vermeiden, daß das Flush-Ventil länger als 2 sec. geöffnet bleibt*. Es könnten sonst etwaige Thromben durch den hohen Flow gelöst werden *(Hirnemboliegefahr!)*.

Entfernung der Kanüle:
Zur Entfernung der Kanüle wird folgendes Vorgehen vorgeschlagen (4):
Man schließt an die Arterienkanüle eine 10 ml Luftspritze (Luer-Lock) an und zieht dann, während das Gefäß proximal und distal der Punktionsstelle digital komprimiert wird, die Kanüle langsam unter konstantem Sog.
Mit dieser Methode gelingt es oft, Thromben, die von der Arterienkanülierung stammen – aber nicht unbedingt das Gefäß verschließen müssen – zu entfernen.
Es empfiehlt sich, die Überprüfung der Gefäßfunktion (Durchgängigkeit) mittels Pulsabnehmer – besser Doppler-Sonde täglich einmal sowie auch nach Entfernen der Arterienkanüle durchzuführen.

Intraflo®[1]) – ein System für kontinuierliche Spülung von Gefäßkathetern (s. auch S. 146, 162, 391)

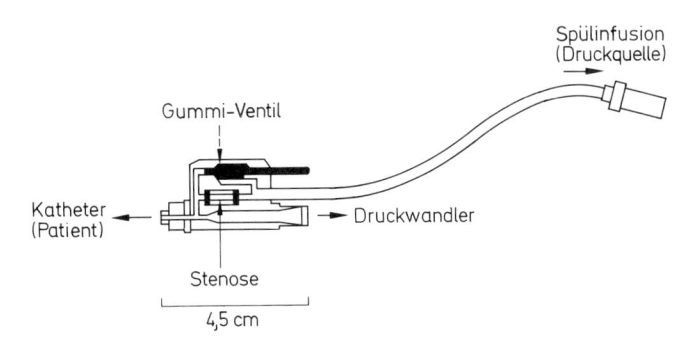

Abb. 65

Die Abbildung zeigt ein Schema des Intraflo-Katheters. Das eigentliche Kernstück des Systems – ungefähr 4,5 cm groß – wird kontinuierlich mit 300 mm Hg Druck durchspült. Im Kernstück befindet sich eine Stenosestelle, so daß der Fluß der Spülflüssigkeit sehr gering bleibt. Diese Stenosestelle kann durch Zug an einem Gummiventil kurzfristig überbrückt werden. Druckwandler und Meßkatheter lassen sich direkt an das Kernstück anschließen.

Zusammenstellung und Überprüfung des Systems:

1. Mit steriler physiologischer Kochsalzlösung (u. Heparinzusatz), die aus einem Plastikbeutel (armiert mit einer Druckmanschette) unter geringem Druck fließt, füllt man das Infusionsgerät. Dabei ist darauf zu achten, daß keine Luftblasen im System auftreten! Man schließt die Schlauchklemme und pumpt anschließend die Druckmanschette auf ca. 300 mm Hg.
2. Nun wird das gefüllte Infusionsgerät mit dem dafür vorgesehenen Anschluß an das Intraflo gekoppelt.
   Beachte: das Intraflo-System ist mit und ohne Filter erhältlich. Der Filter soll ein Abfangen von Mikropartikeln garantieren und somit einem Verstopfen des Systems vorbeugen. Der Filter würde gegebenenfalls zwischen Ende des Infusionsgerätes und Intraflo geschlossen.
3. Man entfernt den Dom des Druckwandlers und verbindet ihn mit dem Intraflo. Durch Zug an dem Flush-Gummiventil wird dieses geöffnet. Daraus resultiert eine kräftige Spülung, die imstande ist, etwaige Luftblasen zu entfernen; s. Abb. 67.
4. Der Dom des Druckwandlers sollte senkrecht so gehalten werden, daß die Spüllösung oben überfließt. Damit kann die Luft aus dem System eliminiert werden. Druckwandler und Dom können nunmehr miteinander verbunden werden. Besitzt der Transducer einen Seitenarm, so muß dieser nach Spülen verschlossen werden (Luftemboliegefahr!); s. Abb. 68.

Anmerkung:
[1]) ®Hersteller: Sorenson Research Co., 4387 Atherton Drive, Salt Lake City, Utah 84115, USA

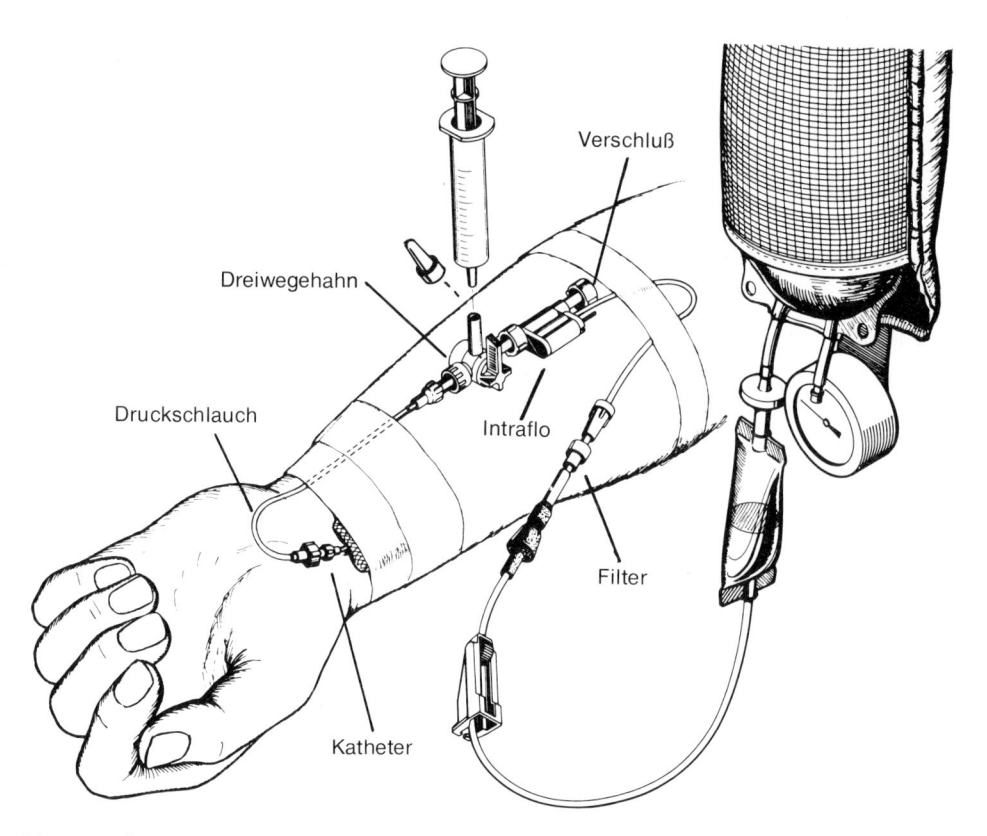

Abb. 66: Aufbau des Gesamtsystems wie es z.B. zum kontinuierlichen Spülen der Art. Radialis verwendet werden könnte.

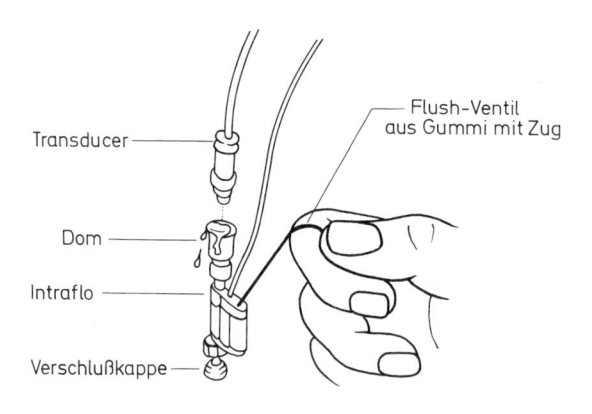

Abb. 67

5. Die Schutzkappe wird vom Intraflo entfernt und dieses über einen Luer-Lock Anschluß mit dem Intrafusor (Gefäßkatheter) verbunden. Nach abermaliger Spülung sollte das gesamte System mit Flüssigkeit gefüllt sein. Anschließend führt man die Gefäßpunktion durch; s. Abb. 69.
Soll das Intraflo-Transducer-System mit einem bereits liegenden Gefäßkatheter verbunden werden, so ist besonders darauf zu achten, daß keine Luft in das System gerät.

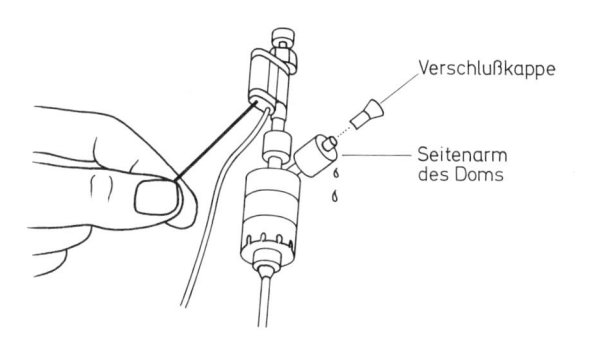

Abb. 68

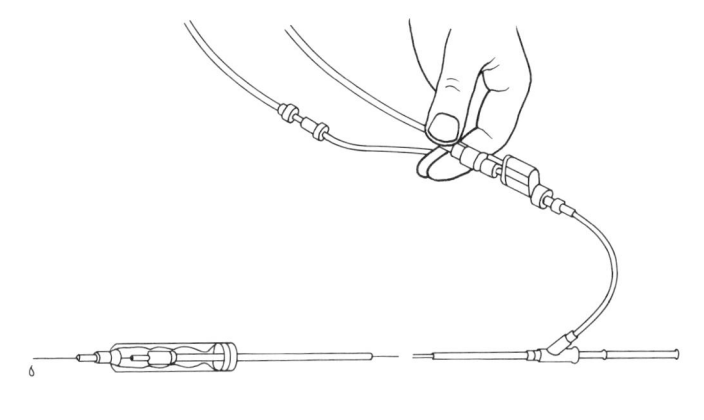

Abb. 69

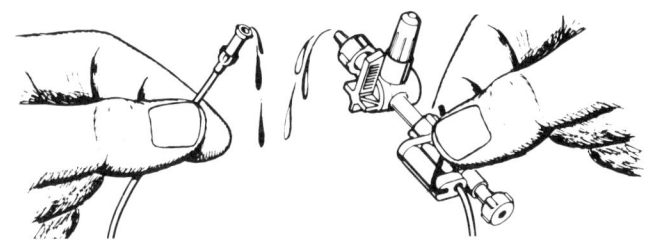

Abb. 70

Man läßt Blut durch den Katheter zurückströmen und schließt ihn dann an das Intraflo, das leicht spülen sollte, an; s. Abb. 70.
6. Nach einigen Sekunden kräftigen Spülens ist die Tropfgeschwindigkeit der Spüllösung festzulegen (60 Mikrotropfen = 1 ccm).
7. Das System muß nun auf seine Intaktheit überprüft werden. Das geschieht durch schnelles Öffnen und Schließen des Flush-Ventils. Es hat dann auf dem Oszilloskop oder Schreiber bei diesem «square wave test» die typische Rechteckkurvenform aufzutauchen; s. Abb. 71.
Eine pathologische Kurvenform spricht für Luftblasen, Koagel oder Mikropartikel im System. Diese «Dämpfungsfaktoren» müssen umgehend entfernt werden, da sie die Meßergebnisse verfälschen! (s. Abb. 71)
8. Nach ca. 1 Min. ist die Tropfenzahl nochmals zu überprüfen, um Systemundichtigkeiten feststellen zu können. Die Tropfgeschwindigkeit sollte 2–4 Mikrotropfen/min. betragen.
Nach ca. 30 Min. sind Manschettendruck, Tropfgeschwindigkeit und Leck zu kontrollieren bzw. auszuschließen.

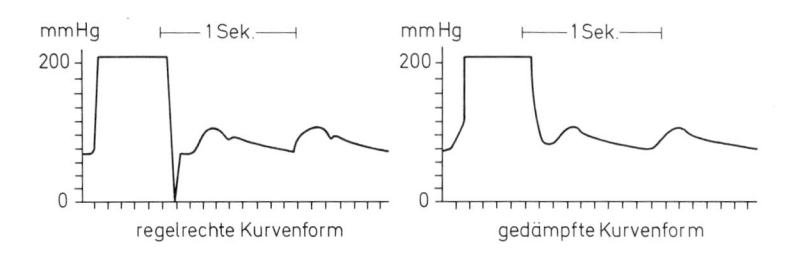

Abb. 71

Selbst kleinste Systemundichtigkeiten können eine erhebliche Falschschätzung des aktuellen Spülflows verursachen!
Intraflo-Systeme sind für verschiedene Spülgeschwindigkeiten (3–30 ccm) erhältlich.

Man beachte:
Eine einfache und preisgünstige Methode der Druckmessung stellt das *Pressurveil-System*™ dar, das nicht an das Vorhandensein von Druckwandler und Registriergerät gebunden ist, allerdings auch nicht über ein automatisches Spülsystem verfügt. (Vertrieb: megro EG, Postfach 1104, 4230 Wesel).

Literatur

(1) Allen, E. V.: Thrombangitis obliterans. Methods of diagnosis of chronic occlusive arterial lesions distal to the wrist with illustrative cases. Americ. J. Med. Sci. *178* (1929) 237–244
(2) Bedford, R. F., Wollman, H.: Complications of percutaneous radial artery cannulation: An objective prospective study in man. Anesthesiology *38* (1973) 228
(3) Bedford, R. F.: Radial arterial function following percutaneous cannulation with 18- and 20 gauge catheters. Anesthesiology *47* (1977) 37
(4) Bedford, R. F.: Removal of radial-artery thrombi following percutaneous cannulation for monitoring. Anesthesiology *46* (1977) 430
(5) Brodsky, J. B.: A simple method to determine patency of the ulnar artery intraoperatively prior to radial-artery cannulation. Anesthesiology *42* (1975) 626
(6) Downs, J. B., Rackstein, A. D., Klein, E. F. et al.: Hazards of radial-artery catheterization. Anesthesiology *38* (1973) 283
(7) Feely, T. W.: Re-establishment of radial-artery patency for arterial monitoring. Anesthesiology *46* (1977) 73
(8) Hedley-Whyte, J., Burgess III, G. E., Feeley, T. W., Miller, M. G.: Applied Physiology of Respiratory Care. Little, Brown and Co., Boston, Mass. 1976, S. 95 ff.
(9) Hessel, E. A.: Monitoring the patient in acute respiratory failure. Resp. Therapy *6* (1976) 27
(10) Katz, A. M., Birnbaum, M., Moylan, J. et al.: Gangrene of the hand and the forearm: A complication of radial artery cannulation. Crit. Care Med. *2* (1974) 270
(11) Wyatt, R., Glaves, I., Cooper, D. J.: Proximal skin necrosis after radial-artery cannulation. Lancet *1* (1974) 1135

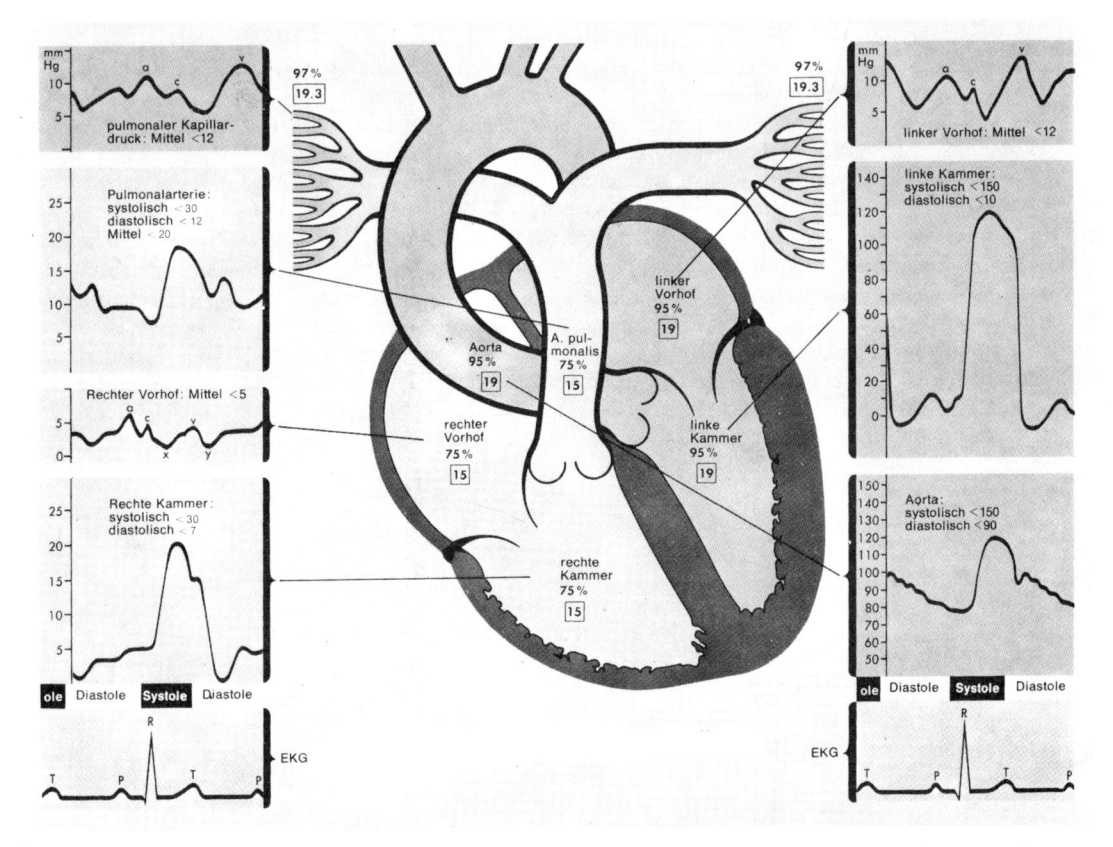

Herzkatheterisierung (Synopsis der Normalbefunde) (nach (2) mod.); s. auch S. 166 ff.

Abb. 72a: Sauerstoffsättigung (%), O_2 Vol.% (□) und Drucke in Herzkammern und großen Gefäßen, normale Werte. Druckkurven in Beziehung zum EKG (nach (2)).

Normale Sauerstoff- und Druckwerte:

Normale Sauerstoffsättigung im Herzen und in den großen Gefäßen. *In den Hohlvenen, dem rechten Vorhof, der rechten Kammer und den Pulmonalarterien beträgt die Sauerstoffsättigung normalerweise annähernd 75% (Sauerstoffgehalt 15 Vol.%).* Die Sättigungswerte der rechten Herzkammer zeigen geringfügige phasische Schwankungen, die sich am stärksten im rechten Vorhof auswirken, wo sich Blut aus den Nierenvenen (relativ hoher Sättigungsgrad), den Lebervenen (relativ niedriger Sättigungsgrad), dem Koronarsinus (extrem niedriger Sättigungsgrad) und der unteren und oberen Hohlvene (mittlerer Sättigungsgrad) zu mischen beginnt. Die Mischung ist wahrscheinlich abgeschlossen, sobald das Blut in die Pulmonalarterie eintritt. *Das mit dem Katheter aus den Lungenkapillaren («wedge position») entnommene Blut ist nahezu vollständig gesättigt (97 bis 99%) und entspricht dem pulmonalen Venenblut.*

Blut aus dem Kapillarbett weist einen Sättigungsgrad von mindestens 97% auf (Sauerstoffgehalt 19,3 Vol.% bei einer O_2-Kapazität von 20 Vol.%). Beim Eintritt in den linken Vorhof ist die Sättigung etwas geringer, da Blut über arteriovenöse Shunts in der Lunge und andere kleinere Kurzschlüsse hinzukommt.

Normale intrakardiale Druckwerte (Abb. 72a, 72b)

Vorhof- und Lungenkapillardruck («wedge pressure»)
Die phasischen Drücke im rechten und linken Vorhof sowie der *Lungenkapillardruck – im wesentlichen ein etwas verzögerter linker Vorhofdruck –* zeigen im großen und ganzen einen ähnlichen Verlauf mit geringen Unterschieden in der Amplitudenhöhe und im zeitlichen Ansatz der Phasenkomponenten. Bei Vorliegen eines normalen Sinusrhythmus zeigt der Druckpuls typischerweise eine durch die Vorhofkontraktion zustandekommende a-Welle, die mit dem Abschluß der atrialen P-Welle im EKG zusammenfällt. Im EKG folgt auf die P-Welle nach kürzerer Verzögerung der QRS-Komplex als Zeichen der Depolarisation des Kammermyokards. Unmittelbar nach der Depolarisation setzt die Kammerkontraktion ein. Die atrioventrikulären Klappen schließen sich, und die Größenänderung des Vorhofs sowie die durch die Kammerkontraktion bedingte Vorwölbung der Klappen gegen den Vorhof erzeugen im atrialen Druckprofil eine c-Welle. Nach der c-Welle sinkt der Druck als Reaktion auf die weitere Volumenänderung des Vorhofs bei andauernder Kammerkontraktion wieder ab (x-Tal), um bis zum Ende der Systole aufgrund des venösen Zustroms wieder anzusteigen (v-Welle). Die v-Wellenspitze fällt zeitlich mit der Öffnung der Mitral- und Trikuspidalklappe zusammen. Beim Übertritt des Blutes vom Vorhof in die Kammer sinkt der Druck (y-Tal).

Ventrikeldruck.
Rechte und linke Herzkammer haben einander sehr ähnliche Druckprofile. Der einzige Unterschied besteht in der *Amplitude des systolischen Druckmaximums, das in der linken Kammer fünfmal so hoch ist wie in der rechten.* Die beiden Herzkammern beginnen sich ungefähr 6 Millisekunden nach dem QRS-Komplex im EKG zu kontrahieren, wobei die Kontraktion des rechten Ventrikels zeitlich der des linken vorangeht. Gleichzeitig schließen sich die atrioventrikulären Klappen, und der Ventrikeldruck steigt. Während der darauffolgenden Phase der isovolumetrischen Kontraktion, die rechts eine und links vier Millisekunden dauert, bleiben die Volumina unverändert. *Übersteigt der Ventrikeldruck den enddiastolischen Druck in der Pulmonalis und Aorta, öffnen sich die Semilunarklappen, und die Austreibungsphase beginnt.* Während der Austreibungsphase herrschen in rechter Kammer und Pulmonalis bzw. in linker Kammer und Aorta bis zum Abschluß der Systole jeweils phasengleiche Drücke. Am Ende der Systole schließen sich die Semilunarklappen wieder, und der Ventrikeldruck beginnt zu sinken. Darauf folgt die kurze isovolumetrische Relaxation. Sobald der Ventrikeldruck unter den Vorhofdruck sinkt, öffnen sich die atrioventrikulären Klappen. Damit beginnt die Diastole. Kammer und Vorhof füllen sich mit venösem Blut und ergeben deckungsgleiche Druckkurven.

Aorten- und Pulmonalisdruck.
Wie bereits erwähnt, herrschen in den Kammern und der Aorta bzw. Pulmonalis während der Austreibungsphase analoge Druckverhältnisse. *Die Druckkurven zeigen einen steilen Anstieg auf ein Druckmaximum mit nachfolgendem langsameren Abstieg bis zur dikroten Welle, die den Klappenschluß der Aorten- und Pulmonalklappe anzeigt.* Danach fällt der Druck aufgrund des Übertritts von arteriellem Blut in das venöse System durch das Kapillarbett langsam weiter ab bis zum Beginn der nächsten Austreibungsphase, um dann wieder steil anzusteigen.

Indikationsgebiete und Aussagemöglichkeiten von Zentraler Venen- und Rechtsherzkatheterisierung

Tab. 86: Zentraler Venendruck (ZVD-CVP). Norm: 2–10 cm H_2O.
Interpretation der Meßergebnisse (nach (4))

ZVD-Erhöhung:

1. *Mechanische Einflußbehinderung* (Raumfordernde Prozesse im Halsbereich und Mediastinum, Thoraxaperturkompressionssyndrom, Perikarderguß, Perikardtamponade, Panzerherz)
2. *Kardiale Einflußbehinderung* (Akute und chronische Rechtsherzinsuffizienz, angeborene und erworbene Herz- und Herzklappenfehler, Vorhoftumoren, im Gefolge einer Linksherzinsuffizienz)
3. *Intrathorakale Druckänderungen* (Husten, Pressen, Pneumothorax, maschinelle Ventilation)
4. *Einengung der Lungenstrombahn* (Akutes Cor pulmonale)
5. *Hypervolämie* (Überwässerung, überschießende Infusionen und Transfusionen)
6. *Medikamente* (Katecholamine, periphere Kreislaufmittel, α-stimulierende Pharmaka)

ZVD-Erniedrigung:

1. *Akuter und chronischer Blutverlust* (Trauma, intestinale und urogenitale Blutungen, chronische Anämien)
2. *Exsikkose* (Unzureichende Flüssigkeitszufuhr, chronische Diarrhoe, häufiges Erbrechen, starkes Schwitzen, Coma diabeticum, Diabetes insipidus, intestinale Fisteln, Nierenerkrankungen mit Polyurie)
3. *Überschießende Diuretikabehandlung* (Diuretikabehandlung bei Herzinsuffizienz und Leberzirrhose, forcierte Diurese bei Intoxikationen)
4. *Kachexie*
5. *α-Rezeptoren-blockierende Substanzen* (Vasodilatatoren)

Anmerkung: der ZVD wird durch 3 Faktoren beeinflußt: 1. Größe des zirkulierenden Blutvolumens, 2. Gefäßtonus, 3. Rechtsherzfunktion

Tab. 87: Rechtsherzkatheterismus – Indikationen und Aussagemöglichkeiten (nach (1) mod.) s. auch S. 170

1. *Nachweis oder Ausschluß einer pulmonalen Hypertonie*
   a) Cor pulmonale
   b) Druckerhöhung in der A. pulmonalis bei linksventrikulärer Funktionseinschränkung und bei Vitien.
2. *Funktionsdiagnose der verschiedenen Stadien der Herzinsuffizienz*
   a) Kontraktionsminderung des Myokards (= «Präinsuffizienz»)
   b) Latente Herzinsuffizienz (= Belastungsherzinsuffizienz)
   c) Manifeste Herzinsuffizienz
3. *Verlaufskontrollen bei Herzerkrankungen, quantitative Beurteilung von therapeutischen Maßnahmen.*
4. *Überwachung von Patienten auf Intensivstationen:*
   a) Früherkennung und quantitative Beurteilung einer akuten Herzinsuffizienz bzw. eines kardiogenen Schocks.
   Überprüfung entsprechender therapeutischer Maßnahmen.
   b) Diagnose weiterer Komplikationen, z.B. Septumperforation, Papillarmuskelabriß.
5. *Diagnose von Klappenerkrankungen des rechten Herzens. «Vorfelddiagnostik» bei Klappenfehlern des linken Herzens und Shuntvitien, vergleichende Kontrolluntersuchungen zur Beurteilung des Operationsergebnisses.*

Anmerkung:
Bei einem Vergleich der Wertigkeiten beider Methoden muß bedacht werden, daß die zentrale Venenkatheterisierung in erster Linie Aussagen über die Rechtsherzfunktion (gestörte) bzw. den Gefäßfüllungszustand erlaubt

(s. auch Abb. 52). Eine Beurteilung der linksventrikulären Funktion ist erst dann (grob) möglich, wenn eine globale Herzinsuffizienz (links und rechts) vorliegt! Außerdem ist zu beachten, daß das kapazitive Gefäßsystem nur träge und phasenverschoben auf Druckänderungen im Lungenkreislauf reagiert *(pulmonale Drucksteigerung mit Lungenödem bei normalem ZVD!)*. Die Aussagekraft der ZVD-Messung zur Beurteilung der linksventrikulären Funktion läßt sich durch Schnellinfusion (10 min.) definierter Flüssigkeitsmengen (50 – 200 ml) erhöhen («fluid challenge test»). Einzelheiten s. Lit. (5) und S. 553

Tab. 88: Vorteile des «Swan-Ganz-Katheterismus» gegenüber anderen Rechtsherzkatheterverfahren (nach (1) mod.)

1. Die direkte Berührung der Katheterspitze mit dem Endokard während der Ventrikelpassage wird vermieden, die Zahl der provozierten *Extrasystolen auf ein Minimum reduziert*.
2. Der Katheter wird durch den aufgeblasenen Ballon *mit dem Blutstrom in die gewünschten Herzabschnitte dirigiert*, ohne daß im allgemeinen eine Korrektur der Katheterlage notwendig ist.
3. Der Katheter ist *röntgenfähig*. Im Falle von unerwarteten oder suspekten Katheterpositionen (z. B. Passage durch einen Ventrikelseptumdefekt, Lage im Sinus coronarius oder bei intrakardialer Knotenbildung) kann die Spitze des Katheters röntgenologisch verifiziert werden.
4. Die Frequenzcharakteristik ist ähnlich günstig wie bei den konventionellen halbsteifen Kathetern.
5. Der entscheidende Vorteil des Ballons besteht darin, daß durch den *Ballonverschluß eines mittelgroßen Pulmonalarterienastes* in fast allen Fällen eine artefaktarme *Registrierung des Pulmonalkapillardrucks* (PCP, synonym PCWP = pulmonary capillary wedge pressure oder PAOP = pulmonary artery occlusion pressure) gelingt. Damit ist es möglich, durch eine Rechtsherzkatheterisierung *Informationen über den Funktionszustand des linken Herzens* zu gewinnen.

Literatur

(1) Nechwatal, W., Eversmann, A., König, E.: Erfahrungen mit dem Einschwemmkatheter in der Funktionsdiagnostik des Herzens. Münch. med. Wschr. *117* (1975) 1565–1566
(2) Netter, F. H.: Herz. Farbatlanten der Medizin, Bd. 1. G. Thieme-Verlag, Stuttgart 1976, 45
(3) Seidl, H.: Hämodynamische Infarktüberwachung. diagnostik *11* (1978) 351–353
(4) Strauer, B. E.: Arterielle und venöse Druckmessungen am Krankenbett. diagnostik u. intensivtherapie *10* (1977) 13
(5) Weil, M. H., Henning, R. J.: New concepts in the diagnosis and fluid treatment of circulatory shock. Anesth. Analg. *58* (1979) 124

Technik des Rechtsherz-Katheterismus mit dem Swan-Ganz-Katheter:

Notwendige Ausrüstung zur Messung von PAP und PCWP
1. Swan-Ganz-Katheter
2. Druckaufnehmer («Transducer»), s. S. 160 ff.
3. Druckmeßverstärker («Trägerfrequenzverstärkung»)
4. Meßanzeige (Memory-Scope)
5. Schreiber (100 mm/sec.)

Swan-Ganz-Katheterismus (Vorgehen)[1])

Füllen des Ballons
1. Mit Kohlendioxyd
2. Mit Luft
3. (Mit Flüssigkeit: obsolet!)

Zu 1.: *Kohlendioxyd* (gereinigt durch einen 22 µ-Filter) empfiehlt sich als Füllgas für den Ballon, da es im Falle einer Ballonruptur *schnell absorbiert* wird.
CO_2 besitzt allerdings die Eigenschaft, durch den Latex-Ballon zu diffundieren (ca. 0,5 ccm/min.)!
Wenn die Pulmonalarterie nach mehreren Versuchen in wenigen Minuten nicht aufgefunden werden kann (Nachweis durch entsprechende Druckkurve auf dem Oszilloskop), sollte der Ballon entlastet werden. In diesem Fall kann die nunmehr «freie» Katheterspitze direkten Kontakt mit dem Endo-

kard des rechten Ventrikels bekommen, was gewöhnlich zur Auslösung von VES führt. Aus diesem Grunde ist folgendes Vorgehen zu empfehlen: Ballon entlasten, wenn er 2–3 Min. aufgeblasen war, sodann neuerliches Auffüllen mit CO_2. Dann kann der Insertionsversuch fortgeführt werden. Um eine Überblähung des Ballons (mechanische Schädigung bis zur Ruptur) zu vermeiden, sollte dieser unbedingt vor jedem neuerlichen Füllen *vollständig* entleert werden (Aspiration mit *fest* aufgesetzter Spritze – *Luer Lock!*).

Zu 2.: Wenn man den Ballon mit *Luft* füllt, muß man sich bewußt sein, daß ein evtl. Platzen theoretisch eine *Luftembolie* zur Folge haben kann. Aus diesem Grunde sollte *Luft niemals* für die Expansion des Ballons verwendet werden, *wenn* der Katheter in den arteriellen Kreislauf gelangen könnte *(Verdacht auf intracardialen Re.-Li.-Shunt oder arteriovenöse Fistel im Lungenkreislauf!)*. In diesem Fall *darf nur CO_2 zur Füllung benutzt werden*, da dessen Löslichkeit in Serum ca. 20 × größer als die von Luft ist.

Wenn man Luft gebraucht, dann beachte man das auf dem Katheter vermerkte (Swan-Ganz-Katheter der Fa. Edwards[1])) Füllungsvolumen.

Die Diffusionsgeschwindigkeit von Luft ist so gering, daß sie klinisch irrelevant bleibt.

Zu 3.: *Vorsicht! Flüssigkeit* sollte *nie* zur Expansion des Ballons verwendet werden! Ihre hohe Viskosität – verglichen mit CO_2 oder Luft – sowie ihre kapilläre Eigenschaft verhindern eine ausreichende Entlastung des Ballons. Ein flüssigkeitsgefüllter Ballon verliert auch einen Gutteil seiner Einschwemmfähigkeit.

Als Füllspritze ist *stets die kleinste, mit der man gerade das notwendige Volumen injizieren kann*, zu wählen. Damit wird die genaue Kontrolle über das Füllvolumen des Ballons erleichtert. Die Spritze sollte immer fest mit der dafür vorgesehenen Katheteröffnung verbunden bleiben, um ein versehentliches Einspritzen von Flüssigkeit in den Ballon zu verhindern.

Vor Gebrauch muß der *Ballon* stets in steriler Flüssigkeit (z.B. NaCl 0.9%) *auf Dichtigkeit geprüft* werden. Außerdem ist *darauf zu achten, ob er sich evtl. exzentrisch dehnt!* Auch hier gilt: nur das *vorgeschriebene Volumen* injizieren und auf vollständige Entlastung des Ballons achten, bevor er neuerlich gefüllt wird. *Kontrolle des in der Spritze befindlichen Gasvolumens vor jeder Injektion*, evtl. Diskonnektion und präzise Einstellung des Spritzenstempels auf das vorgeschriebene Volumen. Das *Füllen* des Ballons ist in der Regel *mit* einem *geringen Widerstand verbunden*. Gibt man den Spritzenstempel frei, so soll sich dieser zurückbewegen. Ist beim Aufblasen des Ballons *kein Widerstand* zu verspüren, *muß man eine Ruptur vermuten*. Läßt sich über die Luftspritze Blut aspirieren, so ist der Verdacht bestätigt!

Sofortiges Ziehen des Katheters und Überprüfen des Ballons auf Dichtigkeit sind in diesem Fall angebracht!

Einführen des Katheters:
1. Der Katheter ist entweder perkutan mittels Führungsnadel oder nach Seldinger Technik – bei sehr schlechten Venenverhältnissen evtl. auch mittels Venae Sectio – einzuführen.
2. Sollte der Katheter sich schwer vorschieben lassen, kann u. U. ein «Steifermachen» durch langsame Injektion von kalter Kochsalzlösung das Problem lösen.
3. Wenn die Katheterspitze etwa die Achsel erreicht hat, sollte der Ballon zur Hälfte gefüllt werden, um das weitere Vorschieben zu erleichtern.
4. Vorsichtig muß er dann durch V. Cava superior und re. Vorhof – unter Kontrolle der typischen Druckkurven am Monitor – vorbewegt werden.
5. Wenn der Katheter den re. Vorhof erreicht hat, sollte man ihn zur Gänze aufblasen. Die Distanz zwischen Katheterspitze und Punktionsstelle in der Cubita beträgt beim Erwachsenen normalerweise: rechts ~ 40 und li. ~ 50 cm!
6. Unter kontinuierlicher Kontrolle von Druckkurve und EKG wird der Katheter weiter vorgeschoben (Re. Ventrikel → Art. pulmonalis).
7. Wenn trotz Vorschiebens des Katheters mit aufgeblasenem Ballon das Auffinden der Art. pulmonalis nicht gelingt, so ist der Katheter in den re. Vorhof zurückzuziehen. Dann sollte ein neuer Versuch unternommen werden (Druckkurve und EKG beachten!)

8. Daß ein Einführen des Katheters in den re. Ventrikel und anschließend in die Art. Pulmonalis nicht gelingt, ist relativ selten, kann aber auftreten bei Pat. mit anormal großem re. Ventrikel, bei pulmonaler Hypertonie, Trikuspidalfehlern, Low Output-Syndrom etc.
Läßt man den Pat. tief einatmen, während der Katheter vorgeschoben wird, gelingt dann oft die Pulmonalissondierung!

9. Die typische Pulmonalisdruckkurve und der Druck selbst werden sofort nach Passage der Pulmonalklappe registriert (s. Abb. 72a u. 72b).

10. *Man schiebt den Katheter mit aufgeblasenem Ballon weiter, bis die Kontur der Pulmonalisdruckkurve gerade verschwindet. Nunmehr ist die «wedge position» erreicht.*

11. Nach Benumof (2) kann mit ca. 6% Fehllagen bei Aufsuchen der PCWP-Stellung gerechnet werden. Er empfiehlt – vor allem bei längerer Überwachung des PAP bzw. PCP – röntgenologische Lagekontrollen, da der Katheter durch die rhythmischen Herzkontraktionen, die Propulsivkraft des Blutstromes und evtl. Beatmung mit PEEP in einen kleineren, peripheren Pulmonalarterienast wandern kann. Neben der Tatsache, daß falsche Meßergebnisse geliefert werden, besteht zuzüglich noch die Gefahr einer Lungeninfarzierung!
Empfehlung:
a) Wenn der Katheter von der V. Jugularis int. dextra eingeführt wird, sollte die Markierung «50 cm» am Katheter nicht überschritten werden!
b) Wenn der Katheter von der re. V. mediana cubiti eingeführt wird, sollte die Markierung «70 cm» am Katheter nicht überschritten werden!
c) Wenn der Katheter von der li. V. mediana cubiti eingeführt wird, sollte die Markierung «80 cm» am Katheter nicht überschritten werden!
Gelingt es unter Beachtung dieser Kriterien nicht, die «wedge-position» aufzufinden, dann sollte man den diastolischen PAP als Parameter für den PCP wählen. Dies ist allerdings nur unter der Voraussetzung zulässig, daß ein normaler pulmonal-vaskulärer Widerstand (PVR) vorliegt! (s. S. 75)

12. Wenn sich der Katheter (mit aufgeblasenem Ballon) in «wedge-position» befindet, soll schnell der Druck abgelesen und anschließend der Ballon wieder vollständig entlastet werden.

13. Nach der Entlastung des Ballons kann der Katheter gelegentlich zurückrutschen – sogar in den re. Ventrikel – und Arrhythmien auslösen. Es empfiehlt sich daher, den Katheter nach Entlastung des Ballons um 1–2 cm vorzuschieben; das kann u.U. allerdings schon zu einer peripheren Dislokation der Katheterspitze führen. Verschließt dabei – im Extremfall – die Katheterspitze das Gefäß («tip-wedging»), so besteht die *Gefahr einer Lungeninfarzierung.*
Das sicherste Vorgehen, um eine solche Komplikation zu vermeiden:
a) Der Katheter wird unter Röntgenkontrolle mit aufgeblasenem Ballon in den Stamm der Art. pulmonalis oder einen ihrer Hauptäste vorgeschoben, bis er in «wedge-position» gleitet.
b) Nach sofortiger Druckregistrierung wird der Ballon entlastet, nunmehr kann der PAP gemessen werden.
c) Dann sollte der *Ballon* wieder *langsam gefüllt* werden, *bis die typische PCWP-Kurve gerade erscheint.* Das Füllungsvolumen, das dazu erforderlich war, wird geprüft. Anschließend entlastet man den Ballon.
d) Wenn zum Erreichen der «wedge-position» das vom Hersteller vorgeschriebene Füllungsvolumen des Ballons benötigt wurde, schiebt man den Katheter mit entlastetem Ballon 1–2 cm weiter vor und expandiert ihn neuerlich bis zum Auftreten der typischen PCWP-Kurve *(Dabei nie das vorgeschriebene Volumen überschreiten!).*
e) Lag das benötigte Füllungsvolumen deutlich unter dem vorgeschriebenen, muß der Katheter mit entlastetem Ballon in die Position zurückgezogen werden, in der ein «wedging» mit dem geforderten Füllungsvolumen gelingt.
f) *Der Ballon ist stets langsam aufzublasen:*
1. um den Übergang der PAP-Kurve in die PCWP-Kurve subtil erfassen zu können.
2. um eine gefährliche Gefäßüberdehnung bei peripherer Katheterdislokation zu vermeiden (Gefahr der Gefäßruptur insbesondere bei pulmonaler Hypertonie!)
g) *Nie den Ballon länger in «wedge-position» lassen – da Gefahr der Lungeninfarzierung!*

h) *Bei Langzeitüberwachung des PAP* empfiehlt sich die *kontinuierliche Druckkurvenregistration* (Oszilloskop!), *um* jederzeit ein «tip-wedging« durch Katheterdislokation *sofort erkennen zu können.*

Komplikationsmöglichkeiten (7, 13, 17, 18, 21, 22, 31)

a) Thrombophlebitiden durch Intimaschädigungen! Sepsis!
   Deshalb: nie versuchen, den Katheter mit Gewalt vorzuschieben!
b) Pulmonalembolie
c) Lungeninfarkt
d) Perforationen
e) Kathetersepsis
f) Verknotung, Schlingenbildung, Abknicken des Katheters:
   Der Verdacht auf Vorliegen einer dieser drei Komplikationsmöglichkeiten sollte immer dann auftauchen, wenn nach mehr als 10–15 cm Kathetervorschub vom re. Vorhof zur re. Kammer keine charakteristische Ventrikeldruckkurve zur Darstellung kommt. Das gleiche gilt sinngemäß für re. Ventrikel und Art. pulmonalis. Abknicken des Katheters führt üblicherweise zu einer Abflachung der Druckkurve.
   Beseitigung von Schlingenbildung und Abknicken des Katheters: Zurückzug bis in den re. Vorhof, dann neuerliches Vorschieben.
   Wird eine *Verknotung* vermutet, muß der Katheter vorsichtig zurückgezogen werden, was im Regelfall auch gelingt. Unter *Röntgen-Durchleuchtung* sollte die jeweilige Knotenlokalisation innerhalb des Gefäßsystems ausgemacht und beim Rückzugmanöver verfolgt werden (dabei nie Gewalt anwenden!)
   Zur Entfernung des geknoteten Katheters ist meist eine V. sectio erforderlich.
g) Verstopfen des Katheterlumens:
   Ein offenes Katheterlumen muß zur getreuen Widergabe der Druckwerte stets garantiert sein. *Verschließen des Katheters deutet sich ebenso wie Anliegen der Katheterspitze durch Abflachung (Dämpfung) der Kurvenform an.* Dieses Phänomen ist außerdem bei Vorhandensein von Undichtigkeiten bzw. Luftblasen innerhalb des Systems zu beobachten. (s. S. 150)
   Kontinuierliches oder intermittierendes Spülen mit heparinisierter Kochsalzlösung (5000 I.E. in 500 ml NaCl 0,9%) empfiehlt sich als Routinemethodik zum Erhalten der Durchgängigkeit sämtlicher Gefäßkatheter! (s. auch S. 146)

Blutabnahme zu diagnostischen Zwecken:

Proben gemischtvenösen Blutes sollten nur dann bewertet werden, *wenn die Katheterspitze* auch tatsächlich *zentral in der Art. pulmonalis* liegt. Solche von einem peripheren Ast der Arterie gewonnenen zeigen eine unterschiedliche Mischung von Pulmonalarterien- und Pulmonalkapillarblut und machen falsche Aussagen über Sauerstoffsättigung bzw. -gehalt (Suter (28)); s. auch S. 158, 167, 262.

Entfernen des Katheters:
Nach bisherigen Erfahrungen sollte der Katheter nicht länger als 3 Tage in situ belassen werden! Bei manifester Thrombophlebitis, Sepsis bzw. bei Verdacht darauf oder auf Lungenembolie muß der Katheter sofort entfernt werden! (Etling, T.: Septicamia rate using Swan-Ganz catheters. Crit. Care Med. 6 (1978) 129)
Eine prophylaktische Antikoagulation ist generell nicht erforderlich, sollte aber bei Patienten mit Thrombembolie-Disposition durchgeführt werden.

Aufbewahrung – Resterilisation der Katheter[1]):
Die Katheter können bis zu einem Jahr nach Verpackung bedenkenlos verwendet werden. (Verfallsdatum ist auf der Originalverpackung vermerkt!)

Obschon als «*Einmal-Artikel*» deklariert, besteht die Möglichkeit der Resterilisation und Wiederverwendung (Kostenproblem!) unter folgenden Kautelen:
a) Nur *Gassterilisation* zulässig nach den üblichen Richtlinien und Sicherheitsvorschriften! Eine Temperatur von 55°C darf dabei nicht überschritten werden.
b) Sämtliche *Katheterlumina müssen trocken sein*, um eine vollständige Penetration des Gases zu garantieren. Beim Säubern des benutzten Katheters ist insbesondere *darauf* zu *achten, daß keine Flüssigkeit in den Ballon-Füllstutzen gelangt!*
c) Nach der Sterilisation sollte das Material zumindest 7 Tage gelagert werden, damit eine *ausreichende Gasentlüftung* gewährleistet ist.

[1]) nach Angaben der Fa. EDWARDS LABORATORIES, 1974, 17221 Red Hill Avenue, Santa Ana, California 92705, USA bzw.
Fa. EDWARDS LABORATORIES, 8 München 50, Lerchenstr. 5, Tel.: 089/3516001

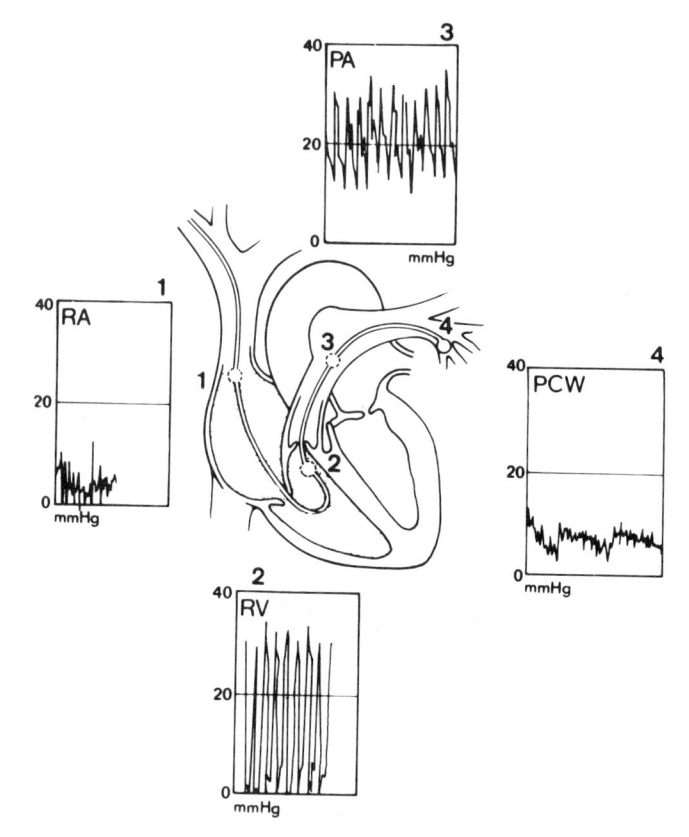

Symbole:
RA = rechter Vorhof, RV = rechte Kammer, PA = Pulmonalarterie, PCW(P) = Pulmonalkapillar-Wedge-(Druck)

Abb. 72 b: Charakteristische Druckkurven beim Swan-Ganz-Rechtsherzkatheterismus, s. auch S. 151
(nach: Ph. W. Lebowitz: Clinical Anesthesia Procedures of the Massachusetts General Hospital, Little, Brown and Co., Boston 1978, S. 26)

Literatur

(1) Barash, P. G., Katz, J. D., Cronau, L. H. et al.: Intraoperative use and interpretation of SWAN-GANZ® catheter data. Department of Anesthesiology, Yale School of Medicine, New Haven, Connecticut 1977 (Erhältlich über die Fa. EDWARDS LABORATORIES)
(2) Benumof, J. L., Saidman, L. J., Arkin, D. B. et al.: Where pulmonary arterial catheters go: intrathoracic distribution. Anesthesiology 46 (1977) 336
(3) Buchbinder, N., Ganz, W.: Hemodynamic monitoring. Anesthesiology 45 (1976) 146
(4) Cerra, F., Milch, R., Lajos, T. Z.: Pulmonary artery catheterization in critical ill surgical patients. Ann. Surg. 177 (1973) 37
(5) Civetta, J. M., Gabel, J. C.: Flow directed pulmonary artery catheterization in surgical patients: Indications and modifications of techniques Ann. Surg. 176 (1972) 753
(6) Crexells, C., Chatterjee, K., Forrester, J. S. et al.: Optimal level of filling pressure in the left side of the heart in acute myocardial infarction. N. Engl. J. Med. 289 (1973) 1263
(7) Foote, G. A., Schabel, S. I., Hodges, M.: Pulmonary complications of the flow directed ballon-tipped catheter. N. Engl. J. Med. 290 (1974) 927
(8) Forrester, J. S., Diamond, G. A., Swan, H. J. C.: Bedside diagnosis of latent cardiac complications in acutely ill patients. JAMA 222 (1972) 59
(9) Forrester, J. S., Swan, H. J. C.: Acute myocardial infarction: a physiological basis of therapy. Crit. Care Med. 2 (1974) 283
(10) Ganz, W., Donoso, R., Marcus, H. S. et al.: A new technique for measurement of cardiac output by thermodilution in man. Am. J. Cardiol. 27 (1971) 392
(11) Ganz, W., Swan, H. J. C.: Balloon-tipped flow-directed catheters. In: Cardiac catheterization and angiography. Edt.: W. Grossman. Lea & Febiger, Philadelphia 1974, 41
(12) Geer, T. R.: Interpretation of pulmonary artery wedge pressure when PEEP is used. Anesthesiology 46 (1977) 383
(13) Golden, M. S., Pinder, T. Jr., Anderson, W. T. et al.: Fatal pulmonary hemorrhage complicating use of a flow-directed balloon-tipped catheter in a patient receiving anticoagulant therapy. Am. J. Cardiol. 32 (1973) 865
(14) Hobelmann, C. F., Smith, D. E., Virgilio, R. W. et al.: Left atrial and pulmonary artery wedge pressure difference with positive end-expiratory pressure. Surg. Forum 17 (1975) 232
(15) Jones, S. M., Miller, G. A. H.: Catheterization of the pulmonary artery in transposition of the great arteries using a Swan-Ganz flow-directed catheter. Br. Heart J. 35 (1973) 298
(16) Kane, P. B., Askanazi, J., Neville, J. F. Jr. et al.: Artifacts in the measurement of pulmonary artery wedge pressure. Crit. Care Med. 6 (1978) 36
(17) Lapin. E. S., Murray, J. A.: Hemoptysis with flow-directed cardiac catheterization. JAMA 220 (1972) 1246
(18) Lipp, H., O'Donoghue, K., Resnekov, L.: Intracardiac knotting of a flow-directed balloon catheter. N. Engl. J. Med. 284 (1971) 220
(19) Lozman, J., Powers, S. R., Older, T. et al.: Correlation of pulmonary wedge and left atrial pressures. Arch. Surg. 109 (1974) 270
(20) Mond, H. G., Hunt, D., Sloman, G.: Haemodynamic monitoring in the coronary care unit using the Swan-Ganz right heart catheter. Br. Heart J. 35 (1973) 635
(21) Mond, H. G., Clark, D. W., Nesbitt, S. J. et al.: A technique for unknotting an intracardiac flow directed balloon catheter. Chest 67 (1975) 731
(22) Pace, N. L., Horton, W.: Indwelling pulmonary artery catheters. Their relationship to aseptic thrombotic endocardial vegetations. JAMA 233 (1975) 893
(23) Piegas, L. S., Ghissoni de Carvalho, H., Marmo do Souza, E. et al.: Use of the Swan-Ganz catheter in the diagnosis of ventricular septal defect after myocardial infarction. Heart & Lung 2 (1973) 539
(24) Rosenbaum, R. W., Hayes, M. F. Jr., Morello, D. C., Matsumoto, T.: The importance of pulmonary artery pressure monitoring. Surg. Gynec. Obstet. 136 (1973) 261
(25) Samii, K., Conseiller, C., Viars, P.: Central venous pressure and pulmonary wedge pressure. Arch. Surg. 111 (1976) 1122
(26) Shin, B., Ayella, R. I., Mc Aslan, T. C.: Pitfalls of Swan-Ganz Catheterization. Crit. Care Med. 5 (1977) 125
(27) Steele, P., Davies, H.: The Swan-Ganz-Catheter in the Cardiac Laboratory. Br. Heart J. 35 (1973) 647
(28) Suter, P. M., Lindauer, J. M., Fairley, B., Schlobohm, R. M.: Errors in data derived from pulmonary artery blood gas values. Crit. Care Med. 3 (1975) 175

(29) Swan, H. J. C., Ganz, W., Forrester, J. S. et al.: Catherization of the heart in man with the use of a flow-directed balloon-tipped catheter. N. Engl. J. Med. 283 (1970) 447
(29) Walston, A. T., Kindall, M. E.: Comparison of pulmonary wedge and left atrial pressure in man. Am. Heart J. 86 (1973) 159
(30) Yang, S. S., Bentivoglio, L. G., Maranhão, V., Goldberg, H.: From Cardiac Catheterization Data To Hemodynamic Parameters. F. A. Davis Co., Philadelphia, 1978
(31) Yorra, F. H., Oblath, R., Jaffe, H. et al.: Massive thrombosis associated with the use of the Swan-Ganz catheter. Chest 65 (1974) 682

Druckwandler-Technik und -Handhabung (nach (1, 2, 4, 7, 8, 9, 10))

Druckwandler (Transducer, Rezeptoren) setzen Drucke in elektrische Signale um.
Die Eignung eines Rezeptors hängt wesentlich von seinen Membraneigenschaften ab.
Für die Messung niedriger Drucke eignen sich große, leicht dehnbare Membranen, die die geringen Kräfte genügend empfindlich aufnehmen. *Prinzipiell gilt:* je stärker die mechanische Bewegung der Membran, desto günstiger die Umwandlung in ein elektrisches Signal!
Stark nachgiebige (compliante) Membranen verursachen allerdings bei hohen Drucken (z.B. MAP) durch rasche Schwankungen beträchtliche Strömungsbewegungen in der Flüssigkeitssäule distal der Membran. Das führt dann zu Fehlmessungen! Für hohe Drucke müssen deshalb kleine, weniger dehnungsfähige Membranen verwendet werden. Sie reagieren zwar nicht so empfindlich auf Druck (mV/torr), jedoch wird dieser Nachteil zumindest teilweise durch die Höhe des zu messenden Drucks überdeckt.
Nach (2) muß ein gutes Manometersystem imstande sein, schnellste Druckänderungen verzerrungsfrei aufzuzeichnen. Zur Prüfung seines Frequenzganges wird es an eine Kammer angeschlossen, in der sinusförmige Druckänderungen konstanter Amplitude, aber zunehmender Frequenz, erzeugt werden. Bei relativ niederen Frequenzen ist die Registrierung amplitudengetreu. Dann nehmen, falls das System wenig gedämpft ist, die Ausschläge der Manometeranzeige stetig zu und erreichen ein Maximum, wenn die erzwingende Frequenz gleich der Eigenfrequenz des Manometersystems ist (Resonanz). Die Ausschläge werden dann rasch kleiner, weil das Manometer wegen seiner Trägheit den schnellen Druckänderungen nicht mehr zu folgen vermag. Die Registriertreue einer Meßeinheit wird demnach im wesentlichen durch a) Frequenzverhalten des Rezeptors (Membrancompliance) und b) des Katheters (Länge und Querschnitt) bestimmt. Beim aufwendigen Tip-Manometer entfällt Punkt «b».

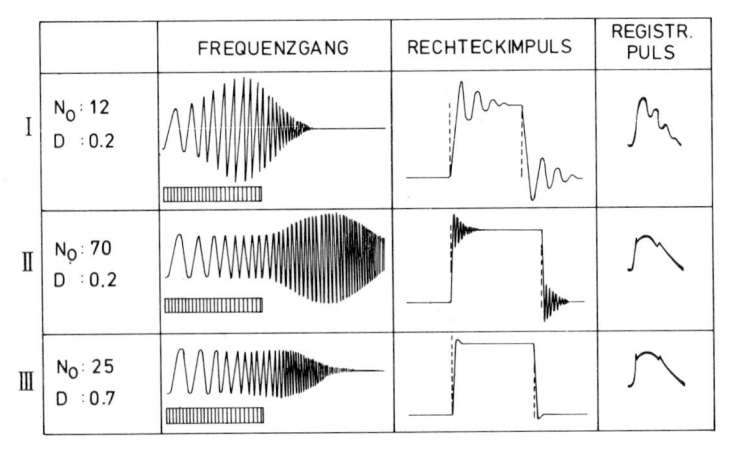

Abb. 73: Allgemeines über Registriertechnik am Beispiel der Druckregistrierung (nach (2)), s. auch S. 150
Legende: s. S. 161!

Legende zu Abb. 73:
Abhängigkeit der registrierten Pulsform (rechts) von Eigenfrequenz und Dämpfung des Manometers. *Links:* Der «Frequenzgang» des Manometersystems in Abhängigkeit von Eigenfrequenz und Dämpfung. Das Band unter dem Frequenzgang gibt das Frequenzspektrum an, das in dem zu registrierenden Puls enthalten ist (z.B. 3–18 Hz). *Mitte:* Die Eigenfrequenz wird durch Auszählung der Schwingungen pro Sekunde nach einem rechteckigen Drucksprung, die Dämpfung aus der Abnahme der Amplituden berechnet (Abb. 73).
I Eigenfrequenz N_0 (z.B. 12 Hz) und Dämpfung des Manometers (D = 0,2) sind niedrig. Das Manometer folgt relativ träge dem Rechteckdrucksprung und zeigt überschießende Nachschwingungen. Der registrierte Puls ist durch derartige Schwingungen entstellt.
II Die Eigenfrequenz N_0 des Manometers (z.B. 70 Hz) liegt weit über der höchsten im Puls enthaltenen Frequenz. Die Anzeige des Rechteckdrucksprungs ist erheblich steiler als in I. Trotz schwacher Dämpfung wird der Puls unverzerrt registriert.
III Die Eigenfrequenz N_0 des Manometers ist relativ niedrig (z.B. 25 Hz), das System jedoch kritisch gedämpft (D = 0,7). Da die hohen Frequenzanteile des Pulses in der Nähe der Manometereigenfrequenz liegen, würden sie durch Resonanz überhöht. Die Dämpfung verhindert jedoch diesen Effekt. Die Wirkung der Dämpfung zeigt sich besonders deutlich beim Rechteckimpuls. Man sieht, daß der für amplitudengetreue Registrierung nützliche Frequenzbereich durch kritische Dämpfung erheblich verbreitet werden kann.

Dehnungsstreifen-Meßwandler («strain-gauge») (nach (10))

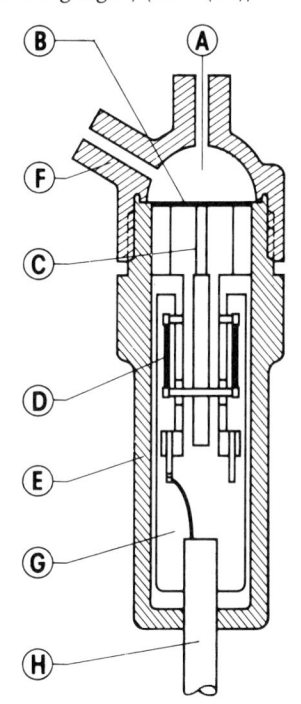

Abb. 74 *Rezeptor-Prinzip*

Der über die Flüssigkeitssäule eines venös oder arteriell gelegten Katheters im Druckdom (A) anstehende intravasale Blutdruck (Abb. 74) wird von einer Membrane (B) und einem isolierenden Transmissionssystem (C) auf einen oder mehrere Dehnungsmeßstreifen (D) übertragen, die sich auf einen druckproportionalen Widerstand als Steuergröße für das nachfolgende Meßgerät einstellen. Das ganze Übertragungssystem befindet sich in einem vollisolierten Gehäuse (E). Anschluß (F) ist für zusätzliche Verbindungen, z.B. Dauerspülung, vorgesehen, dient aber in erster Linie der Entlüftung des Druckdomes. Die intravasale Druckmessung ist stets eine Differenzmessung gegen atmosphärischen Druck, auf dem sich der Innenraum (G) des Rezeptors durch ein Lumen im Zuführungskanal (H) befindet.

Allgemein sind bei Druckmessungen eine Reihe von Maßnahmen zu berücksichtigen, die über sonst übliche Hinweise bei der Anlage von Rezeptoren anderer Vitalwerte hinausgehen.

Neben rein medizinischen Aspekten einer venösen oder arteriellen Katheterisierung ist grundsätzlich folgendes zu beachten:

1. Eine fehlerfreie Druckmessung ist nur möglich, wenn sich im Übertragungssystem Katheter/ Druckdom keine Luftblasen befinden.
   Deshalb:
   Stets auf eine sorgfältige Entlüftung von Katheter und Druckdom achten.
2. Da die Druckübertragung vom Meßort Katheterspitze über eine Flüssigkeitssäule erfolgt, geht der hydrostatische Druckunterschied zwischen Katheterspitze und Druckrezeptor in die Messung ein (Abb. 75), d.h., es ergeben sich je nach Niveauunterschied geringere oder höhere Absolutwerte.
   Deshalb:
   Druckrezeptor immer auf gleicher Höhe wie die Katheterspitze einstellen, im allgemeinen mittlere Herzhöhe. Eine tiefere Lage (−H) erhöht den Meßwert, eine höhere Lage (+ H) verringert den Meßwert.

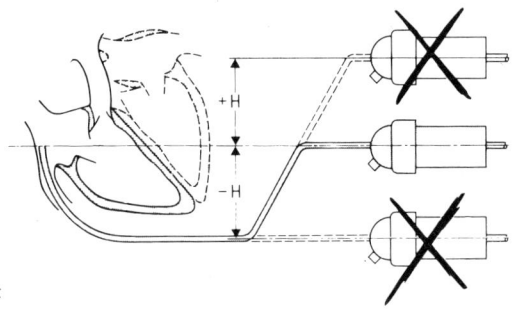

Abb. 75: Meßbezugspunkt

3. Über die Katheterflüssigkeitssäule und das Blut besteht eine elektrisch leitende Verbindung zum Herzen. Unter allen Umständen müssen deshalb unbeabsichtigte, nicht übersehbare Rückwirkungen auf die Reizleitungsvorgänge im Herzen – Herzrhythmusstörungen – vermieden werden.
   Deshalb:
   Nur vollständig isolierte Druckrezeptoren einsetzen und nur vollständig isolierte Plastik-Dreiwegehähne verwenden.

Da das Innenlumen eines Mikrokatheters durch Koagel leicht verschließt, sollte routinemäßig kontinuierlich mit steriler physiologischer Kochsalzlösung u. Heparinzusatz gespült werden. Um weder den Kreislauf des Patienten durch zuviel Spülflüssigkeit zu belasten, noch die Druckmessung durch den Anschluß der Infusionsleitung zu beeinflussen, wird in die Infusionszuleitung zum Druckrezeptor eine Druckreduziereinheit (R)[1] dazugeschaltet.

Diese Druckreduziereinheit (Abb. 77) stellt ein Alternativsystem zum Intraflo® (s. S. 147) dar. Sie gewährleistet gleichfalls automatisch einen kontinuierlichen Fluß von ca. 4 ml/h durch den Mikrokatheter. Die dadurch im Druckdom des Rezeptors verursachte minimale Druckerhöhung beeinträchtigt die Messung von üblicherweise vorliegenden Drücken nicht. Zur Spülung kann die Reduzierung durch Zusammendrücken beider Kappen gegeneinander aufgehoben werden.

Der Infusionsüberdruck wird durch eine handelsübliche Infusionsdruckmanschette (M) erzeugt. (Abb. 76)

[1] Vertrieb durch die Fa. Siemens AG, Erlangen, Bestell-Nr.: 4350534 E 3012

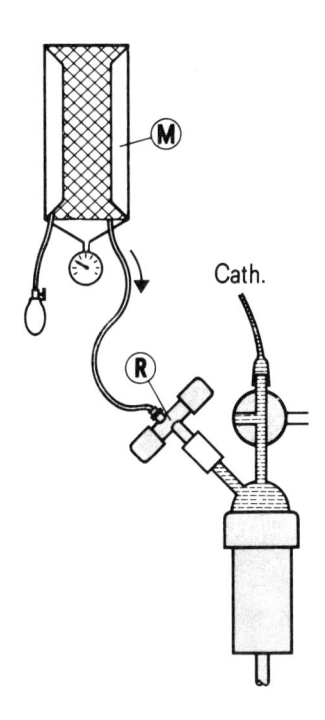

Abb. 76: Kontinuierliche Spülung des Katheters (s. auch S. 147)

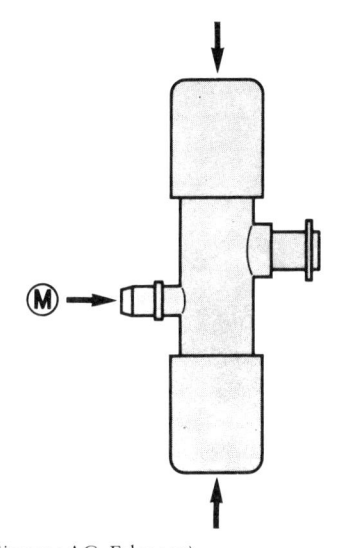

Abb. 77: Druckreduziereinheit (Fa. Siemens AG, Erlangen)

Messung:
Vorauszugehen haben:
a) Sichere, schwingungsfreie Befestigung des Druckrezeptors
b) Anschluß des Druckrezeptors an den Meßverstärker
c) Null-Abgleich
d) Kalibrierung

1. *Entlüftung des Rezeptors*

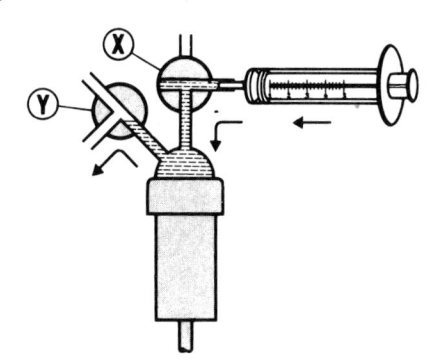

Abb. 78: Entlüftung des Rezeptors

Druckdom mit an Hahn (X) angesetzter und mit physiologischer Kochsalzlösung gefüllter Spritze durchspülen bis überschüssige Lösung an Hahn (Y) ausfließt. Durchsichtigen Druckdom auf restliche Luftbläschen kontrollieren und eventuell Spülung wiederholen.
Hinweis: Durch sanftes Klopfen an den Druckdom können festgesetzte Luftbläschen gelöst und dadurch leicht entfernt werden.
Achtung:
Spritze **nicht** mehr betätigen, dann erst Hahn (Y) schließen, sonst Überlastungsgefahr des Rezeptors!

2. *Katheteranschluß*

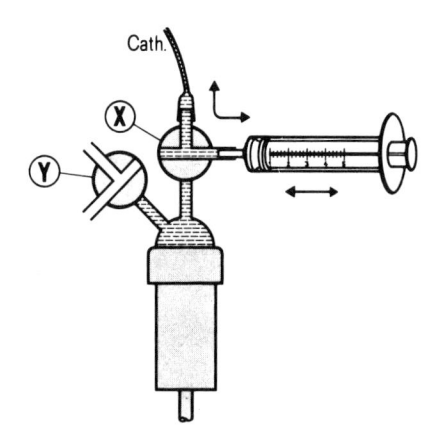

Abb. 79: Katheteranschluß

Hahn (X) umstellen
Mit Kochsalzlösung gefüllten und luftbläschenfreien Katheter anschließen

3. *Entlüftung und Füllung des Katheters* (Abb. 79)
Zunächst mit einer an (X) angesetzten Spritze restliche Luft im Anschlußstück heraussaugen – Blut soll sichtbar werden.
Mit physiologischer Kochsalzlösung gefüllte Spritze ansetzen und Katheter mit Kochsalzlösung auffüllen, und zwar so, daß das im Katheter anstehende Blut zurückgedrängt wird.

4. *Messung*
Dreiwegehahn (X) in Durchgangsstellung bringen (Abb. 80). Messung kann erfolgen.

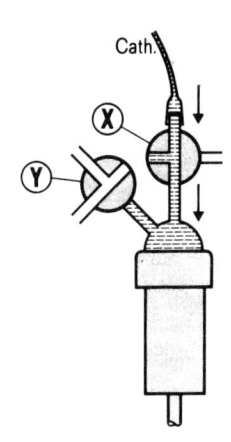

Abb. 80: Messung

5. *Zwischenspülung*
Bei unruhigen oder unwahrscheinlichen Meßwerten ist eine erneute Katheterspülung wie angegeben durchzuführen
Achtung:
Auf richtige Stellung des Dreiwegehahnes (X) achten – Gefahr der Überlastung des Rezeptors!

6. *Kalibrierung*

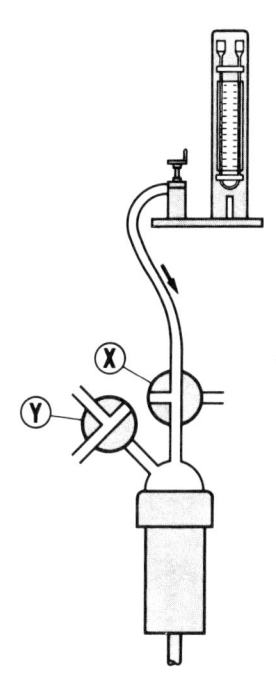

Abb. 81: Kalibrierung

Eine Kalibrierung erstreckt sich immer auf das ganze Meßsystem. Sie empfiehlt sich beim Wechsel eines Druckrezeptors, nach längeren Betriebspausen und beim Einsatz eines neuen Druckrezeptors. *Mit einer Kalibrierung ist erst zu beginnen, wenn das Meßsystem mindestens 5 Minuten in Betrieb war* (Einlaufvorgang). Jeder Kalibrierung hat immer ein Nullabgleich vorauszugehen.
Vorgehen:
Druck-Kalibriergerät, z.B. Gerät nach Prof. Gauer oder ähnliches Quecksilbermanometer, an-

schließen und Dreiwegehähne wie angegeben einstellen. Prüfdruck 300 mm Hg am Kalibriergerät festlegen und die richtige Anzeige kontrollieren.

Dabei ist auf eine adäquate Meßbereichswahl der Meßwertanzeige zu achten. Bei Abweichungen der Anzeige vom Prüfwert ist der Meßverstärker nach den Angaben der zugehörigen Betriebsanleitung nachzustellen. Danach Kontrollen mit einem Prüfdruck von 200 und 100 mm Hg.

Literatur

(1) Baum, M.: Biotechnische Meß- und Überwachungsmethoden in der Anästhesie. Lehrbuch der Anaesthesiologie, Reanimation und Intensivtherapie. Hrsg.: H. Benzer, R. Frey, W. Hügin, O. Mayrhofer. Springer-Verlag, Berlin – Heidelberg – New York 1977, 3
(2) Gauer, O. H.: Messung von Druck, Volumen und Stromstärke im Kreislauf. In: Herz und Kreislauf. Hrsg.: W. Trautwein, O. H. Gauer, H. P. Koepchen. Urban & Schwarzenberg, München – Berlin – Wien 1972, 283
(3) Grossmann, W.: Cardiac catheterization and angiography. Lea & Febiger, Philadelphia 1974
(4) Hill, D. W., Dolan, A. M.: Intensive care instrumentation. Academic Press, London – New York – San Francisco 1976
(5) Just, H.: Herzkatheter-Diagnostik. In der Studienreihe Boehringer Mannheim 1976
(6) Kelman, G. R.: Applied cardiovascular physiology. Butterworths, London – Boston 1977
(7) Klinge, R.: Kardiologische Diagnostik in interner Klinik und Praxis. F. K. Schattauer-Verlag, Stuttgart – New York 1974
(8) Pätzold, J.: Kompendium Elektromedizin. Grundlagen – Technik – Anwendungen. Siemens AG, Berlin – München 1977
(9) Rushmer, R. F.: Cardiovascular dynamics. W. B. Saunders, Philadelphia – London 1976
(10) Siemens AG: Behandlung von Druckrezeptoren zur Blutdruckmessung. Bestell-Nr. ME 033/1525
(11) Scurr, C., Feldman, S.: Scientific foundations of anaesthesia. William Heinemann Medical Books Ltd., London 1976
(12) Yang, S. S., Bentivoglio, L. G., Maranhão, V., Goldberg, H.: From Cardiac Catheterization Data To Hemodynamic Parameters. F. A. Davis Co., Philadelphia 1978

Bewertung der Rechtsherzkatheterbefunde

Tab. 89: Untersuchungsparameter beim Rechtsherzkatheterismus
(Methode: Swan-Ganz, s. S. 154ff.)

I. *Drucke in mm Hg:*
   1. CVP (zentraler Venendruck)   Norm: < 8
   2. RAP (rechtsatrialer Druck)   Norm: syst. < 7
                                                                Mittel < 5
   3. $RVP_{syst.}$ (rechtsventrikulärer syst. Druck)   Norm: < 30
   4. RVEDP (rechtsventrikulärer enddiastol. Druck)[5]   Norm: < 7
   5. $PAP_{syst.}$ (syst. Pulmonalarteriendruck)   Norm: < 30
   6. $PAP_{diast.}$ (diast. Pulmonalarteriendruck)   Norm: < 12
   7. PAMP (Pulmonalarterienmitteldruck)[5]   Norm: < 20
   8. PCWP (Pulmonalkapillardruck – «wedge pressure»)   Norm: $< 12\text{–}18^{1})^{2})$

II. *Fluß*
   1. C. I. (Herzindex) Lt./m² KOF   Norm: $> 2{,}5$
   2. S. V. (Schlagvolumen) ml   Norm: 60–70
   3. S. V. I. (Schlagvolumenindex) ml/m² KOF   Norm: 35–45

III. *Kreislaufwiderstände in dyn sec. cm^{-5}*
   1. TPR (Gesamtwiderstand im Körperkreislauf)   Norm: 900–2200
   2. PVR (Gesamtwiderstand im Lungenkreislauf)[5]   Norm: < 250
   3. PAR (Pulmonal-arteriolärer Widerstand)   Norm: < 150

IV. *Herzarbeits-Indices*
   1. R.C.W.I. (Rechtsherzarbeitsindex) kg · m/m² KOF   Norm: $0,6 \pm 0,06$
   2. L.C.W.I. (Linksherzarbeitsindex) kg · m/m² KOF   Norm: $3,8 \pm 0,4$
   3. R.V.S.W.I. (Rechtsventrikulärer Schlagarbeits-Index)   Norm: $8-12$
      g · m/m² KOF
   4. L.V.S.W.I. (Linksventrikulärer Schlagarbeits-Index)   Norm: $51-61$
      g · m/m² KOF

V. S$\bar{v}$O₂ % (gemischtvenöse Sauerstoffsättigung in der A.   Norm: ~ 75
   pulmonalis). Werte < 50 % deuten auf gestörte Gewebsoxygenierung hin!

VI. *Oxymetrie des rechten Herzens* (Vol.% O₂)³)
    zum Ausschluß eines intracardialen Shunts
    PA (Pulmonalarterie)   Norm: ~ 15
    RV (rechter Ventrikel)   Norm: ~ 15
    RA (rechtes Atrium)   Norm: ~ 15
    VCS (Vena Cava Superior)   Norm: ~ 15

   Die größte noch im Normbereich liegende Differenz für die verschiedenen Abschnitte des rechten Herzens wird wie folgt angegeben (2):
    RA   gegenüber VCS   : max. 1,9 Vol. %
    RV   gegenüber RA   : max. 0,9 Vol. %
    PA   gegenüber RV   : max. 0,5 Vol. % Sauerstoffgehalt

VII. *Metabolismus*⁴)
   1. $\dot{V}O_2$ (Sauerstoffverbrauch) ml/min./m² KOF   Norm: $115-165$
   2. O₂-avail. (Sauerstoffverfügbarkeit) ml/min./m² KOF   Norm: $550-650$
   3. O₂ «X» Ratio (Sauerstoffextraktionsverhältnis)   Norm: $0,25$

---

[1] Obschon klinische Zeichen einer Lungenstauung erst bei 18 mm Hg auftreten, wird allgemein ein oberer Grenzwert von 12 mm Hg für den PCWP angegeben (5)

[2] Pat. mit chronisch obstruktiver Lungenerkrankung (COPD) haben, unter der Voraussetzung, daß keine Linksherzinsuffizienz vorliegt, *normale* Lungenkapillardruckwerte. Die PCWP-Kurven zeigen während des Atemcyclus oft beträchtliche Schwankungen (höchste Werte bei Exspiration – niedrigste Werte bei Inspiration). Man sollte dann das arithmetische Mittel aus den Extremwerten bilden und dies Ergebnis als «wahren» PCWP werten!
(Alpert, J. S., Francis, G. S.: Manual of coronary care; Little, Brown & Co., Boston 1977, 114)

[3] Beachte: SO₂% und O₂-Vol.% sind etwas Verschiedenes!
SO₂% gibt den prozentualen Anteil des Hb an, der mit O₂ gesättigt ist, O₂-Vol.% hingegen den Sauerstoffgehalt in Prozent. Siehe hierzu: S. 21, Tab. 19, Abb. 10, sowie S. 151, Abb. 72a!

[4] s. auch S. 26–27

[5] *Preload* der re. Herzkammer entspricht – vereinfacht – RVEDP. *Afterload* der re. Herzkammer wird bestimmt durch syst. Wandspannung der re. Herzkammer, PAMP und PVR.

Formeln zu Tab. 89:

1. MAP (Art. Mitteldruck) in mm Hg   Norm: 85–95
$$MAP = P_{diast.} + 1/3 (P_{syst.} - P_{diast.})$$
2. *HZV* (Herzzeitvolumen) Lt./min.   CI = HZV/m² KOF
Methoden: Fick, Thermodilution, Farbstoffdilution siehe Kapitel HZV (S. 174ff.)
3. *Widerstände* in dyn sec. cm⁻⁵

$$TPR = \frac{MAP - CVP}{HZV} \times 80 \quad\quad \text{Norm: } 900-2200$$

$$PVR = \frac{PAMP - PCWP}{HZV} \times 80 \quad\quad \text{Norm: } 150-250$$

$$PAR = \frac{PAMP - 5}{HZV} \times 80 \quad\quad \text{Norm: } < 150$$

4. *Herzarbeits-Indices*
R.C.W.I.   = CI × PAMP × 0,0136   Norm: 0,6 ± 0,06
               kg · m/m² KOF
L.C.W.I.   = CI × MAP × 0,0136   Norm: 3,8 ± 0,4
               kg · m/m² KOF

$$R.V.S.W.I. = \frac{CI \times PAMP \times 13{,}6}{Herzfrequenz} \quad\quad \text{Norm: } 8-12$$
g · m/m² KOF

$$L.V.S.W.I. = \frac{CI \times MAP \times 13{,}6}{Herzfrequenz} \quad\quad \text{Norm: } 51-61$$
g · m/m² KOF

5. *Metabolismus*
$\dot{V}O_2$ = CI × a-v̄DO_2 × 10   Norm: 115–165
     ml/min./m² KOF
O_2-avail. = CI × CaO_2 × 10   Norm: 600 ± 50
     ml/min./m² KOF

$$O_2 \text{«X» Ratio} = \frac{a\text{-}\bar{v}DO_2}{CaO_2} \times 100 \quad\quad \text{Norm: } 25\%$$

NOMOGRAMME zur Berechnung von Flußgrößen, Kreislaufwiderständen, Herzarbeitsindices u. Klappenöffnungsflächen sind über die Fa. Boehringer/Mannheim zu beziehen:
Just, H., v. Mengden, J. J.: Herzkatheterdiagnostik (in der Studienreihe: Boehringer Mannheim «Kardiologische Diagnostik»)

Tab. 90: Einteilung der Pulmonalen Hypertonie in Schweregrade (nach (3)), s. auch Tab. 89

PAMP	: in Ruhe < 20 mm Hg		*Latente*
PAMP	: bei Belastung > 30 mm Hg		*pulmonale*
EKG	: selten Rechtstyp		*Hypertonie*
Rö	: keine pathol. Veränderungen		
PAMP	: in Ruhe 20–30 mm Hg		*leichte*
PAMP	: bei Belastung > 30 mm Hg		*pulmonale*
EKG	: in 50 % Rechtstyp		*Hypertonie*
Rö	: keine pathol. Veränderungen evtl. leichte Vergrößerung des re. Ventrikels		
PAMP	: in Ruhe > 30 mm Hg, auffallend hoher diastol. P, solange keine Pulmonalklappeninsuffizienz eingetreten ist.		*schwere pulmonale Hypertonie*
EKG	: nur in 75 % Rechtstyp!		
Rö	: Hinweise auf eine pulmonale Hypertonie (s. Abb. 83)		

PCP – PCWP (Pulmonalkapillardruck) (nach (5, 6))
Beginnende pulmonale Stauung	18 – 20 mm Hg
Mäßige pulmonale Stauung	20 – 25 mm Hg
Schwere pulmonale Stauung	25 – 30 mm Hg
Beginnendes *Lungenödem*	> 30 mm Hg

Cardiac Index (CI) (nach (5, 6))
Normalwert	2,5 – 4,0 lt./min./m² KOF
Subklinische Hypoperfusion	2,2 – 2,7
Beginnende klinische Hypoperfusion	1,8 – 2,2
Cardiogener Schock	< 1,8

PCP – CI (nach (5, 6))
Kritische Werte:
PCP (PCWP)	18 mm Hg
CI	2,2 lt/min./m² KOF

d. h.: beginnende pulmonale Stauung bzw. subkl. Hypoperfusion

Tab. 91: Druckveränderungen im Lungenkreislauf und ihre Aussagefähigkeit (nach (7) mod.), s. auch Abb. 72a, S. 75

Pathologische Zustandsbilder	Drucke in der Lungenstrombahn
1. Rückwirkungen von Störungen am li. Herzen auf die Lungenstrombahn *(sekundäre pulmonale Hypertonie)* a) präventrikuläre Behinderungen: Vorhofthromben, Vorhoftumoren (Myxome), Mitralstenose (Erhöhung der a-Welle). b) Systolischer ventrikuloatrialer Reflux: Mitralinsuffizienz (Erhöhung der V-Welle: Ventrikularisierung der PCP-Kurve (sog. giant V-wave)) c) Erhöhung des (end-)diastolischen Drucks bei Myokardinsuffizienz durch vaskuläre (koronare) oder nicht vaskuläre Myokardiopathien, durch Kontraktions- und Füllungsbehinderung (Fibrosen: Concretio, Accretio pericardii), durch Druckbelastung (Hypertonus, Aortenstenose, Subaortenstenose, Aortenisthmusstenose) oder durch Volumenbelastung (Mitralinsuffizienz, Aorteninsuffizienz, Ductus Botalli, arteriovenöse Fisteln). d) Diastolischer aortoventrikulärer Reflux: Aorteninsuffizienz.	Erhöhte PC-Drucke, erhöhte PA-Drucke
2. *Primäre pulmonale Hypertonie:* Widerstandserhöhung der Lungenstrombahn durch parenchymatöse oder vaskuläre Erkrankungen (Formen des Cor pulmonale).	*PC-Drucke normal, erhöhte PA-Drucke, vorwiegend den systolischen und Mitteldruck betreffend*
3. *Störungen des rechten Herzens* a) am Klappenapparat: Pulmonalstenose (systolischer Druckgradient über Pulmonalklappe). Trikuspidalinsuffizienz (vermindertes X-Tal, Insuffizienzwelle in RA). Trikuspidalstenose (diastolischer atrioventrikulärer Druckgradient)	PA-Drucke normal, bei Pulmonalstenose erniedrigt
b) am Myokard: Kontraktions- und Füllungsbehinderung des rechten Ventrikels bei Perikarderkrankung (frühdiastolischer Dip., *squareroot*-Phänomen), subvalvuläre Pulmonalstenose (Conus-Stenose, systolischer Druckgradient in der Ausflußbahn)	Pulmonalarteriendrucke erhöht bei gleichzeitiger Behinderung des linken Ventrikels, bei valvulärer und subvalvulärer Pulmonalstenose Pulmonalarteriendrucke erniedrigt
4. *Rezirkulationsvitien mit primärem Links-Rechts-Shunt* (Vorhofseptumdefekt, Ventrikelseptumdefekt, Ductus Botalli)	Pulmonalarteriendrucke normal oder flußabhängig erhöht. Stärkere Druckerhöhung bei Anstieg des Lungengefäßwiderstandes (Eisenmenger-Reaktion)
5. *Komplexe angeborene Vitien mit und ohne Shunts* (Links- und Rechtsherzkatheterismus mit Angiographie erforderlich)	PA-Drucke unterschiedlich

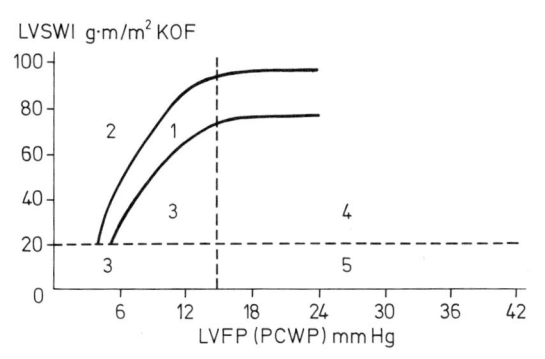

Abb. 82: Beurteilung der linksventrikulären Funktion anhand der Beziehung LVSWI/LVFP (nach (4)), s. S. 258

LVSWJ = linksventrikulärer Schlagarbeitsindex (s. S. 168)
LVFP = linksventrikulärer Füllungsdruck. Er entspricht dem PCWP.
1 = Normale linksventrikuläre Funktion
2 = Hyperkinetische Reaktion
3 = Hypovolämie
4 = Linksherzinsuffizienz
5 = Cardiogener Schock

Literatur

(1) Buchbinder, N., Ganz, W.: Hemodynamic monitoring. Anesthesiology 45 (1976) 146
(2) Just, H.: Herzkatheterdiagnostik. Kardiologische Diagnostik (In der Studienreihe Boehringer/Mannheim 1976)
(3) Klinge, R.: Kardiologische Diagnostik in interner Klinik und Praxis. F. K. Schattauer-Verlag, Stuttgart – New York 1974
(4) Forrester, J. S., Swan, H. J. C.: Acute myocardial infarction: a physiological basis of therapy. Crit. Care Med. 2 (1974) 283
(5) Forrester, J. S., Diamond, G., Chatterjee, K., Swan, H. J. C.: Medical therapy of acute myocardial infarction by application of hemodynamic subsets (first of two parts). N. Engl. J. Med. 295 (1976) 1356
(6) Forrester, J. S., Diamond, G., Chatterjee, K., Swan, H. J. C.: Medical therapy of acute myocardial infarction by application of hemodynamic subsets (second of two parts). N. Engl. J. Med. 295 (1976) 1404
(7) Westermann, K. W.: Grenzen moderner Invasiv-Diagnostik XVIII: Rechtsherzkatheterismus. diagnostik 10 (1977) 259
(8) Wirtzfeld, A., Blömer, H.: Akuter Myokardinfarkt. Herz 3 (1978) 28

Thorax-Rö.-Bild bei pulmonaler Hypertonie (nach (4) mod.)
s. auch S. 64, 71

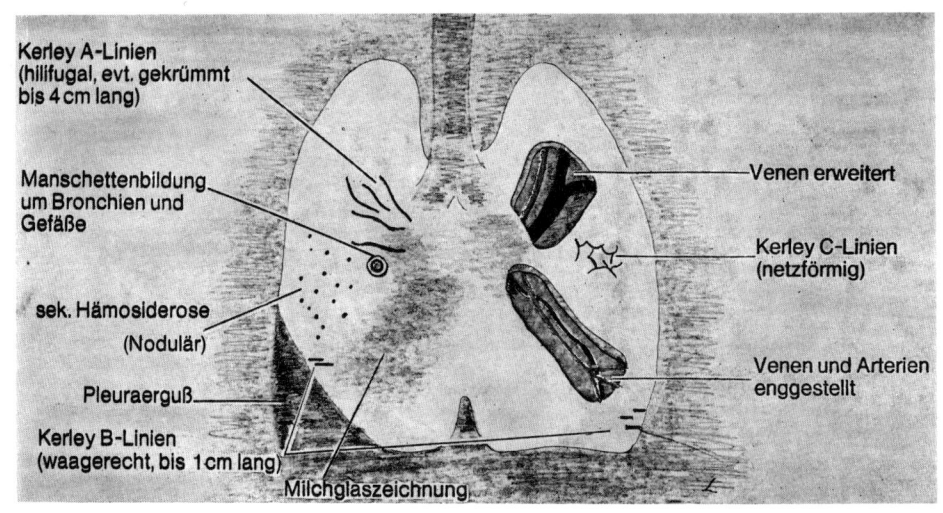

Abb. 83: Schematisiertes Thorax-Rö.-Bild bei pulmonaler Hypertonie

Bei *langsam* zunehmender Drucksteigerung in den Lungenvenen treten folgende Veränderungen in der angegebenen Reihenfolge auf:
1. Erweiterung der Lungenvenen (Kranialisation)
2. Interstitielles Ödem
   a) Kerley A, B, C-Linien
   b) Perivaskuläres Ödem (hilusnah und/oder peripher)
   c) Subpleurales Ödem (verdickte Interlobärspalten)
3. Intraalveoläres Ödem

Nicht pathognomonische «Indizien»:
Pleuraerguß, Lungenhämosiderose, Fibrose, aneurysmatische Lungenvenen, sek. art. pulmonale Hypertonie, Rechtsherzhypertrophie.

Bei akutem Linksherzversagen (s. S. 258) *kann das intraalveoläre Ödem,* dem klinisch das Lungenödem entspricht, *ohne Übergang auftreten.* Bei den *Kerley-Linien* handelt es sich um *flüssigkeitsgefüllte intralobuläre Gewebsspalten, deren Rückbildung eine Drucksenkung in den Lungenvenen über einen längeren Zeitraum überdauern kann.* Die Erweiterung der Oberlappenvenen beginnt bei Füllungsdrucken (LVFP) > 12 mmHg. Bei stärkerer Drucksteigerung kommt es zu einer Verengung der basalen Lungenvenen. Bei Pulmonalarteriendrucken > 50/25 mm Hg erweitert sich der Pulmonalishauptstamm. Das Verhältnis der Durchmesser zentraler Pulmonalarteriengefäße zu denen peripherer Äste überschreitet einen Quotienten von 7:1. Erweiterung der oberen Hohlvene und der V. azygos weisen bei diastolischen Drucksteigerungen im re. Ventrikel auf Rechtsherzinsuffizienz hin.

Korrelation zwischen Hämodynamik beim akuten Myokardinfarkt (AMI) und dem Thorax-Röntgen-Befund (nach (3)), s. auch S. 258

1. *Es besteht eine brauchbare Beziehung zwischen klinischen Linksinsuffizienzzeichen wie 3. Herzton (HT), Stauungsrasselgeräuschen (RG), Cyanose (Cy) und LVEDP· bzw. PCP (Pulmonalkapillardruck) oder PAEDP (enddiastolischer Pulmonalarterien-Druck) als Maß für den LVEDP (linksventrikulärer enddiastolischer Druck):* Abb. 84.

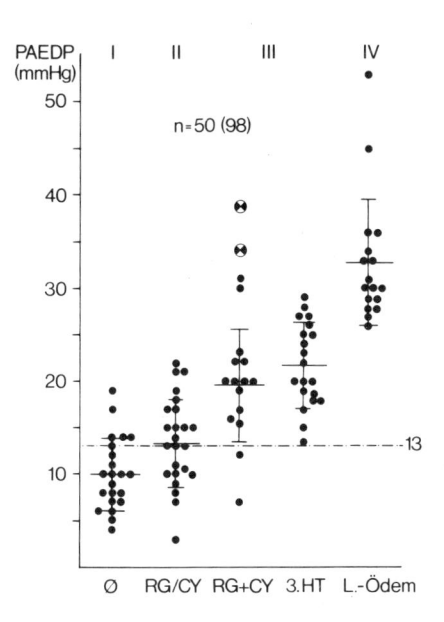

Abb. 84

Der 3. Herzton ist beim AMI Ausdruck einer LVEDP-Erhöhung über die Norm (1). Bei beidseits basalen RG ist ein LVEDP von > 20 mm Hg anzunehmen. Bei ausgedehnten RG (beginnendes Lungenödem) beträgt der LVEDP mind. 25 mm Hg, bei manifestem Lungenödem > 30 mm Hg. Bei chronischer Linksinsuffizienz bzw. sekundären Lungenveränderungen sowie beim interstitiellen Ödem können klinisch trotz LVEDP > 25 mm Hg Zeichen der Lungenstauung fehlen!
In 10–15% wird trotz eindeutiger LVEDP-Erhöhung klinisch eine Linksinsuffizienz vermißt.
Weitere, unten angeführte Parameter sollten daher stets mitberücksichtigt werden.
2. Entsprechend der nicht engen Korrelation zwischen LVEDP und RVEDP reicht der Zentralvenendruck (CVP) zur Beurteilung des linken Ventrikels nicht aus (s. S. 126).
3. 3. HT, RG und Cy gestatten häufig keine ausreichenden Rückschlüsse auf das Herzminutenvolumen. Die Pumpleistung wird oft trotz deutlich abnormer Ventrikelfunktion durch Kompensationsmechanismen (erhöhter Sympathikusantrieb, Frank-Starling-Mechanismus, Hypertrophie) aufrechterhalten.

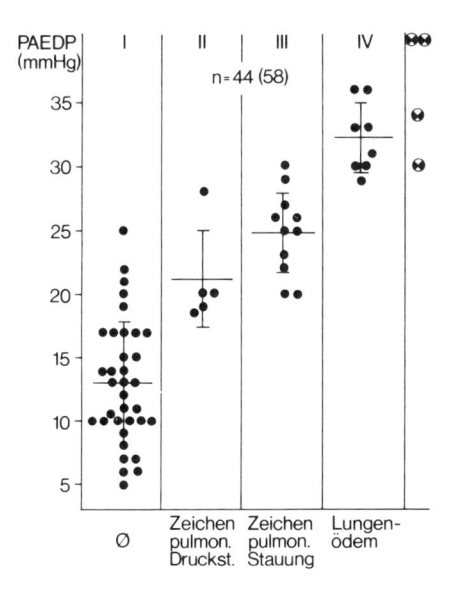

Abb. 85

4. Besser als klinisch sind aufgrund röntgenologischer Zeichen einer pulmonalen Drucksteigerung bzw. einer pulmonalen Stauung Rückschlüsse auf den LVEDP möglich (Abb. 85).
Die Kranialisation (Umverteilung der Lungendurchblutung mit Kaliberzunahme der oberen Pulmonalvenen) ist erstes relativ zuverlässiges Zeichen einer pulmonal-venösen Drucksteigerung. Wichtig: Aufnahmen möglichst aufrecht sitzend und bei tiefer Inspiration.
Bei Zeichen der Lungenstauung bzw. bei interstitiellem Ödem (Konturunschärfe der basalen Lungengefäße, Verminderung der Transparenz perihilärer Bereiche – «verwaschener Hilus» – ist der LVEDP > 20 mmHg ($\bar{x}$ 25 mmHg), bei alveolärem Lungenödem > 30 mmHg (Ausnahmen s. 1)).
Kurzdauernde Erhöhungen des LVEDP werden röntgenologisch häufig nicht erfaßt, entsprechend hinken die röntgenologischen Lungengefäßveränderungen dem Beginn der LVEDP-Erhöhung oft um Stunden nach. Auf der anderen Seite können nach LVEDP-Normalisierung röntgenologische Zeichen der pulmonalen Stauung noch über Stunden nachweisbar sein.

Literatur

(1) Frederking, H.: Herzinsuffizienz: Wert der Auskultation und Palpation. diagnostik *11* (1978) 348–350
(2) Haubrich, R., Schaede, A.: Krankheiten des Herzens und der großen Gefäße. In: R. Haubrich (Hrsg.): Klinische Röntgendiagnostik innerer Krankheiten, Bd. V. Springer-Verlag, 1963
(3) Lönne, E.: Ist die Hämodynamik im akuten Infarktstadium durch klinische und röntgenologische Untersuchungen voraussagbar? In: Die ersten 24 Stunden des Herzinfarkts. Hrsg.: F. Kaindl, O. Pachinger, P. Probst. G. Witzstock-Verlag, Baden-Baden, Köln, New York 1977, 105
(4) Lydtin, H.: Pathophysiologische Grundlagen der röntgenologischen Erkennung einer Herzinsuffizienz. In: Röntgendiagnostik bei Herzkrankheiten. Kardiologie für die tägliche Praxis Nr. 5 (Fa. Hoechst), S. 7. Hrsg.: H. Braun, H. Kulke, H. Keim. Verlag D. E. Wachholz K.G., Nürnberg
(5) Mehmel, H. C., Mazzoni, S., Krayenbühl, H. P.: Ein direktes Maß der Kontraktilität des linken Ventrikels beim Menschen: die Geschwindigkeit der kontraktilen Elemente zur Zeit des steilsten Druckanstiegs. Schweiz. med. Wschr *103* (1973) 297
(6) Mészáros, W. T.: Lung changes in left heart failure. Circulation *47* (1973) 859
(7) Milne, E. N. C.: Physiological interpretation of the plain radiograph in mitral stenosis, including a review of criteria of the radiological estimation of pulmonary arterial and venous pressures. Br. J. Radiol. *36* (1963) 902
(8) Simon, M.: The pulmonary vessels: Their hemodynamic evaluation using routine radiographs. Radiol. Clin. N. Amer. *1* (1963) 363
(9) Sonnenblick, E. H.: Force velocity relations in mammalian heart muscle. Amer. J. Physiol. *202* (1962) 931
(10) Weens, H. St., Gray, Br. B. jr.: Radiologic examination of the heart. In: Hurst, G. W., Logue, R. B. (Edt.): The Heart. Mc Graw, New York 1970

4. Gebräuchliche Methodiken der Herzzeitvolumen (HZV)-Bestimmung

Kontinuierliche Messung der gemischtvenösen Sauerstoffsättigung ($S\bar{v}O_2$) mittels Fiberoptikkatheter, s. auch S. 68, 262

Sie ergibt einen brauchbaren Parameter zur Abschätzung der Gewebsoxygenierung.
Die Größe steht in Abhängigkeit von:
1. Hb (Hk)
2. SaO_2 (PaO_2)
3. HZV
4. VO_2

Änderungen der $S\bar{v}O_2$ können auf Änderungen dieser 4 Varianten beruhen.
Sind Hb und SaO_2 bei direkter Messung normal bzw. stabil und kann der $\dot{V}O_2$ als konstant angesehen werden (unveränderte Muskelaktivität, Temperatur, Atemarbeit etc.), so korreliert die $S\bar{v}O_2$ mit dem HZV! (s. Abb. 87)

Ist der $\dot{V}O_2$ variabel, bleiben Hb (Hk) und SaO_2 (PaO_2) jedoch unverändert, so bietet die $S\bar{v}O_2$ eine akzeptable Möglichkeit zur Beurteilung der Gewebsoxygenierung.
Werte der $S\bar{v}O_2 > 60\%$ sprechen für eine ausreichende Sauerstoffversorgung der Peripherie.
Werte der $S\bar{v}O_2 < 50\%$ sind als sicher pathologisch anzusehen! Sie stellen eine *Beatmungsindikation* dar.
Eine parallel dazu gemessene Laktatazidose (Laktat > 3 mVal/l) untermauert diesen Befund (s. S. 522)

Als kontinuierliche Überwachungsmethodik eignet sich dieses Verfahren insbesondere für die Intensivmedizin. An Kathetern werden Cournand- oder Ballon-Einschwemmkatheter-Typen mit einem Durchmesser von 4–7 F verwendet. Das Katheterlumen enthält eine Fiberoptik, bei den 6 und 7 F-Typen außerdem noch ein durchgehendes, endständiges Lumen zur Druckmessung. Der 7 F-Ballonkatheter (Fa. Schwarzer) besitzt als Weiterentwicklung noch ein zzgl. proximales Lumen zur Farbstoffinjektion in den rechten Vorhof. Die Katheter werden steril und vorkalibriert geliefert.

Die Einheit der Fa. Edwards besteht aus:
einem Katheter mit fiberoptischen Elementen für die Lichttransmission und einem Lumen für die direkte Blutdruckmessung und Probenentnahme,
einem kompakten optischen Modul, das Lichtemissoren, Detektoren und Schaltkreise enthält und aus einem Wiedergabemodul (Physio-Control In-Vivo-Oxymeter), das einen Digitalanzeiger für % HbO_2 und einen Computer einschließt.
Die Einheit der Fa. Schwarzer setzt sich zusammen aus (Abb. 86):
einem Oxymeter zur Messung der Sauerstoffsättigung an jeder beliebigen Stelle des Blutkreislaufs und einem Densitometer zur Herzzeitvolumenbestimmung und Shuntdiagnostik nach der Farbstoffverdünnungsmethode. Das Gesamtgerät wird als «In Vivo Hämoreflektometer IHV 3» bezeichnet.
Vorteil des Systems:
Möglichkeit des Wechsels zwischen kontinuierlicher Messung der $S\bar{v}O_2$ und intermittierender HZV-Bestimmung (IHV 3).
Als praktisch wichtig hat sich weiter die simultane, unblutige Erfassung der arteriellen Farbstoffkonzentration an einer Ohrmuschel erwiesen. Diese im Systemkreislauf aufgezeichneten Farbstoffverdünnungskurven (FVK) dienen dem routinemäßigen Ausschluß von Shunts und der Beurteilung von Kreislaufzeiten (10).
Nachteile der Methodik:
1. Indocyaningrün (ICG)-Abhängigkeit der $S\bar{v}O_2$-Messung, die auf der Beeinflussung der Referenzwellenlänge 805 nm durch ICG beruht. Die Halbwertszeit von ICG beträgt beim Gesunden weniger als 10 Min., kann jedoch bei dekompensierten Herzkranken oder Pat. mit Leberschaden so erheblich verlängert sein, daß auf eine Doppelnutzung des Geräts verzichtet und entweder nur die $S\bar{v}O_2$ oder das HZV mit FVK bestimmt werden sollte. (H. W. Klempt u. Mitarb. (10)).
2. Hämatokritabhängigkeit der $S\bar{v}O_2$-Werte. Bei Anämie oder Polyglobulie muß mit Hk-Korrekturfaktoren gerechnet werden! Unzuverlässige $S\bar{v}O_2$-Angaben bereits bei Hk < 30! (11).
3. Gerinnungsprobleme (Clotting) mit den Kathetern. Sie scheinen bei den neuen Plastikkathetern weitgehend reduziert.

Hersteller: Fa. EDWARDS LABORATORIES, 17221 Red Hill Av., Santa Ana, California 92705, USA
Fa. F. SCHWARZER GmbH, D-8000 München 60, Bärmannstr. 60

Funktionsschema des Hämoreflektometers IVH 3 (Fa. Schwarzer. Herstellerangaben)

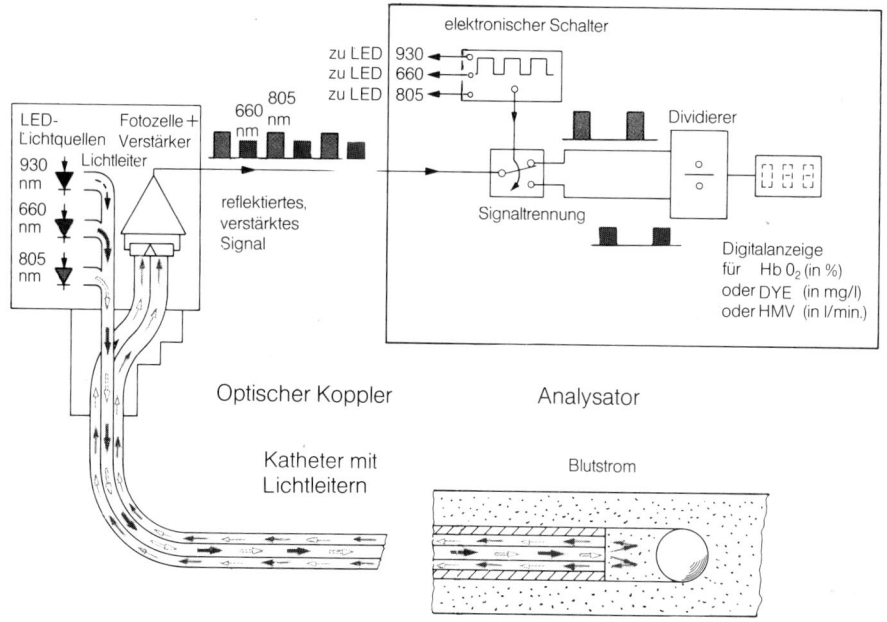

Abb. 86

Korrelation zwischen gemischtvenöser Sauerstoffsättigung (SvO₂ %) und Herzzeitvolumen (HZV) (nach (4))

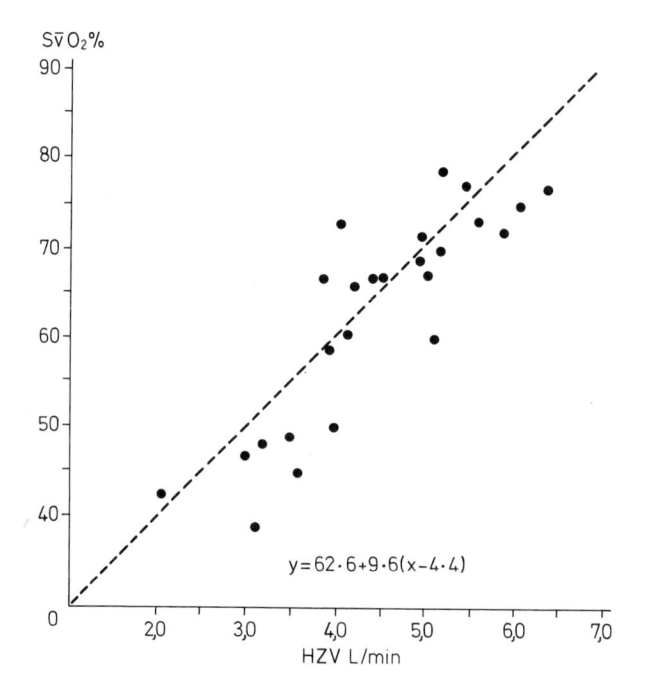

$y = 62.6 + 9.6(x - 4.4)$

Abb. 87

Literatur

(1) Bender, F.: Ein Photozellenkatheter zur fortlaufenden intrakardialen und intravasalen Oxymetrie. Naturwissenschaften 45 (1958) 18
(2) Bussmann, W. D., Krayenbühl, H. P., Rutishauser, W.: Simultaneous determination of the stroke volume and the left ventricular residual fraction with the fiberoptic – and thermodilution method. Cardiovasc. Res. 5 (1971) 136
(3) Capellaro, D. F., Kapany, N. S., Long, C.: A hypodermic probe using fiberoptics. Nature 191 (1961) 927
(4) Chung, E. K.: Cardiac emergency care. Lea & Febiger, Philadelphia 1975, 77
(5) Frommer, P. L., Ross, J., Mason, D. T., Gault, J. H., Braunwald, E.: Clinical applications of an improved rapidly responding fiber-optic catheter. Amer. J. Cardiol. 15 (1965) 672
(6) Gamble, W. J., Hugenholtz, P. G., Monroe, R. G., Polanyi, M., Nadas, A. S.: The use of fiberoptics in clinical cardiac catheterization. I. Intracardiac oximetry. Circulation 31 (1965) 328
(7) Harrison, D. C., Kapany, N. S., Miller, H. A., Silbertrust, N., Henry, W. L., Drake, P. R.: Fiber-optics for continuous in vivo-monitoring of oxygen saturation. Amer. Heart J. 71 (1966) 766
(8) Hugenholtz, P. G., Verdouw, P. D., Meester, G. T.: Fiberoptics in cardiac catheterization. II. Practical applications. In: Dye curves. Edited by D. A. Bloomfield (Aylesbury, England 1974)
(9) Johnson, C. C.: Fiberoptic probe for oxygen saturation and dye concentration monitoring. Biomed. Sci. Instr. 10 (1974) 45
(10) Klempt, H. W., Schmidt, E., Bender, F., Most, E., Hewing, R.: Ein Fiberoptiksystem zur kontinuierlichen Messung der O_2-Sättigung und zur Bestimmung des Herzzeitvolumens mit der Farbstoffverdünnungstechnik. Z. Kardiol. 66 (1977) 257
(11) Krauss, X. H., Verdouw, P. D., Hugenholtz, P. G., Neubert, J., Bos, E.: Kontinuierliche Überwachung der zentralvenösen Sauerstoffsättigung mittels fiberoptischem Katheter; ein wichtiger Indikator bei kardiorespiratorischem Versagen. In: Neue kontinuierliche Methoden zur Überwachung der Herz-Kreislauffunktion. Hrsg. M. Zindler u. R. Purschke, G. Thieme-Verl. Stuttgart 1976, S. 29 ff.
(12) Polanyi, M. L.: Recent development in fibre optics oximetry. In: Oxygen measurement in biology and
(13) Taylor, J. B., Lown, B., Polanyi, M.: In vivo monitoring with a fiber optic catheter. J. Amer. med. Ass. 221 (1972) 667
(14) Wilkinson, A. R., Phibbs, R. H., Gregory, G. A.: Continuous in vivo oxygen saturation in newborn infants with pulmonary disease. Crit. Care Med. 7 (1979) 232

Die Impedanzkardiographie als Methodik zur Überwachung von Schlagvolumen (SV) bzw. Herzzeitvolumen (HZV)

Die von Kubicek (3) weiterentwickelte Impedanzkardiographie stellt eine nicht-invasive Methodik dar, die Widerstandsänderungen innerhalb des Thorax, verursacht durch Flüssigkeitsverschiebungen parallel zur Herzaktion, erfaßt.
Berechnet werden können mit diesem Verfahren, von dem man bisher nicht weiß, was *eigentlich genau gemessen wird* (1):
1. Schlag- und Herzzeitvolumen
2. Myokardkontraktilität

Vorteile der Methode:
1. nicht-invasiv
2. einfach in Anwendung und Auswertung
3. ohne besondere Belästigung für den Pat.
4. auch – bzw. insbesondere bei Kleinkindern (hier größere Meßgenauigkeit) anwendbar
5. Erfassen von Trends möglich

Nachteile:
1. zu störanfällig für den Routinebetrieb
2. unbrauchbare Meßergebnisse bei hohen Shuntvolumina bzw. bei Herzvitien sowie auch bei Blutungsschock.
3. im Vergleich zu anderen Methodiken (Fick, Thermodilution, Farbstoffverdünnung) ungenauere Bestimmung von SV bzw. HZV.

Eignung:
1. als Überwachungsmöglichkeit von Herzoperierten (Änderungen des intrathorakalen Flüssigkeitsvolumens[1]))
2. HZV-Messung bei Kleinkindern
3. Trendüberwachung bei Atelektasen, Pneumonie, Lungenödem in Kombination mit Radiologie
4. Diagnosemöglichkeit von Pneumothorax bei Neugeborenen (7)
5. Überwachung der Atmung von Neugeborenen mit Apnoe-Attacken
6. Kontrolle der Effektivität von CPAP oder PEEP bei Neugeborenen

[1]) Überwachung auch mittels «Chest Fluid Monitor» möglich, der nach dem Impedanzprinzip arbeitet. Hersteller: Dynatech Corp., Medical Products Division, 99 Erie Street, Cambridge, Mass. 02139, USA

Literatur

(1) Hartung, E.: Impedanzkardiographie: Theorie und Methodik. In: Neue kontinuierliche Methoden zur Überwachung der Herzkreislauffunktion. Hrsg.: M. Zindler u. R. Purschke, G. Thieme-Verlag Stuttgart 1976, S. 92–95
(2) Hartung, E., Zindler, M.: Monitoring of Cardiac Functions by Impedance Cardiography during and after Heart Surgery. Excerpta Medica International Congress Series No. 347 (1975)
(3) Kubicek, W. G., Karnegis, J. N., Patterson, R. P., Witsoe, D. A., Mattson, R. H.: Development and Evaluation of an Impedance Cardiac Output System. Aerospace Med. 37 (1966) 1208
(4) Lababidi, Z., Ehmke, D. A., Durnin, R. E., Leaverton, P. E., Lauer, R. M: Evaluation of Impedance Cardiac Output in Children. Pediatrics 47 (1971) 870
(5) Lang, E., Durst, D. E., Weikl, A., Denkl, P., Kessel, R., Wieluch, W., von Niederer, K.: Die Impedanzkardiographie – Bedeutung der Methode und ihre Grenzen. Münch. med. Wschr. 116 (1974) 1661
(6) Naggar, C. Z., Dobkin, D. B., Flessas, A. P., Kripke, B. J., Ryan, T. J.: Accuracy of the Stroke Index as determined by the Transthoracic Electrical Impedance Method. Anesthesiology 42 (1975) 201
(7) Noack, G., Freyschuss, U.: The early detection of pneumothorax with transthoracic impedance in newborn infants. Acta Paediatr. Scand. 66 (1977) 677

Bestimmung des Herzzeitvolumens (HZV) mittels Massenspektrometrie

Als Fremdgas werden Acetylen oder N_2O verwendet.
Vorteile der Methode:
1. nicht-invasiv
2. beliebige Wiederholbarkeit
3. geringe Belastung des Pat.
4. Messung auch bei Kindern möglich
5. Durchführbarkeit während Atmung und Beatmung
6. Bestimmung der Lungenkapillardurchblutung
Nachteile:
Unbrauchbare Meßergebnisse:
1. bei großem Re.-Li.-Shunt
2. bei erheblichen intrapulmonalen Verteilungsstörungen
Bewertung:
Da gerade bei Schwerkranken oft größere Re.-Li.-Shunts und intrapulmonale Verteilungsstörungen vorliegen, scheidet dieses Verfahren wegen zu hoher Meßungenauigkeit (speziell bei diesem Krankengut) aus.
Mit der von Watkins und Johnson (4) angegebenen Methodik kann allerdings mit einem speziellen dreilumigen Ballonkatheter – ähnlich wie mit der Fiberoptik – kontinuierlich und überaus genau der gemischtvenöse Sauerstoffpartialdruck ($P\bar{v}O_2$) massenspektrometrisch bestimmt werden. Diese Methode scheint vielversprechend!

Literatur

(1) Ayotte, B., Seymour, J., McIlroy, M. B.: A new method for measurement of cardiac output with N_2O. J. appl. Physiol. 28 (1970) 863
(2) Cotton, E. K.: The measurement of effective pulmonary blood flow in the newborn infant using a mass spectrometer. In: Special Symposium Issue: Mass spectrometry at the bedside. Crit. Care Med. 4 (1976) 245
(3) Teichmann, J.: Bestimmung des Herzzeitvolumens mit Massenspektrometrie von Acetylen und Lachgas. In: Neue kontinuierliche Methoden zur Überwachung der Herz-Kreislauffunktion. Hrsg.: M. Zindler u. R. Purschke, G. Thieme-Verlag Stuttgart 1976, S. 70–73
(4) Watkins, G. M., Johnson, T. D.: Continuous accurate measurement of arterial and mixed venous oxygen tensions utilizing a new flexible catheter – a preliminary report. Crit. Care Med. 6 (1978) 101

HZV-Bestimmung nach dem Fick'schen Prinzip

$$\dot{V}O_2 \text{ } (O_2\text{-Verbrauch}) = ca.\ 250\ ml/min$$

$$\frac{\dot{V}O_2}{A\bar{V}DO_2} = HZV$$

$$\frac{250\ ml/min}{5\ ml} \times 100 = HZV$$

O_2 Vol% : 14 (gemischt-venöses Blut)

O_2 Vol% : 19 (art. Blut)

$$50 \times 100 = 5000\ ml/min\ HZV$$

O_2-Vol% im art. Blut: 19

$A\bar{V}DO_2 = 5\ ml/100\ ml = 5\%$

O_2-Vol% im gemischt-venösen Blut: 14

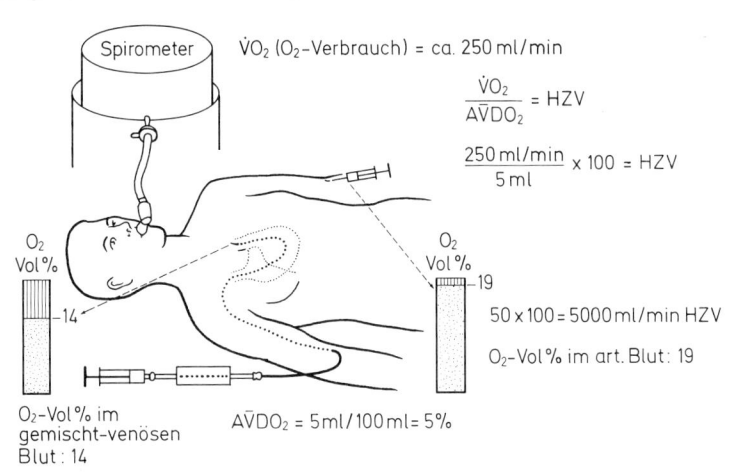

Abb. 88: Das Ficksche Prinzip (nach (1))

Das Ficksche Prinzip besagt im weitesten Sinne, daß man aus der einer Flüssigkeit beigegebenen Indikatorsubstanz, deren Menge und Konzentration vor und nach der Mischstelle bekannt sind, das Volumen der in der Zeiteinheit die Mischstelle passierenden Flüssigkeit berechnen kann.
Die strenge Anwendung des Fickschen Prinzips erfordert gewisse Voraussetzungen, die im Herz-Lungen-System nicht gegeben sind. Einige dieser einschränkenden Bedingungen sind: Anwendung auf momentanen Fluß, sofortige Vermischung der Indikatorsubstanz mit dem Blut sowie Ausschaltung jeglicher Schwankungen in der Zugabegeschwindigkeit des Indikators und der Strömungsgeschwindigkeit des Blutes. Dennoch lassen sich mit Hilfe des Fickschen Prinzips unter Verwendung von *Sauerstoff* als Indikator bei der Messung des Pulmonaldurchflusses befriedigende Ergebnisse erzielen.
Methodik:
Zur klinischen Bestimmung des Pulmonaldurchflusses werden am nüchternen Patienten ohne vorherige Sedierung ein *Katheter in die Pulmonalarterie und eine Verweilnadel in eine periphere Arterie eingeführt.* Mit einem *Spirometer* wird die während zwei Minuten ausgeatmete Luft gesammelt und gleichzeitig während einer Minute gemischtvenöses Blut aus der Pulmonalarterie und arterielles Blut aus der peripheren Arterie mit dem Katheter bzw. der Arteriennadel entnommen. Aus dem Gesamtvolumen der ausgeatmeten Luft und der Differenz der Sauerstoffkonzentration zwischen Einatmungs- und Ausatmungsluft wird der *Sauerstoffverbrauch* errechnet. Dieser Wert wird zusammen

mit den Werten für den O_2-Gehalt des arteriellen und des gemischtvenösen Blutes in die in der Abbildung 88 angegebene Formel eingesetzt, mit der der Pulmonaldurchfluß bzw. das Herzminutenvolumen ermittelt werden können.

Analysetechniken:
Für die Gasanalyse werden physikalische und chemische Methoden verwendet. Die Blutgasanalysen können mit chemischen, oxymetrischen und spektrophotometrischen Verfahren durchgeführt werden.

Reproduzierbarkeit:
Wird die Methode in einem physiologischen «steady state» genau nach den Angaben unter Vermeidung möglicher Fehler bei der Probenentnahme und deren Auswertung angewendet, ergibt die Pulmonaldurchflußbestimmung einen auf den Untersuchungszeitraum bezogenen Mittelwert mit einer *Fehlerbreite von ungefähr 5%.*

Fehlerquellen bei der Bestimmung des HZV nach dem Fickschen Prinzip:

1. Undichtigkeiten im System
2. die allgemein bestimmte Sauerstoffaufnahme ist nicht immer dem Sauerstoffverbrauch gleichzusetzen (deshalb «steady state» beachten!)
3. Meßungenauigkeiten bei Bestimmung von Sauerstoffgehalt[1]) und Gasanalysen

Neuhof und Wolf (5) beschreiben eine Methodik, mit der sich *kontinuierlich* die *Sauerstoffaufnahme* ($\dot{V}O_2$) messen und die art.-ven. Sauerstoffdifferenz ($a-\bar{v}DO_2$) simultan bestimmen läßt. Über einen Computer wird die fortlaufende Registrierung des Herzzeitvolumens nach dem Fickschen Prinzip ermöglicht! Im Vergleich zur Thermodilution ergab sich für das HZV ein Korrelationskoeffizient von 0,983.

[1]) die photometrische Bestimmung des Sauerstoffgehalts mit dem Küvettensystem nach Zander (4) scheint diese Fehler weitgehend zu reduzieren!
Hersteller: Fa. Compur, München

Literatur

(1) Netter, F. H.: Herz. Farbatlanten der Medizin, Bd. 1, G. Thieme-Verlag Stuttgart 1976, S. 44
(2) Nordbeck, H. et al.: Möglichkeiten der HZV-Überwachung mit Indikatorverdünnungsmethoden (Kälte, Farbstoff, Ficksches Prinzip). In: Neue kontinuierliche Methoden zur Überwachung der Herz-Kreislauffunktion. Hrsg.: M. Zindler u. R. Purschke, G. Thieme-Verlag Stuttgart 1976, S. 114ff.
(3) Rushmer, R. F.: Cardiovascular Dynamics. 4th edt., W. B. Saunders Co., Philadelphia – London – Toronto 1976, S. 64–66
(4) Zander, R.: Persönliche Mitteilung 1977
(5) Neuhof, H., Wolf, H.: Method for continuously measured oxygen consumption and cardiac output for use in critically ill patients. Crit. Care Med. 6 (1978) 155

Herzzeitvolumen (HZV)-Bestimmung mit Thermodilution bzw. Farbstoffverdünnung

Formeln zur Berechnung des HZV nach den Dilutionstechniken

Thermodilution:

$$HZV = C \cdot \frac{V_I (T_M - T_I)}{e_1 \cdot e_2 \int_{t=0}^{t=\infty} (T_B - T_M)\, dt}$$

HZV = Herzzeitvolumen

$$C\,(\text{Konstante}) = \frac{s_I \times g_I}{s_B \times g_B}$$

s_I = spez. Temp. der Injektionslsg.
s_B = spez. Bluttemperatur
g_I = spez. Gewicht der Injektionslsg.
g_B = spez. Gewicht des Blutes
V_I = Volumen der kalten Injektionslsg.
T_M = Mischtemperatur
T_I = Injektattemperatur
T_B = Bluttemperatur

$e_1 \quad e_2 \quad \int_{t=0}^{t=\infty} (T_B - T_M)\,dt$ = Primärkurvenfläche

e_1 = Temperaturempfindlichkeit
e_2 = Papiergeschwindigkeit

Farbstoffdilution:

$$HZV = \frac{V_I \cdot C_o}{K_1 \cdot K_2 \int_{t=0}^{t=\infty} C \cdot dt}$$

$V_I \cdot C_o$ = Injizierte Farbstoffmenge

$K_1 \cdot K_2 \quad \int_{t=0}^{t=\infty} C \cdot dt$ = Primärkurvenfläche

C = Farbstoffkonzentration
K_1 = Farbstoffempfindlichkeit
K_2 = Papiergeschwindigkeit

Methodik (Voraussetzungen):

Nach (5, 15) gilt, daß bei konstanter Stromstärke und vollständiger Mischung des Injektats mit dem Blut die *Durchflußmenge gleich der Indikatormenge dividiert durch Zeitintegral der Verdünnungskurve* entspricht.
Als weitere Bedingungen müssen erfüllt sein:
1. *Kleines Injektatvolumen* (im Vergleich zum Misch- u. Zeitvolumen)
2. *Kein Indikatorverlust* bis zum Meßpunkt
3. *Berücksichtigung* von *individueller Rezeptorempfindlichkeit* (die vom Gerät in Form einer Konstanten «erkannt» werden sollte)
4. *Berücksichtigung von spez. Temp. und Gewicht des Bluts und Injektats bei Thermodilution*

Fehlerquellen bei den Verdünnungsverfahren (nach (10))
1. Meßungenauigkeiten durch unvollständige Mischung von Injektat und Pulmonalarterienblut (bei sog. Rechtsherzkurven)
2. Temperaturschwankungen (atmungs-beatmungsabhängige, belastungsbedingte!) bei Thermodilution – insbesondere, wenn ein *zu kleiner* Kältebolus injiziert wird.
3. Verzögerte (> 5 sec.) und ungleichmäßige Injektion des Indikators (Rezirkulation, die vom HZV-Computer mitintegriert wird.)
4. Einstellzeit des Meßsystems (insbesondere bei Rechtsherzdilutionskurven). Bei hohen HZV's werden diese durch träge NTC-Widerstände überschätzt.
5. Integrationsverfahren des jeweiligen HZV-Computers. *Beste Verfahren:* Methoden, die bei mindestens 30% der Peakhöhe abbrechen und die restliche Kurve rechnerisch ermitteln.

6. Rezirkulation! (Bei Farbstoffverdünnung kann von einem erhöhten Ausgangswert aus nach 2–3 Min. ein neuer Bolus injiziert werden. Bei der *Thermodilution ist praktisch keine Rezirkulation zu erwarten*; trotzdem sollte man aus Sicherheitsgründen 1–2 Min. mit der neuerlichen Injektion zuwarten.)
7. Instabile Null-Linie («Nulldrift»)
8. Unterschätzung des HZV bei Myokardinsuffizienz
9. Überschätzung des HZV bei Lungenödem mit Linksherzdilutionskurve.
10. Shunt-Volumina: «Indikator-Verlust» vor vollständiger Mischung mit dem Blut oder Vermehrung durch Rezirkulation. Es sind zu hohe *und* zu niedrige HZV-Werte möglich!
11. Klappeninsuffizienz: falsche Meßergebnisse durch verfrühten Abbruch der Dilutionskurve bei Computerbestimmungen möglich.
12. Arrhythmien: zu große *oder* zu kleine HZV-Werte durch Änderungen des Schlagvolumens (SV).
13. Lichtabsorptionsänderung von Farbstoff durch Lagerung

Bemerkungen:
1. Die Meßgenauigkeit schwankt um 10% – abgesehen von extremen Kreislaufsituationen.
2. Die R-Zacken-gesteuerte Injektion ist nicht notwendig, hingegen schon die atemphasen-gesteuerte (Injektion des Bolus zu Beginn der Exspirationsphase!). *Die folgenden Injektionen müssen dann jeweils zum gleichen Zeitpunkt erfolgen!*
3. Farbstoff- bzw. Kälteverluste durch Totraum (Katheter etc.) werden von den meisten Rechnern in Form einer Konstanten berücksichtigt.

Tab. 92: Zusammenfassung einiger technischer Voraussetzungen bei Anwendung von Kälte oder Farbstoff (nach (10))

1. Auch bei Verwendung eines HZV-Computers sollte die Dilutionskurve auf einem einfachen *Kompensationsschreiber* mitgeschrieben werden, *um mögliche grobe Fehler zu erkennen.*
2. Zur Injektion von kalter Kochsalzlösung sollte eine *geeichte* Ultra-Asept-Spritze mit einem *Spritzenvolumen* von *mindestens 5 ccm* verwendet werden.
3. Um eine gute Mischung von Indikator und Blut zu erreichen, sollte durch einen *Katheter mit mehreren seitenständigen Löchern* in den rechten Vorhof oder zumindest gegen den Blutstrom der V. cava inferior injiziert werden[1]).
4. Der *Detektor sollte weit genug von der Klappe entfernt und möglichst zentral gelegen sein,* zumindest aber nicht wandständig und auch nicht in einer kleineren Pulmonalarterie liegen.
5. Bei hohen Herzzeitvolumina sollte mit ausreichend schnell ansprechenden Detektoren gearbeitet werden, oder es muß rechts injiziert und links gemessen werden.
6. Die *Injektionsdauer sollte nicht mehr als 5 Sek. betragen,* wobei gleichmäßig injiziert werden muß.
7. Der Indikatorbolus muß für den Detektor und mögliche Störquellen groß genug sein. *Für Thermodilution: 5–10 ml eiskalte Lösung!*
8. Wegen der nicht vollständigen Mischung von Injektat und Blut in der A. pulmonalis muß schon unter normalen Bedingungen mit einer größeren Fehlerbreite gerechnet werden als in der Aorta.

[1]) S. «Kontinuierliche Messung der gemischtvenösen O_2-Sättigung mittels Fiberoptikkatheter» (S. 174).

Literatur

(1) Arfors, K. E., Malmberg, P.: Thermodilution measurement of cardiac output. Acta chir. scand. *138* (1972) 761
(2) Ellis, R. J., Gold, J., Rees, J. R., Lillehei, C. W.: Computerized monitoring of cardiac output by thermal dilution. JAMA *220* (1972) 507
(3) Fegler, G.: The reliability of the thermodilution method for determination of the cardiac output and the blood flow in central veins. Q. J. Exp. Physiol. *42* (1957) 254
(4) Forrester, J. S., Ganz, W., Diamond, G. et al.: Thermodilution cardiac output determination with a single flow-directed catheter. Am. Heart J. *83* (1972) 306
(5) Hamilton, W. F., Moore, J. W., Kinsman, J. M., Spurling, R. G.: Studies on the circulation. Amer. J. Physiol. *99* (1932) 534
(6) Hodges, M., Downs, J. B., Mitchell, L. A.: Thermodilution and Fick cardiac index determinations following cardiac surgery. Crit. Care Med. *3* (1975) 182
(7) Ganz, W., Swan, H. J. C.: Measurement of blood flow by thermodilution. Amer. J. Cardiol. *29* (1972) 241
(8) Gerst, P. H., Taylor, C., Peterson, L. H.: Indicator recirculation as a limiting factor of indicator dilution techniques. Amer. J. Physiol. *189* (1957) 191
(9) Meisner, H., Hagl, S., Heimisch, W. et al.: Evaluation of the thermodilution method for measurement of cardiac output after open-heart surgery. Ann. Thorac. Surg. *18* (1974)
(10) Nordbeck, H., Hellige, G., Kahles, H., Vohl, F. V., Preusse, C. J., Spieckermann, P. G., Bretschneider, H. J.: Möglichkeiten und Fehlerquellen der Herzzeitvolumen-Überwachung mit Indikatorverdünnungsmethoden (Kälte, Farbstoff, Fick'sches Prinzip). In: Neue kontinuierliche Methoden zur Überwachung der Herz-Kreislauf-Funktion. INA, Bd. 1. Hrsg.: M. Zindler u. R. Purschke. G. Thieme-Verlag, Stuttgart 1976, 114
(11) Sanmarco, M. E., Philips, C. M., Marquez, L. A. et al.: Measurement of cardiac output by thermal dilution. Am. J. Cardiol. *28* (1971) 54
(12) Singh, R., Ranieri, A. J. Jr., Vest, H. R. Jr. et al.: Simultaneous determinations of cardiac-output by thermal dilution, fiber-optic and dye-dilution methods. Am. J. Cardiol. *25* (1970) 579
(13) Snyder, J. V., Powner, D. J.: The effects of mechanical ventilation upon the thermodilution method of cardiac output measurement (abstr.). Crit. Care Med. *4* (1976) 98
(14) Spieckermann, P. G., Bretschneider, H. J.: Vereinfachte quantitative Auswertung von Indikatorverdünnungskurven. Arch. Kreisl.-Forsch. *55* (1967) 211
(15) Stewart, G. N.: Researches on the circulation time in organs and on the influence which affect it. Amer. J. Physiol. *22* (1897) 159
(16) Vliers, A. C. A. P., Visser, K. R., Zijlstra, W. G.: Analysis of indicator distribution in the determination of cardiac output by thermal dilution. Cardiovasc. Res. *7* (1973) 125
(17) Weil, M. H.: Measurement of cardiac output. Crit. Care Med. *5* (1977) 117
(18) Weisel, R., Vito, L., Dennis, R. C. et al.: Clinical applications of thermodilution cardiac output determinations. Am. J. Surg. *129* (1975) 449
(19) Weisel, R. D., Berger, R. L., Hechtman, H. B.: Measurement of cardiac output by thermodilution. N. Engl. J. Med. *292* (1975) 682
(20) Wyse, S. D., Pfitzner, J., Rees, A. et al.: Measurement of cardiac output by thermal dilution in infants and children. Thorax *30* (1975) 262

Bestimmung der EVR (Endocardial Viability Ratio)

Nach Philips (2, 3) stellt die Bestimmung der *EVR* eine klinische Methodik zur *Diagnostik der subendokardialen Ischämie* dar. Die EVR läßt sich aus der Relation DPTI/TTI ermitteln, wobei:
DPTI = Diastolendauer × (mittlerer diastolischer Druck – LAP) und
TTI = Systolendauer × mittlerer systolischer Druck; *LAP* = linksatrialer Druck.
Die EVR basiert auf dem Verhältnis zwischen Sauerstoffbedarf und Sauerstoffangebot und gibt somit Aufschluß über die «Lebensfähigkeit» des Endokards. Ein sog. EVR Cardiac Monitor wird von der Fa. Datascope[1]) angeboten.

---

[1]) Datascope, B. V., Kyftenbeltlaan 6, Hoevelaken, Holland, Tel. 0 34 95-45 14

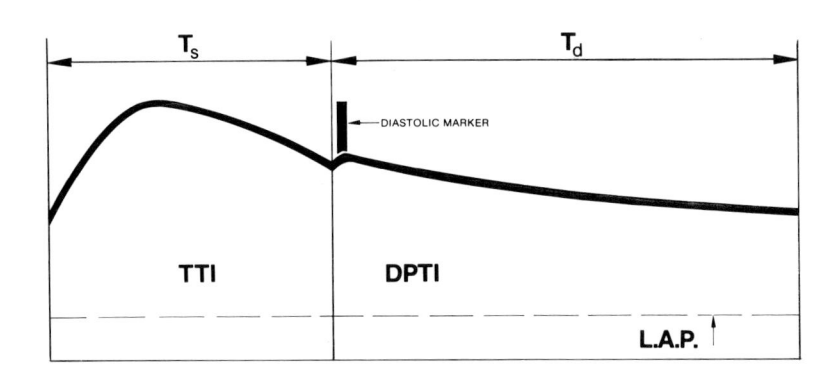

Abb. 89

Eine EVR < 0,8 spricht für eine subendokardiale Ischämie! (2, 5)

Literatur

(1) Bregman, D.: Mechanical support of the failing heart and lungs. Appleton-Century-Crofts/New York 1977, 24
(2) Buckberg, G. D., Fixler, D. E., Archie, J. P., Hoffman, J. I. E.: Experimental subendocardial ischemia after cardiopulmonary bypass. Circ. Res. 30 (1972) 67
(3) Hoffman, J. I. E., Buckberg, G. D.: Pathophysiology of subendocardial ischemia. Br. Med. J. 1 (1975) 76
(4) Philips, P. A., Marty, A. T. and Miyamoto, A. M.: A clinical method for detecting subendocardial ischemia after cardiopulmonary bypass. J. Thorac. Cardiovasc. Surg. 69 (1975) 30
(5) Philips, P. A., Bregman, D.: Intraoperative application of intraaortic balloon counterpulsation determined by clinical monitoring of endocardial viability ratio. Ann. Thorac. Surg. 23 (1977) 45
(6) Oliveros, R. A., Haycraft, G. L., Beckmann, C. H.: Myocardial Oxygen Supply-Demand Ratio. Chest 75 (1979) 693

5. Pathophysiologie, Diagnostik und Behandlung der Herzinsuffizienz

Tab. 93: Stadien der Herzinsuffizienz (nach (20))

1. Die *Kontraktionsminderung des Myokards*, bei der weder in Ruhe noch unter Belastung eine Einschränkung der Pumpleistung, also eine Erniedrigung des HZV, nachweisbar ist (gleich «*Präinsuffizienz*»). *Die normale Pumpleistung wird jedoch mit einem erhöhten Füllungsdruck geleistet.* Bei körperlicher Belastung, z.B. auf dem Fahrradergometer, zeigen solche Patienten einen adäquaten Anstieg ihres HZV, jedoch pathologisch erhöhte PCP-Werte auf über 20 mm Hg.
2. Die Belastungsinsuffizienz oder *latente Herzinsuffizienz bietet* im Ruhezustand normale hämodynamische Werte. Hingegen kommt es *unter Belastung* zu einer eingeschränkten Förderleistung des Herzens in Relation zu den Bedürfnissen der Peripherie, d.h. zu einem *inadäquaten Anstieg des HZV*. Gleichzeitig arbeiten die Ventrikel unter erhöhten Füllungsdrucken.
   Die *Übergänge von a) zu b) sind fließend* und auch mit Druck- und HZV-Messungen im Einzelfall oft nicht abzugrenzen, weil die Frage, ob das HZV adäquat ansteigt oder nicht, der großen individuellen Streuung des HZV wegen, nur statistisch beantwortet werden kann.
3. Die *manifeste Herzinsuffizienz*. Hier besteht bereits *im Ruhezustand* eine reduzierte Pumpfunktion des Herzens mit einem *Herzindex unter 2,5 l/min/m²*. Die *Füllungsdrucke des linken Ventrikels* sind *schon in Ruhe auf pathologische Werte von über 12 mm Hg* erhöht. Im allgemeinen geht nur dieses fortgeschrittene Stadium der Herzinsuffizienz mit den typischen klinischen Zeichen der Stauung einher.

Pathophysiologie der Herzinsuffizienz (siehe auch Herzfunktion, Seite 124 ff.)

Ursache: 1. Kombination von abnormen Belastungen: Preload – Afterload
2. Einschränkung der Myokardkontraktilität

Klinische und hämodynamische Parameter zeigen bei den verschiedenen Formen cardialer Funktionsstörungen bzw. bei den unterschiedlichen Stadien der Herzinsuffizienz Differenzen.
Bei der *kompensierten Herzinsuffizienz* besteht eine noch ausreichende Gewebsperfusion.
Bei der *dekompensierten Herzinsuffizienz* liegt schon eine Gewebshypoxie vor.

Kompensationsmechanismen bei gestörter Myokardfunktion:
1. Frank-Starling-Mechanismus (siehe Seite 125, 187)
2. Sympathisches Nervensystem
3. Hypertrophie des Ventrikels (spielt allerdings nur bei chronischer Herzinsuffizienz eine Rolle!)

Der *Frank-Starling-Mechanismus* beruht auf der Tatsache, daß *Preload-Erhöhung* eine *kräftigere Kontraktion des funktionsgestörten Myokards* erlaubt (s. Abb. 51, 90).

Das *sympathische Nervensystem* bewirkt durch:
1. Sympathikusstimulation des Herzens:
   a) Frequenzsteigerung
   b) Zunahme der Myokardkontraktilität
2. Sympathikusstimulation des peripheren Gefäßbetts:
   a) Zunahme von Gefäßtonus und -widerstand (Afterload-Erhöhung)
   b) Förderung des venösen Rückstroms zum rechten Herzen

Resultat:
«Normaler» Blutdruck und «normales» HZV können bei Abfall des Schlagvolumens durch Erhöhung des Gefäßwiderstands (Afterload) bzw. Anstieg der Herzfrequenz aufrechterhalten werden.
Diese *kompensatorischen Mechanismen vergrößern bzw. steigern:*
1. Preload
2. Afterload
3. Herzfrequenz
4. Kontraktilitätszustand des Myokards
5. Myokardialen Sauerstoffverbrauch

Inadäquate Gegenregulation hat einen Abfall des HZV zur Folge.
Ihre *hämodynamische Charakteristik* (s. Abb. 83):
1. stark erhöhte ventrikuläre Füllungsdrucke
2. Hypotension
3. erhöhter Gefäßwiderstand
4. Low-Output-Syndrom

Klinische Symptomatik der Herzinsuffizienz:
(nach: Foex, P.: Preoperative assessment of patients with cardiac disease.
Br. J. Anaesth. 50 (1978) 15)

1. Dyspnoe, Tachypnoe, paroxysmale Dyspnoe (Stimulation der pulmonalen «J»-Rezeptoren durch interstitielles Lungenödem), Stauungsbronchitis
2. Orthopnoe (→ Zunahme des venösen Rückflusses zum Herzen und damit auch der Lungenstauung bei Flachlagerung)
3. Basale Rasselgeräusche (pulmonale Stauung – beginnendes intraalveoläres Ödem)
4. III. Herzton in der Protodiastole (S_3-Galopp)
5. Präsystolischer (S_4-)Galopp (Zeichen einer verminderten ventrikulären Compliance – kommt bei Kammerhypertrophie auch vor!)

6. Relative Mitralinsuffizienz (myogenes Geräusch)
7. Pulsus alternans
8. siehe unter: hämodynamische Charakteristik, s. Tab. 94

Röntgenbild (Thorax-Übersicht) (s. Abb. 83, S. 172):
1. Herzvergrößerung nach links
2. «Kranialisierung» der Lungengefäß(venen)zeichnung
3. Schmetterlingshili
4. Kerley B-Linien (interstitielles Ödem in den Lungensepten)

Lungenfunktion:
1. VK: ↓
2. CV (Closing Volume): ↑
3. $\dot{V}_A/\dot{Q}$-Inhomogenität, $\dot{Q}_s/\dot{Q}_t$ ↑

Tab. 94: Hämodynamische Veränderungen bei der Herzinsuffizienz (nach (14))
(siehe auch Herzfunktion, Seite 124)

	Linksherzversagen	*Rechtsherzversagen*
Herzfrequenz	↑	↑
Ventrikelfüllungsdruck		
Links	↑↑	Normal
Rechts	Normal oder ↑	↑↑
Arterieller Blutdruck		
großer Kreislauf	Normal oder ↓	↓
kleiner Kreislauf	↑↑	↑ oder ↑↑
Gefäßwiderstand		
großer Kreislauf	↑↑	↑
kleiner Kreislauf	↑↑	↑ oder ↑↑
HZV	↓	↓
Schlagvolumen	↓↓	↓↓
Ventrikel-Schlagarbeit		
Links	↓↓	↓↓
Rechts	↑↑	↓ oder ↑

↑ = Zunahme, ↓ = Abnahme

Die «Dysfunktions-Kurve» bei Herzinsuffizienz kann theoretisch durch inotrope Substanzen (I), Vasodilatatoren (V) oder durch eine Kombination beider Substanzgruppen (V + I) nahezu in Normbereiche gerückt werden.
Beachte: Diuretika (D) vermindern gewöhnlich den Füllungsdruck (F), ohne das SV zu vergrößern! Die gestrichelte Linie verdeutlicht, daß das SV zu einem späteren Zeitpunkt steigen kann – nämlich dann, wenn eine stufenweise Besserung der linksventrikulären Funktion eingetreten ist.

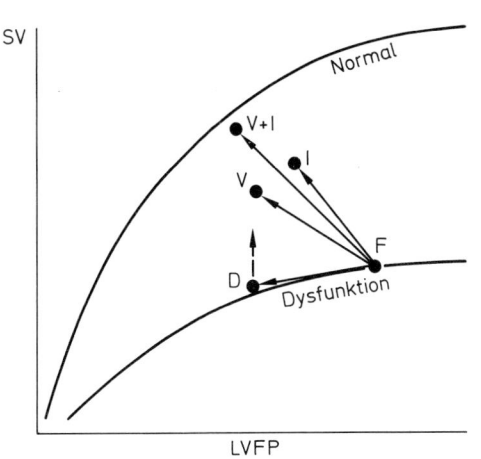

Abb. 90: Die Frank-Starling'sche linksventrikuläre Funktionskurve unter verschiedenen Therapieschemata (nach (4)); s. auch Abb. 51, 52, 83
Linksventrikulärer Füllungsdruck (LVFP) und Schlagvolumen (SV) werden in Beziehung zueinander gesetzt.

Medikamentöse Behandlung der Herzinsuffizienz (nach (14))

Volumensubstitution (bei erniedrigtem LVFP) und Beseitigung zugrundeliegender Ursachen sind leider oft nur vorübergehend imstande, die Herzauswurfleistung anzuheben, so daß man auf den Einsatz von Medikamenten zur Verbesserung der Herzfunktion nicht verzichten kann.
Das *Ziel der medikamentösen Behandlung:*
1. Verbesserung der Myokardkontraktilität
2. Verminderung der Ausflußimpedanz
3. Verminderung der Lungenstauung und Verbesserung der Oxygenierung
4. Vermeiden von schweren Rhythmusstörungen.

Die Entscheidung, welche *Therapie* bei welchem Patienten zu wählen ist, sollte *durch* rechts- und linksventrikuläre Füllungsdrucke *(Preload),* systemischen Blutdruck und Gefäßwiderstand *(Afterload)* sowie das *HZV geleitet* sein.

Es gilt, kritisch zu werten, ob das evtl. zu verabreichende Pharmakon die Lebensfähigkeit des ischämischen Myokards durch Imbalanz zwischen Sauerstoffversorgung und Sauerstoffbedarf gefährdet (siehe Seite 249, 250).

Kontraktilitätszuwachs und Herzfrequenzanstieg, hervorgerufen durch Inotropika, führen stets zu erhöhtem Sauerstoffverbrauch (MVO_2). Der Anstieg des Perfusionsdrucks, der aus der Verbesserung der myokardialen Funktion resultiert, kompensiert jedoch manchmal den erhöhten MVO_2.
Therapie:
1. Digitalis (siehe Seite 213 ff.)
2. Diuretika (siehe Seite 333 ff.)
3. Katecholamine und Vasopressoren (siehe Seite 224 ff., Bd. I)
4. Vasodilatatoren (siehe Seite 187 ff.)
5. Betablocker (siehe Seite 230 ff.)
6. Antiarrhythmika (siehe Seite 288 ff.)

Vasodilatatoren (nach (4, 5))

Die derzeit verfügbaren Vasodilatatoren unterscheiden sich in hämodynamischer Wirkung, Angriffspunkt und Wirkdauer.
Der ideale Vasodilator zur Behandlung des akuten Myokardinfarkts z.B. sollte gekennzeichnet sein durch: schnellen Wirkungseintritt und kurze Wirkdauer bei i.v. Applikation.

Für die chronische Herzinsuffizienz z.B. empfiehlt sich die Behandlung mit einem Pharmakon, das eine Wirkzeit von > 6 h besitzt und oral verabreicht werden kann.
Welcher Vasodilatator für eine bestimmte klinische Situation geeignet ist, hängt vom Pathomechanismus der zu behebenden Störung ab.
Beispiele:
1. HZV-Abfall (forward failure) oder Mitralinsuffizienz: arterieller Vasodilatator
2. Pulmonale Stauung (backward failure): venöser Vasodilatator
3. HZV-Abfall (forward failure) und pulmonale Stauung (backward failure): arterieller und venöser Vasodilatator

Kontraindikationen für Vasodilatantientherapie:
Hypotensionszustände: $P_{syst.}$ < 100 mm Hg, «Low Output-Syndrom».

Tab. 95: Spektrum der zur Behandlung der Herzinsuffizienz geeigneten Vasodilatatoren (nach (1))

Medikament	*Vorwiegender Angriffspunkt*	*Applikationsart*	*Wirkdauer*
Phentolamin	Arteriell	per infusionem, per os	Minuten Stunden
Phenoxybenzamin	Arteriell	per os	Stunden
Di-Hydralazin	Arteriell	per os i.v.	Stunden
Minoxidil	Arteriell	per os	Stunden
Nitroprussid-Natrium[2]	Arteriell u. Venös	per infusionem	Minuten
Trimetaphan	Venös und Arteriell	per infusionem	Minuten
Prazosin	Arteriell und Venös	per os	Stunden
Nitroglyzerin[1][2]	Venös	intravenös, per infusionem, sublingual, Salbe, Spray (p. Mundschleimhaut!)	Minuten
Isosorbid-Dinitrat	Venös	sublingual, per os, per infusionem, Spray (Inhalation!)	Minuten – Stunden
Chlorpromazin	Arteriell und Venös	per os i.v.	Stunden

[1] Bei hohen Dosierungen (> 3 mg/h) greift Nitroglyzerin auch am arteriellen Schenkel an!
[2] Nach Untersuchungen von Mann u. Mitarb. scheint Nitroprussid-Natrium (NPN) im Gegensatz zu Nitroglyzerin (TNG) *p. os* vornehmlich an den Widerstandsgefäßen des Coronarkreislaufs anzugreifen. Das kann theoretisch eine Blutrückverteilung von ischämischen Myokardbezirken weg bedingen und somit den Pat. mit Coronarer Herzkrankheit (CHK) gefährden! Ob die Nitroglyzerin-Infusion günstiger ist, bleibt offen! Mann, T., Cohn, P. F., Holmann, B. L. et al.: Effect of nitroprusside on regional myocardial blood flow in coronary disease: results in 25 patients and comparison with nitroglycerin. Circulation *57* (1978) 732–738.

Tab. 96: Hämodynamische Wirkungen der Vasodilatation (nach (14) mod.)

	Normale Ventrikelfunktion	Gestörte Ventrikelfunktion
Herzfrequenz	↑	unverändert oder ↑
Arterieller Blutdruck		
im großen Kreislauf	↓	unverändert
im kleinen Kreislauf	↓	oder ↓
Ventrikelfüllungsdruck		
Links	↓	↓ oder ↓↓
Rechts	↓	↓ oder ↓↓
Gefäßwiderstand		
im großen Kreislauf	↓	↓↓
im kleinen Kreislauf	↓	↓↓
Ventrikel-Schlagarbeit		
Links	↓	↑ oder ↑↑
Rechts	↓	↓↓
Myokardialer Sauerstoffverbrauch ($M\dot{V}O_2$)	↓	↓
HZV	↓ oder unverändert	↑
Schlagvolumen	↓	↑

↓ = Abnahme, ↑ = Zunahme

Indikationen für den Einsatz von Vasodilatatoren (Auswahl) (nach (4, 5)), s. auch Tab. 95, 106

1. *Ischämische Herzerkrankung (I.H.K.)*
Ziel der Behandlung:
a) LVFP (preload) ↓
b) $M\dot{V}O_2$ ↓
c) Herzfrequenz (f) → ↓
d) Herzgröße ↓
e) HZV ↑ bzw. afterload ↓

Beachte: bei der Therapie darf der diast. Aortendruck nicht in Bereiche abfallen, die die Coronarperfusion verschlechtern!
Um die Parameterveränderungen (a–e) zu erreichen, muß ein Vasodilatator gewählt werden, der sowohl am venösen als auch am arteriellen Schenkel des Gefäßbetts angreift.
Für die *Akutbehandlung* stellt Nitroprussid-Natrium das Mittel der Wahl dar (8, 9), s. jedoch S. 188!
Für die *Langzeitbehandlung* bieten sich zwei Möglichkeiten: Kombinationen von langwirkenden Nitrokörpern (Isosorbiddinitrat) mit a) Hydralazin (19) oder b) besser: Prazosin (6, 15).(Isosorbiddinitrat: z.B. Isoket ret. 40®, Di-Hydralazin: Nepresol®, Prazosin: Minipress®). Nachweislich sind Nitrokörper in der Lage, Dys- und Hypokinesien der Ventrikelmuskulatur teilweise rückgängig zu machen! (10)

2. *Primäre Cardiomyopathie:*
Linksherzinsuffizienz – wenn nicht durch CHK oder Herzklappenerkrankung bedingt, spricht oft dramatisch auf Vasodilatation an!
Therapieziel:
a) Verminderung der linksventrikulären Ausflußbehinderung (Afterload)

b) Verbesserung der Myokardperfusion bei anatomisch normalem Coronargefäßsystem jedoch hypertrophierter Muskulatur (relative Coronarinsuffizienz!)
Behandlung:
a) Bei *Überwiegen der Afterload-Erhöhung:* Arteriendilatator
b) Bei *Erhöhung von Pre- und Afterload:* Vasodilatator mit art. *und* ven. Angriffspunkt

3. *Chronische Herzinsuffizienz:*
Die chronische Herzinsuffizienz kann sich *in fortgeschrittenen Stadien digitalis- und diuretikarefraktär* zeigen! Eine Dosissteigerung dieser Medikamente führt dann zu Toxizitätserscheinungen.
Symptomatik der chronischen Herzinsuffizienz:
a) Erniedrigte Blutdruckwerte bei HZV ↓ (forward failure)
b) Gefäßwiderstand (Afterload) ↑
c) PCWP und PAP ↑
d) Schwäche, Müdigkeit, Oligurie, periphere Vasokonstriktion als Folge des «Low Output».
e) Eine Ruhe-*Dyspnoe* liegt *meist nicht* vor!
Therapiemöglichkeiten und ihre Grenzen:
a) *Diuretika:* führen zu einer Verringerung des Preloads, meist aber auch zunächst zu einem Abfall des HZV (siehe auch Frank-Starling-Kurve, Abb. 90).
b) *Potente Inotropika:* steigern das HZV – allerdings auf Kosten eines erhöhten $M\dot{V}O_2$.
c) *Vasodilatatoren:* können oft das refraktäre Verhalten von Digitalis und Diuretikum durchbrechen. Für die *Akutbehandlung* stellt *Nitroprussid-Natrium* das Mittel der Wahl dar, für die *Langzeittherapie* die *Kombination eines langwirkenden Nitropräparates* (Isosorbiddinitrat) *mit Hydralazin* oder neuerdings *Prazosin,* siehe Seite 202.
Monitoring: bei Vorliegen grenzwertiger Blutdrucke ist eine hämodynamische Überwachung (PCWP, HZV-Bestimmung) unbedingt zu empfehlen, um durch gezieltere Titration des Vasodilatators einen *optimalen linksventrikulären Füllungsdruck* (LVFP = PCWP) zu garantieren, s. S. 171, 187. Liegt ein *«Low Output-Syndrom»* vor, ist die *solitäre Vasodilatantientherapie* kontraindiziert. In diesem Fall sollte der Vasodilatator – wenn überhaupt – mit einer positiv inotropen Substanz, am günstigsten *Dopamin* oder *Dobutamin* (siehe S. 228), kombiniert werden (16).
Beide Sympathikomimetika führen dosisabhängig zu einem Anstieg des HZV bei nur geringfügiger Änderung der Herzfrequenz! (s. Tab. 120)

4. *Akuter Myokardinfarkt* (3, 7, 8)
(siehe auch Seite 171, 258)
Therapeutische Ziele:
a) Bei «backward failure»: LVFP bzw. PCWP ↓
b) Bei «forward failure»: HZV ↑
c) Bei «backward und forward failure»: LVFP bzw. PCWP ↓, HZV ↑
d) $M\dot{V}O_2$ ↓
Auswahl der Vasodilatatoren gemäß der hämodynamischen Situation:
zu a): Nitroglyzerin evtl. in Kombination mit Furosemid
zu b): Phentolamin, Chlorpromazin
zu c): Nitroprussid-Natrium, Trimetaphan, Nitroglycerin, Chlorpromazin
Beachte stets: der arterielle Mitteldruck *(MAP)* stellt den limitierenden Faktor für den Einsatz der Vasodilatatoren dar.
Grenzwerte von $P_{syst.}$ < 100 mm Hg und/oder Bestehen von hypotensionsbedingten Nebenwirkungen (Hypoperfusion!) stellen eine *Kontraindikation für die Vasodilatation* durch Medikamente dar, es sei denn, sie werden mit Dopamin oder Dobutamin kombiniert. Therapie des «Low Output» (siehe Seite 267; Bd. I).

5. *Mitralinsuffizienz:*
Bei schwerer Mitralinsuffizienz infolge Kammerdilatation, Papillarmuskeldysfunktion oder primärer Mitralis-Erkrankung führt

Nitroprussid-Natrium zu:
a) PAP und PCWP ↓
b) Herzgeräusch und «V»-Welle ↓ = Regurgitation ↓
c) SV ↑
Diese Therapie kann zur präoperativen Stabilisierung von Patienten mit Mitralinsuffizienz beitragen. Sollte eine Operation ausscheiden, könnte Prazosin oder die Kombination Isosorbiddinitrat mit Prazosin (oder Hydralazin) in Frage kommen.

6. *Ventrikelseptumdefekt:*
Beim VSD besteht eine gewisse Analogie zur Mitralinsuffizienz.
Das Ausmaß des Links-Rechts-Shunt hängt u. a. ab vom Verhalten: pulm. Gefäßwiderstand/system. Gefäßwiderstand (PVR/TPR). In Tierversuchen gelang es, mit *Phentolamin* und auch *Phenoxybenzamin* bei gleichbleibendem pulmonalen den systematischen Gefäßwiderstand zu senken. (21)
Zur präoperativen Stabilisierung des VSD scheint diese Methodik verheißungsvoll.

7. *Aorteninsuffizienz:*
Nitroprussid-Natrium ist in der Lage, die Hämodynamik bei schwerer Aorteninsuffizienz zu bessern. Im Vergleich zur Mitralinsuffizienz variiert der Therapieeffekt jedoch deutlich. In der Regel sind zu erwarten:
a) Systemischer und pulmonaler Blutdruck ↓
b) LVEDP ↓
c) HZV →
Den besten Therapieerfolg erreicht man bei Patienten mit *schwerster* Aorteninsuffizienz!

8. *Mitralstenose:*
Das hämodynamische Problem stellt die linksventrikuläre Füllungsbehinderung dar.
Vasodilatantien besitzen in diesem Fall keinen positiven therapeutischen Effekt.

9. *Aortenstenose:*
Vasodilatatoren sollten nicht verwendet werden, wenn nicht gleichzeitig eine schwere linksventrikuläre Funktionsstörung besteht.
Gefahr der Therapie: Druckabfall distal der Stenose mit Beeinträchtigung der Coronarperfusion!

10. *Pulmonale Hypertonie:*
Diese übliche Ursache für die Rechtsherzinsuffizienz *spricht kaum auf Digitalis oder Diuretika an!* Die Vasodilatatoren beeinflussen mehr den systemischen Gefäßtonus als den des Lungenkreislaufs. Hypotension stellt den limitierenden Faktor der Behandlung dar.
Medikation: Nitroglyzerin (Isosorbid-Dinitrat), Orciprenalin (siehe Seite 224)

11. *Hypertensive Krise:* siehe Seite 204 – 206

12. *Lungenödem:* siehe Seite 104

Diuretika und Herzinsuffizienz, s. auch S. 187, 333 ff.

Flüssigkeits- und Elektrolytimbalanzen bei der Herzinsuffizienz beruhen auf Abnahme der glomerulären Filtration und Zunahme von Na^+ und H_2O-Retention.
Bei der *chronischen Herzinsuffizienz* führt die Aktivierung des Renin-Angiotensin-Aldosteron-Mechanismus zu vermehrter Na^+-Rückresorption aus den distalen Tubuli auf Kosten einer erhöhten K^+-Ausscheidung.
Bei manchen Patienten verstärkt eine übermäßige ADH-Sekretion die Verdünnungshyponatriämie.
Die beschriebenen Flüssigkeits- und Elektrolyt-Störungen sind das Resultat einer HZV-Abnahme

und einer damit verbundenen Umverteilung der renalen Durchblutung (schlechtere Versorgung der äußeren Rinde!).

Ethacrynsäure (Hydromedin®) und Furosemid (Lasix®) sind die z. Zt. potentesten Diuretika mit relativ kurzer Latenz- und Wirkdauer. Sie eignen sich insbesondere für die Akutsituation des «backward failure».

Furosemid scheint die Nierendurchblutung zu verbessern – insbesondere auch die der Cortex. Es ist deshalb bei Herzinsuffizienz mit verminderter Harnproduktion («Low Output-Syndrom») indiziert. Es konnte nachgewiesen werden, daß Furosemid den Pulmonalkapillardruck senkt, *bevor* die diuretische Wirkung einsetzt.

Für die Behandlung der chronischen Herzinsuffizienz hat sich die Medikation von Aldosteronantagonisten (Spironolakton = Aldactone®, Osyrol®) bewährt. Diese Substanzen besitzen vielleicht in einer Tagesdosis von > 200 mg neben einem diuretischen zzgl. einen positiven inotropen Effekt! Außerdem senken sie den peripheren Widerstand (TPR) – damit die Ausflußimpedanz für die linke Herzkammer.

Beta-Rezeptoren-Blocker und Herzinsuffizienz, siehe Seite 200, 230 ff.

Literatur:

(1) Braunwald, E.: Vasodilator therapy – a physiologic approach to the treatment of heart failure. N. Engl. J. Med. 297 (1977) 331
(2) Cannon, P. J.: The kidney in heart failure. N. Engl. J. Med. 296 (1977) 26
(3) Chatterjee, K., Parmley, W. W., Swan, H. J. C. et al.: Hemodynamic and metabolic responses to vasodilator therapy in acute myocardial infarction. Circulation 48 (1973) 1183
(4) Cohn, N. J., Franciosa, J. A.: Vasodilator therapy of cardiac failure (first of two parts) N. Engl. J. Med. 297 (1977) 27
(5) Cohn, N. J., Franciosa, J. A.: Vasodilator therapy of cardiac failure (second of two parts) N. Engl. J. Med. 297 (1977) 254
(6) Davey, M. J. Massingham, R.: Review of the biological effects of prazosin. Curr. Med. Res. Opin 4: Suppl. 2 (1977) 47
(7) Elkayam, U., Rotmensch, H. H., Terdlman, R. et al.: Hemodynamic effects of chlorpromazine in patients with acute myocardial infarction and pump failure. Chest 72 (1977) 623
(8) Franciosa, J. A., Guiha, N. H., Limas, C. J. et al.: Improved left ventricular function during nitroprusside infusion in acute myocardial infarction. Lancet 1 (1972) 650
(9) Glass, D. D.: Nitroprusside. ASA Refresher Courses in Anesthesiology, Vol. V, 1977, 87
(10) Helfant, R. H., Pine, R., Meister, S. G. et al.: Nitroglycerin to unmask reversible asynergy: correlation with post coronary bypass ventriculography. Circulation 50 (1974) 108
(11) Imperial, E. S., Levy, M. N., Zieske, H. Jr.: Outflow resistance as an independant determinant of cardiac performance. Circ. Res. 9 (1961) 1148
(12) Kaplan, J. A., Dunbar, R. W., Jones, E. L.: Nitroglycerin infusion during coronary-artery surgery. Anesthesiology 45 (1976) 14
(13) Kovivk, R. B., Tillisch, J. H., Berens, S. C. et al.: Vasodilator therapy for chronic left ventricular failure. Circulation 53 (1976) 322
(14) Lappas, D. G., Powell, W. M. J. Jr., Daggett, W. M.: Cardiac dysfunction in the perioperative period: Pathophysiology, diagnosis and treatment. Anesthesiology 47 (1977) 117
(15) Miller, R. R., Awan, N. A., Maxwell, K. S., Mason, D. T.: Effect of prazosin on cardiac impedance and preload in congestive heart failure. N. Engl. J. Med. 297 (1977) 303
(16) Miller, R. R., Awan, N. A., Joye, J. A. et al.: Combined dopamine and nitroprusside therapy in congestive heart failure. Circulation 55 (1977) 881
(17) Miller, R. R., Vismara, L. A., Williams, D. O. et al.: Pharmacological mechanisms for left ventricular unloading in clinical congestive heart failure: differential effects of nitroprusside, phentolamine and nitroglycerin on cardiac function and peripheral circulation. Cir. Res. 39 (1976) 127
(18) Palmer, R. F., Lasseter, K. C.: Drug therapy: sodium nitroprusside. N. Engl. J. Med. 292 (1975) 294

(19) Pierpont, G. L., Cohn, J. N., Franciosa, J. A.: Combined oral hydralazine-nitrate therapy in left ventricular failure. Chest 73 (1978) 8
(20) Roskamm, H., Weidemann, H., Meinecke, B., Persen, J., Reindell, H.: Die Diagnostik einer beginnenden Herzinsuffizienz mit Hilfe eines Einschwemmkatheterverfahrens. Z. Kreisl.-Forsch. 59 (1970) 119
(21) Synhorst, D. P., Lauer, R. M., Doty, D. B. et al.: Hemodynamic effects of vasodilator agents in dogs with experimental septal defects. Circulation 54 (1976) 472

Weiterführende Literatur:

(22) Swan, H. J. C.: Impedance Reduction in Therapy of Power Failure of the Heart. In: M. H. Weil, P. L. Daluz (ed.): Critical Care Medicine Manual, Springer-Verlag, New York – Heidelberg – Berlin 1978, 284
(23) Zelis, R., Flaim, S. F., Moskowitz, R. M., Nellis, S. H.: How much can we expect from vasodilator therapy in congestive heart failure? Circulation 59 (1979) 1092

6. Hypertonie

Tab. 97: Blutdruckwerte (Normwerte und Korrektur) (nach (4))
Arterieller Blutdruck in verschiedenen Lebensaltern (in Torr)

Alter	Systolisch				Diastolisch				Literatur
	Männer		Frauen		Männer		Frauen		
	Mittelwert	s	Mittelwert	s	Mittelwert	s	Mittelwert	s	
1 Tag	70	5							1
3 Tage	72	6							1
9 Tage	73	6							1
3 Wochen	77	5							1
3 Monate	86	5							1
6 – 12 Monate	89	14,5	93	9,1	60	10,0	62	9,3	2
1 Jahr	96	15,2	95	11,9	66	12,3	65	15,0	2
2 Jahre	99	12,4	92	12,2	64	12,3	60	11,7	2
3 Jahre	100	12,4	100	11,2	67	11,7	64	8,3	2
4 Jahre	99	10,1	99	10,6	65	5,1	66	9,8	2
5 Jahre	92	6,0	92	6,5	62	7,5	62	6,5	3
6 Jahre	94	6,5	94	7,0	64	7,5	64	7,0	3
7 Jahre	97	6,5	97	7,0	65	7,5	66	7,5	3
8 Jahre	100	6,5	100	7,0	67	7,0	68	7,0	3
9 Jahre	101	6,5	101	7,0	68	6,5	69	7,0	3
10 Jahre	103	6,5	103	7,0	69	6,0	70	6,5	3
11 Jahre	104	6,5	104	7,0	70	5,5	71	6,5	3
12 Jahre	106	6,5	106	7,0	71	5,0	72	7,0	3
13 Jahre	108	6,5	108	6,5	72	5,0	73	7,5	3
14 Jahre	110	6,5	110	6,5	73	5,0	74	8,5	3
15 Jahre	112	7,0	112	7,0	75	5,5	76	9,5	3
16 Jahre	118	12,2	116	12,1	73	10,3	72	9,0	4
17 Jahre	121	12,9	116	11,5	74	9,4	72	9,2	4
18 Jahre	120	12,0	116	11,4	74	10,0	72	8,6	4
19 Jahre	122	15,0	115	11,9	75	10,3	71	8,9	4
20 – 24 Jahre	123	13,8	116	11,8	76	9,9	72	9,7	4
25 – 29 Jahre	125	12,6	117	11,4	78	9,0	74	9,1	4
30 – 34 Jahre	126	13,6	120	14,0	79	9.7	75	10,8	4

Tab. 97: Fortsetzung

Alter	Systolisch				Diastolisch				Literatur
	Männer		Frauen		Männer		Frauen		
	Mittelwert	s	Mittelwert	s	Mittelwert	s	Mittelwert	s	
35 – 39 Jahre	127	14,2	124	13,9	80	10,4	78	10,0	4
40 – 44 Jahre	129	15,1	127	17,1	81	9,5	80	10,6	4
45 – 49 Jahre	130	16,9	131	19,5	82	10,8	82	11,6	4
50 – 54 Jahre	135	19,2	137	21,3	83	11,3	84	12,4	4
55 – 59 Jahre	138	18,8	139	21,4	84	11,4	84	11,7	4
60 – 64 Jahre	142	21,1	144	22,3	85	12,4	85	13,0	4
65 – 69 Jahre	143	26,0	154	29,0	83	9,9	85	13,8	5
70 – 74 Jahre	145	26,3	159	25,8	82	15,3	85	15,3	5
75 – 79 Jahre	146	21,6	158	26,3	81	12,9	84	13,1	5
80 – 84 Jahre	145	25,6	157	28,0	82	9,9	83	13,1	5
85 – 89 Jahre	145	24,2	154	27,9	79	14,9	82	17,3	5
90 – 94 Jahre	145	23,4	150	23,6	78	12,1	79	12,1	5
95 – 106 Jahre	145	27,5	149	23,5	78	12,7	81	12,5	5

[1] Holland und Young, Brit. med. J., 2 (1956) 1331
[2] Allen-Williams, G. M., Arch. Dis. Childh., 20 (1945) 125
[3] Faber und James, Amer. J. Dis. Child., 22 (1921) 7
[4] Master et al., Normal Blood Pressure and Hypertension, Lea & Febiger, Philadelphia, 1952
[5] Master et al., Ann. intern. Med. 48 (1958) 284

Tab. 98: Pathologisch erhöhter Blutdruck (Definition der WHO):

	$P_{syst.}$	$P_{diast.}$ (torr)
Normaler Blutdruck	< 140	< 90
Grenzbereich	140 – 160	90 – 95
Hypertonie	> 160	> 95

Ermittlung der *günstigsten Manschettenbreite* für unblutige Messung des art. Blutdruckes nach Riva-Rocci:

Manschettenbreite$_{erford.}$ = Oberarmumfang × 0.6 – 1.25 (gilt prinzipiell auch für die Doppler Ultraschall-Methodik!)

Interpretation der Meßergebnisse:
Cullen, D. J.: Interpretation of blood pressure measurement in anesthesia. Anesthesiology 40 (1975) 6
Petty, C., Sutherland, H. C., jr.: Maintaining optimum audibility of Korotkoff sounds during blood pressure monitoring. Anesthesiology 36 (1972) 300
Prys-Roberts, C.: Arterial manometry under pressure? Anesthesiology 40 (1974) 1
American Heart Association: Kirkendall, W. M., Burton, A. C., Epstein, F. H. u.Mitarb.: Recommendations for human blood pressure determination by sphygmomanometers. Circulation 36 (1967) 980

Tab. 99: Einteilung der Hochdruckformen (nach (11))

A. Primäre oder essentielle Hypertonie
B. Sekundäre Hypertonien
   1. *Renale Hypertonie*
      a) Renovasculäre Hypertonie: Fibromuskuläre oder arteriosklerotische Veränderungen der großen Nierenarterien oder Segmentarterien
      b) Renoparenchymatöse Hypertonie:
         Akute und chronische Glomerulonephritis (einschließlich Morbus Schönlein-Henoch, Goodpasture-Syndrom)
         Chronische Pyelonephritis
         Nierentuberkulose
         Chronische interstitielle Nephritis (bei Gicht oder Phenacetinabusus)
         Nierenbeteiligung bei Diabetes mellitus (Kimmelstiel-Wilson)
         Nierenbeteiligung bei Kollagenosen (Lupus erythematodes, Panarteriitis nodosa, Sklerodermie, Dermatomyositis)
         Nierencysten, Nierentumoren
         Niereninfarkt
         Hydronephrose
         Nierenamyloidose
   2. *Endokrine Hypertonie*
      Phäochromocytom (Neuroblastom, Ganglioneurom, Phäochromoblastom)
      Cushing-Syndrom
      Conn-Syndrom (primärer Hyperaldosteronismus)
      Enzymdefekte in der Cortisol- bzw. Aldosteronbiosynthese
      Hyperreninismus
      Hyperthyreose
      Hyperparathyreoidismus
      Akromegalie
   3. *Kardiovaskuläre Hypertonie*
      Aortenisthmusstenose
      Aorteninsuffizienz
      Totaler atrioventriculärer Block
      Arteriosklerose (Windkesselhypertonie)
      Hyperkinetisches Herzsyndrom
      Arteriovenöse Fistel
   4. *Neurogene Hypertonie*
      Hirntumoren
      Hirngefäßleiden
      Infektionskrankheiten (Encephalitis, Meningitis, Poliomyelitis, Diphtherie)
      Polyneuritis (Porphyrie, Thalliumintoxikation, Beriberi)
      Diencephales Syndrom
   5. *Schwangerschaftshypertonie*
      Präeklampsie, Eklampsie
   6. *Hypertonie bei Blutkrankheiten*
      Polycythaemia vera
      Polyglobulie
      (Anämie)
   7. *Hypertonie durch Medikamente*
      Lakritze und Carbenoxolon (Pseudo-Conn-Syndrom)
      Ovulationshemmer
      Monoaminoxidasehemmer und gleichzeitiger Genuß von Käse (Tyramin): «cheese disease»

Tab. 100: Pathogenetische Mechanismen zur Entwicklung einer Hypertonie (nach (1))

	Volumenshochdruck	Widerstandshochdruck
Arteriolen	○ weit	◉ eng
Blutvolumen	↑	↓
Renin – Angiotensin II	↓	↑
Aldosteron	↓ od. ↑	↑
peripherer Widerstand	↑	↑
Gewebsdurchblutung	↑	↓
Herzvolumen	↑	↓
Hk-Blutviskosität	↓	↑
Beispiele:	27 % der essentiellen HT: Primärer Hyperaldosteronismus Chronische Niereninsuffizienz beidseitige Nephrektomie	16 % der essentiellen Hypertonie: reno-vascul. Hypertonie maligne Hypertonie
Komplikationen:		
cerebro-vasculär	(−)	(+)
cardio-vasculär	(−)	(+)
renal	(−)	(+)
Retino-Encephalopathie	(−)	(+)

Behandlung:
Sedierung → Diuretika → Beta-Blocker (Anti-Renine) → Vasodilatatoren → Sympatholytika (s. Abb. 92)

Biochemische Kompensationsreaktionen bei Hypertonie und Hypotonie:

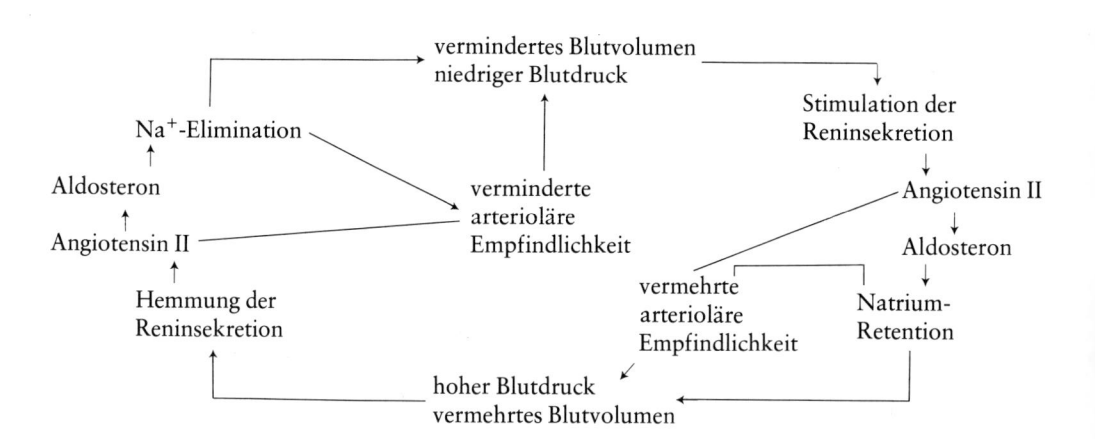

Tab. 101: Aussagemöglichkeiten der Renin-Bestimmung beim Hochdruck (nach (15))

1. *Pathophysiologisch* findet man niedrige Reninwerte eher bei Natrium- und Wasserretention mit Ausprägung eines Minutenvolumenhochdrucks und hohe Reninwerte eher bei Natriurese und Diurese bzw. Hypovolämie infolge Entwicklung eines ausgeprägten Widerstandshochdrucks.
2. *Pathogenetisch* sind vor allem die hohen Renin- und Angiotensinwerte bei der akzelerierten oder malignen Hypertonie sowie bei renovaskulären und einigen renoparenchymatösen Hypertonien von Bedeutung.
3. *Diagnostisch* dient die Reninbestimmung insbesondere zur Differenzierung des primären vom sekundären Hyperaldosteronismus, da bei der primären Form niedrige und bei der sekundären Form hohe Reninwerte gefunden werden.
4. *Differentialtherapeutisch* kann die Reninbestimmung weiterhelfen, da die hyporeninämische Form der essentiellen Hypertonie speziell mit Diuretika und Mineralocorticoidantagonisten und die hyperreninämische Form speziell mit Betarezeptorenblockern behandelt werden sollte.
5. *Prognostisch* ist die Reninbestimmung eventuell bedeutsam, da Hypertoniker mit niedrigen Reninwerten anscheinend weniger zu Hochdruckkomplikationen neigen als Hypertoniker mit hohen Reninwerten.

Anmerkung: Statt der Renin-Bestimmung kann zur Differenzierung der *Angiotensin II-Antagonist Saralasin* herangezogen werden (21); s. auch Tab. 103.

Formveränderungen des Herzschattens im Röntgen-Bild bei Hypertonie (nach (17))

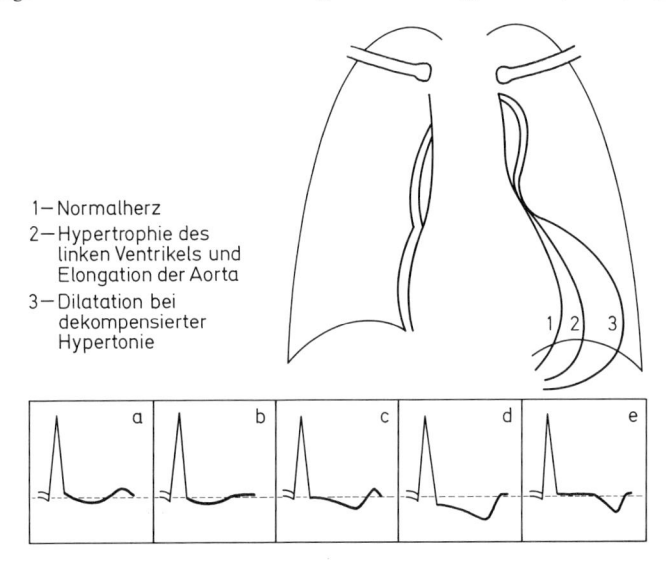

1 – Normalherz
2 – Hypertrophie des linken Ventrikels und Elongation der Aorta
3 – Dilatation bei dekompensierter Hypertonie

Abb. 91: Erregungsrückbildungsstörungen im EKG bei Linkshypertrophie (rel. Coronarinsuffizienz)
a) muldenförmige ST-Senkung mit T-Abflachung,
b) muldenförmige ST-Senkung mit isoelektrischem T,
c) ST-Senkung mit nach oben konvexbogig begrenztem Verlauf – + wechselsinniges T,
d) ST-Senkung mit nach oben konvexbogig begrenztem Verlauf, praeterminal negatives T,
e) gleichschenklig spitz negatives (terminales negatives) T.

Weitere wichtige Linkshypertrophiezeichen im EKG:
1. Horizontaltyp (Linkstyp), 2. R in V_5 oder V_6 > 2,6 mV,
3. R in V_5 oder V_6 + S in V_1 > 3,5 mV, 4. OUP in V_5, V_6 > 0,052 sec.

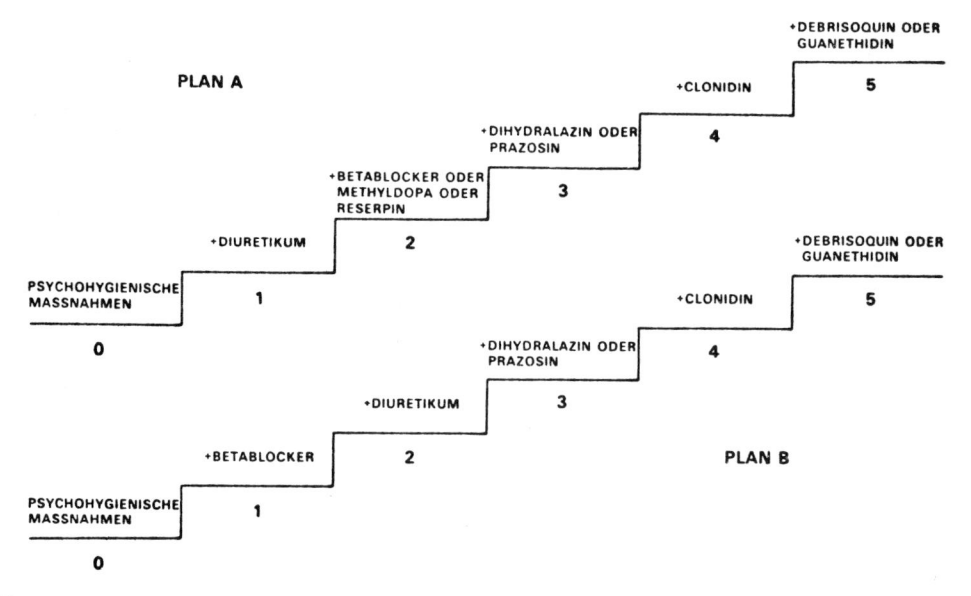

Mögliche Stufenpläne zum Aufbau einer antihypertensiven Therapie (nach (14)); s. auch S. 201

Abb. 92:

Zu Stufe 1: Es kommen zwei Alternativen in Frage: Diuretika oder Beta-Blocker. Beta-Blocker führen bei Monotherapie ähnlich wie Diuretika kaum zu Resistenzentwicklung wie dies etwa die übrigen Sympatholytika oder direkten Vasodilatatoren durch Na-Retention bzw. zuzügliche Aktivierung von Sympathikus und Renin-Angiotensin-System tun. *Diuretika sind bei Hypertonikern mit niedriger Plasmareninaktivität wirksamer.* Diese nimmt mit zunehmendem Alter ab, so daß Saluretika bei älteren Hypertonikern besser den Blutdruck senken als bei jüngeren. *Mit den Beta-Blockern verhält es sich gerade umgekehrt.* (Siehe Aussagemöglichkeiten der Reninbestimmung beim Hochdruck, Tab. 101)

Zu Stufe 2: Angesichts der Bedeutung des Körper-Natrium-Volumen-Status und der Aktivität des sympathischen Nervensystems für die Blutdruckregulation scheint als weiterführende Therapie eine *Kombination von Diuretikum und Beta-Blocker oder Sympatholytikum* sinnvoll. Bei Fehlen einer Kontraindikation werden die Beta-Blocker wegen ihrer geringen Nebenwirkungen dem Methyldopa und dem Reserpin häufig vorgezogen (Tab. 104 – 105).

Zu Stufe 3: Zuzügliche Gabe eines Vasodilatators (Kontraindikationen, s. S. 188) schöpft durch direkte Beeinflussung der arteriolären Muskulatur einen weiteren blutdrucksenkenden Mechanismus aus. Die durch Vasodilatatoren bewirkten Gegenregulationen werden unter dieser Kombinationstherapie abgefangen (Abbildung 93). *Prazosin ist gegenüber Dihydralazin aus folgenden Gründen der Vorzug zu geben: geringere subjektive Nebeneffekte, Reduktion der Ausflußimpedanz und des LVEDP bei Linksherzinsuffizienz.*

Zu Stufe 4: Clonidin[1] (ein Sympatholytikum) kann zusätzlich gegeben werden. Es ist in der Lage, die Sympatholytika der 2. Stufe zu ersetzen. *Abruptes Absetzen* von Clonidin *kann zu hypertoner Krise führen!*

Zu Stufe 5: Debrisoquin, Guanethidin oder Bethanidin *(Sympatholytika)* stellen potente Substanzen mit ausgeprägten sympathikolytischen Nebenwirkungen dar, die durch kombinierte Gabe von Beta-Blockern und anderen Sympatholytika evtl. potenziert werden (orthostatische Hypotension, Vertigo, Kollaps!).

[1] i.v. Applikation kann u. U. hypertone Krise und Myokarddepression auslösen!

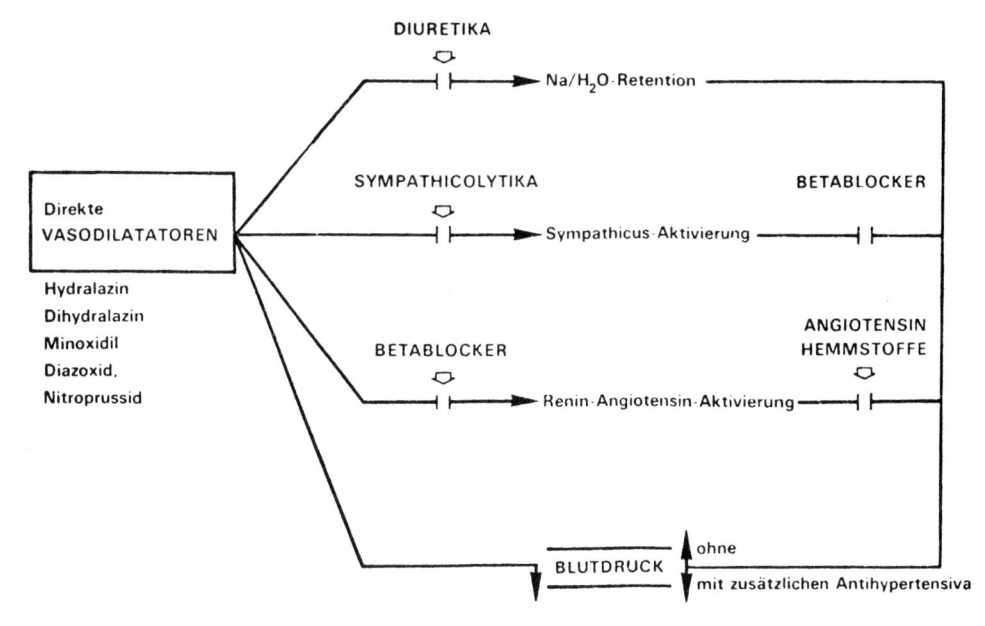

```
                                    DIURETIKA
                                        ⇩
                        ┌──┤ ├──► Na/H₂O-Retention ─────────────┐
                        │                                        │
┌──────────────┐        │   SYMPATHICOLYTIKA       BETABLOCKER   │
│   Direkte    │        │         ⇩                              │
│ VASODILATATOREN├──────┼──┤ ├──► Sympathicus-Aktivierung ──┤ ├──┤
└──────────────┘        │                                        │
 Hydralazin             │                          ANGIOTENSIN   │
 Dihydralazin           │       BETABLOCKER        HEMMSTOFFE    │
 Minoxidil              │           ⇩                  ⇩         │
 Diazoxid,              └──┤ ├──► Renin-Angiotensin-Aktivierung──┤ ├──┘
 Nitroprussid
                                            ↑ ohne
                                    ─────────────────
                                      BLUTDRUCK
                                    ─────────────────
                                            ↓ mit zusätzlichen Antihypertensiva
```

Abb. 93: Blutdrucksenkung bei Vasodilatatorbehandlung: antagonistische Mechanismen und deren Hemmung durch Diuretika und Sympatholytika oder Beta-Blocker (nach (13), siehe auch Seite 230)

Tab. 102: Plasmaspiegel von Antihypertensiva nach einmaliger Verabreichung einer therapeutischen Dosis (nach (9)): 1 – 6 Std. nach Verabreichung wurden gemessen:

Pharmakon	Konzentration im Blut
1. Clonidin	3,9 – 8,2 ng/ml
2. Guanethidin	3 – 33 ng/ml
3. Di-Hydralazin	3 – 5 µg/ml
4. Alpha-Methyldopa	0,8 – 6,7 µg/ml
5. Propranolol	10 – 20 ng/ml

Tab. 103: Renininhibitoren – Reninstimulatoren (nach (1), siehe auch Seite 201 ff.)

Renininhibitoren	Reninstimulatoren
Beta-Rezeptoren-Blocker	Aldosteronantagonisten
Clonidin	andere Diuretika
Methyldopa	Vasodilatatoren (siehe Seite 187)
Reserpin	
Ganglienblocker	
Guanethidin	
Dopamin	

Beachte: Hypertoniepatienten mit erniedrigtem Reninspiegel reagieren unter Saralasin-Infusionen (ein synthetisches Octapeptid, kompetitiver Antagonist von Angiotensin II) mit einem Blutdruckanstieg. Bei Patienten mit niedrigem oder normalen Reninspiegel wurden nur kleine Abweichungen des Blutdrucks nach beiden Richtungen beobachtet (21).

Tab. 104: Indikationen für Beta-Rezeptorenblockade bei Hypertonie (nach (2, 5, 7, 8, 14, 16)) siehe auch Seite 230 ff.

1. Renovaskuläre Hypertonie mit hohen Reninwerten
2. Hypertonie bei Jugendlichen
3. Maligne Hypertonie (Hyperrenismus und Hyperaldosteronismus)
4. Hyperkinetisches Herzsyndrom
5. Phäochromocytom (während Op. – zur Beseitigung gefährlicher Arrhythmien, evtl. in Kombination mit Alpha-Blocker)
6. In Kombination mit peripher angreifenden Vasodilatatoren, bei denen es gilt, die hypotensionsbedingte Barorezeptoren-Stimulation zu antagonisieren. (Siehe Seite 199)
7. Hypertensive Krise (in Kombination mit anderen Antihypertensiva – wie z.B. Vasodilatatoren – Ganglioplegika), siehe Seite 204 ff.

Tab. 105: Kontraindikationen, Auswahl und Dosierung von Beta-Rezeptorenblockern zur Hochdruckbehandlung (siehe Seite 230 ff.)

Kontraindikationen:
AVB II° oder III°
Bradykardie
Nicht kompensierte Herzinsuffizienz
Asthma bronchiale
Cor pulmonale
Periphere Durchblutungsstörungen
Instabiler Diabetes mellitus
Niereninsuffizienz (rel. KI. für z.B. Atenolol, das hauptsächlich über die Nieren ausgeschieden wird!)
Metabolische Azidose

Beachte:
1. Möglichst orale Applikationsform wählen!
2. Mit niedriger Dosis beginnen, da die volle antihypertensive Wirkung erst nach Tagen einsetzt und ihr Maximum nach 4 – 6 Wochen erreicht!
3. Substanzen ohne ISA[1]) (siehe Seite 231, 232) wählen, da diese ausgeprägtere blutdrucksenkende Eigenschaften besitzen!
4. Potenzierung des antihypertensiven Effekts bei Kombinationsbehandlung möglich!
5. Nie Beta-Blocker mit Rauwolfia oder Guanethidin kombinieren (paradoxe parasympathomimetische Wirkungen!)
6. Beta-Blocker nie abrupt absetzen – insbesondere nicht bei Coronarer Herzkrankheit (CHK)! siehe auch Seite 234 u. Bd. I.

---

[1]) ISA = intrinsic sympathetic activity = sympathikomimetische Eigenwirkung
ISA ist von Vorteil bei:
Herzinsuffizienz (latenter), obstruktiver Atemwegserkrankung, Erregungsleitungsstörungen.
ISA ist von Nachteil bei:
sympathikotonen Regulationsstörungen (Hyperkinetisches Syndrom), tachykarden Arrhythmien, allgem. Nervosität.

Tab. 106: Indikationen, Kontraindikationen, Vorsichtsmaßnahmen, Dosierung, Nebenwirkungen, Wirkungsmechanismen und hämodynamische Effekte der antihypertensiven Pharmakotherapie (nach (14) mod.); s. auch Tab. 107 – 108

Therapie-stufe	Medikament	Vorsichtsmaß-nahmen	Absolute Kontra-indikationen	Tagesdosis (mg)	Einzel-dosen/Tag	Nebenwirkungen	Hauptsächlicher Wirkungsmechanismus	Hämodynamische Wirkung
1	**Diuretika** (s. S. 333 ff.)							
	a) Chlorthalidon oder Hydrochlorothiazid oder andere distal-tubuläre K-verlierende Monosubstanzen oder K-sparende Kombinationen	Serum(S)-Harnsäure > 8,5 mg %: Gicht; Nüchternblutzucker > 120 mg %: S-Kalium < 3,5 – 3,7 mÄq/l bei Digitalisierten	Hypokaliämie bei gleichzeitiger Digitalisierung; Allergie; diuretika-induzierte Dekompensation eines insulinbehandelten Diabetes mellitus	50 – 100 25 – 75	1 2 – 3	Hypokaliämie (außer bei effektiven K-sparenden Kombinationen); Hyperglykämie; Hyponatriämie; Hyperurikämie; Hyperlipidämie; gastrointestinale Beschwerden; Muskel(Waden!)krämpfe, Schwäche, orthostat. Hypotension; trockener Mund; Hautausschlag; Knochenmarkdepression	Blutvolumen ↓; Gefäßkontraktilität ↓	HF =, HMV =, ↓, TPR ↓
	b) bei S-Kreatinin > 1,3 bis > 2: Furosemid			80 –	2 – 3			PCWP ↓ Renaler BF ↑
	c) bei Kontraindikation gegen a): Spironolacton od. Triamteren oder Amilorid	AV-Block	S-Kreatinin > 1,5 mg; S-Kalium > 5 mÄq/l	100 – 200 100 – 200 10 – 20	1 – 2	Gastrointest. Beschwerden; Muskelkrämpfe; trockener Mund; bei reduzierter Nierenfunktion: Hyperkaliämie; Spironolacton: Gynäkomastie, Hirsutismus, Schläfrigkeit, unregelmäßige Menstruation; Triamteren: Folsäureantagonismus		
	oder **Betablocker** (s. S. 230 ff.)	Insulin-behandelter Diabetes (Hypoglykämiegefahr); Bradykardie; peripher-vaskuläre Ischämie; abruptes Absetzen vermeiden wegen möglicher Komplikationen bei Koronarsklerose; Kombination mit Verapamil kontraindiziert!	Asthma; schwere obstrukt. Bronchitis; floride dekompens. Herzinsuffizienz; AV-Block 2.–3. Grades; Bradykardie < 55/min; labiler Diabetes mellitus; Phäochromozytom	je nach Präparat (s. Tab. 122)		Asthma (v. a. bei β₂-Blockern); Bradykardie; Herzinsuffizienz (bei Pat. mit vermindeter kardialer Reserve); kalte Extremitäten, Raynaud-Phänomen, muskuläre Ermüdung; Schlafstörungen, Alpträume, Müdigkeit, Schläfrigkeit, Mangel an Energie, verminderte «Brillianz», Depression, Halluzinationen; bei Blockern mit ausgeprägter ISA: Schwitzen, Herzklopfen, Tremor, heißer Kopf; Hypoglykämie (asymptomatisch!) bei Insulin-behandeltem Diabetes mellitus; gastrointest. Beschwerden; Alopezie; Leuko- oder Thrombopenie	HMV ↓ mit autoregulatorischer Kreislaufanpassung? Zentraler Effekt? Renin ↓? Noradrenalin-Freisetzung unter Belastung ↓? Barorezeptoren-Resetting?	meist: HF ↓, HMV ↓, TPR = oder ↑

Therapie-stufe	Medikament	Vorsichtsmaß-nahmen	Absolute Kontra-indikationen	Tagesdosis (mg)	Einzel-dosen/Tag	Nebenwirkungen	Hauptsächlicher Wirkungsmechanismus	Hämodynamische Wirkung
II	falls Stufe I = β-Blocker: **Diuretikum** falls Stufe I = Diuretikum: **Sympathikolytikum** β-Blocker	siehe oben	siehe oben	siehe oben		siehe oben	siehe oben	siehe oben
	oder Methyldopa	Zentrale antagonistische Wirkung trizyklischer Antidepressiva (z. B. Imipramin, Amitriptylin, Doxepim), s. Tab. 109	Hepatopathie; Coombs + hämolyt. Anämie; Depression	750–2000	3–4	Müdigkeit, Schläfrigkeit, trockener Mund, verstopfte Nase, Impotenz, Depression, «Hepatitis», Fieber, Myokarditis, Coombs + hämolyt. Anämie. Fibrose, Na/H$_2$O-Retention retroperiton. Fibrose, Na/H$_2$O-Retention (mit Diuretika leicht vermeidbar)	Produktion von α-Methyl-Noradrenalin = schwacher Neurotransmitter; zusätzliche Sympathikolyse durch Aktivierung eines postsynapt. α-adrenergen Rezeptors in Medulla oblongata; Renin ↓?	HF =, HMV =, TPR ↓
	oder Reserpin	Fettsucht; evtl. Blutdruckanstieg bei Kombination mit katecholaminhaltigen Medikamenten	Depression; Ulcus pepticum; chron. Sinusitis; Parkinsonismus; Psychose	0,25	1	Depression, Lethargie, Müdigkeit, Impotenz oder verminderte Libido; Parkinsonismus; Bradykardie; verstopfte Nase; Aktivierung eines Ulcus pepticum; Durchfälle; Gewichtszunahme infolge gesteigerten Appetits oder Na/H$_2$O-Retention (letzteres mit Diuretika leicht vermeidbar)	Noradrenalin in adrenergen Nervenendigungen ↓	HF =, HMV =, TPR ↓
III	**Vasodilatatoren** Dihydralazin	keine	Angina pectoris (außer bei Kombination mit β-Blocker)	50–200	3–4	Tachykardie, Herzklopfen, Flush, Kopfschmerzen, Angina pectoris (unter gleichzeitiger β-Blockade gering oder fehlend); verstopfte Nase; gastrointest. Beschwerden; Myalgien; anti-DNA-neg. Lupus erythematodes; Fieber; «Hepatitis»; Hautausschlag; Psychose; Knochenmarkdepression; Na/H$_2$O-Retention und Reninstimulation (durch Diuretika und β-Blocker antagonisierbar)	Direkte arterioläre Dilatation	HF↑, HMV↑, TPR↓
	oder Prazosin	Behandlung einschleichend mit niedrigen Dosen beginnen (zum Vermeiden von orthostat. Beschwerden und Kollaps)	keine	(3)–6–20	2–3	Orthostat. Schwindel mit oder ohne Hypotension; Kollaps (bisher bei ca. 1% nach Initialdosis); Herzklopfen, Kopfschmerzen, Schläfrigkeit, Schwindel, Übelkeit; Na/H$_2$O-Retention?	Arterioläre und venöse Dilatation durch direkte Gefäßmuskelwirkung (cAMP↑) und postsynapt. α-Rezeptor-Blockade; myokardiale Ansprechbarkeit auf sympath. Stimuli↓ (cGMP↑)	HF =, HMV = ↑, TPR ↓

Therapie-stufe	Medikament	Vorsichtsmaßnahmen	Absolute Kontraindikationen	Tagesdosis (mg)	Einzeldosen/Tag	Nebenwirkungen	Hauptsächlicher Wirkungsmechanismus	Hämodynamische Wirkung
IV	**Clonidin** Entweder als Zusatz zu oder Ersatz für die Sympathikolytika der Stufe II	Abruptes Absetzen vermeiden; zentrale antagonist. Wirkung trizyklischer Antidepressiva	ausgeprägte Bradykardie	0,15 – 1,8	2 – 4	Trockener Mund, Parotisschmerz, Müdigkeit, Verstopfung, Impotenz; hypertensive Krise nach abruptem Absetzen; Na/H$_2$O-Retention (mit Diuretika leicht vermeidbar)	Sympathikolyse durch Aktivierung eines postsynapt. α-Rezeptoren in Medulla oblongata; Renin ↓?	HF↓, HMV↓, TPR(↓)
V	**Postganglionäre Blocker sympathischer Nerven**						Noradrenalinfreisetzung aus peripheren Nervenendigungen ↓	HF↓, HMV↓, TPR↓
	Guanethidin	Reduktion der niedrigerstufigen Sympathikolytika oft wünschenswert zwecks Reduktion von Nebeneffekten; antagonist. Wirkung trizyklischer Antidepressiva, Chlorpromazin, Amphetamin, Ephedrin		10 – 200	1	Orthostat. Hypotension; Anstrengungshypotension; Synkope; Bradykardie; verstopfte Nase; Schwäche; Durchfälle (Bethanidin nicht); retrograde Ejakulation oder Impotenz; Na/H$_2$O-Retention (mit Diuretika leicht vermeidbar)		
	Debrisoquin		Phäochromozytom		2 – 3			
	Bethanidin				(2) – 3			
VI	**Potente Vasodilatatoren**						Direkte arterioläre Dilatation	HF↑, HMV↑, TPR↓
	Minoxidil	Angina pectoris; Herzinsuffizienz		5 – 40	2 – 4	Tachykardie, Herzklopfen, Kopfschmerzen, Angina pectoris, Reninstimulation (unter gleichzeitiger β-Blockade geringer oder fehlend); starke Tendenz zu Na/H$_2$O-Retention, evtl. mit Ödemen und Herzinsuffizienz (erfordert gleichzeitige Gabe hochdosierter Schleifendiuretika (v. a. Minoxidil); Diazoxid: Hyperglykämie, Hyponatriämie; Hypertrichosis; Hautausschlag; Fieber; Leuko- und Thrombopenie; extrapyramidale Symptome, Appetitlosigkeit, Erbrechen		
	oder Diazoxid	Angina pectoris; Herzinsuffizienz	Diabetes mellitus; gleichzeitige Steroidtherapie	50 – 800	2 – 4			

S = Serum; ↓ = Abnahme; ↑ = Zunahme; HF = Herzfrequenz; HMV = Herzminutenvolumen; TPR = totale peripher-vaskuläre Resistenz (Widerstand); = unverändert

Tab. 107: Antihypertensiva zur Behandlung einer Hypertonen Krise (nach (3, 8, 10, 14)), s. auch Tab. 108

Medikamente	Applikationsart Dosierung Dos.-Geschwindigkeit	Wirkungsbeginn Wirkungsdauer[1]	Vorteile	Bemerkungen
1. Diazoxid	i.v. (neuerdings auch p.os) Im Notfall: 300 mg i.v. als Bolus in 10 Sek.! Bei Kindern: 5–10 mg/kgKG	*innerhalb von 5 Min. Wirkdauer: 12 Std. u. länger!*	Praktisch immer wirksam – auch bei wiederholter Gabe! Greift hauptsächlich an den Widerstandsgefäßen an, verursacht deshalb auch kaum Orthostase.	Nebenwirkungen: 1. Tachykardie u. HZV-Steigerung 2. Natrium- u. Wasserretention 3. Hyperglykämie (s. auch Tab. 106) *Vorsicht* bei Patienten mit cerebrovaskulärer oder schlechte Steuerbarkeit des Pharmakons. Als nachteilig erweist sich insbesondere die coronarer Insuffizienz. Patienten mit CHK sind zuzüglich durch reflektorische Tachykardie (Verkürzung der Coronarperfusion) oder HZV-Steigerung (Anstieg des MVO_2) gefährdet! *Diabetes mellitus und Steroidtherapie stellen K.I. für die Therapie dar* (12)! Extravasation vermeiden – alkalische Lösung!
2. Nitroprussid-Natrium (NPN) (s. auch S. 188, 265, Bd. I)	i.v. als Dauertropf (50–200 mg/1000 ml Glukose 5%)[2] 20–400 μg/min. bzw.: 0,5–8 μg/kgKG/min.	*innerhalb von 2 Min.*; nach Absetzen ist NPN in 1–10 Min. der Ausgangs-BD wieder erreicht.	*gut steuerbarer, stark wirksamer Vasodilatator mit art. u. ven. Angriffspunkt.* Reflektorische Tachykardie u. HZV-Steigerung sind nicht sehr ausgeprägt. Günstiger Einfluß auf Pre- und Afterload der li. Herzkammer	Nebenwirkungen: Brechreiz, Erbrechen, Schwitzen, Unruhe, Kopfschmerz, Palpitation *Beachte:* NPN-Einsatz erfordert exaktes BD-Monitoring (blutig oder ersatzweise Doppler-Sonde!) u. zentralen Venenkatheter. Zu rasche BD-Senkung gefährdet Patienten mit CHK oder cerebrovaskulärer Insuffizienz. Bei *Langzeittherapie*: wegen möglicher Toxizität *Thiocyanat*-Spiegel prüfen. Dieser darf *12 mg% nicht übersteigen!* Bei Nicht-Ansprechen auf NPN: Infusion von Na-Thiosulfat (150 mg/kgKG in ca. 15 Min.). Danach meist Aufhebung der NPN-Resistenz zu erreichen! Extravasation vermeiden!
3. Hydralazin Dihydralazin	i.v. (p. os nicht für Notfall geeignet) Initial: 20–40 mg i.v.; die Höhe der erforderlichen Dosis variiert stark! Eine Tagesdosis von 400 mg sollte nicht überschritten werden!	nach ca. 15–20 Min. *Nicht immer wirksam!*	scheint besonders geeignet für hypert. Krise während ak. Glomerulonephritis u. Eklampsie (S. 209ff.)	Nebenwirkungen: (s. auch Tab. 106) 1. Gastrointestinale Beschwerden 2. Myalgien 3. Lupus erythematodes, «Hepatitis» 4. Knochenmarkdepression 5. Natrium- u. Wasserretention *Beachte:* Na- u. Wasserretention sowie Reninstimulation, Tachykardie, SV- u. HZV-Steigerung können durch *Diuretika bzw. Beta-Blocker vermieden werden.* Bei CHK oder hypertensiver Encephalopathie *ohne gleichzeitige Beta-Blockade kontraindiziert!*

			Nebenwirkungen: (s. auch Tab. 106)
4. *Methyldopa*	i.v. (p. os nicht für Notfall geeignet) Als Tropfi: 300–1000 mg in 100 ml Glukose 5 % über 45–60 Min. als Richtlinie.	*nach etwa 4–6 Std. Maximaleffekt, Wirkdauer ca. 24 Std.!*	senkt weniger drastisch den BD; besitzt antipyretische Wirkung; senkt den Plasma-Renin-Spiegel. Beeinflußt die Durchblutung der Vitalorgane kaum neg. (Nierenperfusion sogar besser!)	1. *Sedierung* (kann erwünscht sein!) 2. Bradykardie 3. Abfall des HZV 4. Na- u. Wasserretention 5. Orthostase 6. pos. Coombs-Test 7. Hämolytische Anämie 8. Reversible Leberschädigung 9. Fieber 10. Granulo- u. Thrombozytopenie *Beachte:* Dosisreduktion bei Niereninsuffizienz! Besondere Indikation scheint für Hypertension bei Carcinoid gegeben.
5. *Trimetaphan* (s. auch Bd. I)	i.v. als Tropfinfusion (1 mg/ml 5 % Glukose) Initial: 0,1–1 mg/min. anschließend nach Effekt titrieren! *Tachyphylaxie häufig!*	*innerhalb von 5 Min.; Wirkzeit sehr kurz* (wenige Min.!)	Potentes Pharmakon mit vasodilatatorischer u. ganglioplegischer Eigenschaft. Gut steuerbar, kurze Wirkzeit Günstige Wirkung auf Pre- u. Afterload bei Herzinsuffizienz	*Nebenwirkungen:* 1. Mydriasis (bei fehlendem Pupillarreflex – nachteilig bei cerebraler Symptomatik!) 2. Urinretention (Blasenatonie) 3. Störung der Darmmotilität bis zum adynamischen Ileus 4. Histaminfreisetzung 5. Schwere Orthostase durch Ganglienblockade *Beachte:* Trimetaphan besitzt die gleichen Indikationsgebiete wie NPN, ist jedoch wegen erheblicher Nebenwirkungen (und Tachyphylaxie) dem Nitroprussid-Na. unterlegen. Die Blutdrucksenkung ist stark lageabhängig (was bei der kontrollierten Hypotension ausgenutzt wird). Besondere Gefährdung infolge zu raschem BD-Abfall bei CHK oder cerebrovask. Insuff.! Die in der Regel zu beobachtende Tachykardie hat *keinen HZV*-Anstieg zur Folge (auf Grund des venösen Poolings). Die Zufuhr sollte bei Beendigung der Therapie *stufenweise* reduziert werden.

Allgemeine therapeutische Grundsätze bei der Behandlung der hypertensiven Krise:

Allgemeine therapeutische Grundsätze bei der hypertensiven Krise:
1. Sedierung (Ausnahme: Verschleierungsmöglichkeit einer cerebralen Symptomatik!)
2. Oberkörper-Hochlagerung
3. Diurese mit 20–80 mg Furosemid; Cave: bei V.a. Hypokaliämie!
4. Digitalisierung (z. B. Beta-Methyldigoxin), Digitalisstatus? S.-Kalium? EKG?
5. Lungenödemprophylaxe: 2 Kps. Nitroglyzerin à 0,8 mg

[1]) Durchschnittliche Wirkungsdauer wichtigster Antihypertonika (in Tagen) nach (17): Di-Hydralazin: 1, Propranolol: 2, Diuretika: 4, Guanethidin: 10, Reserpin: 14

[2]) Beachte: 1 ml 5 % Glukose = 17 gtt.; 1 gtt. 0,01 % NPN-Lösung = 6 Gamma NPN!

Tab. 108: Wahl der Medikamente zur Behandlung der hypertensiven Krise (nach (3) mod.), siehe Seite, s. auch Tab. 107

Ursache der hypertensiven Krise	Indizierte Medikamente	Kontraindizierte oder mit Vorsicht anzuwendende Medikamente
Akute hypertensive Encephalopathie	Nitroprussid-Na Trimethaphan	Hydralazin[1]) alpha-Methyldopa[1]) Diazoxid[1])
Akutes Linksherzversagen[8])	Nitroprussid-Na Trimethaphan Nitroglycerin Diazoxid[7])	Hydralazin
Subarachnoidale Blutung	Nitroprussid-Na Trimethaphan	Diazoxid[2]) alpha-Methyldopa[2]) Hydralazin[2])
Akute Coronarinsuffizienz	Nitroglyzerininfusion Nitroprussid-Na	Hydralazin[3]) Diazoxid[3])
Akutes Aneurysma dissecans der Aorta	Trimethaphan Nitroprussid-Na	Hydralazin[4]) Diazoxid[4])
Maligne Hypertension, die fortschreitet	Diazoxid[7]) u. Furosemid Nitroprussid-Na Trimethaphan Hydralazin + Beta-Blocker + Saluretikum	
Katecholamin-Krise[9]) und Hypertensive Krisen in Verbindung mit MAO-Inhibitoren	Phentolamin[5]) Nitroprussid-Na	Alle sonstig angeführten

[1]) Hydralazin u. Diazoxid können auf Grund cerebraler Durchblutungssteigerung ein evtl. bestehendes Hirnödem fördern. Methyldopa ist wegen Verschleierung der cerebralen Symptomatik kontraindiziert.

[2]) wie unter 1). *Beachte:* Bei *Verschlechterung des neurol. Status* ist die *Therapie sofort abzubrechen!* (Verstärkung der Blutung durch Lösen von Spasmen)

[3]) Hydralazin u. Diazoxid verkürzen die Coronarperfusionszeit (Diastole) und steigern den $M\dot{V}O_2$ (HZV-Vergrößerung)

[4]) Der syst. BD soll um 100 – 120 mm Hg liegen! *Hydralazin* u. *Diazoxid* sind zu meiden, da sie SV u. HZV *erheblich* steigern und somit das *Aneurysma vergrößern können.*

[5]) Bei bekanntem Phäochromozytom: 5 – 10 mg Phentolamin (Regitin®) i. v.

[6]) NPN kann generell bei allen Formen der hypertensiven Krise verwendet werden!

[7]) Diazoxid ist in hohem Maße an Eiweiß gebunden. Bei Pat. mit Urämie sowie solchen mit Eiweißmangelzuständen ist die Dosis zu reduzieren. Sympatholytika oder Ganglienblocker (z. B. Propranolol bzw. Guanethidin) üben einen synergistischen Effekt aus.

[8]) Wenn keine Kontraindikation besteht, bietet sich beim Myokardinfarkt oder bei Myokardischämie die Kombination NPN und Beta-Rezeptorenblockade an. Eine Alternative stellt Nitroglycerin dar (s. S. 188)!

[9]) Bei der Katecholamin-Krise empfiehlt sich: in 5 minütlichen Abständen 5 mg Phentolamin i. v., bis sich der Blutdruck einreguliert hat. Als Langzeittherapie: Phenoxybenzamin (Dibenzyran®) 1 mg/kg KG i. v. alle 12 – 24 Std. und Beta-Rezeptorenblockade; s. auch S. 234.

Tab. 109: Wichtigste Wechselwirkungen zwischen Pharmaka mit Angriffspunkt am sympathoadrenalen System und anderen Arzneistoffen (nach (6))

Sympathomimetika	Xanthinderivate	starke ZNS-Stimulierung
	Monoaminoxydase-Hemmer	hypertone Krisen
	tricyclische Antidepressiva,	gegenseitige Wirkungsverstärkung
	halogenierte Narkotika Cyclopropan	Sensibilisierung des Myokards: ventrikuläre Tachykardien, Kammerflimmern
	Reserpin, Guanethidin	erhöhte Empfindlichkeit gegenüber direkt wirkenden Sympathomimetika
	andere Antihypertensiva	gegenseitige Wirkungsabschwächung
Sympatholytika Secale-Alkaloide: Amino-Alkaloide	vasopressorische Substanzen	hypertone Krisen
«β-Blocker» mit chinidinartiger Wirkung	Äther, Halothan	additive Kardiodepression
Antisympathotonika Reserpin, Guanethidin, α-Methyldopa;	Phenothiazinderivate, Sympathomimetika, tricyclische Antidepressiva;	verstärkte Blutdrucksenkung s. o.; indirekte: Wirkungsabschwächung abgeschwächte Blutdrucksenkung
Reserpin	Monoaminoxydase-Hemmer	verstärkte Blutdrucksenkung
Guanethidin	Narkosemittel	starker Blutdruckabfall
Reserpin	Antikonvulsiva	Krampfschwelle kann erniedrigt sein; evtl. höhere Dosen von Antikonvulsiva erforderlich
Guanethidin	Alkohol	verstärkte Blutdrucksenkung
α-Methyldopa	L-Dopa	abgeschwächte Wirkung von L-Dopa
	Monoaminoxydase-Hemmer	hypertone Krisen möglich: Kopfschmerzen, evtl. Halluzinationen
Vasodilatatoren und Antihypertensiva	«Nitrite»	verstärkte Blutdrucksenkung

Literatur:

(1) Brech, W. J., Heimsoth, V. H.: Niere und Hochdruck. In: Praktische Nephrologie im Erwachsenen- und Kindesalter. Hrsgb.: H. E. Franz, K. Schärer. F. Enke-Verlag Stuttgart 1975, S. 146
(2) Bühler, F. R. et al.: Propranolol inhibition of renin secretion. N. Engl. J. Med. 287 (1972) 1209
(3) Chung, E. K.: Cardiac emergency care. Lea & Febiger, Philadelphia 1975, 258
(4) Diem, K., Lentner, C.: Wissenschaftliche Tabellen. Documenta Geigy, Basel 1975
(5) Ganten, D., Dietz, R., Lüth, B., Gross, F. (Hrsgb.): Beta-adrenerge Blocker und Hochdruck, G. Thieme-Verlag, Stuttgart 1976
(6) Greeff, K., Köhler, E.: Pharmakologische Beeinflussung der cholinergen Erregungsübertragung. In: Allgemeine und spezielle Pharmakologie und Toxikologie. Hrsg.: W. Forth, D. Henschler, W. Rummel. Wissenschaftsverlag Basel 1975, S. 134
(7) Makoff, D. L.: Hypertension. In: Handbook of critical care. Hrsgb.: J. L. Berk, J. E. Sampliner, J. Sh. Artz, B. Vinocur, Little, Brown and Co., Boston 1976, 175 – 203
(8) Nickerson, M., Ruedy, J.: Antihypertensive agents and the drug therapy of hypertension. In: The Pharmacological Basis of Therapeutics. Hrsgb.: L. S. Goodman, A. Gilman. Macmillan Publishing Co., Inc. New York – Toronto – London 1975, S. 705 ff.
(9) Rahn, K. H.: Klinische Pharmakologie der Antihypertensiva. Nieren- und Hochdruckkrankheiten 2 (1973) 78
(10) Rushmer, R. F.: Cardiovascular dynamics. W. B. Saunders Co., Philadelphia – London – Toronto 1976, 284
(11) Schollmeyer, P.: Arterielle Hypertonie. In: Herzkrankheiten. Hrsgb.: H. Reindell, H. Roskamm. Springer-Verlag, Berlin – Heidelberg – New York 1977, 838
(12) Shin, B. et al.: Hyperglycemic hyperosmolar nonketotic coma following diazoxide, anesthesia and operation. Anesth. Analg. 56 (1977) 506
(13) Strauer, B. E.: Das Hochdruckherz, Springer-Verlag, Berlin – Heidelberg – New York 1978
(14) Weidmann, P., Fuss, O.: Medikamentöse Hypertoniebehandlung 1977. Schweiz. med. Wschr. 108 (1978) 1 – 18
(15) Wernig, C.: Neue Aspekte bei der Behandlung des Hochdrucks. Med. Klinik 69 (1974) 1095
(16) Zacest, R. u. Mitarb.: Treatment of essential hypertension with combined vasodilatation and beta-adrenergic blockade. N. Engl. J. Med. 286 (1972) 617
(17) Zdansky, E.: Röntgendiagnostik des Herzens und der großen Gefäße. Springer-Verlag, Wien 1962

Weiterführende Literatur:

(18) Elwood, Ch. M.: The management of surgery in the hypertensive patient (In: J. H. Siegel, P. Chodoff: The aged and high-risk surgical patient. Grune & Stratton, New York 1976, pg. 193 – 197)
(19) Kaplan, N. M.: Clinical Hypertension. Williams & Wilkins, Baltimore 1978
(20) Nies, A. S.: Hypertension. In: Clinical Pharmacology (ed. by: Melmon, K. L., Morelli, H. F.). Macmillan Publishing Co., Inc. New York 1978, pg. 155 – 209
(21) Weber, M. A.: Saralasin testing for renin-dependent hypertension. Arch. Intern. Med. 139 (1979) 93

7. Eklampsie

Tab. 110: Eklampsie
(→ Physiologische Veränderungen in der Spätschwangerschaft, Bd. I, → Periduralanästhesie in der Geburtshilfe, Bd. I)

Pathogenetische Faktoren und Symptomatik	Überwachung bei Mutter u. Kind	Therapie der Präeklampsie	Therapie des Status eklampticus
Triggermechanismen sind unbekannt (humorale Faktoren – wie beim Schwartzmann-Phänomen (6) – Immuntoleranz zu Placenta u. Fetus? (14))	*Mutter:* EKG, HF, BD$_{syst.}$ BD$_{diast.}$ (evtl. MAP), ZVD (evtl. PCWP). Harnzeitvolumen, Flüssigkeitsbilanz/ 6stdl., Säure-Basen-Status (pO$_2$, pCO$_2$), Laktat (im Serum). Osmolität (Plasma, Urin), Gerinnungsstatus, Augenhintergrund, Neurol. Status (Hirnödem u. intrakranielle Blutung sind in ca. 30% Todesursachen!), evtl. EEG u. Carotisangiographie. *Bei MgSO$_4$-Gabe:* Plasma-Mg-Spiegel-Ko.! Patellarsehnenreflex? (verschwindet bei Plasmakonz. > 10 mmol/l). Unter gleichzeitiger Periduralanästhesie: Tricepsreflex prüfen!	I. *Kausale Therapie:* Geburtsbeendigung! II. *Symptomatische Therapie:* Sedierung: Diazepam, MgSO$_4$ (∅ coctail lytique!) *Schmerzausschaltung* (kontinuierliche Periduralanästhesie, siehe Bd. I; evtl. Pentazocin oder Pethidin i. m. *Blutdrucksenkung:* Periduralanästhesie oder Dihydralazin (Nepresol®) in Tropfinfusion. Bei hypertoner Krise: Hypertonalum® als Schußinjektion i. v.[1]) *Normalisierung des häufig verminderten Plasmavolumens* durch Human-Albumin (daher: kein Aderlaß!) *Förderung der Diurese:* bei Anurie: Lasix, bei Oligurie: Mannit 20% nach Testdosis (s. S. 331, 332) *Heparinisierung* bei gesicherter Verbrauchskoagulopathie (DIG, s. S. 382) *Digitalisierung* (nur bei Zeichen einer Linksherzinsuffizienz) O$_2$-*Therapie* (s. S. 29 ff.) bei hypoxischem Hyperventilationssyndrom	*Sedierung:* MgSO$_4$ + Diazepam oder Chlormethiazol (wenn starke Sedierung notwendig: NT-Intubation) *Antikonvulsive Behandlung:* mit Diazepam (10 mg in 2 min. i. v.) oder Thiopental in Einzeldosen von 25 mg i. v.; *Krampfprophylaxe:* MgSO$_4$, Diphenylhydantoin! Wenn Konvulsionen nicht sistieren: Curarisierung u. Beatmung (IPPB ohne PEEP). Eine prophylaktische Curarisierung ist jedoch nicht weitgehend von der Zahl der Konvulsionen abhängig! Beachte: Prognose der Eklampsie ist weitgehend von der Zahl der Konvulsionen abhängig! *Blutdrucksenkung:* Dihydralazin (Nepresol®), zusätzlich Thiaziddrivate und Betablocker (s. S. 201 ff.). *Cave:* Rapide Blutdrucksenkung oder P$_d$ < 90 mmHg können zu Drosselung des plancetaren Kreislaufs führen! *Langzeitintubation u. Beatmung bei:* Koma, Aspirationsgefahr, starker Sedierung, schwerer Hypoxie, Atemdepression, Atemwegsobstruktion oder St. epilepticus. *Cave:* Hyperventilationsalkalose (11)! *Normalisierung des Plasmavolumens* *Förderung der Diurese* *Heparinisierung bei gesichertem DIG* *Schmerzausschaltung* (jedoch keine Katheter-PDA, wenn Heparinisierung notwendig!) *Prophylaxe u. Behandlung des Hirnödems* (s. S. 475) *und des Lungenödems* (s. S. 104) *Totale parenterale Ernährung* (s. S. 577 ff.) *Behandlung der Niereninsuffizienz* (s. S. 336) *Behandlung der Magenatonie u. des paralyt. Ileus* sowie der Störungen des Wasser-Elektrolyt- u. Säure-Basen-Haushalts (Tris dem NaHCO$_3$ vorzuziehen!) *Geburtsbeendigung* (unter Oxytocin-Tropf oder durch Sectio caesarea unter PDA), wenn: a) die 36. Schwangerschaftswoche überschritten, b) der BD unter Behandlung > 150/100 mmHg, c) die Proteinurie persistiert und d) die Konvulsionen beherrschbar sind.
Placentaischämie ↓ Trophoblast-Degeneration ↓ DIG Aktivierung des Renin-Angiotensin-Systems. Aldosteron ↑ Stase u. Generalisierter Thrombose Vasospasmus (Arteriolen u. Kapillaren) system. u. pulm. Hypertonie, GFR ↓: Proteinurie, Tubuläre H$_2$O- u. Natrium-Resorption ↑: Oedeme Ak. Nierenversagen (ANV) Ak. resp. Insuffizienz (ALV) Li.-Herzversagen, Lungenödem, Lebernekrose, Hirnoedem (Konvulsionen), Intrakranielle Blutung.			wie bei Präeklampsie (siehe dort)
Leichte Präeklampsie: Hypertonie (RR > 140/90) u. Oedeme. *Schwere Präeklampsie:* Hypertonie (RR > 140/90), Oedeme u. Albuminurie. *Eklampsie:* Präeklampsie u. Konvulsionen	*Foetus:* CTG (s. Bd. I.) Amnioskopie, Oestrogenbestimmung, Bestimmung des Lecithin-Sphyngomyelin-Index	*Zusätzliche Maßnahmen:* Mastitis-Prophylaxe, Wehenhemmung, Korrektur der metabolischen Acidose	

[1]) *Cave:* Durch Förderung von H$_2$O bzw. Na$^+$-Retention und Reninstimulation können Hydralazin u. Diazoxid ein bestehendes Hirnödem fördern! Es empfiehlt sich daher, sie mit Diuretika u. Betablockern zu kombinieren. Durch den relaxierenden Effekt auf die glatte Muskulatur kann Diazoxid einen Wehenstillstand bewirken. Therapie: Oxytocin!

Tab. 111: Dosierung von Medikamenten bei Eklampsie und deren Nebenwirkungen
→ Periduralanästhesie in der Geburtshilfe, Bd. I.
→ Benzodiazepine, Bd. I.
→ Kontrollierte Hypotension, Bd. I.

Pharmaka	Initialdosis	Aufrechterhaltungsdosis (Perfusor, Infusionspumpe)	Indikationsbereich	Nebenwirkungen u. Wechselwirkungen
Diazepam (Valium®)	2.5 mg/min. bis max. 10 mg i. v.	2–4 mg/h, max. 20–30 mg pro die i. v, evtl. kombiniert mit Chlormethiazol	Präeklampsie, Eklampsie	> 20–30 mg pro die: Muskelhypotonie, Temperaturregulationsstörung u. Kernikterus beim Neugeborenen möglich (siehe auch Placenta-Passage, Bd. I.)
Magnesiumsulfat (Magnorbin 20 %®)	4 g in 5 min. i.v. oder 4–10 g i.m. (nach Flowers (3))	1 g/h oder 4stdl. 4–10 g i. v. (über Motorspritze) (Plasma-Mg-Konz. bei dieser Dosis: ca. 5–8 mmol pro Liter) Bei Oligurie: Dosis stark reduzieren (Kontrolle des Plasma-Mg-Spiegels!)	Präeklampsie	Magnesiumintoxikation bei Plasma-Mg-Konzentration > 10 mmol/l: Blutdruckabfall, AV-Block; bei Mg-Spiegel > 15–20 mmol/l: Apnoe. Cornealreflex erlischt bei Mg-Konzentration von > 30 mmol/l. Potenzierung von kompetitiven Muskelrelaxantien durch Abfall präsynaptischen Block. Stärkerer RR-Abfall bei rückenmarksnahen Blockaden. *Antidot:* 1–2 ml/min 25 % $CaCl_2$ oder 10 % Ca-glukonat
Chlormethiazol (Distraneurin 0.8 %®)	3–4 ml/min. in Tropfinfusion bis Patient ausreichend sediert ist.	ca. 1 ml/min, mit Infusionspumpe (möglichst mit Diazepam kombinieren, um große Volumenzufuhr zu vermeiden)	Eklampsie (wenn Diazepam u. $MgSO_4$ nicht ausreichen)	Atemdepression, vorübergehende Blutdrucksenkung, Potenzierung der Wirkung von Opiaten (z. B. Pethidin) und Neuroleptika!
Dihydralazin-methansulfonat (Nepresol® CIBA Amp. à 25 mg)	20 mg langsam i. v., dann 5 mg alle 20 min i. v. bis P_d < 110 mmHg	2–20 mg/h, streng nach Wirkung (Infusionspumpe, 100–200 mg Nepresol® pro 250 ml NaCl 0.9 %)	Präeklampsie, Eklampsie	Wasser- u. Na^+-Retention. *Reflextachykardie* (kann durch gleichzeitige Gabe von Betablockern, z.B. 2–4 mg Propranolol – langsam i.v. – beherrscht werden). Potenzierung der Wirkung von Thiazid-Diuretika u. Betablockern! Drosselung des placentaren Kreislaufs bei rapidem oder starken Blutdruckabfall (P_s < 90 mmHg)

Bupivacain 0.375 % (Meaverin ultra®) für kontinuierliche Periduralanästhesie	Für Behandlung der Hypertension sind Einzeldosen von 9–10 ml Bupivacain 0.375 % notwendig. Die elektive Katheter-PDA wird zum Zeitpunkt der Amnioskopie oder Amniocentese gesetzt und über 24 h nach der Geburt aufrechterhalten (9, 10)	siehe PDA in der Geburtshilfe, Bd. I	siehe Komplikationen der rückenmarksnahen Blockaden in der Geburtshilfe, Bd. I.
Heparin	20000–30000 IE pro die mit Perfusor	Verbrauchskoagulopathie (s. S. 378 ff.)	siehe Gerinnungshemmung u. Heparinneutralisierung, Bd. I.! *Cave:* Periduralanästhesie bei heparinisierten Patientinnen!
Dexamethason	2 stdl. 4–8 mg (gleichzeitig Streßulcusprophylaxe: Antacida + Tagamet®!)	Hirnödem Hirnödemprophylaxe	
Diazoxid (Hypertonalum® Amp. à 300 mg/ 20 ml)	5 mg/kgKG rasch (<10 sec) i.v. 12 stdl. max. 5 mg/kgKG i.v. (nicht in Infusion!)	Schwere hypertone Krise	Hyperglykämie, Verstärkung der Wirkung von Thiazid-Diuretika u. Kumarinderivaten. *Wehenstillstand* (Uterus reagiert jedoch prompt auf Oxytocin!), H_2O- u. Na^+-Retention.
Furosemid (Lasix®)	20–40 mg i.v. 20–40, max. 250 mg 6 stdl.	Lungenödem, Hyperhydration	Hypokaliämie! Kontraindiziert beim Hirnödem!

Literatur:

(1) Baskett, T. F., Bradford, C. R.: Active management of severe pre-eclampsia. Canad. Med. Assoc. J. *109* (1973) 1209·
(2) Dick, W.: Intensiv-Kreißsaal (In: H. Benzer, R. Frey, W. Hügin, O. Mayrhofer, Hrsg.: Lehrbuch der Anaesthesiologie, Reanimation und Intensivtherapie. Springer V., Berlin – Heidelberg – New York, 1977, S. 736)
(3) Flowers, C. E.: Magnesium sulfate in obstetrics. Amer. J. Obstet. Gynecol. *91* (1965) 763
(4) Hedley-Whyte, J., Burgess, G. E., Feeley, Th. W., Miller, M. G.: Applied physiology of respiratory care. Little, Brown and Comp., Boston, 1976
(5) Hollmén, A., Jägerhorn, M.: The effects of epidural anaesthesia and caesarian section on foetal and maternal acid-base balance at birth. Acta anaesth. scand. *12* (1968) 115
(6) Hibbard, B. M., Rosen, M.: The management of severe pre-eclampsia and eclampsia. Brit. J. Anaesth. *49* (1977) 3
(7) Kontokollias, J. S., Kunze, R., Möhlenhof, O.: Intensivtherapie der schweren manifesten Eklampsie. Anaesthesist *23* (1974) 354
(8) Kucher, R., Steinbereithner, K.: Eklampsie (In: R. Kucher, K. Steinbereithner, Hrsg.: Intensivstation, Intensivpflege, Intensivtherapie. Thieme V. Stuttgart, 1972)
(9) Moir, D. D., Victor-Rodrigues, L., Willocks, J.: Epidural analgesia during labour in patients with pre-eclampsia. J. Obstet. Gynecol. Brit. Commonw. *72* (1972) 264
(10) Moir, D. D.: Obstetric anaesthesia and analgesia. Baillière Tindall, London, 1976
(11) Motoyama, E. K., Rivard, G., Akeson, F., Cook, C. D.: Adverse effect of maternal hyperventilation on the foetus. Lancet *i* (1966) 286
(12) Pritchard, J. A., Pritchard, S. A.: Standardized treatment of 154 consecutive cases of eclampsia. Amer. J. Obstet. Gynecol. *123* (1975) 543
(13) Speroff, L.: Toxemia of pregnancy: mechanism and therapeutic management. Amer. J. Cardiol. *32* (1973) 582
(14) Robertson, W. B., Brosens, I., Dixon, H. G.: The pathological response of the vessels of the placental bed to hypertensive pregnancy. J. Pathol. Bact. *93* (1967) 581

Weiterführende Literatur:

(15) Abouleish, E.: Pain control in obstetrics. J. B. Lippincott Co., Philadelphia – Toronto 1977
(16) Bromage, P. R.: Epidural Analgesia. W. B. Saunders Co., Philadelphia – London – Toronto, 1978
(17) Crawford, J. S.: Principles and practice of obstetric anaesthesia. Blackwell Scientific Publications, Oxford – London – Edinburgh – Melbourne, 1978

8. Digitalis

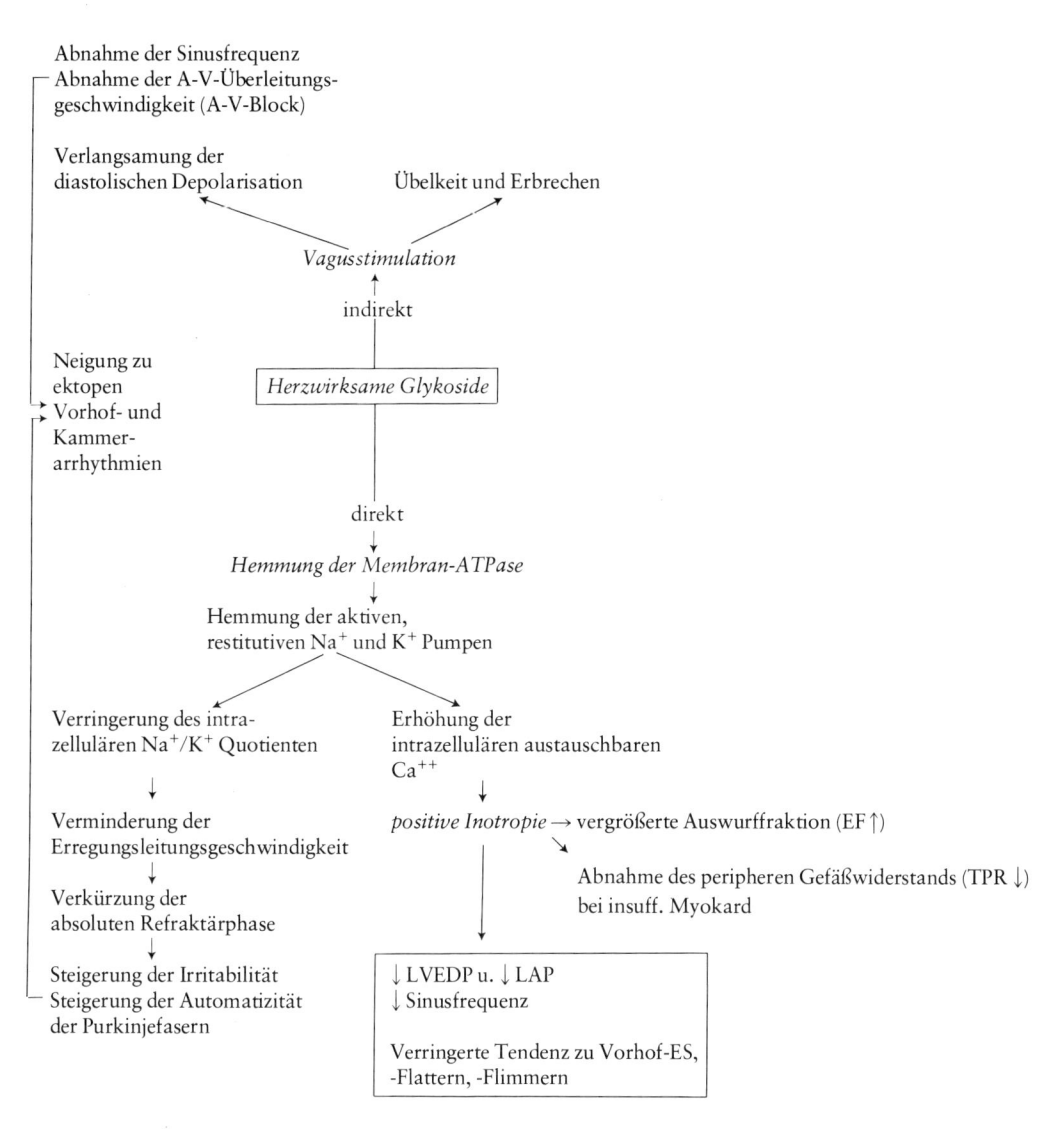

```
Abnahme der Sinusfrequenz
┌ Abnahme der A-V-Überleitungs-
│   geschwindigkeit (A-V-Block)
│
│   Verlangsamung der
│   diastolischen Depolarisation          Übelkeit und Erbrechen
│                          ↖           ↗
│                           Vagusstimulation
│                                ↑
│                              indirekt
│   Neigung zu
│   ektopen               ┌─────────────────────┐
└→ Vorhof- und            │ Herzwirksame Glykoside │
│   Kammer-               └─────────────────────┘
│   arrhythmien                   │
│                               direkt
│                                 ↓
│                    Hemmung der Membran-ATPase
│                                 ↓
│                      Hemmung der aktiven,
│                 restitutiven Na⁺ und K⁺ Pumpen
│                           ↙           ↘
│   Verringerung des intra-         Erhöhung der
│   zellulären Na⁺/K⁺ Quotienten    intrazellulären austauschbaren
│              ↓                    Ca⁺⁺
│   Verminderung der                       ↓
│   Erregungsleitungsgeschwindigkeit   positive Inotropie → vergrößerte Auswurffraktion (EF↑)
│              ↓                             ↘
│   Verkürzung der                     Abnahme des peripheren Gefäßwiderstands (TPR ↓)
│   absoluten Refraktärphase           bei insuff. Myokard
│              ↓
│   Steigerung der Irritabilität      ┌──────────────────────────────┐
└─ Steigerung der Automatizität       │ ↓ LVEDP u. ↓ LAP             │
    der Purkinjefasern                │ ↓ Sinusfrequenz              │
                                      │                              │
                                      │ Verringerte Tendenz zu Vorhof-ES,
                                      │ -Flattern, -Flimmern         │
                                      └──────────────────────────────┘
```

Abb. 94: Wirkungsweise der herzwirksamen Glykoside (nach (7) ergänzt), s. auch Tab. 133

Anmerkung:
Die Glykoside stellen derzeit noch die einzige Substanzgruppe mit positiver inotroper Wirkung dar, die sich für die Langzeittherapie der Herzinsuffizienz eignet. Das *ideale* Pharmakon ist Digitalis jedoch nicht, weil es lediglich eine enge therapeutische Breite besitzt, oft unerwünschte Wirkungen auf das Reizleitungssystem ausübt, den myokardialen O_2-Verbrauch steigert und den peripheren Gefäßwiderstand beeinflußt.
Amrinone, ein Bipyridin-Derivat, das sich z. Zt. in klinischer Erprobung befindet, könnte dem Digitalis überlegen sein. Sein Wirkungsmechanismus ist bisher ungeklärt.
Nach Angaben von Benotti u. Mitarb. zeigt Amrinone folgende Kreislaufwirkungen:
Anstieg von HZV, SV, Schlagarbeit (SW); Abfall von LVEDP und PCWP. Die Herzfrequenz (HF) bleibt praktisch unbeeinflußt, der periphere Widerstand (TPR) sinkt geringgradig.

Interessanterweise zeigt das Pharmakon selbst bei Volldigitalisierung noch einen Anstieg der Myokardkontraktilität, ohne cardiotoxische Nebenwirkungen (z.B. auf das Reizleitungssystem) auszuüben. Inwieweit es den MVO_2 beeinflußt – eine Schlüsselfrage – ist noch ungeklärt! (Benotti, J. R., Grossman, W., Braunwald, E. et al.: Hemodynamic Assessment of Amrinone. New Engl. J. Med. 299 (1978) 1373–1377; Le Jemtel, T. H., Keung, E., Sonnenblick, E. H. et al.: Amrinone: A new non-glycosidic, non-adrenergic cardiotonic agent effective in the treatment of intractable myocardial failure in man. Circulation 59 (1979) 1098)

Tab. 112: Pharmakokinetische Eigenschaften herzwirksamer Glykoside (nach (6) mod.)

Substanzen	Lipophilie	Resorptionsquote %	Proteinbindung %	Abklingquote %	Vollwirkdosis (mg)	Erhaltungsdosis (mg/Tag)
Strophanthin (Kombetin®)		2–10	5	40	0,6	0,25 i.v.
Digoxin (Lanicor®)		50–85	40	20	2,5	0,50
Acetyldigoxin (Novodigal®)		80–90	40	20	2,0	0,40
Methyldigoxin (Lanitop®)		75–95	20	20	1,5	0,30
Digitoxin (Digilong®)		100	95	7	2,0	0,15

Substanzen	Wirkungseintritt i.v. (min)	Wirkungseintritt oral (h)	Wirkungsmaxim. i.v. (h)	Wirkungsdauer (Tage)	Nieren-/Leberfunktion wesentlich für die Abklingquote	
Strophanthin (Kombetin®)	3–10	–	0,5–1	1–2	+++	–
Digoxin (Lanicor®)	10–30	2–3	3	3–6	++	–
Acetyldigoxin (Novodigal®)	5–20	0,5	2–3	3–6	++	–
Methyldigoxin (Lanitop®)	5–20	0,3	0,5–1	3–6	++	+
Digitoxin (Digilong®)	30–60	3–5	8	14–21	–	+++

Zu beachten:
– Für die perorale Sättigung ist es zweckmäßig, sich auf Glykoside mit hoher Resorptionsquote zu beschränken (Digoxin, α- und β-Acetyldigoxin oder β-Methyl-Digoxin und Digitoxin)
– «Wer chronisch unterdosiert, riskiert im Stadium kardialer Dekompensation die chronische Organstauung mit indurativem Umbau von Lungen, Leber, Milz und Nieren» (15).

Tab. 113a: Dosierung wichtiger Herzglykoside (Auswahl)[1]) nach H. Jahrmärker (5)

Substanz, Handelspräparate, Zubereitungsdosis	durchschnittliche tägliche Erhaltungsdosen (= Äquivalenzdosen) in mg	Dosierungsbeispiele für schnelle bis mittelschnelle Sättigungstherapie bei unvorbehandelten Patienten (anschließend Fortsetzung mit Erhaltungsdosen)	sog. «Vollwirkdosis» in mg
Strophanthin z.B. Kombetin® Amp. zu 0,125 und 0,25 mg	i.v. 0,25 (2 × 0,125)	am 1. Tag 1 × 0,25 mg und 1–2 × 0,125 mg i.v., am 2. Tag 2–3 × 0,125 mg i.v.	i.v. 0,6
Lanatosid C z.B. Cedilanid® Amp. zu 2 ml = 0,4 mg Dragées zu 0,25 mg	i.v. 0,3–0,4 oral 0,75–1,0 (3–4 × 1 Tbl.)	i.v. 2 × 1 Amp. 2–3 Tage oral 6 × 1 Dragée 3–4 Tage	i.v. 2 oral 5
Digoxin z.B. Lanicor® Amp. zu 1 ml = 0,25 mg Tabl. zu 0,25 mg	i.v. 0,25–0,3 oral 0,4 (3 × ½ bis 2 × 1 Tbl.)	i.v. 2 × 1 Amp. 3–5 Tage oral 3 × 1 Tbl. 3–5 Tage	i.v. 2 oral 3
Acetyl-Digoxin z.B. Novodigal® (Sandolanid®, Dioxanin® nur Tbl.) Amp. zu 2 ml = 0,4 mg Tbl. zu 0,2 mg	i.v. 0,2–0,3 oral 0,3–0,4 (3 × ½ bis 2 × 1 Tbl.)	i.v. 2 × 1 Amp. 2–3 Tage oral 3 × 1 Tbl. 3–4 Tage	i.v. 2 oral 2,5
Methyl-Digoxin z.B. Lanitop® Amp. zu 2 ml = 0,2 mg Tbl. zu 0,1 mg	i.v. 0,2–0,25 oral 0,2–0,3 (2 × 1 bis 3 × 1 Tbl.)	i.v. 2 × 1 Amp. 3–5 Tage oral 2 × 2 Tbl. 3–5 Tage	i.v. 2 oral 2,2
Digitoxin z.B. Digimerck® (Digilong®, Digitoxin® nur Tbl.) Amp. zu 1 ml = 0,25 mg Tabl. zu 0,1 mg	i.v. 0,14 oral 0,14 (1–1½ Tbl.)	i.v. 2 × 1 Amp. 3–4 Tage oral 5 × 1 Tbl. 3–4 Tage	i.v. 2 oral 2

[1]) Bewertungskriterien und vollständigere Liste von Digitalispräparaten siehe weiterführende Literatur (15)

Tab. 113b: Dosierungsrichtlinien für die gebräuchlichsten Herzglykoside (mg/kg KG) bei Kindern (nach: Dressler, F.: Behandlung mit herzwirksamen Glykosiden bei Kindern. Monatsschrift Kinderheilkunde *116* (1968) 1); s. auch S. 623

	Alter		24 Std.-Schnellsättigungsdosis	tgl. Erhaltungsdosis
Digitoxin	Neugeborene Frühgeborene	i. v., i. m., oral	0,02 – 0,03 mg	$1/10 - 1/8$ der Schnellsättigungsdosis
	2 Wochen bis 2 Jahre	i. v., i. m., oral	0,04 – 0,06 mg	
	über 2 Jahre	i. v., i. m., oral	0,02 – 0,04 mg	
Digoxin	Neugeborene Frühgeborene	i. v., i. m., oral	0,03 – 0,05 mg 0,04 – 0,06 mg	$1/5 - 1/3$ der Schnellsättigungsdosis
	2 Wochen bis 2 Jahre	i. v., i. m., oral	0,04 – 0,06 mg 0,06 – 0,08 mg	
	über 2 Jahre	i. v., i. m., oral	0,02 – 0,04 mg 0,04 – 0,06 mg	
Lanatoside	Neugeborene Frühgeborene	i. v., i. m., oral	0,02 – 0,04 mg 0,05 – 0,08 mg	$1/5 - 1/3$ der Schnellsättigungsdosis
	2 Wochen bis 2 Jahre	i. v., i. m., oral	0,04 – 0,06 mg 0,10 – 0,12 mg	
	über 2 Jahre	i. v., i. m., oral	0,02 – 0,04 mg 0,05 – 0,08 mg	
Strophanthin	Neugeborene Frühgeborene	i. v.	0,008 – 0,01 mg	$1/2$ der Schnellsättigungsdosis
	2 Wochen bis 2 Jahre	i. v.	0,01 mg	
	über 2 Jahre	i. v.	0,008 mg	

Tab. 114: Richtlinien für einen Glykosidwechsel nach vorausgegangener Vollsättigung (nach (10))

Dosierungen für andere Übergänge von einem Präparat auf ein anderes können unter Berücksichtigung von Resorption (bei p. o. Applikation) und Abklingquote berechnet werden.

Umstellung	1. Tag	2. Tag	3. Tag	4. Tag	5. Tag	6. Tag	7. Tag
Von Strophanthin (S) i.v. auf Digitoxin (D) p.o.	–] 0,8 mg	0,5 mg	0,4 mg	0,3 mg	0,2 mg	0,15 mg →	
Von Strophanthin (S) i.v. auf Digoxin (D) p.o.	0,125 mg 0,5 mg	0,125 mg 0,5 mg	0,125 mg 0,5 mg	–] 0,5 mg →			
Von Digitoxin (D) p.o. auf Strophanthin (S) i.v.	–] –		0,125 mg	0,25 mg →			
Von Digoxin (D) p.o. auf Strophanthin (S) i.v.	–] 0,125 mg	0,25 mg	→				
Von Cedilanid® (C) i.v. auf Digitoxin (D) p.o.	–] 0,4 mg	0,4 mg	0,3 mg	0,3 mg	0,3 mg	0,2 mg	0,15 mg →
Von Cedilanid® (C) i.v. auf Digoxin (D) p.o.	–] 0,5 mg	→					
Von Digitoxin (D) p.o. auf Cedilanid® (C) i.v.	–] –	0,2 mg	0,2 mg	0,2 mg	0,2 mg	0,3 mg	0,3 mg bis 14. Tag, dann 0,4 mg
Von Digoxin (D) p.o. auf Cedilanid® (C) i.v.	–] 0,4 mg	→					

Tab. 115: Arzneimittelwechselwirkungen der Digitalisglykoside (nach (8))

Medikament	Kombiniert mit	Wirkung	Mechanismus	Klinische Bedeutung	Richtlinien
Digitalisglykoside	Calciumpräparaten (parenteral)	Steigerung der Digitaliswirkung, evtl. Intoxikation	Hypercalcämie wirkt synergistisch	+	Keine intravenöse Injektion von Calciumpräparaten bei digitalisierten Patienten
	Medikamenten, die Kalium und/oder Magnesium im Serum erniedrigen, wie: Diuretika	Steigerung der Digitaliswirkung, evtl. Intoxikation	Hypokaliämie (Hypomagnesiämie) durch verstärkte renale Kaliumelimination	+ +	Überwachung des Kaliumspiegels nötig, evtl. Substitution
	Laxantien	Steigerung der Digitaliswirkung, evtl. Intoxikation	Hypokaliämie durch enterale Kaliumverluste, sekundärer Hyperaldosteronismus	Bei chronischem Laxantienabusus +	Absetzen der Laxantien
	Glucose-Infusionen	Steigerung der Digitaliswirkung, evtl. Intoxikation	Hypokaliämie durch Kaliumeinstrom in die Zellen	+	Infusionen großer Mengen Glucose bei digitalisierten Patienten vermeiden
	ACTH, Corticosteroiden	Steigerung der Digitaliswirkung, evtl. Intoxikation	Hypokaliämie durch vermehrte renale Kaliumelimination	Ungeklärt	Überwachung des Kaliumspiegels bei Corticosteroiddauerbehandlung
	Amphotericin-B	Steigerung der Digitaliswirkung, evtl. Intoxikation	Hypokaliämie (Hypomagnesiämie) unklare Genese	+	Überwachung des Kaliumspiegels, evtl. Substitution
	Carbenoxolon	Steigerung der Digitaliswirkung, evtl. Intoxikation	Hypokaliämie unklarer Genese	Ungeklärt	Überwachung des Kaliumspiegels
	Lakritzen	Steigerung der Digitaliswirkung, evtl. Intoxikation	Hypokaliämie unklarer Genese	Ungeklärt; nur bei exzessivem Lakritzgenuß	Keine
	Penicillin G	Steigerung der Digitaliswirkung, evtl. Intoxikation	Hypokaliämie durch renalen Kaliumverlust	Ungeklärt; nur bei «massiven» intravenösen Dosen beobachtet	Keine
	Chinidin[1]	Steigerung der Digitaliswirkung, evtl. Intoxikation	verminderte renale Elimination? Veränderte Gewebsverteilung des Glykosids?	+	dosisabhängiger Effekt; Zurückhaltung mit der Digitalisdosis. Digoxin-Spiegel-Untersuchung!

	Drug	Wirkung	Mechanismus	Klinische Bedeutung	Maßnahmen
	Neomycin	Steigerung der Digitaliswirkung, evtl. Intoxikation	Hypomagnesiämie	Unklar; bei Ausbildung eines Malabsorptionssyndroms unter Behandlung mit Neomycin Magnesiumdefizit möglich	Keine
	Salicylaten	Steigerung der Digitaliswirkung, evtl. Intoxikation	Hypokaliämie durch vermehrte renale Kaliumausscheidung	Fraglich	Überwachung des Kaliumspiegels nötig bei hochdosierter Salicylatbehandlung
	Propranolol	Bei bradykarder Arrhythmie: Verstärkung der Arrhythmien	Unklar	+	Vorsicht bei Kombination
	Diphenylhydantoin	Verstärkung einer digitalisbedingten Bradykardie	Unklar	+	Vorsicht bei Kombination
	Succinylcholin	Herzrhythmusstörungen	Unklar	Fraglich	Vorsicht bei Kombination
	Reserpin	Gelegentlich Herzrhythmusstörungen	Unklar	Fraglich	Vorsicht bei Beginn einer Kombinationsbehandlung
	Sympathikomimetika	Gelegentlich Herzrhythmusstörungen	Potenzierung der Neigung zu ektoper Reizbildung	Fraglich	Vorsicht bei Kombination
Digitoxin (Digoxin)	Phenobarbital, Diphenylhydantoin, Phenylbutazon, Rifampicin	Abschwächung der Digitaliswirkung	Enzyminduktion; Beschleunigung des Abbaus von Digitoxin (Digoxin)	Fraglich bis +	Evtl. Erhöhung der Digitoxindosis nötig
	Adsorbentien wie: Cholestyramin, Cholestypol, Aktivkohle, Koapectate®	Abschwächung der Digitaliswirkung	Bindung von Digitoxin (Digoxin) und Metaboliten im Darm, Unterbrechung des enterohepatischen Kreislaufs	+	Absorbens mindestens eine Stunde nach Gabe von Digitoxin verabreichen; erwünschte Wirkung bei Behandlung einer Digitalisintoxikation
Digoxin	Metoclopramid	Abschwächung der Digitaliswirkung	Erniedrigung der Resorptionsquote durch Passagebeschleunigung im Magen-Darm-Kanal	Unklar	Keine

+ = von Bedeutung ++ = von erheblicher klinischer Bedeutung ¹) nach: Doering, W., Koenig, E. 1978

Therapeutische und toxische Serumspiegel von Digoxin und Digitoxin (nach (1))

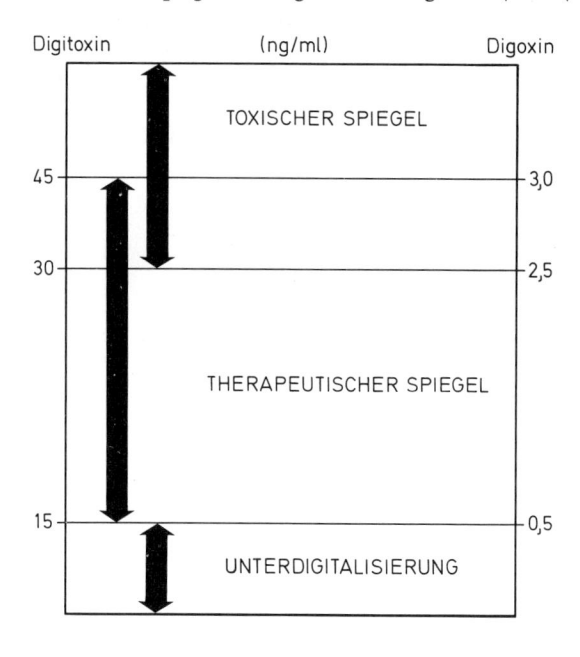

Abb. 95

Angegeben werden therapeutische und toxische Spiegel für Digitoxin und Digoxin. Beachtenswert ist die beträchtliche Überlappung des therapeutischen mit dem toxischen Bereich.

Nomogramm zur Anpassung der Digoxin-Erhaltungsdosis an die Nierenfunktion (nach (9))

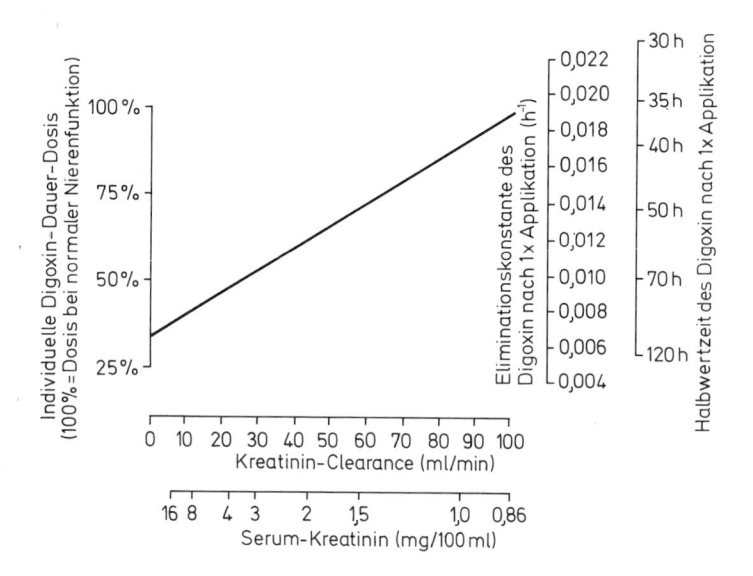

Abb. 96:

Je nach Kreatinin-Clearance (bei stabilem Zustand auch Serumkreatinin) muß die mittlere Digoxindosis auf einen an der Ordinate abzulesenden Prozentsatz der üblichen mittleren Dosis reduziert werden. Halbwertzeiten und Eliminationskonstanten des Digoxins (nach einmaliger Applikation) können rechts abgelesen werden.

Die *tägliche Erhaltungsdosis* läßt sich *berechnen*, indem man die im Organismus vorhandene, errechnete Dosis mit dem Prozentsatz der Glykosidausscheidung multipliziert (4)

$$\textit{Tägliche prozentuale Elimination} = 14 + \frac{\textit{Kreatinin-Clearance}}{5}$$

Tab. 116: Häufigkeit von Rhythmusstörungen bei Digitalisintoxikation (nach (4))

Ventrikuläre Extrasystolen	33%
Kammertachykardie	8%
Nicht paroxysmale AV-Knotentachykardie	17%
AV-Knotenersatzrhythmus	12%
Vorhoftachykardie mit Block	10%
AV-Block II. und III. Grades	18%
SA-Block mit Sinusstillstand	2%

Tab. 117: Ein Diagnose-Therapie-Plan bei Patienten mit Verdacht auf digitalisbedingte Arrhythmien (nach (2) mod.)

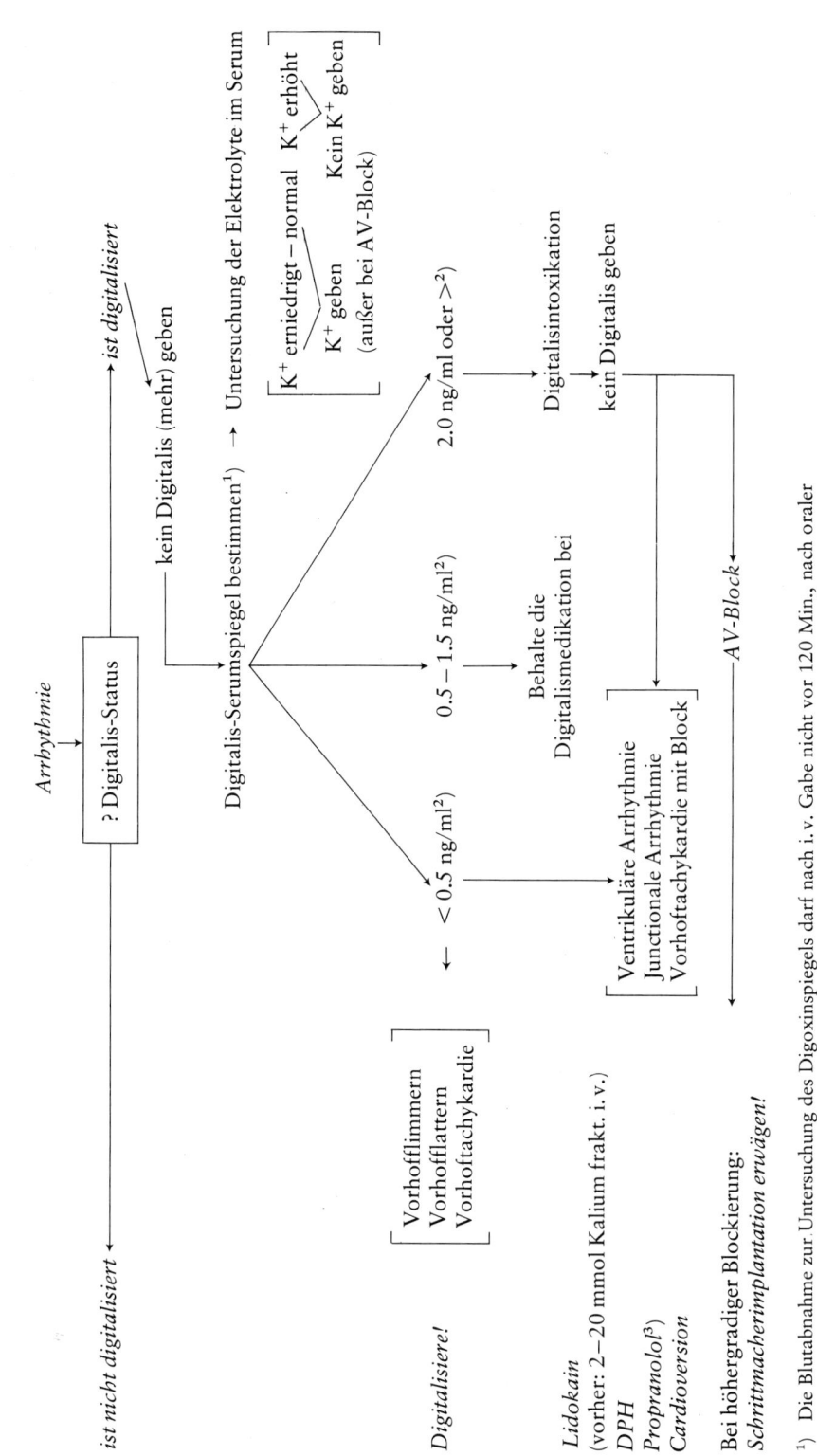

Arrhythmie
↓
? Digitalis-Status

- *ist nicht digitalisiert* → **Digitalisiere!**
  [Vorhofflimmern / Vorhofflattern / Vorhoftachykardie]

- *ist digitalisiert* → kein Digitalis (mehr) geben → Digitalis-Serumspiegel bestimmen¹⁾

  - **< 0.5 ng/ml²⁾** → Ventrikuläre Arrhythmie / Junctionale Arrhythmie / Vorhoftachykardie mit Block
    - Lidokain (vorher: 2–20 mmol Kalium frakt. i.v.)
    - DPH
    - *Propranolol*³⁾
    - Cardioversion

  - **0.5 – 1.5 ng/ml²⁾** → Behalte die Digitalismedikation bei

  - **2.0 ng/ml oder >²⁾** → kein Digitalis geben → Untersuchung der Elektrolyte im Serum
    - Digitalisintoxikation
    - [K⁺ erniedrigt – normal: K⁺ geben / K⁺ erhöht: Kein K⁺ geben (außer bei AV-Block)]

  - **AV-Block** → kein Digitalis geben

Bei höhergradiger Blockierung: *Schrittmacherimplantation erwägen!*

---

¹⁾ Die Blutabnahme zur Untersuchung des Digoxinspiegels darf nach i.v. Gabe nicht vor 120 Min., nach oraler Gabe nicht vor 300 Min. erfolgen. Vor Ablauf der jeweiligen Zeiten findet keine ausreichende Äquilibration zwischen Serum und Myokard statt (falsche Meßergebnisse).
²⁾ Serum-Spiegel von Digoxin! Entsprechende Werte für Digitoxin: s. Abb. 95!
³⁾ Propranolol vorzugsweise bei Vorhoftachykardie; s. auch Tab. 128.

Tab. 118: Irrtumsmöglichkeiten bei der Interpretation des Digoxinspiegels (nach (3, 16))

A. *Normale oder niedrige Digoxin-Serumspiegel mit dem klinischen Bild der Intoxikation werden häufig beobachtet:*
   1. Bei Hypokaliämie
   2. Bei Hypomagnesiämie
   3. Nach Lungenszintigrafie oder Radioisotopenuntersuchung bzw. Radioisotopentherapie
   4. Nach Myokardinfarkt
   5. Bei Hypoxie
   6. Bei Myxödem

B. *Erhöhte Serumspiegel von Digoxin werden ohne Zeichen einer Intoxikation oft beobachtet:*
   1. Bei Kleinkindern und Kindern
   2. Bei Nierenversagen (mit hohem Kalium-Wert im Serum, Urämie oder auch beidem)
   3. Bei Tuberkulostatika-Therapie
   4. Vorhof-Arrhythmie
   5. Spironolakton-, Prednison-Therapie

C. *Niedrige Digoxin-Serumspiegel bei hoher oraler Dosierung können in folgenden Situationen auftreten:*
   1. Bei Hyperthyreoidismus
   2. Beim Malabsorptionssyndrom (Sprue), gastrointestinaler Stauung
   3. Bei abnormalem Metabolismus

Literatur:

(1) Doherty, J. E.: Serum digitalis level-practical value. In: Controversy in Cardiology. Edt.: E. K. Chung, Springer-Verlag, New York – Heidelberg – Berlin 1976, S. 77
(2) Doherty, J. E.: An algorithm which has proved useful in patients with arrhythmia and suspected toxicity to digitalis. In: Controversy in Cardiology. Edt.: E. K. Chung. Springer-Verlag, New York – Heidelberg – Berlin 1976, S. 82
(3) Doherty, J. E.: Pitfalls in interpretation of digoxin serum levels. In: Controversy in Cardiology. Edt.: E. K. Chung. Springer-Verlag, New York – Heidelberg – Berlin 1976, S. 82
(4) Huffman, D. H., Azarnoff, D. L.: Die Anwendung von Digitalisglykosiden. Internist *16* (1975) 33–34
(5) Jahrmärker, H.: Dosierung wichtiger Herzglykoside (Auswahl). In: Klinikkalender 1975. Perimed-Verlag Dr. Straube, Erlangen 1975, S. 82–83
(6) Klaus, W.: Pharmakologie der zur Behandlung kardiozirkulatorischer Erkrankungen eingesetzten Mittel. In: Klinische Anästhesiologie und Intensivmedizin, Bd. 11, S. 107. Hrsg.: Ahnefeld, F. W., Bergmann, H., Burri, C. et al. Springer-Verlag, Heidelberg – Berlin – New York 1976
(7) Köhler, J. A.: Kardiologische Fehldiagnosen und ihre Vermeidung in Klinik und Praxis. Herz/Kreisl. *4* (1972) 444
(8) Kolenda, K. D.: Pharmakokinetik der Digitalisglykoside. Med. Klinik *71* (1976) 1317–1318
(9) Ohnhaus, E. E., Spring, P., Dettli, L.: Eliminationskinetik und Dosierung von Digoxin bei Patienten mit Niereninsuffizienz. Dtsch. med. Wschr. *99* (1974) 1797
(10) Simon, H.: Herzwirksame Pharmaka. Urban & Schwarzenberg, München – Berlin – Wien 1974, S. 52

Weiterführende Literatur:

(11) Bodem, G., Dengler, H. J. ed.: Cardiac Glycosides. Intern. Boehringer Mannheim Symposia. Springer-Verlag, Berlin – Heidelberg – New York 1978
(12) Schwartz, A.: Symposium: Newer aspects of cardiac glycoside action. Fed. Proc. *36* (1977) 2207–2246
(13) Smith, T. W.: Digitalis: Ions, Inotropy and Toxicity. N. Engl. J. Med. *299* (1978) 545
(14) Smith, T. W., Haber, E.: Digitalis. N. Engl. J. Med. *289* (1973) 945–952, 1010–1015, 1063–1072, 1125–1129
(15) «Weiße Liste» 1977/II: transparenz-telegramm. Fakten und Vergleiche für die rationale Therapie. A.T.I. Arzneimittel-Informations-Dienst GmbH, Berlin (West), 1977, S. 205–208
(16) Young, D. S., Thomas, D. W., Friedman, R. B., Pestaner, L. C.: Drug interferences with clinical laboratory tests. Clin. Chem. *18* (1972) 1041–1304
(17) Marcus, F. I.: Digitalis (Key References). Circulation *59* (1979) 837

9. Katecholamine, s. auch Bd. I, s. S. 540

Tab. 119: Eine Auswahl von Inotropika (nach Behrendt, D. M. und Austen, W. G. modif. (2))

Medikament	Inotropie	Chronotropie	Periph. Widerst. (TPR)	Nierendurchbltg. (RBF)	Coronardurchbltg. (CBF)	HZV	übliche intravenöse Initialdosis von Inotropika als Tropfinfusion	
Isoproterenol Orciprenalin	+ +	+ +	−	+ oder 0	+	+ +	Erwachs.:	5 µg/min
							Kinder:	2 µg/min
Dopamin[3]	+ +	+	−	+ +	+	+ +	Erwachs.:	2,0–10 µg/kg/min
							Kinder:	2,0–5,0 µg/kg/min
Dobutamin[3]	+ + +	(+)	− −	+	+(+)	+ +	Erwachs.:	5–15 µg/kg/min
							Kinder:	2,5–5 µg/kg/min
Noradrenalin	+ +	0	+ +	− −	+	+	Noradrenalin:	
							Erwachs.:	2–8 µg/min
							Kinder:	1–3 µg/min
Noradrenalin in Kombination mit Phentolamin	+ +	+ oder 0[1]	+ oder −[1]	+[2]	+	+ +	Phentolamin:	
							Erwachs.:	500 µg/min
							Kinder:	200 µg/min
Glukagon, s. S. 540	+	0	0	+	+	+	Erwachs.:	3,0 mg/h
							Kinder:	0,5 mg/h
Adrenalin	+ +	+	+	−	+	+	Erwachs.:	10–30 µg/min
							Kinder:	2–10 µg/min
CaCl$_2$	+ +	0	0	+	+	+ +	Erwachs.:	1 g in 2 min.
							Kinder:	50–200 mg in 2 min

Erläuterungen: + = Anstieg, − = Verminderung, 0 = ohne Wirkung auf

[1]) Die Chronotropie steigt mit höherer Phentolamindosis (Kompensationsmechanismus auf die Alpha-Blockade) Der periphere Widerstand sinkt mit Steigerung der Phentolamindosis (Vasodilatation)
[2]) Die Nierendurchblutung wird durch Erhöhung der Phentolamindosis gesteigert
[3]) siehe auch Seite 228 u. Bd. I

Orciprenalin/Isoproterenol (nach (3, 5, 9, 16, 18, 20, 22, 25, 28, 30)), siehe Band I, s. S. 540:
stellt einen *reinen Betastimulator* dar. Es bewirkt einen ausgesprochenen Anstieg von Herzfrequenz und HZV, während es den arteriellen Blutdruck steigert, senkt oder auch unverändert läßt.
Zwar nimmt das HZV unter Isoproterenol-Therapie zu, gleichzeitig aber auch sprunghaft der MVO$_2$. Dieser ungünstige Umstand kann zu einer Ausdehnung von myokardialer Ischämie und damit der Herzschädigung führen.
Es konnte gezeigt werden, daß Isoproterenol in der Lage ist, den pulmonalvaskulären Widerstand (PVR) durch direkte Stimulation der arteriolären betaadrenergen Rezeptoren zu verringern. Somit ist es in erster Linie indiziert bei rechtsventrikulärer Funktionseinschränkung und pulmonaler Hypertonie! (25)
Auf Grund seiner elektrophysiologischen Wirkungen auf das Herz kann Isoproterenol bei Patienten mit niedrigen Herzfrequenzen und erniedrigtem HZV von Nutzen sein.

Dosierung: beginnend mit 2–10 µg/min. per infusionem. Die Substanz muß mit größter Vorsicht dosiert werden, da sie Tachykardien, Rhythmusstörungen und auch Hypotension verursachen kann.

Adrenalin (nach (3, 6, 10, 13, 17, 18, 30)) siehe Band I:
stellt ein endogenes sympathikomimetisches Amin dar, das *sowohl alpha- als auch beta-Rezeptoren stimuliert.*
Adrenalin bewirkt durch Beta-Stimulation am Herzen eine Zunahme von Myokardkontraktilität und Herzfrequenz.
Da Adrenalin die Reizbarkeit erhöht und die Schwelle für Schrittmachergewebe erniedrigt, können Tachykardien und Ektopien die Therapie verkomplizieren.
Die Wirkung von Adrenalin auf die periphere Gefäßmuskulatur ist eine komplexe alpha- und beta-adrenerge. *Bei kleinen Dosen kommt es durch Vasodilatation (Beta-Effekt) zu einem Blutdruckabfall. Mit höheren Dosierungen läßt sich eine periphere Vasokonstriktion mit Blutdruckanstieg durch Alpha-Stimulation erreichen.*
Die Netto-Wirkung von Adrenalin auf den Gesamtgefäßwiderstand (TPR) ergibt sich durch die Teileffekte auf die verschiedenen Gefäßareale.
Adrenalin ist insbesondere dann von Nutzen, wenn es infolge einer eingeschränkten Herzleistung zu Blutdruckabfall und Abnahme des HZV kommt.
Dosierung: 0,1–0,4 µg/kg/min. per infusionem.

Noradrenalin (nach (3, 8, 14, 17, 18, 26, 29, 30)) siehe Band I:
stellt den chemischen Neurotransmitter dar, der von postganglionären adrenergen Fasern gespeichert und freigesetzt wird.
Noradrenalin *wirkt vornehmlich auf die alpha-adrenergen Rezeptoren.* Es besitzt nur eine *geringe betastimulierende Eigenschaft. (Ausnahme: Herz!)*
In der *Dosierung von: 0,1–0,2 µg/kg KG/min.* vermag es die Kontraktilität des Myokards (und somit auch das HZV) zu steigern, ohne daß sich dabei der periphere Gesamtgefäßwiderstand (TPR) nennenswert ändert. Bei Gabe von > 0,3 µg/kg KG/min. bleibt das HZV unverändert oder nimmt ab. *TPR und auch PVR (pulmonalvaskulärer Widerstand) nehmen* nunmehr *beträchtlich zu* und führen zu erheblicher Arbeitsmehrbelastung von linkem und rechten Ventrikel! Ausgeprägte periphere Gefäßkonstriktion vermindert die Perfusion von Nieren, Muskulatur und Leber. Anurie kann als Folge der Behandlung eines «Low-Output-Syndroms» mit Noradrenalin auftreten.
Das zirkulierende Plasmavolumen wird unter prolongierter Noradrenalintherapie infolge Transsudation in den Extrazellulärraum (EZR) abnehmen. Dieser Volumenverlust durch Sequestrierung führt wiederum zu weiterer Verschlechterung des «Low-Output».
Bei Patienten mit pulmonaler Hypertonie kann Noradrenalin die gefährliche hämodynamische Situation aggravieren. Die konsekutive Zunahme der rechtsventrikulären Nachbelastung («Afterload») trägt zu einer weiteren Verschlechterung der Rechtsherzfunktion bei.
Bei dopaminrefraktärem «Low-Output» stellt Noradrenalin vor Einsatz der intraaortalen Ballonpumpe (I.A.B.P) die ultima ratio dar. In manchen Fällen scheint die *Kombination von Noradrenalin mit Phentolamin von Vorteil,* da dies die unerwünschte extreme Vasokonstriktion durch Alpha-Blockade antagonisieren kann. Dabei ist von großer Bedeutung, daß der beta-adrenerge Stimulationseffekt des Noradrenalins auf das Myokard bestehen bleibt! (siehe auch Seite 264)

Dopamin (nach (1, 2, 4, 7, 9, 11, 12, 13, 14, 15, 16, 17, 18, 19, 21, 23, 24, 28, 29)), s. auch Dopamin Band I, Dopamin-Dobutamin, Seite 228, Low Output, Seite 267,
ein endogenes Katecholamin, das die unmittelbare *Vorstufe von Noradrenalin* darstellt. Es besitzt *beta- und alpha-adrenerge Eigenschaften.* Beta-Stimulation des Herzens führt zu Kontraktilitätszuwachs und Herzfrequenzanstieg. Die Wirkungen von Dopamin auf das Herz können durch Beta-Blocker antagonisiert werden.
Während Dopamin-Therapie kommt es zu Anstieg des HZV, SV – und in höherer Dosierung – des Aortenmitteldrucks. Die Wirkung von Dopamin auf die Gefäßmuskulatur ist durch die Stimulation *Alpha* und *Beta$_1$* – sowie höchstwahrscheinlich existenter – *dopaminerger Rezeptoren* bestimmt.

Der dominierende Effekt hängt von der jeweiligen Einzelwirkung auf die Teilkreisläufe ab. *In einer Dosierung > 6 µg/kg/min. überwiegt die periphere Alpha-Rezeptoren-Stimulation*, die einen Anstieg von PVR und TPR bewirkt. *Bei extremer Dosierung können sogar Coronararterienkonstriktion bzw. ischämische Hautnekrosen auftreten.*

In der *Dosierung von 2 – 5 µg/kg/min.* bewirkt Dopamin eine vorteilhafte Vasodilatation von Coronar-, Nieren-, Mesenterial- und Hirnarterien. Dieser Mechanismus kann durch Atropin oder Beta-Blocker nicht antagonisiert werden!

Bekanntlich führen *alle* inotropen Substanzen zu einem Anstieg des intrapulmonalen Shunts ($\dot{Q}_s/\dot{Q}_t$). Bei Dopamin wird als Ursache für die Zunahme der Mischblutmenge neben der HZV-Steigerung eine Veränderung des Ventilations-Perfusionsverhältnisses ($\dot{V}/\dot{Q}$) oder aber eine Eröffnung arteriovenöser Anastomosen in der Lungenstrombahn diskutiert (34).

Inwieweit die Zunahme des intrapulmonalen Shunts ($\dot{Q}_s/\dot{Q}_t$) während Dopamin-Therapie von klinischer Bedeutung ist, bleibt bisher offen. Purschke u. Mitarb. fanden, daß unter Dopamin-Behandlung der intrapulmonale Shunt ansteigt. Sie konnten aber gleichzeitig auch zeigen, daß trotzdem der Sauerstofftransport zunimmt (Lit. in (16)).

Nach Untersuchungen von Regnier u. Mitarb. (23) sowie Berk u. Mitarb. (4) führt Dopamin bei Patienten im *Septischen Schock* bzw. bei *Beatmung mit PEEP* zu einer *Erhöhung des linksventrikulären Füllungsdrucks (LVFP)* und einer u. U. gefährlichen *Zunahme des intrapulmonalen Shunts (48 %!)* bei Abnahme der PVR.

Bei eingeschränkter myokardialer Reserve kann die Erhöhung der Vorbelastung (Preload) durch Dopamin u. U. ein Linksherzversagen begünstigen. Hypoxämische Patienten sind möglicherweise durch Zunahme des intrapulmonalen Shunts in verstärktem Maße gefährdet. Der sich auf die Oxygenation positiv auswirkende Effekt von PEEP wird zumindest teilweise durch Shunt-Blut aufgehoben. Erhöhung von Sauerstoffverbrauch und Herzarbeit stellen zuzüglich negative Effekte dar.

Berk u. Mitarb. (31) konnten erst kürzlich nachweisen, daß interessanterweise Dobutamin bei gleichem HZV-Zuwachs wie Dopamin einen geringeren Anstieg des intrapulmonalen Shunts macht.

Es scheint so, daß reine Alpha- bzw. kombinierte Alpha- und Beta-Stimulation zu höheren Shuntvolumina führt als solitäre Beta-Stimulation! Zwischen pulmonalvaskulärem Widerstand (PVR) und intrapulmonalem Shunt ($\dot{Q}_s/\dot{Q}_t$) dürfte jedoch kein direkter Zusammenhang bestehen (32).

Literatur:

(1) Amsterdam, E. A., Massumi, R. A., Zelis, R. et al.: Evaluation and management of cardiogenic shock. II. Drug therapy. Heart Lung *1* (1972) 663
(2) Behrendt, D. M., Austen, W. G.: Patient Care in Cardiac Surgery. Little, Brown and Co., Boston, Mass. 1976, S. 102
(3) Bendixen, H. H., Osgood, P. F., Hall, K. V. et al.: Dose dependent differences in catecholamine effects on heart and periphery. J. Pharmacol. Exp. Ther. *145* (1964) 299
(4) Berk, J. L., Hagen, J. F., Tong, R. K., Maly, G.: The use of dopamine to correct the reduced cardiac output resulting from positive end-expiratory pressure -a two-edged sword. Crit. Care Med. *5* (1977) 269
(5) Buckberg, G. D., Ross, G.: Effects of isoproterenol on coronary blood flow: Its distribution and myocardial performance. Cardiovasc. Res. *7* (1973) 429
(6) Coffin, L. H., Ankeney, J. L., Beheler, E. M.: Experimental study and clinical use of epinephrine for treatment of low cardiac output syndrome. Circulation *33* (suppl. I) (1966) 78
(7) Crexells, C., Bourassa, M. G., Biron, P.: Effects of dopamine on myocardial metabolism in patients with ischemic heart disease. Cardiov. Res. *7* (1973) 438
(8) Diamond, G., Forrester, J., Danzig, R. et al.: Acute myocardial infarction in man. Comparative hemodynamic effects of norepinephrine and glucagon. Br. Heart J. *33* (1971) 290
(9) Forrester, J. S., Diamond, G., Chatterjee, K. et al.: Medical therapy of acute myocardial infarction by application of hemodynamic subsets. N. Engl. J. Med. *295* (1976) 1404
(10) Goldberg, L. I., Talley, R. C.: Current therapy of shock. Intern. Med. *17* (1971) 363
(11) Goldberg, L. I.: Dopamine-clinical uses of an endogenous catecholamine. N. Engl. J. Med. *291* (1974) 707

(12) Goldberg, L. I.: Cardiovascular and renal actions of dopamine: Potential clinical applications. Pharmacol. Rev. 24 (1972) 1
(13) Gunnar, R. M., Loeb, H. S., Pietras, R. J. et al.: The hemodynamic effects of myocardial infarction and results of therapy. Med. Clin. North Am. 54 (1970) 235
(14) Gunnar, R. M., Loeb, H. S.: Use of drugs in cardiogenic shock due to acute myocardial infarction. Circulation 45 (1972) 1111
(15) Hollenberg, N. K., Adams, D. F., Mendell, P. et al.: Renal vascular responses to dopamine: Haemodynamic and angiographic observations in normal man. Clin. Sci. Mol. Med. 45 (1973) 733
(16) Hossli, G., Gattiker, R., Haldemann, G.: Dopamin. Intensivmedizin – Notfallmedizin – Anästhesiologie, Bd. 4. G. Thieme-Verlag, Stuttgart 1977
(17) Kuhn, L. A.: The treatment of cardiogenic shock. II. The use of pressor agents in the treatment of cardiogenic shock. Am. Heart. J. 74 (1967) 725
(18) Lappas, D. G., Powell, J. W. M., Daggett, W. M.: Cardiac dysfunction in the perioperative period: pathophysiology, diagnosis and treatment. Anesthesiology 47 (1977) 117
(19) McDonald, R. H. Jr., Goldberg, L. I., McNay, J. L. et al.: Effects of dopamine in man: Augmentation of sodium excretion, glomerular filtration rate and renal plasma flow. J. Clin. Invest. 43 (1964) 1116
(20) Mueller, H., Gianelli, S. Jr., Ayres, S. M. et al.: Effect of isoproterenol on ventricular work and myocardial metabolism in the postoperative heart. Circulation 37 (suppl. II): 1968, 146
(21) Nayler, W. G., McInnes, I., Stone, J. et al.: Effect of dopamine on coronary vascular resistance and myocardial function. Cardiovasc. Res. 5 (1971) 161
(22) Powell, W. J., Skinner, N. S.: Effect of the catecholamines on ionic balance and vascular resistance in skeletal muscle. Am. J. Cardiol. 18 (1966) 73
(23) Regnier, B., Rapin, M., Gory, G. et al.: Hemodynamic effects of dopamine in septic shock. Intens. Care Med. 3 (1977) 47
(24) Schröder, R.: Dopamin. F. K. Schattauer-Verlag, Stuttgart – New York 1975
(25) Shettigar, U. R., Hultgren, H. N., Specter, M. et al.: Primary pulmonary hypertension: Favorable effect of isoproterenol. N. Engl. J. Med. 295 (1976) 1414
(26) Shubin, H., Weil, M. H.: The hemodynamic effects of vasopressor agents in shock due to myocardial infarction. Cardiol. 15 (1965) 147
(27) Smith, H. J., Oriol, A., Morch J. et al.: Hemodynamic studies in cardiogenic shock: Treatment with isoproterenol and metaraminol Circulation 35 (1967) 1084
(28) Talley, R. C., Goldberg, L. I., Johnson, C. E. et al.: A hemodynamic comparison of dopamine and isoproterenol in patients with shock. Circulation 39 (1969) 361
(29) Von Essen, C.: Effects of dopamine, noradrenaline and 5-hydroxytryptamine on the cerebral blood flow in the dog. J. Pharm. Pharmacol. 24 (1972) 668
(30) Zaimis, E.: Vasopressor drugs and catecholamines. Anesthesiology 29 (1968) 732

Weiterführende Literatur:

(31) Berk, J. L., Hagen, J. F., Levy, M. L., Martin, P. J.: Superiority of dobutamine over dopamine in augmenting the cardiac output at a smaller pulmonary shunt. Crit. Care Med. 6 (1978) 120–121
(32) Reilley, T. E., Etling, T., Civetta, J. M.: The effect of low dose dopamine on intrapulmonary shunt. Crit. Care Med. 6 (1978) 95
(33) Roberts, P. J., Woodruff, G. N., Iversen, L. L.: Dopamine. Raven Press, New York 1978
(34) Jardin, F., Eveleigh, M. C., Gurdjian, F. et al.: Venous admixture in human septic shock. Comparative effects of blood volume expansion, dopamine infusion and isoproterenol infusion on mismatching of ventilation and pulmonary blood flow in peritonitis. Circulation 60 (1979) 155

Tab. 120: Dopamin – Dobutamin[1]) ein Vergleich ihrer Kreislaufwirkungen:
(nach (3, 4, 6, 8, 11, 12))
siehe Dopamin, Seite 225
siehe Low Output, Seite 267
siehe Band I

	CI	SV	HR	MAP	PAP	ZVD	LVEDV	LVEDP
Dopamin	↑	↑	↑↑	↑↑	↑	(↓)	↓	↓
Dobutamin[2])	↑	↑↑	↑	↑↓	↓	(↓)	↓	↓

	EF	TPR	dp/dt$_{max}$	MV̇O$_2$	BF$_{cor.}$	Ektopien	Freisetzung von Noradrenalin
Dopamin	↑↓	(↑)	↑	↑↑	(↑)	↑	↑↑
Dobutamin[2])	↑↑	↓	↑↑	↑	↑	(↑)	∅

[1]) Dobutrex® (Lilly)

Das von Tuttle und Mills entwickelte *Dobutamin*[1]) stellt ein synthetisches *Derivat des Isoproterenol* dar. (13)
Im Gegensatz zu Dopamin steigert es das HZV (Herzzeitvolumen) bzw. den CI (Herzindex) weniger über eine Zunahme der HR (Herzfrequenz) als über eine Erhöhung des SV (Schlagvolumens).
Den MAP (arteriellen Mitteldruck) hebt es nicht in dem Maße an wie Dopamin. Mit steigender Dosierung sinkt sogar der Blutdruck auf Grund einer Abnahme des peripheren Gefäßwiderstands (TPR).
LVEDP (linksventrikulärer enddiastolischer Druck) und LVEDV (linksventrikuläres enddiastolisches Volumen) verringern sich in etwa gleichem Maße unter Dopamin und Dobutamin. Der Pulmonalarteriendruck (PAP) zeigt bei steigender Dosierung jedoch ein gegensinniges Verhalten. ↕ (s. Tab.!)
Die EF (Auswurffraktion) steigt unter Dobutamin bei zunehmender Dosierung (TPR ↓!) – unter Dopamin sinkt sie hingegen ab (TPR ↑!).
Während dp/dt$_{max}$ (isovolumetrische Druckanstiegsgeschwindigkeit des li. Ventrikels) unter Dopamin in erster Linie durch Herzfrequenz und Nachbelastung (Afterload) moderiert wird, geschieht dies unter Dobutamin vorwiegend durch einen Inotropieeffekt (reiner β$_1$-Rezept.-Stimulator!).
Der MV̇O$_2$ (myokardiale Sauerstoffverbrauch) liegt bei Dopamin auf Grund des ausgeprägten Frequenzeffekts höher.
Der BF$_{cor.}$ (die coronare Durchblutung) – abhängig vom Gradienten: diast. Aortendruck/LVFP und von der Dauer der Diastole – nimmt unter Dopamin bei steigender Dosierung ab.
Die Ektopieneigung scheint unter Dobutamin geringer, obschon auch diese Substanz positive chronotrope Wirkungen zeigt.
Während Dopamin bei hoher Dosierung eine periphere Vasokonstriktion verursacht, bewirkt es in niedriger Dosis eine Vasodilatation in Niere und Mesenterium – somit eine verbesserte Durchblutung dieser wichtigen Teilkreisläufe. (2)
Robie und Vatner (9, 14) fanden, daß *unter Dobutamin Nieren- und Mesenterialperfusion lediglich proportional zur HZV-Erhöhung ansteigen.*
Nach Hess u. Mitarb. (3) scheint deshalb die Forderung berechtigt, Dobutamin nur bei den Formen des Herzversagens einzusetzen, bei denen eine ausreichende Perfusion von Niere und Mesenterium angenommen werden kann (Dosierung: 2,5 – 10 µg/kgKG/min). Ist das jedoch nicht der Fall, sollte Dopamin der Vorzug gegeben werden, da dies in höherer Dosierung durch periphere Vasokonstriktion den arteriellen Blutdruck oft noch anzuheben vermag. Gelingt das allerdings nicht, ist der Einsatz von Noradrenalin gerechtfertigt.

Kombinationsbehandlungen von Dopamin bzw. Dobutamin mit einem potenten Vasodilatator wie z.B. Nitroprussid-Na scheinen durchaus sinnvoll, da zwei wichtige Mechanismen, die die Herzfunktion verbessern helfen, wirksam werden können:
1. Inotropiezuwachs (Preload ↓)
2. Abnahme des peripheren Gefäßwiderstands (Afterload ↓)

Literatur:

(1) Akhtar, N., Mikulic, E., Cohn, J. et al.: Hemodynamic effects of dobutamine in patients with severe heart failure. Am. J. Cardiol. 36 (1975) 202
(2) Cohn, J. N.: Cardiogenic shock. In: Cardiac emergency care. Edt.: E. K. Chung. Lea & Febiger, Philafailure. Am. J. Cardiol. 36 (1975) 202
(3) Hess, W., Brückner, J. B., Schmidt, D. et al.: Ein Vergleich der kardiovaskulären Wirkungen von Dobutamin und Dopamin. Z. Kardiol. 66 (1977) 537
(4) Jewitt, D., Birkhead, J., Mitchell, A. et al.: Clinical cardiovascular pharmacology of dobutamine. A selective inotropic catecholamine. Lancet 2 (1974) 363
(5) Kersting, F., Follath, F., Moulds, R., Mucklow, J. et al.: A comparison of cardiovascular effects of dobutamine and isoprenalin after open heart surgery. Br. Heart J. 38 (1976) 622
(6) Loeb, H. S., Sinno, M. Z., Saudye, A. et al.: Electrophysiologic properties of dobutamine. Circ. Shock 1 (1974) 217
(7) Meyer, S. L., Curry, G. C., Donsky, M. S. et al.: The influence of dobutamine on hemodynamics and regional myocardial perfusion in patients with and without coronary artery disease. (abstr.) Clin. Res. 23 (1975) A-6
(8) Mueller, H. S., Evans, R. G., Ayres, St. M.: Effect of dopamine on hemodynamics and myocardial metabolism in shock following acute myocardial infarction in man. Circulation 57 (1978), 361
(9) Robie, N. W., Goldberg, L. I.: Comparative systemic and regional hemodynamic effects of dopamine and dobutamine. A. Heart J. 90 (1975) 340
(10) Sakamoto, T., Yamada, T.: Hemodynamic effects of dobutamine in patients following open heart surgery. Circulation 55 (1977) 525
(11) Steen, P. A., Tinker, J. H., Pluth, J. R. et al.: Efficacy of dopamine, dobutamine and epinephrine during emergence from cardiopulmonary bypass in man. Circulation 57 (1978) 378
(12) Tinker, J. H., Tarhan, S., White, R. G. et al.: Dobutamine for inotropic support during emergence from cardio-pulmonary bypass. Anesthesiology 44 (1976) 281
(13) Tuttle, R. R., Mills, J.: Dobutamine: development of a new catecholamine to selectively increase cardiac contractility. Circ. Res. 36 (1975) 185
(14) Vatner, S. F., McRitchie, R. J., Braunwald, E.: Effects of dobutamine on left ventricular performance, coronary dynamics and distribution of cardiac output in conscious dogs. J. Clin. Invest. 53 (1974) 1265

Weiterführende Literatur:

(15) Just, H. (Hrsg.): Dobutamin, Bd. 118 aus der Reihe: Anästhesiologie und Intensivmedizin. Springer-Verlag, Berlin – Heidelberg – New York 1979
(16) Sonnenblick, E. H., Frishman, W. H., Le Jemtel, T. H.: Dobutamine: A New Synthetic Cardioactive Sympathetic Amine. New Engl. J. Med. 300 (1979) 17; 38 Literaturangaben!

10. Beta-Rezeptorenblocker
siehe auch Hypertonie-Behandlung, Seite 193 ff.

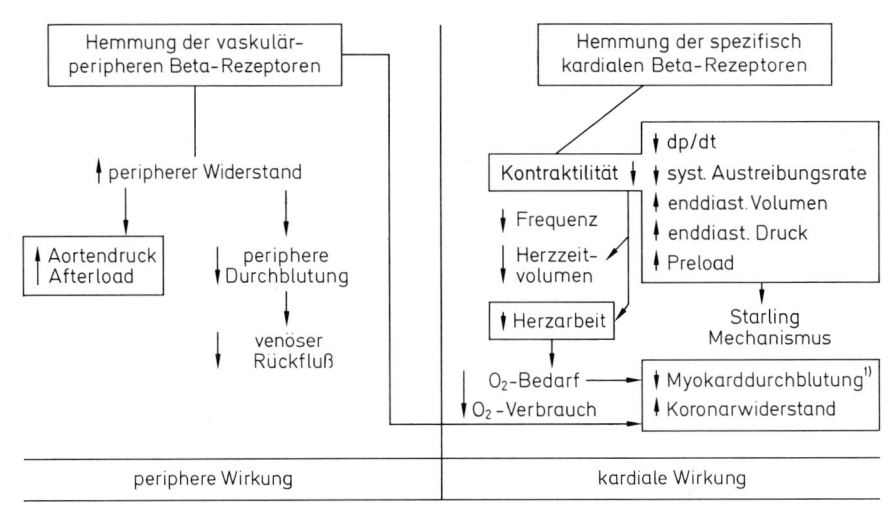

```
┌─────────────────────────┐                    ┌─────────────────────────┐
│ Hemmung der vaskulär-   │                    │ Hemmung der spezifisch  │
│ peripheren Beta-Rezept. │                    │ kardialen Beta-Rezept.  │
└─────────────────────────┘                    └─────────────────────────┘
              │                                              │
                                                    ┌──────────────────┐
                                                    │ ↓ dp/dt          │
     ↑ peripherer Widerstand    ┌──────────────┐    │ ↓ syst. Austreibungsrate │
              │                 │ Kontraktilität│ ↓  │ ↓ enddiast. Volumen │
              ↓                 └──────────────┘    │ ↓ enddiast. Druck │
  ┌──────────────┐  │ periphere     ↓ Frequenz      │ ↓ Preload        │
  │ ↓ Aortendruck│  │ Durchblutung  Herzzeit-       └──────────────────┘
  │ ↓ Afterload  │  ↓              ↓ volumen              
  └──────────────┘                                    Starling
              │                   ↓ Herzarbeit        Mechanismus
              ↓   venöser              ↓
                  Rückfluß         ↓ O₂-Bedarf    ↑ Myokarddurchblutung¹⁾
                                   ↓ O₂-Verbrauch ↓ Koronarwiderstand
─────────────────────────────────┼──────────────────────────────────
       periphere Wirkung         │       kardiale Wirkung
```

¹) siehe jedoch Seite 239

Abb. 97: Wirkungsmechanismus der Beta-Blockade (nach (3))

Tab. 121: Wirkungscharakteristika von Betarezeptorenblockern (nach (1) mod.)

Erwünschte Effekte	*Nachteile (s. auch Tab. 106, 123, 124)*
Hemmung der Erregungsbildung und -leitung bei tachyarrhythmischen Störungen Senkung von Herzarbeit und myokardialem Sauerstoffverbrauch	negativ inotroper Effekt (Herzinsuffizienz!), AV-Überleitungsstörungen, Bradykardie, Bronchokonstriktion (Asthmatiker!), periphere Durchblutungsstörung, Verschlechterung diabetischer Stoffwechsellagen, Uteruskontraktionen bei Gravidität

Tab. 122: Auswahl von in der Schweiz (S) und Deutschland (D) handelsüblichen β-Blockern: wichtige pharmakologische Eigenschaften, Dosierung (nach Weidmann u. Fuss (8) modif.) siehe auch Seite 199 ff., 239, 243

Chemischer Name	Handelsname	Partielle sympathikomimet. Aktivität (ISA)	Wesentliche Rezeptor-Affinität	Lipophilität	Plasma-Halbwertzeit (h)[1]	Membranstabilisierung	Negative Inotropie	Äquipotente Dosis im Vergleich zu Propranolol	Praktische Dosierung (mg/Tag) p. os niedrig	mittel	hoch	Häufigkeit der Verabreichung Anzahl/Tag	Antidota
Propranolol	Inderal (S) Dociton (D)	⊙	β₁ + β₂	++	2–3	+++	+++	1	120	240	480	3–4	Orciprenalin (Alupent®) 0,25 – 0,5 mg langsam i.v. Atropin: 0,5 – 2 mg i.v. bei extremer Bradykardie! evtl. auch Glukagon s. S. 224, 265, 540
									i.v.: 0,5–1 mg/min. initial kann in 2 min. Abständen bis zur Gesamtdosis von 4 mg gesteigert werden!				
Alprenolol	Gubernal (S) Aptin (D) Aptin-Duriles (D) Aptol-Duriles (S)	+	β₁ + β₂	++	2–4	++	+	2,5	300 400	600 600	1200 1200	3–4 2	
Atenolol	Tenormin (S, D)	⊙	β₁[2]	⊙	7–9	⊙	++	1	100	150	200	1	
Bunitrolol	Stresson (D)	+	β₁[2]	+	6	+	++	0,2[3]	20	40	–	2–3	
Bupranolol	Betadrenol (D)	±	β₁ + β₂	++	3–4[4]	++	++	1,2[3]	160	240	–	2–3	
Metoprolol	Lopresor (S, D) Beloc (D)	⊙	β₁[2]	+	3–4	⊙	++	1,25	200	300	600	2–3	
Oxprenolol – «slow release»	Trasicor (S, D) Slow-Trasicor (S)	+	β₁ + β₂	+	1,3–2	++	+	1	120 160	240 240	480 480	3 1	
Pindolol	Visken (S, D)	++	β₁ + β₂	+	3–4	+	+	0,125	15	30	45	2–3	
									i.v.: initial 0,2–0,4 mg langsam i.v., nach 20 Min. 0,2 mg; wiederholen bis zur Gesamtdosis: 2 mg/d!				
Sotalol	Sotalex (D)	⊙	β₁ + β₂	⊙	5–6	+	+++	2	240	480	960	2–3	
Toliprolol	Doberol (D)	+	β₁ + β₂	+	3	++	++	1[3]	100	200	–	2–3	
Timolol	Blocadren (S)	±	β₁ + β₂	+	4–5	⊙	++	0,125	15	30	60	2–3	
Acebutolol	Prent (D)	+	β₁[2]	?	3–5	+++	+	?	400	600	800	2–4	
									i.v.: 12,5 – 25 mg als erste Einzeldosis in 3 – 5 Min., evtl. frühestens nach 10 Min. 25 mg langsam i.v. Gesamtdosis: – 100 mg/d!				

[1]) Wirkungszeiten sind bei allen β-Blockern länger
[2]) entspricht weitgehend kardioselektiver Wirkung (Affinität β₁ : β₂ ≥ 50)
[3]) äquipotente blutdrucksenkende Dosis noch nicht ganz geklärt
[4]) Hauptmetaboliten

+ = vorhanden; ⊙ = nicht wesentlich vorhanden

Tab. 123: Effekt von Beta-Rezeptorenblockern auf Bronchialmuskulatur und Herzfrequenz (nach (8))

Blocker-Typ	Tendenz zu	
	Bronchokonstriktion	Herzfrequenzsenkung
β_1 *(kardioselektiv)*:		
a) mit ISA[1])	−	+
b) ohne ISA	±	+ +
β_{1+2} *(nicht kardioselektiv)*:		
a) mit ISA	+	+
b) ohne ISA	+ +	+ +

[1]) ISA = intrinsic sympathetic activity = sympathikomimetische Eigenwirkung; s. S. 200

Man beachte, daß der Terminus «kardioselektiv» nur bedingt zutreffend ist, da es keine Organspezifizität der β_1-Rezeptoren gibt und die Kardioselektivität ohnehin in höherer Dosierung verlorengeht!

Tab. 124: Tendenz zu peripherer Mangeldurchblutung mit kalten Extremitäten oder Raynaud-Phänomen bei Beta-Rezeptorenblockade (nach (8))

Blocker-Typ	Beeinflussung von β-Rezeptoren		Tendenz zu Mangeldurchblutung[1])
	Herz	periphere/ muskuläre Gefäße	
β_1:			
mit ISA	Hemmung (+ *Stimulation*)	0	gering
ohne ISA	Hemmung	0	
β_{1+2}:			
mit ISA	Hemmung (+ *Stimulation*)	Hemmung (+ *Stimulation*)	
ohne ISA	Hemmung	Hemmung	ausgeprägter

[1]) eventuell infolge ausgeprägter Abnahme von Herzminutenvolumen und Vasokonstriktion

Tab. 125: Kombinationsmöglichkeiten für Beta-Rezeptorenblocker (nach (6) modif.)[2])

Zur synergistischen Therapie der *Angina pectoris*:
1. Betablocker + *Nitroderivate* (s. S. 243)

Zur *Hypertonie*-Therapie: (s. S. 198 ff.)
1. Betablocker + *übliche Saluretika*
2. Betablocker + *kaliumsparende Saluretika in freier Kombination*
3. Betablocker + *Hydralazin bzw.*
4. Betablocker + *Alpha-Methyldopa*
5. Betablocker + *Alphablocker in freier oder fixer Kombination* (z. B.: Labetalol = Trandate®)
6. Betablocker + *Ca-Antagonisten (umstritten!!)*[1])

Kombination mit Katecholamin-freisetzenden Substanzen wie Reserpin und Guanethidin vermeiden, da paradoxe sympathikomimetische Wirkungen (Tachykardie, Blutdruck-Krisen) eintreten können!

[1]) I.v.-Kombination von Betarezeptoren-Blockern und Verapamil (Isoptin®) absolut kontraindiziert wegen Gefahr eines therapieresistenten Cardiogenen Schocks!
[2]) Wechselwirkungen und Nebenwirkungen siehe weiterführende Literatur (12).

Tab. 126: Relative Indikationen der Beta-Rezeptorenblocker (nach (2) modif.); s. auch S. 200

1. Koronarinsuffizienz
2. Hyperkinetisches Herzsyndrom
3. Phäochromozytom (intraoperativ)
4. Thyreotoxische Krise
5. Chron. Alkoholismus
6. Rhythmusstörungen
7. Idiopathische hypertrophe Subaortenstenose
8. Hypertonie
9. (Myokardinfarkt) = hyperdyname Kreislaufreaktion!
10. (Morbus Parkinson)
11. (narkosebedingte Arrhythmien)

Tab. 127: Kontraindikationen für Beta-Rezeptorenblocker (nach (6))[1]); s. auch S. 200

1. Manifeste (digitalis-refraktäre) Herzinsuffizienz
2. Latente Herzinsuffizienz (β-Blocker ohne ISA)
3. Kreislaufschock
4. AV-Block zweiten und dritten Grades, gestörte Überleitung
5. Bradykarde Herzrhythmusanomalien
6. Kardiomegalie
7. Metabolische Azidose
8. Periphere arterielle Insuffizienz (Claudicatio intermittens, Morbus Raynaud)
9. Obstruktive Atemwegskrankheiten (Asthma!)
10. Allergische Rhinitis
11. Schwere Hypotonie
12. Anästhetika, die eine myokardiale Depression hervorrufen
13. Gravidität (bedingt)
14. Niereninsuffizienz (bedingt!)

[1]) Wechselwirkungen mit anderen Pharmaka siehe weiterführende Literatur (12)

Nebenwirkungen von Beta-Rezeptorenblockern: Tab. 106, 121

Beachte: Beta-Blocker nie plötzlich beim Coronarkranken absetzen! An Komplikationen sind denkbar (Miller, R. R., Olson, H. G., Amsterdam, E. A. et al.: Propranolol-withdrawal rebound phenomenon, N. Engl. J. Med. 293 (1975) 416):
Herzrhythmusstörungen, Angina-Pectoris-Anfall, Myokardinfarkt, plötzlicher Herztod; s. a. Bd. I).

Tab. 128: Arrhythmiebehandlungen mit Beta-Rezeptorenblocker (siehe Seite 222, 253 ff., 283 ff.) (nach: B. Lüderitz: Fortschritte in der medikamentösen Arrhythmiebehandlung. Herz/Kreisl. *10* (1978) 99)

Indikationen gegeben bei:
1. *Adrenerger Stimulation:*
   Sinustachykardie
   Supraventrikuläre und ventrikuläre Extrasystolie
2. *Koronarer Herzkrankheit:*
   Belastungsextrasystolie
3. *Hyperthyreose:*
   Sinustachykardie
   Vorhofflimmern
   Extrasystolie

Als Alternativ-Antiarrhythmikum bei:
   Vorhofflimmern-/flattern
   Paroxysmalen supraventrikulären Tachykardie
   Digitalogenen Rhythmusstörungen

Indikationen für Beta-Blockade bei latenter Herzinsuffizienz (4, 5, 7, 9) siehe auch Seite 200, 243

1. bei Tachykardien:
   a) *Mitralstenose und Sinusrhythmus:* Beta-Blockade bewirkt eine Senkung des LAP bzw. PCP durch verbesserte Entleerung des linken Vorhofs – ein Vorgang, der frequenzabhängig ist.
   b) *Thyreotoxikose* (siehe Seite 447 ff.)
   c) *Tachyarrhythmien* (siehe Seite 283, 286, 287)
2. bei art. Hochdruck (siehe Seite 198 ff.):
   a) *art. Hochdruck bei coronarer Herzkrankheit (CHK):*
      Kombination mit Di-Hydralazin (Nepresol®) oder Prazosin (Minipress®) logisch! Diese stellen direkte Vasodilatatoren dar, die die Nachbelastung verringern und die Nierenperfusion steigern können. Nachteilig wirkt sich jedoch ihr Stimulationseffekt auf die Reninsekretion aus. Dadurch geht ein Teil der blutdrucksenkenden Wirkung verloren. Durch Beta-Blockade kann das verhindert werden (Antagonisierung der Reflextachykardie!), s. S. 199.
   b) *Phäochromocytom, Katecholaminkrise* (s. S. 206):
      in Kombination mit einem Alpha-Blocker wie z.B. Phenoxybenzamin (Dibenzyran®). Der Alpha-Blocker hebt die ausgeprägte Vasokonstriktion auf und führt damit zu einer relativen Hypovolämie. Die zusätzliche Beta-Blockade intensiviert die Blutdrucksenkung. Sie übt außerdem einen protektiven Effekt auf das durch hohe Katecholaminspiegel bedrohte Myokard aus. Excessive Beta-Stimulation, wie z.B. beim Phäochromocytom, kann zu subendokardialen Nekrosen und persistierender Linksherzinsuffizienz führen. S. auch S. 206.
3. bei ischämischer Herzkrankheit (IHK): siehe Seite 239, 243
   Betablocker vermindern die metabolischen Bedürfnisse des Myokards und verbessern dadurch die linksventrikuläre Kontraktilität.
   In der direkten Postinfarktphase sind sie bei der sog. hyperdynamen Form des Myokardinfarkts in der Lage, Stenokardien zu beseitigen oder zu reduzieren, Arrhythmien zu verhindern, die Myokardcompliance zu verbessern, die hyperkinetische Kreislaufdysregulation zu bremsen und die endgültige Infarktgröße günstig zu beeinflussen. S. auch Tab. 133, s. S. 171.

4. bei Cardiomyopathien:
   a) *Hypertrophe Obstruktive Cardiomyopathie (HOCM)*
   b) *Nichtobstruktive Cardiomyopathie (NOCM)*
   Die konventionelle Therapie muß dahin zielen, eine Erniedrigung des linksventrikulären diastolischen Drucks zu erreichen. Das geschieht zweckmäßigerweise mit Inotropika und Nitrokörpern.
   Diese Behandlungsform bringt jedoch oft nur vorübergehend Erfolg. Waagstein u. Mitarb. (7) sowie Raphael u. Mitarb. (5) konnten zeigen, daß durch zusätzliche Beta-Blockade ein geringer Anstieg des linksventrikulären enddiastolischen Drucks und Volumens erreicht wird. Dies führt zu einem markanten Anstieg des Schlagvolumens und der Auswurffraktion mit Abnahme der Herzfrequenz – insbesondere bei tachykarden Patienten.
   Beachte: Die Beta-Blockade stellt bei der nichtobstruktiven Kardiomyopathie *nie* die Primärbehandlung dar!

Tab. 129: Differential-Therapie mit Beta-Rezeptorenblockern (nach (9) mod.) siehe auch Tab. 122

Therapie mit β-Rezeptorenblockern

Herzfunktion	*Digitalis*	*β-Blocker-Typ*
Suffizienz	–	alle Typen
«Prälatente» Insuffizienz	(+)	Blocker ohne membranstabilisierende Wirkung
Latente Insuffizienz	+ +	Blocker ohne membranstabilisierenden Effekt aber mit «intrinsic activity», z.B. Pindolol (Visken®)
Manifeste Insuffizienz	+ + +	keine Blocker

Wegen des negativ-inotropen, chinidin-ähnlichen, membranstabilisierenden Effekts (z.B. des Propranolols), sollten Blocker dieser Art nur bei suffizienten Herzen Anwendung finden. *Die β-adrenerge Eigenwirkung anderer Blocker macht diese noch für den Einsatz bei der latenten Herzinsuffizienz geeignet.*

Literatur:

(1) Klaus, W.: Pharmakologie der zur Behandlung kardiozirkulatorischer Erkrankungen eingesetzten Mittel. In: Der Risikopatient in der Anästhesie, 1. Herz-Kreislauf-System. Hrsgb.: Ahnefeld, F. W., Bergmann, H., Burri, C. et al. Springer-Verlag, Berlin – Heidelberg – New York 1976, S. 120
(2) Köhler, E.: Beta-Rezeptorenblocker-Pharmakologie und Therapie. Herz/Kreislauf 4 (1972) 17
(3) Lichtlen, P.: Zur Therapie der Angina pectoris in heutiger Sicht. Z. Kreislaufforsch. 61 (1972) 193
(4) Oakley, C. M.: Beta-blockers in myocardial failure. In: Myocardial Failure. Editors: G. Riecker, A. Weber, J. Goodwin. Springer-Verlag, Berlin – Heidelberg – New York 1977, 344
(5) Raphael, M. J., Oakley, C. M., Ziady, C. M.: Left ventricular pressure-volume relationships in hypertrophic cardiomyopathy with the effect of beta-blockade. Circulation 52 (Suppl. II) (1975) 141
(6) Schmidt, E.: Wo greifen Betablocker an und wie lassen sie sich kombinieren? Praxis-Kurier 26 (1977) 25–28
(7) Waagstein, F., Hjalmarson, A., Varnauskas, E., Wallentin, I.: Effect of chronic beta adrenergic receptor blockade in congestive cardiomyopathy. Brit. Heart J. 37 (1975) 1022
(8) Weidmann, P., Fuss, O.: Medikamentöse Hypertoniebehandlung 1977. Schweiz. med. Wschr. 108 (1978) 1–18
(9) Westermann, K. W.: Langzeittherapie in der Kardiologie. Herz/Kreislauf 7 (1975) 228

Weiterführende Literatur:

(10) Ganten, D., Dietz, R., Lüth, B. und Gross, F. (Hrsgb.): Beta-adrenerge Blocker und Hochdruck/Beta-adrenergic blockers and hypertension. G. Thieme-Verlag, Stuttgart 1976
(11) Schweizer, W. (edt.): Beta-blockers: present status and future prospects. University Park Press, Baltimore 1974
(12) «Weiße Liste» 1977/II: transparenz-telegramm. Fakten und Vergleiche für die rationale Therapie. A. T. I. Arzneimittel-Informationsdienst GmbH, Berlin (West), 1977, S. 209–210

11. Ischämische Herzkrankheit (I.H.K.)
Coronare Herzkrankheit (C.H.K.)

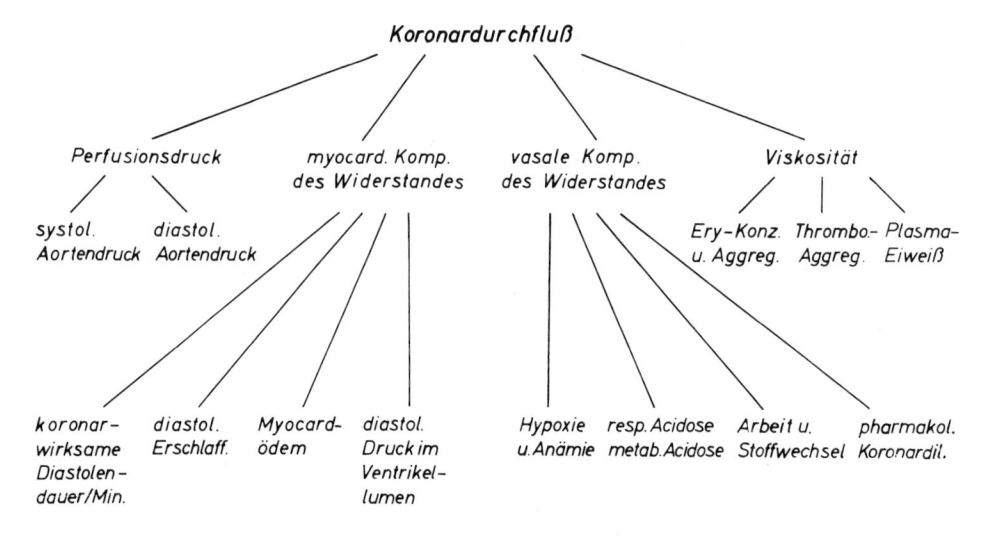

```
                              Koronardurchfluß
           ┌──────────────┬──────────┬──────────────┐
     Perfusionsdruck  myocard. Komp.  vasale Komp.  Viskosität
                      des Widerstandes des Widerstandes
      /        \                                    /    |     \
  systol.    diastol.                            Ery-Konz. Thrombo- Plasma-
  Aortendruck Aortendruck                        u.Aggreg. Aggreg.  Eiweiß

  koronar-   diastol.  Myocard-  diastol.   Hypoxie  resp.Acidose  Arbeit u.    pharmakol.
  wirksame   Erschlaff. ödem     Druck im   u.Anämie metab.Acidose Stoffwechsel Koronardil.
  Diastolen-                     Ventrikel-
  dauer/Min.                     lumen
```

Abb. 98: Determinanten der Koronardurchblutung (nach (3))

Zur Verringerung der Koronarreserve führen:
1. eine strukturelle Erhöhung der vasalen Komponente des Koronarwiderstandes durch *Koronarstenosen*, insbesondere infolge Koronarsklerose,
2. eine strukturelle Erhöhung der vasalen Komponente des Koronarwiderstandes durch *Myokardhypertrophie* (Klappenstenosen und -insuffizienzen, Hypertonus),
3. eine Erhöhung der *myokardialen Komponente des Koronarwiderstandes* durch verlangsamte Kontraktion und Erschlaffung bzw. zu hohe Herzfrequenz, durch unvollständige Erschlaffung, durch Myokardödem oder Fortleitung eines erhöhten diastolischen Druckes im Ventrikellumen (z. B. Herzinsuffizienz, Übertransfusion, Aortenklappeninsuffizienz).

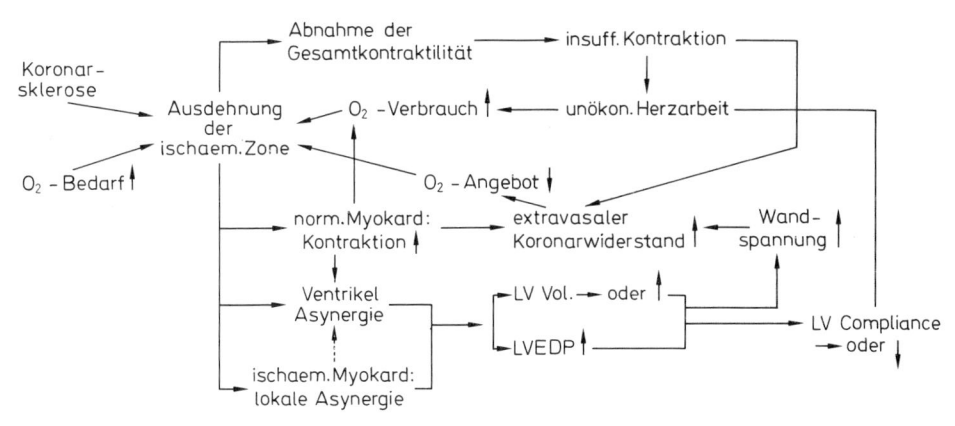

Abb. 99: Pathophysiologische Vorgänge bei der akuten Myokardischämie (nach (14))

Tab. 130: Koronarinsuffizienz: Formen der Angina pectoris und deren Therapie (nach (8))

Erscheinungsformen der Angina pectoris	Auslösemechanismus	Spezielle Therapie
1. *sporadische Angina pectoris*	Muskelarbeit, Erregung, Kälte, Hypertonie, Anämie, Hyperthyreose u. a.	Nitrate, β-Rezeptorenblocker
2. *nächtl. Angina pectoris* a) Angina decubitus Typ I: Schmerzanfall innerhalb von 2 – 20 min nach dem Hinlegen Typ II: Schmerzanfall 2 – 4 Std. nach dem Einschlafen	latente Linksherzinsuffizienz mit erhöhtem Blutangebot in horizontaler Körperlage	Diuretika, Herzglykoside, Nitrate, *keine β-Rezeptorenblocker!*
b) nächtl. Angina pectoris bei chron. Emphysembronchitis	zirkadiane Schwankungen des Bronchialwiderstandes	Bronchitistherapie, Xanthin – Derivate, keine β-Rezeptorenblocker!
c) kälteabhängige Angina pectoris (wie 1)	z.B. niedrige Raumtemperatur bei geöffnetem Schlafzimmerfenster	β-Rezeptorenblocker, bei geschlossenem Fenster schlafen, Zimmer heizen.
3. *Crescendo-Angina pectoris*	progrediente Koronarstenose und Myokardalteration	Sedativa, Nitrate, Herzglykoside, Antikoagulantien, Fibrinolyse u. U. β-Rezeptorenblocker.
4. *«unstabile Angina pectoris»* (Typenwechsel, Crescendo-Angina, Angina decubitus, insgesamt als Infarktvorläufer zu bewerten)	progrediente Koronarverengung, meistens mit Myokardalteration	Sedativa, Opiate, Nitrate, Diuretika, Herzglykoside; β-Rezeptorenblocker, wenn keine Herzinsuffizienz. Stationäre Aufnahme, Überwachung, Koronarchirurgie erwägen!
5. *Prinzmetal-Angina pectoris*	unbekannt, vielleicht Koronarspasmen beteiligt	Sedativa, Nitrate, Nifedipin

Tab. 131: Stellenwert der Untersuchungen bei Patienten mit koronarer Herzkrankheit in der Reihenfolge ihrer Durchführung (nach (2))

Untersuchungsmethoden	Wertigkeit
Anamnese	+++
Klinische Untersuchung	+
Ruhe-EKG	+
Risikofaktorenprofil	+++
Röntgenuntersuchungen:	
Thorax p. a. und seitlich, rotierende Durchleuchtung, Kymogramm in Ruhe und nach Belastung	++
Belastungselektrokardiogramm	+++
Spezielle Untersuchungsmethoden mit Belastungssituationen:	
z. B. Vorhofstimulation, Langzeitelektrokardiogramm-Registrierung, Telemetrie (33)	+
Isotopenuntersuchungen, z. B. mit Technetium oder Thallium zur Beurteilung der linksventrikulären Funktion[1])	++
Koronarangiographie und Linksventrikelangiographie	++++

[1]) Von den verschiedenen Möglichkeiten der Myokardszintigraphie ist die Markierung gesunden Herzmuskelgewebes mit Thallium (^{201}Tl) die gängigste Methode. Narbenbezirke sowie in Ruhe oder unter Belastung minderperfundierte Myokardabschnitte sind an einer geringeren Speicherung des Tracers zu erkennen. Zwischen dem Ausmaß der regionalen Nuklidanreicherung und dem Ausmaß der Koronarstenosierung bestehen keine engen Relationen!
Mit Hilfe der «Blood-pool-Szintigraphie» lassen sich globale Ventrikelfunktion und regionale Wandbewegung analysieren.

Tab. 132: Indikationen zur Koronarangiographie (nach (18))

Absolute Indikationen:
1. Typische, stabile Angina pectoris, medikamentös wenig beeinflußbar.
2. Typische stabile Angina pectoris, medikamentös beeinflußbar, aber starke Belastungs-ST-Senkung ($> 0{,}15$ mV)
3. Instabile Angina pectoris
4. Verdacht auf Herzwandaneurysma mit Komplikationen (Thromboembolien, Rhythmusstörungen, Herzinsuffizienz)
5. Vor Herzklappenoperationen
   (Männer und Frauen über 50 Jahre oder mit Risikofaktoren)

Relative Indikationen:
1. Diagnostische Erwägungen
   a) Atypische Angina pectoris mit Risikofaktoren
   b) Symptome unklarer Ursache: schwere Rhythmusstörungen, fraglicher Herzinfarkt in der Anamnese
   c) Verdacht auf Herzwandaneurysma ohne Komplikationen
   d) Verdacht auf Kardiomyopathie
2. Prognostische Erwägungen
   a) Infarkt ohne Folgesymptomatik bei jüngeren Patienten
   b) Verlaufsuntersuchungen, auch nach Bypass-Operationen

Tab. 133: Übersicht über die Wirkung von verschiedenen Therapeutika für die Coronare Herzkrankheit. In Anlehnung an (9)
(↑ Steigerung, ↓ Verminderung, ( ) geringer Effekt, – kein Effekt)

	«Nitrite»	β-Blocker[1]	Spironolakton	Ca^{++} Antagon.	Oxyfedrin	Digitalis
Herzfrequenz	↑	↓	–	↑↓	↑	↓
LVEDP } Preload	↓	↑	↓	↓	↓	↓
LVEDV	↓	↑	↓	↓	↓	↓
Kontraktilität	(↑)	↓	↑	(↓)	↑	↑
HZV	↑↓	↓	↑	↓	(↑)	↑
$M\dot{V}O_2$	↓	↓	↑	↓	↑	↑
Periph. Widerst. } Afterload	(↓)	↑	↓	(↓)	(↓)	(↓)
Blutdruck (MAP)	↓	↓	(↑)	↓	(↑)	(↑)
Kor. Dilatation extramural	(↑)	–	–	(↑)	(↑)	–
intramural	↑	(↑)	(↑)	↑	↑	(↑)
Hypoxie-Toleranz	↑	↑	↑–	↑	↑	↑–
Broncho-Konstriktion	–	↑	–	–	–	–

[1]) Durch Beta-Rezeptoren-Blockade wird der myokardiale Sauerstoffbedarf infolge Reduzierung der Kontraktilität und der Herzfrequenz herabgesetzt. Abnahme der Herzfrequenz bewirkt eine Verlängerung der für die Coronarperfusion entscheidenden Diastole!
Die *Gesamtkoronardurchblutung nimmt zwar unter Beta-Blockade ab, die der ischämischen Bezirke (Counter-Steal-Phänomen!) jedoch zu!* Hierbei spielt neben einer *Verbesserung der Kollateralperfusion* die *Compliance-Verminderung des ischämischen Myokards* eine entscheidende Rolle. In der Folge tritt eine Umverteilung des Koronarblutes zugunsten der subendokardialen Myokardschichten auf. Die Zunahme der diastolischen Dehnbarkeit ist aus der Pathogenese der Compliance-Störung im Sinne einer Beeinträchtigung der diastolischen Relaxation von ischämischer Herzmuskulatur verständlich. Die unter *Beta-Blockade* eintretende Verbesserung der Relation Sauerstoffangebot/Sauerstoffbedarf durchbricht diesen Mechanismus und *normalisiert den Prozeß der myokardialen Erschlaffung* (36).
Am Infarktherzen bewirken Beta-Blocker wahrscheinlich zusätzlich noch eine *Neutralisierung der ischämiefördernden Katecholamine* (also Verkleinerung der Nekrosezone!). Ihr Einsatz macht jedoch ein kritisches *hämodynamisches Monitoring* (MAP, PCWP, CI) erforderlich, da – wie Jugdutt u. Lee (35) gezeigt haben – selbst bei der hyperdynamen Form des akuten Myokardinfarkts die Gabe von Propranolol (0,15 mg/kg KG) zu einem gefährlichen Abfall von MAP und CI führen kann.

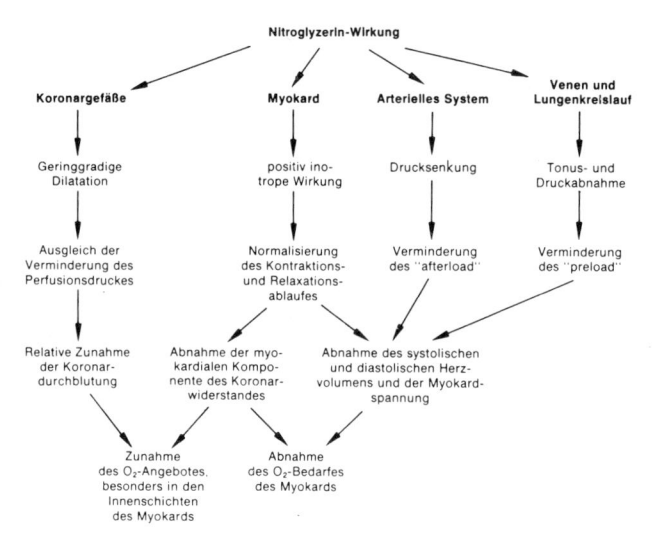

Abb. 100: Nitroglyzerin-Wirkungen (nach (7))

Darstellung des Zusammenwirkens der Teileffekte des Nitroglyzerins. *Für die antianginöse Wirkung ist vor allem die Beeinflussung des arteriellen Systems, der Venen und des Lungenkreislaufs sowie die daraus resultierende Abnahme des myokardialen O_2-Bedarfs von Bedeutung.*

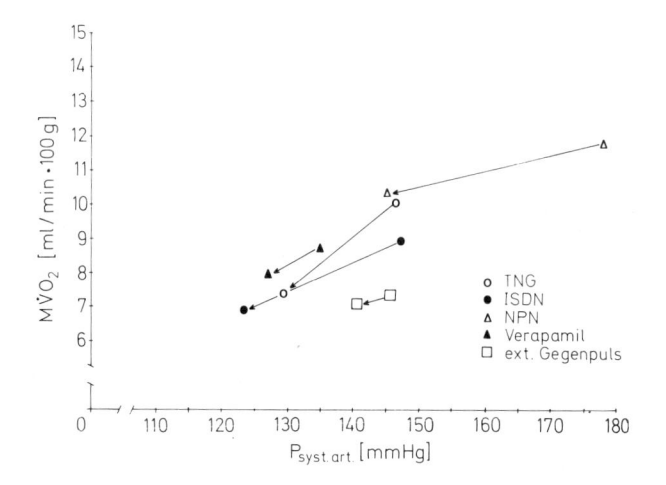

Abb. 101:

Beziehung zwischen der Senkung des systolischen arteriellen Druckes und dem myokardialen O_2-Verbrauch nach Gabe von Nitroglyzerin (TNG), Isosorbiddinitrat (ISDN), Nitroprussidnatrium (NPN) und Verapamil sowie bei Anwendung der externen Gegenpulsation (Behrenbeck, 1976). Nitroglyzerin als am stärksten antianginös wirkende Substanz weist das günstigste Verhältnis zwischen Drucksenkung und Verminderung des myokardialen O_2-Verbrauches auf.

Tab. 134: Nitrate – eine Auswahl von Präparaten (modif. nach (10))

Substanz	offizielle Zubereitungen, Handelspräparate, eingetrag. Warenzeichen[4]	Art der Medikation	mittlere Einzeldosis	Tagesdosis für Dauermedikation	Wirkungseintritt	Wirkungsdauer	Kontraindikationen
Isoamylnitrit Amylnitrit	Isoamylum nitrosum (ÖAB 9) Amylium nitrosum	Inhalation, in Brechamp.	2 – 8 Tropfen auf ein Tuch, inhalieren (0,1 – 0,3 ml)	–			vor allem bei Inhalation und perlingualer Verabreichung:
	Nitramyl®	Inhalationsamp. (0,1 g)		–	10 – 15 sec	5 – 10 min	Glaukom, orthostatische Regulationsstörungen, Schock, extreme Hypotonie,[2] Niereninsuffizienz
Glyceryltrinitrat[2]	Sol. nitroglyc. spirit. (ÖAB 9), 1 % Nitroglycerinum nitrosum, 1 %	perlingual	0,2 – 0,6 mg	–	1 – 2 min	20 – 45 min	
	Nitrolingual® Kps. Spray retard	perlingual in Kapseln Dosierspray p.o. in Kapseln	0,2 – 1,6 mg 0,4 – 0,8 mg 2,5 mg	6 × 0,2 mg – 2 × 2,5 mg	1 – 2 min 10 – 15 sec 30 min	20 – 45 min 10 – 30 min bis zu 10 h[1]	
	Nitrangin® Kapseln liquid. (0,25 %)	perlingual p.o. perlingual	0,8 mg 3 – 8 gtt	– mehrmals tgl. 3 – 8 gtt	1 – 2 min 2 – 5 min 1 – 2 min	20 – 45 min 30 – 60 min 20 – 45 min	
	Nitro Mack® retard	p.o. in Kapseln	2,5 mg	2 × 2,5 mg	30 min	bis zu 10 h[1]	
Erythryltetranitrat	(nur in Mischpräparaten) (Detensocompren®)	sublingual	5 – 15 mg	3 × 5 – 15 mg	10 – 30 min	3 – 6 h	

Fortsetzung

Tab. 134: Nitrate – eine Auswahl von Präparaten (modif. nach (10))

Substanz	offizielle Zubereitungen, Handelspräparate, eingetrag. Warenzeichen[4]	Art der Medikation	mittlere Einzeldosis	Tagesdosis für Dauermedikation	Wirkungseintritt	Wirkungsdauer	Kontraindikationen
Pentaerythrityl-tetranitrat	Pentrit-Tabletten® forte-Tabletten	sublingual sublingual	10 mg 30 mg	2–6 × 10 mg 20–40 mg	10–20 min	2–4 h	Glaukom, akuter Herzinfarkt mit kardiogenem Schock
	Pentalong® (DDR)	sublingual	10–40 mg	1–2 × 40 mg	10–30 min	2–6 h	
	Dilcoran 80® protr.	p.o.	80 mg	2 × 80 mg	30 min	10–12 h[1]	
	Pentaerythrit® «Ebewe» (Österr.)	p.o.	20 mg	3 × 20 mg	10–30 min	2–6 h	
Isosorbitdinitrat[3]	Isoket® Isoket® retard	p.o. p.o.	5–10 mg 20 mg	3 × 5–10 mg 2 × 20 mg	15–30 min 30 min	2–4 h 6–10 h	
	Metonitron® (Österr.)	sublingual	5–10 mg	3 × 5–10 mg	1–2 min	30–60 min	
	Vasorbat® (Österr.)	p.o.	10 mg	2–3 × 10 mg	15–30 min	2–4 h	
Mannitolhexanitrat	Moloid®	p.o.	30 mg	2 × 30 mg	30–60 min	4–6 h	

[1] Nach Angaben des Herstellers
[2] Nitroglyzerin – Amp. (Fa. Pohl) à 5 mg: Dosierung: bis 3 mg/h in Tropfinfusion (bzw. < 1,2 mg beim akuten Myokardinfarkt (AMI), wenn $RR_{syst.}$ < 100 mm Hg); *bei Dosierung: > 3 mg/h: Gefahr eines MAP-Abfalls* (6) → Vasodilatatoren, Seite 187 ff.
Nitro-Salben (Nitrosalbe Mack, Nitro-Salbenkps. von Pohl) scheinen sich zur nächtlichen Anfallsprophylaxe der Angina decubitus zu eignen (24).
[3] Isoket-Ampullen (10 mg, Pharma Schwarz) sind ausschließlich für die stat. Behandlung vorgesehen
[4] Vollständige Liste von Nitropräparaten und derer Wechselwirkungen mit anderen Pharmaka siehe (34).

Tab. 135 a: Therapie der Angina pectoris (AP) mit Beta-Rezeptorenblockern (Auswahl) (ergänzt nach (15)) siehe Seite 231 ff.

Indikation:
trotz Gewichtsreduktion, Nikotinabstinenz und Gabe von Nitropräparaten anhaltende AP

Therapiegrundsätze:
Beta-Blocker mit Nitropräparaten kombinieren!
Zuzüglich Digitalis bei (latenter) Herzinsuffizienz verordnen!
Stufenweise die individuelle perorale Dosis für den gewählten Beta-Blocker ermitteln!

I. Generation	Propranolol (Dociton)	$3 \times 10 - 40 - 80$ mg
	Oxprenolol (Trasicor)	$3 \times 20 - 40 - 60$ mg
	Pindolol (Visken)	$3 \times 2{,}5 - 5 - 7{,}5$ mg
II. Generation	Atenolol (Tenormin)	$1 - 2 \times 25 - 50 - 100$ mg
	Bunitrolol (Stresson)	$3 \times 10 - 20$ mg
	Metropolol (Beloc)	$3 \times 50 - 100$ mg
	Timolol (Temserin)	$3 \times 10 - 20$ mg
	Sotalol (Sotalex)	$3 \times 80 - 160$ mg
	Acebutolol (Prent)	$3 \times 50 - 100 - 200$ mg

Kontraindikationen: siehe Seite 200, 233

Tab. 135 b: Kombination von Nitraten und Beta-Rezeptorenblockern – hämodynamische Konsequenzen
(nach: Schüren, K. P.: Klinische Aspekte der alleinigen oder kombinierten Anwendung von Beta-Rezeptorenblockern. In: Hierholzer, K., Rietbrock, N. (Hrsg.): Berliner Seminar 1. perimed Verlag Dr. med. D. Straube, Erlangen 1977)

	Nitrate	*Beta-Blocker*	*Kombination*
Arterieller BD	↓	↓	↓
Herzfrequenz	↑	↓↓	↓
Linksventrik. enddiast. Druck (LVEDP)	↓↓	↑	↓
Kontraktilität des Myokards	(↑)	↓	(↓)

Legende:
↓ = Abnahme, ↑ = Zunahme, (↑), (↓) = keine wesentliche Änderung

Literatur:

(1) Baxley, W. A., Dodge, H. T., Rackley, Ch. E. et al.: Left ventricular mechanical efficiency in man with heart disease. Circulation 55 (1977) 564
(2) Blümchen, G.: Untersuchungsmethoden bei koronarer Herzerkrankung: Indikationen und Aussagekraft. Therapiewoche 27 (1977) 3669
(3) Bretschneider, H. J.: Aktuelle Probleme der Koronardurchblutung und des Myokardstoffwechsels. Regensburg. Jb. Ärztl. Fortbildung 15 (1976) 1
(4) Chaitman, B. R., Bourassa, M. G., Wagniart, P. et al.: Improved efficiency of treadmill exercise testing using a multiple lead ECG system and basic hemodynamic exercise response. Circulation 57 (1978) 71
(5) Conti, C. R.: Coronary arteriography. Circulation 55 (1977) 227
(6) Cyran, J., Hellwig, H., Bolte, H. D. et al.: Zum Dosierungsproblem der Nitroglycerindauerinfusion bei Patienten mit schwerer Herzinsuffizienz.
Vortrag auf der 9. Gemeinsamen Tagung der Deutschen und der Österreichischen Gesellschaft für Internistische Intensivmedizin, Linz 15. – 17. 9. 1977
(7) Hilger, H. H., Tauchert, M.: Medikamentöse Therapie der Koronarinsuffizienz. Internist 18 (1977) 315

(8) Just, H.: Erkrankungen des Herzens. In: Internistische Therapie 1978. Hrsgb.: Wolff, H. P., Weihrauch, T. R.; Urban & Schwarzenberg, München – Wien – Baltimore 1977, S. 356
(9) Köhler, J. A.: Koronardilatatoren, Ca-Antagonisten und Digitalis bei ischämischen Herzerkrankungen. diagnostik 20 (1976) 706
(10) Kraupp, O.: Koronar-dilatierende Nitro-Verbindungen. In: Allgemeine und spezielle Pharmakologie und Toxikologie. Hrsg.: W. Forth. D. Henschler, W. Rummel. Wissenschaftsverlag, Mannheim – Wien – Zürich 1975, S. 220
(11) Ludbrook, P. A., Byrne, J. D., Kurnik, P. B. et al.: Influence of reduction of preload and afterload by nitroglycerin on left ventricular diastolic pressure-volume relations and relaxation in man. Circulation 56 (1977) 937
(12) McIntosh, H. D.: Indication for coronary arteriography. Circulation 56 (1977) 1
(13) McNeer, J. F., Margolis, J. R., Lee, K. L. et al.: The role of the exercise test in the evaluation of patients for ischemic heart disease. Circulation 57 (1978) 64
(14) Meesmann, W. Pathophysiologische Vorgänge bei der akuten Myokardischämie. In: Aktuelle Probleme der Angiologie, Bd. 20, Koronarinsuffizienz; Periphere Durchblutungsstörungen. Hrsgb.: Gottstein, U. Verlag H. Huber, Bern 1973
(15) Nager, F.: Die medikamentöse Behandlung der Angina pectoris. Schweiz. med. Wschr. 102 (1972) 1724
(16) Pierpont, G. L., Cohn, J. N., Franciosa, J. A.: Combined oral hydralazine-nitrate therapy in left ventricular failure. Chest 73 (1978) 8
(17) Rosenblatt, A., Selzer, A.: The nature and clinical features of myocardial infarction with normal coronary arteriogram. Circulation 55 (1977) 578
(18) Stauch, M.: Angina pectoris, Teil II: Diagnose und Therapie. Fa. H. Mack Nachf., 7918 Illertissen 1977
(19) Steele, P. P., Maddoux, G., Kirch, D. L. et al.: Effects of propranolol and nitroglycerin on left ventricular performance in patients with coronary arterial disease. Chest 73 (1978) 19
(20) Tonkon, M. J., Lee, G., De Maria, A. N. et al.: Effects of digitalis on the exercise electrocardiogram in normal adult subjects. Chest 72 (1977) 714
(21) Vogel, R., Kirch, D., Le Free M. et al.: Effects of digitalis on resting and isometric exercise myocardial perfusion in patients with coronary artery disease and left ventricular dysfunction. Circulation 56 (1977) 355

Weiterführende Literatur:

(22) Braunwald, E. (Edt.): Protection of the ischemic myocardium. American Heart Association Monograph 48. Proceedings of a symposium held at Brook Lodge, Augusta, Michigan, Sept. 1975. Circulation (Suppl. I) 1976
(23) Chung, E. K.: Controversy in Cardiology. Springer-Verlag, New York – Heidelberg – Berlin 1976
(24) Gill, E.: Angina pectoris. G. Fischer-Verlag, Stuttgart – New York, 1978
(25) Kelman, G. R.: Applied cardiovascular physiology. Butterworths, London – Boston – Sydney – Wellington – Durban – Toronto 1977
(26) Levine, H. J.: Clinical cardiovascular physiology. Grune & Stratton, New York – San Francisco – London 1977
(27) Mason, D. T.: Advances in heart disease. Grune & Stratton, New York – San Francisco – London 1977
(28) Riecker, G., Weber, A., Goodwin, J.: Myocardial Failure. Springer-Verlag, Berlin – Heidelberg – New York 1977
(29) Riecker, G.: Klinische Kardiologie. Springer-Verlag, Berlin – Heidelberg – New York 1975
(30) Riecker, G. (Hrsgb.): Koronare Herzkrankheit. Internist 18 (1977), Heft 6
(31) Rudolph, W., Siegenthaler, W.: Nitrate. Urban & Schwarzenberg, München – Berlin – Wien 1976
(32) Rushmer, R. F.: Cardiovascular Dynamics. W. B. Saunders Co., Philadelphia – London – Toronto 1977
(33) Schäcke, G.: Kreislauf-Telemetrie im Vorfeld der Klinik. Kurzmonographien Sandoz Nr. 23, Sandoz AG, Nürnberg 1978
(34) «Weiße Liste» 1977/II: transparenz-telegramm. Fakten und Vergleiche für die rationale Therapie. A.T.I. Arzneimittel-Informations-Dienst GmbH, Berlin (West) 1977, S. 211 – 212
(35) Jugdutt, B. L., Lee, S. J. K.: Intravenous Therapy with Propranolol in Acute Myocardial Infarction. Chest 74 (1978) 514
(36) Wirtzfeld, A., Blömer, H.: Akuter Myokardinfarkt. Herz 3 (1978) 28

12. Der akute Myokardinfarkt (A.M.I.)

Tab. 136: Infarkttypen und die damit korrelierenden Gefäßverschlüsse (nach (45))

1. *Großer Vorderwandinfarkt:*
   Zentraler Verschluß des Ramus interventricularis anterior mit Infarzierung großer Teile der Herzvorderwand und evtl. auch lateraler Partien, falls der Ramus diagonalis mit einbezogen ist.

2. *Septuminfarkt:*
   Verschluß von Septumästen des Ramus interventricularis posterior oder des Ramus interventricularis anterior

3. *Anteroseptaler Infarkt:*
   Verschluß des Ramus interventricularis anterior, der weiter peripher als beim großen Vorderwandinfarkt lokalisiert ist und demzufolge nicht zu Infarzierungen lateraler Bezirke führt.

4. *Lateralinfarkt:*
   Verschluß des Ramus diagonalis, evtl. auch des posterolateralen Astes des Ramus circumflexus sinister mit Infarzierung lateraler Partien der freien linken Herzwand.

5. *Supraapikaler Infarkt:*
   Verschluß eines Seitenastes des Ramus interventricularis anterior mit oberhalb der Herzspitze lokalisierter Infarzierung.

6. *Apikaler Infarkt:*
   Peripherer Verschluß des Ramus interventricularis anterior mit Infarzierung der Herzspitze.

7. *Posterolateraler Infarkt:*
   Verschluß des atrioventrikulären Astes des Ramus circumflexus sinister mit Infarzierung der freien Hinterwand des linken Ventrikels. Bei zentralem Verschluß kann auch der Ramus marginalis sinister mit einbezogen sein, so daß zusätzlich laterale Bezirke des linken Ventrikels infarziert werden. Bei ausgesprochenem Linksversorgungstyp entspringt der Ramus interventricularis posterior aus dem Ramus circumflexus sinister. In diesem Falle kann die Ischämie auch auf die hinteren basalen und septalen Abschnitte übergreifen. Beim Rechtsversorgungstyp erfolgt die Versorgung der freien Herzhinterwand des linken Ventrikels vom Ramus circumflexus dexter aus, so daß auch ein Verschluß der rechten Koronararterie zu gleicher Infarktlokalisation führen kann.

8. *Inferiorer Infarkt:*
   Verschluß des Ramus interventricularis posterior mit Infarzierung des dem Diaphragma aufliegenden Herzabschnittes und der posterio-inferioren Partien des Kammerseptums. Beim Linksversorgungstyp (Ramus interventricularis posterior entspringt aus dem Ramus circumflexus sinister) Verschluß des Ramus circumflexus sinister.

Tab. 137: Infarktlokalisationen und Ableitungen, die entsprechende Veränderungen zeigen (nach (45))

Lokalisation des Infarktes	Einthoven			Goldberger			Wilson									Nehb			Frank		
	I	II	III	aVR	aVL	aVF	V_1	V_2	V_3	V_4	V_5	V_6	V_7	V_8	V_9	D	A	I	X	Y	Z
Großer Vorderwandinfarkt	•	•			•		•	•	•	•	•	•				•	•	•	•		•
Septuminfarkt							•	•													•
Anteroseptaler Infarkt							•	•	•	•							•				•
Lateralinfarkt	•	•			•						•	•	•			•	•		•		
Supraapikaler Infarkt										•	•						•				•
Apikaler Infarkt										•	•							•	•		
Posterolateraler Infarkt											•	•		•	•	•	•			•	•
Inferiorer Infarkt		•	•			•										•			•		

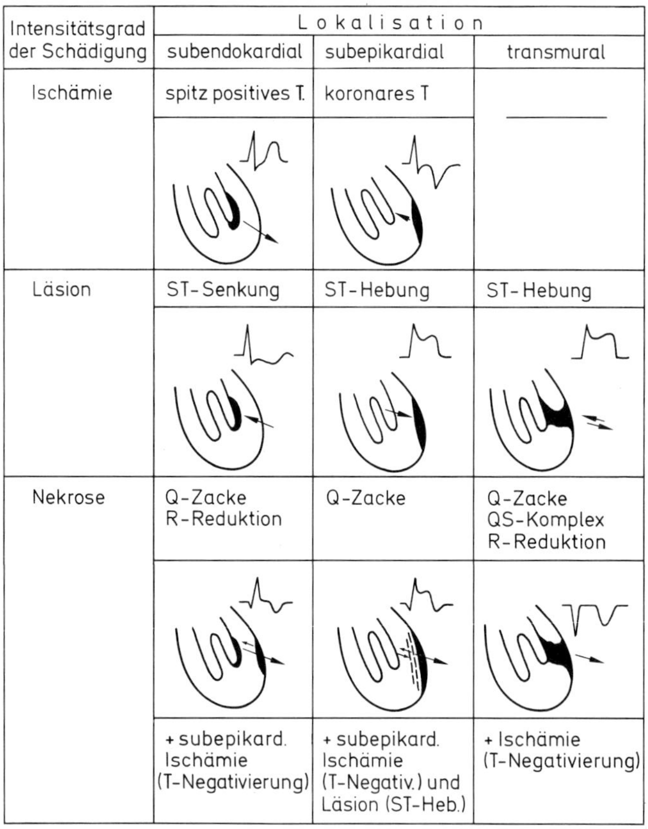

Intensitätsgrad der Schädigung	Lokalisation		
	subendokardial	subepikardial	transmural
Ischämie	spitz positives T.	koronares T	—
Läsion	ST-Senkung	ST-Hebung	ST-Hebung
Nekrose	Q-Zacke R-Reduktion	Q-Zacke	Q-Zacke QS-Komplex R-Reduktion
	+ subepikard. Ischämie (T-Negativierung)	+ subepikard. Ischämie (T-Negativ.) und Läsion (ST-Heb.)	+ Ischämie (T-Negativierung)

Abb. 102: Myokardischämie, -läsion, -nekrose (nach (45))

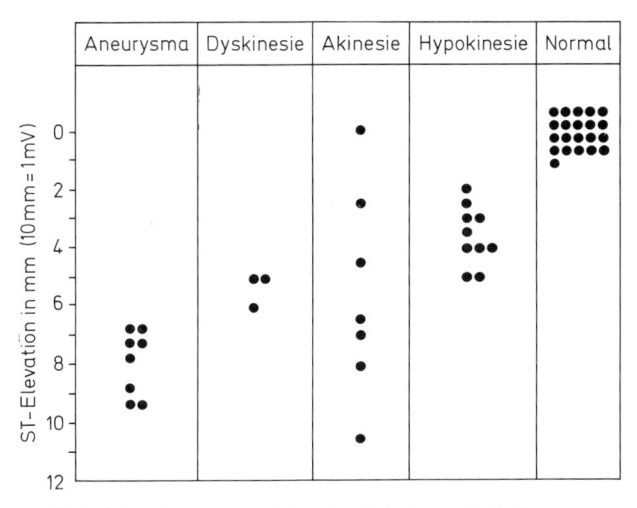

Abb. 103: Bedeutung der ST-Streckenelevation nach Myokardinfarkt (nach (45))

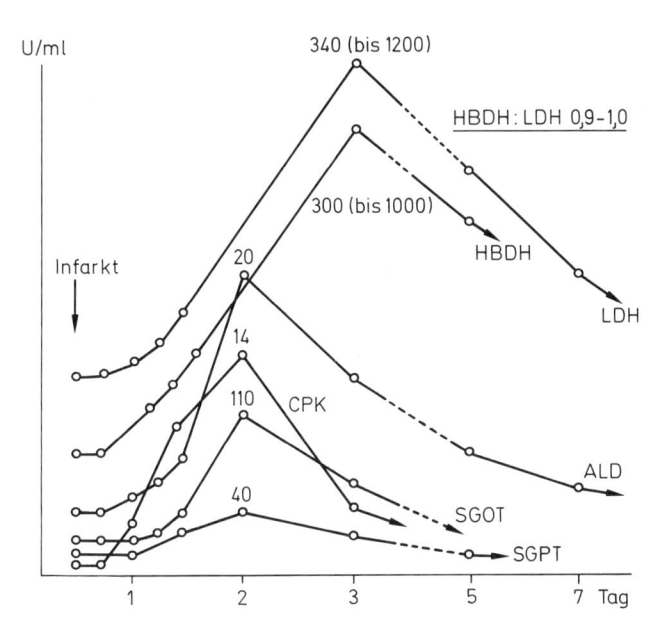

Abb. 104: Herzinfarkt und Enzymaktivitäten (nach (44))

Die Enzymaktivitäten geben auch einen Hinweis auf die Größe des Infarkts (6)
DD.: GOT, GPT, AP ↑: Lebererkrankungen, Fibrinolysebehandlung (Gamma-GT von Herzinfarkt unbeeinflußt!)
   LDH > 1200, CPK ↑: z.B. bei Schlafmittelvergiftung
   CPK ↑: nach Kardioversion (CPK von Fibrinolyse unbeeinflußt)
   CPK ↑: nach i.m.-Injektion oder sogar nach starker Muskelaktivität

Isoenzyme der Kreatinkinase (nach (7, 42))

Mit Hilfe der Bestimmung der Isoenzyme der Kreatinkinase (CK – MM = Muskeltyp, CK – BB = Gehirntyp, *CK – MB = Myokardtyp*) wird die Aussagefähigkeit dieser enzymatischen Methode verbessert. Die CK – MB ist *im Herzmuskel bis zu 30%* angereichert, findet sich aber auch noch in anderen Organen (Zwerchfell, Uterus, Aorta, Skelettmuskulatur, Zunge etc.), jedoch liegt ihre Aktivität in all diesen Geweben um 1 – 2 Zehnerpotenzen niedriger als im Myokard.
Für die Differenzierung der Isoenzyme stehen elektrophoretische Methoden, Ionenaustauschchromatographie, Antikörperpräzipitation oder Antikörperinhibition zur Verfügung.
Die letzte Methodik ist technisch die einfachste. Sie kann allerdings nicht zwischen CK – BB und CK – MB differenzieren. Diesen Nachteil besitzen die Bestimmungen mittels präzipitierender Antikörpern oder Chromatographie nicht.
Der Normwert der CK–MB beträgt ≦ 10 E/L. Maximalwerte erreichen CK und CK–MB 12–18 Std. nach Schmerzbeginn. Die CK–MB-Kurve fällt eher wieder zur Norm ab (nach 48 – 60 Std.) als die der Gesamt-CK.
Bei Patienten mit nichttransmuralen Infarkten oder nichtlokalisierbaren Infarkten ist die CK–MB nur etwa zu 50% diagnostisch verwertbar!
Nach Elektrokonversion, die ja mit einer Myokardschädigung einhergeht, steigen sowohl Gesamt-CK als auch CK–MB – nicht jedoch bei der intramuskulären Injektion. Hier findet man lediglich die Gesamt-CK erhöht. Wird demnach neben der Gesamt-CK auch das Isoenzym CK–MB bestimmt, können skelett- und herzmuskelbedingte Enzymerhöhungen differenziert werden. (Pfisterer, M., Ritz, R., Scholer, A., Vonderschmitt, D.: Zur Aussagekraft des herzmuskelspezifischen Isoenzyms Kreatinphosphokinase (CK–MB). Schweiz. med. Wschr. *108* (1978) 24).

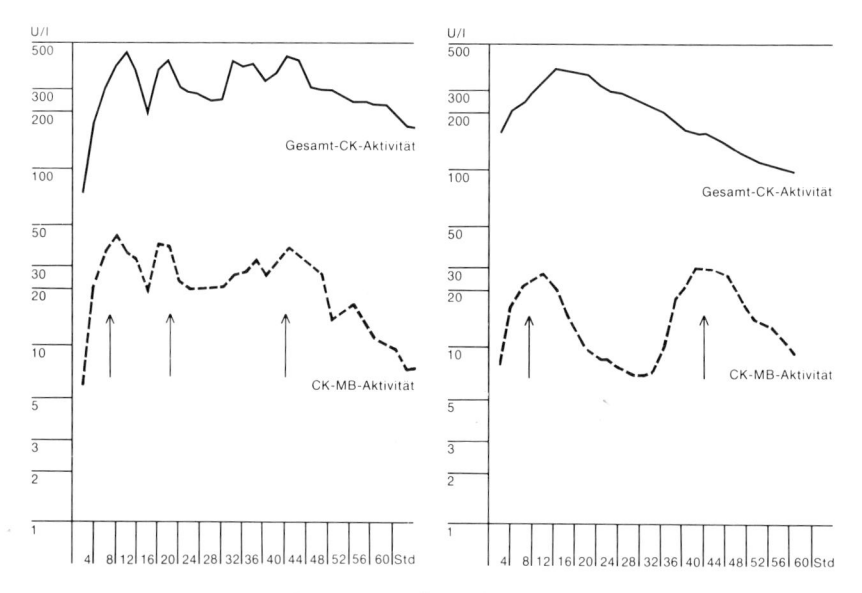

Abb. 105: Beispiele der Aktivitäts-Kinetik von *Gesamt-CK-Aktivität* (——) und von *CK–MB-Aktivität* (----) im Serum von Patienten mit mehrzeitigem Myokardinfarkt. ↑ Infarkt-Ereignisse. Man beachte, daß im rechten Diagramm das Infarkt-Rezidiv sich am Aktivitätsverlauf der Gesamt-CK nicht zu erkennen gibt, hingegen aber deutlich am Verlauf der CK-MB-Aktivität (nach (7)).

Tab. 138: Medikamentöse Maßnahmen bzw. klinische Situationen, die eine durch Coronararterienverschluß verursachte Myokardschädigung vergrößern können (nach (23) mod.)

I. *Gesteigerter myokardialer Sauerstoffbedarf*
   A. Katecholamine (besonders: Isoproterenol!)
   B. Digitalis (Ausnahme: Pumpversagen!)
   C. Glukagon
   D. Tachykardie
   E. Hyperthermie

II. *Verminderte Sauerstoffversorgung des Myokards*
   A. Direkt:
      1. Hypoxämie
      2. Anämie
   B. Indirekt durch verminderten Coronarperfusionsdruck:
      1. Blutung – Hypovolämie
      2. Vasodilatierende Substanzen bei kritikloser Anwendung (s. S. 187 ff., 252)

III. *Verminderte Substratverfügbarkeit* → Hypoglykämie

Tab. 139: Therapeutische Maßnahmen, die geeignet sind, die durch Coronararterienverschluß verursachte Myokardschädigung zu verringern (nach (23) mod.)

I. *Verminderung des myokardialen Sauerstoffbedarfs*
    A. Sedativa, Analgetika, Beta-Blocker
    B. Digitalis (nur beim Pumpversagen!)
    C. Gegenpulsation
        1. Intraaortale Ballon-Pumpe (s. S. 276 ff.)
        2. Externe ass. Zirkulation
    D. Nitroglycerin
    E. Verringerung des «Afterload» bei Hochdruck
    D. Senkung des intracellulären FFS-Spiegels
        1. Antilipolytische Agentien
        2. Lipidfreie Albuminlösungen
        3. Glukose-Insulin-Kalium-Infusion (s. S. 257, 540)

II. *Erhöhung der myokardialen Sauerstoffversorgung*
    A. Direkt:
        1. Coronararterien-Reperfusion
        2. Erhöhung des PaO_2
        3. Thrombolytische Agentien
        4. Heparin (hypothetisch)
    B. Durch Kollateralgefäße:
        1. Erhöhung des coronaren Perfusionsdrucks durch: Methoxamin, Noradrenalin etc.
        2. Intraaortale Gegenpulsation
        3. Externe Gegenpulsation, s. S. 278
        4. Hyaluronidase
    C. Erhöhung der Plasmaosmolalität
        1. Mannit
        2. Hypertone Glukose-Lsg.

III. *Förderung des anaeroben Metabolismus* (hypothetisch)
    A. Glukose-Insulin-Kalium-Infusion
    B. Hypertone Glukose-Lsg.
    C. Natrium-dichloracetat

V. *Schutz gegen autolytische oder heterolytische Prozesse* (hypothetisch)
    A. Kortikosteroide (s. S. 257, 453, 454)
    B. Epsilon-Aminocapronsäure
    C. Kobra-Schlangengiftfaktor

```
                    ┌─────────────────────────────────────┐
                    │ Einlieferung mit akutem Myokardinfarkt │
                    └─────────────────────────────────────┘
                                      ↓
                    ┌─────────────────────────────────────┐
                    │ Klinische Untersuchung, Erstmaßnahmen, Thorax-Rö │
                    └─────────────────────────────────────┘
```

| I Keine Herzinsuff. | II Lungenstauung | III Hypoperfusion | IV Lungenstauung + Hypoperfusion |

- Behandlung entsprechend der klinischen Situation

  s. Erstversorgung des akuten Myokardinfarkts (AMI) S. 252 ff.

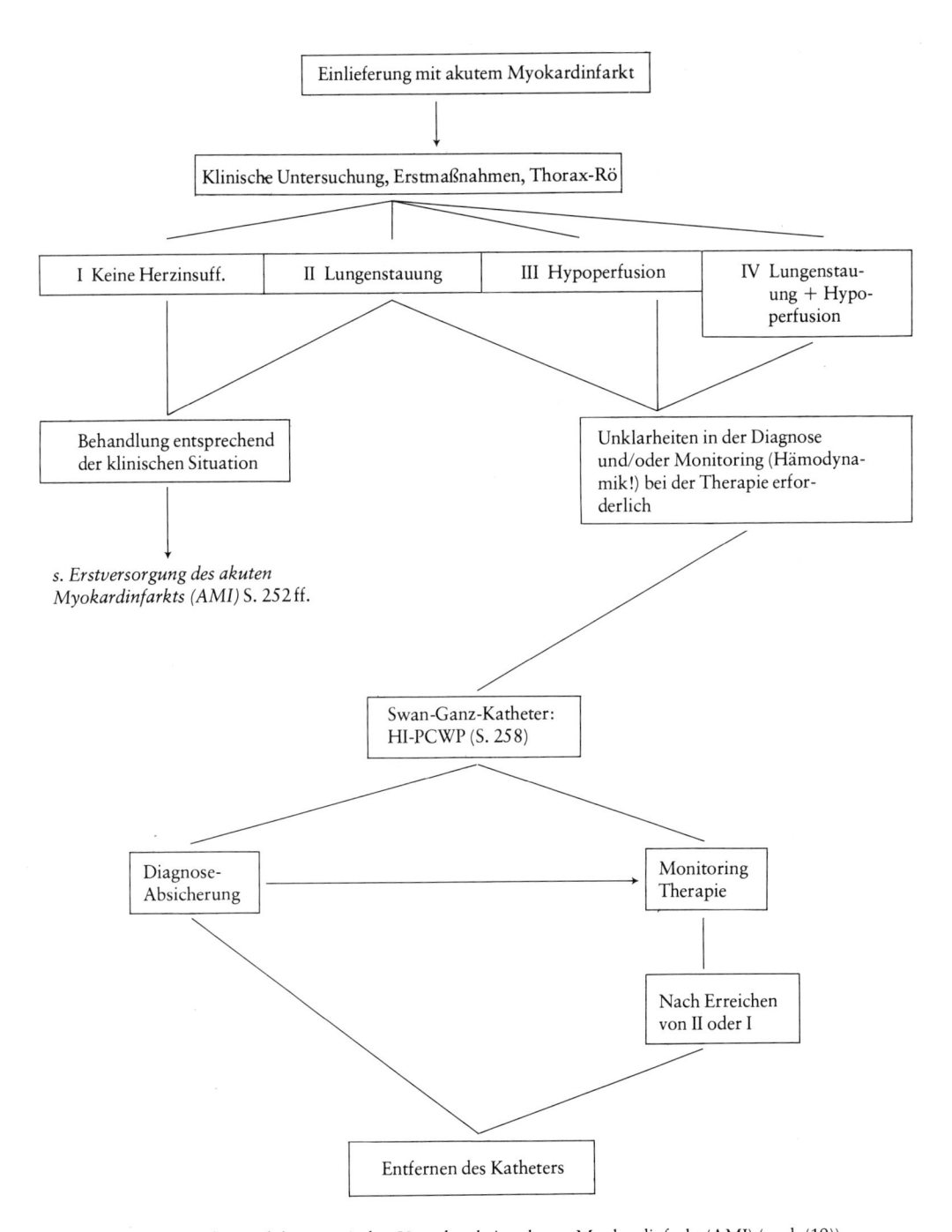

- Unklarheiten in der Diagnose und/oder Monitoring (Hämodynamik!) bei der Therapie erforderlich

- Swan-Ganz-Katheter: HI-PCWP (S. 258)

- Diagnose-Absicherung → Monitoring Therapie

- Nach Erreichen von II oder I

- Entfernen des Katheters

Abb. 106: Diagnostisches und therapeutisches Vorgehen beim akuten Myokardinfarkt (AMI) (nach (19))
→ Swan-Ganz-Rechtsherzkatheterismus, S. 151 ff.

Erstversorgung des akuten Myokardinfarkts (AMI) ohne Schocksymptomatik
→ diagnostisches und therapeutisches Vorgehen beim AMI, S. 251
→ Kardiogener (coronarer) Schock, S. 261 ff.
→ Antiarrhythmika, S. 281 ff.

A. *Lagerung*	bei ausreichenden Kreislaufverhältnissen: den Oberkörper des Patienten hochlagern!
B. *Oxygenierung*	Zufuhr von 3–6 l Sauerstoff über Maske – besser: Nasensonde. *Cave:* O_2-Steuerung der Atmung bei chronisch Lungenkranken!
C. *EKG-Diagnostik*	EKG-Dokumentation mit Schreiber und kontinuierliche Überwachung mit Oszilloskop.
D. *Venenzugang*	peripher mit Verweilkanüle (Blutabnahme zu diagnostischen Zwecken: Herzfermente, Quick, PTT, BB, BZ, K^+, Kreatinin), zentral mit Venenkatheter (ZVD-Messung, Möglichkeit zur «herznahen» Gabe von potenten Pharmaka). Die Gefäßzugänge sollten durch eine Dauertropfinfusion mit z.B. Glukose 5%, die langsam läuft, offengehalten werden.
C. *Analgesie* (s. S. 257)	mit z.B. Noramidopyrinmethansulfonat (Novalgin®) 0,5 – 1 g i.v. oder Pethidin (Dolantin®): 50 – 100 mg langsam nach Wirkung i.v. (*cave:* Atemdepression!) oder Pentazocin (Fortral®): 15 – 30 mg langsam i.v. *Beachte:* Pentazocin kann eine pulmonale Hypertonie verstärken!
D. *Sedierung* (s. S. 257)	wenn nach Analgetika-Gabe noch erforderlich: Chlorpromazin (Megaphen®): 10–15 mg i.v. bei Normo-Hypertension. Nach 20 – 30 Min. kann etwa die Hälfte der Dosis nachinjiziert werden. Ist Chlorpromazin kontraindiziert: Diazepam (Valium®): 5–10 mg je nach Wirkung langsam i.v. Vorteil des Chlorpromazins gegenüber anderen Sedativa: durch mäßige Alpha-Rezeptorenblockade werden Vor- und Nachbelastung reduziert! (s. Tab. 141)
C. *Reduktion der Vorbelastung (Preload) bei Rückwärtsversagen (backward failure)*	bei *ausreichenden Blutdruckverhältnissen* (BD_{syst}: > 120 mmHg): 1–2 Kps. Nitroglycerin à 0,8 mg, alternativ auch Nitroglycerin-Infusion, die besser steuerbar ist. Dosierung: < 1,2 mg/h. *Beachte:* exakte BD-Überwachung, am besten invasiv! Wird zzgl. eine Reduzierung der Nachbelastung (Ausflußimpedanz der li. Kammer) erforderlich, ist die Nitroglycerindosis auf > 3 mg/h zu erhöhen. *Cave:* plötzlicher BD-Abfall! Alternativ kann auch der potente Arteriendilatator Nitroprussid-Na (Nipruss®) eingesetzt werden (s. jedoch S. 188). Bei pulmonaler Stauung empfiehlt sich die kombinierte Gabe von Nitroglycerin und Furosemid (Lasix): 40–80 mg i.v. Gleichzeitig sollte der Patient schnelldigitalisiert werden. *Bei Verschlechterung der hämodynamischen Situation frühzeitig die Pulmonalkapillardruckmessung mit Swan-Ganz-Katheter erwägen!* (s. S. 153 ff.)
D. *Arrhythmiebehandlung* (s. S. 285 ff.)	sie ist dann unerläßlich, wenn hämodynamische Konsequenzen vorliegen oder zu erwarten sind. Erhöhte Vorsicht ist bei Gabe von Antiarrhythmika immer dann geboten, wenn Zeichen für eine Herzinsuffizienz vorliegen, da sämtliche antiarrhythmische Substanzen mehr oder weniger stark ausgeprägte negativ inotrope Eigenschaften besitzen.

In Anlehnung an Herbinger kann folgendes Vorgehen empfohlen werden (W. Herbinger: Rhythmusstörungen bei Herzinfarkt. Internist *19* (1978) 225 – 233):

I. *Sinustachykardie*
Vorkommen: ca. 30%
Zeitpunkt des Auftretens: Frühstadium des Herzinfarkts
Es handelt sich dabei nicht um eine Rhythmusstörung im eigentlichen Sinn, sondern entweder um die Auswirkungen einer emotionellen Reaktion oder um einen Kompensationsvorgang bei Herzinsuffizienz.
Ist letzteres der Fall, kann eine kritiklose pharmakologische Senkung der Herzfrequenz zu abruptem Abfall des HZV führen!
Therapie: parenterale Digitalisierung
Liegt eine vegetativ bedingte Hyperkinesie (ohne Herzinsuffizienzzeichen) vor, die trotz Sedierung persistiert, kann diese durch Beta-Rezeptorenblocker beeinflußt werden.
Therapie: Pindolol (Visken®): 0,2–0,4 mg oder Propranolol (Dociton®): 1–5 mg langsam i. v. unter BD- und EKG-Kontrolle.
Klinische Bedeutung: bei Herzinsuffizienz

II. *Supraventrikuläre Tachykardie*
Vorkommen: 3–12%
Vorwiegende Infarktlokalisation: Vorhof, Hinterwand, Vorderwand
Zeitpunkt des Auftretens: Frühstadium des Herzinfarkts
Therapie:
1. Rasche parenterale Digitalisierung
2. Chinidin-bisulfat (Chinidin Duriles®): 2–3 Tbl. (à 0,25 g) alle 4–8 Std.
3. Elektrotherapie
   a) Kardioversion, anschließend Chinidin
   b) Schrittmacher: Einzel- oder Serienstimulation
4. Ajmalin (Gilurytmal®): 50 mg langsam i. v. oder 30 mg/10 kg KG in 250–500 ml 5%iger Glukoselsg. (30 gtt/min)
5. Sparteinsulfat 100–200 mg langsam i. v.
Nur mit Vorbehalt in der akuten Phase des Herzinfarkts:
6. Verapamil (Isoptin®): 5 mg langsam i. v., Wiederholung nach 5–10 Min. oder 5–10 mg/h als Dauertropfinfusion
7. Beta-Rezeptorenblocker (von manchen Autoren als Mittel der ersten Wahl eingesetzt!):
   Pindolol (Visken®): 0,2–0,4 mg oder Propranolol (Dociton®): 1–5 mg langsam i. v.
Klinische Bedeutung: ohne gleichzeitige Herzinsuffizienz und bei flüchtigem Auftreten: eher harmlos
mit gleichzeitiger Herzinsuffizienz: bedingt ernsthaft
mit kardiogenem Schock: ernsthaft
Komplikationen: Herzinsuffizienz, kardiogener Schock

III. *Vorhofflimmern – Vorhofflattern*
Vorkommen: 7–21% (signifikant häufiger bei Hypertonie und zunehmendem Alter, Vorhofflimmern häufiger als Vorhofflattern)
Vorwiegende Infarktlokalisation: Vorhof, Vorderwand, Hinterwand (häufiger Vorderwand- als Hinterwandinfarkt)
Zeitpunkt des Auftretens: bei Vorhofinfarkt innerhalb der ersten 48 Std., bei Herzinsuffizienz ca. am 3.–4. Tag
Therapie:
Vorhofflimmern:
1. Digitalis
2. Chinidin bisulfat (Chinidin Duriles®) alle 4–8 Std. 2–3 Tbl. à 0,25 g
3. Kardioversion (cave: Vordigitalisierung!): bei zunehmender hämodynamischer Beeinträchtigung

Nur mit Vorbehalt in der akuten Phase des Herzinfarktes· s. S. 239:
4. Verapamil (Isoptin®): 5 mg langsam i. v. oder 5 – 10 mg/h als Dauertropfinfusion
5. Beta-Rezeptorenblocker: Pindolol (Visken®): 0,2 – 0,4 mg oder Propranolol (Dociton®): 1 – 5 mg langsam i. v.

Vorhofflattern:
1. – 3. wie bei Vorhofflimmern
4. Rasche Vorhofstimulation

Klinische Bedeutung: ohne gleichzeitige Herzinsuffizienz: eher harmlos; mit gleichzeitiger Herzinsuffizienz: bedingt ernsthaft; mit kardiogenem Schock: ernsthaft
Komplikationen: Herzinsuffizienz, kardiogener Schock

IV. *Supraventrikuläre Extrasystolie (SVES)*
Vorkommen: ca. 30 %
Vorwiegende Infarktlokalisation: Hinterwand, Vorhof
Zeitpunkt des Auftretens: frühe Infarktphase (in den ersten Stunden)
Therapie:
1. Chinidin bisulfat (Chinidin Duriles®): 3 – 4 × tgl. (à 0,25 g) p. os
2. Ajmalin-Bitartrat (Neo-Gilurytmal®): 3 – 4 × tgl. (à 0,02 g) p. os

Mit Vorbehalt in der Akutphase des Herzinfarktes:
3. Verapamil (Isoptin®): 5 mg langsam i. v., 5 – 10 mg/h als Dauertropfinfusion
4. Betarezeptorenblocker: Pindolol (Visken®): 0,2 – 0,4 mg oder Propranolol (Dociton®): 1 – 5 mg langsam i. v.

Klinische Bedeutung: vorwiegend harmlos
Komplikationen: Vorläufer von supraventrikulärer Tachykardie – einschließlich Tachyarrhythmie – vor allem, wenn sie gehäuft oder in Form von Bigeminus oder Trigeminus auftreten.

V. *Ventrikuläre Extrasystolie (VES)*
Vorkommen: 80 %
Vorwiegende Infarktlokalisation: jede Infarktlokalisation
Zeitliches Auftreten: in jedem Infarktstadium
Therapie:
1. Lidocain (Xylocain®): 1 – 2 mg/kgKG i. v. (2 – 3 min) mit anschließender Dauertropfinfusion 1,0 – 4,0 mg/min
2. Procainamid (Novocamid®): 1,0 – 2,0 g p. os oder i. m. tgl. oder als Dauertropfinfusion: 2 – (3) g/die
3. Diphenylhydantoin (Epanutin®, Phenhydan®): 3 – 4 × 0,1 g tgl. p. os oder 4 × 125 mg (– 250 mg) i. v. oder als Dauertropfinfusion: 750 mg/12 – 24 Std.
4. Ajmalin-Bitartrat (Neo-Gilurytmal®): 4 × 20 mg tgl. bzw. 60 mg/8 h p. os
5. Mexiletin (Kö 1173, Mexitil®): 100 – 250 mg i. v. (5 – 10 min) als Bolus, anschließend 250 mg über den Zeitraum 1 Std., dann 250 mg über weitere 2 Std., weiterhin 0,5 – 1,0 mg/min als Dauertropfinfusion; oder 250 mg (bis 10 min) i. v., gleichzeitig 400 mg p. os, nach 2 Std. 200 mg p. os, anschließend Erhaltungsdosis 200 – 250 mg p. os, 3 × tgl.
orale Applikation: 400 – 600 mg, nach 2 Std. 200 – 250 mg, anschließend Übergang auf Erhaltungsdosis 3 × 200 – 250 mg
6. Aprindin (Amidonal®, Ritmusin®): 50 mg 1 – 2 × tgl. p. os, Erhaltungsdosis: 1 (–2) × 50 mg tgl., evtl. Wechsel auf 1, 2, 1, 2
7. Propafenon (Rytmonorm®): als Bolus 1 – 2 mg/kgKG i. v., anschließend 1 – 2 mg/kgKG langsam i. v. mehrmals tgl. in Abständen von 2 Std. bzw. als Infusion.
Erhaltungsdosis: 2 – 3 × tgl. 300 mg p. os (Vorsicht in akuter Phase des Herzinfarkts!)
8. Verapamil (Isoptin®): 5 mg langsam i. v., Wiederholung nach 5 – 10 Min. möglich oder 5 – 10 mg/h als Dauertropfinfusion
9. Beta-Rezeptorenblocker: sie senken durch kompetitiven Antagonismus gegen adrenerge Substanzen Herzfrequenz und Nachbelastung sowie den Sauerstoffverbrauch und vermindern das

Auftreten von Arrhythmien. Gerade wegen der Reduktion von Dysrhythmien und besonders zur Herabsetzung der Rate des Kammerflimmerns wird eine Beta-Rezeptorenblockade in der Frühphase des Myokardinfarkts (sympathiko-adrenerge Phase) ebenfalls empfohlen (s. auch S. 239).

Bei Grundfrequenzen unter 60 p.m.:
10. Atropin: 0,5 – 1,0 mg i.v., i.m. oder s.c., wobei die Dosis in Abständen von 1 – 2 Std. wiederholt werden kann.
11. Orciprenalin (Alupent®): initial 10 – 20 µg/min, dann nach Effekt titrieren! (Dauertropfinfusion über Perfusor: 2 – 5 µg/min).

Orciprenalin kann im Falle einer schweren Ischämie die lokalen Unterschiede in der Wiedererregbarkeit noch betonen und damit trotz Steigerung der Grundfrequenz die Ektopieneigung erhöhen! Es sollte daher besser nicht oder nur in Ausnahmefällen (Nichtansprechen auf Atropin) eingesetzt werden.

12. Elektrostimulation (atrial, ventrikulär, Overdrive-pacing)

Klinische Bedeutung: bei vereinzeltem Auftreten meist harmlos. Klinisch bedeutsam als sog. «Warnarrhythmien».
a) gehäuftes Auftreten (> 5/min)
b) multifokale ventrikuläre Extrasystolen
c) ventrikuläre Arrhythmien
d) starke Vorzeitigkeit (R auf T-Phänomen)
Komplikationen: Kammertachykardien, Kammerflattern bzw. Kammerflimmern

VI. *Kammertachykardie*
Vorkommen: 6 – 26 %
Vorwiegende Infarktlokalisation: Vorderwand, Hinterwand, Septum
Zeitpunkt des Auftretens: meist in den ersten 2 Tagen des frischen Infarktes
Therapie:
1. wie bei den ventrikulären Extrasystolen
2. elektrische Defibrillation
3. Schrittmachertherapie: Einzel- oder Serienstimulation
Klinische Bedeutung:
a) wenn unkompliziert und mit entsprechender Therapie gut beherrschbar: prognostisch günstig
b) wenn gleichzeitig Herzinsuffizienz oder kardiogener Schock: hohe Letalität
Komplikationen: Übergang in Kammerflattern oder Kammerflimmern

VII. *Kammerflimmern, Kammerflattern*
Vorkommen: 0 – 13 %
Vorwiegende Infarktlokalisation: alle Infarktlokalisationen!
Zeitpunkt des Auftretens: nach (12): 9,9 % innerhalb der ersten Std. nach dem Infarkt, 4,2 % innerhalb der zweiten Std., 0,7 % nach der zweiten Std. oder später
Therapie:
1. Defibrillation (200–400 Ws., gegebenenfalls mehrere Elektroschocks mit steigender Intensität notwendig), cardio-pulmonale Wiederbelebung, Azidosekorrektur, Elektrolytausgleich)
2. Lidocain (Xylocain®) 100 – 200 mg als Bolus i.v., anschließend bis 4 mg (max. 6 mg)/min als Dauertropfinfusion
3. Procainamid (Novocamid®): initial 1 – 3 mg/kgKG bis 1000 mg i.v. (oder 100–200 mg intrakardial!)
4. Ajmalin (Gilurytmal®): initial 50 – 100 mg i.v. (oder 50 mg intrakardial!)
5. Kaliumchlorid: 2 – 20 mmol i.v.
6. Temporäre oder permanente Elektrostimulation
Klinische Bedeutung: schwerwiegend!
Komplikationen: kardiogener Schock

VIII. *Störungen des Sinusknotens*
Vorkommen: 1 – 5 %
Vorwiegende Infarktlokalisation: Vorhof-, Hinterwand- und Lateralbereich (bei Verschluß im proximalen Anteil der art. coron. dextra oder art. circumflexa sinistra)
Zeitpunkt des Auftretens: im Frühstadium des Myokardinfarkts; späteres Auftreten, wenn durch Infarktperikarditis bedingt)
Therapie: wie bei AV-Block (s. dort!)
Klinische Bedeutung: bedingt ernsthaft
Komplikationen: atriale Arrhythmien, Sinusstillstand

IX. *Sinusbradykardie*
Vorkommen: 20 – 30 % (– 40 %)
Vorwiegende Infarktlokalisation: Hinterwand
Zeitpunkt des Auftretens: frühe Infarktphase
Therapie:
1. Atropinum sulf.: 0,5 – 1,0 mg langsam i.v., s.c. oder i.m., wobei die Dosis im Abstand von 1 – 2 – 3 Std. wiederholt werden kann
2. Schrittmacher: atriale oder ventrikuläre Stimulation (oftmals wichtige prophylaktische Maßnahme gegen das Auftreten ventrikulärer Tachyarrhythmien)
3. Orciprenalin (Alupent®): 10 – 20 mg p.os alle 2 – 4 Std. oder 0,5 mg i.v. (i.m.) im Abstand von 2 – 4 Std. (2 – 5 Mikrogramm/min als Dauertropfinfusion)
Klinische Bedeutung: vorwiegend harmlos
Komplikationen: Begünstigung von Extrasystolen und Kammertachyarrhythmien, Übergang in AV-Block, bradykarde Herzinsuffizienz

X. *AV-Block*
Vorkommen: 3 – 25 % (AV-Block 3. Grades ca. 10 %)
Infarktlokalisation: in etwa 65 % Hinterwand
Zeitpunkt des Auftretens: Frühstadium des Myokardinfarkts (mehr als 50 % am 1. Tag)
Therapie:
AV-B I^O:
1. Atropinum sulf.: 0,5 – 1,0 mg i.v., i.m. oder s.c. alle 2 – 3 Std.
2. Orciprenalin (Alupent®): 10 – 20 mg alle 2 – 4 Std. p.os, 0,5 mg i.v. oder i.m. alle 2 – 4 Std., 2 – 5 Mikrogramm als Dauertropfinfusion (s. jedoch: V, 11)
AV-B II° oder III°:
1. wie AV-B I^O
2. Elektrostimulation
Klinische Bedeutung: AV-B I^O meist harmlos
AV-B II° oder III°: bedingt ernsthaft
Komplikationen: Asystolie
Generell gilt für die Schrittmachertherapie (s. auch Tab. 159):
Die Indikation ist stets dann gegeben, wenn die medikamentöse Therapie versagt, unzureichend oder unsicher ist! Oft ist erst nach der Schrittmacherimplantation der Einsatz von Digitalis und Antiarrhythmika in der erforderlichen Dosierung möglich. Ein Interimschrittmacher sollte demnach frühzeitig eingeführt werden (Reizfrequenz: 50 – 60 p.m., um bei evtl. Ausfall eine möglichst kurze präautomatische Phase zu sichern).
Eventuelle zusätzliche Maßnahmen:
a) *Gabe von Kortikosteroiden* (s. auch S. 250, 257, 453, 454)

Tab. 140: Cortison-Dosierung beim akuten Myokardinfarkt

Tag	Prednisolon oder Methylprednisolon	Applikationsform
1.	2mal 1000 mg	Intravenös
2.	2mal 500 mg	Intravenös
3.	2mal 250 mg	Intravenös
4.	2mal 100 mg	Intravenös
5.	2mal 50 mg	Oral
6./7.	2mal 25 mg	Oral
8./9.	2mal 20 mg	Oral
10./11.	2mal 5 mg	Oral

Beachte: Hypotension möglich!

b) *Glukose-Kalium-Infusion:* 500 ml Glukose 20% mit 20 IE Alt-Insulin sowie 40 mmol Kalium. Dosierung: 1,5 ml/kg KG/h. Das entspricht bei einem ca. 70 kg schweren Pat. ca. 40 gtt/min.

c) *Weitere (hypothetische) myokardprotektive Maßnahmen*

d) *Antikoagulation* (s. auch S. 388 ff., 393)
   Wichtig: unter Antikoagulantientherapie keine i. m.-Injektionen; zentrale Venen- oder Arterienpunktionen nur, wenn unerläßlich!
   Unter Beachtung der Kontraindikationen (s. S. 394) empfiehlt sich folgendes Vorgehen: vor Beginn der Therapie, die möglichst früh eingeleitet werden sollte: Überprüfung des Gerinnungsstatus! Heparin (Liquemin®): 6 × 5000 E i. v. tgl. oder 30000 – 40000 E pro die aus lichtgeschützter Spritze mit Infusionspumpe. Dabei wird eine Verlängerung der Antithrombinzeit auf das etwa Vierfache der Norm angestrebt. Nach Heparin-Therapie, die über mindestens 4 Tage laufen sollte, wird überlappend auf Dicumarolderivate (Marcumar®, Sintrom®) übergegangen. Kontrollen erfolgen über den Quickwert, der sich in einem Bereich von 15 – 25 % bewegen muß!

Tab. 141: Wirkungen von Morphin, Pentazocin, Diazepam, Fentanyl und Chlorpromazin auf Hämodynamik und Atmung (nach Rudolph u. Mitarb., mod. und ergänzt)

	Dosis Applikationsform	HF	$\overline{AoP}$	$\overline{PAP}$	HZV	Widerstand peripher	Widerstand kl. Kreislauf	LVEDP	Atemdepression
Morphin	10 mg i.v.	→↓	→↓	→	→↓	→	→	→↓	↑
Pentazocin	60 mg i.v.	→	→↑	↑	→↑	→↑	↑	→↑	↑
Diazepam	5–10 mg i.v.	→↑	↓	→↓	→↑	→↓	→↓	↓	→↑
Fentanyl	0,1 mg i.v.	→↓	→(↑)	→	→	→(↑)	→	→	↑
Chlorpromazin	20 mg i.v.	→↑	↓(↓)	↓	↑	↓	↓	↓	→↑

HF = Herzfrequenz, $\overline{AoP}$ = Aortenmitteldruck, $\overline{PAP}$ = Pulmonalarterienmitteldruck, HZV = Herzzeitvolumen, LVEDP = linksventrikulärer Füllungsdruck.

Literatur zu Tab. 141:

Rudolph, W., Froer, K. L., Goedel-Meinen, L., Klein, U.: Leitsymptome und Erstmaßnahmen beim kardialen Notfall. Herz 3 (1978) 2

Tab. 142: Hämodynamische Klassifizierung und Therapie des akuten Myokardinfarkts (AMI) (nach (19)) siehe Seite 171!

Charakterisierung der Hämodynamik	Kriterien	Spez. Therapie	Hämodynamisches Ziel
Normalbefund	PCWP: → 18 mm Hg (siehe Seite 167) HI: 2,5 – 4,5 l/m² KOF LVSWI: 50 – 60 g · m/m² KOF	–	–
Hyperkinesie	PCWP: < 15 HI: > 4,5 LVSWI: > 60	Sedierung (Chlorpromazin) Beta-Rezeptoren-Blockade, s. jedoch S. 239	HI: 2,5 – 4,5
Hypovolämie Sog. Vorwärtsversagen (forward failure)	PCWP: < 15 HI: < 2,5 LVSWI: < 50	Volumenexpansion Atropin bei vasovagaler Synkope	PCWP: 12 – 18 HI: 2,5 – 4,5 LVSWI: 50 – 60
Linksherzversagen Sog. Rückwärtsversagen (backward failure) *ohne* Sog. Vorwärtsversagen (forward failure)	PCWP: > 18 HI: > 2,5 LVSWI: > 50	Nitroglycerin Schleifendiuretika	PCWP: < 18
Linksherzversagen Sog. Rückwärtsversagen (backward failure) *und* Sog. Vorwärtsversagen (forward failure)	PCWP: > 18 HI: < 2,2 LVSWI: < 50	*Vasodilatation:* Nitroglycerin (vorwiegend ven. Angriffspunkt!) Nitroprussid-Natrium (NPN) (vorwiegend art. Angriffspunkt!), s. S. 188 *Schleifendiuretika* *Inotropika:* Dopamin – Dobutamin (siehe Seite 228)	PCWP: < 18 HI: > 2,5 LVSWI: > 50
Kardiogener Schock a) coronar (s. S. 263) b) nicht-coronar (siehe Seite 263)	PCWP: > 20 HI: < 2,0 LVSWI: < 40 MAP: < 70 BD$_{syst.}$: < 90	a) *coronar:* Dopamin < 5 µg/kg KG/ min. oder Noradrenalin + Phentolamin (s. S. 224) Wenn erfolglos: Dopamin > 10 µg/kg KG/ min. Ultimo ratio: Noradrenalin (s. S. 225) Frühzeitig IABP (s. S. 276) + Vasodilatation Infarktektomie und Aorto-Coronaren Bypass erwägen! (s. S. 266, 280) b) *nicht-coronar:* Inotropika evtl. in Kombination mit Vasodilatatoren (s. S. 225, 229)	PCWP: < 18 HI: > 2,5 LVSWI: > 50 MAP: > 80 BD$_{syst.}$: > 100

Erläuterungen zu Tab. 142 (siehe auch Seite 166 ff.):
HI: Herzindex
LVSWI: Linksventrikulärer Schlagarbeitsindex
MAP: Mittlerer arterieller Blutdruck
PCWP: Pulmonalkapillar-«wedge»-druck
BD$_{syst.}$: Systolischer Blutdruck

Tab. 143: Intrakardiale Druckwerte und Flüssigkeitstherapie (nach (20))

	Normalwerte (obere Grenze)				Während Flüssigkeitstherapie nicht zu überschreitende Werte			
	cm H$_2$O		mm Hg		cmH$_2$O		mm Hg	
	S/D	Mittel	S/D	Mittel	S/D	Mittel	S/D	Mittel
CVP		7		5		20		15
RAP		7		5		20		15
RVP			30/5					
PAP			30/12	25				
PCWP		16		12		27		20
LAP		16		12		27		20
LVEDP		16		12–				

Erläuterungen:
CVP = zentr. Venendruck
RAP = Vorhofdruck rechts
RVP = Ventrikeldruck rechts
PAP = Pulmonalarteriendruck
PCWP = Pulmonalkapillardruck
LAP = Vorhofdruck links
LVEDP = linksventrikulärer enddiastolischer Druck
S = systolisch
D = diastolisch

Tab. 144: Hämodynamik des suffizienten und des chronisch insuffizienten Myokards unter der Einwirkung von Glykosiden (nach (59)) siehe auch Seite 186, 189, 213

	Suffizientes Myokard	*Insuffizientes Myokard*
Frequenz	±	(↓)
Herzminutenvolumen	(↓)	↑
Schlagvolumen	(↓)	↑
Enddiastolisches Volumen	(↓)	↓
Austreibungsfraktion	±	↑
Systolischer Ventrikeldruck	±	±
Enddiastolischer Ventrikeldruck	↓	↓↓
Aortenmitteldruck	±	±
Maximale Druckanstiegsgeschwindigkeit	↑	↑↑
Peripherer Gefäßwiderstand	↑	↓

± = unverändert
(↓) = geringe Abnahme
↓ = Abnahme
↓↓ = deutliche Abnahme
↑ = Zunahme
↑↑ = deutliche Zunahme

Tab. 145: Das Dilemma der Digitalisierung bei akutem Myokardinfarkt (nach (32, 60, 61)) siehe auch Katecholamine, Seite 224ff., Low Output-Syndrom, Seite 267, Digitalis, Seite 213ff., 266

1. Vorausgesetzt, daß keine Tachyarrhythmie vorliegt, bewirkt Digitalis nur eine sehr geringe Zunahme des Herzminutenvolumens (max. 10%) und des arteriellen Blutdruckes (5−11%)
2. Die Entlastung des Lungenkreislaufs ist durch Digitalis minimal.
3. Digitalis kann durch Zunahme des myokardialen O_2-Verbrauchs bei suffizientem Herzen eine Infarktvergrößerung bewirken.
4. Die Flimmerschwelle der Ventrikel wird durch Digitalis bei akutem Herzinfarkt herabgesetzt.
5. Die Digitalisierung (Schnellsättigung mit hohen Dosen) kann gefährliche Arrhythmien provozieren.
6. Anormaler Serum-Kaliumspiegel (Hypokaliämie) erhöht die Toxizität von Digitalis.
7. Jede Arrhythmie, die nach Digitalisierung auftritt, sollte als digitalisinduzierte Rhythmusstörung betrachtet werden solange nicht das Gegenteil bewiesen ist.
8. Es ist relativ schwierig, digitalisinduzierte Arrhythmien zu beseitigen.
9. Die Wirkung von Digitalis klingt infolge der langen Halbwertzeit allmählich ab, während andere inotrop wirkende Pharmaka (Isoproterenol, Adrenalin, Dopamin, Noradrenalin) nach Absetzen rasch ihre Wirkung im Organismus verlieren!

Aus diesen Gründen scheinen Katecholamine (siehe Seite 224ff.) in Akutsituationen dem Digitalis überlegen.
Digitalis bleibt indiziert bei:
1. Tachyarrhythmie (wenn keine Digitalisierung vorliegt!)
2. Vorhofflimmern und -flattern mit schneller Überleitung.
Empfohlene Dosis (wenn Serum-Kalium normal):
Digoxin: 0.125 mg alle 30 min. bis zu 1 mg Gesamtdosis, dann 2 × 0.125 mg tgl. i.v.

Tab. 146: Wirkungen von üblicherweise verwendeten Pharmaka auf kardiale Hämodynamik und myokardialen Sauerstoffverbrauch bei akutem Myokardinfarkt (nach (19) modif.); siehe auch Diuretika, Seite 333, Katecholamine, Seite 224 ff., Vasodilatatoren, Seite 187 ff., Digitalis, Seite 213 ff., Betablocker, Seite 230 ff.

Pharmaka	H.I.	HF	PCWP	dp/dt max.	$\dot{V}_{cor.}$	$M\dot{V}O_2$	Laktat-produktion
Digitalis	↓↑	↓	↓↑	↑	↑↑	↑↑	↑↑↑
Noradrenalin	↑↑	↓	↑	↑	↑↑↑	↑↑	↑↑
Orciprenalin	↑↑↑	↑↑	↓	↑	↑↑	↑↑	↓
Glukagon	↑↑		↓	↑		↑	
Nitroprussid-Na[1])	↑↑	↑	↓↓↓	↑	↓	↓↓	↑↑
Phentolamin[1])	↑↑	↑	↓↓↓	↑			
Nitroglycerin[1])	↑	↑	↓↓	(↑)	↑	↓	
Furosemid[3])	↓↑		↓↓				
Beta-Blocker	↓↓	↓↓	↑↑	↓	↓↓	↓↓	↓↑
Dopamin siehe Seite 228	↑↑	↑	↑	↑	(↑)	↑↑	↑↑
Dobutamin siehe Seite 228	↑↑↑	(↑)	↓	↑↑	↑	↑	↑

[1]) in niedrigen Dosen PCWP ↓   HZV ↑   BD →
    in mittleren Dosen PCWP ↓   HZV ↑   BD ↓
    in hohen   Dosen PCWP ↓   HZV ↓   BD ↓

[2]) Myokardiale Wandspannung:
   Nitrokörper   ↓↓
   Digitalis   ↓
   Beta-Blocker   ↓
   (Carotisstimulation) ↓

[3]) Beeinflussung der Determinanten des myokardialen O_2-Bedarfs durch Abnahme der Herzgröße.

Die Angaben der medikamentösen Wirkung beziehen sich auf Situationen, in denen die Pharmaka klinisch indiziert sind (z.B. Beta-Blocker bei hyperdynamen Kreislaufreaktionen – die übrigen Therapeutika bei Hypoperfusionszuständen («pump failure»)). Die Daten beziehen sich nur auf Patienten mit *akutem Herzinfarkt!*

Komplikationen des Myokardinfarkts

Tab. 147: Kardiogener Schock (C.S.)

I.   *Verlaufsformen des akuten Myokardinfarkts (AMI):*
     Stadium I: unkomplizierter MI
     Stadium II: beginnende Linksherzinsuffizienz («backward failure»)
     Stadium III: akutes Linksherzversagen mit Lungenödem («backward failure» und «forward failure»)
     Stadium IV: kardiogener Schock («Low Output-Syndrom»)
     (siehe auch: Klassifizierung des akuten Myokardinfarktes, Seite 171, 258)

II. *Die wichtigsten Merkmale des kardiogenen Schocks:*
     1. Vorkommen: bei ca. 10% aller MI-Patienten
     2. Schockbeginn: – früh (< 36 Std.) oder – spät (nach Tagen)
     3. Mehr als 40% des Myokardiums sind infarziert oder
     4. kritische Zwei→Dreigefäßstenose (bei mangelhafter Kollateralenentwicklung) mit entsprechendem Myokardfunktionsausfall
     5. *Mortalität:* ohne Behandlung 90–100%, mit Behandlung 65–80%

III. *Kriterien des kardiogenen Schocks:*
  1. Charakteristischer EKG- und Enzymbefund
  2. $P_{syst.}$ < 80 mmHg
  3. Urinausscheidung < 20 ml/h
  4. Herzindex < 2.0 l/min/m² KOF
  5. Eintrübung des Sensoriums
  6. Andere Schockursachen (Hypovolämie, Arrhythmie oder Lungenembolie) können mit Sicherheit ausgeschlossen werden

IV. *Alarmierende Frühsymptomatik des kardiogenen Schocks:*
  a) nichtinvasive Parameter
   1. S_3-Galopp (3. Herzton!)
   2. Rasselgeräusche über der Lunge (Stauungs-RG's)
   3. Systolischer Blutdruck < 100 mm Hg
   4. Stundenharnmengen < 0,5 ml/kg KG
  b) Invasive Parameter:
   1. PCWP: 18 – 20 mm Hg
   2. $S_{\bar{v}}O_2$: 50 – 60 %[1])
   3. $P_{\bar{v}}O_2$: 25 – 35 mm Hg
   4. HI: 2,0 – 2,2 l/min./m² KOF

V. *Überwachung:* (siehe Swan-Ganz-Rechtsherzkatheterismus, Seite 154 ff.)

Überwachungsmaßnahmen	Parameter	Kontrollen
EKG–Monitoring	HF, Rhythmus, Überleitung, Ischämie	kontinuierlich (möglichst mit Bandspeicher-Arrhythmie-detektor)
Auskultation	Herzinsuffizienz	tgl. mehrmals
BD-Messung	P_{syst}, P_{diast}	alle 3–5 Min. anfänglich
Art. rad. Kanülierung	MAP (afterload)	fortlaufend
Swan-Ganz-Katheterismus ersatzweise:	PAP, PCWP, S_vO_2, P_vO_2, HZV, HI	bei Bedarf (V. a. Linksherzinsuffizienz, bzw. bei «Low-Output-Syndrom»)
Zentraler Venenkatheterismus	ZVD, RVFP = RVEDP	stdl. (Ø Information über die Funktion des li. Ventrikels!), siehe Seite 126, 153
Urin-Dauerkatheterismus	Harnausscheidung/h – Nierenfunktion	stdl.
Enzymkinetische Untersuchungen (CPK, CK–MB, GOT, GPT, LDH, Alpha-HBDH)	Infarktgröße (→ CPK, siehe (6))	tgl. 1 ×
Blutgasanalyse, Laktatspiegel Hb, Hk	Oxygenierung, SBH, Gewebshypoxie	tgl. 1–2 × und bei Bedarf
Temperaturmessung	$\dot{V}O_2$, $\dot{V}CO_2$?	tgl. 3 × und bei Bedarf
Bilanzierung	H_2O, Elektrolyte	tgl. 2–3 × und bei Bedarf
Kreatinin-Bestimmung	Nierenfunktion	tgl. 1 ×
Thorax-Rö.-Untersuchung	Herzkonfiguration, Lungenstauung	tgl. 1 × und bei Bedarf
Gerinnungsstatus	Quick, PTT, Thrombozyten	initial und dann tgl. 1 ×

Anmerkung:
[1]) Die $S_{\bar{v}}O_2$ läßt sich kontinuierlich mittels fiberoptischem Katheter messen. Somit ist die Möglichkeit von Trendbeurteilungen gegeben (siehe Seite 174 – 176)

Die Ballonkatheter mit Lichtleitern sind weiterhin imstande, über folgende Parameter Auskunft zu geben:
1. RAP und RVP
2. PAP
3. PCWP
4. HZV (Farbstoffverdünnung), s. S. 180 ff.

Tab. 148: Schätzung des Herzindex (HI) aus der a-v̄DO$_2$ (nach (58))
Wenn sich der invasive Parameter HZV nicht messen läßt, kann der HI aus der a-v̄DO$_2$ (Berechnung siehe Seite 45) geschätzt werden

a-v̄DO$_2$ (Vol%)		geschätzter Herzindex (l/min/m² KOF)
> 6	=	< 2
> 5	=	< 3
4	=	3
> 3	=	< 4
< 3	=	> 5

Anstelle des gemischt-venösen p$_{v̄}$O$_2$ kann ersatzweise der p$_v$O$_2$ der V. cava sup. genommen werden, wenn man die folgende Korrelation berücksichtigt:

$$a-\bar{v}DO_2 \, (Art. \, pulm.)_{geschätzt} = 0.65 \times a\text{-}vDO_2 \, (V.C.S.) + 1.77$$

siehe noch «Korrelation zwischen p$_{v̄}$O$_2$ und gemischtvenösem p$_{v̄}$O$_2$, Seite 45

VI. Prognostische Indices (nach (47))
Tab. 149

1. Parameter	Mortalität
PCWP < 29 mmHg, HI > 2 l/min/m² KOF	13 %
PCWP < 15 mmHg, HI < 2 l/min/m² KOF	63 %
PCWP > 15 mmHg, HI < 2 l/min/m² KOF	92 %
PCWP > 29 mmHg, HI < 1.5 l/min/m² KOF	100 %!!

2. *Prognostischer Index* $= \dfrac{BD_{diast.} \cdot S\bar{v}O_2\%}{PCWP}$

BD$_{diast.}$ = diastol. BD mm Hg
Sv̄O$_2$% = gemischtvenöse O$_2$-Sättigung
PCWP = Pulmonalkapillardruck mm Hg

Wenn ein *Index von 250 oder mehr* gemessen wurde, betrug die *Mortalität* nur 2 %. Lag der *Index unter 250*, betrug die Sterblichkeit um 60 % (nach: Alpert, J. S., Francis, G. S. Manual of coronary care; Little, Brown & Co., Boston 1977, S. 12)

Therapeutisches Konzept beim «coronaren»- und «nicht-coronaren» Kardiogenen Schock
→ Katecholamine, Seite 224

Die *Idealtherapie* des kardiogenen Schocks sollte stets folgende Forderungen erfüllen:
1. Verbesserung der myokardialen Sauerstoffversorgung durch Anheben des diastolischen Aortendrucks (Steigerung der coronaren Perfusion!)
2. Verringerung des myokardialen Sauerstoffverbrauchs durch Verminderung der Herzarbeit.
3. Verbesserung der peripheren Perfusion ohne Zunahme der Herzarbeit
Beim *coronaren* Schock liegt der Pathomechanismus in erster Linie in der Erkrankung des Coronar-

gefäßsystems begründet. Die Perfusion der sklerotischen Gefäße ist durch Behinderung der Autoregulation stark druckabhängig.

Beim *nicht-coronaren* Schock muß die Ursache primär in einer Myokardzellschädigung gesucht werden.

Nach Mueller (38) sollten folgende therapeutischen Konsequenzen bedacht werden:
1. *Isoproterenol* verbessert die Myokardkontraktilität, verschlechtert jedoch entscheidend die Stoffwechselsituation des geschädigten Muskels. Somit ist letztlich die Gefahr einer Infarktgrößenzunahme gegeben! Andere Inotropika wie Adrenalin, Glukagon oder auch Digitalis bewirken in unterschiedlichem Maße das Gleiche und sollten deshalb nur mit äußerster Vorsicht beim coronaren Schock eingesetzt werden!
Eine Indikation für Isoproterenol besteht nur dann, wenn eine Bradykardie oder Bradyarrhythmie bis zur Schrittmacherimplantation überbrückt werden muß.
2. *Dopamin* – evtl. auch *Dobutamin* (siehe Seite 228) stellt dzt. das brauchbarste Katecholamin zur Behandlung des sog. Low-Output-Syndroms dar. Sollte auch bei hoher Dosierung (starke alpha-Rezeptoren-Stimulation!) der erwartete Blutdruckanstieg ausbleiben, so empfiehlt sich der Einsatz von *Noradrenalin!*
3. *Noradrenalin* bewirkt auf Grund seiner vorwiegend alpha-adrenergen Stimulation bei etwa gleichbleibendem Herzindex durch periphere Vasokonstriktion einen Anstieg des diastolischen Aortendrucks. Daraus resultiert eine verbesserte Coronarperfusion.

Gegenüber der mechanischen Kreislaufassistenz (z.B. IABP), die auch einen Anstieg der Coronardurchblutung als therapeutisches Ziel hat, besitzt die pharmakologische *Behandlung mit Noradrenalin* entscheidende *Nachteile, die ihren Einsatz nur für die Initialphase des coronaren Schocks erlaubt:*
1. Persistenz der hohen Sauerstoffextraktion, die auf ein Fortbestehen myokardialer Hypoxie hindeutet.
2. Zunehmende Verschlechterung der peripheren Perfusion – somit Bedrohung vitaler Strukturen.

Beim nicht-coronaren Schock (Myokarditis, Myokardiopathie) *gelten Inotropika* und – wenn vertretbar – Vasodilatatoren (Reduktion der Nachbelastung) *als Mittel der Wahl.* Hierbei ist – als Katecholamin – Dopamin bzw. Dobutamin – als Vasodilatator – Nitroprussid-Natrium der Vorzug zu geben. *Glukagon sollte* auf Grund seiner Instabilität und seiner Nebenwirkungen *lediglich bei durch Beta-Blockade induzierter Kardiodepression* infundiert werden (s. S. 540).

Vorschlag zur Behandlung des kardiogenen Schocks (CS)
A. Diagnostik (s. S. 258, 261, 262)
B. Initialbehandlung:
   1. Standardmethoden des kardiorespiratorischen Notfalls (Beatmung – Herzmassage – Azidosekorrektur)
   2. EKG-Monitoring, blutige Druckmessung (MAP), Überwachung der Harnausscheidung. Einführen eines Swan-Ganz-Thermodilutionskatheters zur Messung von PCWP und HI. Alternativ zur HI-Bestimmung (wenn diese nicht möglich!): $S\bar{v}O_2$%-Messung. Besteht keine Möglichkeit zur PCWP-Messung, sollte zumindest der ZVD ermittelt werden. (s. jedoch S. 126, 153, 533)
   3. Bei PCWP < 18 mm Hg ist Volumenzufuhr angezeigt (Albumin) bis ein Pulmonalkapillardruck von 18–20 mm Hg erreicht wird.
   4. Wenn PCWP primär > 18 mm Hg: 40–80 mg Furosemid i.v., gleichzeitig Beginn mit Inotropika-Infusion, evtl. auch Vasodilatatoren. (s. Schema S. 224 u. Tab. 150, S. 265) Strengste BD-Überwachung erforderlich (kontinuierlich blutig!)
   5. 30 mg/kg KG Methylprednisolon i.v., z.B. Urbason® solubile forte 1000, Fa. Hoechst
   6. Gezielte Behandlung von Herzrhythmusstörungen (s. S. 281), evtl. Implantation eines transvenösen Schrittmachers!
C. Wenn vorhanden – Einsatz der intraaortalen Ballonpumpe (s. S. 276), falls nach 1 h Therapiebemühungen keine Besserung der Situation erreicht wurde (s. Tab. 151).

Tab. 150: *Medikamente und ihre Dosierungen beim kardiogenen Schock* (nach (12) mod.)
s. auch: Katecholamine, S. 224 ff., Bd. I, Vasodilatatoren, S. 187 ff., Ganglioplegika, Bd. I

Medikament	Inf.-Lsg.	Dosierung
1. Noradrenalin	4–8 mg/lt 5%-Glukose	Titration über Mikrotropf[1]) bis zu einem MAP > 90 mm Hg oder ersatzweise syst. BD > 100 mm Hg.
2. Isoproterenol	1 mg/500 ml 5%-Glukose (2 µg/ml)	Titration über Mikrotropf[1]) bis zu einem MAP > 90 mm Hg, bzw. syst. BD > 100 mm Hg. *Arrhythmien häufig bei > 6 µg/min.*
3. Dopamin (s. Tab. 154)	200 mg in 500 ml 5%-Glukose (400 µg/ml)	2–5 µg/kg/min. bis zu 50 µg/kg/min. über Mikrotropf[1]), um einen MAP > 90 mm Hg, bzw. einen syst. BD > 100 mm Hg zu erreichen. Mittlere Dosis < 5 µg/kg/min.
4. Glukagon s. auch S. 224, 261, 540	10 mg in 50 ml 5%-Glukose	Mittlere Dosis: 4 mg/h. Glukagon ist nicht stabil für längere Zeit, muß daher etwa stdl. neu hergerichtet werden!
Vorsicht mit:		
5. Nitroprussid-Na (NPN) s. auch Tab. 107, s. S. 204, s. Bd. I	50 mg Nitroprussid-Na in 25 ml NaCl 0,9% lösen, dann 25 ml dieser Stammlösung zu 1000 ml 5%-Glukose mischen	Über Mikrotropf[1]); Dosierung: 0,5–8 µg/kg/min. Blutige Druckmessung! *Die Infusion muß abgebrochen werden, wenn der Serum-Thiocyanat-Spiegel 12 mg% übersteigt!* (toxische Reaktionen) Ko. des Thiocyanat-Spiegels tgl., wenn die Infusion über 72 h fortgesetzt werden muß.
6. Trimetaphan s. auch Tab. 107 u. Bd. I	1000 mg/1000 ml 5%-Glukose	Über Mikrotropf[1]) nach Effekt dosieren. *Nebenwirkungen bei längerer Verwendung: Ileus, Harnretention!* Beachte: blutige Druckmessung! Lageabhängigkeit des Blutdrucks! Tachyphylaxie!

Zusätzliche medikamentöse Maßnahmen:
Methylprednisolon (z.B. Urbason® solubile forte 1000, Fa. Hoechst) 30 mg/kg i.v. 4–6 stdl.
(s. Tab. 140, S. 257, 453, 454)
    Effekt: 1. Abnahme des peripheren Gefäßwiderstands
             2. Abnahme des Coronargefäßwiderstands
             3. Zunahme des HZV
             4. Zunahme der Coronarperfusion
8. Furosemid 40 mg und mehr bei PCWP > 18 mm Hg

[1]) 1 ml = 60 Mikrotropfen

Tab. 151: *Erfolg der Behandlung des kardiogenen Schocks bahnt sich an, wenn:*

1. MAP > 80 mm Hg, bzw. syst. BD > 100 mm Hg
2. Stundenharnmenge > 20 ml
3. Absinken des PCWP um > 3 mm Hg
4. Absinken des ZVD um > 3 mm Hg
5. Anstieg des H.I. auf > 2,5 Lt/min/m² KOF
6. Anstieg der $S\bar{v}O_2$ > 50%

Beachte: Digitalis-Therapie ist beim kardiogenen Schock aus folgenden Gründen fragwürdig:
1. Der Inotropiegewinn bleibt unwesentlich
2. Digitalis induziert bei Hypotension leicht Arrhythmien
3. Digitalis steigert den $M\dot{V}O_2$ bei nicht relevantem Inotropiegewinn
4. Digitalis ist schlecht steuerbar.

Tab. 152: *Relative Indikationen für herzchirurgische Maßnahmen im kardiogenen Schock mit I.A.B.P. (MGH[1])*

1. Hämodynamischer Status von: H.I. < 2 l/min/m² KOF und PCWP > 20 mmHg
2. Dauernde hämodynamische Abhängigkeit von I.A.B.P.
3. Therapierefraktäre ventrikuläre Tachyarrhythmien
4. Kontraktilität von 30 oder mehr Prozent der li. Kammer erhalten
5. Kurzes Zeitintervall nach dem Infarktereignis
6. Verbesserung der linksventrikulären Funktion mit I.A.B.P. und/oder Anzeichen für Kontraktilitätszuwachs nach Stimulation mit inotropen Substanzen
7. Proximaler, lokalisierter Coronararterienverschluß mit adäquater distaler Gefäßdurchgängigkeit («run off»)

Tab. 153: *Relative Kontraindikationen für die akute Revaskularisierung beim kardiogenen Schock (MGH[1]))*

1. Lange Zeit bestehende schwere Herzinsuffizienz
2. Geringe oder keine Ansprechbarkeit des Myokards auf inotrope Substanzen
3. Keine Verbesserung der hämodynamischen Situation durch I.A.B.P.
4. Ausgedehnte, gefäßlose akinetische Areale (Aneurysmen)

[1]) MGH: Massachusetts General Hospital, Boston, Mass. (M. J. Ionescu, G. H. Wooler: Current techniques in extracorporeal circulation. Butterworth – London – Boston 1976, S. 496 – 497)

Tab. 154: Dopamin in der Behandlung des «Low Output-Syndroms» (nach (17) mod.)
→ Dopamin, Seite 225, 228, Band I

Wirkungsweise von Dopamin in Abhängigkeit von der Dosierung

Dopamin-Effekte
Normale Dosierung (2–5 µg/kg KG/min): beta$_1$-adrenerge und dopaminerge Wirkung

Herzzeitvolumen ↑
Blutdruckamplitude ↕
Koronardurchblutung ↑
Nierendurchblutung ↑[1])
  Urinausscheidung ↑
  Kalium- u. Natrium-Ausscheidung ↑
Mesenterialdurchblutung ↑
Zerebraldurchblutung ↑

Hohe Dosierung (über 10 µg/kg KG/min): alpha-adrenerge u. dopaminerge Wirkung

Herzfrequenz ↑
Peripherer Widerstand ↑
Rhythmusstörungen +

Kriterien für die Indikation zur Dopamin-Behandlung bei beginnendem Low-cardiac-output-Syndrom

1. Zentralisation des Kreislaufs, Eintrübung des Sensoriums	
2. Systolischer arterieller Druck (bei Hypertonie unter 110 mm Hg)	unter 90 mm Hg
3. Zentralvenöser Druck	über 15 mm Hg ~ 20 cm H$_2$O
4. Urinausscheidung	unter 20 ml/h
5. Gemischtvenöse Sauerstoffsättigung (SvO$_2$ %)	unter 60 %
6. Herzindex (HI)	unter 2,5 l/min/m^2 KOF
7. Pulmonal-Kapillardruck (PCWP)	über 20 mm Hg

Kontraindikation und Sicherheitsempfehlungen für Dopamin

Phäochromozytom!
Tachyarrhythmien
Hypovolämie
Patienten, die mit MAO-Hemmern behandelt werden
(Monoaminooxydase) – Reduktion der Dosis
Arterielle Durchblutungsstörungen
(Raynaud, Endarteriitis, arterielle Embolie)
CAVE:
Intraarterielle Injektion
Alkalische Lösungsmittel
Zyklopropan-Narkosen
DHB (Hemmung der «Dopaminrezeptoren» in hohen Dosen, s. S. 536!)
Chlorpromazin (Megaphen®)

[1]) In Kombination mit Noradrenalin behält Dopamin seine diuresesteigernde Wirkung!
Dopamin wirkt synergistisch mit Furosemid bzw. vermag die Wirksamkeit dieses Diuretikums wiederherzustellen.

Tab. 155: Komplikationen beim akuten Myokardinfarkt (AMI) in zeitlichem Zusammenhang (nach (50))

erste Std.	1. Tag	3. Tag	5. Tag
Sinus- oder junctionale Bradykardie	→		
AV-Block	———→		
Sinustachykardie	————→		
VES	——————→		
Ventrikuläre Tachykardie	——————→		
Kammerflimmern	————→		
Linksherzversagen	————————————→		
Cardiogener Schock	————————————→		
Myokardruptur			————————→
Thrombembolie			————————→

Tab. 156: Rhythmusstörungen als Komplikation des akuten Herzinfarkts (nach (49))
→ Seite 253 ff., 281 ff.

1. *Bradykarde Rhythmusstörungen*
   Sinusbradykardie (15 – 25 %)
   Sinusauriculärer Block (4 – 6 %)
   Atrioventriculäre Überleitungsstörungen (20 – 35 %)
      AV-Block I° (8 – 25 %)
      AV-Block II° (2 – 20 %)
      AV-Block III° (10 %)
   Schenkelblockierungen (18 – 15 %)
      Linksanteriorer Hemiblock (10 – 15 %)
      Linksposteriorer Hemiblock (1 – 4 %)
      Rechtsschenkelblock (6 – 15 %)

2. *Tachykarde Rhythmusstörungen*
   Sinustachykardie (30 %)
   Vorhoftachykardie (25 – 30 %)
   Frequenter AV-Knoten-Rhythmus (20 – 25 %)
   Kammertachykardie. Kammerflimmern (20 %)
   Vorhofflimmern (8 – 12 %)
   Vorhofflattern (5 – 6 %)
   Paroxysmale Vorhoftachykardie (PAT: 1 – 8 %)
   AV-Dissoziation, Interferenzdissoziation (1 – 6 %)
   Vorhofextrasystolen (15 – 30 %)
   Kammerextrasystolen (> 80 %)

Tab. 157: AV-Blockierung als Komplikation des akuten Myokardinfarkts (AMI) (nach (13, 39))
→ Seite 270, 281, 300 ff., 309 ff.

	Hinterwandinfarkt (HWI)	Vorderwandinfarkt (VWI)
Pathogenese	Ödem oder Inflammation durch transiente Ischämie des AV-Knotens und des umgebenden Myokards	Destruktion durch Infarzierung des His-Bündels
Lokalisation des Blocks	Nodal (oberhalb des His-Bündels)	faszikulär (unterhalb des His-Bündels
Blockbeginn	graduell sich entwickelnd	abrupt einsetzend
Prämonitorische EKG-Zeichen	Oft Sinusbradykardie, AV-Block I° oder AV-Block II°. Häufig geht dem totalen AV-Block eine Wenckebach-Periodik voraus	*bifaszikulärer Block:* häufig: RSB + LAH selten: RSB + LPH AV-Block II° *Intermittierender Schenkelblock* oder plötzliche *Asystolie!*
QRS-Komplex	schmal	breit
Ersatzrhythmus	rasch einsetzend	*langsam einsetzend*
Adams-Stokes-Anfälle	selten (7–10%)	*meist* vorhanden!
Dauer	transitorisch	*permanent*
Sekundäres Reizzentrum Typ Mobitz II Residual-Block	wahrscheinlich «junctional» selten sehr selten	ventrikulär *häufig* Schenkelblock oder faszikulärer Block
Myokardschaden	*gering*	*ausgedehnt*
Prognose	*gut*	*schlecht*
Letalität	*niedrig*	*hoch*
Behandlung	medikamentös meistens ausreichend	Schrittmacher!!

Tab. 158: Medikamentöse Therapie des AV-Blocks und Schenkelblocks nach Herzinfarkt (nach (40) mod., s. auch Tab. 159, s. S. 256)

Rhythmusstörungen	Medikamente
AV-Block 1. Grades	–
AV-Block 2. Grades	Atropin (0,5 – 1,0 mg i. v., i. m. oder s. c.)
– Wenckebach	Orciprenalin (10 – 20 µg/min als Dauertropf)
– Mobitz II	nur als Überbrückung → Schrittmacherimplantation!
AV-Block 3. Grades	Atropin (0,5 – 1,0 mg i. v., i. m. oder s. c.)
	Orciprenalin (10 – 20 µg/min als Dauertropf)
	nur als Überbrückung → Schrittmacherimplantation!
Einfacher Schenkelblock	–
Bifaszikulärer Schenkelblock	– → Schrittmacherimplantation!
Schenkelblock + AV-Block 1. – 2. Grades	– → Schrittmacherimplantation!

Tab. 159: Indikationen zur Schrittmachertherapie bei akutem Myokardinfarkt (nach (3)) → Seite 309 ff.

1. *sinuatriale Bradykardien*
    falls mit Atropin nicht sicher beeinflußbar
2. *atrioventrikulärer Block 2. Grades*
    mit Bradykardie
    mit Herzinsuffizienz und Schock
    mit ventrikulären ektopen Arrhythmien
    mit Morgagni-Adams-Stokes-Syndrom
    bei Vorderwand- und Vorderwandseptuminfarkt
    bei Typus II (Mobitz)
3. *atrioventrikulärer Block 3. Grades*
    mit Bradykardie
    mit Herzinsuffizienz und Schock
    mit ventrikulären ektopen Arrhythmien
    mit Morgagni-Adams-Stokes-Syndrom
    mit tertiärem Automatiezentrum (breiter QRS-Komplex)
    bei Vorderwandinfarkt
4. *bilateraler Schenkelblock*
    alternierender Rechts(RSB)- und Links(LSB)-Schenkelblock
    RSB + links-anteriorer Hemiblock (LAH)
    RSB + links-posteriorer Hemiblock (LPH)
    trifaszikulärer Block (RSB + alternierender LAH + LPH)
    unilateraler Schenkelblock mit AV-Block (RSB, LSB + AVB 1° – 2°)
5. *Hyposystolie, Asystolie*
6. *andere medikamentenrefraktäre Bradykardien*
    bradykardes Vorhofflimmern
    Knotenbradykardie
7. *Bradykardie-Tachykardie-Syndrom, s. S. 302, 303*
8. *medikamentenrefraktäre Kammertachykardie und Extrasystolie*
    (paarige oder gekoppelte Stimulation, «overdriving»)
9. *Vorhoftachykardien*
    (intraatriale Hochfrequenzstimulation)

Tab. 160: Ventrikelruptur und Septumperforation nach akutem Myokardinfarkt (AMI) (nach (52))
Differentialdiagnose unterschiedlicher Rupturformen nach akutem Myokardinfarkt.

Ort der Ruptur	Herz-Auskultation	Schwirren	Klinisches Bild	EKG
1. *freie Wand des linken Ventrikels mit Hämoperikard*[1])	deutliche Abschwächung des I. und II. Herztones	nein	plötzliche Bewußtlosigkeit mit Atemstillstand und Pulsverlust von Karotis- und Femoralarterien	Nach akutem Eintritt der Bewußtlosigkeit Fortbestehen des Ausgangsrhythmus (Sinus-) über mehrere Minuten mit anschließendem Schrittmacherabfall in tiefere Zentren, Ausbildung eines idioventrikulären Rhythmus und Asystolie.
2. *Ventrikelseptum*[2])	systolisches Preßstrahlgeräusch mit p. M. im 4.–5. ICR links parasternal	60%	1. rasche Entwicklung einer Linksherzinsuff. mit progredienter Lungenstauung. 2. Rechtsherzinsuffizienz mit Anstieg des ZVD und Halsvenenstauung. Bei schweren Verlaufsformen Ausbildung einer Schocksymptomatik.	Häufig uncharakteristisch. Bei schweren Verlaufsformen durchweg Sinustachykardie (z.T. mit ventrikulären und supraventrikulären Extrasystolen). Gelegentlich zu beobachtende intraventrikuläre Leitungsstörungen bestehen als Folge der Septuminfarzierung in der Regel bereits vor dem Rupturereignis.
3. *Papillarmuskel*	gießendes pansystolisches Geräusch über der Herzspitze mit Fortleitung in die Axillarregion	nein	akute Linksherzinsuff. mit klinischen und röntgenologischen Kriterien eines Lungenödems. Meist rasche Ausbildung eines kardiogenen Schocks.	Sinustachykardie. In seltenen Fällen tachykarde supraventrikuläre Rhythmusstörungen.

Anmerkungen:
[1]) Kommt meistens bei Patienten > 60 Jahren in den ersten 2 Wochen nach einem frischen Herzinfarkt vor. Steht als Todesursache bei AMI nach Arrhythmie und cardiogenem Schock mit 5–16% an 3. Stelle!
[2]) Kommt bei 0.1–1% aller transmuralen Infarkte vor.
  Prognose: Konservative Behandlung: Mortalität 90%
  Operative Behandlung: Mortalität 50%

Perikardtamponade als Komplikation des akuten Myokardinfarkts (AMI), s. auch S. 521, 528
Tab. 161: Klinische Symptomatik (nach (30))

	Nicht-kompressiver Erguß[3]) («lax effusion»)	Tamponade[3])
Entwicklung des Ergusses	langsam; über Wochen, gelegentlich über Jahre	relativ rasch, meistens einige Tage, eventuell Wochen
Beschwerden	keine oder geringe	starke Dyspnoe und Leistungseinschränkung
Pulsus paradoxus	vorhanden bei forcierter Atmung	vorhanden bei ruhiger Atmung
Herztöne	normal laut	abgeschwächt
EKG	Sinusrhythmus	Sinusrhythmus, Tachykardie, low voltage, elektrische Alternierung
Durchleuchtung	großes «stummes» Herz[1])	großes «stummes» Herz[1])
Venendruck	< 12 mm Hg[2])	> 12 mm Hg (oder PCWP > 20 mm Hg)[2])
Herzminutenvolumen	normal	vermindert

[1]) «Bocksbeutel»: positiv erst ab mindestens 300 ml Perikarderguß unter der Voraussetzung, daß keine primäre Hypertrophie oder Dilatation vorliegt. (Pilgrim, R. et al.: Intensivbehandlung 3 (1978) 145)
[2]) Jugularvenenstauung erst bei ZVD > 12 cm H_2O
[3]) Schnellnachweis durch Sonographie (positiver Befund in 100 %!)

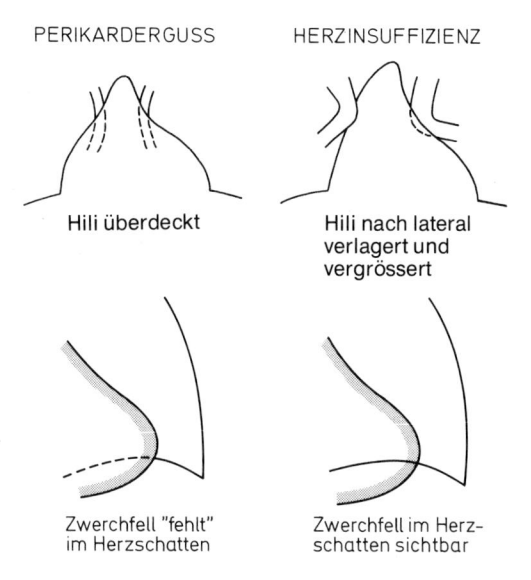

Abb. 107: Typische radiologische Veränderungen im a.-p. Thoraxbild bei Perikarderguß und Herzinsuffizienz (nach (30))

Punktion des Perikardergusses (nach (4)):

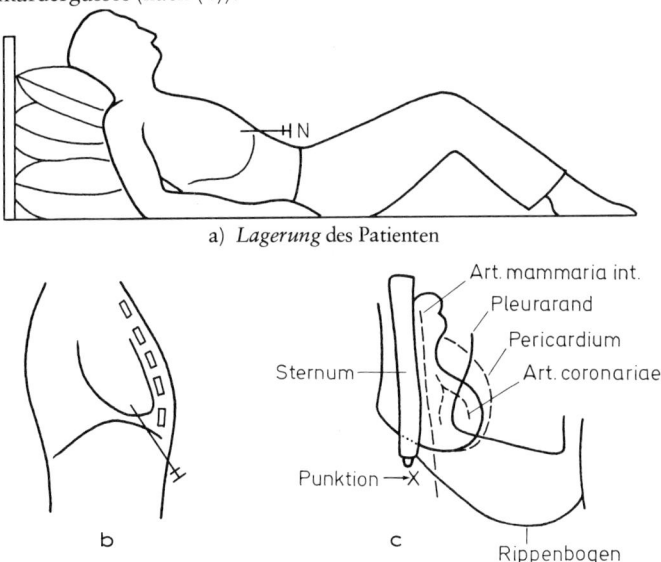

a) *Lagerung* des Patienten

b) *Kanülenführung* (45 Grad in der Sagittallinie)

c) *subcostal-subdiaphragmale Punktion*

Abb. 108: *Kanülenführung:* 45 Grad nach kranial in der Sagittalebene. Eine Abweichung von der Mittellinie nach links kann die Art. mammaria int. oder einen Koronarast verletzen!
Einstichstelle: Dicht neben dem Proc. xyphoideus li. wird in Lokalanästhesie die Nadel, die über sterile Alligatorklemmen mit einer präkordialen EKG-Ableitung in Verbindung steht, unter kontinuierlicher EKG-Überwachung, so weit vorgeschoben, bis Ergußflüssigkeit aspiriert werden kann oder ein Verletzungsstrom nachweisbar ist (71).

Literatur

(1) Abrams, E. et al.: Variability in response to norepinephrine in acute myocardial infarction. Amer. J. Cardiol. *32* (1973) 919
(2) Ascheim, R., Scheidt, S., Fillmore, S. et al.: Pathophysiology of cardiogenic shock. Clin. Res. *18* (1970) 296
(3) Beck, O. A., Hochrein, H.: Die passagere Schrittmacherbehandlung beim akuten Herzinfarkt. Med. Welt *27* (1976) 683
(4) Belcher, J. R., Sturridge, M. F.: Thoracic surgical management. Baillière Tindall, London 1972
(5) Berkowitz, C., McKeever, L., Croke, R. C. et al.: Comparative responses to dobutamine and nitroprusside in patients with chronic low output cardiac failure. Circulation *56* (1977) 918
(6) Bleifeld, W. H., Hanrath, P., Mathey, D.: Serial CPK determinations for evaluation of size and development of acute myocardial infarction. Circulation *53* (1976) 108
(7) Bolte, H. D.: Stufenweiser Einsatz nicht invasiver und invasiver diagnostischer Methoden bei koronarer Herzkrankheit. Internist *18* (1977) 303
(8) Braunwald, E. (Edt.): Protection of the ischemic myocardium. Circulation (Suppl. I) 1976
(9) Chatterjee, K., Swan, H. J. C., Kaushik, V. S. et al.: Effects of vasodilator therapy for severe pump failure in acute myocardial infarction on short-term and late prognosis. Circulation *53* (1976) 797
(10) Chatterjee, K.: Acute heart failure. In: J. L. Berk, J. E. Sampliner, J. Sheldon, B. Vinocur (ed.): Handbook of critical care. Little, Brown and Co., Boston, 1976, S. 153
(11) Chiariello, M., Gold, H. K., Leinbach, R. C. et al.: Comparison between the effects of nitroprusside and nitroglycerin in ischemic injury during acute myocardial infarction. Circulation *54* (1976) 766
(12) Chung, E. K.: Controversy in Cardiology. Springer-Verlag, New York – Heidelberg – Berlin 1976
(13) Chung, E. K.: Cardiac emergency care. Lea & Febiger, Philadelphia 1975
(14) Cohn, J. N.: Vasodilator therapy for heart failure: The influence of impedance on left ventricular performance. Circulation *48* (1973) 5
(15) Gross, R., Grosser, K. D., Sieberth, H. G.: Der internistische Notfall. F. K. Schattauer-Verlag, Stuttgart – New York 1975, 105 – 151

(16) da Luz, A. L., Weil, H., Shubin, H.: Current concepts on mechanism and treatment of cardiogenic shock. Am. Heart J. 92 (1976) 103
(17) de Vivie, E. R., Hellberg, K., Kettler, D.: Therapeutische Gesichtspunkte bei der Behandlung des postoperativen low output-Syndrom mit Dopamin. Herz/Kreislauf 9 (1977), 26 u. 30
(18) Forrester, J. S., Swan, H. J. C.: Acute myocardial infarction: a physiological basis of therapy. Crit. Care Med. 2 (1974) 283
(19) Forrester, J. S., Diamond, G., Chatterjee, K., Swan, H. J. C.: Medical therapy of acute myocardial infarction by application of hemodynamic subsets. N. Engl. J. Med. 295 (1977) 1412
(20) Foster, W. T.: Principles of acute coronary care. Appleton-Century-Crofts, New York 1976, 16
(21) Franciosa, J. A., Guiha, N. H., Limas, C. J. et al.: Improved left ventricular function during nitroprusside infusion in acute myocardial infarction. Lancet 1 (1972) 650
(22) Hauss, W. H., Schmitt, G., Winter, R. et al.: Vorschlag zur Therapie des Herzinfarktes im Initialstadium. Münch. med. Wschr. 116 (1974) 415
(23) Hillis, L. D., Braunwald, E.: Myocardial ischemia. N. Engl. J. Med. 296 (1977) 1036
(24) Hughes, J. L., Amsterdam, E. A., Mason, P. T. et al.: Abnormal peripheral vascular dynamics in patients with acute myocardial infarction: diminished reflex arteriolar constriction. Clin. Res. 19 (1971) 321
(25) Kelly, D. T., Delgato, C. E., Taylor, D. R. et al.: Use of phentolamine in acute myocardial infarction associated with hypertension and left ventricular failure. Circulation 47 (1973) 729
(26) Kent, K. M., Smith, E. R., Redwood, D. R. et al.: Beneficial electrophysiologic effects of nitroglycerin during acute myocardial infarction. Am. J. Cardiol. 33 (1974) 513
(27) Kiely, J., Kelly, D. T., Taylor, D. R. et al.: The role of furosemide in the treatment of left ventricular dysfunction associated with acute myocardial infarction. Circulation 48 (1973) 581
(28) Kones, J. R.: The catecholamines: reappraisal of their use for acute myocardial infarction and the low output syndromes. Crit. Care Med. 1 (1975) 203
(29) Koutsoukos, N. T., Karp, R. B.: Management of the postoperative cardiovascular surgical patient. Am. Heart J. 92 (1976) 513
(30) Krayenbühl, H. P. K., Turina, J., Forouzau, A.: Diagnose und Differentialdiagnose des Perikardergusses. Schweiz. med. Wschr. 106 (1976) 393
(31) Lappas, D. G., Powell, W. M. J. Jr., Daggett, W. M.: Cardiac dysfunction in the perioperative period Anesthesiology 47 (1977) 117
(32) Lehmann, H.-U., Hochrein, H.: Zur Problematik der Digitalisierung bei der koronaren Herzkrankheit. Med. Klinik 73 (1978) 179
(33) Loeb, H., Sinno, M. Z., Chuguimia, R. et al.: Correlates of left ventricular contractility in patients with uncomplicated acute myocardial infarction. Clin. Res. 19 (1971) 325
(34) Maroko, R. P., Kjekshus, J. K., Sobel, B. E. et al.: Factors influencing infarct size following experimental coronary artery occlusion. Circulation 43 (1971) 67
(35) Miller, R. R., Awan, N. A., Joye, J. A. et al.: Combined dopamine and nitroprusside therapy in congestive heart failure. Circulation 55 (1977) 881
(36) Miller, R. R., Vismara, L. A., Williams, D. O. et al.: Mechanism of ventricular unloading in heart failure: comparative effects of nitroglycerin, nitroprusside and phentolamine on cardiac function and peripheral circulation. Circulation 52 (Suppl. II) (1975) 76
(37) Mueller, H., Ayres, S. M., Grace, W. J.: Principle defects which account for shock following acute myocardial infarction in man: implications for treatment. Crit. Care Med. 1 (1973) 27
(38) Mueller, H., Ayres, S. M., Giannelli, S. Jr. et al.: Effect of isoproterenol, l-norepinephrine and intraaortic counterpulsation on hemodynamics and myocardial metabolism in shock following acute myocardial infarction. Circulation 45 (1972) 335
(39) Nager, F.: Kardiale Synkope. Schweiz. med. Wschr. 106 (1976) 1719
(40) Nager, F.: Prophylaxe und Therapie infarktbedingter Rhythmusstörungen. Schweiz. med. Wschr. 102 (1972) 1844
(41) Nechtwatal, W., König, E., Greding, H., Isbary, J.: Die Wirkung von Furosemid auf Hämodynamik, Belastungs-EKG und Belastungstoleranz von Patienten mit Angina pectoris. Z. Kardiol. 67 (1978) 116
(42) Neumeier, D., Knedel, M., Würzburg, U. et al.: Immunologischer Nachweis von Kreatinkinase-MB im Serum beim Myokardinfarkt. Klin. Wschr. 53 (1975) 329
(43) Olson, H. G., Miller, R. R., Amsterdam, E. A. et al.: Determinants of pump dysfunction in coronary artery disease: importance of extent, size, site and pattern of abnormal left ventricular segmental contraction. Clin. Res. 22 (1974) 293
(44) Overzier, C.: Systematik der Inneren Medizin, Daten – Fakten – Übersichten. G. Thieme-Verlag, Stuttgart 1975, 194

(45) Parsi, R. A., Semmler, H.: Die ischämische Herzkrankheit im Elektrokardiogramm unter besonderer Berücksichtigung der Belastungselektrokardiographie. G. Fischer-Verlag, Jena 1977
(46) Powell, W. J., Di Bona, D. R., Flores, Ph. D. et al.: The protective effect of hyperosmotic mannitol in myocardial ischemia and necrosis. Circulation 54 (1976) 603
(47) Rackley, Ch. E., Russel, R. O., Mantle, J. A., Moraski, R. E.: Cardiogenic shock: recognition and management. In: A. N. Brest, L. Wiener, E. K. Chung, H. Kasparian (edts.): Innovations in the diagnosis and management of acute myocardial infarction. F. A. Davis Comp., Philadelphia 1975, 257
(48) Ratshin, R. A., Rackley, Ch. E., Russell, R. O.: Hemodynamic evaluation of left ventricular function in cardiogenic shock complicating myocardial infarction. Circulation 45 (1972) 127
(49) Riecker, G.: Klinische Kardiologie. Springer-Verlag, Berlin – Heidelberg – New York 1975, 191
(50) Russek, H. J.: New horizons in cardiovascular practice. University Park Press, Baltimore – London – Tokyo 1975, 188
(51) Roskamm, H.: Die Klinik des Herzinfarktes. In: H. Reindell, H. Roskamm (Hrsg.): Herzkrankheiten. Springer-Verlag, Berlin – Heidelberg – New York 1977, 580–606
(52) Schüren, K. P., Ramdohr, B., Schröder, R.: Ventrikelruptur und Septumperforation nach akutem Herzinfarkt. Intensivmedizin 12 (1975) 45
(53) Shell, W., Sobel, B. E.: Biochemical markers of ischemic injury. Circulation 53 (1976) 98
(54) Siegel J. H. u. Mitarb.: Cardiorespiratory interactions as determinants of survival and the need for respiratory support in human shock states. J. Trauma 13 (1973) 602
(55) Simon, H.: Herzwirksame Pharmaka. Urban & Schwarzenberg, München – Berlin – Wien 1974
(56) Smith, T. W., Haber, E.: Digitalis. N. Engl. J. Med. 289 (1973) 945–952, 1010–1015, 1063–1072, 1125–1129
(57) Strauer, B. E.: Digitalis bei Myokardinfarkt. Med. Klinik 70 (1975) 1942
(58) Vinocur, B., Artz, J. Sh., Sampliner, J. E.: Application of a critical monitoring program in the diagnosis and management of critically ill patients. 41st Annual Scientific Assembly Amer. College of Chest Physicians 1975
(59) Walinsky, P.: Hemodynamic monitoring in acute myocardial infarction. In: A. N. Brest, L. Wiener, E. K. Chung, H. Kasparian (edts.): Innovations in the diagnosis and management of acute myocardial infarction. F. A. Davis Comp., Philadelphia 1975
(60) Yu, N. P.: The acute phase of myocardial infarction. In: A. N. Brest. L. Wiener, E. K. Chung, H. Kasparian (edts.): Innovations in the diagnosis and management of acute myocardial infarction. F. A. Davis Comp., Philadelphia 1975

Weiterführende Literatur

(61) Alpert, J. S., Francis, G. S.: Manual of Coronary Care; Little, Brown and Co., Boston 1977
(62) Ayres, St. M., Gianelli, St., Mueller, H. S.: Care of the critical ill. Appleton-Century-Crofts/New York 1974
(63) Burkart, F., Heierli, I., Ritz, R. et al.: Der Myokardinfarkt im Stadtspital. Schweiz. med. Wschr. Supplementum 6 (1977)
(64) Chung, E. K.: Cardiac emergency care. Lea & Febiger, Philadelphia 1975
(65) Chung, E. K.: Controversy in cardiology. Springer-Verlag, New York – Heidelberg – Berlin 1976
(66) Foster, W. T.: Principles of acute coronary care. Appleton- Century-Crofts/New York 1976
(67) Kaindl, F., Pachinger, O., Probst, P.: Die ersten 24 Stunden des Herzinfarkts/The first 24 hours in myocardial infarction. Verlag G. Witzstock, Baden-Baden, Köln, New York 1977
(68) Rudolph, W., Sebening, F., Bühlmeyer, K. et al.: Kardialer Notfall. Herz 3 (1978)
(69) Schettler, G., Horsch, A., Mörl, H., Orth, H., Weizel, A. (Hrsg.): Der Herzinfarkt. F. K. Schattauer-Verlag, Stuttgart – New York 1977
(70) Rackley, C. E., Russel, R. O.: Coronary Artery Disease: Recognition and Management. Futura Publishing Co., Mount Kisco, N. Y. 10549, 1979
(71) Erdmann, A. J.: Pericardiocentesis. In: MGH Textbook of Emergency Medicine. Ed.: E. W. Wilkins. The Williams & Wilkins Co., Baltimore 1978, 770
(72) Philbin, D. M.: Anesthetic management of the patient with cardiovascular disease. International Anesthesiology Clinics 17 (1979), No. I

13. Kreislaufentlastungsverfahren (assistierte Zirkulation)

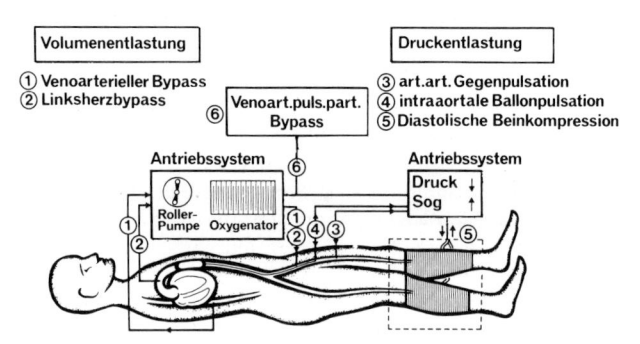

Abb. 109: Kreislaufentlastungsverfahren (assistierte Zirkulation): Darstellung der wichtigsten mechanischen Verfahren zur Herzunterstützung (nach (3))

Hämodynamische Effekte der Gegenpulsation im kardiogenen Schock:

1. Diastolische Druckerhöhung
    a) Steigerung des mittleren arteriellen Drucks
    b) Steigerung des koronaren Perfusionsdrucks
2. Verbesserung der Kontraktilität
3. Steigerung des Herzminutenvolumens
4. Senkung des enddiastolischen Drucks im linken Ventrikel

Anmerkung: Venoarterieller Bypass, Linksherzbypass → Bd. I (Anaesthesie in der Herzchirurgie)

I. *Die intraaortale Gegenpulsation (I.A.B.P.)*[1] (nach (18))
Bei der I.A.B.P. ist das *Entlastungssystem* als Ballonkatheter *in der Aorta thoracica* angeordnet. Dabei wird der Ballon in Lokalanästhesie über eine Femoralarterie bis an den Abgang der A. Subclavia oder bis an den Aortenbogen geführt. Sein Füllungsvolumen beträgt ca. 30 ml. Die Kreislaufentlastung wird erreicht, indem direkt vor Beginn der Austreibungsphase das im Ballon befindliche Gas sehr schnell abgesaugt wird, was zur Reduzierung des zentralen Aortenvolumens führt. Die resultierende Volumenverschiebung setzt die Kreislaufimpedanz an der Aortenwurzel herab. Damit öffnet sich die Aortenklappe bei erniedrigtem enddiastolischem Aortendruck. Für die Austreibung des Schlagvolumens genügt wegen des geringen äußeren Widerstands ein erniedrigter Ventrikeldruck. Dem Entleerungsvorgang in der Systole folgt in der Diastole unter Energiezufuhr von außen die Füllung des Ballons, gekoppelt mit einer dem Gasvolumen entsprechenden Volumenverschiebung. *Ein Teil des verdrängten Blutvolumens strömt retrograd zur Aortenwurzel und führt am Anfang der Diastole, d.h. zum Zeitpunkt des geringsten Strömungswiderstands des Koronargefäßsystems, zu einer zusätzlichen Perfusion des Myokards.* Neben der Verbesserung der Kreislaufparameter ist die zu vernachlässigende Bluttraumatisierung durch den Ballonkatheter hervorzuheben, da weder Reibungseffekte noch hohe Blutflußgeschwindigkeiten auftreten. Eine maximale Entlastung des linken Ventrikels läßt sich durch eine möglichst starke systolische Absenkung des arteriellen Drucks vor der Aortenklappe erreichen, d.h. die durch die Ballonentleerung vorgegebene Volumenabnahme muß über die Elastizität der Aortenwand zu einer möglichst starken Druckabsenkung führen. *In der Diastole soll die Füllung des Ballons* keinen kurzfristigen Druckanstieg erzeugen, sondern *eine die gesamte Erschlaffungsphase des Ventrikels andauernde Druckwelle aufbauen, die die Voraussetzung einer verbesserten Koronarperfusion erfüllt.* Für die technische Realisierung dieses Druckverlaufs müßte mit der I.A.B.P. ein individuell angepaßter Druck-Volumenverlauf vorgegeben werden, wenn sich die elastischen Eigenschaften der Aortenwand nicht ausnutzen

[1]) z.B. mit Avco Balloon Pump, Vertrieb: Hoffmann La Roche

ließen. Hierbei übernimmt die Windkesselfunktion die Aufgabe eines Druckspeichers und vereinfacht die Lösung des Steuersystems; das Entleeren und Füllen des Ballonkatheters erfolgt nach fest programmierbaren Zeiten, ohne daß ein spezieller Druckverlauf eingehalten werden muß.

Die Effektivität der I.A.B.P. hängt entscheidend davon ab, ob das Entleeren und Füllen des Ballonkatheters synchron und phasenstarr zur Herzaktion erfolgt. Bei der technischen Ausführung müssen daher insbesondere die verschiedenen Zeitkonstanten des Antriebssystems und des Füllungsvorgangs berücksichtigt werden. Während einige Arbeitsgruppen den Füllungsvorgang von der R-Zacke steuern, benutzen andere die Triggerung der Ballonentleerung durch die R-Zacke. Die letztgenannte Methode läßt die gesamte Diastole für die Augmentation ausnutzen. Darüber hinaus bietet sich vom technischen Standpunkt her der Vorteil, Fehlsteuerungen durch Arrhythmien zu unterdrücken (Abb. 110).

Verfolgt man den Verlauf der Synchronisation während einer Herzaktion, so stellt man fest, daß die Triggerung mit dem steilsten Anstieg der R-Zacke erfolgt. Wegen der elektrischen, mechanischen und gasdynamischen Zeitkonstanten vergeht bis zur Entleerung des Ballons eine systemspezifische Zeit, die bei den meisten Verfahren in der Größenordnung 10 ms liegt. In Abhängigkeit vom Insuffizienzgrad wird eine Entleerung von 180 – 240 ms gewählt, nach der die Auffüllung des Ballons erfolgt. Die vorliegenden experimentellen Ergebnisse und klinischen Erfahrungen zeigen, daß sich die Steuerung der Entlüftung wegen höherer Sicherheit bei auftretenden Arrhythmien und verbesserter diastolischer Augmentation gegenüber anderen Steuerverfahren als günstiger erwiesen hat.

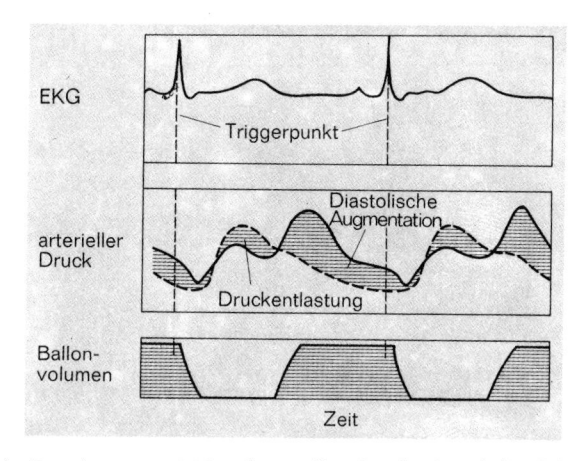

Abb. 110: Zeitliche Zuordnung von EKG und arteriellem Druck mit und ohne I.A.B.P. (nach (18))

Tab. 162: Richtwerte für den Einsatz der I.A.B.P. (nach (18) mod.), siehe Seite 266

1. Beginnende Kreislaufzentralisation, Abfall der Hauttemperatur, Blässe bzw. Zyanose, kalter Schweiß, *Bewußtseinsstörungen, Diureseeinschränkung auf < 30 ml/Std.*
2. Sinustachykardie (bei Ausschluß von Volumenmangel).
3. *Abfall des systol. arteriellen Druckes auf < 120 Torr bei Hypertonikern, < 100 Torr bei Normotonikern.*
4. *Anstieg des mittleren Pulmonalarteriendruckes auf > 30 Torr unter normotonen Bedingungen (bzw. PCWP > 20 Torr)*
5. Anstieg des zentral-venösen Druckes über 20 cm H_2O
6. *Abfall der gemischtvenösen Sauerstoffsättigung ($S\bar{v}O_2\%$) auf < 50%*
7. Ausbleiben eines art. BD-Anstiegs nach 2 × 100 ml Volumensubstitution bei Anstieg des ZVD.
8. Abfall des art. Sauerstoffpartialdruckes (PO_2) auf < 60 Torr.

Wichtig: Eindeutige Korrelation zwischen Einsatzpunkt, Dauer der Entlastung und dem Therapieeffekt!
Beginn mit IABP möglichst *vor* Erschöpfung der Kompensationsmechanismen!
Beendigung der IABP *frühestens* nach 24 h Kreislaufstabilisation!
Beachte: I.A.B.P. ist kontraindiziert bei:
Dissezierendem Aortenaneurysma sowie Aortenklappeninsuffizienz!

II. *Die externe Gegenpulsation (E.C.P.)* (nach (14))
Die E.C.P. stellt eine *nicht-invasive Methodik zur Kreislaufassistenz* dar. Ihre Wirksamkeit beruht darauf, daß durch eine EKG-getriggerte Drucktransmission auf die unteren Extremitäten ein Anstieg des diastolischen Blutdrucks induziert wird.

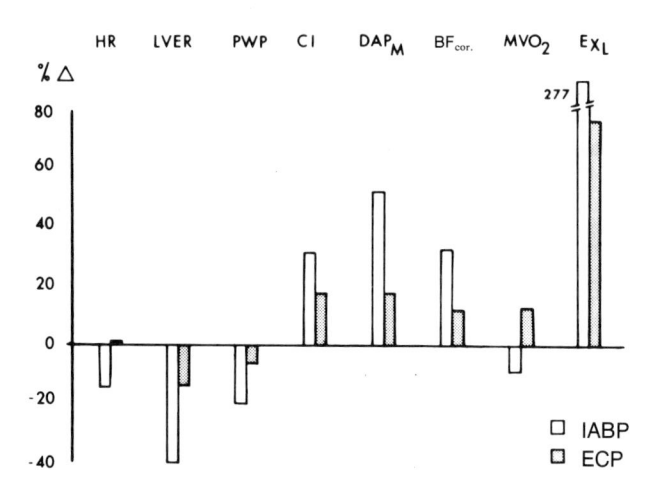

Abb. 111: Vergleich von Hämodynamik und metabolischen Parametern während I.A.B.P. und E.C.P.

I.A.B.P. verringert die Determinanten des myokardialen Sauerstoffverbrauchs wie:
Herzfrequenz (HR), linksventrikulären Austreibungswiderstand (LVER) und Pulmonalkapillardruck (PCWP = PWP)
E.C.P. *führt zu einer geringen Abnahme des LVER, hat jedoch keinen nennenswerten Einfluß auf HR und PCWP.*
Die Herzindizes (CI) nehmen unter beiden Formen der Kreislaufassistenz zu.
Beträchtlicher Anstieg des diastolischen mittleren Aortendrucks (DAP_M) und der Coronardurchblutung ($BF_{cor.}$) waren während I.A.B.P. – im Gegensatz zu E.C.P. – mit einer erheblichen Verbesserung der myokardialen Laktatextraktion (Ex_L) verbunden.
Der myokardiale Sauerstoffverbrauch nimmt unter I.A.B.P. ab, hingegen unter E.C.P. zu.

Literatur:

(1) Beckman, C. B., Romero, L. H., Shatney, C. H. et al.: Clinical comparison of the intra-aortic balloon pump and external counterpulsation for cardiogenic shock. Transactions of the American Society for Artificial. Internal Organs 19 (1973) 414
(2) Berger, R. L.: Circulatory assistance with intra-aortic balloon counterpulsation. In: Handbook of critical care. Edts.: Berk, J. L., Sampliner, J. E., Artz, J. S., Vinocur, B.; Little, Brown and Co., Boston 1976, 467
(3) Bleifeld, W.: Assistierte Zirkulation. Med. Klinik 70 (1975) 77
(4) Bregman, D., Goetz, R. H.: Clinical experience with a new cardiac assist device. J. Thoracic and Cardiovasc. Surgery 62 (1971) 577

(5) Buckley, M. J., Craver, M. J., Gold, H. K. et al.: Intra-aortic balloon pump assist for cardiogenic shock after cardiopulmonary bypass. Circulation 48 (1973) Suppl. III, 111
(6) Dunkman, W. B., Buckley, M. J., Leinbach, R. C. et al.: Effect of intraortic balloon pumping for cardiogenic shock. Circulation 44 (1971) Suppl. II, 11
(7) Hellberg, K., Kettler, D., de Vivie, R.: Intraaortale Ballongegenpulsation (IABP). INA, Bd. 6. G. Thieme-Verlag, Stuttgart 1977
(8) Hutter, A. M., Gold, H. K., Leinbach, R. C. et al.: Various uses of intra-aortic balloon pump in acute myocardial infarction. In: Die ersten 24 Std. des Herzinfarktes. Hrsg.: F. Kaindl, O. Pachinger, P. Probst. G. Witzstock-Verlag, Baden-Baden, Köln, New York 1977, 169
(9) IABP Data Pool Results: Experiences with the IABP. Department of Biomedical Research, Roche Medical Electronics Division, Hoffmann – La Roche Inc., Cranbury, New Jersey, Vol. 3, March 1975
(10) Ionescu, M. J., Wooler, G. H.: Current techniques in extracorporeal circulation. Butterworth, London – Boston 1976, 496–497
(11) Kahn, J. C., Bourdarias, J. B.: Treatment of post-myocardial infarction angina by intraaortic balloon pumping and emergency revascularization. In: Die ersten 24 Std. des Herzinfarktes. Hrsgb.: F. Kaindl, O. Pachinger, P. Probst. G. Witzstock-Verlag, Baden-Baden, Köln, New York 1977, 177
(12) Kantrowitz, A., Tjonneland, S., Freed, P. S., Philipps, S. J., Butner, A. N. and Sherman, J. L. Jr.: Initial clinical experience with intraaortic balloon pumping in cardiogenic shock. JAMA 203 (1968) 113
(13) Kreuzer, H., Blanke, H., Rentrop, P., de Vivie, E. R., Hellberg, K.: IABP and ECP in pump failure during acute myocardial infarction. In: Die ersten 24 Stunden des Herzinfarkts. Hrsg.: F. Kaindl, O. Pachinger, P. Probst. G. Witzstock-Verlag, Baden-Baden – Köln – New York 1977, 174
(14) Mueller, H.: Efficacy of intra-aortic balloon pumping and external counterpulsation in the treatment of cardiogenic shock. In: Recent Advances in Intensive Therapy, I. Edt.: I. McA. Ledingham. Churchill Livingstone, Edinburgh – London – New York 1977, 191
(15) Normann, N. A. and Kennedy, J. H.: Arterial baroreceptor responses to intraaortic balloon assistance. Journal of Surgical Research 11 (1971) 396
(16) Parmley, W. W., Chatterjee, K., Charuzi, Y. and Swan, H. J. C.: Hemodynamic effects of noninvasive systolic unloading (nitroprusside) and diastolic augmentation (external counterpulsation) in patients with acute myocardial infarction. American Journal of Cardiology 33 (1974) 819
(17) Sanders, C. A., Buckley, M. J., Leinbach, R. C., Mundth, E. D., Austen, W. G.: Mechanical circulatory assistance: current status and experience with combining circulatory assistance, emergency coronary angiography and acute myocardial revascularization. Circulation 45 (1972) 1292
(18) Schaldach, M.: Kreislaufentlastung in der Intensivpflege. diagnostik 6 (1973) 811
(19) Weber, K. T. and Janicki, J. S.: Intraortic balloon counterpulsation. Annals of Thoracic Surgery 17 (1974) 602
(20) Wolner, E., Mohl, W., Enenkel, W., Fitscha, P.: IABP in pump failure during acute myocardial infarction. In: Die ersten 24 Stunden des Herzinfarkts. Hrsgb.: F. Kaindl, O. Pachinger, P. Probst. G. Witzstock-Verlag, Baden-Baden – Köln – New York 1977, 171
(21) Wright, P. W.: External counterpulsation for cardiogenic shock following cardiopulmonary bypass surgery. American Heart Journal 90 (1975) 231

Weiterführende Literatur:

(22) Amsterdam, E. A., Messer, J. V., Willerson, J. W. et al.: Clinical assessment of external pressure circulatory assist in acute myocardial infarction. Americ. J. Cardiol. 37 (1976) 116 (Abstr.)
(23) Bregman, D.: Mechanical support of the failing heart and lungs. Appleton-Century-Crofts, New York 1977
(24) Ionescu, M. J., Wooler, G. H.: Current techniques in extracorporeal circulation. Butterworth, London – Boston 1976

14. Der Aorto-Coronare Bypass (A.C.B.)

Tab. 163: Gruppierung der Koronarkranken nach dem operativen Risiko (nach (7))

Gruppe A	Gruppe B	Gruppe C	Gruppe D
optimale chirurgische Indikation niedriges Op.-Risiko ~ 1 %	*Dringliche Op.-Indikation* und *Notfall-Operation* mit erhöhtem Risiko ≧ 5 %	*eingeschränkte Op.-Indikation* Einzelentscheidung	*keine chirurgische Indikation*
– Co.-Art.-Stenosen > 75 % – in proxim. Abschnitten – kurzstreckig, gut lokalisiert – = Stenosetyp der besonders gefährdeten Patienten mittleren Alters mit Angina pectoris der Klasse (II), III, (IV) der NYHA – bei *guter Ventrikelfunktion* (Kontraktilität) und – kompensierten Risikofaktoren	1. *Dringliche Indikation* bei kritischen Co.-Art.-Stenosen mit erhöhtem Risiko infolge – alten Infarktes – höheren Alters > 65 J. – Diabetes mellitus – Hypertension – 1 bis 2 hypokinetischen Myokardzonen – Herzklappenfehler 2. *Unabwendbare Not-Op.* mit erhöhtem Risiko bei – *frischer malazischer Infarktperforation* (Septum, Wand) s. S. 271 – *akutem Papillarmuskelsyndrom* – «*Impending Infarct*» (zunehmender Status anginosus, akute Koronarinsuffizienz) – *kritische Stenose im Stamm der linken Co.-Art.*	1. *Weit fortgeschrittene koronare Herzerkrankung* – Unvollständige Revaskularisationsmöglichkeit, z.B. lokale Stenose der re. Cor.-Art. und diffuse Stenose der gesamten li. Cor.-Art. – ≧ 2 akinetische Myokardzonen (= nicht revaskularisierbar = keine Resektionsindikation) – EF: 0,30 – 0,40 LVEDP: 18 – 24 mm Hg – nicht kompensierbare dominante Risikofaktoren – schwer einstellbarer Diabetes mellitus 2. *Geringe bis mäßige Co.-Art.-Veränderungen* – flache Stenosierungen ≦ 50 % (außer Stamm der li. Co.-Art.)	1. *Endstadium der koronaren Herzerkrankung* – *Diffuse* stenosierende Koronarsklerose aller Äste (3-Gefäß-Erkrankung) – Hypo-Akinese des gesamten li. Ventrikels – EF: < 0,30 EDV: > 105 ml/m² KOF LVEDP: ≧ 24 mmHg – dekompensierte Stoffwechsel- oder nicht kurable Zweitleiden 2. *Der frische komplikationslose Myokardinfarkt* (s. S. 252) 3. *Zu geringgradige morphologische Veränderungen der Co.-Art.* – Ang. pectoris Klasse I der NYHA 4. *Prinzmetal-Angina*

(EF = Ejektionsfraktion; LVEDP = linksventrikulärer enddiastolischer Druck; EDV = enddiastolisches Ventrikelvolumen)

Weiterführende Literatur:

(1) Alpert, J. S., Francis, G. S.: Manual of coronary care. Little, Brown and Co, Boston 1977
(2) Behrendt, D. M., Austen, W. G.: Patient care in cardiac surgery. Little, Brown and Co., Boston 1976
(3) Branthwaite, M. A.: Anaesthesia for cardiac surgery. Blackwell Scientific Publications, Oxford – London – Edinburgh – Melbourne 1977
(4) Buckley, M. J. (Edt.): Cardiovascular Surgery 1975. American Heart Association Monograph Number 50. Circulation 54 (Suppl. III) (1976)
(5) Chung, E. K.: Controversy in cardiology. Springer-Verlag, New York – Heidelberg – Berlin 1976

(6) Dittrich, H.: Ergebnisse der Koronarchirurgie. Dtsch. Ärzteblatt 74 (1977) 643
(7) Dittrich, H.: Indikation und Ergebnisse der Koronarchirurgie. ZFA 1 (1977) 33
(8) Rahimtoola, S. H.: Coronary Bypass Surgery. F. A. Davis Co., Philadelphia 1977

15. Herzrhythmusstörungen

Tab. 164: Einteilung und Ursachen akuter Rhythmusstörungen (nach (1)); s. auch Tab. 169

Akute Rhythmusstörung

Tachykarde Rhythmusstörungen	Bradykarde Rhythmusstörungen
regelmäßig:	*regelmäßig:*
Sinustachykardie	Sinusbradykardie
Supraventrikuläre Tachykardie	AV-Block II° Typ II
Vorhofflimmern	AV-Block III°
Ventrikuläre Tachykardie	
unregelmäßig:	*unregelmäßig:*
Supraventrikuläre Extrasystolen	Vorhofflimmern
Ventrikuläre Extrasystolen	Intermitt. SA-Block
Vorhofflimmern	AV-Block II° Typ I
Vorhofflattern	

Koronare Herzerkrankung
Herzfehler
Hypertonus
Kardiomyopathie-Myokarditis
Perikarderkrankung
Erkrankung des Reizleitungssystems

Tab. 165: Sofortbehandlung von Rhythmusstörungen (ohne Kenntnis des EKG) (nach (1))

I. *Tachykarde Rhythmusstörungen*
   a) Allgemeinmaßnahmen
      Karotisdruck (einseitig! Cave: Arteriosklerose!)
      Bulbusdruck (Cave: Cornea!)
      Würgereflex

   b) Medikamentöse Maßnahmen
      Verapamil 5 bis 10 mg i. v.
      bei Unwirksamkeit:
      Lidocain 100 bis 150 mg i. v.

II. *Bradykarde Rhythmusstörungen*
    Atropin 0,5 bis 2 mg i. v. oder
    Orciprenalin 0,25 bis 0,5 mg i. v.

Literatur zu Tab. 164, 165:

(1) Rudolph, W., Froer, K. L., Goedel-Meinen, L., Klein, U.: Leitsymptome und Erstmaßnahmen beim kardialen Notfall. Herz 3 (1978) 2

Tab. 166: Differenzierung tachykarder Rhythmusstörungen (nach (6)); s. Abb. 55, S. 135

	Vorhof-frequenz[1]	Kammer-frequenz[1]	Gleichmaß der Schlagfolge Vorhöfe	Gleichmaß der Schlagfolge Kammern	Formkriterien für P	Formkriterien für QRS	AV-Überleitung	Vagomimet. Manöver (Karotissinusdruck o. a.)
Sinus-tachykardie	100–220	ebenso	respiratorische Arrhythm. (gering oder auch nicht nachweisbar)		normal	normal	1 : 1 0,12–0,18	vorübergehende, oft nur geringe Verlangsamung
Vorhof-tachykardie	150–250	ebenso	regelm.	regelm.	abnorm, klein, oft nicht nachweisbar	normal, selten abnorm	1 : 1	kein Effekt oder plötzlich beendet
Vorhofflattern («langsames Flattern»)	250–350 160–230	120–190 80–130	regelm.	regelm. oder unregelm.	sägezahnartig deformiert Abl. II, III	normal selten abnorm	2 : 1 oder höh. Block	vorübergehende Verlangsamung demaskiert Flatterwellen
Vorhofflimmern	über 350	120–160	unregelm. Flimmern-Flattern	vollständig unregelm. «absolute Arrhythmie»	unregelm. Wellen (V_1, V_2)	normal intermitt. abnorm.	wechselnd blockiert	leichte, vorübergehende Verlangsamung
Vorhoftachy-kardie mit Block	100–220	80–140	regelm.	regelm. od. unregel-mäßig	spitz, schmal Nullinie glatt (II, V_1)	normal, seltener abnorm	wechselnd blockiert (Wenckeb.)	Vorsicht! Nicht ausüben!
AV-Tachy-kardie	ebenso	100–250	regelm.	regelm.	abnorm meist nicht nachweisbar	abnorm oder normal	retrograd	ohne Effekt, selten Unterbrechung
WPW-Syndrom	ebenso	150–250	regelm.	regelm.	meist nicht nachweisbar	abnorm	re-entry s. Abb. 112	ohne Effekt, selten Unterbrechung
Kammertachy-kardie	wechselnd	100–250	regelm. oder wechselnd	regelm. inter-mittierend Überleitung	normal oder abnorm (retrograd)	abnorm	orthograd nur interm., oft retrograd	ohne Effekt

[1] Frequenzangaben nur als Richtlinien, Grenzen oft unscharf.

Tab. 167: Differentialtherapie bei tachykarden Rhythmusstörungen (nach (13)) siehe auch Seite 252 ff., 286 ff.

Sinustachykardie	Sedierung, Ajmalin, Herzglykoside, β-Rezeptorenblocker
Supraventrikuläre Extrasystolie	Ajmalin, β-Rezeptorenblocker, Verapamil, Chinidin, Disopyramid
Supraventrikuläre Tachykardie	Sedierung, Vagusreiz (Karotisdruck, Bulbusdruck, Preßatmung), Verapamil, β-Rezeptorenblocker, Herzglykoside, Chinidin, Ajmalin, Aprindin, Disopyramid, Elektrotherapie (Hochfrequenzstimulation, programmierte Stimulation, Elektroschock)
Vorhofflattern/ -flimmern	Herzglykoside, Chinidin, Verapamil, β-Rezeptorenblocker, Elektrotherapie
Ventrikuläre Extrasystolie	Lidocain, Ajmalin, Chinidin, β-Rezeptorenblocker, Diphenylhydantoin, Aprindin, Disopyramid, Propafenon, Mexiletin
Kammertachykardie	Lidocain, Ajmalin, Aprindin, Propafenon, Mexiletin, Elektrotherapie: «Overdriving», programmierte Stimulation, Elektroschock
Kammerflimmern	Defibrillation (200 – 400 Ws)

Extrasystolie

Tab. 168: Ursachen von Extrasystolie (nach (2))

1. *Extrasystolie bei Gesunden*
   (Ausschlußdiagnose!)

2. *Kardiale Ursachen:*
   Entzündliche Herzerkrankungen (Myokarditis)
   Degenerative Herzerkrankungen
   Coronarsklerotisches Herzleiden (Herzinfarkt!)
   Druck- und Volumenbelastung (rechtsventrikuläre ES bei akutem Cor pulmonale, linksventrikuläre ES bei Aortenstenose)

3. *Extrakardiale Ursachen:*
   Hyperthyreose
   Abdominelle Erkrankungen (Pankreatitis!)
   Fokaltoxikosen
   Vegetative Labilität

4. *Mechanische und elektrische Ursachen:*
   Herzkatheterisierung
   Herzoperationen
   Elektrounfall
   Elektrische Defibrillation
   Elektrischer Schrittmacher

5. *Metabolische Ursachen und Störungen des Elektrolytstoffwechsels:*
   Hypoxie (chronisches Cor pulmonale)
   Acidose (Diabetes mellitus)
   Hypokaliämie, Hypercalcämie

6. *Iatrogene Ursachen:*
   Digitalis-Glykoside, s. Tab. 116
   Diuretika (Hypokaliämie)
   Sympathikomimetica
   Barbiturate
   Halothan, Chloroform
   Antiarrhythmika!

7. *Genußmittel:*
   Coffein, Nicotin

Tab. 169: Elektrokardiographische Formanalyse von Extrasystolen verschiedenen Ursprungs: *Die Unterteilung in junktionale und subjunktionale ES ergibt sich aus dem His-Bündel-Elektrokardiogramm (HBE) und dem Elektroatriogramm (EAG) (nach (2))* → His-Bündel-EKG, Seite 140ff.

Ursprung	EKG
Sinus-Extrasystolen	entsprechend der Grundform
Vorhof-Extrasystolen	abnorme P-Zacke (evtl. Verlängerung der PQ-Zeit)
	junktional:
«*Coronarsinus*»-*Extrasystolen*	negative P-Wellen in II, III und AVF, PQ > 0.12 sec. (wie caudale Vorhof-ES)
AV-Extrasystolen	mit vorangehender (PQ verkürzt) gleichzeitiger oder nachfolgender Vorhoferregung; EAG: retrograde Vorhoferregung
HIS-Bündel-Extrasystolen	Vorhoferregung fehlend, QRS-Komplex entsprechend der Grundform, HBE mit normalem HV-Intervall
	subjunktional:
Kammer-Extrasystolen	
linksventriculär	rechtsschenkelblockartige Deformierung von QRS
rechtsventriculär	linksschenkelblockartige Deformierung von QRS
septumnah	inkomplette QRS-Verspätung; HBE ohne vorangehende H-spikes

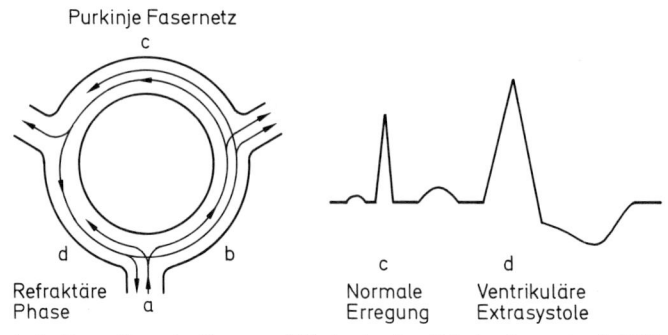

Abb. 112: Schematische Darstellung des Re-entry-(Wiedereintritts-)Mechanismus (nach (19)) Legende s. S. 285

Legende von Abb. 112:
Die Erregung läuft von a in Richtung b und d. Wegen der Refraktärzeit in Faser d kann sie aber zunächst nur zur b-Seite laufen. Sie löst eine Systole aus. Wenn ein unidirektionaler Block, d. h. eine Blockierung in eine Richtung, z. B. Vorwärtsblock, besteht, gelangt die Erregung bei Beendigung der Refraktärzeit rückwärts zu Faser d. So kommt noch eine Systole, d. h. ventrikuläre Extrasystole, zustande. *Beginnt aber eine Kreisbewegung, dann entsteht eine salvenartige ventrikuläre Extrasystolie bzw. ventrikuläre Tachykardie.*

Therapiebedürftige ventrikuläre Extrasystolie (nach (19))

1. Gehäufte ventrikuläre Extrasystolen mehr als 5 pro Minute
2. Bigeminus, Trigeminus oder Salvenform
3. Polytope bzw. multifokale Form
4. Ventrikuläre Extrasystolie mit R-auf-T-Phänomen
5. Ventrikuläre Extrasystolie ohne fixe Kupplung
6. Negative T-Zacke nach der ventrikulären Extrasystolie
7. Zunahme der ventrikulären Extrasystolie nach Belastung
8. Über 0,14 Sekunden verbreiterter QRS-Komplex bei ventrikulärer Extrasystolie

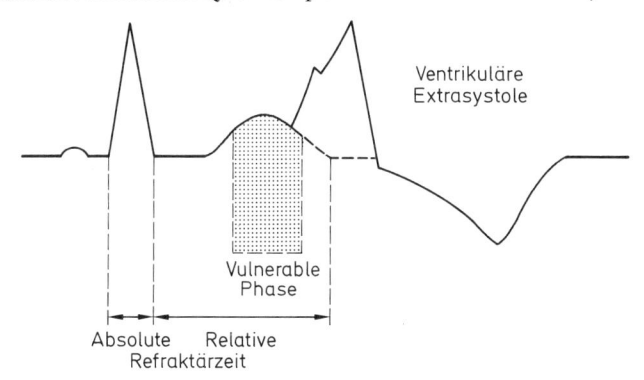

Abb. 113: Schematische Darstellung des R-auf-T-Phänomens (nach (19))

Frühzeitig in die vorangehende T-Zacke (*vulnerable Phase*) einfallende ventrikuläre Extrasystolie kann eine ventrikuläre Tachykardie oder ein Kammerflimmern auslösen.

Rhythmusstörungen und Hämodynamik (nach (14, 15))

Tab. 170: Rhythmusstörungen mit erheblicher Kreislaufbeeinträchtigung

tachykarde Formen:	*bradykarde Formen:*
Ventr. paroxysmale Tachykardie	Totaler atrioventrikulärer Block
Supraventr. par. Tachykardie	Atrioventrikulärer Block Grad II
Vorhofflattern mit 1 : 1 oder 2 : 1 Überleitung	Sinu-aurikulärer Block
Tachyarrhythmie bei Vorhofflimmern	Ausgeprägte, konstante Sinusbradykardie (f < 50/min.)
Tachykardie bei WPW-Syndrom	Bradyarrhythmie bei Vorhofflimmern oder -flattern

Tab. 171: Rhythmusstörungen ohne wesentliche hämodynamische Bedeutung, die jedoch auf einen drohenden Kreislaufstillstand hinweisen

a) *drohendes Kammerflimmern/-flattern bei der Konstellation:*
   1. gehäufte polytope ventr. Extrasystolen
   2. ventr. Extrasystolen mit Einfall in den ansteigenden Schenkel von T des vorangehenden Normalschlages («R auf T»-Phänomen)
   3. Ketten ventrikulärer Extrasystolen
b) *drohende Asystolie bei der Konstellation:*
   1. Rechtsschenkelblock + linker anteriorer Hemiblock (RSB + LAH) bei ak. Myokardinfarkt
   2. Rechtsschenkelblock + linker posteriorer Hemiblock (RSB + LPH) bei ak. Myokardinfarkt

Tab. 172: Elektrophysiologische und hämodynamische Wirkungen von Antiarrhythmika (Auswahl) (nach (17, 18, 21, 24)); s. auch Tab. 173

	Procainamid	Chinidin	Propranolol	Lidocain	Phenytoin	Ajmalin	Verapamil	Aprindin	Mexiletin	Disopyramid	Propafenon
Dauer des Aktionspotentials	↑	↑	↓	↓	↓	↑	↑	↓	↓	↑	↑
Anstiegsgeschwindigkeit des Aktionspotentials ($V_{max.}$)	↓	↓	↓	→↑	→↑	↓	↓	↓	↓	↓	↓
Automatie	↓	↓	↓	↓	↓	↓	↓	↓	↓	↓	?
Leitungsgeschwindigkeit	↓	↓	↓	→↓	→↓	↓	↓	↓	→↓	→↓	↓
Effektive Refraktärzeit	↑	↑	↓	↓	↓	↑	↑	↑	?	↑	↑
PQ-Zeit	→↑	→↑	→↑	→↑	→↑	→↑	→↑	↑	→↑	→↑	↑
QRS-Dauer	↑	↑	→	→	→	→↑	→↑	↑	→↑	→↑	↑
QT-Zeit	↑	↑	↓	→↓	↓	→↑	→↑	→↑	→↑	↑	↑
P syst.	↓	↓	↓	→↓	↓	↓	↓	↓	↓	↓	↓
LVEDP	↑	→↑	↑↑	→↑	↑	↑	↑	↑	↑	↑	↑
SV	↓	↓	→↓	→↓	→↓	↓	↓	↓	↓	↓	↓
HZV	↓	↓	↓	↓	↓	↓	↓	↓	↓	↓	↓
$dp/dt_{max.}$	↓	↓	↓	↓	↓	↓	↓	↓	↓	↓	↓

Erklärung: ↑ = Zunahme, → = kein Einfluß, ↓ = Abnahme

Tab. 173: Antiarrhythmika zur Behandlung tachykarder Herzrhythmusstörungen und der Extrasystolie mit Angaben über ihren Ansatzpunkt (nach (7), modif.); s. auch S. 140 ff. (HB-EKG)

Substanz	Spontan-depol.[1]	AV-Leitung[2]	HP-Leitung[2]	Intramyokardiale Leitung[2]	Herzfrequenz[3]
Chinidin	−	(−)	+ +	+ +	−
Ajmalin	−	(+)	+ +	+ +	−
Procainamid	−	0	+	0	−
Lidocain	− −	0	0	0	−
Aprindin	−	(+)	+	+	−
Disopyramid	−	+/−	+	+	−
Mexiletin	−	0	0	(+)?	(−)
Antazolin	−	0	0	?	−
Propranolol	(−)	+	0	0	−
Phenytoin	−	0	0	0	−
Kalium	−	0	0	0	−
Digitalis	(−)/+	+	0	−	−
Propafenon	−	+	+ +	+ +	−
Verapamil	0	+	0	0	−

Erklärung:

− = Erniedrigung[3], Abnahme[1]
0 = kein Einfluß
+ = Verlängerung[2], Zunahme[1]
AV-Leitung = atrioventrikuläre Überleitung
HP-Leitung = Leitung im His-Purkinje-System

Beachte die elektrophysiologischen Eigenschaften insbesondere auch bei Kombinationsbehandlungen!

Tab. 174: Eine Auswahl von Medikamenten zur Behandlung von Herzrhythmusstörungen (nach (4, 8, 10, 11, 13, 17, 18, 21, 25)), s. auch S. 252ff, 283, 286, 287

Substanz/ Präparat	Dosis/Appl.-Art i.v./i.m./p.os	Erhaltungsdosis	Indikationen	Kontraindikationen	Nebenwirkungen[1]	Bemerkungen	Antidota
Ajmalin (Gilurytmal®)	Initial: 50–100 mg i.v. oder 50 mg i.m. Maximal: bis 2000 mg i.v. bzw. p. inf. in 24 h	300–600 mg tgl. p. inf.	Paroxysmale Tachykardie (z.B. bei WPW) VES Kammertachykardie Kammerflattern Parasystolie bei Schrittmachertherapie	Bradykarde Rhythmusstörungen AV-Blockierungen Vorhofflattern manifeste Herzinsuffizienz Leberschäden (Cholostase!) Gravidität	*Leichte:* Augenflimmern Doppeltsehen Übelkeit Erbrechen Hitzegefühl *Schwere:* AV-Blockierungen intraventrik. Leitungsverzögerungen Asystolie oder Kammerflimmern *Besondere Gefährdung bei:* Digitalisintoxikation u./oder Hyperkaliämie Cholostase Anämie	Mit Chinidin oder Procain: Summationseffekt. Nebenwirkungen nehmen zu! Steigerung der coronaren Durchblutung ($BF_{cor.}$). Beachte: i.v.-Injektion stets unter EKG-Monitoring! Bei zunehmender Verbreiterung des QRS-Komplexes: Abbruch der Injektion wegen Asystoliegefahr! Leberschädigung möglich (11)	Natriumlaktat 11,2 %: 20–80 ml i.v. Orciprenalin i.v. Noradrenalin i.v.
Prajmaliumbitartrat (Neo-Gilurytmal®)	Initial: 20–40 mg p. os Maximal: bis 120 mg p. os in 24 h	40–80 mg p. os	supraventrikuläre u. ventrikuläre Tachykardie oder Extrasystolie bei AMI, nach Cardiochirurgie, nach Elektrokonversion				

Substanz/ Präparat	Dosis/Appl.-Art i.v./i.m./p.os	Erhaltungsdosis	Indikationen	Kontraindikationen	Nebenwirkungen[1]	Bemerkungen	Antidota
Aprindin (Amidonal®, Ritmusin®)	Initial: 200 mg i.v. in über 20 Min. (10 mg i.v. max./min.) oder 200 mg p.os Initialdosierung sollte über ca. 3 Tage fortgeführt werden! Max. Tagesdosis: 300 mg i.v. oder p.os	100 mg i.v. oder 100 mg p.os	SVES u. VES Kammertachykardie (wie z.B. bei WPW oder LGL) Vorhoftachykardie digitalisinduzierte atriale u. ventrikuläre Tachykardien u. ES	Bradykarde Rhythmusstörungen AV-Blockierungen Schenkelblockbilder Epilepsie u. epileptiforme Erkrankungen Ikterus Leukopenie Manifeste Herzinsuffizienz	*Leichte:* Obstipation zentralnervöse Erscheinungen (in der Regel Zeichen für Überdosierung!) *Schwere:* AV- u. SA-Blockierungen aller Grade intraventrikuläre Leitungsstörungen BD-Abfall (neg. Inotropie!) Agranulozytose (3) zerebrale Krampfanfälle	Keine Kombination mit Lokalanästhetika (Chinidintyp)! Wirkdauer > 24 h bei einmaliger Gabe. Cave: Kumulation!	bisher *keine* bekannt! Notfalls: Symptomatisch: w.o.
Atropin	(siehe Sick-Sinus-Syndrom, Seite 302, siehe Band I)						
Beta-Blocker	(siehe Seite 230 ff.)						

Substanz/ Präparat	Dosis/Appl.-Art i.v./i.m./p.os	Erhaltungsdosis	Indikationen	Kontraindikationen	Nebenwirkungen[1]	Bemerkungen	Antidota
Chinidin sulfur.	Initial: 200–400 mg p.os Maximal: 2000 mg/die	800–1600 (–2000 mg) mg/die	VH-flimmern VH-flattern (nach Überführung des Flatterns in Flimmern mit Digitalis!) paroxysmale supraventrikuläre Tachykardie. (S)VES Vorbereitung zur E-Kardioversion u. zur Rezidivprophylaxe, wenn 1. Konversionsversuch mißlungen	AV-Blockierungen Bündelstamm- oder ventrikuläre Rhythmen Schenkelblockbilder Digitalisintoxikation Niereninsuffizienz u./oder Hyperkaliämie Allergie (deshalb: *immer Testdosis!*)	*Leichte:* Sehstörungen Ohrensausen Diarrhoe *Schwere:* AV- und intraventrikuläre Blockierungen ventrikuläre Arrhythmien Kammerflimmern – insbesondere bei vorbestehender TU-Abnormität oder bei Überdosierung. Synkopen Atemdepression Konvulsionen Thrombozytopenie	Verträglichkeit sehr unterschiedlich! Kombinationsmöglichkeit mit Beta-Blockern oder Verapamil (dadurch Dosisreduktion u. Minderung der Nebenwirkungen möglich!) *Cave:* Chinidin + Kumarinpräparate erhöhen die Blutungsgefahr! Keine i.v. oder i.m.-Präparate verfügbar! Digitalis + Chinidin, s. Tab. 115!	Natriumlaktat 11,2 % 20–80 ml i.v. Orciprenalin i.v. Noradrenalin i.v.
Chinidin-bisulfat (Chinidin-Duriles® Optochinidin-Ret.®)	Initial: 250–500 mg p.os Maximal: 2000 mg/die	1000–1500 mg/die (–2000 mg)					

Substanz/Präparat	Dosis/Appl.-Art i.v./i.m./p.os	Erhaltungsdosis	Indikationen	Kontraindikationen	Nebenwirkungen[1]	Bemerkungen	Antidota
Lidokain (Xylocain®)	Initial: 0,5–1(2) mg/kgKG i.v. 50–150 mg i.m. oder 200–250 mg i.m. Maximal: bis 3000 mg p.inf./24 h (40 mg/kgKG/die)	richtet sich in erster Linie nach Therapieeffekt u. evtl. auftretenden Nebenwirkungen	VES Ventrikuläre Tachykardie Arrhythmieprophylaxe bei AMI, Herzkatheterismus, Cardiochirurgie Kammerflattern Kammerflimmern, wenn nicht defibrilliert werden kann! Digitalisüberdosierung (mit Gabe von Kalium: 2–20 mmol frakt. i.v.), s. auch S. 222	Niedrige Kammerfrequenz bei tot. AV-Dissoziation oder AV-Dissoziation Schenkelblockbilder Bei *gleichzeitigem* Vorhandensein von: AVB III° oder AV-Dissoz. oder langsamen Bündelstammrhythmus *mit VES*! *Cave:* Schenkelblock! Allergie	Benommenheit Schwindel Sprachstörungen Parästhesien der Zunge Muskelzuckungen Bei Dosis: >10 mg/kg KG/h: Bradykardie → Asystolie! Neg. Inotropie (*nicht unter 2 mg/kgKG!*) Zentralnervöse Erscheinungen (bis zu Krämpfen) bei: >50 mg/kgKG pro die	Elektrodefibrillation bei Kammerflattern-flimmern des *digitalisierten* Myokards nach vorheriger Lidokain-Gabe erfolgversprechender! I.m. Injektion von 4–5 mg/kgKG Lidokain kann einen Arrhythmie-schutz für ca. 2 h bieten. Kumulationsgefahr bei Schock oder Leberinsuffizienz. Nur i.v. oder i.m. Gabe möglich! Bei Reanimation kann Lidokain evtl. auch als Bolus intratracheal instilliert werden!	Orciprenalin i.v. Noradrenalin i.v. *Barbiturate:* bei zentralnervösen Erscheinungen!

Substanz/Präparat	Dosis/Appl.-Art i.v./i.m./p.os	Erhaltungsdosis	Indikationen	Kontraindikationen	Nebenwirkungen[1]	Bemerkungen	Antidota
Mexiletin (Kö 1173, Mexitil®) Tox.-Plasmasp.: > 3 μg/ml	Initial: I.v.-Bolus: 2–3 mg/kg in 2–5 Min.; gleichzeitig: 3 mg/kg p. inf. in 30 Min.; dann: 3 mg/kg in 2,5 h; darauf: 7 mg/kg über 8 h. Oral: 400 mg (5–6 mg/kg), dann alle 6–8 h 200–300 mg	600–1200 mg/die p. os bzw. 0,5–0,7 mg/kg/min/24 h i. v.	VES und Ventrikuläre Tachykardien (CHK-, Digitalisinduziert)	(rel.) Schenkelblock, Hypotension, Niereninsuffizienz, Leberinsuffizienz, Parkinsonismus	GI-Beschwerden, ZNS-Störungen, Hypotension, Sehstörungen Bradykardie	wirkt vornehmlich auf den Bereich distal des His-Bündels (VES!) HWZ: 10–19 h *Alternative zum Lidokain*	Natriumlaktat 11,2%: 20–80 ml i.v. Orciprenalin i.v. Noradrenalin i.v.
Orciprenalin (Alupent)							
Procainamid (Novocamid®)	Initial: 500–1000 mg i.m. (7–14 mg/kgKG) nach 1–3 h evtl. wiederholen! oder 2000–(3000) mg tgl. als Dauertropfinfusion (max.: 20 mg/min.) oder 500 mg p. os 2–4 × tgl. Unter EKG-Ko.! (QRS-Verbreiterung?!)	1000–2000 mg p. os oder i. m. tgl. oder 2000 mg tgl. als Dauertropfinfusion	VES und Supraventrikuläre oder Ventrikuläre Tachykardie	Totaler AVB Manifeste Herzinsuffizienz Allergie *Rel. KI:* Schenkelblockbilder	*Leichte:* Erbrechen Diarrhoe *Schwere:* AVB Intraventr. Leitungsstörungen *Neg. Inotropie* Hypotonie hämolytische Anämie Agranulozytose LE-Phänomen (bis zu 40%)	Unverträglichkeiten mit bestimmten Kardiaka sind nicht bekannt!	Natriumlaktat 11,2% 20–80 ml i.v. Noradrenalin i.v.

Substanz/ Präparat	Dosis/Appl.-Art i.v./i.m./p.os	Erhaltungsdosis	Indikationen	Kontraindikationen	Nebenwirkungen[1]	Bemerkungen	Antidota
Propafenon (Rytmonorm®)	*Initial:* 2–3 × 300 mg p.os oder 1–2 mg/kg KG als Bolus i.v., dann: 1–2 mg/kg KG in Abständen von 2 h mehrmals tgl. unter EKG-Kontrolle (QRS-Verbreiterung?!)	2–3 × 300 mg p.os	VES Ventrikuläre Tachykardien, Präexzitationssyndrome (WPW, LGL).	Erregungsleitungsstörungen mit Block, Hypotonie, Herzinsuffizienz, Schock	GI-Beschwerden, Mundtrockenheit, Sehstörungen, Schwindel, Kopfschmerzen, Orthostase	*Wirkungseintritt:* nach 1–3 h. *Wirkdauer:* 4–24 h. Bewirkt Frequenzerniedrigung ektoper u. nomotoper Schrittmacherzentren (SK-Depression!) AV, HP u. intraventrik. Erregungsausbreitung werden verzögert. *Überdosierung:* Gefahr von Kammerflimmern oder Asystolie! (QRS-Verbreiterung?!)	Natriumlaktat 11,2%: 20–80 ml i.v. Orciprenalin i.v. Noradrenalin i.v.

Substanz/ Präparat	Dosis/Appl.-Art i.v./i.m./p.os	Erhaltungsdosis	Indikationen	Kontraindikationen	Nebenwirkungen[1]	Bemerkungen	Antidota
Verapamil (Isoptin®)	*Initial:* 10 mg i.v. in 15–20 Min.! (max.: 1 mg/min.) oder 80 mg p. os *Maximal:* bis 240 mg i.v. oder p. os/die	120–240 mg p. os	Alle Formen tachykarder Rhythmusstörungen! *Insbesondere:* VH-flimmern VH-flattern Supraventrikuläre Tachykardie, SVES Nach Kardioversion (in Kombination mit Chinidin) Coronarinsuff. (s. S. 236 ff.)	Sinuatriale Leitungsstörung AVB mit bradykarder Kammeraktion Rhythmusstörungen mit gleichzeitigem Schenkelblock Manifeste Herzinsuffizienz	*Leichte:* Hitzegefühl *Schwere:* Sinuatriale Leitungsstörung AVB → Asystolie BD-Abfall durch Senkung des TPR	*Vorsicht* bei Kombination mit Tranquilizern (Potenzierung der sedierenden Wirkung!) Bei latenter Herzinsuffizienz kann Gabe zu kritischem BD-Abfall führen. Die Perfusion normaler Coronargefäße nimmt zu! (siehe Seite 239) Cave: Kombination mit β-Blockern!	Orciprenalin i. v. Adrenalin i. v.
Digitalis	siehe Seite 213 ff.						

Substanz/ Präparat	Dosis/Appl.-Art i.v./i.m./p.os	Erhaltungsdosis	Indikationen	Kontraindikationen	Nebenwirkungen[1]	Bemerkungen	Antidota
Diphenylhydantoin (DPH) (Epanutin®, Phenhydan®, Zentropil®)	Initial: 100–250 mg i.v. (max. 25 mg/min.) oder 250 mg i.m. oder 600 mg p.os Maximal: 1000 mg i.v. (p.inf.) oder p.os	200–400 mg p.os	VES (insbesondere durch Digitalis bedingte.) Ventrikuläre Arrhythmien bei Herzkatheterismus, Cardiochirurgie, Phäochromocytom etc. Elektrokonversion oder Defibrillation bei Glykosidvorbehandlung	Relative KI: AVB II° oder Kammerfrequenz unter 50 p.m. Absolute KI: Totaler AVB mit ventrik. Ersatzrhythmus manifeste Herzinsuffizienz Allergie	Leichte: Nystagmus Schwindel Ataxie Schwere: Neg. Inotropie Bradykardie Megaloblastenanämie, LE-Phänomen Hyperglykämie Hypertrophie der Mundschleimhaut Allergie Kumulation bei Schock u. Leberschäden, Psychosen, Lymphadenopathie	Epanutin und Phenhydan dürfen wegen Thrombosegefahr nur in große Venen injiziert werden. Gefahr der Auskristallisation mit anderen Lösungsmitteln! Bei oraler Langzeitbehandlung: Einmal- u. Tagesdosis (200–400 mg) mit dem Abendessen geben! Cave: Kombination mit Procainamid	Natriumlaktat 11,2% 20–80 ml i.v. Orciprenalin i.v. Noradrenalin i.v.

Substanz/ Präparat	Dosis/Appl.-Art i.v./i.m./p.os	Erhaltungsdosis	Indikationen	Kontraindikationen	Nebenwirkungen[1]	Bemerkungen	Antidota
Disopyramid (Rythmodul®, Norpace®)	*Initial:* 400–600 mg p.os/ die *Maximal:* 1200 mg p.os/die	300– 400 mg p.os/die	VES SVES Supraventrikul. u. Ventrikuläre Tachykardien VH-flimmern VH-flattern WPW-, LGL-S. Rezidivprophylaxe nach E-Konversion	AVB höheren Grades Bradykardien Schenkelblockbilder manifeste Herzinsuff. Harnverhaltung Glaukom Allergie	*Leichte:* Mundtrockenheit, Übelkeit Erbrechen Sehstörungen Schwäche, Schwindel, Sedierung, allerg. Hautreaktionen *Schwere:* AVB *Harnverhaltung!* BD-Abfall Bradykardie	*Dosisreduktion auf 1/2 – 1/3 bei Niereninsuffizienz,* da das Pharmakon vorwiegend über die Niere ausgeschieden wird. EKG-Kontrollen, um Überdosierungen zu erkennen! *Vorsicht bei Prostatahypertrophie* (Harnverhaltung)	Natriumlaktat 11,2 %, 20–80 ml i.v. Orciprenalin i.v. Noradrenalin i.v.

[1] Arzneimittel-Wechselwirkungen mit anderen Pharmaka siehe Literatur (26)

Tab. 175: Pharmakokinetische Parameter einiger Antiarrhythmika (nach (10) ergänzt)

	therapeut. Plasmakonz. µg/ml	Erreichung d. max. Blutspiegels nach oraler Appl.	Plasma-Protein-Bindung %	Resorption %	mittlere Halbwertzeit im Blut h	unverändert im Harn %	Metabolismus
Chinidin[1]	2,5 – 6	1 – 2 h	80	80 – 100	6 – 7	10 – 50	Abbau in der Leber durch Ringhydroxylierung
Procainamid[1]	3 – 10	1 – 2 h	15	80 – 100	4	60	Acetylierung zu N-Acetylprocainamid in der Leber; geringer hydrolyt. Abbau im Plasma
Ajmalin				gering		4	Abbau vorwiegend in der Leber
Spartein	1,2	45 min	50	70	2	30 – 40	wird auch mit der Galle ausgeschieden
Verapamil		1,5 – 2 h	sehr gering	80 – 90	3 (i.v.: 70 min)		weitgehender Abbau durch N- bzw. O-Demethylierung; Ausscheidung als konjug. Metabolite durch Galle und Harn
Phenytoin[1]	10 – 18	4 – 12 h	80 – 90	100	38!	2 – 5	in der Leber (Mikrosomen) Hydroxylierung und Konjugierung, 50 – 70 % als Konjugate renal eliminiert
Lidokain[1]	2 – 5	–	65	35	0,5 – 1	3 – 11	Abbau in der mikrosomalen Fraktion der Leber durch oxidat. Deäthylierung und Amidspaltung zu Xylidin und N-Äthylglyzin
Aprindin	1 – 2	3 – 5 h	85 – 95	60 – 70	27!	5	Abbau in der Leber: N-Deäthylierung, Ringhydroxylierung mit anschließ. Glucuronidbildung
Propranolol	0,05 – 0,1	1 – 4 h	95	gut	2 – 3	Spuren	zu 95 % Abbau in der Leber durch Hydroxylierung am Naphtolring bzw. Abspaltung der Seitenkette zu Naphtolen

[1] Potentiell toxische Plasmakonzentrationen (ng/ml):
Procainamid > 8   Chinidin > 5   Phenytoin (DPH) > 16   Lidokain > 5
Mexiletin: Plasma-Clearance: 10,4 ml/min/kg KG; HWZ (h): 10; Elimination über die Leber.
Disopyramid: Plasma-Clearance: 1,3 ml/min/kg KG; HWZ (h): 6; Elimination über die Nieren.
Lit.: Prescott, L. F., Pottage, A.: The importance of pharmakokinetics in the choice of an antiarrhythmic drug.
Aus: Sande, E., Julian, D. G., Bell, J. W., ed.: Management of ventricular tachycardia – role of mexiletine.
Excerpta Med. Amsterdam – Oxford, 1978, S. 274

Tab. 176: Der kardiale Notfall bei Kleinkindern und Säuglingen
Therapie der Herzrhythmusstörungen (nach (23) mod.); s. auch S. 224, 622 ff.

Wenn möglich: EKG vor Therapiebeginn und während *langsamer* i. v. Gabe

I. *Supraventrikuläre Tachykardie, Vorhofflimmern[1]), Vorhofflattern[1])*
a) Vagusreizung (Brechreiz, Valsalva-Versuch, Karotissinus-Bulbusdruck, eiskalte Getränke)
b) Digitalis: β-Methyldigoxin i. v., ED 0,4 mg/m² KOF (1 mg/m² KOF in 24 Std. = Sättigungsdosis) (1 Amp. = 2 ml = 0,2 mg); s. S. 216
c) Iproveratril: Isoptin® i. v., 0,1 – 0,3 mg/kg (in 1 min.), max. ED 5 mg (1 Amp. = 2 ml = 5 mg)
d) Ajmalin: Gilurytmal® i. v., 1 mg/kg (in 5 min.!) (1 Amp. = 10 ml = 50 mg)
e) Propranolol: Dociton® i. v., 0,01 – 0,03 mg/kg (langsam!) (1 Amp. = 1 ml = 1 mg)
f) [1]) Kardioversion

II. *Kammertachykardie, Kammerflattern[2]), Kammerflimmern[2])*
a) Lidokain: Xylocain® (ohne Epinephrin!) i. v., 1 – 2 mg/kg (langsam!) (0,5 %, 1 %, 2 % Lösung; 2 % = 1 Amp. = 2 ml = 40 mg;)
b) Diphenylhydantoin: Epanutin® i. v., 2 – 3 mg/kg als ED (alle 5 – 10 min. bis 250 mg/m² KOF als MD) (1 Amp. = 250 mg)
c) Ajmalin: Gilurytmal® i. v., 1 mg/kg (in 5 min.!) (1 Amp. = 10 ml = 50 mg)
d) Procainamid: Novocamid® i. v., 5 – 10 mg/kg (langsam!) (1 Amp. = 10 ml = 1000 mg)
e) Elektroschock
f) [2]) Herzmassage, künstliche Beatmung

III. *Bradykardie, Asystolie[3])*
a) Orciprenalin: Alupent® i. v., (i. m.) 0,01 – (0,03) mg/kg als Bolus (~ 250 mg/m² KOF = 0,5 ml) oder intrakardial 0,2 – 0,5 mg, Infusion 5 – 25 mg/m² KOF/min. (1 Amp. = 1 ml = 0,5 mg)
b) Adrenalin: Suprarenin® i. v., 0,01 – 0,05 mg/kg oder intrakardial (1 Amp. = 1 ml = 1 mg)
c) Atropin: Atropinsulfat i. v. (s. c.) 0,3 – (0,5) mg/m² ED (2 × ED in 10 – 15 min. = MD) (1 Amp. = 1 ml = 0,5 mg)
d) Na-Bikarbonat: 3 – 5 mmol/kg «blind» (bzw. nach Blutgasanalyse) 1 Amp. = 20 ml = 20 mval Na + 20 mval HCO_3; s. auch Bd. I
e) [3]) Herzmassage, künstliche Beatmung (Absaugen)

ED = Einzeldosis, MD = Maximaldosis

Literatur:

(1) Antoni, H.: Physiologische Grundlagen der Elektrostimulation und der Elektrokonversion des Herzens. Intensivmed. 9 (1972) 166
(2) Avenhaus, H.: Rhythmusstörungen des Herzens. In: G. Riecker (Hrsgb.): Klinische Kardiologie; Springer-Verlag, Berlin – Heidelberg – New York 1975, S. 223
(3) Baedeker, W., Rastetter, J.: Agranulozytose nach Aprindinbehandlung. Münch. med. Wschr. *119* (1977) 1047
(4) Coumel, Ph.: Management of paroxysmal tachycardia. Sympos. on Cardiac Arrhytmias, AB Astra, Elsinore 1970
(5) Hardewig, A., Diedrich, R.: Therapie von Rhythmusstörungen des Herzens. Internist *13* (1972) 492
(6) Just, H.: Erkrankungen des Herzens. In: Internistische Therapie 1978. Hrsgb.: H. P. Wolff, T. R. Weihrauch, Urban & Schwarzenberg, München – Wien – Baltimore 1977, S. 312
(7) Just, H.: Notfälle bei Herzerkrankungen. In: Notfallmedizin. Hrsgb.: F. W. Ahnefeld, H. Bergmann, C. Burri et al., Springer-Verlag, Berlin – Heidelberg – New York 1976, S. 182
(8) Kaufmann G.: Antiarrhythmika. Med. Klin. *69* (1974) 783
(9) Koch-Weser, J.: Pharmacokinetics of antiarrhythmic drugs. In: A. N. Brest, L. Wiener, E. K. Chung, H. Kasparian et al.: Innovations and management of acute myocardial infarction. F. A. Davis Comp., Philadelphia 1975
(10) Kraupp, O.: Rhythmik, Dynamik und Durchblutung des Herzens. In: Allgemeine und spezielle Pharma-

kologie u. Toxikologie. Hrsgb.: H. Vorth, D. Henschler, W. Rummel. Wissenschaftsverlag Basel 1977, S. 177
(11) Lindner, H., Weber, D., Klöppel, G.: Prajmaliumbitartrat-induzierte Leberschäden. Dtsch. med. Wschr. *101* (1976) 1876
(12) Lüderitz, B. (ed.): Cardiac pacing. Diagnostic and therapeutic tools. Springer-Verlag, Berlin – Heidelberg – New York 1976
(13) Lüderitz, B.: Differentialtherapie tachykarder Rhythmusstörungen. Herz *3* (1978) 62
(14) Merx, W., Mathey, D.: Herzrhythmusstörungen. diagnostik *18* (1974) 730
(15) Merx, W., Mathey, D.: Brady- und Tachykardien. diagnostik *19* (1974) 774
(16) Resnekow, L.: Present status of electroconversion in the management of cardiac dysrhythmias. Circulation *47* (1973) 1356
(17) Seipel, L., Breithardt, G., Loogen, F.: Neue Aspekte der antiarrhythmischen Therapie-Erfahrungen mit Aprindin. Editio Cantor Aulendorf 1976
(18) Simon, H.: Herzwirksame Pharmaka. Urban & Schwarzenberg, München – Berlin – Wien 1974
(19) Soo, C. S.: Herzrhythmusstörungen. In: Tafelserie Med. Klinik 1977. Med. Klinik 1977, Urban & Schwarzenberg, München – Wien – Baltimore
(20) Spurrell, R. A. J.: Artificial cardiac pacemakers. In: Krikler, D. M., J. F. Goodwin: Cardiac arrhythmias W. B. Saunders, London 1975
(21) Tronnier, H.: Pharmakotherapie der Organsysteme. In: Klinische Pharmakologie u. Pharmakotherapie. Hrsgb.: H. P. Kuemmerle, E. R. Garrer, K. H. Spitzy, Urban & Schwarzenberg, München – Berlin – Wien 1976, 699
(22) Wellens, H. J. J.: Pathophysiology of ventricular tachycardias in man. Arch. intern. Med. *135* (1975) 473
(23) Wimmer, M.: Der kardiale Notfall bei Säuglingen und Kleinkindern. Dtsch. Ärzteblatt *42* (1977) 2517

Weiterführende Literatur:

(24) Lüderitz, B.: Tachykarde Rhythmusstörungen: Therapie und Prophylaxe. diagnostik & intensivtherapie *12* (1979) 1–5
(25) Riecker, G. (Hrsg.): Herzrhythmusstörungen. Internist *19* (1978) Heft 4
(26) «Weiße Liste» 1977/II: transparenz-telegramm. A.T.I. Arzneimittel-Informations-Dienst GmbH, Berlin (West), 1977, S. 213–216
(27) Wirztfeld, A., Baedeker, W. D.: Rhythmusstörungen des Herzens. Urban & Schwarzenberg, München – Berlin – Wien 1974
(28) Lucchesi, B. R.: Antiarrhythmic Drugs (Key References). Circulation *59* (1979) 1076

Die kardiale Synkope
Bradykarde Herzrhythmusstörungen
(AV-Blockierungen, Sinus-Knoten-Syndrom, Carotis-Sinus-Syndrom)

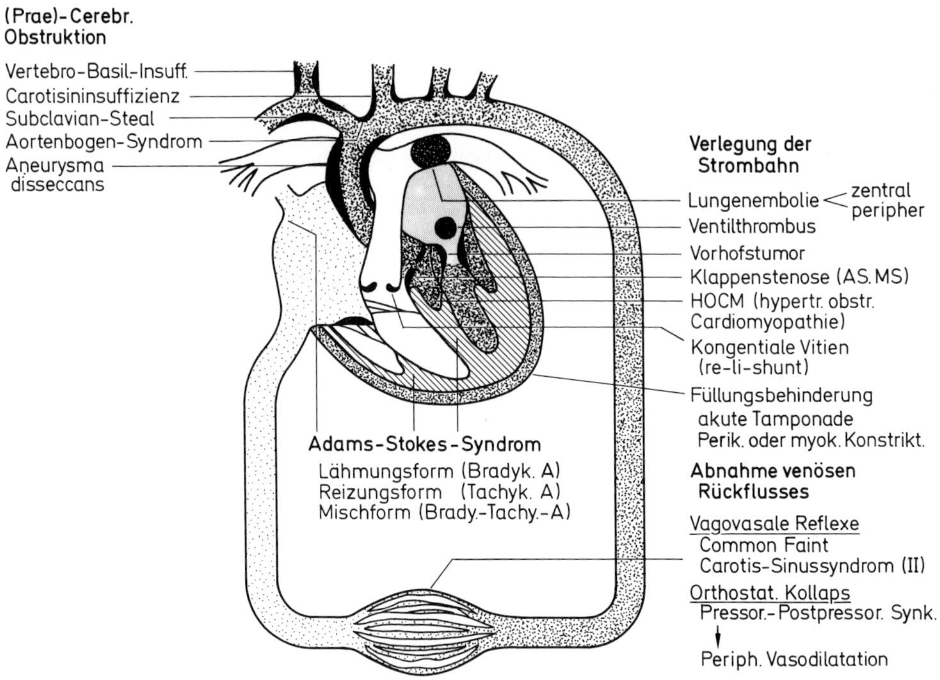

(Prae)-Cerebr. Obstruktion
- Vertebro-Basil.-Insuff.
- Carotisininsuffizienz
- Subclavian-Steal
- Aortenbogen-Syndrom
- Aneurysma dissecans

Adams-Stokes-Syndrom
- Lähmungsform (Bradyk. A)
- Reizungsform (Tachyk. A)
- Mischform (Brady.-Tachy.-A)

Verlegung der Strombahn
- Lungenembolie < zentral / peripher
- Ventilthrombus
- Vorhofstumor
- Klappenstenose (AS, MS)
- HOCM (hypertr. obstr. Cardiomyopathie)
- Kongentiale Vitien (re-li-shunt)
- Füllungsbehinderung akute Tamponade Perik. oder myok. Konstrikt.

Abnahme venösen Rückflusses
- Vagovasale Reflexe
  - Common Faint
  - Carotis-Sinussyndrom (II)
- Orthostat. Kollaps
  - Pressor.-Postpressor. Synk.
  - ↓
  - Periph. Vasodilatation

Abb. 114: Differentialdiagnose der kardiovaskulären Synkopen (nach (27) mod.)

Tab. 177: Einteilung der AV-Blockierungen aufgrund der His-Bündel-Elektrokardiographie (nach (13)) (→ His-Bündel-EKG, Seite 142, Oesophagus-EKG, Seite 143)

A. *Verlängertes AV-Intervall (AV-Block 1. Grades)*

B. *Inkompletter AV-Block mit wechselnder Überleitung (AV-Block 2. Grades)*
   1. Junktional
      a) Zunehmende Verlängerung des P-H-Intervalls mit Systolenausfall (AV-Block mit Wenckebachscher Periodik. Mobitz Typ I)
      b) P-H-Intervall konstant (normal oder verlängert) mit Systolenausfall (Mobitz Typ II)
   2. Subjunktional (hochsitzend)
      a) Zunehmende Verlängerung des HV-Intervalls mit Systolenausfall
      b) Konstantes HV-Intervall (normal oder verlängert) mit Systolenausfall (Mobitz Typ II)
   3. Subjunktional (tiefsitzend). Intermittierender bilateraler Schenkelblock oder distaler Block (Mobitz Typ I oder II)
   4. Kombinationsformen (AV-Block infolge junktionaler oder subjunktionaler Leitungsstörungen)

C. *Totaler AV-Block (AV-Block III. Grades)*[1]
   1. Junktional (P-Welle ohne nachfolgendes H; Kammerrhythmus mit normalem HV-Intervall; QRS-Komplex normal oder leicht verlängert)
   2. Subjunktional (normales PH-Intervall der blockierten Vorhoferregungen; verbreiterter, selten normaler QRS-Komplex)
      a) Blockierung im Bündelstamm
      b) Kompletter multifasciculärer Block (trifasciculärer Block)
   3. Kombinationsformen

---

[1] *bedside diagnosis des totalen AV-Blocks* (nach F. Nager, selecta 25 (1979) 2438)
   a) die ungewöhnliche Bradykardie
   b) die Venenpropfungen an den Halsvenen
   c) der Intensitätswechsel des 1. Herztons mit «Kanonenschlägen»
   d) die diastolischen Echosystolen

Therapie des AV-Blocks (nach (16)), s. auch S. 256
Für die Behandlung des AV-Blocks spielt dessen Ursprungsort eine Rolle. Während der erworbene komplette AVB in der Regel unterhalb des His-Bündels lokalisiert ist, liegt die Blockierung beim angeborenen AV-Block III. Grades im AV-Knotenbereich. Entsprechend haben diese Patienten eine relativ hohe Kammerfrequenz, die sich unter Belastung beschleunigt, wobei sogar teilweise eine Rückbildung in geringergradige Blockierungen erfolgen kann. Es läßt sich daraus unschwer ableiten, daß bei diesen Patienten eingreifende therapeutische Maßnahmen wie Schrittmacherimplantation selten notwendig werden – im Gegensatz zu den Patienten mit distaler Blockierung – obwohl Verlaufsbeobachtungen ergeben haben, daß hieraus eine absolute therapeutische Indikation nicht abgeleitet werden kann. Die Bedeutung intraventrikulärer Leitungsstörungen für die Entstehung behandlungsbedürftiger Bradykardien ist nachgewiesen (16). Dabei scheint die Aufdeckung von Leitungsstörungen distal vom His-Bündel durch die His-Bündel-Elektrokardiographie im Zusammenhang mit faszikulären Blockierungen von besonderer Bedeutung (siehe His-Bündel-EKG, Seite 140ff., siehe Hemiblockbilder, Seite 137, 239ff., siehe Spez. Leitungssystem und seine Blockierungsmöglichkeiten, Seite 136). Nach Narula (29) stellt eine distale Leitungsverzögerung mit einem HV-Intervall über 70 ms eine Indikation zur Schrittmacherimplantation dar.

Tab. 178: Schrittmacherindikation bei AV-Block (nach (32)) (→ Einteilung der AV-Blockierungen aufgrund des His-Bündel-EKG, Seite 284, 300)

Schrittmacherindikation bei AV-Block
1. II. Gr. Infrajunktionaler Block
2. III. Gr. Infrajunktionaler Block
3. III. Gr. Junktionaler Block
   a) mit Bradykardie (< 40/min)
   b) mit paroxysmaler Tachykardie
   c) bei Indikation für Digitalistherapie
4. Intermittierender AV-Block (Adams-Stokes-Syndrom) mit normalem EKG
   (nicht dokumentierter AV-Block)

Differentialdiagnose:
   a) H – V > 55 msec.
   b) H oder H – H' > 20 msec.
   c) Junktionale Leitungsstörung (II. – III. Grad) bei Vorhofstimulation < 120/min.
   d) Infrajunktionale Leitungsstörung bei Vorhofstimulation < 150/min.

Beachte: die Schrittmacherimplantation sollte neben dem Nachweis von Leitungsstörungen distal des His-Bündels vor allem aber auch vom klinischen Bild des Patienten abhängig gemacht werden!

Das Sinus-Knoten-Syndrom (SKS)

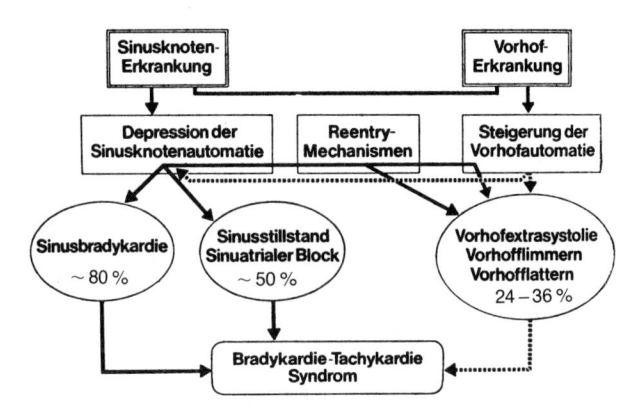

Abb. 115: Pathogenetische Mechanismen beim SKS (nach (4) ergänzt)

Diagnostik des Sinusknoten-Syndroms (SKS) (nach (3, 4, 5, 7, 11, 12, 14, 15, 16, 19, 23, 26, 29, 31, 35, 40, 41))
1. *Ruhe-EKG*
2. *Langzeit-Bandspeicher-EKG*
3. *Belastungs-EKG*
4. *Atropintest*
5. *Vorhofstimulation mit Bestimmung der SK-Erholungszeit mit und ohne Atropin*

Zu 1.: verbreitertes, in Form und Vektor wechselndes «P»? SA-Blockierungen, Sinusstillstand?

Zu 2.: Beobachtung des EKG über einen längeren Zeitraum, so daß sich die artifizielle Dysrhythmieinduktion erübrigt. Erfassen der insbesondere nachts auftretenden extremen Bradykardien bzw. Brady-Tachyarrhythmien.

Zu 3.: besitzt nur bedingte Aussagekraft. Eignet sich zur Objektivierung einer pathol. Bradykardie, die unter Belastung keine adäquate Frequenzzunahme zeigt und mit einer Leistungsminderung verbunden ist.

Zu 4.: nach i.v. Injektion von 0.5 – 2 mg Atropin sollte die Herzfrequenz um ca. 60% des Ausgangswertes ansteigen. Frequenzanstiege von weniger als 25% des Ausgangswertes und vor allem das Unterschreiten einer absol. Herzfrequenz von < 90 p.m. nach Atropin-Applikation, deuten auf gestörte SK-Funktion hin (8, 10, 23, 24). Von größerer Wertigkeit als der prozentuale Frequenzanstieg dürfte die Beurteilung der max. Frequenz sein (5). Die Treffsicherheit des Tests liegt nach (5) bei ca. 50%!!

Zu 5.: Stimulation des re. Vorhofs mit einer Frequenz von 100 – 130 p.m.; Dauer: mindestens 30 sec. Bestimmt wird die sog. *SK-Erholungszeit* – das Zeitintervall zwischen der letzten artifiziell ausgelösten P-Zacke und der ersten nach Stimulationsende spontan auftretenden. *Werte über 1200 – 1400 msec. sind wohl bei über 2/3 der Patienten mit erkrankten SK zu erwarten, allein jedoch nicht beweisend!* (16)

Therapie des Sinusknoten-Syndroms (SKS) (nach (5, 8, 9, 13, 14, 16, 19, 23, 24, 25, 36, 41))
Die Behandlung des SKS kann meist nur eine symptomatische sein, da Ursachen und Kausaltherapie der Erkrankung bisher weitgehend unbekannt sind. In der Ätiologie scheint neben der koron. Herzkrankheit der Hypertonie (bei ~ 40% aller SKS-Patienten!) eine Bedeutung zuzukommen.
Es gilt, therapeutisch insbesondere die schwerwiegenden hämodynamischen Komplikationen, die sich klinisch im Extremfall als Synkopen äußern, zu verhüten.
Als primär verantwortlich für die beim SKS auftretenden Synkopen werden angesehen:

1. Spontane Bradykardien
2. Verlängerte posttachykarde Pausen
3. Tachykarde Rhythmusstörungen (selten!)

Prinzipiell ist eine medikamentöse Behandlung der Bradykardie beim SKS denkbar. Als *Pharmaka der ersten Wahl* kommen *Vagolytika* (Atropin[2]) und/oder *Sympathomimetika* (Oxyfedrin, Orciprenalin) in Frage. Oft liegen jedoch die erforderlichen Dosen und die damit verbundenen Nebenwirkungen in einem für den Patienten nicht mehr tolerablen Bereich.

In der Regel glückt es, intermittierend die Sinusfrequenz pharmakologisch anzuheben (was aber meist mit der Gefahr einer Auslösung von Tachyarrhythmien verbunden ist). Die kritischen Bradykardiephasen treten jedoch trotz Einführung von Depotpräparaten wie Ildamen forte (à 24 mg Oxyfedrin) oder Alupent-Depot (à 90 mg Orciprenalinsulfat) am häufigsten in der extrem vagotonen Nachtphase auf.

Antiarrhythmika, die beim SK-Gesunden kaum einen Einfluß auf die Frequenz des primären Schrittmachers ausüben – sind beim SKS (relativ) kontraindiziert. Inwieweit das auch für Digitalis bei SKS und Linksherzinsuffizienz gilt, wird unterschiedlich beurteilt (9, 25). Die *Schrittmacherimplantation ist mit Sicherheit der meist entscheidende therapeutische Schritt und oft Voraussetzung für die optimale medikamentöse Behandlung von Linksherzinsuffizienz, Rhythmusstörungen und arterieller Hypertonie.*

Indikationen zur Schrittmacherimplantation bei SKS:
1. Bradykardiebedingte Synkopen
2. Verlängerung der Sinusknotenerholungszeit auf mehrere Sekunden
3. Ausgeprägte Bradykardie oder Asystolie beim Carotisdruckversuch (Zuordnung des Carotis-Sinus-Syndroms zum SKS nicht allgemein anerkannt!)
4. Bradykarde Herzinsuffizienz
5. Ausgeprägtes Bradykardie-Tachykardie-Syndrom

Möglichkeiten der elektrischen Stimulation (Schrittmacher) (s. auch S. 310):
1. *Vorhofstimulation:* theoretisch ideal, da ein normaler Kontraktionsablauf von Vorhof und Kammer gesichert scheint. Sie bietet die *beste* Möglichkeit zur Elektrobehandlung von supraventrikulären Rhythmusstörungen!
Voraussetzung jedoch: es darf keine AV-Überleitungsstörung vorliegen! (Nachweis durch His-Bündel-EKG und Vorhofstimulation; s. S. 142)
2. *Bifokale Stimulation:* die die physiologischen Vorteile von 1. garantieren soll (was technisch nicht immer gesichert ist – Schwierigkeiten mit der Triggerung der P-Wellen) und die auch bei AV-Überleitungsstörungen angewendet werden kann.
3. *Ventrikuläre Stimulation mittels Demand-Schrittmacher:* technisch einfacher durchführbar – allerdings auch unphysiologischer. Dieses Verfahren wird routinemäßig bevorzugt.

Weitere therapeutische Möglichkeiten:
1. *Hochfrequente VH-Stimulation:* soll ein VH-Flimmern mit schnellerer Überleitung als sie durch den erkrankten Sinusknoten gegeben ist, induzieren. Gleichzeitig kann mit diesem Verfahren auch das Auftreten von supraventrikulären Tachykardien von vornherein ausgeschaltet werden.
Beachte: ein anhaltendes VH-Flimmern bleibt auf Dauer jedoch meist nicht bestehen!
2. *Operative Durchtrennung des Hisschen Bündels:* stellt sich als ultima ratio bei konservativ nicht zu behandelnden supraventrikulären Tachykardien mit schneller Überleitung dar. Obligatorisch ist dann die Implantation eines ventrikulären Schrittmachers!

Anmerkung:
[1]) Oxyfedrin besitzt gegenüber Orciprenalin geringere arrhythmogene allerdings auch schwächere sympathikomimetische Eigenschaften!
[2]) Ipratropiumbromid ist dem Atropinsulfat hinsichtlich Wirkstärke und Wirkdauer überlegen!

Literatur:

(1) Aroesty, J. M., Cohen, S. I., Morkin, E.: Bradycardia-tachycardia-syndrome. Results in twenty-eight patients treated by combined pharmacologic therapy and pacemaker implantation. Chest 66 (1974) 257
(2) Avenhaus, H.: Rhythmusstörungen des Herzens. In: Klinische Kardiologie. Hrsgb.: G. Riecker. Springer-Verlag, Berlin – Heidelberg – New York 1975, 223 – 286
(3) Bleifeld, W., Rupp, M.: Sinusarrhythmie-Kranker-Synusknoten-Syndrom. In: H. Antoni, S. Effert (Hrsgb.): Herzrhythmusstörungen. Neue experimentelle Ergebnisse und klinisch therapeutische Gesichtspunkte. F. K. Schattauer-Verlag, Stuttgart – New York 1974
(4) Bleifeld, W., Rupp, M., Fleischmann, D., Effert, S.: Syndrom des kranken Sinusknotens («Sick-Sinus-Syndrom»). Dtsch. med. Wschr. 99 (1974) 795
(5) Blömer, H., Wirtzfeld, A., Delius, W., Sebening, H.: Das Sinusknoten-Syndrom. Z. Kardiol. 64 (1975) 697
(6) Cohde, C. A., Leppo, J., Lipski, J. et al.: Effectiveness of pacemaker treatment in the bradycardia-tachycardia-syndrome. Amer. J. Cardiol. 32 (1973) 209
(7) Dhingra, R. C., Amat-y-Leon, F., Wyndham, C. et al.: Electrophysiologic effects of atropine on sinus node and atrium in patients with sinus nodal dysfunction. Am. J. Cardiol. 38 (1976) 848
(8) Easley, R. M., Goldstein, S.: Sino-atrial syncope. Amer. J. Med. 50 (1971) 166
(9) Engel, T. R., Schaal, S. F.: Digitalis in the sick sinus syndrome. The effects of digitalis on sinoatrial automaticity and atrioventricular conduction. Circulation 48 (1973) 1201
(10) Erant, D., Shaw, D. B.: Sinus bradycardia. Brit. Heart J. 33 (1971) 742
(11) Ferrer, M. I.: The sick sinus syndrome. Futura Publ. Co., New York 1974
(12) Harvey, R. M., Doyle, E. F., Ellis, K. et al.: Dysfunction of the sinoatrial node (sick sinus syndrome). In: New York Heart Association: Nomenclature and Criteria for Diagnosis of Diseases of the Heart and Great Vessels. Little, Brown and Co., Boston 1973, 199–200
(13) Hecht, H. H., Kossmann, C. E., Childers, R. W. et al.: Atrioventricular and intraventricular conduction. Revised nomenclature and concepts. Amer. J. Cardiol. 31 (1973) 232
(14) Jordan, J. L., Yamaguchi, I., Mandel, W. I.: The sick sinus syndrome. JAMA 237 (1977) 682
(15) Kaplan, B. M., Langendorf, R., Lev, M., Pick, A.: Tachycardia-bradycardia-syndrome (so called «sick sinus» syndrome): Pathology, mechanisms and treatment. Amer. J. Cardiol. 31 (1973) 497
(16) Lang, K. F., Schölmerich, P.: Bradykarde Rhythmusstörungen. Herz 3 (1978) 71
(17) Lang, K., Just, H., Zipfel, J., Erbs, R. et al.: Lokalisation der Leitungsstörungen beim AV-Block. In: Seipel, L., Loogen, F., Both, A.: His-Bündel-Elektrokardiographie. F. K. Schattauer-Verlag, Stuttgart – New York 1975
(18) Lang, K.: Klinik der AV-Überleitungsstörungen. Herz/Kreisl. 9 (1977) 82
(19) Lien, W.-P., Lee, Y.-S., Chang, F.-Z. et al.: The sick sinus syndrome. Chest 72 (1977) 628
(20) Lloyd-Mostyn, R. H., Kidner, P. H., Oram, S.: Sinuatrial disorder including the bradytachycardia syndrome. Quart. J. Med. 42 (1973) 41
(21) Lüderitz, B. Guize, L., Zacouto, F., Steinbek, G.: Suppression tachykarder Rhythmusstörungen durch programmierte Schrittmacherstimulation. Herz/Kreisl. 8 (1976) 168
(22) Mandel, W. H., Hayakawa, R., Danzig, R., Marcus, H. S.: Evaluation of the sino-atrial node function in man by overdrive suppression. Circulation 44 (1971) 55
(23) Mandel, W. H., Laks, M. M., Obayashi, K.: Sinus node function. Arch. Intern. Med. 135 (1975) 383
(24) Mandel, W. H., Hayakawa, R., Allen, H. N. et al.: Assessment of the sinus node function in patients with the sick sinus syndrom. Circulation 46 (1972) 761
(25) Margolis, J. R., Strauss, H. C., Miller, H. C. et al.: Digitalis and the sick sinus syndrome. Clinical and electrophysiologic documentation of a severe toxic effect on sinus node function. Circulation 52 (1975) 162
(26) Moss, A. J., Davis, R. J.: Brady-tachycardia syndrome. Progr. cardiovasc. Dis. 16 (1974) 439
(27) Nager, F.: Kardiale Synkope. Schweiz. med. Wschr. 106 (1976) 1711
(28) Narula, O. S.: Atrioventricular conduction defects in patients with sinus bradycardia. Circulation 44 (1971) 1096
(29) Narula, O. S., Samet, P., Javier, R. P.: Significance of the sinus node recovery time. Circulation 45 (1972) 140
(30) Obel, I. W. P., Cohen, E., Scott Millar, R. N.: Chronic symptomatic sinoatrial block. A review of 34 patients and their treatment. Chest 65 (1974) 397
(31) Pop, T., Effert, S., Fleischmann, D.: Die elektrophysiologische Konstellation des sogenannten Syndroms des kranken Sinusknotens. Z. Kardiol. 66 (1977) 303
(32) Reindell, H., Roskamm, H., Drägert, W., Csapó, G.: Das Elektrokardiogramm. In: Herzkrankheiten. Hrsgb.: H. Reindell, H. Roskamm. Springer-Verlag, Berlin – Heidelberg – New York 1977, 147

(33) Rosen, K. M., Rahimtoola, S. H., Gunnar, R. M. et al.: Transient and persistent atrial standstill with His bundle lesions: Electrophysiologic and pathologic correlations. Circulation *44* (1971) 220
(34) Rubenstein, J. J., Schulman, C. L., Yurchak, P. M. et al.: Clinical spectrum of the sick sinus syndrome. Circulation *46* (1972) 5
(35) Seipel, L., Breithardt, G., Both, A., Loogen, F.: Diagnostische Probleme beim Sinusknotensyndrom. Z. Kardiol. *64* (1975) 1
(36) Seipel, L., Breithardt, G., Loogen, F.: Therapie des Sinusknotensyndroms. Dtsch. med. Wschr. *101* (1976) 176
(37) Seipel, L., Breithardt, G., Both, A.: Die Bedeutung der Vorhofstimulation in der Diagnostik des Sinusknotensyndroms. Verh. dtsch. Ges. Kreisl.-Forsch. *40* (1974) 398
(38) Strauss, H. C., Saroff, A. L., Bigger, J. T. Jr. et al.: Premature atrial stimulation as a key to the understanding of sinoatrial conduction in man. Circulation *47* (1973) 86
(39) Strauss, H. C., Prystowsky, E. N., Scheinmann, M. M.: Sino-atrial and atrial electrogenesis. Prog. Cardiovasc. Dis. *19* (1977) 385
(40) Thormann, J., Schwarz, F., Enslen, R.: Diagnostik des Sinusknotensyndroms. Dtsch. med. Wschr. *102* (1977) 576
(41) Wirtzfeld, A., Sebening, H.: Das Sinusknotensyndrom. Dtsch. med. Wschr. *98* (1973) 1
(42) Wu, D., Amat-y-Leon, F., Denes, P. et al.: Demonstration of sustained sinus and atrial re-entry as a mechanism of paroxysmal supraventricular tachycardia. Circulation *51* (1975) 234

Weiterführende Literatur:

(43) Fowler, N. O.: Cardiac arrhythmias: diagnosis and treatment. Harper and Row Publish., Inc., Hagertstown 1977
(44) Riecker, G. (Hrsgb.): Herzrhythmusstörungen. Internist *19* (1978) Heft 4
(45) Wirtzfeld, A., Baedeker, W. D.: Rhythmusstörungen des Herzens. Urban & Schwarzenberg, München – Berlin – Wien 1974

16. Kardioversion

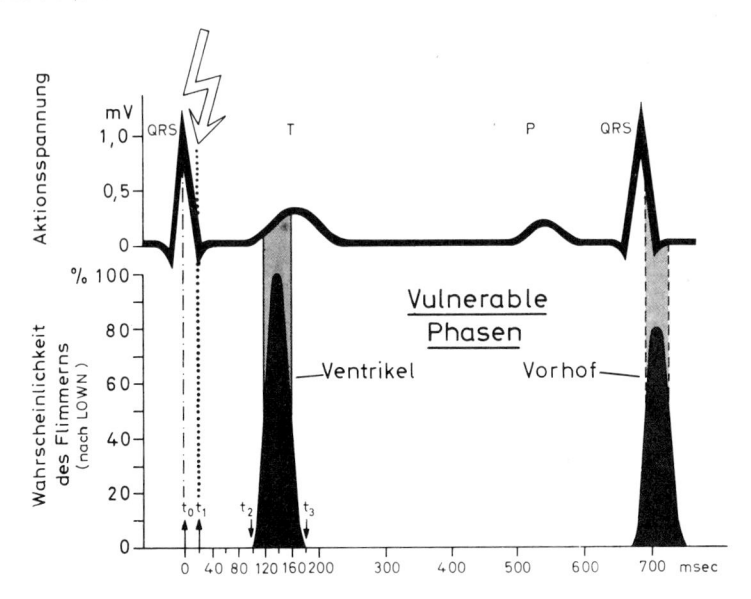

Abb. 116: Die vulnerablen Phasen (Vorhof und Kammer) (siehe auch Seite 285, Abbildung 113) (nach: Steim, Med. Klin. *61* (1966) 62)

Vulnerable Phasen (getrennt nach Vorhof und Kammer) nach Tierexperimenten an der Harvard-School of Public Health in Boston/USA. Ein von außen gesetzter elektrischer Reiz im Bereich einer solchen Phase ruft mit der angegebenen Wahrscheinlichkeit Flimmern hervor. Bei Vorhofflimmern gibt es keine Fibrillationszone. Dagegen wird diese Zeitspanne für den Einfall der gesteuerten Gleichstromgegenschocks gewählt (20 msec nach R-Spitze).

Anmerkung:
Normalerweise sind mindestens 30 mA notwendig, um in der vulnerablen Phase des Ventrikels ein Kammerflimmern auszulösen. Hypoxie, Myokardischämie, Myokardinfarkt, starke körperliche Belastung und Katecholamine können jedoch die Flimmergrenze so stark herabsetzen, daß durch Schrittmacher mit fixer Frequenz, die mit ca. 10 mA arbeiten, ein Kammerflimmern ausgelöst werden kann.
(zit. W. Kettermann: Defibrillation und Kardioversion. Internist. Praxis *10* (1970) 361)

Kardioversion (Synchrone Defibrillation)
Nach versehentlich asynchroner Notfalldefibrillation kommt ein iatrogenes Kammerflimmern in ca. 2 % vor (11). Bei der synchronisierten Defibrillation (Kardioversion) wird die Auslösung des Stromstoßes von der R-Zacke des EKG so gesteuert, daß der Defibrillationsimpuls 20 msec nach der R-Zacke vor der vulnerablen Phase der Kammer erfolgt (siehe Abb. 116). Erfolgsrate der Kardioversion: 86 – 90 % (7).

Tab. 179: Absolute Indikationen zur Kardioversion (nach (3)):

I. *Ventrikuläre Tachykardien*
II. *Vorhofflimmern*
  1. Vorhofflimmern bei behandeltem Grundleiden
     operierte Mitralvitien
     Hyperthyreose
     Myokarditis
     Postkommissurotomie- und Postmyokardinfarkt-Syndrom
     Urämie
     exogene Intoxikation (Alkohol!)
  2. Tachykarde absolute Arrhythmie bei Vorhofflimmern nach frischem Myokardinfarkt
  3. Vorhofflimmern unbekannter Ursache bei jüngeren, körperlich aktiven Patienten
     traumatisch ausgelöstes Vorhofflimmern
  4. Patienten mit Morbus embolicus bei Vorhofflimmern
III. *Vorhofflattern*
IV. *Knotentachykardie*

Technik der Kardioversion!

Vorbehandlung:
1. *Digitalispause* von mindestens 24 – 48 (2) bzw. 72 Std. (4) vor der geplanten Kardioversion. Wenn eine Notkardioversion unumgänglich ist, muß zuerst ein Antiarrhythmikum (50 mg Lidocain, 50 – 100 mg Diphenyldantoin oder 50 – 100 mg Procainamid) i.v. gegeben werden. Den Stromimpuls stark reduzieren (gewöhnlich: 5 – 10 Joule)!
2. *Chinidin-Gabe* ab 3 Tage vor der geplanten Kardioversion (z.B. 3 × 1 Drg. Chinidin-Duriles®), um das Auftreten frischer Arrhythmien nach dem Elektroschock zu verhindern.
3. *Evtl. Antikoagulantientherapie* (bei Mitralfehlern und bei Thromboemboliegefahr)

Vorbereitung:
- Patient soll nüchtern sein
- Bereitstellung von Notfallmedikamenten (Orciprenalin, Lidokain, Atropin) und Instrumentar für eine evtl. Reanimation
- Sicherer venöser Zugang
- Kontrolle unmittelbar vor der Kardioversion: EKG (12 Abl.)? Serum-K^+? Kardioverter? (Elektrodenpaste?) Ausreichende elektrische Isolation des Patienten?

Prämedikation mit Atropin (0.01 mg/kgKG) i.v. (nicht unbedingt erforderlich – bei ausgeprägten Tachykardien sogar kontraindiziert!)

Anästhesieführung:
- Präoxygenierung mit 100% O_2 (Flow 8 – 10 L) über ca. 5 Min.
- 0.05 mg/kgKG Curare – 3 Min. vor der Einleitung i.v.
- I.v. Kurznarkotika (8): 3 mg/kgKG Thiopental bzw. 1 mg pro kgKG Methohexital oder Etomidate – 0,15 mg/kgKG – wohl am günstigsten!

Es empfiehlt sich, diese Dosen in kleineren Fragmenten (Bolus) mit kurzem freien Intervall zu verabreichen.
- *Bei Risikofällen:* nur 5 – 10 mg Diazepam langsam i.v. (9, 12)
- Nach Ausschaltung des Bewußtseins: 1 mg/kgKG Succinylcholin langsam i.v. (nicht unbedingt erforderlich). Beatmung über Maske!

Kardioversion:
etwa 2 Min. nach Einleitung der Anästhesie.
- Stromstärke wählen! Beatmung unterbrechen! *Keinen Kontakt mit dem Patienten!*
- Die 2 großflächigen mit Paste vorbereiteten Elektroden werden auf die Brustwand gepreßt (2. ICR re. und 5. ICR li.; ant.-post. Lage der Elektroden erfordert nach neuesten Messungen höhere Energie (2)! Dabei soll ein Druck von mindestens 5 kg ausgeübt werden, damit sich der Hautwiderstand verringert!

Elektroschock:
- 1. Schock: 25 – 50 (2) bzw. 60 Wsec (4) f. Erwachsene, 5 – 10 Wsec. f. Kinder (2)
- EKG- und Carotispuls-, BD-Kontrolle
- Bei Unwirksamkeit weitere (max. 4 – 5) Elektroschocks mit Steigerung der Reizstromstärke um je 50 Wsec (bis 300–350 Wsec.). Im *Notfall* (Kammerflimmern): sofort *300–400* Wsec.

Kontrollen nach Kardioversion:
Puls, Blutdruck (alle 15 – 30 Min.), EKG-Monitoring

Erfolgsrate bei verschiedenen Rhythmusstörungen (2):
Vorhofflattern: 90 – 95%, paroxysmale supraventrikuläre Tachykardie: 75 – 80%, ventrikuläre Tachykardie: 97% oder mehr, Kammerflimmern: 60%

Komplikationen (2):
1. Erhöhte Serum-Transaminasen (10%): GOT, LDH u. CPK. Die CK-MB bleibt in der Regel unverändert! S. auch S. 248
2. Hypotension (3%)
3. Myokardschäden (EKG-Zeichen): 3%
4. Pulmonalisembolie oder Embolisation im großen Kreislauf (1.4%)
5. Ventrikuläre Extrasystolie (besonders bei Digitalisierung!), Prophylaxe: Kalium u. Lidokain oder DPH, s. S. 222
6. Linksherzversagen und Lungenödem: in ca. 3%, 1 – 3 Std. nach der Kardioversion.

Ursache unklar: Myokarddepression nach Elektroschock? (13).

Tab. 180: Kontraindikation Kardioversion (nach (3) ergänzt nach (14))

I.	Nicht lebensbedrohliche Arrhythmien bei Digitalisintoxikation
II.	Patienten mit Vorhofflimmern unter Digitalisierung in der Sättigungsphase
III.	Patienten mit totalem AV-Block
IV.	Patienten mit Vorhofflimmern bei klinisch und elektrokardiographisch nachgewiesenen schweren Herzmuskelschäden
V.	Patienten mit Vorhofflimmern bei unbehandelter Hyperthyreose
VI.	Patienten mit SKS ohne Schrittmacher
VII.	Patienten mit Vorhofflimmern länger als 5 a bei stark dilatiertem Herzen

Literatur:

(1) Castellanos, A., jr., Lemberg, L., Berkovits, B. V.: Repetitive firing during synchronized ventricular stimulation. Am. J. Cardiol. *17* (1966) 119
(2) Chung, E. K.: Cardiac emergency care. Lea & Febiger. Philadelphia, 1975
(3) Friedemann, M.: Die Kardioversion. H. Huber V., Bern – Stuttgart 1968
(4) Gross, R., Grosser, K.-D., Sieberth, H.-G.: Der internistische Notfall. F. K. Schattauer V., Stuttgart – New York, 1973
(5) Kouwenhoven, W. B., Jude, J. R., Knickerbocker, G. G., Chestnut, W. R.: Closed chest defibrillation of the heart. Surgery *42* (1957) 550
(6) Lown, B.: Electrical reversion of cardiac arrhythmias. Brit. Heart J. *29* (1967) 282
(7) Lown, B., Kleiger, R., Wolff, G.: The technique of cardioversion. Am. Heart. J. *67* (1964) 282
(8) Menzel, H., Frey, R.: Anaesthesie und Elektrotherapie. Anaesthesist *19* (1970) 424
(9) Nutter, D. O., Massumi, R. A.: Diazepam in cardioversion. N. Engl. J. Med. *273* (1965) 650
(10) Pätzold, J.: Kompendium Elektromedizin. Grundlagen, Technik, Anwendungen. Siemens Aktiengesellschaft, Berlin – München, 1976
(11) Peleska, B.: Cardiac arrhythmias following condensed discharges and their dependence upon strength of current and phase of the cardiac cycle. Circ. Res. *13* (1963) 21
(12) Shephard, D. A., Vandam, L. D.: Anesthesia for cardioversion. Am. J. Cardiol. *15* (1965) 55
(13) Resnekov, L.: Drug therapy before and after the electroversion of cardiac dysrhythmias. Prog. Cardiovasc. Dis. *16* (1974) 531

Weiterführende Literatur:

(14) Alpert, J. S., Francis, G. S.: Manual of Coronary Care. Little, Brown and Co., Boston 1977
(15) Pätzold, J.: Kompendium Elektromedizin. Grundlagen – Technik – Anwendung. Siemens AG., Berlin – München, 1976, S. 121 – 133 (16 Lit.)

17. Schrittmacher

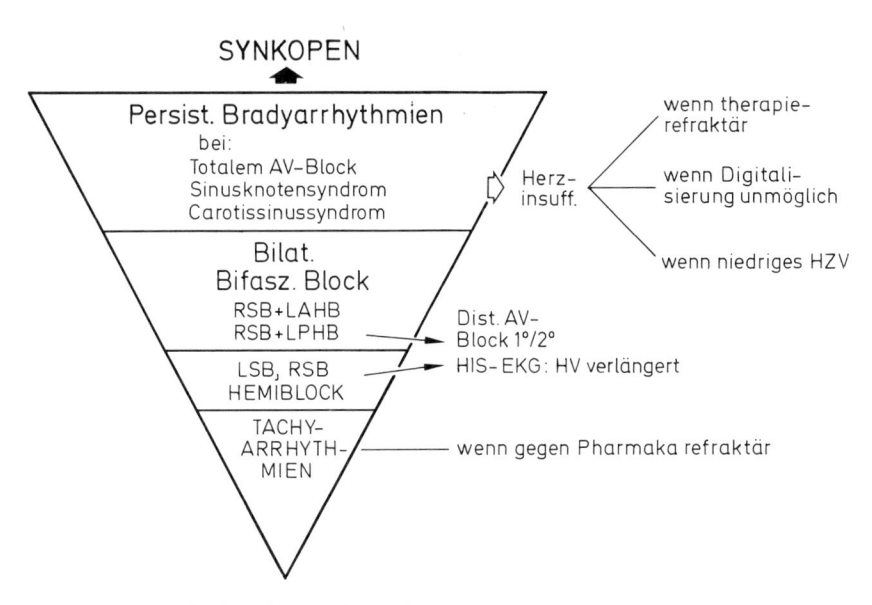

```
                        SYNKOPEN
                           ▲
        ┌─────────────────────────────────────┐
         Persist. Bradyarrhythmien
                    bei:                          wenn therapie-
           Totalem AV-Block                      refraktär
           Sinusknotensyndrom        Herz-      wenn Digitali-
           Carotissinussyndrom       insuff.    sierung unmöglich
         ─────────────────────────              wenn niedriges HZV
               Bilat.
            Bifasz. Block
              RSB+LAHB             Dist. AV-
              RSB+LPHB             Block 1°/2°
              LSB, RSB             HIS-EKG: HV verlängert
              HEMIBLOCK
           ─────────────────
              TACHY-
              ARRHYTH-           wenn gegen Pharmaka refraktär
              MIEN
```

Abb. 117: Indikationswandel der Schrittmacherimplantation (nach (2) ergänzt)
→ Indikationen zur Schrittmacherimplantation beim ak. MI, Seite 270
→ Bradykarde Herzrhythmusstörungen, Seite 300ff.

Tab. 181: Pharmaka bei Schrittmacherpatienten (nach Nager, F. (3))

Therapieziel	Medikament	Erfolgs-chance	Reiz-schwelle	Nachteile
Senkung der Reizschwelle[1]	Corticosteroide Isoprenalin Kalium	+ (+)? (+)	↓	Zeitverlust bei unbefriedigender Elektrodenlage (Tachyarrhythmie durch Isoprenalin)
kardiale Rekompensation	Digitalis Diuretika	+ +	(↓)	eventuell Synkope bei Schrittmacherversagen
Behebung einer – Parasystolie	Digitalis β-Blocker	+ +	(↓) ↑	Herzzeitvolumen ↓
– ventrikulären Extrasystolie	β-Blocker Diphenylhydantoin Procainamid	+	↑	Herzzeitvolumen ↓ eventuell Synkope bei Schrittmacherversagen
Besserung einer Angina pectoris	Nitropräparate β-Blocker Digitalis	+ + +	– ↑ (↓)	orthostatischer Druckabfall
Besserung peripherer Durchblutungsstörung	«Vasodilatantien»	?	–	orthostatischer Druckabfall

[1] Ein versehentliches Kammerflimmern wird normalerweise erst bei 30 mA ausgelöst. Katecholamine und Myokardischämie können jedoch die Reizschwelle so weit herabsetzen, daß bereits bei 10 mA (Schrittmacherpotential) Kammerflimmern induziert wird (3)

Tab. 182: Mögliche Fehler am Schrittmachersystem[3] (nach (2))

1. Elektrodendislokation
2. Elektrodendefekt
3. Perforation der Elektrode
4. Reizschwellenerhöhung
5. Synchronisationsverlust
6. Blockierung durch Muskelzittern
7. Schrittmacherfrequenzerhöhung
8. Erschöpfung der Batterie
9. Schrittmacherausfall

Tab. 183: Klärung der Ineffektivität von Schrittmachern (nach (2))

1. *Anamnese*
    1.1. unregelmäßiger Puls[2])
    1.2. Unterschreiten der Schrittmacherfrequenz
        a) abrupt
        b) allmählich aufgetreten
    1.3. Synkopen, Schwindelanfälle (eventuell haltungsabhängig)
    1.4. Zwerchfellreizung

2. *Klinische Untersuchung*
    2.1. Pulskontrolle (Bestätigung von 1.1. und 1.2.)
    2.2. Prüfung des Kontaktes der Schrittmacher-Elektrode (bei 1.2 a oder 1.3. angezeigt)
    2.3. Muskelanspannung in der Schrittmacherregion

3. *Elektrokardiogramm*
    3.1. ineffektive Impulse außerhalb der Refraktärzeit
    3.2. partiell ineffektive Impulse
    3.3. Synchronisationsfehler[2])
    3.4. deutlicher Abfall oder Anstieg der Schrittmacherfrequenz
    3.5. kein sichtbarer Impuls bei Frequenz unterhalb der Schrittmacherfrequenz

4. *Röntgen*[1])
    4.1. Lageveränderung der Elektrode
    4.2. Elektrodenbruch

5. *Prüfung des Effektes von Glucocorticoiden bei Verdacht auf Reizschwellenerhöhung*

[1]) In den Fällen, wo sich röntgenologisch keine Dislokation der Elektroden erkennen läßt, führt die i.v. Verabreichung von Glukokortikoiden zu einer eindeutigen, raschen und reproduzierbaren Erniedrigung der postoperativ erhöhten myokardialen Reizschwelle.

[2]) Pararrhythmien und gefährliche, schrittmacherbedingte ES treten bei Demand-Schrittmachern nicht auf (10).

[3]) *Schrittmachersysteme:*
a) *R-inhibiert* (zumeist verwendet). Günstig bei: AV-B, SKS, Bradyarrh. Brauchbar bei: Karotissin.-S.
b) *Programmiert.* Günstig bei: intermitt. AV-B, SKS, Bradyarrh., Karotissin.-S.
c) *P-inhibiert.* Günstig bei: SKS. Brauchbar bei: Karotissin.-S.
d) *P-gesteuert.* Brauchbar bei: AV-B I. und II. Grades
e) *Hysterese.* Brauchbar bei: intermitt. AV-B, SKS, Karotissin.-S.
f) *Festfrequent.* Brauchbar bei: AV-B III. Grades

Literatur:

(1) Baumann, C. P.: Erweiterte Schrittmacherindikation. Schweiz. med. Wschr. *106* (1976) 406
(2) Nager, F.: Kardiale Synkope. Schweiz. med. Wschr. *106* (1976) 1724
(3) Nager, F.: Zur Schrittmachertherapie. Schweiz. med. Wschr. *102* (1972) 396
(4) Rupp, M. u. Mitarb.: Glukokortikoide zur Senkung der elektrischen Reizschwelle von Schrittmachern. Dtsch. med. Wschr. *98* (1973) 860

Weiterführende Literatur:

(5) Hager, W., Seling, A.: Praxis der Schrittmachertherapie. F. K. Schattauer Verlag, Stuttgart – New York 1978
(6) Lüderitz, B. (edt.): Cardiac pacing. Diagnostic and therapeutic tools. Springer-Verlag, Berlin – Heidelberg – New York 1976
(7) Riecker, G. (Hrsg.): Künstliche Herzschrittmacher. Internist *18* (1977) 1–44
(8) Tavel, M. E., Fisch, C.: Repetitive ventricular arrhythmia resulting from artificial internal pacemaker. Circulation *30* (1964) 493

Elektrische Sicherheitsmaßnahmen für Schrittmacherpatienten

1. Für den Patienten können potentiell lebensbedrohliche Situationen entstehen, wenn die Funktion implantierter synchronisierter Schrittmacher sowie die nichtimplantierter externer Geräte durch starke elektromagnetische Felder oder auch galvanischen Kontakt mit dem Stromversorgungsnetz gestört wird. *(Deaktivierung des Demand-Schrittmachers!)*
2. Das elektromagnetische Feld einer Störquelle wirkt kapazitiv auf die Schrittmacherschaltung. Dabei bilden die bipolaren Elektroden des Schrittmachers Antennen. Der dadurch entstehende *Kriechstrom* führt möglicherweise zu:
   – Inhibierung der Stimulation
   – gefährlicher Erhöhung der Schrittmacherfrequenz oder
   – kompletten Ausfall der Synchronisation
3. Die unsynchronisierten fixen Schrittmacher reagieren grundsätzlich relativ unempfindlich auf elektromagnetische Störungen.
4. Als *wichtigste Störquellen* sind nach Blaser (1) zu nennen (Abb. 118):

Radarstationen
Richtfunk
Rundfunksender
Hochspannungsschaltanlagen
Netzversorgungen mit Frequenzen von
50 Hz, 60 Hz und 16²/₃ HZ (Bundesbahn!)
Schutzschaltsteuerungen
Stromrichter
Röntgen- u. Kurzwellentherapie
Diathermie-Geräte (z. B. bei TUR (5, 7))
Kfz.-Zündanlagen
Leuchtstofflampen
Metallsuchanlagen (Waffensuchgeräte bei Flughafenkontrollen!)
Haushaltsgeräte (Kaffeemühle, Staubsauger, E-Rasierer etc.)

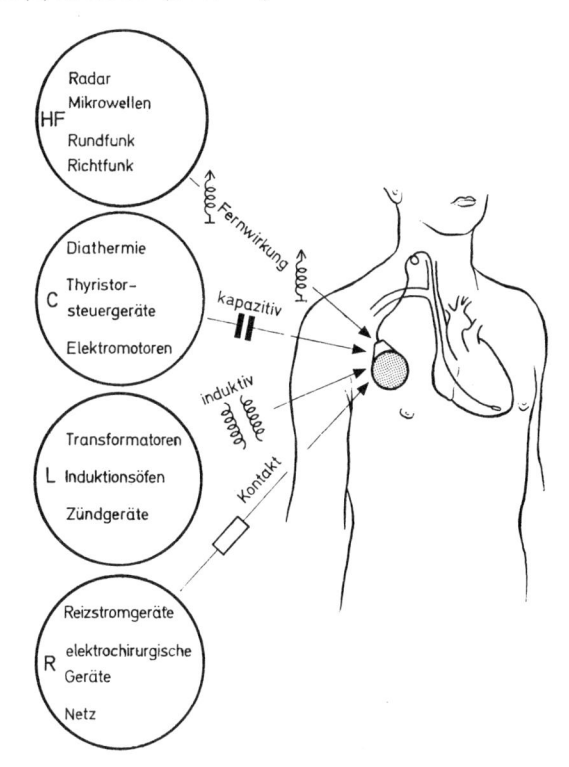

Abb. 118: Störbeeinflussung von implantierten Herzschrittmachern durch Hochfrequenzfelder (Fernwirkung) und kapazitive, induktive und ohmsche Kopplung (Nahwirkung), nach (1)

5. Grundsätzlich gilt, daß der Schrittmacherpatient durch die hochindustrialisierte (damit: elektrifizierte) Umwelt gefährdet ist, obschon nicht alle Schrittmacher gleich empfindlich auf die o. a. Störquellen ansprechen (siehe Abbildung 118). Durch metallische Einkapselung der Impulsgeber, spezielle Eingangsfilter und ein Umschalten auf asynchrone Stimulation bei Einwirkung starker Störfelder drohen einem Schrittmacherträger aus seiner Umgebung heute praktisch keine nennenswerten Gefahren mehr (s. Abb. 119)!
6. Das Aussetzen der Schrittmacherfunktion kann mittels EKG dokumentiert werden. Als wichtige klinische Kriterien sind zu nennen: Bradykardie, Tachykardie (Schrittmacherrasen!), Vertigo, Bewußtlosigkeit
7. Prophylaxe von Schrittmacherstörungen während diagnostischer oder therapeutischer Eingriffe:
   – Abschirmung des Schrittmachers mit einem «Faraday-Käfig» (Ganzstahlgehäuse oder Rundmagnet)
   – Neutrale (breitflächige!) Elektrodenplatte möglichst distal am Unterkörper anbringen (z.B. bei Diathermie!). Es sollte unbedingt vermieden werden, daß nahe dem Schrittmachersystem mit Hochfrequenzstrom geschnitten oder koaguliert wird. Das Schrittmachersystem darf nicht zwischen differente und indifferente Elektrode zu liegen kommen!
   – routinemäßige *Überwachung von Elektro- und Mechanosystole* (EKG- und Pulsmonitor!), da in der Regel während Elektrokoagulation kein EKG aufzuzeichnen gelingt.
   – Ausschalten von unnötigen (nicht-medizinischen) Störquellen
   – *Aufklärung* des Pflegepersonals und des Patienten (s.u.)

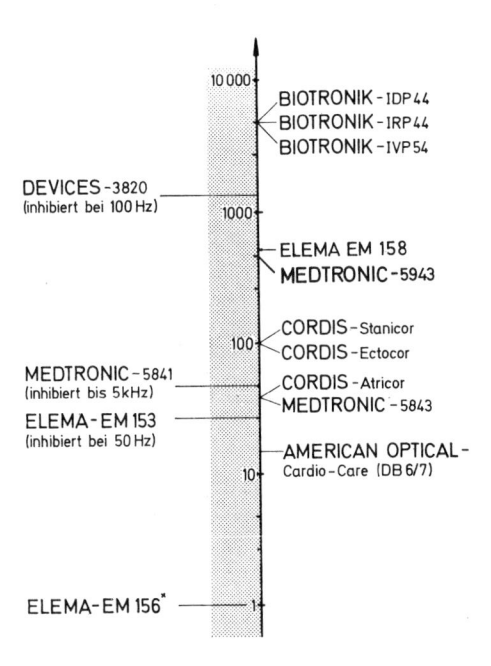

Abb. 119:

Relative Empfindlichkeit auf modulierte Hochfrequenzsignale von 2 ms Dauer, 400 ms nach einem normalen Stimulationsimpuls. Diese Störsignale stellen wegen ihres den biologischen Signalen ähnlichen Spektrums den ungünstigsten Fall dar. Rechts: Die Geräte schalten auf einen Sicherheitsrhythmus um. Links: Die Geräte bleiben im angegebenen Frequenzbereich im inhibierten Zustand oder lassen sich extern bis zu hohen Frequenzen synchronisieren.

Vorsichtsmaßnahmen bei implantierten Schrittmachern (3):
Während Diathermie oder Kobaltbestrahlung: Überwachung w.o. angegeben. Möglichst wenig störanfällige EKG-Monitore verwenden (z.B. Siemens Sirecust 302)!

Darauf achten, daß *elektrisch isolierte Eingänge* (input) für die Patientenkabel gesichert sind, damit das Monitoring für den Patienten nicht eine zusätzliche Gefährdung mit sich bringt («EKG-Kabel als Erdung»!)
Der Patient darf:
– einen Elektrorasierer benützen (nur für Gesichtsrasur!)
– die elektrische Rufanlage (Nachtglocke) betätigen
– ein elektromechanisches Bett oder einen solchen Stuhl selbst betätigen
Beachte: Kurzwellen- oder Physiotherapie mit faradischem oder galvanischen Strom sind potentiell gefährlich!

Vorsichtsmaßnahmen bei externen temporären Schrittmachern
– Elektrisch betriebene Betten oder Stühle *dürfen nicht* benützt werden!
– Bedside-Monitore, Kabel, Rufanlagen etc. müssen speziellen elektrischen Sicherheitsbestimmungen genügen (USA: Critical Category, IEC type CF, CSA type 3 (3)).
– Der Patient darf grundsätzlich *nur batteriebetriebene Geräte* benützen (Rasiergerät, Fernseher, Radio etc.)
– Der Gebrauch von Bildverstärkern, Fernsehgeräten oder der eines Diathermiegerätes ist nur *außerhalb eines Radius von 3,3 m vom Patienten* mit externem Demand-Schrittmacher erlaubt.
– Am Patienten angeschlossene elektrische Geräte (der externe Schrittmacher selbst, Monitore, Beatmungsgeräte etc.) dürfen nur mit *Handschuhen* angefaßt werden.

Literatur:

(1) Blaser, R. u. Mitarb.: Elektromagnetische Felder als Gefahrenquelle für Schrittmacherpatienten. Dtsch. Med. Wschr. *97* (1972) 560
(2) Finck, A. J., Frank, H. A., Zoll, P. M.: Anesthesia in relation to permanently implanted cardiac pacemakers. Anesth. Analg. (Clev.) *48* (1969) 1043
(3) Hill, D. W., Dolan, A. M.: Intensive Care Instrumentation. Academic Press, London – New York – San Francisco, 1976 (Appendix 1, S. 229)
(4) Leonhard, P. F.: Characteristics of electrical hazards. Anesth. Analg. (Clev.) *51* (1972) 797
(5) Lerner, S. M.: Suppression of a demand pacemaker by transurethral electrocautery. Anesth. Analg. *52* (1973) 703
(6) Starner, C. F., McIntosh, H. D., Whalen, R. F.: Electrical hazards and cardiovascular function. N. Engl. J. Med. *284* (1971) 181
(7) Wajszczuk, W. J., Mowry, F. M., Dugan, M. L.: Deactivation of a demand pacemaker by transurethral electrocautery. N. Engl. J. Med. *280* (1969) 34
(8) Wynands, J. E.: Anesthesia for patients with heart block and artificial cardiac pacemakers. Anesth. Analg. (Clev.) *55* (1976) 626

Weiterführende Literatur:

(9) Pätzold, J. (Hrsg.): Kompendium Elektromedizin. Grundlagen – Technik – Anwendung. Siemens AG., Berlin – München, 1976, S. 119–134 u. 227–234
(10) Riecker, G.: Künstliche Herzschrittmacher. Internist *18* (1977) 1–44
(11) Schmitt, C.-G.: Meßtechnik bei Schrittmacherimplantation. ZFA *1* (1977) 43
(12) Simon, A. B.: Perioperative management of the pacemaker patient. Anesthesiology *46* (1977) 127
(13) Smyth, N. P. D., Parsonnet, V., Escher, D. J. W. et al.: The pacemaker patient and the electromagnetic environment. JAMA *227* (1974) 1412

Kapitel 3
Niere

1. Nierenfunktion

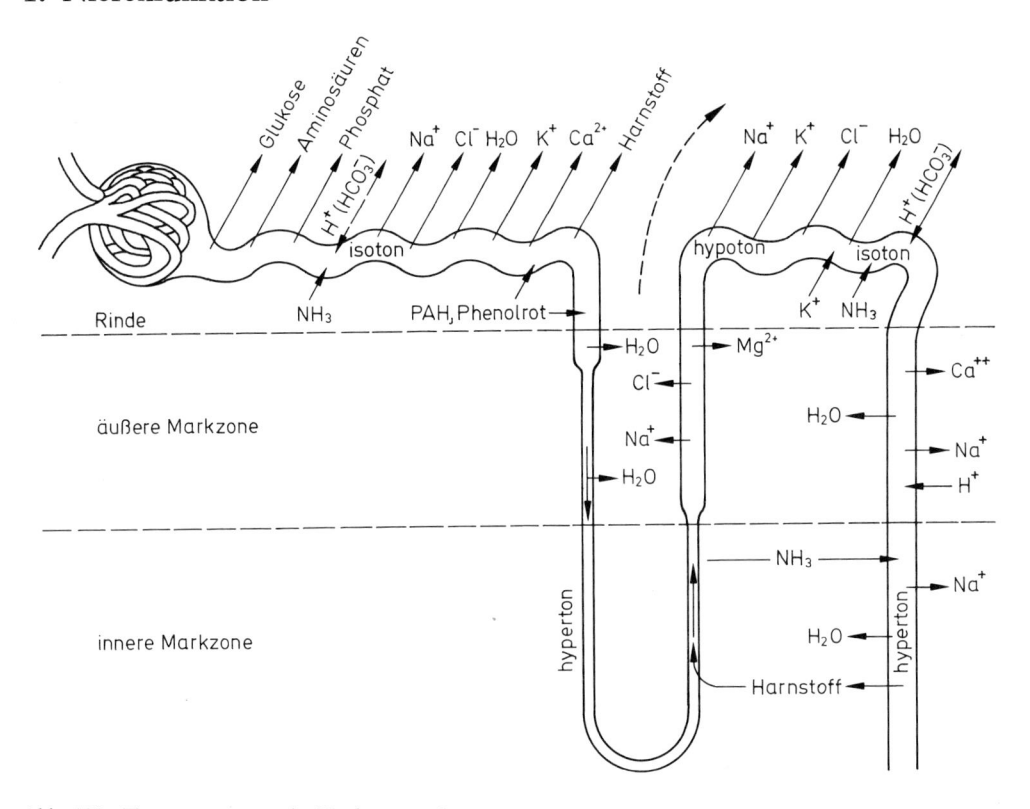

Abb. 120: Transportprozesse im Nephron (nach (13))

Lokalisation der Transportprozesse im Nephron. Die Pfeile bezeichnen den Nettotransport, der sich in der Regel auf das ganze Segment, in dem der Pfeil eingezeichnet ist, bezieht. Eine Ausnahme ist die Kaliumresorption im Anfangs- und die Kaliumsekretion im Mittel- und Endabschnitt des distalen Konvolutes. → symbolisiert den Abtransport von H_2O und NaCl aus dem Gegenstromsystem der Schleife via Blutkapillaren zur Rinde.

Tab. 184: Klinische Nierenfunktionsuntersuchungen (nach (6), ergänzt)

	Methode	Aufwand	Aussagekraft
I. Glomerulumfiltrat (GFR)	I.1. «Klassische» Clearanceverfahren (Inulin-C., oder Verwendung anderer Testsubstanzen: Mannit, EDTA, Thiosulfat u. a.)	Zeitaufwand groß, chemische Analyse relativ aufwendig. Störanfälligkeit gering. Harnsammelportionen erforderlich.	Präziseste Methode, Standard- und Bezugsverfahren für andere Clearancemethoden.
	I.2. Einmalinjektionsverfahren («single shot»-Methoden) mit a) chemischer Analyse oder b) Radioaktivitätsmessung markierter Clearancesubstanzen	Zeitaufwand gering, Störanfälligkeit rel. gering, Harnsammelportionen unnötig, Analyse unterschiedlich aufwendig, bei markierten Clearancesubstanzen gering.	Unter a) genannte Verfahren klinisch nicht gebräuchlich. Von den unter b) genannten die ^{51}Cr-EDTA-Methode am verbreitetsten, Vergleichbarkeit mit Inulin-Clearance gut.
	I.3. Endogene Clearanceverfahren a) Kreatinin-Clearance (s. Abb. 127) b) Harnstoff-Clearance c) Beta$_2$-Mikroglobulin-C.	zu a) Zeitaufwand 2–4 Std.; Analyse störanfällig, daher präzise Methodenkontrolle unerläßlich. – Harnsammelportionen erforderlich. – Die Möglichkeit zahlreicher biologischer Beeinflussung ist zu beachten.	zu a): Durch analytische und biologische Störmöglichkeiten Aussagekraft eingeschränkt, unter kontrollierten klinischen Bedingungen akzeptable Präzision. – zu b) ungeeignet. – zu c) nicht für Glomerulumfiltrat, sondern unter anderen Fragestellungen geeignet.
II. Tubuläre Funktionen	II.1. Phenolsulphonphthalein-Test bzw. PSP-Clearance	Zeitaufwand gering, Methodenaufwand gering, Störmöglichkeit methodisch und biologisch groß.	Aussagekraft gering: weder Glomerulumfiltrat noch tubuläre Funktion werden zuverlässig erfaßt. Weder als Suchtest noch als Verlaufsgröße zu empfehlen.
	II.2. Konzentrationsversuch	Zeitaufwand groß. Methodenaufwand mittel (Osmolalitätsbestimmung), Patientenbelastung groß, biologische Störmöglichkeiten ausgeprägt.	Als Suchtest nicht geeignet, als Verlaufsgröße auch einfachen Clearanceverfahren unterlegen. Bei eindeutiger Erhöhung harnpflichtiger Substanzen kontraindiziert[1].

[1] Normalwerte bei Gesunden überschreiten:
   a) ein spez. Gewicht von 1020
   b) eine Osmolalität von 800 mOsm/kg

Überwachung der Nierenfunktion (→ auch Überwachung der Dialyse, Seite 342)

Zur *Überwachung der Nierenfunktion* eignen sich insbesondere die *Clearance-Methodiken* sowie die Bestimmungen des *Urin/Plasma-Osmolalitätsquotienten*, s. Tab. 184.

Clearance: sie ergibt sich für eine bestimmte Substanz aus dem Verhältnis von ihrer über den Urin ausgeschiedenen Menge pro Minute zu ihrer Plasmakonzentration.

Es gilt:
$$C = \frac{U \cdot V}{P}$$

C = Clearance der untersuchten Substanz (ml/min.)
U = Konzentration dieser Substanz im Urin (mg%)
V = Urinvolumen (ml/min.)
P = Konzentration der Substanz im Plasma (mg%)

Die Clearance einer bestimmten Substanz stellt das Plasmavolumen in ml dar, das innerhalb einer Minute vollständig von der Substanz befreit wird. Für den *klinischen Gebrauch* kann man einen *Normwert* der *Kreatinin-Clearance* von ca. *100 ml/min.* annehmen. Werte unter 100 entsprechen dann annäherungsweise der aktuellen Nierenfunktion in Prozent.
Bei Stoffen wie Inulin, Mannitol – mit Einschränkung auch Natriumthiosulfat und Kreatinin – kann die Clearance etwa der GFR (glomerulären Filtrationsrate) gleichgesetzt werden.

Die *GFR läßt sich grob abschätzen* nach folgenden Formeln:

1. $GFR = \dfrac{100}{\text{Plasmakreatinin}}$ ml/min.

2. $GFR = 157 - 1{,}16 \times$ Alter in Jahren (Mengele, K. (8))

GFR-Norm: ♂ 124 ± 25,8 ml/min., ♀ 109 ± 13,5 ml/min.
Beachte: Fehler von mindestens 6% müssen bei den Clearance-Techniken einkalkuliert werden! (Davies, D. F., Shock, N. W. 1950)

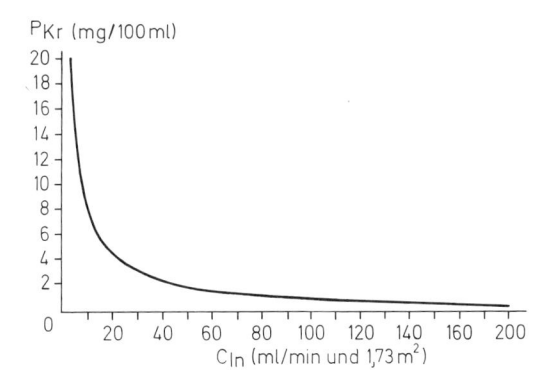

Abb. 121: Beziehung zwischen Serum-Kreatininkonzentration und Glomerulumfiltrat (Inulin-Clearance)
Das Verhältnis von Kreatinin/Inulin-Clearance – ein Maß für die Genauigkeit, mit der die Kreatinin-Clearance die GFR beurteilt – variiert von 0,97 – 2,37! (s. auch Abb. 124)

Die Abbildung zeigt, daß im Durchschnitt ein *erhöhtes Plasmakreatinin* zu finden ist, *wenn die GFR auf ca. 60 ml/min. absinkt. Bei einer GFR < 40 ml/min. ist das Plasmakreatinin immer erhöht!*

Das *Kreatinin ist im Gegensatz zum RN oder BUN weitgehend unabhängig vom Eiweißstoffwechsel!* Die 24-Std.-Kreatinin-Ausscheidung im Urin beträgt:
bei Frauen: ca. 14 – 22 mg/kg KG
bei Männern: ca. 20 – 25 mg/kg KG
(Berlyne, G. M. et al.: Lancet II (1964) 874)
Normwerte: ca. 1,2 mg %. Werte → 1,5 mg % sind im Senium noch normal!

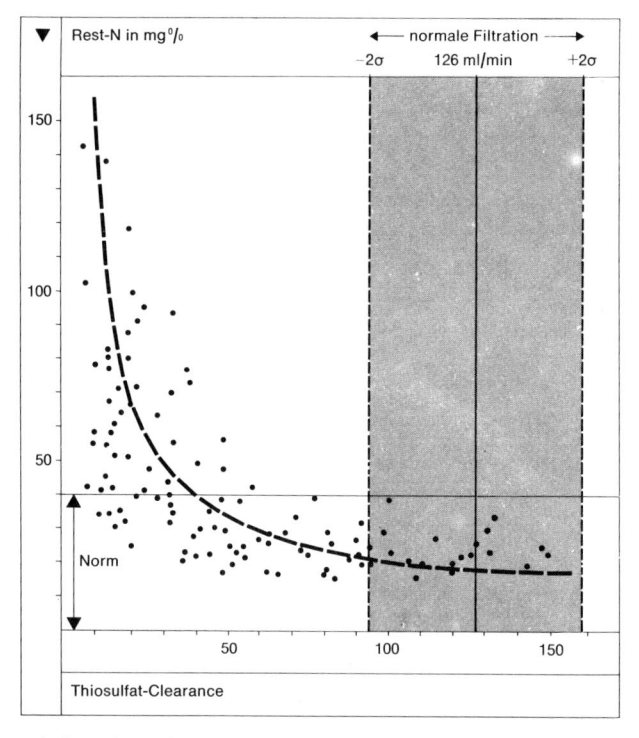

Abb. 122: Beziehung zwischen Thiosulfat-Clearance (ml/min) und Rest-N (mg %) (8)

Die Abbildung zeigt, daß durchschnittlich erst bei einer Verminderung der GFR auf 40 ml/min. der obere Grenzwert für den RN erreicht wird, ferner, daß unter optimalen Verhältnissen auch noch bei einer GFR von knapp über 10 ml/min. ein normaler RN gefunden werden kann. Damit wird deutlich, ein wie *grobes Maß RN oder BUN für die Beurteilung der Nierenfunktion* darstellen.

Normwerte: Reststickstoff (RN, NPN) : 25 – 40 (im Alter max. 50 mg%)
Harnstickstoff (BUN) : 10 – 25 (im Alter max. 30 mg%)

$$RN = 10 + 1.07 + BUN$$

$$BUN = \text{Plasma-Harnstoff} \times 0{,}47$$

Plasma-Harnstoff = 27,9 + 0,089 × Alter (♂)
= 21,4 + 0,160 × Alter (♀)

$$BUN/Kreatinin = > 50 - < 20$$

Clearance des freien Wassers

Sie stellt die Differenz zwischen Urinvolumen (V)/min. und osmotischer Clearance dar. Der Wert gibt das Wasservolumen an, das pro Minute während der Nierenpassage zu dem ausgeschiedenen Volumen hinzu- oder abgerechnet werden müßte, um eine gleiche Osmolalität in Urin und Plasma zu erreichen.

Osmotische Clearance:

Normwert: ca. 4 ml/min. bei normaler Ernährung

$$C_{osm} = \frac{U_{osm} \cdot V}{P_{osm}}$$

U_{osm} = Urinosmolalität
P_{osm} = Osmolalität des Plasmas
V = Urinvolumen/min. in ml

Clearance des freien Wassers:

$$C_{H_2O} = V - C_{osm} = V \left(1 - \frac{U_{osm}}{P_{osm}}\right)$$

Bei *isotonem* Harn gilt:

$$C_{osm} = V$$

Wenn der Urin im Vergleich zum Plasma relativ hypoton ist, wird die C_{H_2O} positiv – das Maximum erreicht sie mit 13 – 18 ml/min.
Wenn der Urin im Vergleich zum Plasma relativ hyperton ist, wird die C_{H_2O} negativ – das Maximum erreicht sie bei 5,5 ml/min.
Das Verhältnis von U_{osm}/P_{osm} gibt ebenfalls *brauchbare Ergebnisse über die Nierenfunktion an. Es korreliert mit der Arbeit, die die Niere bei der Konzentrierung des Harns leisten muß. Der Maximalwert liegt bei 4. Ein U_{osm}/P_{osm}-Verhältnis > 2,7 zeigt eine gute Konzentrationsfähigkeit der Niere an. Die Konzentrationsfähigkeit nimmt in der Regel mit zunehmendem Alter ab!*

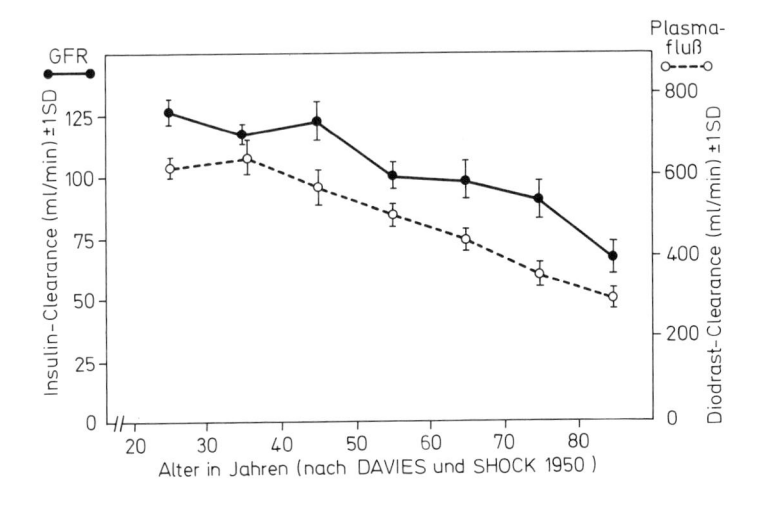

Abb. 123: Altersabhängige Änderungen der Nierenfunktion (nach (19))

Tab. 185: Schätzung der Nierenfunktion anhand des Serumkreatinins (11)

Serumkreatinin (mg%)	Nierenfunktion (% der Norm)
< 1,3	> 50
1,3–2,5	25–50
2,5–10,0	10–25
> 10,0	< 10

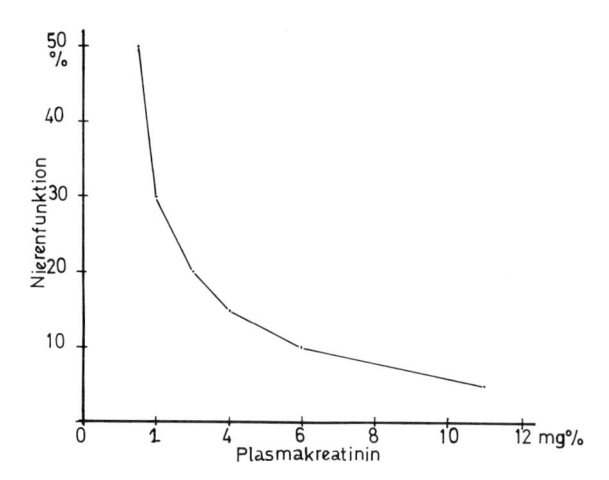

Abb. 124: Beziehung zwischen Plasmakreatinin und Nierenfunktion (4)

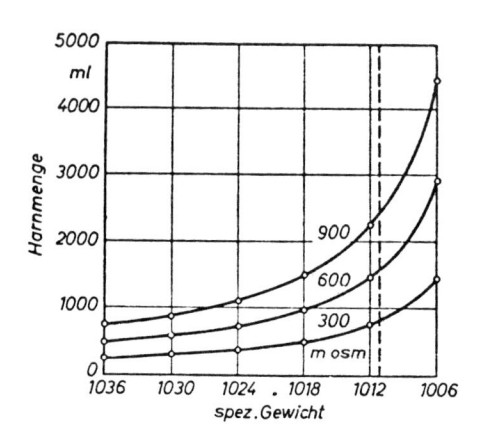

Abb. 125: Beziehungen zwischen Harnmenge, Osmolalität[1]) und spez. Gewicht (nach (12) (→ Osmolalität, S. 323)

Beziehungen zwischen spezifischem Gewicht und der zur Ausscheidung notwendigen minimalen Harnmenge bei Ernährung mit verschiedenen Kostformen. 900 mosm = eiweißreiche, 600 mosm eiweißarme, kalorienreiche, 300 mosm = reine Kohlenhydraternährung.

Anmerkung:
[1]) Max. Urin-Osmolalität ($U_{osm.}$ max.) = 1134 mosm − (4,1 mosm/kg KG × Alter (a))

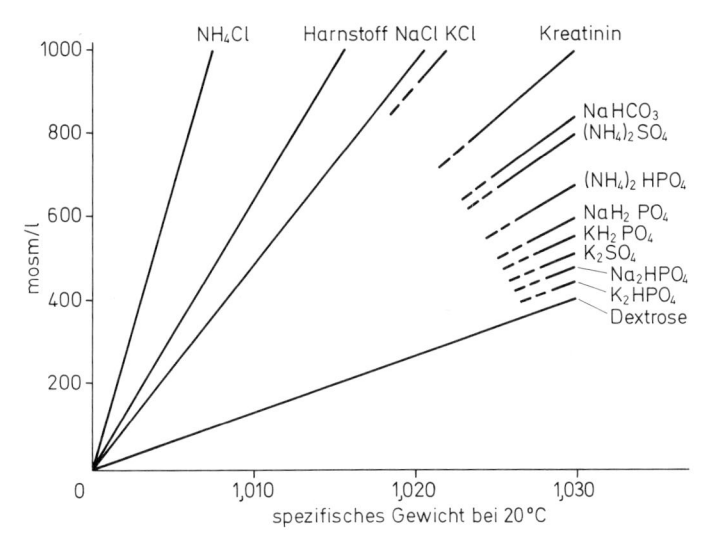

Abb. 126: Beteiligung einzelner Harnbestandteile am Wert des spezifischen Harngewichts und der Harnosmolalität (nach: Isaacson, L. C.: Urinary osmolality and specific gravity. Lancet I (1959) 72)

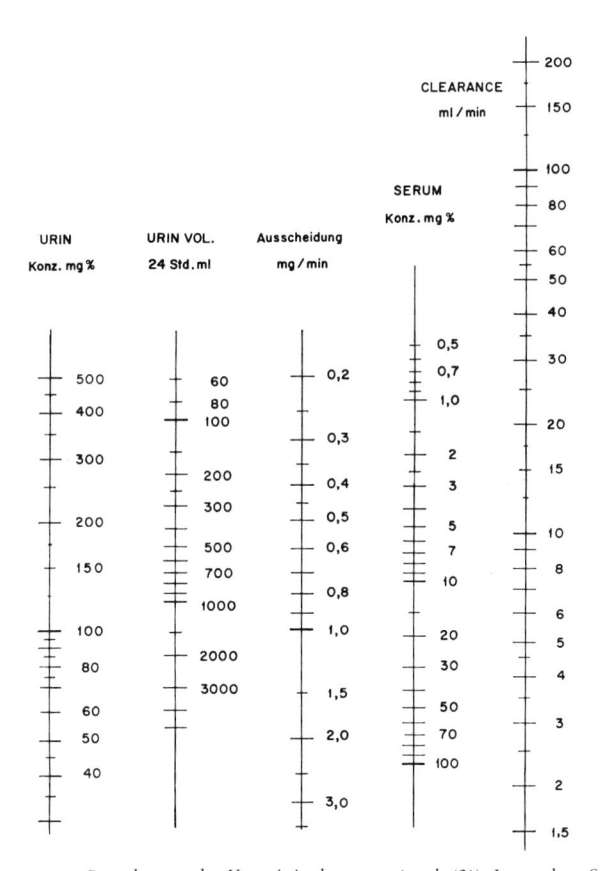

Abb. 127: Nomogramm zur Berechnung der Kreatininclearance (nach (3)); Legende s. S. 322

Das Nomogramm basiert auf der Annahme, daß die Kreatininclearance auf Grund des 24-Std.-Urinvolumens bestimmt wird, wie es sich im klinischen Routinebetrieb auch weitgehend eingebürgert hat.
Das Nomogramm wird wie folgt benützt:
1. Markiere auf der ersten Skala (links) die Kreatininkonzentration im Urin und
2. auf der zweiten Skala das Urinvolumen.
3. Verbinde die beiden Punkte mit einer Linie, die nach rechts bis zum Schnitt mit der dritten Skala weitergezogen wird. Dort, wo diese Hilfslinie die dritte Skala schneidet, kann man die Ausscheidung des Kreatinins ablesen.
4. Markiere auf der vierten Skala die Serumkonzentration des Kreatinins.
5. Verbinde den Wert der dritten mit dem der vierten Skala und ziehe diese Linie weiter bis zum Schnitt mit der fünften Skala, wo nun die Clearance abgelesen werden kann.

Beachte, daß alle Konzentrationen in mg/100 ml (mg%) angegeben werden müssen. Die Ausscheidung des Kreatinins kann in mg/min abgelesen werden, da ein konstanter Divisor von 1440 (min) in die Skalierung der Ausscheidungsskala miteinbezogen wurde. Die Einteilung der fünf Skalen wurde relativ grob gestaltet, d.h. den Streuungen der Meßwerte von Konzentrationen und 24 Std. Volumen angepaßt.

Literatur

(1) Baek, S. M., Brown, R. S., Shoemaker, W. C.: Early prediction of acute renal failure and recovery: I. Sequential measurements of free water clearance. Ann. Surg. *177* (1973) 252
(2) de Wardener, H. E.: The kidney, 3rd Edt., London, J. and A. Churchill LTD, 1971
(3) Gessner, U., Keller, H.: Ein Nomogramm für die Berechnung der Kreatininclearance. Schweiz. med. Wschr. *104* (1974) 1032
(4) Hackl, J. M., Dittrich, P., Lechleitner, H.: Anästhesieverfahren bei Patienten mit chronischer Niereninsuffizienz. Wiss. Informationen (Fresenius), Heft 4 (1974), 123
(5) Hamburger, J., Richet, G., Grunfeld, J. P.: Structure and function of the kidney. W. B. Saunders Co., Philadelphia 1971
(6) Held, E.: Urinstatus, Proteinurie, Nierenfunktionsstörungen. Internist *17* (1976) 72
(7) Kinney, J. M., Egdahl, R. H., Zuidema, G. D.: Manual of preoperative and postoperative care. W. B. Saunders Co., Philadelphia 1971 (Chapter eleven: Powers, Jr. S. R.: Renal function and renal failure)
(8) Mengele, K.: Nierenfunktion. In: Laboratoriumsdiagnostik, Hrsg.: E. Deutsch, G. Geyer. S. Karger-Verlag, 1975, 159 – 210
(9) Muehrke, R. C.: Acute renal failure: diagnosis and management. The C. V. Mosby Co., 1969
(10) Papper, S.: Clinical nephrology. Little, Brown and Co., Boston 1978
(11) Reubi, F.: Nierenkrankheiten. Verlag: Hans Huber, Bern – Stuttgart – Wien 1970, 441
(12) Sarre, H., Gessler, U., Heinze, V.: Die Urämie. Internist *6* (1965) 446
(13) Ullrich, K. J., Hierholzer, K.: Physiologie der Niere. In: Nierenkrankheiten, Hrsg.: H. Sarre. G. Thieme-Verlag, Stuttgart 1976, 17

Weiterführende Literatur:

(14) Elwood, Ch.: The effect of aging on the adequacy of renal function. Assessment of renal function in the aged and high risk patient. In: J. H. Siegel, P. Chodoff (ed.): The Aged and High Risk Surgical Patient. Grune & Stratton, New York 1976, pg. 85 – 98
(15) Franz, H. E., Schärer, K. (Hrsg.): Praktische Nephrologie im Erwachsenen- und Kindesalter. F. Enke-Verlag, Stuttgart 1975
(16) Papper, S.: Clinical Nephrology. Little, Brown and Co., Boston 1978
(17) Reubi, F.: Nierenkrankheiten. Verlag H. Huber, Bern – Stuttgart – Wien 1970
(18) Sarre, H. (Hrsg.): Nierenkrankheiten. G. Thieme-Verlag, Stuttgart 1976
(19) Davies, D. F., Shock, N. W.: Age changes in glomerular filtration rate, effective renal plasma flow and tubular excretory capacity in adult males. J. Clin. Invest. *29* (1950) 496 – 507

2. Osmolarität – Osmolalität

a) Definition der Begriffe (nach (1))

1. *Isoionie*, d.h. konstantes Ionen*verhältnis* und konstante Ionen*menge*. Die zugrundeliegende Krankheit verändert meist beide Größen.
2. *Isotonie*, d.h. dem normalen Plasma entsprechender osmotischer Druck. Er ist abhängig von der Anzahl gelöster Teilchen.
   Osmolalität: Konzentration/*kg* H_2O (die molekulare Konzentration aller osmotisch wirksamen Teilchen einer Lösung pro kg Wasser).
   Osmolarität: Konzentration/*l* H_2O. In biologischen Flüssigkeiten wird die *Osmolalität* gemessen!

Der osmotische Druck im Plasma oder Urin wird heute in der Klinik meist mittels Bestimmung der Gefrierpunkterniedrigung gemessen.
Normalwert für die Plasmaosmolalität bei 38° C: ca. 300 mosm (275–310 mosm).
Normalwert für die Urinosmolalität s. Abb. 125, S. 320

Die *Osmolalität* des Plasmas beträgt rund das Doppelte der Natriumkonzentration in mval pro Liter!

b) Berechnung der Osmolalität (nach (3)) → s. auch S. 592

Sie kann mit entsprechenden Geräten (Osmometern[1])) direkt bestimmt oder über das Serumnatrium abgeschätzt werden, wobei sich für die Serum-Osmolalität die Faustformel

$$mosmol/kg\ H_2O = (Serumnatrium\ in\ mmol/l + 5) \times 2$$

bewährt hat. *Erhöhte Blutzucker- oder Harnstoffwerte sind dabei besonders zu berücksichtigen. Für je 10 mg% Blutzucker müssen 0,6 und für je 10 mg% Harnstoff 3,3 mosmol hinzugerechnet werden.* Ein aus diesen Parametern diagnostiziertes Flüssigkeitsdefizit sollte mit physiologischer Kochsalzlösung ausgeglichen werden.
Faustregel zur Berechnung der Osmolalität von Infusionslösungen:
Addition von Anionen und Kationen. Zzgl. sind je 300 mosmol pro 50 g Aminosäuren bzw. 50 g Kohlenhydrate zu berücksichtigen!
Beispiel: eine 20 %ige, elektrolytfreie KH-Lösung besitzt eine Osmolalität von ca. 1200.

Urinosmolalität (Uosm.): Norm = 700–1200 mosm/kg.
Für die *Schätzung* gilt: Uosm = $2(Na + K + NH_4)$ + Harnstoff;
wobei: NH_4 bei Gesunden ≅ 20–40 und Harnstoff = Eiweißzufuhr/die (in g) × 5!
Beispiel: Na und K im Urin je 100 mmol/l, NH_4 im Urin: 40 mmol/l, Eiweißzufuhr: 70 g/die.
Uosm ≅ $2(100 + 100 + 40) + (70 \times 5) = 830$ mosm/kg.
Schätzt man so die Uosm. und kennt außerdem Volumen und spez. Gewicht des Harns, so kann man aufgrund von Tab. 125 beurteilen, ob gegebene Harnmenge/die und deren Konzentration ausreichen, um den Organismus von der osmotischen Belastung zu befreien!

Meßvorgang
Die wäßrige Lösung oder biologische Flüssigkeit wird in ein Meßgefäß gefüllt, das über einen Thermistor-Temperaturfühler am Meßkopf geschoben wird. Der Thermistor taucht in die Lösung ein und mißt deren Temperatur. Die Messung erfolgt mit Meßgefäßen für 0,15 ml Lösung. Der Meßkopf wird auf das Osmometer gestellt, wobei das Meßgefäß in das Kühlfach eintaucht. Die Probe wird

---

[1]) z.B. «halbautomatisches» Osmometer der Fa. Knauer

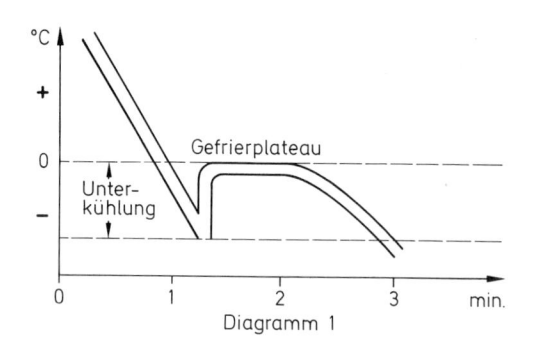

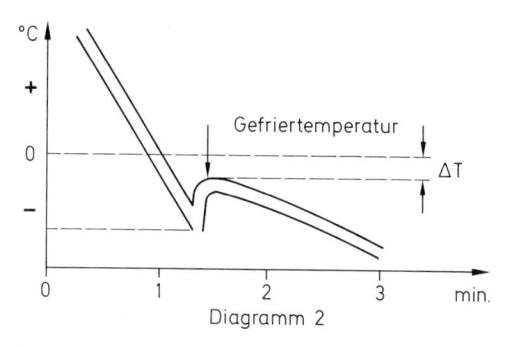

Abb. 128: Osmometrie[1]) (nach (5))

darin thermoelektrisch gekühlt *(Peltier-Effekt)*. Wasser und Lösungen lassen sich unter den Gefrierpunkt kühlen ohne zu gefrieren. Bei einer definierten Unterkühlung wird das Gefrieren durch einen Vibrator ausgelöst. Die Temperatur der Lösung steigt nun auf den Gefrierpunkt an. Diese Gefriertemperatur wird mit Hilfe des Thermistors elektronisch gemessen und am Meßinstrument direkt in Milliosmol/kg angezeigt. Bei reinem Wasser ergibt sich ein Temperaturverlauf nach Diagramm 1.
Nach der Unterkühlung stellt sich die Temperatur etwa eine Minute lang auf den Gefrierpunkt des Wassers ein. Bei einer Lösung liegt die Gefriertemperatur unterhalb von 0° C (siehe Diagramm Nr. 2). Eine Lösung, deren osmotischer Druck einer idealen einmolalen Lösung entspricht, gefriert bei −1,858° C. Eine Lösung mit diesem Gefrierpunkt hat eine Konzentration von 1 Osmol/kg. In der Medizin ist es üblich, mit 1/1000 dieser Einheit, dem Milliosmol/kg zu rechnen. Serum liegt in der Regel konstant bei 290 Milliosmol/kg, während die Osmolalität von Urin zwischen 50 und 1200 Milliosmol/kg schwanken kann. Eine Messung dauert ca. 2 Minuten.

Eichung
Sie erfolgt mit destilliertem Wasser für 0 Milliosmol/kg und einer Eichlösung von 400 Milliosmol/kg. Die Eichung bleibt über lange Zeiträume konstant.

Anwendungen in der Medizin
Die Bestimmung der Osmolalität von Körperflüssigkeiten wie Blut (Serum), Urin, Liquor zählt zu unentbehrlichen Routinemessungen. Der osmotische Druck hängt von der Gesamtzahl aller gelösten Teilchen ab. Es gibt keine andere Methode als die Messung des Gefrierpunktes, die alle Teilchen

auf einmal erfaßt. *Die Einzelmessung z. B. von Natrium vermag niemals eine Aussage über die Gesamtosmolalität einer Lösung zu geben.* Die Verfahren der Einzelbestimmung und der Bestimmung der Gesamtosmolalität ergänzen einander. Bei Urin wurde früher die Konzentration durch das spezifische Gewicht bestimmt. Die Messung des Gefrierpunktes ergibt reproduzierbare und weitaus genauere Ergebnisse.

Typische klinische Anwendungen
Kontrolle der Nierenfunktion:
– bei akutem und chronischen Nierenversagen
– bei postoperativem Nierenversagen
– Crush-Niere
Clearance-Untersuchungen
Diabetes insipidus
Schock
Vergiftungen
Hyperosmolares Koma
Kontrolle bei Dialysen
Kontrolle von Infusionslösungen in Apotheken
Vollhard'scher Konzentrierungs- und Verdünnungsversuch
Kontrolle von Blutkonserven und Transfusionsflüssigkeiten
Kontrolle von iso-, hyper- und hypotonischen Lösungen

Literatur

(1) Allgöwer, M.: Allgemeine und spezielle Chirurgie. Springer-Verlag, Berlin – Heidelberg – New York 1976, S. 20
(2) Corcoran, A. C.: «Electrometric Urinometry. A Note on Comparative Determination of Urinary Osmolarity and Specific Gravity». J. Lab. & Clin. Med. 46 (1955) 141
(3) Frotscher, U.: Forcierte Diurese bei Vergiftungen. In: Praktische Nephrologie im Erwachsenen- und Kindesalter. Hrsg.: Franz, H. E., Schärer, K. F., Enke-Verlag, Stuttgart 1975, 477
(4) Irsigler, K., Kaspar, L., Bruneder, H., Lageder, H.: Kein freies Wasser bei der Therapie des «Coma diabeticum hyperosmolare»! Dtsch. med. Wschr. 102 (1977) 1655
(5) Knauer, H.: Wissenschaftliche Geräte KG, 637 Oberursel/Ts.: Firmenkatalog
(6) Stevens, S. C., Neumayer, F. and Gutch, C. F.: «Serum Osmolality as a Routine Test». Nebraska State Med. J. 45 (1960) 9
(7) Truniger, B.: Wasser- und Elektrolythaushalt. G. Thieme-Verlag, Stuttgart 1971

3. Akutes Nierenversagen (ANV)

Diagnostische Kriterien von Niereninsuffizienz und Nierenversagen

Tab. 186: Grade der Niereninsuffizienz (nach (2))

Grade	Glomeruläre Filtrationsrate (ml/min)	Serumkreatininspiegel (mg%)	Klinik
Leicht	120–50	unter 1,3	∅
	50–25	1,3–2,5	∅
Mittelschwer	25–5	2,5–10	Polyurie, Nykturie, Durst
Schwer	5–2	über 10	Oligurie

Tab. 187: Definition der Oligo-Anurie (nach (13) mod.)

Begriffe	Urinvolumen/24 Std.
Oligurie	< 500 ml (< 20 ml/Std.)
Anurie	< 100 ml
Totale Anurie	= 0 ml (Verdacht auf Obstruktion!)

Tab. 188: Stadien des akuten Nierenversagens (nach (12)); s. auch Abb. 131, S. 329

Stadium	Mittlere Dauer	Symptomatik	Azotämie	Diurese ml/24 Std.	Komplikationen (s. auch Tab. 195)
I. *Schädigung*	Stunden – Tage	Extrarenale Grundkrankheit (Schock, Nephrotoxine)	∅	(> 500)	–
II. *Oligurie*[1])	9–11 Tage	Proteinurie, Hämaturie, Zylindrurie, Isosthenurie	Zunehmend	< 500	Hyperkaliämie, metabolische Azidose, Überwässerung, urämische Intoxikation (s. Tab. 189)
III. *Polyurie*	2–3 Wochen	Hyposthenurie, Leukozyturie, Bakteriurie	Zuerst steigend, dann zur Norm fallend	> 5000	Exsikkose, Hypokaliämie, Infektionen einschließlich Pyelonephritis
IV. *Restitution*	Wochen – Monate	Gestörte Partialfunktionen, evtl. Defektheilung	∅	normal	–

[1]) Die *akute tubuläre Nekrose (ATN)* tritt *mit oder ohne Oligurie* auf, wobei die *nicht-oligurische Variante* eine bessere *Prognose* als die oligurische hat.
Die *Harnausscheidung* allein ist ein *schlechtes Maß für die Nierenfunktion,* da trotz anscheinend ausreichender Urinmengen oft Kreatinin und BUN ansteigen!

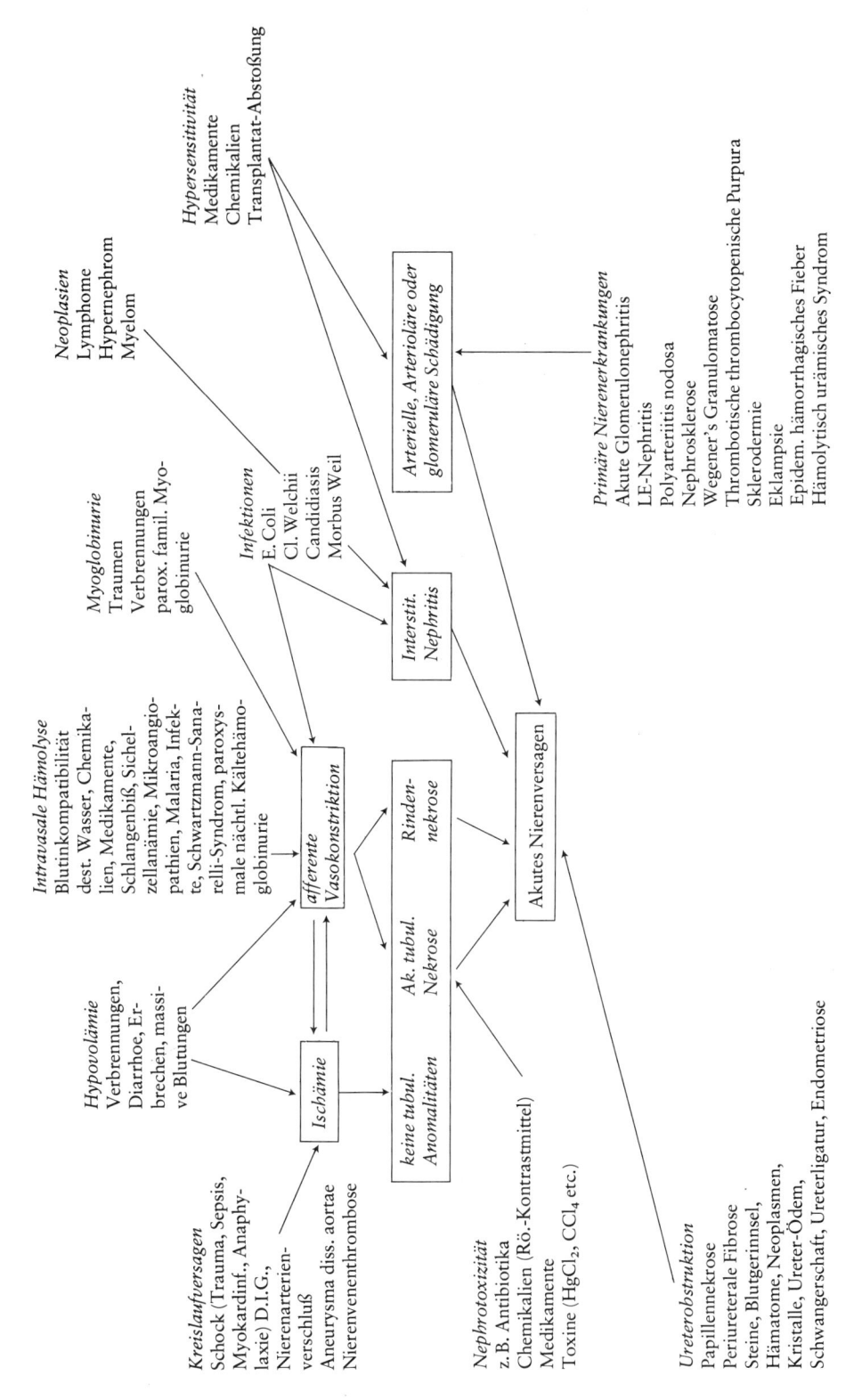

Abb. 129: Ätiopathomechanismen des akuten Nierenversagens (ANV), nach (4, 6, 9, 11, 13, 15)

Hypersensitivität
Medikamente
Chemikalien
Transplantat-Abstoßung

Neoplasien
Lymphome
Hypernephrom
Myelom

Intravasale Hämolyse
Blutinkompatibilität
dest. Wasser, Chemikalien, Medikamente, Schlangenbiß, Sichelzellanämie, Mikroangiopathien, Malaria, Infekte, Schwartzmann-Sanarelli-Syndrom, paroxysmale nächtl. Kältehämoglobinurie

Myoglobinurie
Traumen
Verbrennungen
parox. famil. Myoglobinurie

Infektionen
E. Coli
Cl. Welchii
Candidiasis
Morbus Weil

Primäre Nierenerkrankungen
Akute Glomerulonephritis
LE-Nephritis
Polyarteriitis nodosa
Nephrosklerose
Wegener's Granulomatose
Thrombotische thrombocytopenische Purpura
Sklerodermie
Eklampsie
Epidem. hämorrhagisches Fieber
Hämolytisch urämisches Syndrom

Hypovolämie
Verbrennungen, Diarrhoe, Erbrechen, massive Blutungen

Kreislaufversagen
Schock (Trauma, Sepsis, Myokardinf., Anaphylaxie) D.I.G., Nierenarterienverschluß
Aneurysma diss. aortae
Nierenvenenthrombose

Nephrotoxizität
z.B. Antibiotika
Chemikalien (Rö.-Kontrastmittel)
Medikamente
Toxine ($HgCl_2$, CCl_4 etc.)

Ureterobstruktion
Papillennekrose
Periureterale Fibrose
Steine, Blutgerinnsel, Hämatome, Neoplasmen, Kristalle, Ureter-Ödem, Schwangerschaft, Ureterligatur, Endometriose

Boxes in flow diagram:
- Ischämie
- afferente Vasokonstriktion
- keine tubul. Anomalitäten
- Ak. tubul. Nekrose
- Rindennekrose
- Interstit. Nephritis
- Arterielle, Arteriolāre oder glomerulāre Schädigung
- Akutes Nierenversagen

Tab. 189: Wichtigste urämiebedingte Symptome bei Patienten mit terminaler Niereninsuffizienz (→ Hauptgefahren des akuten Nierenversagens, S. 336, → O$_2$-Transport, S. 20ff.)

1. *Herz u. Kreislauf*	Hypertonie	85 % d. Fälle	
	Rhythmusstörungen	45 %	
	Perikarderguß[1])	11 %	
	Lungenstauung		
2. *Atmungsorgan*	Bronchitis	15 %	
	Pleuritis	15 %	
	Ateminsuffizienz	25 %	
3. *Z.N.S.*	Allg. Schwäche	100 %	
	Benommenheit, Sopor	18 %	
	Hypersensibilität	16 %	Bei *nicht*
	Unruhe, Verwirrtheit	48 %	dialysierten
	Krämpfe	5 %	Patienten
	Polyneuropathie		
4. *Verdauungsorgan*	Nausea	66 %	
	Erbrechen	10 %	
	Durchfall	3 %	
	Aszites	10 %	
	Anorexie, Kachexie		
	Diarrhöe		
5. *Blut*	Anämie	100 %	
	Erhöhung der harnpflichtigen Substanzen	100 %	
	Störungen im Wasser-Elektrolythaushalt	100 %	
	Metabolische Acidose		
	Thrombopenie, Thrombasthenie		
	Hämorrhagische Diathese, Hämatemesis		
	Leukocytose		
	Stoffwechselstörung (KH, Fett u. Eiweiß)		

[1]) Diagnostische Verfahren (Sonographie, Thorax-Rö.-Aufnahme, Kymographie, EKG, PKG und Auskultation) sowie Indikationen für Perikardiozenthese bzw. Perikardialverweilkatheter: s. Lit. (20).

Tab. 190: Anästhesiefähigkeitstest für Nierentransplantation bei terminaler Niereninsuffizienz ist gegeben, wenn:

1. Hb mindestens 6–7 g %
2. Serum-Kalium < 6 (6,5) mmol/l
3. Azidose teils ausgeglichen (BE < −15). In der Regel keine Korrektur notwendig! (s. auch O$_2$-Dissoziationskurve, S. 21).
4. Keine schweren Herzrhythmusstörungen (s. S. 281 ff.)
5. Kein Hirn- und/oder Lungenödem!

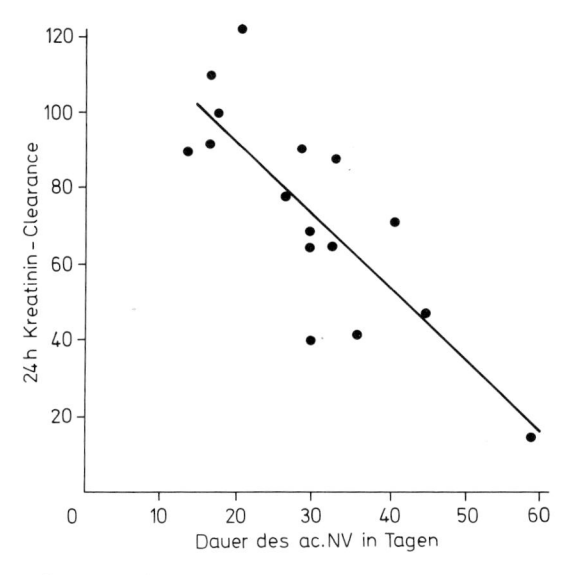

Abb. 130: Korrelation zwischen Dauer des Nierenversagens in Tagen und Kreatininclearance (nach (9))

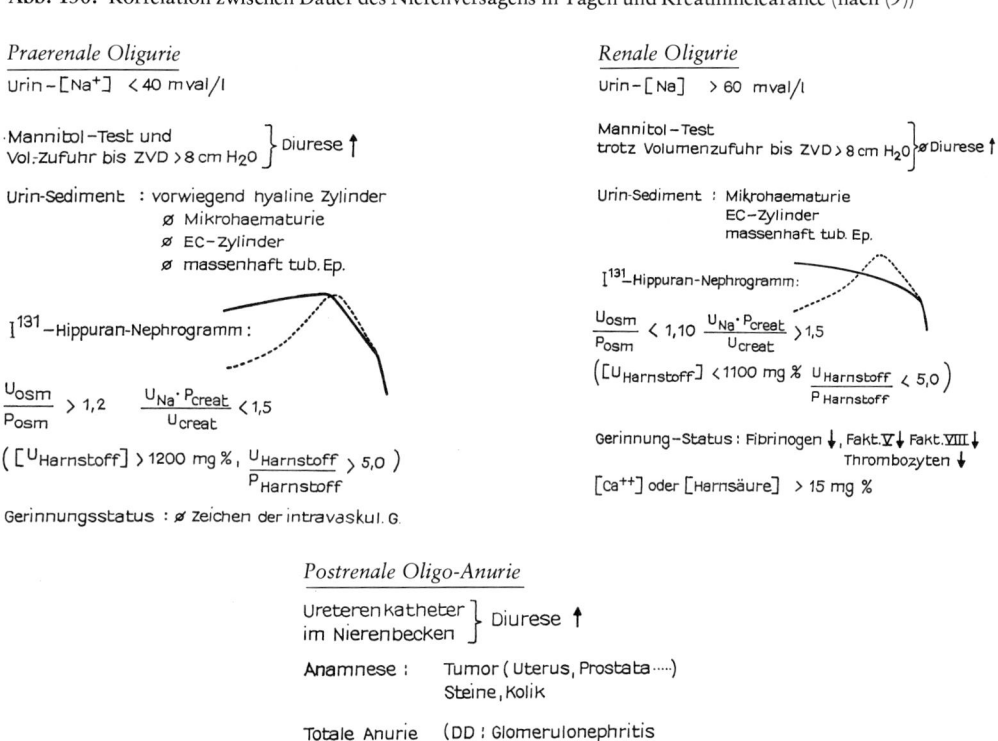

Praerenale Oligurie

Urin−[Na⁺] < 40 mval/l

Mannitol−Test und
Vol.-Zufuhr bis ZVD > 8 cm H₂O } Diurese ↑

Urin-Sediment : vorwiegend hyaline Zylinder
  ø Mikrohaematurie
  ø EC-Zylinder
  ø massenhaft tub. Ep.

I^{131}-Hippuran-Nephrogramm:

$\frac{U_{osm}}{P_{osm}} > 1,2 \quad \frac{U_{Na} \cdot P_{creat}}{U_{creat}} < 1,5$

([$U_{Harnstoff}$] > 1200 mg %, $\frac{U_{Harnstoff}}{P_{Harnstoff}} > 5,0$)

Gerinnungsstatus : ø Zeichen der intravaskul. G.

Renale Oligurie

Urin−[Na] > 60 mval/l

Mannitol−Test
trotz Volumenzufuhr bis ZVD > 8 cm H₂O } ø Diurese ↑

Urin-Sediment : Mikrohaematurie
  EC-Zylinder
  massenhaft tub. Ep.

I^{131}-Hippuran-Nephrogramm:

$\frac{U_{osm}}{P_{osm}} < 1,10 \quad \frac{U_{Na} \cdot P_{creat}}{U_{creat}} > 1,5$

([$U_{Harnstoff}$] < 1100 mg % $\frac{U_{Harnstoff}}{P_{Harnstoff}} < 5,0$)

Gerinnung-Status : Fibrinogen ↓, Fakt.V ↓ Fakt.VIII ↓
  Thrombozyten ↓

[Ca⁺⁺] oder [Harnsäure] > 15 mg %

Postrenale Oligo-Anurie

Ureterenkatheter
im Nierenbecken } Diurese ↑

Anamnese : Tumor (Uterus, Prostata.....)
  Steine, Kolik

Totale Anurie (DD : Glomerulonephritis
  Vaskulitis
  Nierenart.-Verschluss)

Urin−[Na] > 60 mval/l

I^{131}-Hippuran-Nephrogramm:

Abb. 131: Formen des akuten Nierenversagens (diagnostische Kriterien) nach (13)

Tab. 191a: Differentialdiagnostisch mögliche Laboruntersuchungen beim akuten Nierenversagen (nach (6) ergänzt); s. auch Abb. 131

Laboruntersuchung	Normale Nierenfunktion	ak. postrenales Versagen	ak. praerenales Versagen	akutes renales (tubuläres) NV
Konz. Harnstoff/Kreatinin im Plasma	10:1 (5:1–20:1!)	~10:1	>10:1	~10:1
RFI[2])	>2–3	>2–3	<1	>2–3
FE_{Na}[3])	>2–3	>2–3	<1	>2–3
Natrium (mmol/l) im Harn	15–40	>40	<20	>30
Kalium (mmol/l) im Harn	15–40	unterschiedlich	unterschiedlich	unterschiedlich
Osmolalität (mOsm/kg H_2O)	400–600	<400	>400	<400
Spez. Gewicht		~1010	>1020	~1010
Harnvolumen (ml/die)	500–2500	<500	<500	unterschiedlich
Harnsediment	0–1 Ery 0–1 Leuko vereinzelt hyaline Zylinder	Achte auf: Erys, Leukos, Tumorzellen, Kristalle	vereinzelt hyaline Zylinder	Tubulus-Zellen und Zylinder, Erys, freies Hb oder Myoglobin
Harn/Plasma-Konzentrationsverhältnisse:				
Kreatinin	>15:1	<15:1	>15:1	<15:1
Harnstoff	20:1	<8:1	>10:1	<4:1
Osmolalität[1])	1,5:1–2:1	<1:1	>1,5:1	<1,1:1

[1]) Die relevanteste Einzeluntersuchung, die die Diagnose eines akuten tubulären Nierenversagens (ATV) bestätigt, stellt die Relation Harn/Plasma-Osmolalität < 1,1 dar!

[2]) RFI (renal failure index) $= \dfrac{U_{Na}\text{-Konz.}}{U_{Kreat.}\text{-Konz.}/P_{Kreat.}\text{-Konz.}}$
Norm: >2–3

[3]) FE_{Na} (fraktionierte Na-Ausscheidung) $= \dfrac{U_{Na}\text{-Konz.}/P_{Na}\text{-Konz.}}{U_{Kreat.}\text{-Konz.}/P_{Kreat.}\text{-Konz.}}$
Norm: >2–3

[4]) Beachte: die *differentialdiagnostischen Laboruntersuchungen* sind nur unter der Voraussetzung, daß *vorher keine Diuretika* verabreicht wurden, sinnvoll und aussagekräftig! (s. auch S. 332–335)

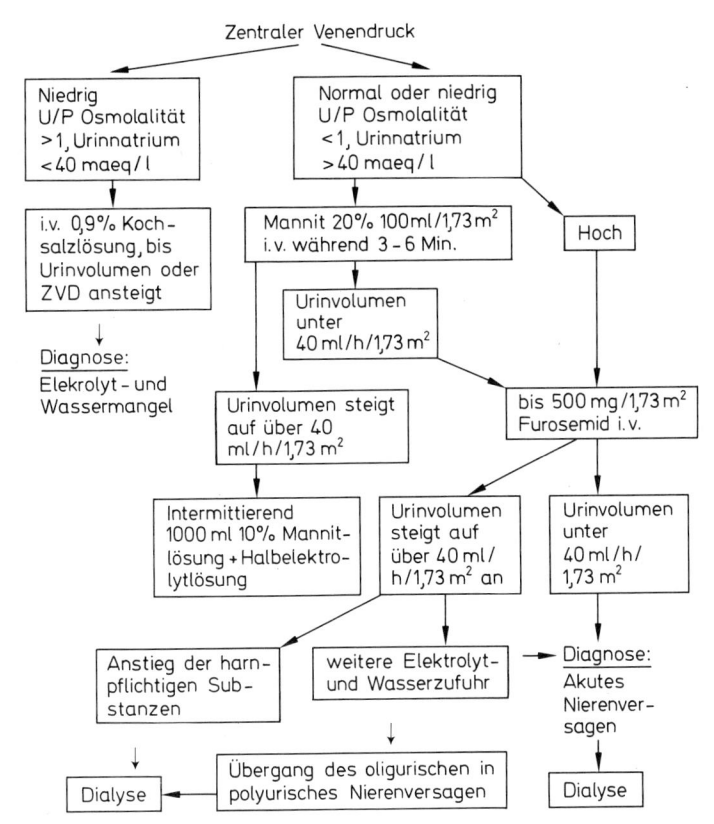

Abb. 132: Vorgehen bei Oligurie bzw. Anstieg der harnpflichtigen Substanzen; mod. nach (15)

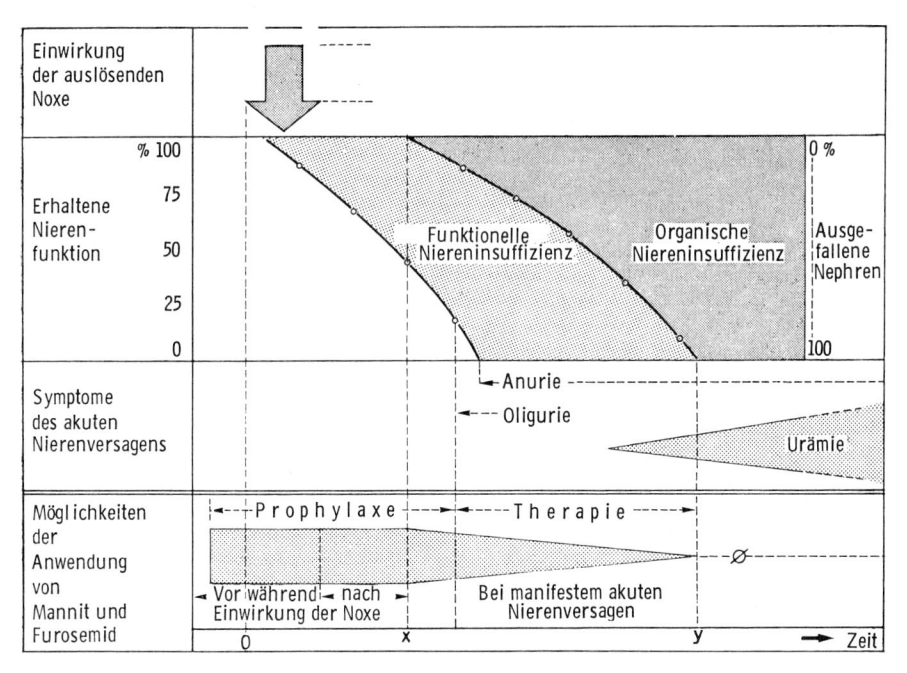

Abb. 133: Mannit-Test (nach (3) mod.) → Stadien des akuten Nierenversagens, s. S. 326

Mannitol kann *als Prophylaktikum* vor, während und kurz nach der Einwirkung der Noxe eine Oligurie verhindern, *als Therapeutikum* eine bereits manifeste und potentiell irreversible Oligurie beheben. Seine Wirksamkeit wird dabei in dem Maße geringer, wie die funktionelle Insuffizienz von der organischen abgelöst wird. *Nach dem Zeitpunkt Y ist die Niereninsuffizienz nicht mehr beeinflußbar.* Erst durch spontane Regeneration kommen die Nierenfunktionen nach Tagen bis Wochen wieder in Gang. Eine *Mannitolgabe ist* daher *bei organischer Insuffizienz zwecklos und vor allem kontraindiziert.*

Mannitol wird prophylaktisch als 10%ige Lösung in einer Infusionsrate appliziert, daß gewünschte Urin-Stundenportionen, beispielsweise von 80–100 ml, resultieren.

Ob einem manifesten Nierenversagen noch eine funktionelle Insuffizienz zugrundeliegt oder ob bereits eine nicht mehr beeinflußbare Alteration besteht, läßt sich durch das Verhalten der Diurese auf eine *Testdosis Mannitol* entscheiden. *Zum Mannitoltest injiziert man 75 ml, bzw. 1 ml/kg KG einer 20%igen Lösung (= 15 g) innerhalb von 3–6 Minuten. Übersteigt die Urin-Stundenportion daraufhin 40 ml, kann angenommen werden, daß die Oligurie hauptsächlich funktionell bedingt war.* Die Diurese muß dann gegebenenfalls mit weiteren Mannitolgaben oder einem Saluretikum aufrechterhalten werden. *Eine zweite Testdosis ist nur zu empfehlen, wenn die Urinportionen in den nächsten 2–3 Std. zwar zunehmen, 40 ml aber nicht überschreiten.* Kommt die Urinproduktion nach der ersten Testdosis nicht in Gang, so ist eine weitere Mannitolgabe kontraindiziert.

Tab. 191 b: Empfehlung zur Diuretikatherapie bei Niereninsuffizienz (s. auch Diuretika, S. 333)

1. Ab GFR ca. 60 ml/min. (Plasma-Kreatinin ca. 1,5 mg%)
   «kaliumsparende» Diuretika vermeiden.
2. Ab GFR ca. 30 ml/min. (Plasma-Kreatinin ca. 2,5 mg%)
   Thiazide und Analoga nicht mehr ausreichend wirksam.
3. Bei GFR 60 bis 10 ml/min. (Plasma-Kreatinin 1,5 bis 5 mg%)
   einschleichende Therapie mit hohen Dosen Furosemid (Lasix®); z.B. Beginn mit 80 mg, langsame Steigerung bis ca. 500 mg.
   (zit.: Höffler, D.: Arzneimitteldosierung bei Niereninsuffizienz. Klinikarzt 8 (1979) 54)

Therapie des akuten Nierenversagens (ANV): s. Tab. 195, S. 336

Literatur

(1) Bastron, R. D.: Anesthesia for chronic renal failure patients in hemodialysis (In: Hemodialysis, Principles and Practice, ed. G. L. Bailey, New York, Academic Press, 1972)
(2) Binswanger, U.: Konservative Therapie bei chronischer Niereninsuffizienz. Schweiz. med. Wschr. 103 (1973) 735
(3) Boner, H.: Zur Therapie des akuten Nierenversagens. Schweiz. med. Wschr. 102 (1972) 1322
(4) Bricker, N. S.: On the pathogenesis of the uremic state. An exposition of the «trade off hypothesis». New Engl. J. Med. 286 (1972) 1093
(5) Colombi, A.: Hämodialyse-Kurs, F. Enke-Verlag, Stuttgart, 1973
(6) Danielson, R. A., Mc Dougal, W. S.: Renal dysfunction. In: Berk, J. L., Sampliner, J. E., Artz, J. S., Vinocur, B.: Handbook of critical care, Little, Brown & Co., Boston 1976, S. 392
(7) Hodler, J., Vorburger, C.: Chronische Niereninsuffizienz und Urämie. (In: Klinische Pathophysiologie, Hrsg.: W. Siegenthaler. G. Thieme-Verlag, Stuttgart 1973, S. 809)
(8) Jacobsen, E., Hein Christiansen, A., Lunding, M.: The role of the anaesthetist in the management of acute renal failure. Brit. J. Anaesth. 40 (1968) 442
(9) Muehrcke, R. C.: Acute renal failure: Diagnosis and management. The C. V. Mosby Company 1969, S. 142
(10) Robertson, J. D., Stephen, G. W.: Anaesthesia for kidney transplantation. (In: Anaesthesia in Organ Transplantation, Karger-Verlag, Basel 1972, S. 14–30)

(11) Robson, J. S.: Pathogenesis of acute renal failure. (In: Recent Advances in Intensive Therapy: I., ed. I. McA. Ledingham, Churchill-Livingstone, Edinburgh – London – New York 1977, S. 203–215)
(12) Siegenthaler, W.: Klinische Pathophysiologie. G. Thieme-Verlag, Stuttgart 1973, S. 838
(13) Thiel, G.: Diagnose und Pathophysiologie der akuten oligo-anurischen Niereninsuffizienz. Schweiz. med. Wschr. *102* (1972) 917
(14) Zauder, H. L.: Anesthesia for patients who have terminal renal disease. ASA Refresher Courses in Anesthesiology *4* (1976) 136–174
(15) Wagner, H.: Oligo-Anurie (In: Praktische Nephrologie im Erwachsenen- und Kindesalter, Hrsg.: H. E. Franz u. K. Schärer. F. Enke-Verlag, Stuttgart 1975, S. 131)

Weiterführende Literatur:

(16) Berlyne, G. M.: A course in renal diseases. Blackwell Scientific Publications, Oxford – London – Edinburgh – Melbourne 1974
(17) Franz, H. E., Schärer, K.: Praktische Nephrologie im Erwachsenen- und Kindesalter. F. Enke-Verlag, Stuttgart 1975
(18) Gessler, U. (Hrsg.): Urämie. Aesopus-Verlag GmbH, München – Lugano 1977
(19) Papper, S.: Clinical Nephrology. Little, Brown and Co., Boston 1978
(20) Pilgrim, R., Seybold, D., Bunnemann, U. et al.: Der urämische Perikarderguß. Intensivbehandlung *3* (1978) 145
(21) Zumkley, H. (Hrsg.): Klinik des Wasser-, Elektrolyt- und Säure-Basen-Haushalts. G. Thieme-Verlag, Stuttgart 1977, S. 229–275

4. Diuretika

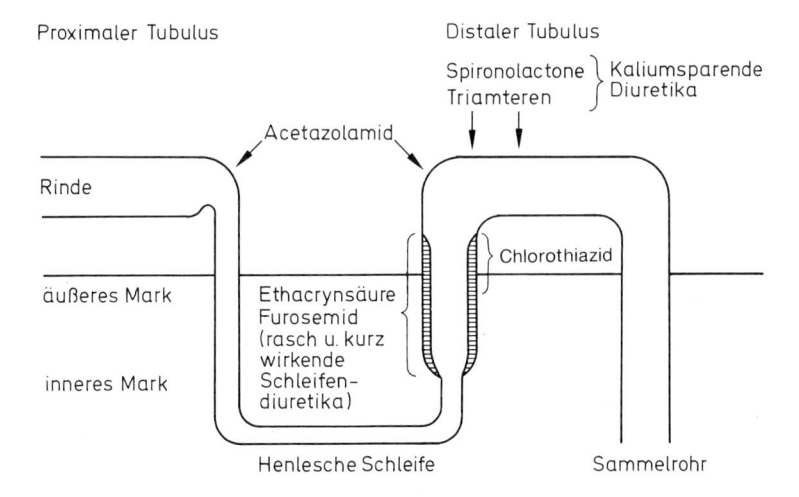

Abb. 134: Angriffspunkt der Diuretika am Nephron (mod. nach (7))

Tab. 192: Wirkungsintensität – Wirkungsdauer von Diuretika

Diuretika, *gruppiert* nach der Wirkungsintensität mit Bezeichnung der Wirkungsdauer (+ = 6 – 8 Stunden, + + = 10 bis 12 Stunden, + + + = 12 und mehr Stunden bei üblicher Dosierung) (nach (5) ergänzt)

starke Wirkung	Wirkungs-dauer	schwächere Wirkung	Wirkungs-dauer
Quecksilberdiuretika	+ + bis + + +	Aminophyllin, z.B. Euphyllin®	+
Furosemid, z.B. Lasix®	+	Carboanhydrasehemmer, z.B.: Diamox®	+ +
Etacrynsäure, z.B.: Hydromedin®	+	Disulfonamide, z.B.:	
		Brinaldix®	+ +
		Baycaron®	+ bis + +
		Hygroton®	+ + +
		Thiazide, z.B.:	
		Chlotride®	+ +
		Hydrothiazide, z.B.:	
		Esidrix®	+ +
		Drenusil®	+ + +
		Aldosteron-Antagonisten, z.B.: Aldactone®, Osyrol®	+ + +
		Triamteren, z.B. Jatropur®	+ + (K^+) + + + (Na^+)
		Amilorid, z.B. Arumil®	+ + + (K^+) + + (Na^+)

Tab. 193: Chlorid-, Bikarbonat- und Kaliumausscheidung unter Diuretika-Therapie. Diuretika, *gruppiert* nach der Wirkung auf die Chlorid-, Bikarbonat- und Kaliumausscheidung (nach (5)) → Hypertonie, S. 198, 201

erhöhte Chloridausscheidung = Tendenz zur metabolischen Alkalose	*erhöhte Bikarbonatausscheidung* = Tendenz zur metabolischen Azidose
Quecksilberdiuretika Disulfonamide Thiazide u. Hydrothiazide Furosemid Etacrynsäure	Carboanhydrasehemmer Aldosteron-Antagonisten Triamteren
erhöhte Kaliumausscheidung = Tendenz zur Hypokaliämie	*unveränderte oder herabgesetzte Kaliumausscheidung* = Tendenz zur Hyperkaliämie
Carboanhydrasehemmer Disulfonamide Thiazide u. Hydrothiazide Furosemid Etacrynsäure	Aldosteron-Antagonisten Triamteren Amilorid

Tab. 194: Nebenwirkungen von Diuretika (nach (7) mod.)

Substanz	Hyperurikämie	Hypokaliämie	Hyperkaliämie	Azidose	Alkalose	andere Nebenwirkungen
Azetazolamid	?	+	−	+	−	Nierensteine, Leberkoma
Thiazide	+	+	−	−	+	Purpura, Agranulozytose, Thrombozytopenie, Anämie, Pankreatitis, Glukoseintoleranz, Leberkoma, verminderte Ca-Ausscheidung, Durchfälle
Spironolakton	−	−	+	+	−	Gynäkomastie, Impotenz, Amenorrhoe, Anstieg von Harnstoff u. Kreatinin im Serum, pos. Inotropie?, Steigerung der alv. Ventilation
Triamteren	−	−	+	+	−	Azotämie
Etacrynsäure	+	+	−	−	+	Hyper- und Hypoglykämie, gastrointestinale Blutungen, Schwerhörigkeit, Leberkoma, Agranulozytose, Thrombozytopenie
Furosemid	+	+	−	−	+	Glukoseintoleranz, Schwerhörigkeit, Leberkoma, gesteigerte Ca-Ausscheidung

Weiterführende Literatur:

(1) Gessler, U.: Diuretika. Aesopus-Verlag, Milano – München – Lugano 1975
(2) Heuer, L. J.: Wirkung und Indikationen der Diuretika. anästh. prax. 16 (1979) 69 – 83
(3) Mudge, G. H.: Diuretics and other agents employed in the mobilization of edema fluid. In: The Pharmacological Basis of Therapeutics, edited by L. S. Goodman and A. Gilman, Macmillan Publishing Co., Inc., New York 1975, S. 817
(4) Rote Liste 1977/1978. Verzeichnis von Fertigarzneimitteln der Mitglieder des Bundesverbandes der Pharmazeutischen Industrie e. V. Hrsg.: Bundesverband der Pharmaz. Industrie e. V. Editio Cantor – Aulendorf/Württ., 1978
(5) Schück, O., Stribrna, J.: Taschenbuch der Diuretika-Therapie. Urban & Schwarzenberg, München – Wien – Baltimore 1970
(6) Siegenthaler, W., Beckerhoff, R., Vetter, W.: Diuretics in Research and Clinics. International Boehringer Mannheim Symposia. G. Thieme-Verlag, Stuttgart – New York 1977
(7) Brater, D. C., Thier, S. O.: Renal Disorders. In: Melmon, K. L., Morelli, H. W. ed.: Clinical Pharmacology. Macmillan Publishing Co., Inc., New York 1978, pg. 352

5. Urämie – Dialyse

Tab. 195: Hauptgefahren des akuten Nierenversagens, Diagnostik und Soforttherapie (nach (9) mod.)

Ausgefallene renale Partialfunktion	Gefahr	Untersuchungsmethoden	Sofortmaßnahmen
Kaliumelimination	Kaliumintoxikation $K^+ > 6,0$ mmol/l $> 23,0$ mg%	Flammenfotometrie Ekg (V_{2-4})	NaCl i. v. (10 bis 30 ml einer 20%igen Lösung) Na-Bikarbonat i. v. (30 bis 50 ml einer 8,4prozentigen Lösung) Kalziumglukonat i. v. (10 – 30 ml einer 10%igen Lösung) Vorsicht, Digitalis! Kationenaustauscher (oral, rektal)[1] Glukose-Insulin-Infusion (200 – 500 ml einer 10- bis 25%igen Glukoselösung mit 1 E. Altinsulin/3 g Glukose)
Wasserelimination	Überwässerung Wasserintoxikation «fluid lung» Herzdekompensation Hirnödem	Körpergewicht Flüssigkeitsbilanz Zentr. Venendruck Röntgen-Thorax Serum-Na^+, -K^+, -Cl^-, -Protein Hb, Ery, Hkt	Osmotische Diarrhoe (Sorbit oral) Dialyse (Ultrafiltration)
Protonenelimination	Metabolische Azidose pH $< 7,30$ HCO_3^- < 15 mmol/l	Blutgasanalyse, s. Bd. I	Dialyse Na-Bikarbonat (negativer Basenüberschuß × 0,3 × kg Körpergewicht)
Ausscheidung harnpflichtiger Substanzen	Azotämie Urämie Harnstoff > 200 mg% Rest-N > 100 mg% Kreatinin > 10 mg% Hyperkataboles ANV (Harnstoffanstieg > 60 mg%/d, Rest-N-Anstieg > 30 mg%/d)	Harnstoff bzw. Rest-N Kreatinin	Diät (Eiweißrestriktion, min. 40 g/die, hyperkalorische Ernährung, s. auch TPE, S. 582) Dialyse (Indikationen, s. Tab. 196)

[1] z.B. *Resonium A*® (Natrium-beladener Kunstharz-Kationenaustauscher; er tauscht K^+ gegen Na^+ aus) bzw. *Calcium-Resonium*®; tauscht K^+ gegen Ca^{++} aus, ist insbesondere bei Hypernatriämie indiziert! Dosierung: 3–4 × 15 g Resonium A® oder Calcium-Resonium® als Suspension in ca. 100 ml 70% Sorbitlsg. oder (bei Durchfällen) in Wasser p. os oder Magensonde. Bei rektaler Applikation als Klysma: 30 g in 150 – 250 ml Wasser oder 10% Glukoselsg. körperwarm gegeben.

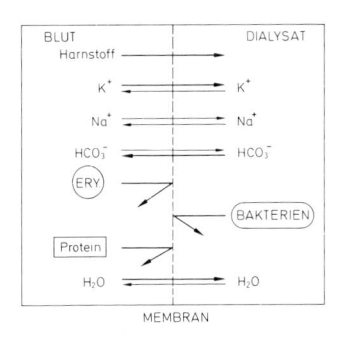

Abb. 135: Prinzipien der Dialyse (nach (8))

Diät und Flüssigkeitsrestriktion (EW, K$^+$, Na$^+$ ↓)

Im Bedarfsfall:
Antihypertensiva
Eisen (oral) besser als parenteral)
Vit. D oder Metaboliten
Puffersubstanzen bei Azidose

Verwendung gastrointestinaler Adsorbentien:
  Stärke
  Aluminiumhydroxyd
  Aktivkohle
  Kationen-Austauscher etc.,
um die urämischen Substanzen zu binden, über den Darm auszuscheiden oder aber ihre intestinale Absorption zu verhindern (PO$_4$)

Präventivbehandlung zur Minderung der Urämie und der durch sie verursachten Störungen

Entfernung urämischer Produkte durch Peritoneallavage *(«Peritonealdialyse»)*

Entfernung urämischer Substanzen *und* Flüssigkeit aus dem Blut durch Dialyse gegen Lösungen bestimmter Zusammensetzung mittels *«Hämodialyse»* durch semipermeable Membranen

① Schnelle Entfernung urämischer Substanzen mit großen Flüssigkeitsmengen aus dem Blut durch hochporöse Membranen *(«Hämodiafiltration»* oder *«Künstlicher Glomerulus»)*

② und Austausch mit einer Lösung konstanter Zusammensetzung

Entfernung überschüssiger Flüssigkeit (Überwässerung) durch extrakorporale *«Ultrafiltration»*.

Entfernung urämischer Substanzen durch direkten Kontakt des Blutes mit speziellen Sorbentien (*«Hämoperfusion»*, s. S. 435)

③ Entfernung urämischer Produkte aus der «glomerulären Flüssigkeit» mit spez. Sorbentien, gefolgt von einer Reinfusion der «gereinigten Flüssigkeit» *(sog. künstliche Nierentubuli)*

Therapeutisches Vorgehen basierend auf Entfernung urämischer Substanzen von oder mit Körperflüssigkeit

Abb. 136: Prinzipielle Konzepte in Gegenwart und Zukunft zur Behandlung des urämischen Patienten (nach (13), mod.)

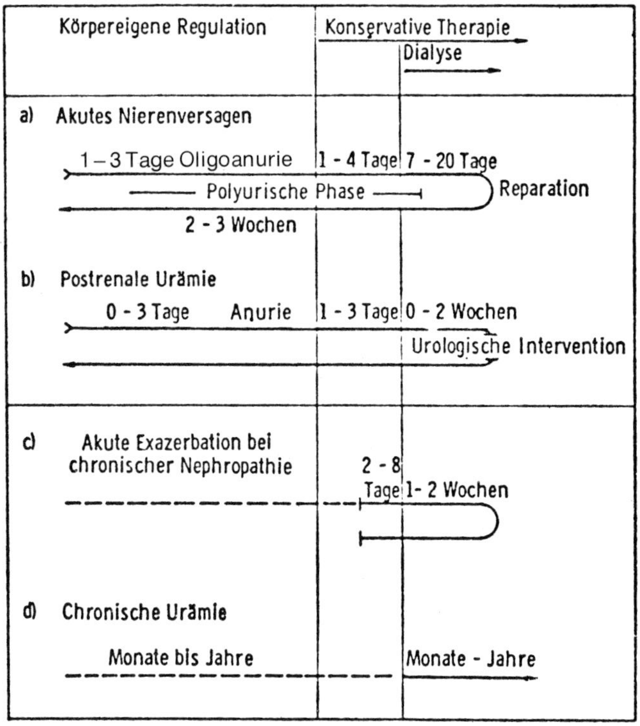

	Körpereigene Regulation	Konservative Therapie
		Dialyse
a)	Akutes Nierenversagen 1–3 Tage Oligoanurie ———— Polyurische Phase ———— 2 - 3 Wochen	1 - 4 Tage │ 7 - 20 Tage Reparation
b)	Postrenale Urämie 0 - 3 Tage Anurie	1 - 3 Tage │ 0 - 2 Wochen Urologische Intervention
c)	Akute Exazerbation bei chronischer Nephropathie	2 - 8 Tage │ 1 - 2 Wochen
d)	Chronische Urämie Monate bis Jahre	Monate - Jahre

Abb. 137: Zeitliche Indikationsbereiche der konservativen Therapie und der Dialysebehandlung im Verlauf akuter und chronischer Nierenleiden (nach (10)); s. auch Tab. 198

Tab. 196: Absolute Indikationen zur Hämodialyse (nach (2) und (15))

Eine *absolute Indikation* zur Dialysetherapie bei akutem Nierenversagen besteht dann, wenn folgende klinischen und biochemischen Symptome vorliegen:

1. Klinische Zeichen der urämischen Intoxikation:
   Depression der zerebralen Funktion, Störungen der Vitalfunktionen
   metabolische Störungen (dek. Azidose, H_2O-Intoxikation, Na^+-Retention)
   Nausea.

2. Zeichen einer massiven Überwässerung: zum Beispiel: Lungenödem,
   Hirnödem mit zerebralen Krämpfen.

3. Harnstoff im Serum über 300 mg%, Kreatinin > 10–15 mg%
   Kalium im Serum über 7 – 8 mmol/l (besonders bei Hyperkaliämiezeichen im EKG und Nichtansprechen auf konservative Therapie),
   aktuelles Blut-pH unter 7,1.

Tab. 197: Indikationen und Kontraindikationen zur Peritoneal- und Hämodialyse (Auswahl) (nach (7) ergänzt); s. auch Tab. 198

Indikationen zur Peritonealdialyse:
1. Unkompliziertes akutes Nierenversagen (voraussichtlich nur wenige Dialysen erforderlich)
2. Akuter Schub einer chronischen Niereninsuffizienz
3. Blutungsneigung, Blutungsgefahr (intra- u. postoperativ)
4. Fehlender Gefäßzugang
5. Unverträglichkeit von Fremdblut
6. Heparinallergie
7. Schwere Herz-Kreislaufinsuffizienz
8. Schock
9. Kindes-, Säuglings- und Greisenalter
10. Überwässerung
11. Vermeiden des Disäquilibriumsyndroms

Kontraindikationen zur Peritonealdialyse:
1. Entzündliche Prozesse im Bauchraum
2. Gedeckte Peritonitis (bei zwingender Indikation nur unter Antibiotikazusatz)
3. Frische Bauchtraumen, besonders bei Verdacht auf Milz- oder Leberruptur
4. Ausgedehnte Bauchfellverwachsungen
5. Schwangerschaft ab 4.–5. Lunarmonat
6. Intraabdominelle chirurgische Eingriffe (stellen innerhalb der ersten drei postoperativen Tage nur eine relative Kontraindikation dar. Voraussetzung ist eine dichte Naht der Bauchwand).
7. Bei Patienten mit inneren und äußeren Hernien sollte eine Peritonealdialyse nur durchgeführt werden, wenn eine Hämodialyse nicht möglich ist.

Indikationen zur Hämodialyse: → Tab. 196
1. Intermittierende Dauerdialyse
2. Akutes Nierenversagen (besonders dann, wenn eine Peritonealdialyse kontraindiziert oder nicht effektiv genug ist, z. B. bei Hyperkatabolismus)
3. Pulmonale Insuffizienz, die durch starke Überwässerung bedingt ist (Lungenödem).
4. Vergiftungen

Kontraindikationen zur Hämodialyse:
1. Ausgedehnte hämorrhagische Diathesen
2. Heparinallergie
3. Blutgruppeninkompatibilität
4. Schwere Herz-Kreislaufinsuffizienz
5. Schock

Tab. 198: Indikationen – Kontraindikation verschiedener Urämiebehandlungsmöglichkeiten (nach (6)); s. auch Tab. 197

Absolute Indikationen zur konservativen Urämiebehandlung
- nicht urämische Erkrankung (Tumor, coronare Herzkrankheit, Systemerkrankung) mit mutmaßlicher Lebenserwartung unter 3 Jahren
- volle Invalidität ohne Aussicht auf Rehabilitation (diabetische Amaurose, deformierende Polyarthritis)
- aktive Therapie nicht durchzuführen oder unzumutbar wegen psychischer oder charakterlicher Eigenschaften (Psychose, Alkoholismus)
- für Hämodialyse hoffnungslose Gefäßsituation
- Alter unter 15 und über 60 Jahre mit Ausnahmebestimmungen

Kontraindikationen zur kombinierten Dialyse- und Transplantationsbehandlung
- unter Immunosuppression reaktivierbare chronische Infekte (eiternde Bronchiektasen)
- operativ nicht korrigierbare Defekte der ableitenden Harnwege (tuberkulöse Schrumpfblase)
- fortgeschrittene Arteriosklerose der Beckengefäße (Verschlüsse der Vasa iliaca)
- im Transplantat rezidivierende Stoffwechselerkrankungen (Oxalose)
- präformierte Anti-HL-A-Antikörper
- Alter über 55 Jahre mit Ausnahmebestimmungen
- relativ: rasch fortschreitende Glomerulonephritis

Annehmbare Gründe zur Ablehnung der Heimdialyse
- Patient alleinstehend
- für Selbstdialyse unbrauchbare Gefäßsituation
- ungenügendes Lernvermögen trotz angemessener Anleitung
- ungünstige und nicht zu ändernde Wohnverhältnisse (Abklärung durch Fürsorge)
- unerwartete Änderungen in der Familiengemeinschaft (Tod des Ehegatten, Wohnungskündigung)

Tab. 199: Scribner-Shunt – Cimino-Fistel (nach (6))

	Scribner	Cimino
Prinzip	äußerer arterio-venöser Shunt	subcutane arterio-venöse Fistel
Vorteile	sofort benützbar schmerzlos (keine Punktionen) Anschluß an Maschine leichter	weniger Thrombosen und Infekte seltener Hospitalisation (Kosten ↓) Alltagsleben weniger behindert

Komplikationen	Thrombosen (Intimaschädigung)
	Infekte an Hautdurchtrittsstellen
	Hautdrucknekrosen
	Gefahren der Teflonspitzen
	    Abknickung
	    Intimaproliferation (Stenose)
	    Gefäßarrosion
	    mykotisches Aneurysma
		mangelhafte Entwicklung
		    venöser Ausflußbahnen
		venöse aneurysmale Dilatation
		chronisches Arm-Hand-Ödem
		Frühthrombosen
		Anastomosenaneurysma
		Stichkanäle: Infekt-Blutung-Hämatom

Prophylaxe	subtile Shuntpflege
	Anticoagulation
	regelmäßige Shuntographien
	    mit Korrekturoperationen
		mikrochirurgische Operationstechnik
		Peroperative Beachtung disponierender
		    Faktoren:
		        Venenklappen
		        proximale Flußbehinderung
		        Gefäßspasmen

Spezialprobleme	Shunt-Sepsis Suiciderleichterung Entstopfungsprocedere	ischämisch-neurologische Ausfälle Radialis-Steal-Syndrom

Tab. 200: Die postoperative Pflege eines Shunts bzw. einer Fistel (nach (5))

1. keine komprimierenden Verbände
2. Hochlagerung der Extremität in Streckhaltung
3. Ruhigstellung der Extremität
4. gut schließender Deckverband
5. Antibiotikaschutz während einer Woche
6. Antikoagulation (Quickwerte 25 – 35 %) bis zum Gebrauch
7. Analgetika bei Schmerzen
8. Vermeidung arterieller Hypotension infolge Hypovolämie (Vasokonstriktion)
9. Kontrolle der Durchgängigkeit mit Stethoskop resp. Palpation
10. Erster Stauversuch der Fistel nach 4 Tagen
11. Entfernung der Fäden nach frühestens 12 Tagen
12. Erste Punktion der Fistel nach 2 – 4 Wochen (je später desto besser)

Tab. 201: Wichtige Untersuchungen im Rahmen der Dialysebehandlung (nach (4, 14)

X	Rest-N	(< 40 mg%)	X Harnsediment:	(0 – 1 Ery)
	Harnstoff	(< 50 mg%)		(0 – 1 Leuko)
	Harnstoff-N	(< 23 mg%)		(vereinzelt
	Kreatinin	(< 1,6 mg%)		hyaline Zylinder)
		Serum	*Urin*	
X	Kalium	(4,0 – 5,5 mmol/L)	(40 – 90 mmol/die)	
X	Natrium	(135 – 150 mmol/L)	(150 – 220 mmol/die)	
X	Chlor	(97 – 108 mmol/L)	(170 – 210 mmol/die)	
	Calcium	(2,05 – 2,9 mmol/L)	(0,02 – 0,4 g/die)	
X(P)	Gesamt-E	(6,2 – 8 g%)		
	pH	(7,38 – 7,44)		
	Standardbikarbonat	(21,0 – 26,0 mmol/L)		
X	Hb	(Frauen: 14 – 16 g%, Männer: 15 – 17 g%)		
X	Hk	(Frauen: 36 – 45 g%, Männer: 43 – 49 g%)		
		(Kinder: 39 – 44 g%)		
X	Leukocyten	(4000 – 10000 pro ml)		
X	Thrombocyten	(120.000 – 250.000 pro ml)		
X	SGPT	(18 U/L)		
X	AuSH (HB_sAg)	(negativ)		
X	Phosphor	(3,5 ± 1,0 mg%)		
X	alk. Phosphatase	(20 – 48 U/L nach Bessey-Lowry)		
	ZVD	(1,0 – 8,0 mm Hg) kritischer Wert für Kreislaufüberlastung ca. 15 mm Hg)		
	Quick	(80 – 100%)		
	Osmolalität	(Urin: 700 – 1200 mOsm/kg H_2O) (Serum: 285 – 300 mOsm/kg H_2O)		
X	Art. Blutdruck	(120 – 140/70 – 90 mm Hg)		
X	Herzfrequenz	(ca. 70 – 90 p.m.)		
X	EKG	(Elektrolytimbalanzen = Kalium, Calcium, Magnesium? Digitalis?)		
X(H)	Körpergewicht	(Trendüberwachung!)		
	Lungenuntersuchung:			
	X klinisch:	(Rasselgeräusche?)		
	radiologisch:	(«fluid lung»?)		
	Herzuntersuchung:			
	X klinisch:	(Perikardreiben?)		
	radiologisch:	(Perikarderguß, Dilatation?, S. 272)		
X	Augenhintergrund:	(Stauungspapille?)		

Zeichenerklärung:
X = unumgänglich
P = Peritonealdialyse
H = Hämodialyse
Werte in Klammern: Norm

Tab. 202: Die wichtigsten Komplikationen der Hämodialyse (→ auch Hämoperfusion, Seite 435) (nach (1, 2, 15))

Formen	Symptome	Ursachen
Kreislauf-komplikationen	Überwässerung	Hypervolämie (zu geringe Dehydration)
	Blutdruckabfall	Hypovolämie (zu rigorose Dehydration)
	Extrasystolie	Myokardischämie (Blutdruckabfall + Anämie)
		Hyperkaliämie
Technische Komplikationen	Luftembolie	Systemundichtigkeiten
	Hämolyse	Dialysatfehler
	Blutung	Grad der Heparinisierung
	Hirnblutung	Hypertone Enzephalopathie und zu starke Heparinisierung
	Shuntblutung	Zeichen der drohenden Shuntokklusion!
	Hartwassersyndrom (Blutdruckanstieg, Nausea)	Mangelhafte Wasserenthärtung im Dialysat
Disäquilibrium-syndrom	Hypertensive Enzephalo-pathie (s. S. 206), Tachykardie Kopfschmerzen Bewußtseinsstörung Koma, Konvulsionen	Starker u. rapider Anstieg des osmotischen Gradienten zwischen EZR u. Hirnzellen (s. auch Hyperosmolares Koma, S. 461)
Dialyseosteopathie	sek. Hyperparathyreoidismus	Phosphatretention, gestörter Vit. D-Stoffwechsel, enterale Malabsorption von Ca^{++}, Skelettresistenz gegenüber Parathormon, metabolische Azidose
Hepatitis	Leberenzymanstieg	Infektion

Literatur:

(1) Alken, C. E. u. Staehler, W.: Klinische Urologie. G. Thieme-Verlag Stuttgart 1973, S. 563
(2) Brass, H., Plache, H., Mann, H.: Indikationen zur Dialyse bei akutem Nierenversagen und bei Vergiftungen. diagnostik 7 (1974) 267
(3) Brunner, F.: Notfalltherapie während Hämodialyse. Schweiz. med. Wschr. *102* (1972) 886
(4) Colombi, A.: Die Hämodialysebehandlung der chronischen Niereninsuffizienz. Schweiz. med. Wschr. *104* (1974) 982
(5) Colombi, A.: Hämodialyse-Kurs. F. Enke Verlag Stuttgart 1973
(6) Enderlin, F. u. Harder, F.: Transplantation. In: Allgemeine und spezielle Chirurgie. Hrsgb.: M. Allgöwer. Springer-Verlag, Berlin – Heidelberg – New York 1976, S. 514 ff.
(7) Finke, K.: Indikationen und Kontraindikationen zur Peritoneal- und Hämodialyse (in: Klinikkalender 1975. Perimed-Verlag Dr. Straube, Erlangen 1975, S. 136)
(8) Gerson, G./ Intensive care. William Heinemann Medical Books Ltd. 1973, S. 110 ff.
(9) Heinze, V.: Das akute Nierenversagen (in «Praxis der Dialysebehandlung», Hrsgb.: H. E. Franz, G. Thieme-Verlag, Stuttgart 1975)
(10) Jutzler, G. A.: Zeitliche Indikationsbereiche der konservativen Therapie und der Dialysebehandlung im Verlauf akuter und chronischer Nierenleiden. Urologe 6 (1967) 32
(11) Ritz, E., Andrássy, K. et al.: Prophylaxe der Dialyseosteopathie. Med. Welt *24* (1973) 517
(12) Sieberth, H. G.: Dialysebehandlung von Vergiftungen. Internist *16* (1975) 119

(13) Wetzels, E. u. Gurland, H. J.: Dialyse-Ärzte Workshop 1974 Bd. 1, S. 25
(14) Wetzels, E.: Hämodialyse und Peritonealdialyse. Springer-Verlag, Berlin – Heidelberg – New York, 1969

Weiterführende Literatur:

(15) Gessler, U. (Hrsg.): Urämie. Aesopus-Verlag GmbH, München – Lugano 1977
(16) Papper, S.: Clinical Nephrology. Little, Brown and Co., Boston 1978
(17) Hamburger, J., Crosnier, J., Grünfeld, J.-P.: Nephrologie. flammarion médicine, Paris 1979

6. Harnwegsinfekt

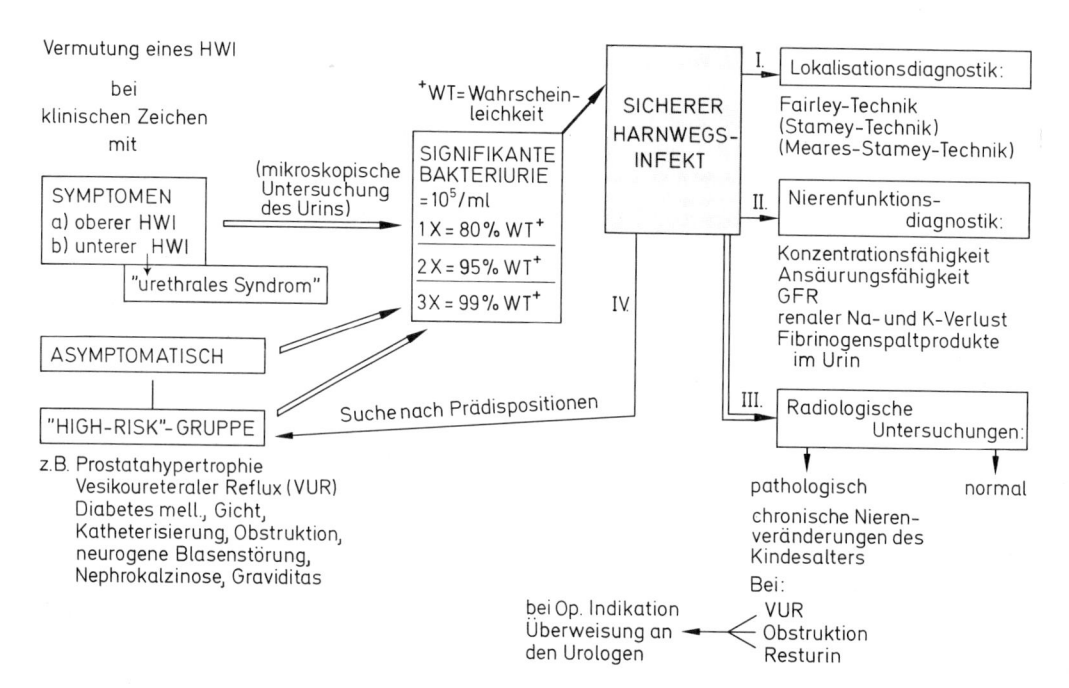

Abb. 138: Untersuchungsvorgang bei Verdacht auf Harnwegsinfekt (nach (5)), s. auch Abb. 142

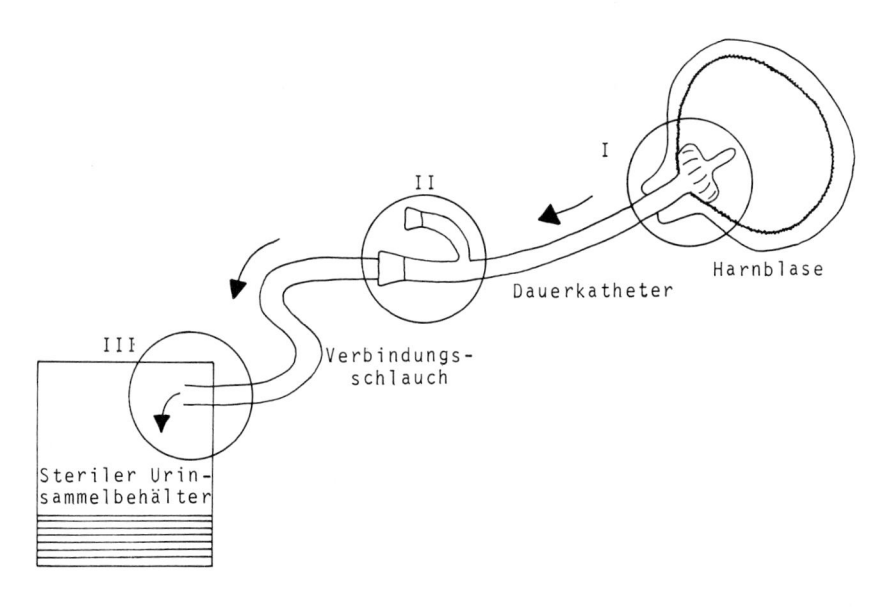

Abb. 139: Geschlossenes Harndrainagesystem und mögliche Infektionswege (nach (3))

Eindringmöglichkeiten von Bakterien in das «geschlossene» Harndrainage-System:
I Harnröhreneingang und Umgebung des Katheters. II Anschluß zwischen Katheter und Verbindungsschlauch. III Anschluß zwischen Verbindungsschlauch und Urinsammelbeutel sowie Reflux von Urin aus dem Sammelbeutel in den Verbindungsschlauch.

Der Dauerkatheter und seine Pflege (nach (4) ergänzt)

Eine *intermittierende Spülung* des Harnblasenkatheters *mit Kochsalzlösung oder antimikrobiellen Medikamenten wird von den meisten Experten als wertlos angesehen,* da ein Antibiotikum zum Wirksamwerden einige Zeit benötigt, also beim reinen Spülen unwirksam sein muß und die Verbindung Katheter mit Drainage unterbrochen wird. Besteht allerdings eine Verlegung des Dauerkatheters, so ist eine einzige Spülung unter sterilen Kautelen notwendig. Vorwiegend um eine Verlegung des Dauerkatheters zu vermeiden, aber auch um einer Infektion vorzubeugen, *werden heute geschlossene Spülsysteme empfohlen.* Diese erlauben über einen doppelläufigen Katheter oder einen Y-förmig geteilten Katheter eine ständige oder auch intermittierende Reinigung des Drainage-Systems. Der *einzige Nachteil* der Methode ist die notwendige *Verkleinerung des Lumens des Dauerkatheters, wodurch* wiederum *Inkrustierungen und Obstruktionen* leichter auftreten können.
An *Spüllösungen haben sich bewährt:*
0,25 %ige Essigsäure in physiologischer Kochsalzlösung (1 ml pro min als «ständige Infusion»), und 40 mg Neomycinsulfat + 200 000 E. Polymyxin B in 1000 ml physiologischer Kochsalzlösung pro 24 Std. oder alternativ: *Polyvidon-(PVP)-Jod-Komplex in einer Verdünnung von 1:20.*
Diese Lösungen werden zweckmäßigerweise als Dauertropfinfusion verabreicht und haben sich zumindest in gleichem Maße wie geschlossene Drainage-Systeme bewährt. Die Neomycin-Polymyxin-B-Lösung ist insofern zu bevorzugen, als die Harnblasenschleimhaut nicht gereizt wird und kein Übertritt von Neomycin und Polymyxin B in das Blut stattfindet. Als ein gewisser *Nachteil* wird der Umstand angesehen, *daß dieses Spülsystem der Wartung bedarf,* um einen konstanten Fluß zu gewährleisten, und daß die Spülflüssigkeit nur das Blasentrigonum, nicht die ganze Harnblasenschleimhaut erreicht. Darüber hinaus sind, wenn es zu einer Kontamination kommt, diese Bakterien dann oft antibiotikaresistente Enterokokken, Pilze oder gramnegative Bazillen. Auch ist die Über-

wachung durch tägliche Kultivierung des Katheterurins bei Verwenden der dauernden oder intermittierenden Spülung mit diesen Lösungen erschwert.

Somit steht die Anwendung eines geschlossenen Drainage-Systems zur Pflege eines Dauerkatheters an erster Stelle. Die Kosten eines guten, sterilen, geschlossenen Drainage-Systems oder auch einer antibakteriellen Dauerspülung sind jedenfalls um vieles billiger als die Kosten einer Behandlung mit Antibiotika, wenn es zu einer Harnwegsinfektion oder gar Sepsis gekommen ist.

Die suprapubische Blasendrainage (nach (1, 2))

Atraumatische, aseptische Katheterinstillation, Reinigung von Oberschenkeln und Genitale 2 × tgl. mit Killavon®: 0,5 %, Verbinden der Kathetereintrittsstelle in den Meatus mit sterilem Tupfer, geschlossenes Harnableitungssystem sowie schließlich antimikrobielle Blasenspülungen können bei der transurethralen Dauerdrainage auf Dauer eine Keimaszension vom periurethralen Milieu her nicht verhindern! Dem Dauerkatheterträger drohen daher Infektionen der Harnwege bzw. Harnröhrenverengungen.

Die *suprapubische Harnableitung* besitzt gegenüber der der üblichen Dauerkatheterisierung einige entscheidende Vorteile, von denen nur das weitaus *geringere Infektionsrisiko* und das *Vermeiden von Harnröhrenkomplikationen* genannt werden sollen.

Die neuerdings verfügbaren Punktionssysteme (Cystofix®, Fa. Braun, Melsungen, Uristil®, Fa. Porges, Paris, Cystocath®, Fa. Dow, Brüssel, u. a.) haben zu einer Verbesserung und Vereinfachung dieser bisher sicher zu selten praktizierten Methodik beigetragen.

Indikationen für die suprapubische Blasendrainage (nach (6) ergänzt)
1. Akute, schwere Epididymitis
2. Akute, schwere Prostatitis
3. Akute, schwere Urethritis
4. Urethrastriktur
5. Urethraruptur
6. Harnverhaltung
7. Dauerkatheterismus in der Intensivpflege

Kontraindikationen für die suprapubische Blasendrainage (nach (6))
1. Zustand nach operativen Unterbaucheingriffen
2. Zustand nach Bestrahlung der Beckenorgane
3. Sepsis im Unterbauchbereich
4. Blasen-Neoplasma

Literatur

(1) Blümlein, H. M., Lux, B.: Punktionssystem zur suprapubischen Blasendrainage. Dtsch. Ärzteblatt 35 (1978) 1943
(2) Brühl, P.: Die Katheterdrainage der Harnblase. In: Praxis der klinischen Hygiene in Anästhesie und Intensivpflege. Hrsg.: O. H. Just; G. Thieme-Verlag, Stuttgart 1978, S. 50 – 72 (62 Literaturangaben!)
(3) Kunin, C. M.: Detection, Prevention and Management of Urinary Tract Infection. Lea and Febiger, Philadelphia 1972, S. 105
(4) Piazolo, P.: Der Dauerkatheter und seine Pflege. In: Praktische Nephrologie im Erwachsenen- und Kindesalter. Hrsg.: H. E. Franz u. K. Schärer, F. Enke-Verlag, Stuttgart 1975, S. 282
(5) Piazolo, P.: Klinische Zeichen der Harnwegsinfektion. In: Praktische Nephrologie im Erwachsenen- und Kindesalter. Hrsg.: H. E. Franz und K. Schärer, F. Enke-Verlag, Stuttgart 1975, S. 25
(6) Wilkins, E. W. (edt.): MGH Textbook of Emergency Medicine. Williams & Wilkins, Baltimore 1978, pg. 780

7. Medikation bei Niereninsuffizienz

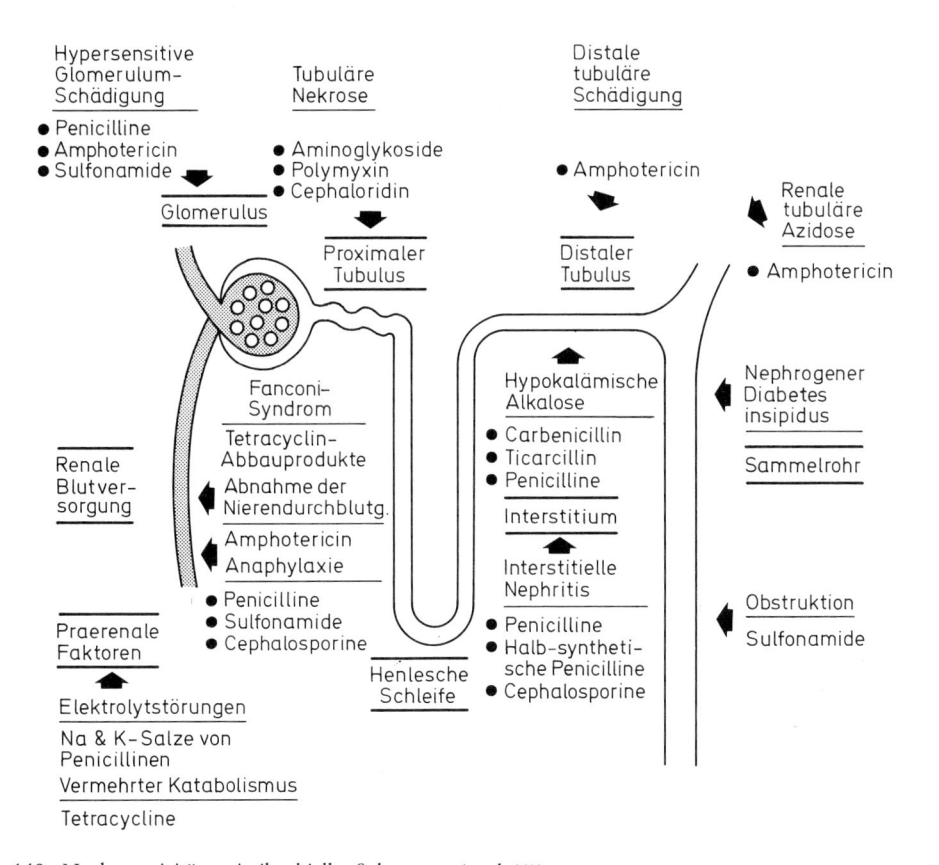

```
Hypersensitive
Glomerulum-        Tubuläre           Distale
Schädigung         Nekrose            tubuläre
                                      Schädigung
• Penicilline
• Amphotericin     • Aminoglykoside
• Sulfonamide      • Polymyxin        • Amphotericin
                   • Cephaloridin                         Renale
                                                          tubuläre
         Glomerulus                                       Azidose
                        Proximaler    Distaler
                        Tubulus       Tubulus             • Amphotericin

                        Fanconi-                          Nephrogener
                        Syndrom       Hypokalämische      Diabetes
                                      Alkalose            insipidus
                        Tetracyclin-  • Carbenicillin
Renale                  Abbauprodukte • Ticarcillin       Sammelrohr
Blutver-                Abnahme der   • Penicillin
sorgung                 Nierendurchblutg.
                                      Interstitium
                        Amphotericin
                        Anaphylaxie   Interstitielle
                                      Nephritis          Obstruktion
                        • Penicilline
Praerenale              • Sulfonamide • Penicilline       Sulfonamide
Faktoren                • Cephalosporine • Halb-syntheti-
                                         sche Penicilline
                        Henlesche     • Cephalosporine
Elektrolytstörungen     Schleife
Na & K-Salze von
Penicillinen
Vermehrter Katabolismus
Tetracycline
```

Abb. 140: Nephrotoxizität antimikrobieller Substanzen (nach (1))

Tab. 203: Nephrotoxizität von Antibiotika (nach (1))

	Nephrotox.	Eliminationsmechanismus
Amikacin	S	K-G
Amoxicillin	N	K-T
Amphotericin	S	nicht renal
Ampicillin	R	K-T
Azlocillin	R	K-T
Carbenicillin	R	K-T, L
Cefamandol	N	K-T
Cefazolin	N	K-T
Cefoxitin	N	K-T
Cephalexin	R	K-T
Cephaloridin	S	K-G
Cephalothin	R	K-T
Cephapirin	R	K-T
Cephradin	R	K-T
Chloramphenicol	N	L
Chlortetracyclin	R	K-G, L

Forts.:
Tab. 203: Nephrotoxizität von Antibiotika (nach (1))

	Nephrotox.	Eliminationsmechanismus
Clindamycin	N	L
Cloxacillin	N	K-T, L
Colistin	S	K-G
Demethylchlortetracyclin	R	K-G, L
Dibekacin	S	K
Dicloxacillin	N	K-T, L
Doxycyclin	N	L
Erythromycin	N	L
Ethambutol	N	K
Flucloxacillin	N	K-T, L
5-Fluorocytosin	N	K-G
Gentamicin	S	K-G
Isoniazid	N	K, L
Kanamycin	S	K-G
Lincomycin	N	L
Methenamin	N	K
Methicillin	R	K-T
Mezlocillin	R	K-T, L
Minocyclin	N	K, L
Nafcillin	R	K-T, L
Nalidixin	N	K
Neomycin	S	K-G
Nitrofurantoin	N	K
Oxacillin	R	K-T
Oxytetracyclin	R	K
Paraaminosalicylsäure	R	K, L
Penicillin-G	R	K-T
Polymyxin	S	K-G
Rifampin	R	L
Sisomicin	S	K
Spectinomycin	N	K
Streptomycin	S	K-G
Sulfadiazin	R	K
Sulfamethoxazol	R	K
Sulfisoxazol	R	K
Tetracyclin-HCl	R	K-G, L
Ticarcillin	N	K-T, L
Trimethoprim	R	K
Tobramycin	S	K-G
Vancomycin	?	K

Legende:
N = nicht bekannt
R = kaum von Bedeutung
S = bedeutend
K = Niere
T = tubulär
G = glomerulär
L = Leber
? = unbekannt

Tab. 204–205: Dosierungen von Antibiotika bei Nierenversagen (nach (1));
s. auch Tab. 352, S. 609

Medikament	Dosisänderung bei Nierenversagen[2]		Dosierung nach Dialyse[1]	
	mittelgradig (Kreat. Cl. 30–50 ml/min.)	Urämie (Kreat. Cl. < 10 ml/min.)	Peritoneal-dialyse	Hämodialyse
Amikacin	7,5 mg/kg		3–4 mg für je 2 L abgeflossenes Dialysat	7,5 mg/kg
Amoxicillin	keine	250–500 mg/ 16–24 h	wie bei Urämie	250 mg u. wie bei Urämie
Amphotericin	0,5 mg/kg/48 h		wie bei Urämie	wie bei Urämie
Ampicillin	keine	0,5–1,0 g/8 h	wie bei Urämie	0,5 g/6–8 h
Azlocillin	5 g/12 h	2 g/12 h	wie bei Urämie	2 g nach der Dialyse, dann wie bei Urämie
Carbenicillin	3 g/4 h	2 g/12 h	2 g/8–12 h	2 g nach der Dialyse, dann wie bei Urämie
Cefamandol	keine	1 g/24 h	wie bei Urämie	0,5 g am Tag der Hämodialyse
Cefazolin	0,5 g/12–16 h	0,5 g/24 h	wie bei Urämie	0,5 g nach Dialyse, dann wie bei Urämie
Cefoxitin	keine	1 g/12–24 h	wie bei Urämie	1 g nach der Dialyse
Cephalexin	250–500 mg/ 8–12 h	250–500 mg/ 24–36 h	250–500 mg/ 12 h	zuzüglich 500 mg am Tag der Dialyse
Cephaloridin	meiden	meiden	meiden	meiden
Cephapirin	meiden	1 g/12 h	wie bei Urämie	1 g nach der Dialyse
Cephradin	250–500 mg/ 8–12 h	250–500 mg/ 24–36 h	250–500 mg/ 12 h	zuzüglich 500 mg am Tag der Dialyse
Chloramphenicol	keine	10 % weniger	wie bei Urämie	
Chlortetracyclin	meiden (Doxycyclin verwenden, wenn Tetracyclin benötigt wird)			
Clindamycin	keine	300 mg/8 h	wie bei Urämie	
Cloxacillin	keine	keine	keine	keine
Colistin	150 mg über 2–4 Tage	100 mg über 2–4 Tage	wie bei Urämie	
Demethylchlor-tetracyclin	meiden (Doxycyclin verwenden, wenn Tetracyclin benötigt wird)			
Dibekacin	1 mg/kg KG /12 h	1 mg/kg KG /48–72 h		1 mg/kg KG nach der Dialyse
Dicloxacillin	keine	keine	keine	keine

Forts.: Dosierungen von Antibiotika bei Nierenversagen (nach (1))

Medikament	Dosisänderung bei Nierenversagen[2]		Dosierung nach Dialyse[1]	
	mittelgradig (Kreat. Cl. 30–50 ml/min.)	Urämie (Kreat. Cl. < 10 ml/min.)	Peritoneal-dialyse	Hämodialyse
Doxycyclin	keine	keine	keine	keine
Erythromycin	keine	keine	keine	keine
Ethambutol	keine	5–10 mg/kg/tgl.	unbekannt	wie bei Urämie
Flucloxacillin	keine	keine	keine	keine
5-Fluorocytosin	25–50 mg/kg/12 h	25–50 mg/kg/24–36 h	wie bei Urämie	25–50 mg/kg nach der Dialyse
Gentamycin	1 mg/kgKG /12 h		1 mg für je 2 L abgeflossenes Dialysat	1 mg/kg nach der Dialyse
Isoniazid	keine	300 mg/die nicht überschreiten!	wie bei Urämie	
Kanamycin	7,5 mg/kg		3–4 mg für je 2 L abgeflossenes Dialysat	7,5 mg/kg nach der Dialyse
Lincomycin	keine	das Dosierungs-intervall auf 12 h verlängern	wie bei Urämie	
Methenamin-mandelat	keine	meiden	meiden	meiden
Methicillin	keine	1–2 g/8 h	1–2 g/8 h	1 g/6 h
Mezlocillin	5 g/12 h	2 g/12 h	wie bei Urämie	2 g nach der Dialyse, dann wie bei Urämie
Minocyclin	meiden (Doxycyclin verwenden, wenn Tetracyclin benötigt wird)			
Nafcillin	keine	keine	keine	keine
Nalidixinsäure	keine	meiden	meiden	meiden
Neomycin	meiden	meiden	meiden	meiden
Nitrofurantoin	keine	meiden	meiden	meiden
Oxacillin	keine	1 g/6 h	wie bei Urämie	
Oxytetracyclin	meiden (Doxycyclin verwenden, wenn Tetracyclin benötigt wird)			
Paraaminosalicyl-säure	keine	meiden	meiden	meiden
Penicillin G	keine	1.6 · 10⁶ Einheiten/6 h	wie bei Urämie	

Forts.: Dosierungen von Antibiotika bei Nierenversagen (nach (1))

Medikament	Dosisänderung bei Nierenversagen[2]		Dosierung nach Dialyse[1]	
	mittelgradig (Kreat. Cl. 30–50 ml/min.)	Urämie (Kreat. Cl. < 10 ml/min.)	Peritoneal-dialyse	Hämodialyse
Polymyxin	2,5 mg/kg am ersten Tag, dann 1,0 mg/kg über 3 Tage	2,5 mg/kg am ersten Tag, dann 1 mg/kg über 5–7 Tage	wie bei Urämie	
Rifampin	keine	300 mg tgl.	unbekannt	unbekannt
Sisomycin	1 mg/kg		1 mg für je 2 L abgeflossenes Dialysat	1 mg/kg nach der Dialyse
Spectinomycin	meiden			
Streptomycin	1,5 mg tgl.	0,5 g über 3 Tage	wie bei Urämie	0,5 g nach der Dialyse
Sulfadiazin	meiden	meiden	meiden	meiden
Sulfamethoxazol	1,5 g/12 h	0,5 g/24 h	meiden	meiden
Sulfisoxazol	keine	0,5 g/24 h	meiden	meiden
Tetracyclin-HCl	meiden (Doxycyclin verwenden, wenn Tetracyclin benötigt wird)			
Ticarcillin	2 g/4 h	2 g/12 h	wie bei Urämie	2 g nach der Dialyse
Tobramycin	1 mg/kg		1 mg für je 2 L abgeflossenes Dialysat	1 mg/kg nach der Dialyse
Trimethoprim	40 mg/12 h	40 mg/24 h	wie bei Urämie	
Vancomycin	1 g/tgl.	1 g über 7 Tage	wie bei Urämie	wie bei Urämie

[1] Spulentyp, Flußgeschwindigkeit und Dauer der Dialyse haben Einfluß auf die Größen! *Die Medikamente sollten immer bei Nierenerkrankungen gemieden werden, von denen keine Dosierung nach der Dialyse angegeben wird.*

[2] Ist als Nierenfunktionsparameter nur Se-Kreatinin (mg%) bekannt, sollte entsprechend den Angaben von D. Höffler (4) und F. Daschner dosiert werden (Daschner, F.: Infektionskontrolle in Klinik und Praxis. Verlag G. Witzstrock, Baden-Baden, Köln, New York, 1979, S. 91–102).

Tab. 206: Medikamentendosierung bei Nierenfunktionseinschränkung (nach (2) mod.)

Beachte:
leichte Nierenschädigung: Kreatinin-Clearance: 50 – 80 ml/min.
mäßige Nierenschädigung: Kreatinin-Clearance: 10 – 50 ml/min.
Schwere Nierenschädigung; Kreatinin-Clearance: < 10 ml/min.

Analgetika, Antihistaminika, Narkotika und Antagonisten zu Narkotika

Medikament	Ausschei-dungswege	Normale Halbwertszeit (h)	Erhaltungsdosis-Intervalle Nierenschädigung				Signifikante Dialyse des Medikaments	Toxische Wirkungen Bemerkungen
			normal	leicht	mäßig	stark		
Analgetika (Nicht-Narkotika)[1]								[1] Zusätzliche Dosis während Dialyse, nur wenn besonderer Blutspiegel wichtig ist
Acetaminophen	hepatisch (renal: 3%)	2	4 h	4 h	4 h	ver-meiden	Hämodialyse[1] keine Peritonealdialyse	[1] möglicherweise nephrotoxisch
Acetylsalicylsäure	renal,[2] hepatisch	2 – 4,5[3] (Dosis < 0,3 g) 16 – 19 (große Dosen)	4 h	4 h	4 – 6 h (× 1,5)	8 – 12 h (× 2 – 3)	Hämodialyse[1] Peritonealdialyse	[1] möglicherweise nephrotoxisch; qualitative Thrombozytenänderung; führt zu urämischen gastrointestinalen Erscheinungen [2] Maximale Ausscheidung in alkalischem Harn [3] Wird in Salicylsäure umgewandelt, deren Elimination eine nichtlineare Funktion der Dosis ist
Phenazopyridin	renal	unbekannt	8 h	8 – 16 h (× 2)	ver-meiden	ver-meiden	unbekannt	Nephrotoxisch; Methämoglobinämie Kann in Sulfonamidpräparaten enthalten sein
Antihistaminika [1]								[1] Können starke Sedierung hervorrufen

Substanz	Elimination	HWZ					Hämodialyse	Bemerkungen
Diphenhydramin	hepatisch (renal)	<6	6 h					1) Subgruppentoxizität; anticholinergische Wirkung; kann Harnverhalten erzeugen
Narkotika und Antagonisten zu Narkotika[1]								1) Können starke Sedierung bewirken
Codein	hepatisch (renal: <16%)	unbekannt	4 h	unverändert	unverändert	unverändert	unbekannt	1) Subgruppentoxizität
Pethidin	hepatisch (renal: <10%)	5,5	4 h	unverändert	unverändert	unverändert	unbekannt	1) Subgruppentoxizität
Methadon	renal 58%[2] (extrarenal: 42%)	10–18[3]	6–8 h	8–12 h (×1,5)	12–16 h (×1,5–2)	16–24 h (×2–3)	unbekannt	1) Subgruppentoxizität 2) Ausscheidung in saurem Harn vermehrt 3) Plasma-Halbwertszeit bestimmt durch Proteinbindung
Morphin	hepatisch (renal: <14%)	2–3 (1. Teil) 10–44 (2. Teil)[2]	4 h	unverändert	unverändert	unverändert	unbekannt	1) Subgruppentoxizität 2) Können rezirkulierende Metabolite sein
Naloxon	hepatisch	1,5	i.v.	unverändert	unverändert	unverändert	unbekannt	1) Subgruppentoxizität
Pentazocin	hepatisch (renal: <13%)	2 (i.m.)	4–6 h	unverändert	unverändert	unverändert	unbekannt	1) Subgruppentoxizität
Propoxyphen	hepatisch (renal: <10%)	1,8–3,5 (i.v. oder i.m.) 3,5–8,4 (oral)	4 h	unverändert	unverändert	unverändert	keine Hämo- oder Peritonealdialyse	1) Fragliche Subgruppentoxizität Nephrogener Diabetes insipidus
Barbiturate[1]								1) Für Substanzen in dieser Untergruppe ist Hämodialyse wenigstens doppelt so wirksam wie Peritonealdialyse

Forts.:
Tab. 206: Barbiturate, Diazepine, Antidepressiva

Medikament	Ausscheidungswege	Normale Halbwertszeit (h)	Erhaltungsdosis-Intervalle				Signifikante Dialyse des Medikaments	Toxische Wirkungen Bemerkungen
			normal	Nierenschädigung leicht	mäßig	stark		
Amobarbital	hepatisch	6 (Teil)[2] 15,8–21 (Teil)	i.m. i.v. Tbl.	unverändert	unverändert	unverändert	Hämo- oder Peritonealdialyse	[1]) Gruppentoxizität; Hämodialyse kann bei Vergiftungen nützlich sein [2]) Biexponentielle Pharmakokinetik
Phenobarbital	hepatisch (renal 30 %)	37–96	8 h	8 h	8 h	8–16 h (× 2)	Hämodialyse, Peritonealdialyse	[1]) Gruppentoxizität
Secobarbital	hepatisch	unbekannt		unverändert	unverändert	unverändert	Hämo- oder Peritonealdialyse	[1]) Gruppentoxizität Hämodialyse kann bei Vergiftungen nützlich sein

Benzodiazepine u. Tranquillantien

Medikament	Ausscheidungswege	Normale Halbwertszeit (h)	Erhaltungsdosis-Intervalle				Signifikante Dialyse des Medikaments	Toxische Wirkungen Bemerkungen
			normal	leicht	mäßig	stark		
Chlordiazepoxid	hepatisch	22–24	8 h	8 h	8–12 h (× 1,5)	12–24 h (× 1,5–3)	Keine Hämo- oder Peritonealdialyse	Gruppentoxizität
Diazepam	hepatisch	2–10 (Teil)[2] 48–192 (Teil)	8 h	unverändert	unverändert	unverändert	Keine Hämodialyse[1]	Gruppentoxizität; [1]) Kann zusätzliche Dosis bei Einsatz als Antikonvulsivum erforderlich machen [2]) Komplexe biexponentielle Pharmakokinetik
Ethchlorvynol	renal (fraglich hepatisch)	21–105		unverändert	unverändert	unverändert	Hämodialyse, Peritonealdialyse	Gruppentoxizität; potentiell nephrotoxisch

Substanz	Metabolismus	Halbwertszeit (h)					Dialyse	Bemerkungen
Glutethimid	hepatisch	10–45[1]				vermeiden	Keine Hämo- oder Peritonealdialyse	Gruppentoxizität [1]) Halbwertszeit erhöht bei Hypotension und Höherdosierung
Lithium-carbonat	renal	24–48	8 h	8 h	vermeiden	vermeiden	Hämodialyse, Peritonealdialyse	Gruppentoxizität; nephrogener Diabetes insipidus; toxische Wirkungen durch Natriumverarmung verstärkt
Meprobamat	hepatisch (renal: 10%)[2]	8	6 h	6 h	9–12 h (× 1,5 –2)	12–18 h (× 2–3)	Hämodialyse, Peritonealdialyse[1])	Gruppentoxizität [1]) Hämodialyse ist doppelt so wirksam wie Peritonealdialyse [2]) Kann durch Kochsalzdiurese gefördert werden
Methaqualon	extrarenal	2–6	8 h	unverändert	unverändert	unverändert	Hämodialyse	Gruppentoxizität. Nebenprodukt (Verunreinigung) Orthotoluidin kann hämorrhagische Cystitis hervorrufen
Phenothiazine[1])	hepatisch		6 h	6 h	9–12 h (× 1,5 –2)	12–18 h (2–3)	keine Hämo- oder Peritonealdialyse	Gruppentoxizität; anticholinergisch; kann Harnverhaltung, Pigmentation und Laktation hervorrufen [1]) Prototyp: Chlorpromazin
Trizyklische Antidepressiva[1])	Cave: erhebliche genetische Variationen im Stoffwechsel!							[1]) Alle Substanzen dieser Untergruppe sind anticholinergisch; können Harnverhaltung hervorrufen, die hypotensiven Wirkungen von Guanethidin herabsetzen; verstärkte Ausscheidung in saurem Harn (Gesamtausscheidung bleibt klein)
Amitriptylin	fraglich hepatisch[2])	41–45	8 h	unverändert	unverändert	unverändert	Peritonealdialyse, keine Hämodialyse	Gruppentoxizität [2]) verstoffwechselt zu Nortriptylin

Forts.:
Tab. 206: Antidepressiva, Antiarrhythmika und Antihypertensiva

Medikament	Ausscheidungswege	Normale Halbwertszeit (h)	Erhaltungsdosis-Intervalle				Signifikante Dialyse des Medikaments	Toxische Wirkungen Bemerkungen
			normal	Nierenschädigung leicht	mäßig	stark		
Desipramin[1]	fraglich hepatisch (renal: < 5 %)	4 – 35[2]	8 h	unverändert	unverändert	unverändert	unbekannt	Gruppentoxizität [2]) Genetische Variation im Stoffwechsel
Imipramin[1]	fraglich hepatisch[2] (fraglich renal)	3,5	8 h	unverändert	unverändert	unverändert	Peritonealdialyse, keine Hämodialyse	Gruppentoxizität Fraglich nephrotoxisch [2]) Verstoffwechselt zu Desmethylimipramin
Nortriptylin[1]	fraglich hepatisch (renal: < 5 %)	18,1 – 38[2]	8 h	unverändert	unverändert	unverändert	Peritonealdialyse, keine Hämodialyse	Gruppentoxizität [2]) Genetische Variation im Stoffwechsel
Antiarrhythmische Substanzen [1])								[1]) Alle Substanzen dieser Untergruppe: Ausscheidung vermehrt in saurem Harn; Blutspiegel bester Anhaltspunkt für die Dosierung
Lidocain[1]	hepatisch[1] (renal: < 20 %)	1 – 2 (Teil)[2] 1,2 – 2,2 (Teil)	i.v.	unverändert	unverändert	unverändert	unbekannt	[2]) Biexponentielle Pharmakokinetik; Clearance abhängig von Leberdurchblutung
Procainamid[1]	renal (60 %)[1] (extrarenal)	2,5 – 4,5	3 h	3 h	4,5 – 6 h[2] (× 1,5 – 2)	6 – 9 h[2] (× 2 – 3)	Hämodialyse	[2]) Gewöhnliche klinische Praxis zur Herabsetzung des Umfangs und der Häufigkeit der Dosierung

Propranolol	hepatisch[1]	3,2 (oral)[1] 0,1 (i.v.)[2]	6 h	unverändert	unverändert	unverändert	Keine Hämodialyse	[1]) Clearance abhängig von Leberdurchblutung; Existenz eines Schwellenwertes; orale Dosis von weniger als 30 mg wird von normaler Leber vollständig extrahiert [2]) Biexponentielle Pharmakokinetik (komplex bei Urämie)
Chinidin[1]	renal[1]	3–6	6 h	unverändert	unverändert	unverändert	Hämodialyse, Peritonealdialyse	
Antihypertensiva[1]								[1]) Blutdruckreaktion bester Therapieführer
Diazoxid[1]	renal (nichtrenal: 20%)	22–31	i.v.	unverändert	unverändert	unverändert[2]	Hämodialyse, Peritonealdialyse	[2]) Herabgesetzte Dosis bei sehr häufiger Gabe; für therapeutische Reaktion sehr rasche Injektion notwendig
Guanethidin[1]	nichtrenal (renal: 25–40%)	48–72 (Teil)[2] 216–240 (Teil)	24 h	24 h	24–36 h	36–48 h (× 1,5 –2)		[2]) Biexponentielle Pharmakokinetik; trizyklische Antidepressiva verringern therapeutische Wirksamkeit; kann Nierendurchblutung herabsetzen
Hydralazin[1]	hepatisch[2] gastrointestinal (fraglich renal)	2–7,8	8 h	8 h	8 h	8–16 h (× 2)	Keine Hämo- oder Peritonealdialyse	[2]) Genetische Variation im Stoffwechsel

Forts.:
Tab. 206: Antihypertensiva, Herzglykoside und Diuretika

Medikament	Ausscheidungswege	Normale Halbwertszeit (h)	Erhaltungsdosis-Intervalle			Signifikante Dialyse des Medikaments	Toxische Wirkungen Bemerkungen
			normal	Nierenschädigung leicht	mäßig	stark		
Methyldopa[1]	renal[1] hepatisch	1,4–2 (95 %) 5,2–8,1 (5 %)	6 h	6 h	9–12 h ($\times$ 1,5 –2)	12– 18 h[2] ($\times$ 2–3)	Hämodialyse, Peritonealdialyse	[2]) Biexponentielle Pharmakokinetik; 5 %-Anteil kann auf 50 % anwachsen bei schwerer Niereninsuffizienz mit Retention aktiver Metabolite, langdauernde Hypotension, Hepatitis (HAA-negativ)
Minoxidil[1]	nichtrenal	4,2[2])	24 h	unverändert	unverändert	unverändert	unbekannt	Langdauernde Hypotension (vielleicht durch Gewebsbindung) [2]) Plasmahalbwertszeit (spiegelt keine starke Gewebsbindung wider)
Reserpin[1]	nichtrenal	4,5 (Teil)[2]) 48–168 (Teil)	24 h	unverändert	unverändert	unverändert	Keine Hämo- oder Peritonealdialyse	Starke Sedation; gastrointestinale Blutung [2]) Biexponentielle Pharmakokinetik für Substanz und Metabolite
Herzglykoside[1]								[1]) Führen zu urämischen gastrointestinalen Symptomen; Blutspiegel bester Therapieführer (12 h nach Applikation); gewöhnliche klinische Maßnahme: Herabsetzung von Dosis und Häufigkeit der Gabe. Toxizität kann durch dialytischen K⁺-Entzug erhöht werden

	Elimination	t½ (h)				Dialyse	Bemerkungen
Digitoxin	hepatisch[2]) renal: Metabolite	72–144[3]	24 h	24 h	24 h	24–36 h (× 1,5)	Keine Hämo- oder Peritonealdialyse	[2]) Umwandlung in Digoxin (8 %); Umwandlung erhöht bei Urämie [3]) Blutspiegel hängt vom Plasmaproteingehalt und der Substanzbindung ab
Digoxin[1])	renal (nichtrenal: 15 %)	36	24 h	24 h	36 h (× 1,5)	36–72 h[2]) (× 1,5–3)	Keine Hämo- oder Peritonealdialyse	[2]) Herabsetzung der Initialdosis auf 2/3 der Norm bei Anwendung für inotrope Zwecke
Ouabain[1])	renal (50 %) fäkal (30 %)	22	12–24 h	24 h (× 2)	24–36 h (× 2–3)	36–48 h (× 3–4)	Keine signifikante Hämo- oder Peritonealdialyse[1])	[1]) Keine Änderung in der Dosierungsgröße notwendig; 15 % einer während der Dialyse gegebenen Dosis werden in 4 h entfernt

Diuretika

	Elimination	t½ (h)				Dialyse	Bemerkungen
Acetazolamid	renal	8	6 h	6 h	12 h (× 2)	vermeiden[1])	unbekannt	[1]) unwirksam
Etacrynsäure	hepatisch renal	fraglich 2–4	6 h wenn für Diurese benötigt	6 h	6 h	vermeiden[1])	unbekannt	Ototoxisch; Volumenverarmung [1]) Wenn möglich Alternative benutzen (z.B. Furosemid)
Furosemid	vorwiegend renal	biphasisch 0,4 bzw. 2	6 h wenn für Diurese benötigt	unverändert	unverändert	unverändert[1])	unbekannt	Selten Ototoxizität; Volumenverarmung; kann antibiotische Nephrotoxizität vermehren [1]) in hohen Dosen bei Nierenversagen benutzt
Hg-Diuretika	renal	biphasisch 36 bzw. 288	24 h	24 h	vermeiden	vermeiden	unbekannt	Systematische Hg-Anreicherung; nephrotoxisch

Forts.:
Tab. 206: Diuretika, Antikoagulantien, Immunsuppressiva und Glukokortikoide

Medikament	Ausscheidungswege	Normale Halbwertszeit (h)	Erhaltungsdosis-Intervalle Nierenschädigung			Signifikante Dialyse des Medikaments	Toxische Wirkungen Bemerkungen
			normal	leicht / mäßig	stark		
Spironolacton	hepatisch	10 min, aktive Metabolite aber bis zu 20 h	6 h	6 h	vermeiden[1]	unbekannt	[1]) Hyperkaliämie
Thiazide[1]	renal	3	12 h	12 h	vermeiden[2]	unbekannt	Hyperurikämie; Volumenverarmung [1]) Prototyp: Chlorothiazid [2]) Unwirksam
Triamteren	hepatisch	2	12 h	12 h	vermeiden[1]	unbekannt	[1]) Hyperkaliämie Folsäureantagonist
Antikoagulantien[1]							[1]) Alle Substanzen dieser Gruppe führen zu urämischer Blutungsneigung
Heparin	nichtrenal (renal)	1,5, aber erhöht mit steigender Dosis[2]	4 h	unverändert	unverändert	Keine Hämodialyse	[1]) Gruppentoxizität [2]) s. Bd. I
Warfarin	nichtrenal (renal)	biphasisch[2] 12 und 40	24 h	unverändert	unverändert	unbekannt	[1]) Gruppentoxizität [2]) Einige Metabolite mit Antikoagulantieneigenschaften werden renal ausgeschieden
Zytostatika und Immunsuppressiva[1]							[1]) Alle Substanzen dieser Gruppe: Knochenmarktoxizität führt zu urämisch-hämatologischen Defekten; Hyperurikämie, vermehrtes Infektionsrisiko
Alkylantien[1][2]	nichtrenal	unbekannt	24 h	unverändert	unverändert	unbekannt	[1]) Gruppentoxizität [2]) Prototyp: Chlorambucil

Substanz	Ausscheidung	t½ normal (h)						Dialyse	Bemerkungen
Azathioprin[1]	nichtrenal (renal)	3		24 h	24 h	24 h	24–36 h (×1,5)	Hämodialyse	[1] Gruppentoxizität
Cyclophosphamid[1]	nichtrenal (renal)	6		12 h	12 h	12–18 h (×1,5)	12–24 h (×2)	Hämodialyse	[1] Gruppentoxizität Amenorrhoe, Aspermie, Blasenfibrose
Methotrexat[1]	renal	triphasisch 1,3 und 27		24 h	24 h	24–36 h (×1,5)	36–48 h (×1,5–2)	Hämodialyse	[1] Gruppentoxizität; Folsäuremangel Dosierung sollte bei Dauertherapie verringert werden, kann nephrotoxisch wirken
Kortikosteroide[1]	s. auch Tab. 266, S. 453								[1] Alle Substanzen dieser Gruppe verstärken eine Azotämie durch Erhöhung des Katabolismus
Kortison	renale Ausscheidung von Metaboliten	0,5–2	8 h	unverändert	unverändert	unverändert	unverändert	Keine Hämodialyse[2]	[1] Gruppentoxizität [2] Halbwertszeit verkürzt, aber Serumwert unverändert
Dexamethason	renale Ausscheidung von Metaboliten	4	6 h	unverändert	unverändert	unverändert	unverändert	unbekannt	[1] Gruppentoxizität
Hydrokortison	renale Ausscheidung von Metaboliten	1,5–2	8 h	unverändert	unverändert	unverändert	unverändert	unbekannt	[1] Gruppentoxizität
Methylprednisolon	renale Ausscheidung von Metaboliten	3,5	24 h	unverändert	unverändert	unverändert	unverändert	Keine Hämodialyse[2]	[1] Gruppentoxizität [2] Verkürzung der Halbwertszeit
Prednisolon	renale Ausscheidung von Metaboliten	1	8 h	unverändert	unverändert	unverändert	unverändert	unbekannt	[1] Gruppentoxizität

Forts.:
Tab. 206: Diphenylhydantoin, Levo-Dopa, Cholinesterasehemmer und Antidiabetika

Medikament	Ausscheidungswege	Normale Halbwertszeit (h)	Erhaltungsdosis-Intervalle				Signifikante Dialyse des Medikaments	Toxische Wirkungen Bemerkungen
			normal	Nierenschädigung leicht	mäßig	stark		
Medikamente, die bei neurologischen Störungen gebraucht werden								
Diphenylhydantoin	nichtrenal	13[1] 8 bei Urämie	8 h	unverändert	unverändert	unverändert	Hämodialyse[2]	[1] Halbwertszeit bei Urämie herabgesetzt, jedoch Anreicherung von Metaboliten und Zunahme der ungebundenen aktiven Fraktion [2] Kann bei Dialyse zu Folsäuremangel führen Beträchtliche genetische Variation im Stoffwechsel
Levo-DOPA	nichtrenal	1	6 h	unverändert	unverändert	unverändert	unbekannt	Kann Urin dunkel färben
Neostigmin	nichtrenal	unbekannt	6 h	6 h	6 h	12–18h[1] (× 2–3)	unbekannt	[1] Urämische Patienten können niedrige Esterasespiegel haben, wodurch sich die Medikamentwirkungen verlängern
Primidon	hepatisch[1] (renal)	unbekannt	8 h	8 h	8–12 h (× 1,5)	12–28 h (× 2–3)	Hämodialyse	Ausgesprochene Sedierung [1] teilweise umgewandelt in Phenobarbital
Trihexphenidyl	nichtrenal	unbekannt	6 h	unverändert	unverändert	unverändert	unbekannt	Kann bei Prostatikern Harnverhaltung hervorrufen
Trimethadion	hepatisch[1]	unbekannt	8 h	8 h	8–12 h (× 1,5)	12–18 h (× 1,5–2,5)	unbekannt	[1] Aktive Metabolite Selten nephrotisches Syndrom

Hypoglykämie-sierende Stoffe

Acetohexamid	renal (nichtrenal)	4	12 h	12–24 h (× 2)	vermeiden[1]	unbekannt	[1]) Verlängerte Hypoglykämie bei azotämischen Patienten
Chlorpropamid	renal (nichtrenal)	24–36	24 h	24–36 h (× 1,5)	vermeiden[1]	Keine Peritonealdialyse	[1]) Verlängerte Hypoglykämie bei azotämischen Patienten
Altinsulin	renal (nichtrenal)	2[1]	6 h[2]	6 h[2]	9–12 h (× 1,5–2)	12–24 h (× 2–4)	unbekannt	[1]) Halbwertszeit verlängert bei Leber- oder Niereninsuffizienz [2]) Dosis basiert auf Blutzuckerspiegel
Tolbutamid	nichtrenal	7	8 h	8 h	8 h	8–12 h (× 1,5)	Keine Hämodialyse	

Andere Medikamente

Atropin	nichtrenal	unbekannt	6 h	unverändert	unverändert	unverändert	unbekannt	s. Bd. I
D-Penicillamin	renal	? rasch	6 h	6 h	9–12 h (× 1,5–2)	12–24 h (× 2–4)	unbekannt	Gefahr der Entwicklung eines nephrotischen Syndroms
Propylthiouracil	renal	2,5	8 h	8 h	8 h		unbekannt	
Theophyllin (Aminophyllin)	nichtrenal Metabolite in Urin ausgeschieden	4,4	i.v. Gabe und konstante Infusion	unverändert	12–16 h (× 1,5–2)	16–24 h (× 2–3)	unbekannt	Kann zu urämischen gastrointestinalen Symptomen bei oraler Gabe führen.
Tubocurarin (s. Bd. I)	renal	0,5	i.v.	unverändert	unverändert	unverändert[1]	unbekannt	[1]) Wirkungsdauer von großen Einzeldosen oder mehrfachen Gaben verlängert

Literatur:

(1) Appel, S. B., Neu, H. C.: The nephrotoxicity of antimicrobial agents. New Engl. J. Med. *296* (1977) 663
(2) Bennett, W. M., Singer, I., Coggins, C. J.: A guide to drug therapy in renal failure. J. Amer. med. Ass. *230* (1974) 1544
(3) Wilkinson, P. M.: Clinical pharmacology of antibiotic therapy. Br. J. Anaesth. *48* (1976) 29

Weiterführende Literatur:

(4) Höffler, D.: Arzneimitteldosierung bei Niereninsuffizienz. Klinikarzt *8* (1979) 44
(5) Kurz, H.: Prinzipien der rationalen Arzneidosierung. Dtsch. Ärzteblatt (1978) 2335
(6) Mertz, D. P.: Pharmakotherapie bei Niereninsuffizienz – Therapiefibel für Klinik und Praxis. Studienreihe Boehringer Mannheim, 1977
(7) Mondorf, A. W., Zegelman, M. et al.: Untersuchungen von verschiedenen Cephalosporinen in ihren Wirkungen auf den proximalen Tubulus der menschlichen Niere. Europ. J. Clin. Pharmacol. *13* (1978) 357
(8) Schönfeld, H. et al.: Pharmakokinetics, Antibiotics and Chemotherapy, Vol. 25, S. Karger V., Basel 1978

8. Diabetes insipidus

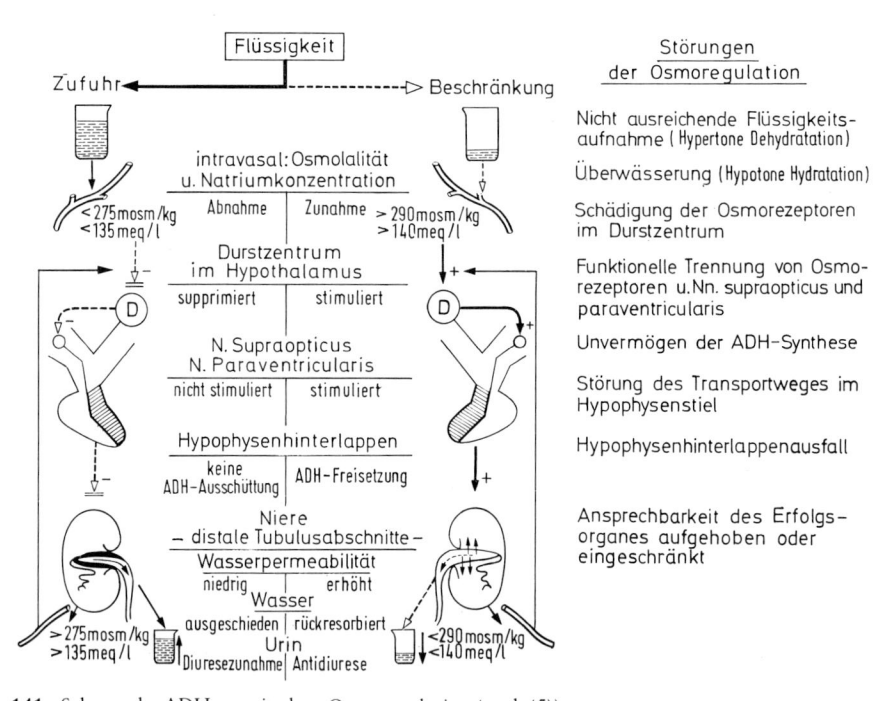

Abb. 141: Schema der ADH-vermittelten Osmoregulation (nach (5))

Tab. 207: Vorgehen zur Abklärung eines Diabetes insipidus (nach (3, 4))

1. Messung der Trink- und Urinmengen bei freier Zufuhr
2. Bestimmung von Osmolalität, Zucker, Eiweiß im Urin
3. Neurologische Untersuchung: Gesichtsfeld, Schädelaufnahmen, Lumbalpunktion
4. Durstversuch: während 6–24 Std. im Urin alle 30 min, dann alle 60 min Osmolalität messen, stündlich Körpergewicht bestimmen
5. Intravenöser Vasopressintest: nach Hydrierung mit 20 ml/kg: 1 E Lysin-Vasopressin i.v.; alle 15 min Diurese und Osmolalität prüfen. Test positiv: Abnahme des Urinvolumens, Zunahme der Osmolalität, mehr als beim Durstversuch

Da nach Vasopressingabe eine vorübergehende Blutdrucksteigerung auftritt, *soll dieser Test bei kardial, koronar oder zerebrovaskulär gefährdeten Pat. nicht durchgeführt werden.*

Beurteilung:
Pat. mit einem neurohumoralen Diabetes insipidus reagieren auf die Vasopressingabe (ebenso wie der Gesunde) mit einer drastischen Abnahme der Harnmengen und einem Ansteigen von spez. Gewicht und Osmolalität im Vergleich zu den erhobenen Basiswerten vor der Injektion. Bleibt dieser Effekt aus, dann muß eine nephrogene Polyurie angenommen werden.
Ist kein Einfluß des Vasopressins auf die Menge und Konzentration des Harns festzustellen, so sollte das Präparat zum Ausschluß von Irrtümern bei einem Gesunden getestet werden, da langes Lagern die Aktivität des Hormons beeinflussen kann.

Tab. 208: Differentialdiagnose des Diabetes insipidus (nach (2)), s. auch Abb. 142

Diagnose	ADH-Sekretion	Urin-Osmolalität mosm/kg H₂O/ (spez. Gewicht)	Serum-Osmolalität mosm/kg H₂O	Serum-Natrium mmol/l	Trinkmenge l/24 h	Ansprechen der Niere auf exogenes ADH
Diabetes insipidus centralis	fehlt oder meist gering	50–200 (1001–1005)	gering erhöht	normal oder leicht erhöht	4–10 (bis 40!)	normal oder verzögert
Diabetes insipidus renalis	normal	50–200 (1001–1005)	normal oder gering erhöht	normal oder gering erhöht	4–10	fehlt
Symptomatischer Diabetes insipidus renalis (nephrogener Pseudodiabetes insipidus)	normal	<300 (<1010)	normal	normal	2–10	vermindert
Psychogener Diabetes insipidus (Dipsomanie)	primär normal	vermindert (je nach Zufuhr)	vermindert ca. 270 oder niedrig normal	vermindert oder niedrig normal	meist <5	normal, später verzögert
Normalzustand	reagiert auf 2 %ige Änderungen der Serum-Osmolalität	50–1200 (1001–1030)	280–290	137–142	0,5 bis 1,5	Antidiurese

Tab. 209: Einige der in Deutschland gebräuchlichsten Präparate, Hersteller, ADH-Konzentrationen und mittlere Dosierungen (nach (6) ergänzt)

I. *Synthetische Präparate mit kurzer Wirkungsdauer*	
Pitressin (Parke, Davis & Co), 20 IE/ml	5–10 IE s.c. bzw. i.m./die
Postacton (Ferring Arzneimittel GmbH), 10 IE/0,5 ml	5–10 IE
	1–2 mal s.c. bzw. i.m./die
Vasopressin (Sandoz AG),	2–10 IE
10 IE/ml	3–4mal s.c. bzw. i.m./die
II. *Synthetische Präparate mit Depotwirkung*	
Pitressin-Tannat	1,5–5 IE
(Parke, Davis & Co), 5 IE/ml	i.m./36–72 Std.
DDAVP (Desamino-8-D-Arginin-Vasopressin)	10–40 µg
(Pipettenflasche: 1 ml = 0,1 mg)	
(Ferring Arzneimittel GmbH)	1–2mal/die intranasal,
	postoperativ: $1/2$–1 Amp.
	1–2 × tgl. i.v.
	1 Amp. = 1 ml = 0,004 mg
III. *Präparate mit besonderer Applikationsart*	
Pituigan-Schnupfpulver (auch vaginal + buccal)	1 erbsgroße Prise
(Dr. Henning, Chem.-Pharm. Werk GmbH),	3–5mal/die intranasal
30 IE/50 mg	
Postacton I.N. (intranasal), (Ferring Arzneimittel	2–3 Teilstriche
GmbH), 100 IE/ml; 1 Teilstrich des Rhinyle = 10 IE	3–6mal/die intranasal
Vasopressin-Spray	0,1 ml 3–6mal/die intranasal
(Sandoz AG) 50 IE/ml	

Pituigan-Schnupfpulver und *Vasopressin-Spray* besitzen nur eine *kurze Wirkzeit* und führen gelegentlich zu *lokalen Reizerscheinungen*.
Das *intranasal* und *intravenös* zu verabreichende *D.D.A.V.P.* (Minirin®) wirkt länger und eignet sich deshalb für die *Langzeitbehandlung*. Zusätzlich kann bei nicht ausreichendem Therapieerfolg *Pitressin®-Tannat in öliger Lösung* eingesetzt werden. Die Dosierung ist individuell (Kontrolle der 24 Std.-Harnmenge) anzupassen. Beginn der Therapie mit: 0,5 ml/die Pitressin®-Tannat.
Pitressin®-Tannat besitzt einige *Nachteile:*
1. Notwendigkeit, die Injektionsstelle häufig zu wechseln, da sonst die Depotwirkung des akkumulierenden Öls eine verläßliche Resorption verhindert.
2. Auslösung von allergischen Erscheinungen, hervorgerufen durch das Hormon selbst oder die ölige Lösung.

Zeichen der Überdosierung: Bauchkrämpfe, Kopfschmerzen, Angina pectoris-Anfälle!

Die Wirkung der zur Injektionsbehandlung bestimmten *wasserlöslichen Vasopressinpräparate* setzt bei i.m. oder s.c. Gabe nach 30–60 Min. ein und hält etwa 4–6 Std. an. Diese Präparate eignen sich für *diagnostische Zwecke*, evtl. auch für die direkte postoperative Behandlung. Hier ist aber dem protrahierter wirkenden Minirin® sicherlich der Vorzug zu geben.

Carbamazol (Tegretal®: 200–600 mg/die) oder *Chlorpramid* (z.B. Diabenese®: 250–500 mg/die) bewirken eine Mobilisierung bzw. Potenzierung vorhandener ADH-Reserven. Sie können unter Beachtung ihrer Nebenwirkungen (*Müdigkeit, gastrointestinale Beschwerden bzw. Hypoglykämie und Antabuseffekt*) *in leichten Fällen von Diabetes insipidus* eingesetzt werden.
Saluretika vom Typ des *Hydrochlorothiazids* (Esidrix®: 25–75 mg/die) und *Chlortalidon* (Hygroton®: 100–300 mg/die) *senken* aus bisher ungeklärten Gründen *paradoxerweise die Diurese*. Ihre

Wirkung ist nicht an das Vorhandensein von ADH gebunden!
Indikation: vor allem *Diabetes insipidus renalis.*

Literatur

(1) Abdelhamid, S.: Diabetes insipidus. In: Internistische Therapie 1978, S. 934. Hrsg.: H. P. Wolff u. T. R. Weihrauch. Urban & Schwarzenberg, München – Wien – Baltimore 1977
(2) Franz, H. E.: Polyurie. In: Praktische Nephrologie im Erwachsenen- und Kindesalter. Hrsg.: H. E. Franz u. K. Schärer. F. Enke Verlag Stuttgart 1975, S. 119
(3) Geyer, G.: Polyurie und Verdacht auf Diabetes insipidus. In: Laboratoriumsdiagnostik-Normalbereich der Ergebnisse und Interpretation abnormer Befunde. Hrsg.: E. Deutsch u. G. Geyer. Verlag Brüder Hartmann, Berlin 1975, S. 377
(4) Hartmann, G.: Chemotherapie versus Hormontherapie des Diabetes insipidus. Schweiz. med. Wschr. *102* (1972) 842
(5) Krumlovski, F. A.: Pharmakologie und praktische Therapie. Internist *17* (1976) 116
(6) Uhlich, E. u. Buchborn, E.: Diabetes insipidus (Einteilung – Diagnostik – Therapie). Internist *13* (1972) 141

Abb. 142: Diagnostisches Vorgehen bei Pollakisurie (nach: Chapman, W. H. et al.: The Urinary System, 1973)

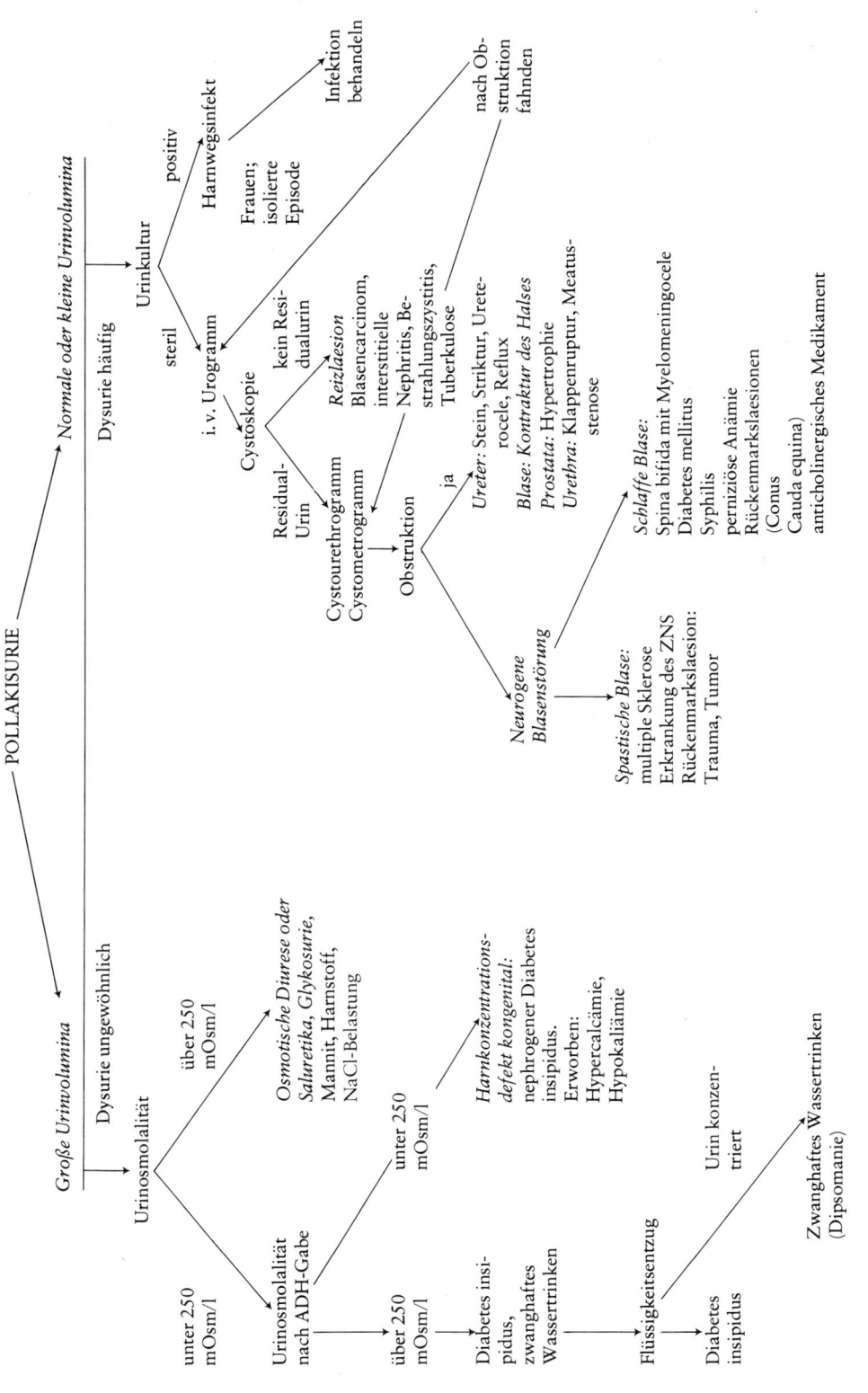

POLLAKISURIE

Große Urinvolumina

Dysurie ungewöhnlich

- Urinosmolalität
  - über 250 mOsm/l → *Osmotische Diurese oder* Saluretika, Glykosurie, Mannit, Harnstoff, NaCl-Belastung
  - unter 250 mOsm/l → Urinosmolalität nach ADH-Gabe
    - über 250 mOsm/l → Diabetes insipidus, zwanghaftes Wassertrinken → Flüssigkeitsentzug
      - Urin konzentriert → Zwanghaftes Wassertrinken (Dipsomanie)
      - Diabetes insipidus
    - unter 250 mOsm/l → *Harnkonzentrationsdefekt kongenital:* nephrogener Diabetes insipidus. Erworben: Hypercalcämie, Hypokaliämie

Normale oder kleine Urinvolumina

Dysurie häufig

- Urinkultur
  - positiv → Harnwegsinfekt
    - Frauen; isolierte Episode → Infektion behandeln
    - → nach Obstruktion fahnden
  - steril → i. v. Urogramm → Cystoskopie
    - kein Residualurin
    - *Reizlaesion* Blasencarcinom, interstitielle Nephritis, Bestrahlungszystitis, Tuberkulose
    - Residual-Urin → Cystourethrogramm Cystometrogramm → Obstruktion
      - ja: *Ureter:* Stein, Striktur, Ureterocele, Reflux; *Blase:* Kontraktur des Halses; *Prostata:* Hypertrophie; *Urethra:* Klappenruptur, Meatusstenose
      - *Neurogene Blasenstörung*
        - *Spastische Blase:* multiple Sklerose Erkrankung des ZNS Rückenmarkslaesion: Trauma, Tumor
        - *Schlaffe Blase:* Spina bifida mit Myelomeningocele Diabetes mellitus Syphilis perniziöse Anämie Rückenmarkslaesionen (Conus Cauda equina) anticholinergisches Medikament

Kapitel 4
Blut und Blutgerinnung

Hämostase – Hämostasestörungen

Tab. 210: Schema der Gerinnung (nach Abouleish, modif.); s. auch S. 373, 378

Symbole:
⊕ = pos. Einfluß auf
⊖ = neg. Einfluß auf

Präphase: Gewebsläsion → Vasokonstriktion ← Kontaktaktivierung
  Thrombocytenzerfall (ADP, Serotonin)
  FSP ⊖
  Thrombin ⊕

Stufe 1:
Extrinsic System:
- F. III (Gewebsthromboplastin)[6]
- F. VII (Prokonvertin)[6]
- $+ Ca^{++}$ und Phospholipide

Intrinsic System:
- F. XII (Hageman)
- F. XI (PTA)[6]
- F. IX (Christmas)
- F. VIII (AHG)[5] ⊖ ← Plasmin

!Ca^{++} (F IV) ist in beiden Systemen bis zur Phase der Fibrinstabilisierung notwendig!

- F. X (Stuart-Prower)[6]
- F. V (Proaccelerin)[1] [5]
- Prothrombin-Aktivator

Stufe 2: Prothrombin (F. II)[6] → Thrombin

Stufe 3: Fibrinogen (F. I) (MG: 350000)
  Thrombin ⊕
  → Fibrin-Monomere u. Fibrinopeptid A und B[2]
  Fibrin-Monomere[3] —spontan→ Fibrin-Polymere

Stufe 4: Fibrin-Polymere (löslich)
  FSP ⊖
  aktivierter F XIII ⊕
  F XIII (FSF)[4] (+ Thrombin)
  → stabiles Fibringerinnsel (unlöslich)
  → Fibroblast-Aktivierung

Plasminogen[7] (inaktive Globulinfraktion)
  Antiplasmin (Albuminfraktion) ⊖
  ⊕
  F XII
  Urokinase[8]
  Placenta[8]
  Amnionflüssigkeit[8]
→ Plasmin (proteolytische Enzyme)
  Fibrinogen
  Fibrin
  ⊕
  → FSP (Spaltprodukte): (X, Y, D u. E-Fragmente, MG: 30000–50000)

Clearance durch RES (in 2–19 h)

HÄMOSTASE ←——→ FIBRINOLYSE

Anmerkungen:
[1]) Die Existenz von F VI gilt z. Zt. als nicht bewiesen
[2]) Fibrinopeptid A und B üben einen heparinähnlichen Effekt aus
[3]) Nachweis durch den Äthanol-Test (siehe Seite 379)
[4]) Mangel an F. XIII manifestiert sich in sek. postoperativen Nachblutungen und Wundheilungsstörungen
[5]) labile Gerinnungsfaktoren (F. V und VIII sind in frisch gefrorenem Plasma vorhanden!)
[6]) vermindert bei Vitamin-K-Mangel
[7]) synthetisiert durch die Leber
[8]) Gewebsaktivatoren

Literatur: Abouleish, E.: Pain control in obstetrics. J. B. Lippincott Comp. Philadelphia–Toronto, 1977, S. 162–163

Tab. 211: Ursachen von Veränderungen einiger Gerinnungsanalytischer Testgrößen (nach (31) mod.)

A. *Quick* (Erniedrigung): < 70%
  1. Verminderung des Prothrombinkomplexes:
     a) Synthesestörung, b) Verbrauchsreaktion
  2. Heparin: > 1 E/ml Plasma
  3. Fibrinolyse: > 50 µg Spaltprodukte/ml Plasma (Norm. bis ca. 3 µg/ml Plasma)
  4. Hypofibrinogenämie; Dysfibrinogenämie (Polymerisationsstörung)
  5. Paraproteinämie (Polymerisationsstörung), Plasmaexpander

B. *PTT* (Verlängerung)[1]): > 60 sec.
  1. Hämophilie, v. Willebrand-Jürgens-Syndrom (Faktorenaktivität unter 10–20% der Norm)
  2. Verminderung des Prothrombinkomplexes
     a) Synthesestörung, b) Verbrauchsreaktion
  3. Heparin: > 0,2–0,5 E/ml Plasma
  4. Fibrinolyse: > 50 µg Spaltprodukte/ml Plasma
  5. Hypofibrinogenämie, Dysfibrinogenämie (Polymerisationsstörung)
  6. Paraproteinämie (Polymerisationsstörung), Plasmaexpander

C. *Thrombinzeit* (Verlängerung): > 20 sec.
  1. Heparin: > 0,2–0,5 E/ml Plasma
  2. Fibrinolyse: > 50 µg Spaltprodukte ml Plasma
  3. Hypofibrinogenämie (< 50 mg%), Dysfibrinogenämie
  4. Paraproteinämie, Plasmaexpander

D. *Reptilasezeit* (Verlängerung): > 20 sec.
  1. Fibrinolyse: > 10–30 µg Spaltprodukte/ml Plasma
  2. Keine Beeinflussung durch Heparin, sonst wie bei Thrombinzeit

E. *Äthanoltest* (positiv)
  1. Hyperkoagulabilität
  2. Verbrauchsreaktion

[1]) PTT stellt den besten «Einzel-Screening-Test» bei Koagulopathien dar. In über 90% fällt er positiv (PTT verlängert!) aus.
Lit.: Wallach, J.: Interpretation of Diagnostic Tests. Little, Brown and Co., Boston 1978, pg. 118

Tab. 212: Analysengang bei Hämostasestörungen; s. auch Tab. 211

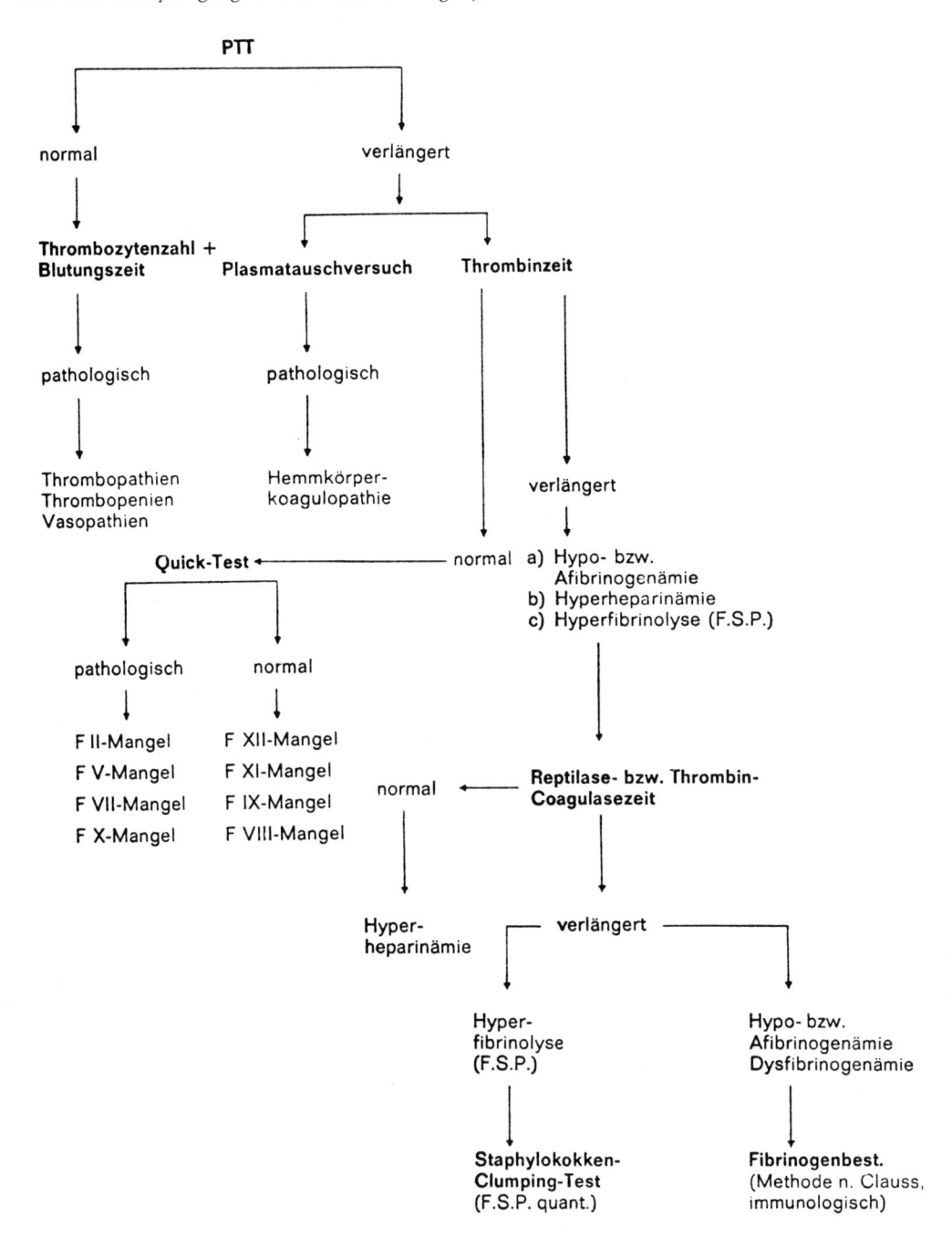

```
                                    PTT
                         ┌───────────┴───────────┐
                         ↓                       ↓
                      normal                 verlängert
                         │               ┌───────┼───────┐
                         ↓               ↓       ↓       ↓
              Thrombozytenzahl +   Plasmatausch-  Thrombinzeit
                 Blutungszeit        versuch
                         │               │               │
                         ↓               ↓               ↓
                   pathologisch     pathologisch      verlängert
                         │               │               │
                         ↓               ↓               ↓
                  Thrombopathien    Hemmkörper-      verlängert
                  Thrombopenien     koagulopathie        │
                  Vasopathien                            │
                         Quick-Test ←──────── normal   a) Hypo- bzw.
                     ┌───────┴───────┐                    Afibrinogenämie
                     ↓               ↓                 b) Hyperheparinämie
                pathologisch      normal              c) Hyperfibrinolyse (F.S.P.)
                     │               │
                     ↓               ↓
                F II-Mangel     F XII-Mangel
                F V-Mangel      F XI-Mangel                   ↓
                F VII-Mangel    F IX-Mangel    normal ←─ Reptilase- bzw. Thrombin-
                F X-Mangel      F VIII-Mangel                Coagulasezeit
                                                 │
                                                 ↓
                                              Hyper-     ┌─── verlängert ───┐
                                              heparinämie ↓                  ↓
                                                       Hyper-           Hypo- bzw.
                                                       fibrinolyse      Afibrinogenämie
                                                       (F.S.P.)         Dysfibrinogenämie
                                                          │                  │
                                                          ↓                  ↓
                                                     Staphylokokken-    Fibrinogenbest.
                                                     Clumping-Test      (Methode n. Clauss,
                                                     (F.S.P. quant.)    immunologisch)
```

Anmerkung: der Faktor XIII (fibrinstabilisierender F.) wird *mit den Globaltesten* der Gerinnung *nicht erfaßt!* Man findet bei Mangel lediglich eine Verschmälerung der Amplitude im TEG und eine Lyse des Gerinnsels im Harnstoff. F. XIII-Mangel kann zu Spätblutungen und Wundheilungsstörungen führen. Substitution: s. Tab. 224

Tab. 213: Der «Drei-Röhrchen-Test» (1) → s. auch DIG, S. 378
(Orientierende «Bed-side-Diagnostik» bei Verdacht auf Hämostase-Störung)

Der Drei-Röhrchen-Test wird ausgeführt, indem man:
1. in das Röhrchen A, das Oxalat enthält, 10 ml Testblut füllt
2. in das Röhrchen B nur Blut füllt, das gerinnen sollte
3. in das Röhrchen C, das 1 ml Thrombin (30 E) enthält, 10 ml Testblut gibt.

Teströhrchen	Veränderungen	mögliche Diagnose
Röhrchen A (mit Oxalat)	Freies Hb → Thrombozytopenie ↘ ↗	Hämolytisches Serum *(Rotfärbung erst bei mittelschwerer Hämolyse: Hb: > 25 mg% im Plasma!)*
	Inkompatible Kreuzprobe ↗	Thrombozytopenie Transfusionsbedingte hämorrhagische Diathese
Röhrchen B (Koagulationsröhrchen)	Schlechte Gerinnselretraktion	
	Verlängerte Gerinnungszeit ⇄	Zirkulierende Antikoagulantien Thromboplastinmangel Hypoprothrombinämie Fibrinolysine
	Gerinnsel-Auflösung ↗	
Röhrchen C (mit Thrombin)	Verzögerte, schlechte Gerinnung trotz Thrombinzusatz →	Hypofibrinogenämie

Tab. 214: Auswertung von Untersuchungsergebnissen im Gerinnungslabor unter Berücksichtigung der Parameter: Blutungszeit, PTT (part. Thromboplastinzeit), Quick (Einphasengerinnungszeit), TZ (Thrombinzeit) und Thrombozytenzahl, s. auch Tab. 211

Normalwerte (nach Deutsch und Geyer (4)):
1. Blutungszeit (Methode Duke mod.): bis 180 sec.
2. PTT (unterschiedlich bei verschiedenen Reagenzien und auch Chargen): 34–50 sec. bei Behring-Reagenz
3. Quick: 100% (75–120%)
4. TZ (abhängig von der zum Test verwendeten Thrombinmenge): 17–20 sec. bei Behring-Reagenz
5. Thrombozytenzahl (Methode nach Feissly und Lüdin): 100 000–300 000/mm^3

Untersuchungsergebnisse		*Verdacht auf:*	*weitere Abklärung durch:*
Thrombo-Zahl	: norm.	keine Koagulopathie	
Blutungszeit	: norm.	keine Hyperfibrinolyse	
PTT	: norm.		
Quick	: norm.		
TZ	: norm.		
Thrombo-Zahl	: verring.	Thrombozytopenie	
Blutungszeit	: verl.		
PTT	: norm.		
Quick	: norm.		
TZ	: norm.		
Thrombo-Zahl	: norm.-verring.	a) Thrombozytopathie	Thrombozyten-
Blutungszeit	: verl.	b) Thrombasthenie	funktionsteste
PTT	: norm.		
Quick:	: norm.		
TZ	: norm.		
Thrombo-Zahl	: norm.	Defekt in der endoge-	a) Plasmaaus-
Blutungszeit	: norm.	nen Phase der Thrombo-	tauschversuch (s. Tab. 212)
PTT	: pathol.	plastinbldg. (Mangel an:	b) Identifikations-
Quick	: norm.	F. VIII/u. od. IX, XI, XII	test mit adsorb.
TZ	: norm.	bzw. Hemmkörper in diesem	Plasma und Serum
		Bereich)	c) quantitative Faktoren-
			bestimmung
Thrombo-Zahl	: norm.	Hämophilie u. Begleit-	Quantitative
Blutungszeit	: norm.	faktorenmangel z.B.:	Faktorenbestimmung
PTT	: pathol.	a) Hämophilie VIII + V	
Quick	: leicht pathol.	b) Hämophilie IX + VII	
TZ	: norm.		
Thrombo-Zahl	: norm.	Isolierter F. VII-Mangel	Evtl. Faktoren-
Blutungszeit	: norm.-verl.		bestimmung
PTT	: stark pathol.		
Quick	: pathol.		
TZ	: norm.		

Tab. 214: Fortsetzung

Untersuchungsergebnisse	Verdacht auf:	weitere Abklärung durch:
Thrombo-Zahl : norm. Blutungszeit : norm.-verl. PTT : pathol. Quick : pathol. TZ : norm.	Defekt in der 2. Phase als isolierter Mangel an F. II, V, X Leberparenchymschaden Mangel an F. II, VII, X, (V) Kumarinpräparate Mangel an F. II, VII, IX, X	Bestimmung der entsprechenden Einzelfaktoren (je nach Anamnese)
Thrombo-Zahl : norm.-verring. Blutungszeit : norm-pathol. PTT : pathol. Quick : pathol. TZ : pathol.	a) Afibrinogenämie b) Heparinämie oder Hemmkörper c) DIG (Thrombo-Z.:↓↓) d) Hyperfibrinolyse (Thrombo-Z.: norm!)	a) quantitative Fibrinogenbestimmung (s. S. 380) b) Plasmaaustauschversuch c) F. I, II, V, VIII und Fibrinogenspaltprodukte (FSP–FDP), Euglobulinlysezeit

Tab. 215: Differentialdiagnose: Verdünnungskoagulopathie, Verbrauchskoagulopathie (DIG), Verbrauchskoagulopathie mit sekundärer Fibrinolyse, primäre Fibrinolyse (4, 17)

Untersuchungsparameter	Verdünnungskoagulopathie	DIG	DIG mit sek. Fibrinolyse	primäre Fibrinolyse
Thrombozytenzahl	vermindert	vermindert	normal bis vermindert	normal
Quick	erniedrigt	erniedrigt	erniedrigt	normal bis erniedrigt
PTT	verlängert	verlängert	verlängert	normal bis verlängert
Faktor I (Fibrinogen)	normal	vermindert	vermindert	vermindert
Faktor V	vermindert	vermindert	vermindert	variabel
Faktor VIII	vermindert	vermindert	vermindert	variabel
Euglobulin-Lyse-Zeit	normal	normal	verkürzt	stark verkürzt
Äthanoltest	negativ	positiv	positiv	negativ
Protaminsulfat-Test	negativ	positiv	positiv	negativ
Fibrin(ogen)spaltprodukte (FSP-FDP)	nicht vorhanden	nicht vorhanden	vorhanden	vorhanden (stark!)

2. Die Verbrauchskoagulopathie – disseminierte intravaskuläre Gerinnung (DIG, DIC) (3, 4, 5, 10, 15, 18, 20, 25)

Definition: erworbene Gerinnungsstörung, die durch eine intravasale Umsatzsteigerung von Thrombozyten und plasmatischen Gerinnungsfaktoren charakterisiert ist. (25)

Die Gerinnung kann grundsätzlich über zwei verschiedene Wege ablaufen (s. Tab. 210):
1. *exogen:* über einen *Gewebsaktivator*
2. *endogen:* über einen *Blutaktivator*

Beiden Wegen gemeinsam ist die Aktivierung des Faktor X und die Bildung des Prothrombinaktivators («Aktivator»).
Der Fibrinthrombus stellt das Endprodukt der Gerinnung dar. Er kann jedoch durch Fibrinolyse wieder abgebaut werden. *Zwischen Gerinnung und Fibrinolyse bestehen auffällige Parallelen und sogar direkte Verknüpfungen.*
Im Zentrum des *Lysemechanismus* steht das *Plasminogen*, das durch Einwirkung von Blut- oder Gewebsaktivatoren in seine aktive Form übergeführt wird.
Von Bedeutung ist, daß der aktivierte F. XII sowohl Lyse als auch den endogenen Weg der Gerinnung beeinflußt (s. Tab. 210).
Er stellt somit ein Bindeglied zwischen beiden Mechanismen dar. Die *Auswirkungen der DIG* sind weitgehend abhängig von Intensität und Ausmaß der initialen Gerinnungsaktivierung sowie von der reaktiven Fibrinolyse und der Funktion des RES.
Bei schweren Verlaufsformen treten Mikrothromben in der Endstrombahn auf. Es können daraus Organischämien resultieren (akutes Nierenversagen, akutes Lungenversagen, Lebernekrose etc.)
Der Verbrauch von Gerinnungsfaktoren (I, II, V, VIII u. XIII), der Thrombozytensturz und der Abfall von Antithrombin können so hochgradig sein, daß eine Kompensation durch Nachbildung nicht mehr möglich ist.
Es tritt dann meist eine hämorrhagische Diathese auf.
Von Bedeutung ist die Kenntnis, wie rasch Zwischenprodukte der Gerinnung bzw. Fibrinolyse und insbesondere Fibrin selbst aus dem Blut eliminiert werden können.
Zirkulierendes Fibrin kann durch das RES sehr rasch abgebaut werden, Thrombozyten und Thromboplastin ebenso, während Fibrinspaltprodukte (FSP) eine Halbwertszeit von ca. 9 Std. besitzen!
Daraus erklärt sich, daß nur bei *akuter* intravaskulärer Gerinnung Organausfälle auftreten. Bei der *chronischen Verlaufsform* sind hingegen keine erheblicheren Mikrozirkulationsstörungen zu erwarten, da der geringere Fibrinanfall die Kapazität von RES und lokaler Endothelfibrinolyse nicht übersteigt. Eine sekundäre Aktivierung der Fibrinolyse erfolgt fast immer während der DIG. Sie ist als der Versuch des Organismus zu werten, die Mikrothromben zu beseitigen. Für die Therapie ist von erheblicher Bedeutung, welcher von beiden gleichzeitig auftretenden Mechanismen überwiegt!

Auslösende Faktoren der DIG: intravaskuläre Hämolyse, Hypozirkulation (Schock), Endotoxin, Schwartzmann-Sanarelli-Syndrom, proteolytische Substanzen, metabolische Azidose, Endothelschäden, Bypass mit Herz-Lungenmaschine (EKZ), Katecholamine, Blutgruppeninkompatibilität, Malignome. Partikuläre Substanzen («Schwebeteile» in Infusionslösungen).
Gewebsthromboplastin: vorzeitige Lösung der Placenta, Fruchtwasserembolie, Polytraumen, Verbrennungen.

Klinische Erscheinungsformen (akut):
Schocklunge, bilaterale Nierenrindennekrose mit akutem Nierenversagen (ANV), hämorrhagisch-nekrotisierende Gastroenteritis, Stressulcus, Waterhouse-Friederichsen-Syndrom, herdförmige Lebernekrose, Sheehan-Syndrom (HVL-Nekrose), septische Hautmetastasen- und -nekrosen, akute, nekrotisierende Pancreatitis.
Subklinische Erscheinungsformen: z.B. bei Implantation von Hüftgelenksprothesen (mit einer sekundären «Rebound-Phase», in der Thrombembolien gehäuft auftreten).

Klinische Erscheinungsformen (chronisch):
Bei Caput Medusae, Riesenhämangiom

Diagnostik der DIG, s. auch Tab. 213–214:
1. Suche nach Kausalitätszusammenhängen (siehe auch oben!)
2. Schnellteste (Bedside-Methoden)
   a) *Clot-observation:*
   Methodik: 5 – 10 ml Nativblut werden in ein normales Glasröhrchen abgefüllt, das entweder in ein Wasserbad (37° C) gestellt oder ruhig in der geschlossenen Hand gehalten wird. Die Zeit zwischen Blutentnahme und Eintritt der Gerinnung wird bestimmt. Normalerweise löst sich das gebildete Gerinnsel nicht, frühestens jedoch nach 4 – 6 Std.

Tab. 216: «Clot observation»-Test. Beurteilung.

	Venenblut	Organblut
Gerinnung in 4 – 9 min Keine Auflösung des Gerinnsels binnen 30 min	Keine systemische Gerinnungsstörung	Keine lokale Gerinnungsstörung
Gerinnung binnen 4 – 9 min Auflösung binnen 20 – 30 min	Systemische Hyper- fibrino(geno)lyse	Lokale Hyper- fibrino(geno)lyse
Keine Gerinnselbildung	Systemische Verbrauchskoagulo- pathie mit oder ohne reaktive Fibrinolyse *oder* systemische Hyper- fibrino(geno)lyse	Lokale Verbrauchskoagulo- pathie mit oder ohne reaktive Fibrinolyse *oder* lokale Hyper- fibrino(geno)lyse

   b) *Nachweis von Fibrinmonomeren,* welche normalerweise nur in geringsten Spuren im Plasma nachweisbar sind. Bei DIG finden sie sich in ausgeprägtem Maße. Sie können mit intakten Fibrinogenmolekülen und auch mit Fibrinspaltprodukten (FSP–FDP), wie sie bei Fibrinolyse auftreten, Bindungen eingehen.

   Protaminsulfattest nach Lipinski (13)
   in einem Teströhrchen werden gemischt:
   Oxalatplasma   0,5 ml
   NaCl 0,9 %   1,5 ml
   Protaminsulfat 1 %   0,2 ml
   Bei Anwesenheit von Fibrinmonomer tritt nach 5 Min. bei Raumtemperatur eine Trübung ein. Nach Schütteln des Röhrchens läßt sich ein spinnwebartiges Gerinnsel erkennen.

   Äthanoltest nach Godal und Abildgaard (6)
   Zitratplasma   1,4 ml und
   Äthanol 50 %   0,3 ml werden in einem Teströhrchen gemischt.
   Fibrinmonomer zeigt sich nach ca. 15 Min. Stehen bei Raumtemperatur als Spinnwebgerinnsel, das bei Schütteln des Röhrchens deutlicher wird.
   Falsch positive Ergebnisse können bei hohen Fibrinogenkonzentrationen (> 400–500 mg %), Paraproteinämie oder auch Thrombinkontamination (schwierige Venenpunktion!) vorgetäuscht werden.

Falsch negative Ergebnisse entstehen bei sehr niedrigen Fibrinogenkonzentrationen (< 50 mg%) und in Gegenwart größerer Mengen von Spaltprodukten.

c) *Fibrinogenbestimmung* mit der Methode nach Schulz (23)
Prinzip: Fibrinogen flockt bei einer Temperatur von 56°C aus dem Plasma aus. Es kann dann volumetrisch gemessen werden.
Methodik: 1 ml Zitratplasma wird in einem Nisselröhrchen mit einer Graduierung bis 3 ml für 5 – 10 Min. in ein Wasserbad von 56°C gebracht.
Es kommt dabei zu einer gallertigen Ausfällung von Fibrinogen. Das Röhrchen wird anschließend durch 10 Min. bei 1500 g zentrifugiert. Es bildet sich ein Niederschlag, dessen Volumen direkt an der Graduierung des Röhrchens abgelesen werden kann. Es ergibt sich folgende Beziehung:

Tab. 217: nach (22)

Masse des Niederschlags	Fibrinogen mg%
0,09	625 mg%
0,08	560 mg%
0,07	500 mg%
0,06	430 mg%
0,05	370 mg%
0,04	300 mg%
0,03	240 mg%
0,02	180 mg%
0,01	120 mg%

Die einfache Methode liefert brauchbare Ergebnisse zur Schnellorientierung.
Nachteil: es werden außer Fibrinogen auch andere Globuline und FSP mitausgefällt, so daß falsch hohe Ergebnisse abgelesen werden können.

Tab. 218: Altersabhängigkeit des Fibrinogenwertes nach Schulz (22)

Alter:	Mittelwert:	Streubreite:
10 – 20 Jahre	343 mg%	258 – 448 mg%
20 – 30 Jahre	369	297 – 450
30 – 40 Jahre	384	280 – 507
40 – 50 Jahre	438	360 – 508
50 – 60 Jahre	464	308 – 543
60 – 70 Jahre	471	397 – 557

d) *Differenzierung von Fibrinogenmangel, Hyperfibrinolyse und ihrer Kombinationen durch das van de Loo'sche Verfahren* (14); s. auch Tab. 219
Material: NaCl 0,9%, Thrombinlösung (60 NIH-Einheiten/ml); d.h. der Inhalt einer Flasche Test-Thrombin-«Behringwerke» wird in einem ml NaCl 0,9% aufgelöst.
Rinder- oder Humanfibrinogenlösung (2 mg/ml) oder im Notfall Vollblut einer gesunden Person.
Durchführung: im 37°C Wasserbad werden in 2 Plastikreagenzgläsern 2 Ansätze (I u. II) hergestellt.
    I: 1 ml Zitratblut des Patienten sowie 1 ml NaCl 0,9%
           und 5 gtt. Thrombinlösung.
    II: 1 ml Vollblut des Patienten und 1 ml Fibrinogenlösung oder
           1 ml Vollblut eines Gesunden und 5 gtt. Thrombinlösung.

Auswertung: nach 2 und nach 30 Min. werden beide Ansätze auf das Vorhandensein eines Gerinnsels geprüft; anhand von Tab. 219 erfolgt dann die Beurteilung der jeweilig vorliegenden Situation.

Tab. 219: Schema zur Auswertung einer Bedside-Methode zur Differenzierung von Fibrinogenmangel, starker Hyperfibrinolyse und ihrer Kombination (nach 14)

Beobachtung nach 2 min:	Ansatz I		Ansatz II		Bewertung
	Gerinnsel vorhanden		Gerinnsel vorhanden		
	+		+		Keine relevante Fibrinogenverminderung
	0		+		Starke Fibrinogenverminderung
	0		0		Wahrscheinlich Heparinwirkung
Beobachtung nach 30 min:	Ansatz I		Ansatz II		
	Gerinnsel vorhanden		Gerinnsel vorhanden		
	nach 2 min	nach 30 min	nach 2 min	nach 30 min	
	+	+	+	+	Keine schwerwiegende Gerinnungsstörung
	+	0	+	+	Starke Hyperfibrinolyse
	+	0	+	0	Starke Hyperfibrinolyse
	0	0	+	+	Starker Fibrinogenmangel
	0	0	+	0	Starker Fibrinogenmangel und starke Hyperfibrinolyse

Tab. 220: Präzisere Aussagemöglichkeiten über akute Hämostase-Störungen ergeben sich durch die aufwendigere Kontrolle folgender Parameter:

	Normalwerte (Behring-Reagenzien)	*Übergang in den pathologischen Bereich bei Werten von:*
1. Thrombozytenzahl	100 000 – 300 000	< 80 000
2. Quick-Test	70 – 120 %	< 50 %
3. PTT	34 – 50 sec.	> 60 – 80 sec.
4. Thrombinzeit (TZ)	17 – 20 sec.	> 20 sec.
5. Reptilasezeit	20 sec.	> 20 sec.
6. F. I	s. Tab. 218	< 80 mg %
7. F. V	100 %	< 30 %
8. F. VIII	100 %	< 50 %
9. F. XIII	100 %	< 50 %
10. FSP (FDP)		
(Staph. Clump. T.)	> 1 : 8	1 : 64
(Hämaggl. Inhib. T.)	0,5 – 2 µg/ml	> 5 µg/ml

Dieses Programm sollte bei manifester Verbrauchskoagulopathie in 2 stdl. Abständen wiederholt werden. Dabei können als *fakultative* (jedoch zumindest zweimal tgl. durchzuführende) *Untersuchungen* angesehen werden die Bestimmung von: F. V, VIII, XIII, FSP, TZ, Reptilasezeit.
Zur Klärung ob eine reine Verbrauchskoagulopathie vorliegt oder eine solche mit sekundärer Fibrinolyse (praktisch immer in der Spätphase), muß nach *Fibrin(ogen)spaltprodukten* gefahndet werden.

Der Nachweis von FSP ist mit semiquantitativen Tests wie dem «Staphylococcal-Clumping-Test» oder quantitativ immunologischen Methodiken wie dem Hämagglutinations-Inhibitionstest (hoch empfindlich – jedoch aufwendig!) möglich.

Tab. 221a: Pathomechanismen der Fibrinogenderivatbildung (nach 8)

Typ der Umsatzstörung	Thrombin-induzierte Derivate			Plasmin-induzierte Derivate	
	Fibrin-monomer	Fibrin-monomer-Fibrinogen-komplex	Fibrin-monomer-Spaltprodukt-komplexe	Fibrinspalt-produkte	Fibrinogen-spalt-produkte
Verbrauchskoagulo-pathie	+	+			
Sekundäre Fibrinolyse			+	+	+
«Primäre» Fibrinolyse					+
Intravasaler Mechanismus	Gerinnung		Fibrinolyse		Fibrino-genolyse

Tab. 221b: Methoden zur Erfassung der Fibrinogenderivate (nach 8)

Methode	Thrombin-induzierte Derivate		Plasmin-induzierte Derivate	
	Fibrin-monomer	Fibrin-monomer-Fibrinogen-komplex	Fibrin-monomer-Spaltprodukt-komplex	Fibrinogen/Fibrinspalt-produkte
I. Plasma Äthanoltest[1]	+	+		
Protaminsulfattest[1]	+	+	(+)	
Thrombinzeit (verlängert)	(+)	(+)	+	+
Reptilasezeit (verlängert)	+	+	+	+
II. Serum Staph.-Clump.-Test			+	+
Immunologische Methoden			+	+

[1]) s. S. 379

Therapie der DIG (2, 3, 5, 9, 10, 12, 17, 18, 20, 25, 26)

1. *Kausal* (z.B. Sanierung geburtshilflicher Komplikationen, Beseitigung von septischen Herden)
2. Konsequente *Schockbehandlung* (siehe Seite 533ff.)
3. *Heparinisierung* unter Kontrolle der in Tabelle 220 angegebenen Gerinnungsparameter.
   Dosierung: initial 5000 E Heparin i.v., dann 14 – 15 I.E./kg KG/h kontinuierlich über Perfusor (also etwa 1000 I.E./h bei einem normalgewichtigen Erwachsenen)
   Dauer: minimal 24 h, 7 – 10 Tage bei subakuten Formen (insbesondere Virusinfektionen!)
   Kontrolle des Heparinisierungseffekts: mit der Thrombinzeit (TZ), die um das 2 – 3fache verlängert sein sollte.

Bei Überdosierungen kann mit Protaminchlorid oder -sulfat schnell antagonisiert werden. (s. Bd. I)
4. *Substitution von Gerinnungsfaktoren* (siehe Tabelle 224, siehe Seite 386) sollte *bei Fibrinogenkonzentrationen < 100 mg% erfolgen!* (Hepatitis-Gefahr!)
Dosis: 2 – 3 g Fibrinogen – allerdings erst nach Beginn der Heparintherapie. Die verminderten Faktoren V, VIII u. XIII werden mit den erhältlichen Fibrinogenpräparaten ebenfalls ersetzt. Prothrombin (F II) muß nicht substituiert werden, da es selbst bei schwersten Verlaufsformen kaum unter 50% absinkt.
Die Gerinnungsfaktoren werden vom Organismus schnell nachgebildet, so daß nach wirksamer Antagonisierung des Verbrauchs innerhalb eines Tages meist weitgehend normale Faktorenaktivitäten gemessen werden können.

Therapie der Hyperfibrinolyse (26, 28)
Die *Hyperfibrinolyse* kann primär oder sekundär im Gefolge der DIG auftreten.
Beachte: vor Einsatz von Antifibrinolytika muß bewiesen sein, daß eine überschießende Fibrinolyse vorliegt (siehe Tabelle 215), da sonst durch Gabe von Fibrinolysehemmern der an sich erwünschte, physiologische Kompensationsmechanismus (Fibrinauflösung) verhindert und somit die Mikroembolisierung gefördert wird.
Trasylol® scheint von den dzt. verfügbaren Antifibrinolytika das geeignetste.
Dosierung: 125.000 – 200.000 KIE Trasylol in $^{1}/_{2}$ – 1 stdl. Abständen bei normalgewichtigen Erwachsenen, wenn unter alleiniger Heparintherapie die Parameter der Hyperfibrinolyse ansteigen! In Dosen > 500.000 KIE wirkt Trasylol selbst gerinnungshemmend! (26)
Thrombozytentransfusion: siehe Seite 399
Streptokinasetherapie (Seite 392 ff., Tab. 222)
wird als *ultima ratio beim irreversiblen Schock* (Organschädigung) angesehen. Bei bereits vorliegendem Nierenversagen ist ihr therapeutischer Effekt unsicher.
Kontraindikationen für Streptokinase: siehe Seite 394.

Tab. 222: Dosierungsschema zur Streptokinasetherapie (nach (9)), s. auch S. 392

Initialdosis	Erhaltungsdosis			Nachbehandlung	
nach Streptokinase Resistenztest (minimal 100 000 JE)	Dauertropfinfusion: 2/3 der Initialdosis pro Stunde	Dauertropfinfusion: Vorangegangene Dosierung um 50% pro Std. reduziert	Dauertropfinfusion: mit identischer Dosierung beibehalten 3-4 Std. über den klinischen Erfolg hinaus	Heparin-Dauertropfinfusion: 10 000 USP-E/12 Std. Cumarinderivate nach gewohntem Schema	Cumarinderivate unter Kontrolle der Thromboplastinzeit-Bestimmung
Streptokinase Resistenztest Thrombinzeit Thromboplastinzeit Fibrinogentest	2-4 fach der Norm Thrombinzeit	2-3 fach der Norm Thrombinzeit	2-3 fach der Norm Thrombinzeit	2-3 fach der Norm Thrombinzeit	2-3 fach der Norm Thrombinzeit
Behandlungsstunden 0	4	12	20	24	48

500 000 - 750 000 JE	Dauertropfinfusion: Stdl. 100 000 JE - 150 000 JE
250 000 JE	Dauertropfinfusion: Stdl. 100 000 JE überwacht mit Thrombinzeit
nach Streptokinase Resistenztest	Dauertropfinfusion: Stdl. 100 000 JE

3 Vorschläge für eine Streptokinase-Standarddosierung

Beachte vor Beginn der Streptokinasetherapie:
Bei Vorbehandlung mit Heparin ist eine initiale Inaktivierung der Heparinwirkung mit Protamin erforderlich (s. Bd. I).
Bei fulminanter Schocksymptomatik mit Organversagen kann im *Verzweiflungsfall* die extrem hohe Initialdosis von *1 Mio. I.E. Streptokinase innerhalb von wenigen Minuten über einen zentralen Venen-* – oder besser – *Swan-Ganz®-Katheter* verabreicht werden.

Vorschlag zur Bevorratung von Gerinnungsfaktoren (26) siehe auch Seite 386
1. *Kryopräzipitat* (Kryobulin) *oder Fraktion I nach Cohn*. Beide enthalten neben F. VIII auch Fibrinogen und F. XIII. Man kann damit sowohl bei Hämophilie A als auch bei DIG substituieren.
2. *Prothrombinkomplex* wie z.B. PPSB, Prothromplex oder Bebulin. Alle enthalten die Faktoren II, IX und X.
   Man verwendet sie in erster Linie bei akuten Blutungen infolge Überdosierung von oralen Antikoagulantien, ferner bei Blutungen im Rahmen von Lebererkrankungen und schließlich zur Substitution der Hämophilie B.
3. *Frisch gefrorenes Plasma* (Lagerungsvorschriften beachten!)

3. Substitutionstherapie bei Defektkoagulopathien (nach (30))

Zur wirksamen Substitution kommen in der Regel nur Gerinnungsfaktorenkonzentrate in Frage, da Frischblut oder Frischplasma häufig schon vor Erreichen einer ausreichenden Hämostase zu Hypervolämie führen. Bei der Verdünnungskoagulopathie (Massivtransfusion von altem Konservenblut) hingegen bleibt Frischblut das Mittel der Wahl.

Dosierung der Gerinnungsfaktoren:
Die Einheit eines Faktorenkonzentrats entspricht der, die der Faktor in 1 ml Normalplasma besitzt. Das Gerinnungslabor gibt jedoch die Konzentrationen nicht in Einheiten, sondern in Prozent der Norm an. Es entsprechen daher 100 % der Norm einer Einheit pro ml Plasma.
Die Gerinnungsfaktoren sind normalerweise in großem Überschuß vorhanden. Zur Hämostase werden lediglich Aktivitäten benötigt, die z.T. weit unter 50 % liegen (siehe Tabelle 224).
Berechnung der erforderlichen Substitutionsmenge:

$$\text{Anstieg \%} = \frac{\text{Einheiten (E)} \cdot 4}{\text{kg KG} \cdot 3}$$

$$\textit{Erforderliche Einheiten} = \frac{\text{Anstieg \%} \cdot \text{kgKG} \cdot 3}{4}$$

Um etwa einen Faktor von 0 auf 40 % anzuheben, müßte in die Formel anstelle des Prozentzeichens die Zahl «40» eingesetzt werden, um die erforderliche Menge in Einheiten zu erhalten.
In der Praxis entspricht der errechnete Wert jedoch oft nicht dem tatsächlichen, so daß quantitative Faktorenbestimmungen unter der Therapie unerläßlich sind. Nach der initialen Gabe muß entsprechend den Halbwertszeiten der Faktoren etwa die Hälfte der Anfangsdosis substituiert werden, um das erreichte Niveau zu halten. (siehe Tabelle 224).

Tab. 223: Einteilung der wichtigsten Hämophilieformen nach Schweregrad (7) (Therapie siehe Tabelle 224)

Vorhandene Aktivität von Faktor VIII oder IX (% der Norm)	Bezeichnung	Blutungsbereitschaft
50–150	*Normbereich*	
15– 50	*Subhämophilie*	nur nach großen Verletzungen
5– 15	*leichte Hämophilie*	nach kleinen Verletzungen und bei Operationen sowie Zahnextraktionen
1– 5	*mittelschwere Hämophilie*	nach kleinen Verletzungen, gelegentlichen Spontanblutungen und Gelenkergüssen
< 1	*schwere Hämophilie*	häufig spontan oder nach kleinen Verletzungen im Bereich des ganzen Körpers

Transfusion von Thrombocytenkonzentraten: siehe Seite 399 ff.

Tab. 224: Biochemisches Verhalten der plasmatischen Gerinnungsfaktoren – Substitution und Präparationen (24, 30)

Faktor	Spezies	Molekulargewicht	Synthese Vit. K abhängig	Bildungsort	pH-Stabilität	Lagestabilität	T/2 h	Hämostat. Aktivität	Substitution erste	Substitution weitere	Frischblut	Frisch- (gefrorenes) oder lyophil. Plasma[1]	Gelagertes Plasma (pooled)[2]	Fraktion n. Cohn[3]	Prothrombinkomplex-Präp.[4]	Fibrinogen[5]	F. V-Konz.[6]	F. VIII-Konz.[7]	F. XIII-Konz.[8]	Auswahl geeigneter Faktorenpräparate
I	human	330000 bis 340000	–	Leber		stabil	110	100 mg%	4 g	1 g/24 h	+	+	+	+++ +++	–	+++ +++	–	(+)	–	Fibrinogen, Kryopräzipitate, Cohn I
II Prothrombin Thrombin	human human	52000 26000	+	Leber	4,5–9,5	stabil	60	40 %	1500 E	250 E/24 h	+	+	+	+++ ++	+++	–	–	–	–	PPSB, Bebulin, Prothromplex, Konyne, Prothrombinkonzentrat, 4 CFC
V	human bovin	(35000) 97400	–	Leber	6,2–7,2	labil	12	25 %	1000 E	500 E/12 h	++	++	–	++	–	–	+++ ++	–	–	ACC 76, Frischplasma, Frischblut
VII	human bovin	34300	+	Leber	5,0–9,0	stabil	3	10 %	1000 E	500 E/6 h	+	+	+	++	++	+	+	–	–	PPSB, Konyne, 4 CFC
VIII	human	180000	–	Milz/RES?	6,2–6,9	labil	12	40 %	2000 E	750–2000 E/12 h	+	++	–	–	–	+	–	+++ ++	–	Kryopräzipitate, Cohn I, gereinigte F. VIII-Konz., Antihämophiles Kryopräzipitat
IX	human bovin	49900	+	Leber	6,3–9,0	stabil	24	40 %	2000 E	500 E/12 h	+	+	++	+++	+++	–	+	–	–	PPSB, Bebulin, Konyne, Prothromplex, 4 CFC
X	human bovin	24000 bis 26000	+	Leber	6,8–9,6	stabil	30	25 %	1000 E	500 E/24 h	+	+	+	++	+++	–	+	–	–	PPSB, Bebulin, Konyne, Prothromplex, 4 CFC
XI	human	100000 bis 200000	–	RES?		stabil	15	15 %	500 E	500 E/24 h	++	++	+	–	–	–	–	–	–	Plasma
XII	human	82000	–	RES?		stabil	60	< 10 %	–	–	+	+	+	–	–	–	–	–	–	nicht erforderlich
XIII	human	300000 bis 350000	–	Leber	6,8–9,0	stabil	120	10 %	500 E	250 E/72 h	+	+	+	+	+	+	–	(+)	++ +++	F XIII-Konz.

Präparate und Hersteller (Auswahl):
[1]) Antihämophiles Plasma Human «Haemoderivate» (Immuno A.G. Heidelberg/Wien), Antihämophiles Plasma (Intersero GmbH. Wiesloch b. Heidelberg)
[2]) Blutbanken
[3]) Plasma Fraktion I (Cohn) Human (F. VIII Akt. mindestens 100 E, 400–600 mg Fibrinogen), Immuno A. G. Heidelberg/Wien
   Plasma Fraktion I (Cohn) Human (F. VIII Akt. ca. 250 E, ca. 1 g Fibrinogen), Blutspendedienst Hagen/Westf.
[4]) PPSB-Konzentrat (250 bzw. 500 E F. IX) hepatitissicher, Biotest, Frankfurt a. M.
   Bebulin (200–500 bzw. 1000 E F. IX), Immuno A.G. Heidelberg/Wien
   Prothromplex (200 bzw. 500 E F. II, IX und X), Immuno A.G. Heidelberg/Wien
   Konyne (500 E F. IX), Medac GmbH, Hamburg; 4 CFC Gerinnungsfaktoren-Konzentrat, Organon-Teknika
   Prothrombinkonzentrat (ca. 200 E F. II, ca. 200 E F. IX), Behringwerke Marburg
[5]) Fibrinogen Human «Haemoderivate» (1 g Fibrinogen), Immuno A.G., Heidelberg/Wien
   Human-Fibrinogen-Kabi (1 g Fibrinogen), Kabi, München
   Human-Fibrinogen «Behringwerke» (1 g Fibrinogen), Behringwerke Marburg
[6]) ACC 76, Behringwerke Marburg
[7]) AHF-Kabi (ca. 300 E F. VIII, ca. 1,7 g Fibrinogen), Kabi, München
   Antihämophiles Kryopräzipitat (250 bzw. 500 E F. VIII), Behringwerke Marburg
   Cryo-PAG (170 bzw. 460 E F. VIII), Medac GmbH, Hamburg
   Antihämophiles Globulin Human «Immuno» (250 bzw. 500 E F. VIII), Immuno A.G., Heidelberg/Wien
   Antihemophilic Factor (human) Method 4 (300–450 bzw. 900 E F. VIII), Travenol International, München
   Kryobulin (100–250–500–1000 E F. VIII), Immuno A.G., Heidelberg/Wien
[8]) F XIII-Konzentrat «Fibrogammin» (ca. 250 E F. XIII), Behringwerke, Marburg

Literatur:

(1) Aldrete, J. A.: Hematologic diseases. In: Anesthesia and Uncommon Diseases, Edt. J. Katz, L. B. Kadis. W. B. Saunders, Philadelphia, London, Toronto 1973, 277
(2) Beeser, H., Egli, H.: Zur Substitutionstherapie der Koagulopathien. Infusionsth. Klin. Ernähr. *1* (1974) 6
(3) Bull, B. S.: Disseminated intravascular coagulation. In: Critical Care Medicine Handbook. Edt.: M. H. Weil, H. Shubin. J. N. Kolen Inc., New York 1974, S. 351
(4) Deutsch, E.: Blutgerinnung und Fibrinolyse. In: Laboratoriumsdiagnostik. Hrsgb.: E. Deutsch, G. Geyer. Verlag S. Karger, Basel, München, Paris, London, New York, Sidney 1975, S. 287
(5) Foitzik, H., Lawin, P.: Therapie von Gerinnungsstörungen. In: Lehrbuch der Anaesthesiologie, Reanimation und Intensivtherapie. Hrsgb.: H. Benzer, R. Frey, W. Hügin, O. Mayrhofer. Springer-Verlag, Berlin – Heidelberg – New York 1977, S. 639
(6) Godal, H. C., Abildgaard, U.: Gelation of soluble fibrin in plasma by ethanol. Scand. J. Haemat. *3* (1966) 342
(7) Göbel, U.: Neue Gesichtspunkte bei der Hämophiliebehandlung. Dtsch. med. Wschr. *98* (1973) 1814
(8) Heene, D. L., Lasch, H. G.: Labordiagnostik diffuser intravaskulärer Gerinnungsprozesse. Internist *14* (1973) 157
(9) Jaenecke, J.: Antikoagulantien- und Fibrinolysetherapie. G. Thieme-Verlag, Stuttgart 1971
(10) Jones, P., Stoddart, J. C.: Coagulation disorders. In: Recent Advances in Intensive Therapy, Vol. I. Edt.: J. McA. Ledingham. Churchill Livingstone, Edinburgh, London, New York 1977, S. 91
(11) Jürgens, J., Beller, F. K.: Klinische Methoden der Blutgerinnungsanalyse. G. Thieme-Verlag, Stuttgart 1959
(12) Kastendieck, E., Barthels, H., Helms, U.: Vorgehen bei geburtshilflichen Komplikationen. Med. Klin. *70* (1975) 50
(13) Lipinski, B., Worowski, K.: Detection of soluble fibrin monomer complexes in blood by means of protamine sulphate test. Diathes. haemorrh. *20* (1968) 44
(14) Loo, van de, J.: Funktionsprüfungen des fibrinolytischen Systems. Internist *14* (1973) 170
(15) Marx, R.: Verbrauchskoagulopathie. Anaesthesist 6 (1977) 273
(16) Mathias, F. R.: Such- und Schnelltest in der Diagnostik von Hämostasestörungen. Internist *17* (1976) 431
(17) Miller, R. D.: Complications of massive blood transfusion. Anesthesiology *39* (1973) 87
(18) Minna, J. D., Robboy, S. J., Colman, R. W.: Disseminated intravascular coagulation in man. Ch. C. Thomas, Publish., Springfield Ill., 1974
(19) Müller-Berghaus, G.: Physiologie der Hämostase und Grundlagen der Gerinnungsanalyse. diagnostik *7* (1975) 268
(20) Pichler, M., Kleinberger, G., Kotzaurek, R. et al.: Disseminierte intravaskuläre Gerinnung. Diagnose, Therapie und Prognose an der internistischen Intensivstation. Anaesthesist 6 (1977) 274
(21) Róka, L.: Leistungsfähigkeit und Grenzen von Untersuchungen der Blutgerinnung. Internist *14* (1973) 149
(22) Schulz, F. H.: Das Fibrinogen. Thieme VEB, Leipzig 1953
(23) Schulz, F. H.: Eine einfache volumetrische Fibrinogenbestimmung. Ärztl. Laborat. *1* (1955) 107
(24) Seegers, W. H.: Blood clotting enzymology. Acad. Press, New York 1967
(25) Trokan, J.: Verbrauchskoagulopathie und Hyperfibrinolyse. In: Anaesthesiologie und Wiederbelebung, Bd. 92. Hrsg.: H. Bergmann, B. Blauhut. Springer-Verlag, Berlin – Heidelberg – New York 1975, S. 127
(26) Vinazzer, H.: Substitutionstherapie bei chirurgischen Eingriffen an Patienten mit Gerinnungsstörungen. In: Anaesthesiologie und Wiederbelebung, Bd. 92. Hrsg.: H. Bergmann, B. Blauhut. Springer-Verlag, Berlin – Heidelberg – New York 1975, S. 124
(27) Woitnas, F.: Hämorrhagische Diathesen. Med. Klin. *70* (1975) 50

Weiterführende Literatur:

(28) Hardaway, R. M.: Disseminated intravascular coagulation. In: M. H. Weil, P. L. Da Luz, eds.: Critical Care Medicine Manual. Springer-Verlag, New York – Heidelberg – Berlin 1978, pg. 112 – 120
(29) O'Riordan, J., Aebischer, M., Darnborough, J., Thorén, L.: Report of the Sub-Commitee of specialists on blood problems. Co-ordinated Blood Transfusion Research, 1976 Programme. Council of Europe, Strasbourg 1977
(30) Vinazzer, H.: Gerinnungsstörungen in der Praxis. G. Fischer-Verlag, Stuttgart – New York 1972
(31) Matthias, F. R., Lasch, H. G.: Interpretation gerinnungsanalytischer Befunde. Med. Welt *30* (1979) 645

4. Antikoagulantien – Fibrinolytika

Tab. 225 a: Veränderungen gerinnungsanalytischer Parameter unter Antikoagulantien- bzw. Fibrinolyse-Therapie (nach (16) mod.); s. auch Tab. 211

A. *Heparin*
1. Verlängert: Thrombinzeit, PTT
2. Eventuell Quick mäßig erniedrigt
3. Thrombelastogramm verändert

B. *Cumarin*
1. Erniedrigt: Quick und seine Modifikationen
2. Verlängert: PTT bei hoher Cumarindosis
3. Thrombelastogramm verändert

C. *Fibrinolytika*
1. Verlängert: Thrombinzeit, Reptilasezeit, PTT
2. Erniedrigt: Fibrinogen
3. Eventuell Quick mäßig erniedrigt

Heparintherapie (siehe auch Band I)

Heparin stellt eine gerinnungshemmende Substanz dar, die zusammen mit einem im Blutserum vorhandenen Kofaktor als *Antithrombin* wirkt[1]. Dieser Komplex hemmt die Thromboplastinbildung. Er bindet darüber hinaus Thrombin und verhindert somit die Umwandlung von Fibrinogen in Fibrin.
Übliche Applikationsformen und Richtdosen: s. Abb. 143 u. Tab. 229
Die Wirkung des Heparins auf die Gerinnung muß mittels Plasmathrombinzeit (TZ), die bei therapeutischer Dosis auf das 2 – 3fache der Norm erhöht sein sollte, kontrolliert werden.
Fieberzustände machen eine Erhöhung der Dosis erforderlich, ebenso die gleichzeitige Medikation von Digitalisglykosiden, Tetracyclinen und Antihistaminika. Sie schwächen ebenso wie starker Nikotin-Genuß den Heparin-Effekt ab.
Höhere Dosen sind möglicherweise auch bei drohenden Thrombosen (Thrombophlebitis, Herzinfarkt-Patienten mit Neoplasmen bzw. postoperativ) erforderlich (gesteigerter Heparin-Verbrauch?).

[1] Der Hauptmechanismus der «low dose»-Heparinisierung liegt in einer selektiven Blockierung des Faktor X.

Abb. 143: Thromboseprophylaxe in der Chirurgie (nach (4) mod.)

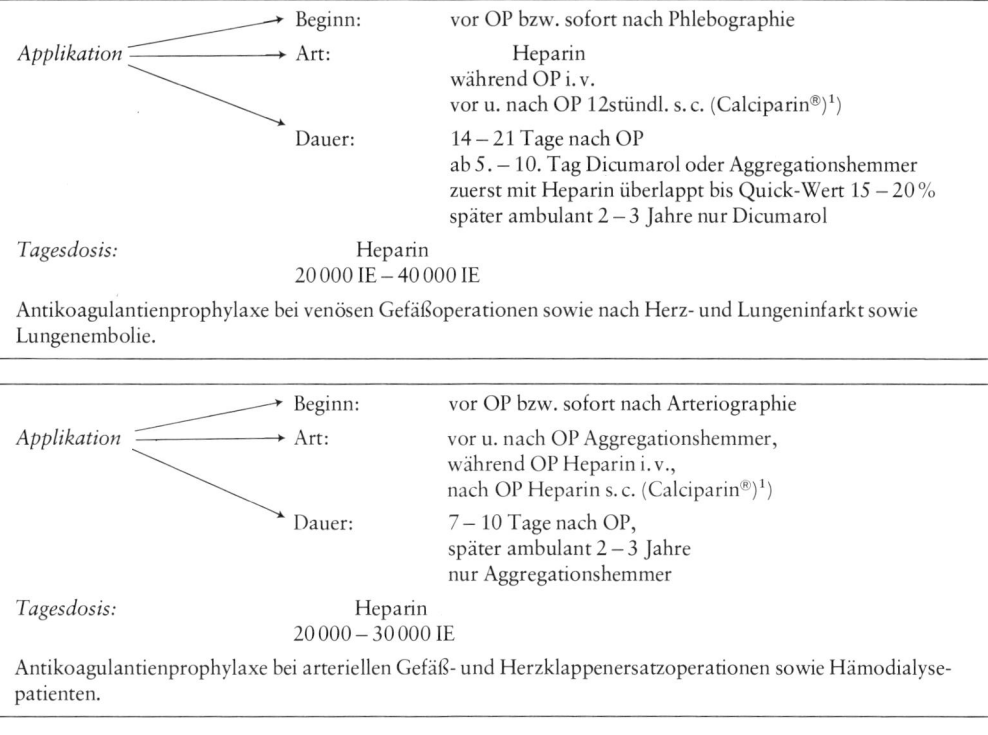

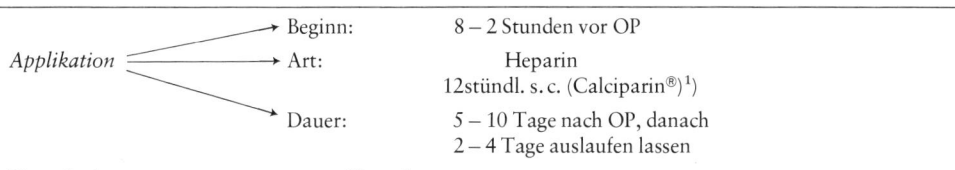

Applikation
- Beginn: vor OP bzw. sofort nach Phlebographie
- Art: Heparin
  während OP i. v.
  vor u. nach OP 12stündl. s. c. (Calciparin®)[1]
- Dauer: 14 – 21 Tage nach OP
  ab 5. – 10. Tag Dicumarol oder Aggregationshemmer
  zuerst mit Heparin überlappt bis Quick-Wert 15 – 20 %
  später ambulant 2 – 3 Jahre nur Dicumarol

Tagesdosis: Heparin
20 000 IE – 40 000 IE

Antikoagulantienprophylaxe bei venösen Gefäßoperationen sowie nach Herz- und Lungeninfarkt sowie Lungenembolie.

Applikation
- Beginn: vor OP bzw. sofort nach Arteriographie
- Art: vor u. nach OP Aggregationshemmer,
  während OP Heparin i. v.,
  nach OP Heparin s. c. (Calciparin®)[1]
- Dauer: 7 – 10 Tage nach OP,
  später ambulant 2 – 3 Jahre
  nur Aggregationshemmer

Tagesdosis: Heparin
20 000 – 30 000 IE

Antikoagulantienprophylaxe bei arteriellen Gefäß- und Herzklappenersatzoperationen sowie Hämodialysepatienten.

Applikation
- Beginn: 8 – 2 Stunden vor OP
- Art: Heparin
  12stündl. s. c. (Calciparin®)[1]
- Dauer: 5 – 10 Tage nach OP, danach
  2 – 4 Tage auslaufen lassen

Tagesdosis: Heparin
10 000 IE – 15 000 IE

Antikoagulantienprophylaxe bei allgemein chirurgischen und gynäkologischen Eingriffen sowie bettlägerigen Patienten. Die niedrigste Dosierung bezieht sich auf Patienten mit 50 – 60 kg Körpergewicht, eine mittlere auf 60 – 80 kg und die höchste auf 80 kg und mehr.

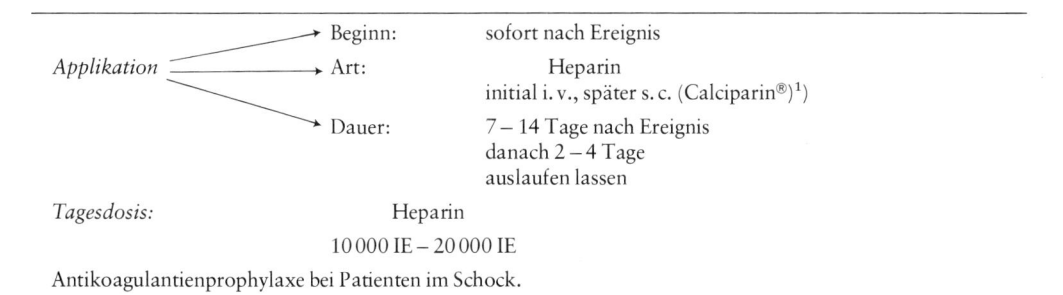

Applikation
- Beginn: sofort nach Ereignis
- Art: Heparin
  initial i. v., später s. c. (Calciparin®)[1]
- Dauer: 7 – 14 Tage nach Ereignis
  danach 2 – 4 Tage
  auslaufen lassen

Tagesdosis: Heparin
10 000 IE – 20 000 IE

Antikoagulantienprophylaxe bei Patienten im Schock.

---

[1] besser: *Heparin-Dihydergot®* (Einzelheiten siehe: Postoperative Thromboembolie-Prophylaxe. 6. Rothenburger Gespräch, 20. – 21. Mai 1977. F. K. Schattauer V., Stuttgart – New York, 1977, S. 69–144)

Tab. 225 b: Die Umstellung von Heparin auf Cumarin oder die Einleitung einer Antikoagulation mit Cumarin (10)

Ausgangs-Quickwert	1. Tag
90 – 100 %	6 Tab. Marcumar
70 – 80 %	5 Tab. Marcumar
60 %	4 Tabl. Marcumar
	2. Tag
90 – 100 %	3 Tabl. Marcumar
70 – 80 %	2 Tabl. Marcumar
60 %	Gerinnungsbestimmung

Tab. 226: Pharmakokinetik oraler Antikoagulantien (7) ergänzt

Medikament	Zeit in Std. bis zum Erreichen		Eiweiß-bindung (%)	HWZ (Std.)	Normalisierung der Gerinnung (Tage)
	der max. Plasmakonzentration n. einer p. o. Initialdosis	des Wirkungsmaximums einer Initialdosis			
Äthylbiscumazetat (Tromexan)	3 – 6	18 – 30	90	$2^{1}/_{2}{}^{1)}$	3 – 5
Acenocumarol (Sintrom)	6	36 – 48	?	24	8 – 10
Sodium Warfarin (Warfarin)	3 – 9	36 – 72	97	44	5 – 8
Phenprocumon (Marcumar)	6 – 12	48 – 72	99	ca. 120	10 – 14

[1]) Die Halbwertzeiten von Äthylbiscumazetat und Bishydroxycumarin steigen mit der Zunahme der Plasmakonzentration an.

Tab. 227: Cumarin-Nebenwirkungen (8)

1. Blutungen
2. Embryopathien
3. Hautnekrosen («Cumarinnekrosen»)
4. Haarausfall
5. Vermehrte Harnsäureausscheidung
6. Störung des Fibroblastenwachstums

Tab. 228: Heparin-Nebenwirkungen (10); s. auch Bd. I

1. Blutungen (Hämaturie, Haut-, Nasen-, Magen-, Darm-, Gingiva-Blutung)
2. Sofortidiosynkrasie (Urtikaria, Quinckesches Ödem, Asthma bronchiale, Schockzustände)
3. Allergische Reaktionen (Thrombopenie)
4. Vasomotorische und zentralnervöse Komplikationen
   (Kopfschmerz, Übelkeit, vegetat. Sensationen, Gefäßschmerzen, Kollaps)
5. Haarwuchsstörungen (6 – 12 Wo. nach Behandlungsende)
6. Heparinogene Osteoporose (Osteoblasten- und Fibroblastenwachstum)
7. Viskositätserhöhung des Blutes bei Morbus Waldenström
   (Makroglobulin-Heparin-Komplexe)

Tab. 229a: Kontrolluntersuchungen zur Überwachung der Antikoagulantienbehandlung (5)

A. I. *Heparin in niedriger Dosierung s.c.*: allgemein keine Kontrolle erforderlich (wünschenswert jedoch Überprüfung von Thrombinzeit (TZ) oder partieller Thrombinzeit (PTT), deren Werte im oberen Normbereich liegen sollten!)

II. *Heparin in hoher Dosierung s.c.* (Gefäßoperationen): Kontrollen erforderlich! TZ und PTT sollten dabei 2 – 3mal länger als normal sein.

III. *Heparin i.v./s.c.* (DIG, Schock): Kontrollen erforderlich! Kompletter Gerinnungsstatus – oder zumindest Thrombocytenzahl, TZ, PTT, Quick, Reptilasezeit, Nachweis von Fibrinmonomeren (Äthanoltest bzw. Protaminsulfattest, s. S. 379).

B. *Dicumarolderivate:* Kontrolle erforderlich! Die Quick-Werte sollten um 10 – 25% liegen. (Kontrollen der isolierten Faktoren II und X nur bei Verdacht auf Faktorenmangel wünschenswert; Werte um 15 – 20% sind anzustreben.)

C. *Aggregationshemmer:* keine Kontrollen erforderlich!

D. *Dextrane:* keine Kontrollen erforderlich!

Tab. 229b: Ursachen pathologischer gerinnungsanalytischer Befunde (nach (16))

1. Defekt im Gerinnungssystem
2. Blut: Citrat-Relation von 9:1 verändert!
   (fehlerhafte Blutabnahme, *starke Abweichung des Hämatokrit* von der Norm)
3. Durchmischung des Blutes nach Abnahme unzureichend
   (teilweise Gerinnung der Blutprobe)
4. Lange Lagerung der Blutprobe vor der Analyse (über 2 Std.)
5. Temperaturinkonstanz des Wasserbads bei der Lagerung der Blutprobe
6. Heparin statt Citrat als Antikoagulans
7. *Infusion von Heparin über Venenkatheter vor Blutabnahme*
8. Bestimmungsfehler im Labor

Tab. 230: Sofortmaßnahmen bei Blutungskomplikationen durch Antithrombotika (nach (6)) ergänzt; s. auch Tab. 222

Lebensbedroh-liche Blutung durch:	Antidot	Initial-Dosierung	Wirkungseintritt	evtl. Zusatz-therapie
Streptokinase	AMCHA bzw. trans-AMCHA	0,75 – 1,0 g i. v.	sofort – leicht verzögert	frisch gefrorenes Plasma («fresh frozen plasma»)
	Aprotinin (Trasylol®)	500.000 KIE i. v.	sofort	Fibrinogenkonzen-trat, Frischblut
	p-(Aminomethyl)-benzoesäure	1,0 g i. v.	sofort – leicht verzögert	
Orale Antikoagu-lantien, z. B. Cumarine	Prothrombin-Komplex-Präparate	Äquivalent von 500 – 1000 ml Frischplasma	sofort	Frischblut
	Vit. K	3 – 10 mg (3 – 10 gtt) p. os 10 – 20 mg s. c. 10 – 20 mg i. v. (Tages-dosis max. 40 mg)	verzögert	Frischblut
Heparin (siehe auch Bd. I)	Protamin-HCl Protamin-Sulfat	1 – 2 mg neutralisieren ca. 100 UIE Heparin. Langsam i. v., titrieren! Bei erheblicher Über-dosierung: Antikoagu-lationseffekt!	sofort	frisch gefrorenes Plasma, Frischblut
Thrombocyten-aggregations-hemmer	Thrombocytenkonzentrate: 4 – 6 Einheiten			Frischblut

Tab. 231: Indikationen zur Antikoagulantien- bzw. Fibrinolysetherapie (1, 2)

Antikoagulantien:	Fibrinolytika:
1. *Heparin:* (Kurzzeittherapie) Thromboembolie Anschlußtherapie n. Thrombolyse Verbrauchskoagulopathie Hämodialyse Herzoperationen mit extra- korporaler Zirkulation Austauschtransfusionen postoperative Thrombose Prophylaxe bei Immobilisierung Nach Lungeninfarkt Nach Gefäßoperationen Nach Myokardinfarkt, s. S. 257 Herzklappenprothesen 2. *Cumarinderivate:* (Langzeittherapie) Rez. Thrombophlebitis Postthrombotisches Syndrom Rez. Lungenembolien Arterieller Gliedmaßenverschluß Idiopathische Thromboseneigung Endangiitis obliterans Myokardinfarkt (?) Herzwandaneurysmen Herzklappenprothesen Polyglobulie Polycythaemia vera Mitralvitien mit absol. Arrhythmie Hämokonzentration Nach Gefäßoperationen Sklerotische Myokardiopathie	3. *Streptokinase, Plasmin, Urokinase* (9, 13): Akuter Myokardinfarkt[1]) (< 12 Std. alt) Lebensbedrohliche Lungenembolie, s. S. 106 ff. Akute arterielle Thrombembolie Akute Venen- und Beckenvenenthrombose Phlegmasia caerulea dolens Priapismus Akuter Verschluß der Art. retinae centralis Protrahierter Schock?

[1]) Da die Rückbildung der ST-Hebungen im EKG unter Streptokinase-Therapie früher erfolgt, wird eine günstige Beeinflussung der Rückbildungsvorgänge postuliert (Begrenzung der Infarktzone, Verhinderung appositionellen Thrombenwachstums, Freihaltung von Kollateralkreisläufen am Herzen).
Vorgehen: Fibrinolyse für 3–12 Std. (s. S. 383), anschließend Übergang auf Heparin, später auf Cumarinderivate. Dieses Verfahren hat sich wegen seiner bisher unbewiesenen Effizienz sowie der erheblichen Komplikationsgefahren nicht als Routinemethodik durchgesetzt!

Tab. 232: Kontraindikationen zur Antikoagulantien- bzw. Fibrinolyse-Therapie (1, 2, 8, 9)

	Heparin	Cumarin	Fibrinolytika
Blutbefunde:			
Hämorrhagische Diathese	+ (Ausnahme: DIG)	+	+
Hypokoagulabilität	(+)	(+)	(+)
subak. Endokarditis lenta, Perikarditis	+	+	+
Leukosen, Paraproteinämien	+	+	+
Gefäßbefunde:			
Hypertension > 200 syst. > 110 diast.	(+)	(+)	(+)
Arteriosklerose	(+)	(+)	(+)
Diabetes mellitus	(+)	(+)	(+)
Alter > 70 a	(+)	(+)	(+)
Aneurysma, Hämangiome	(+)	(+)	(+)
Organbefunde:			
Kardiale Dekompensation	(+)	(+)	(+)
Hepatopathie (Oesophagusvarizen)	(+)	(+)	(+)
Nephropathie	(+)	(+)	(+)
Kavernöse Lungen- u. Organ-Tbc	(+)	(+)	(+)
Pancreatitis	(+)	+	+
Gravidität:	(+) (K.I.: 1.–4. sowie die beiden letzten Lunarmonate!)	+	+
Laktation:	(+)	(+)	(+)
Blutungen (manifest – aber auch bei Verdacht!):			
im Bereich ZNS u./oder Auge	+	+	+
im Magen-Darm-Trakt (Karzinome, Ulcera Colitis ulcerosa, Enteritis regionalis (M. Crohn))	+	+	+
in den ableitenden Harnwegen (z.B. Nephrolithiasis)	+	+	+
im Respirationstrakt	+	+	+
blutende Hiatushernie, blutende Hämorrhoiden	+	+	+
Embolien:			K.I.: bei flimmernden Mitralvitien!
Postoperativ: in Abhängigkeit vom Operationsbefund vorübergehend oder dauernd:			
bis zum 14. p. op. Tag nach Eingriffen an ZNS oder Auge	+	+	+
bis zum 5. p. op. Tag nach HNO-Eingriffen, OP an Leber, Niere, Prostata oder Blase	(+)	+	+

Forts.:
Tab. 232: Kontraindikationen zur Antikoagulantien- bzw. Fibrinolyse-Therapie (1, 2, 8, 9)

	Heparin	Cumarin	Fibrinolytika
bis zum 1. p. op. Tag nach größeren Eingriffen (Herz, Lunge, Uterus etc.)	(+)	+	+
bis zum 5. Tag nach Leber-, Milz-, Sternal-, Gefäß-, Nierenpunktion	+	+	+
Vorgängige Streptokinase-Behandlung (6 – 12 Mo.)			(+)
Primär hoher Anti-Streptokinasetiter			(+) Urokinase-Th. möglich (15)!
Mangelnde Kooperation des Patienten	+	+	
Mangelnde Kontrollmöglichkeit	(+)	+	+

Legende: + = absolut kontraindiziert
 (+) = relativ kontraindiziert

Literatur:

(1) Ellison, N., Ominsky, A. J.: Clinical considerations for the anesthesiologist whose patient is on anticoagulant therapy. Anesthesiology 39 (1973) 328
(2) Kuemmerle, H. P., Garrett, E. R., Spitzy, K. H.: Klinische Pharmakologie und Pharmakotherapie. Urban & Schwarzenberg, Berlin – München – Wien 1976
(3) Montigel, C.: Störfaktoren bei Antikoagulantientherapie. Med. Klin. 69 (1974) 2008
(4) Popov-Cenic, S., Käufer, C., Raschke, E.: Richtlinien zur Thromboseprophylaxe in der Chirurgie. Dtsch. med. Wschr. 97 (1972) 1126
(5) Popov-Cenic, S.: Medikamentöse Thromboseprophylaxe. Med. Klin. 71 (1976) 1221
(6) Rasche, H.: Notfälle und Notfallsituationen durch hämorrhagische Diathesen. Aus: Notfallmedizin. Hrsg.: F. W. Ahnefeld, H. Bergmann, C. Burri et al., Springer-Verlag, Berlin – Heidelberg – New York 1976, S. 234
(7) Seiler, K.: Entgleisung der oralen Antikoagulation. Schweiz. med. Wschr. 102 (1972) 1417
(8) Strauer, B. E.: Coronare Herzkrankheit. In: G. Riecker (Hrsgb.): Klinische Kardiologie. Springer-Verlag, Berlin – Heidelberg – New York, 1975, S. 197
(9) Trübestein, G. K., Martin, M., Sobbe, A.: Erfahrungen mit einer standardisierten Streptokinase-Therapie bei arteriellen Gefäßverschlüssen, Stenosen und Phlebothrombosen. Herz/Kreisl. 5 (1973) 409
(10) Zöker, H., Wörle, H.: Praxis der Langzeitantikoagulation. anaesth. praxis 11 (1975) 129

Weiterführende Literatur:

(11) Borst, R. H., Wolf, H.: Rasche i. v.-Injektion einer hohen Initialdosis Streptokinase zur Therapie der fulminanten Lungenembolie. Anaesthesist 25 (1976) 398
(12) Heinrich, D.: Prophylaxe venöser thromboembolischer Komplikationen. Wissenschaftl. Informationen: Anästhesie, Fresenius, Heft 1 (1978) 190
(13) Kakhar, V. V. et al.: Treatment of deep vein thrombosis. Brit. Med. J. 1 (1969) 806
(14) Unseld, H. M., Hillenbrand, F., Heinsius, P.: Streptokinase bei Lungenembolie mit Herz-Kreislauf-Stillstand. Anaesthesist 27 (1978) 333
(15) Urokinase-streptokinase embolism trial, cooperative study. J.A.M.A. 229 (1974) 1606
(16) Mathias, F. R., Lasch, H. G.: Interpretation gerinnungsanalytischer Befunde. Med. Welt 30 (1979) 645

5. Bluttransfusion (Indikationen – Gefahren)

Tab. 233: Vergleich von Bankblut (ACD) und Normalblut (nach (1) ergänzt)

	14 Tage altes Bankblut	Normalblut (art.)
pH	6,6 – 6,9	7,4
Temp. C°	4 – 6	37
Hämatokrit %	42	45
Protein mg%	7	7 – 8
O_2-Sättigung %	35	98
P_{CO_2} mm Hg	150 – 210	35 – 45
Standardbik. mmol/l	9 – 15	22 – 26
K mmol/l	18 – 26	4,5
Ca mmol/l	0,25	2,5
Lactat mmol/l	5,65	1,3
Pyruvat mmol/l	0,22	0,07
Citrat mmol/l	11	0,15
Na mmol/l	145 – 170	140
Thrombocyten/ml	0	240000
Faktor V, VIII %	20 – 50	100
2,3-DPG/ml RBC	0,4	4,0
Anorg. PO_4 mg%	6,6	1,8
Glucose mg%	245	80 – 120
Ammoniak µg%	470	50
Ery-Überlebensrate %	80 – 90	99
Filterungsdruck (torr)	150 – 200	50
Detritus	Millionen von Teilchen $> 20\,\mu$	im wesentlichen sauber

Tab. 234: Reserven und Umsatz der verschiedenen Blutzellsysteme (10)

	Erythrozyten	Granulozyten	Thrombozyten
Zirkulierende Zellen/kg KG	$300 \cdot 10^9$	$0,35 \cdot 10^9$	$22 \cdot 10^9$
Reserven/kg KG:			
marginal	–	$0,25 \cdot 10^9$	–
im Knochenmark	$5,3 \cdot 10^9$	$5,6 \cdot 10^9$	?
Verweildauer im Blut	120 Tage	~ 11 Std.	7 – 9 Tage
Mittlere Verweildauer nach Transfusion	60 Tage – Konservierungszeit	< 6 Std.	3 – 4 Tage
Umsatz/kg in 24 Std.:			
normal	$2,6 \cdot 10^9$ (0,83 %)	$0,9 \cdot 10^9$ (250 %)	$2,7 \cdot 10^9$ (12,5 %)
maximal	$16 \cdot 10^9$	$6 \cdot 10^9$	$20 \cdot 10^9$

Erythrozytentransfusion:

Tab. 235: Generelle Indikationen für den Erythrozytenersatz (24), s. auch Tab. 237

Nach akutem Blutverlust:	wenn Hb	$< 7 - 8$ g/100 ml
	(kritisch:	$< 4,5$ g/100 ml)
Präoperativ:	wenn Hb	< 10 g/100 ml
Präpartual:	wenn Hb	< 10 g/100 ml

Chronische Anämien: keine prinzipielle Indikation.
Cave Volumenüberlastung!

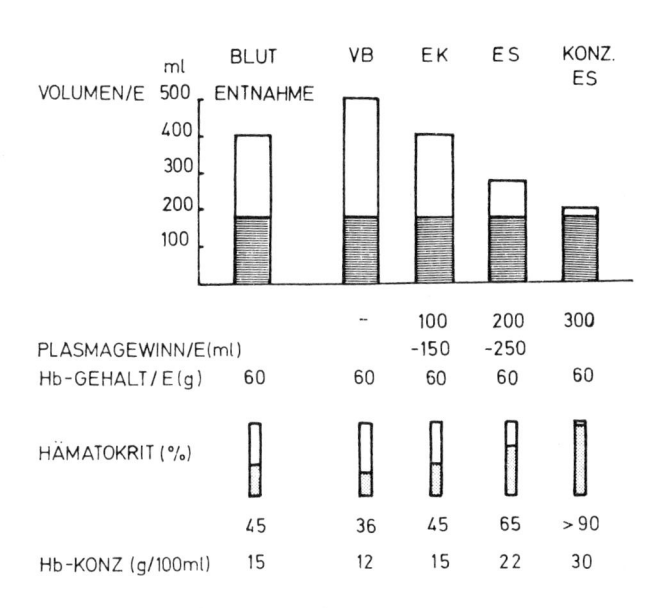

	BLUT ENTNAHME	VB	EK	ES	KONZ. ES
VOLUMEN/E (ml)	400	500	400	270	190
PLASMAGEWINN/E (ml)	–	–	100–150	200–250	300
Hb-GEHALT/E (g)	60	60	60	60	60
HÄMATOKRIT (%)	45	36	45	65	> 90
Hb-KONZ (g/100ml)	15	12	15	22	30

Abb. 144: Verschiedene Formen der Erythrozytentransfusion (10)

VB = Vollblutkonserve, d.h. ca. 235 ml Erythrozyten, ca. 317 ml Plasma (inkl. 75 ml Antikoagulans) und 10,9 g Serumalbumin (35)
EK = Erythrozytenkonserve (100–150 ml Plasma von VB angehebert);
ES[1]) = Erythrozytensediment.
Man beachte: der Hämoglobingehalt ist in allen Präparaten gleich (60 g); es ändert sich aber der Hämatokritwert bzw. die Hämoglobinkonzentration.

[1]) ES = Erythrozytensediment = Erythrozytenkonzentrat (Ery-konz.)
Ery-konz. «ungewaschen» = VB – 250–300 ml Plasma
Ery-konz. «gewaschen» = VB – gesamtes Plasma.

Tab. 236: Stabilisatorlösungen für Blutkonserven (10)

ACD	CPD
Acidum citricum (0,47%) Citrat (1,6%) Dextrose (1,79%)	Acidum citricum (0,32%) Citrat (2,58%) Phosphat (Na-Dihydrogenphosphat) (0,218%) Dextrose (2,5%)
100 ml + 400 ml Blut pH der Lösung: 5,0 pH Lösung + Blut: 6,67	70 ml + 400 ml Blut pH der Lösung: 5,6 pH Lösung + Blut: 6,95

Tab. 237: Indikationen für die verschiedenen Erythrozytenpräparate (10), ergänzt

Vollblut	kombinierter Ersatz von Volumen und Erythrozyten: sollte nicht mehr gebraucht werden
Frischblut (bis 12 Std.)	Massentransfusion ab 5. Einheit; ungeklärte hämorrhagische Diathesen; zusätzlicher Ersatz von Plättchen und Gerinnungsfaktoren
Erythrozytensediment	Erythrozytenersatz, speziell bei Gefahr der Kreislaufüberlastung; Austauschtransfusion
gewaschen	febrile Transfusionsreaktionen (antileukozytäre oder -thrombozytäre Antikörper usw.). Vermeidung von Komplement-Lyse (paroxysm. nächtl. Hb-urie (PNH) und andere hämolytische Anämien)
leukozytenfrei	Reaktionen bei antileukozytären AK; Vermeidung der Sensibilisierung gegen HL-A-Antigene

Tab. 238: Vollblut und Erythrozytensediment (Erythrozytenkonzentrat): Vor- und Nachteile (10), mod.

	Vollblut	Erythrozytensediment (Hämatokritwert 70%)
Hämoglobinkonzentration	niedrig (11–12 g/100 ml)	hoch (20–22 g/100 ml)
Verdünnungseffekt	groß	gering
Volumeneffekt	gut	50–60% von Vollblut
Thrombozyten, Gerinnungsfaktoren	nur in Frischblut; Konzentration ungenügend	– –
Eiweiß	11–20 g/E	5–6 g/E
Risiken:		
Volumenüberlastung	groß	gering
febrile Reaktionen	häufig	seltener
Na-Überlastung	+	geringer
Citratüberlastung	+	geringer
Hepatitis	+	? geringer
Gewinnung von Plasma und anderen Komponenten	0	200–250 ml/E

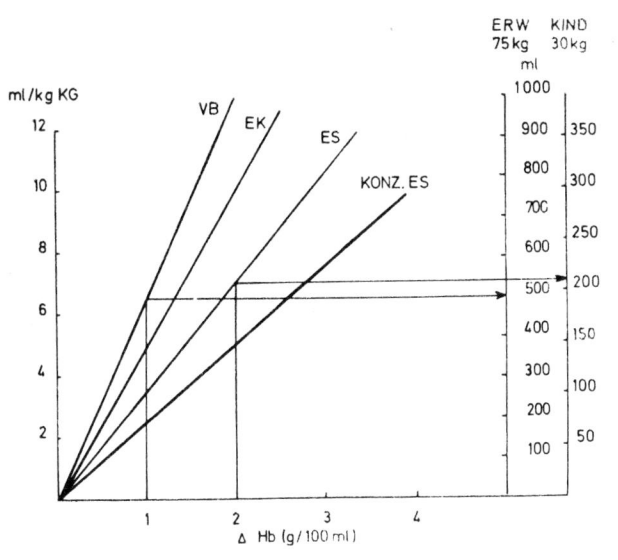

Abb. 145: Wirkung von Erythrozytentransfusionen auf die Hb-Konzentration beim Empfänger (10); s. auch Abb. 144, 149

(Die durch Transfusion bedingte vorübergehende Volumenzunahme ist nicht berücksichtigt; es ist eine Ausbeute von 100 % angenommen; in der Praxis liegt sie zwischen 70 % (± 10) und 100 %).
Die Ordinaten verbinden Transfusionseinheiten mit gleichem Hb-Gehalt aber unterschiedlichem Volumen, die Abszissen gleiche Transfusionsvolumina mit unterschiedlichem Hb-Gehalt.
VB = Vollblutkonserve
EK = Erythrozytenkonserve
ES = Erythrozytensediment
konz. ES = konzentriertes Erythrozytensediment

Thrombozytentransfusion

Tab. 239: Indikationen zur Thrombozytentransfusion (16)

Thrombozyten/µl × 10^3:	10 – 50 bei Blutungsneigung < 10 prophylaktisch?	
Kurzfristig (nicht unbedingt HL-A kompat.)	langfristig (unbedingt HL-A kompat.)	therapeutisch
Passagere Thrombozytopenien infolge Leukämien und Zytostatika	aplastische Anämien toxisch induzierte Panmyelopathien	
Vor therapeutischer Splenektomie Nicht bei allergischer Genese!		prophylaktisch

Vor größeren chirurgischen Eingriffen ist eine Plättchenzahl von ca. 150 000 pro mm^3 anzustreben. Bei Thrombopathien richtet sich die Dosierung nach dem Ergebnis der entsprechenden Thrombozytenfunktionsteste. Im allgemeinen kann die präoperative Gabe von Thrombozytenkonzentrat aus 1500 – 3000 ml Plasma als ausreichend angesehen werden (s. Tab. 240). Postoperativ genügt im Regelfall die tägliche Transfusion von Thrombozyten aus 500 – 1000 ml Plasma. Es sollten *nur frische Thrombozytenkonzentrate* verwendet werden, da bereits nach 24 Std. Lagerung eine Reihe wichtiger Plättchenfunktionen vermindert ist.

Üblicherweise ist die Thrombozytensubstitution postoperativ über höchstens 4 Tage erforderlich, um eine gerinnungsbedingte Blutung zu verhindern. Die Indikation zur Plättchengabe muß streng gestellt werden, da die Thrombozytentransfusion häufig zur Bildung von *Isoantikörpern* führt. Es sollten – wenn immer möglich – gewebstypisierte (HL-A kompatible) Konzentrate gewählt werden. Die gleichzeitige Medikation von *Prednisolon* und *Azathioprin* ist in Erwägung zu ziehen (31).

Tab. 240: Zur Plättchensubstitution verwendete Präparate (10)

	Frischblut (< 24 h alt)	plättchenreiches Plasma	Plättchenkonzentrat
Anzahl der Zentrifugationen	–	1 evtl. Sedimentation	2
Plättchengehalt bezogen auf das Spenderblut (400 ml)	100 %	75 %	50 %
Plättchengehalt pro Einheit	80×10^9	60×10^9	40×10^9
Volumen bezogen auf die Spende	1 (500 ml)	$1/2$ (250 ml)	$1/10$ (50 ml)
Anzahl Einheiten notwendig für die Übertragung von $2,5 \times 10^{11}$ Plättchen auf den Empfänger[1]	3,125 (3 – 4 Spender)	4,15 (4 – 5 Spender)	6,25 (6 – 7 Spender)
entsprechendes Transfusionsvolumen	1500–2000 ml	1000–1250 ml	300–350 ml

[1] Diese Menge führt beim 70 kg schweren Erwachsenen zu einer Erhöhung der Zahl der zirkulierenden Plättchen um $30 \times 10^3/mm^3$, sofern das In-vivo-«recovery» mindestens 60 % beträgt; bei Fieber, Splenomegalie oder Zuständen mit gesteigertem Thrombozytenabbau ist die Ausbeute bedeutend schlechter.

Granulozytentransfusion (s. auch Septischer Schock, S. 540 ff.)

Tab. 241: Indikationen zum Einsatz von Granulozytenkonzentraten (16)

1. Granulozyten < 500/μl (und/oder Nachweis azellulärer Exsudate im Leukozytenimmobilisationstest) sowie
2. Temperaturen > 38° C
3. zweitägige optimale Antibiotikatherapie wirkungslos
4. manifeste Infektion (Organbefall, Sepsis)

Tab. 242: Voraussetzungen für Granulozytentransfusion (GT) (16)

1. Passagere Myelosuppression
2. Spender für mehr als 3 GT verfügbar (mindestens 4)
3. ABO-Rh- und HL-A-Kompatibilität (soweit wie möglich)

Tab. 243: Erfolgsbeurteilung der Granulozytentransfusion (28)

1. *theoretisch (Laboratorium)*
   — Leukozytenanstieg im Empfängerblut 1 Stunde nach Ende der Leukozytentransfusion
   — *Leukozyten-«Recovery» (%)* $= \dfrac{\text{Leukozytenanstieg im Empfänger} \cdot \text{Blutvolumen} \cdot 100}{\text{Anzahl transfundierter Leukozyten}}$
   — posttransfusionelle Leukozytenabwanderungskurve im Empfängerblut
   — Leukozytenfunktionstests (Leukozytenmigrationstest, Phagozytose, Bakterizidie)

2. *praktisch (Klinik)*
   — Fieberlyse (?)
   — Besserung des Allgemeinzustands (?)
   — Sanierung schon bestehender Infektherde
   — Negativierung vorher positiver Blutkulturen
   — Überlebenszeit

Risiken und mögliche Komplikationen bei Bluttransfusionen – Prophylaxe, Diagnose und Therapie (5, 11, 22, 23)

I Risiken technisch-physikalischer Art:
  A. Die *Massivtransfusion* (> 10 Einheiten in < 24 h) *von Kaltblut* kann zu einem Kältetrauma (7) führen, wenn die kritische Körpertemperatur von 28°C unterschritten wird. Klinische Manifestation: Vasokonstriktion, Anstieg der TPR, Myokarddepression (Bradykardie, Herzrhythmusstörungen bis zum Kammerflimmern, Abfall des HZV), Hypoxie, Azidose (25, 26).
  Prophylaxe: Anwärmen von Kaltblut spätestens ab der 4. Konserve! Dies kann mit sog. Durchlauferwärmern (z.B. Frekatherm, Fa. Fresenius, Homburg v.d.H.) oder besser, da weniger umständlich und bluttraumatisierend (17) mit einem der neuen Mikrowellengeräte (z.B. Haemotherm der Fa. Bosch GmbH, Berlin) geschehen.
  B. *Luftembolie:* tödliche Komplikationen können auftreten, wenn mehr als 20 – 60 ml Luft übertragen werden.
  Prophylaxe: dichte, entlüftete Systeme verwenden. Drucktransfusionen sind nur dann erlaubt, wenn zur Blutkonservierung Plastikbeutel verwendet werden!
  C. *Hypervolämie:* die Gefahr der Kreislaufüberlastung besteht insbesondere bei Massivtransfusionen.
  Prophylaxe: Unter ZVD – besser PCWP (LVFP) – Kontrolle transfundieren, um den Füllungszustand des Gefäßsystems und die linksventrikuläre Funktion exakter beurteilen zu können. Die kontinuierliche Überwachung der Nierenfunktion (Stundenharnmenge) sollte Grundprinzip bei jeder massiven Volumenzufuhr sein.
  Langsames Transfundieren sowie Verwenden von Erythrozytenkonzentraten sind geeignete Maßnahmen, einer Hypervolämie vorzubeugen.
  Therapie: Schleifendiuretika, Inotropika (siehe auch Lungenödem, Seite 104 ff.)
  D. *Transfusion von Mikroaggregaten:* siehe Seite 406

II Risiken biochemisch-metabolischer Art:
  A. *Zitratintoxikation* (32) ist dann zu befürchten, wenn die Zitratblutspiegel mehr als 50 – 80 mg/dl betragen. Das tritt allerdings erst ein, wenn 8 – 10 lt. ACD-Blut schnell transfundiert wurden.
  Der normale Abbau des Zitrats läuft über $NaHCO_3$, das innerhalb von 1 – 3 Tagen in H_2O, CO_2 und Na metabolisiert wird. Die durch das $NaHCO_3$ kurzfristig induzierte «Transfusionsalkalose» bleibt meist ohne Bedeutung.

Ein gestörter Zitratabbau kann bei Hypothermie, Leberschaden oder protrahiertem Schock vorliegen. Es kommen dann folgende Pathomechanismen zum Tragen:
1. Protrahierte Transfusionsazidose
2. Hypocalcämie (da Zitrat Ca^{++} bindet)
3. Ausgeprägte Hyperkaliämie (theoretisch). Nach (33) eher Hypokaliämie zu erwarten!

Folgen: Negative Einflüsse auf das Kardiovaskuläre System wie: Myokarddepression, Herzrhythmusstörungen, Abfall des HZV, Rechtsverschiebung der Sauerstoffdissoziationskurve mit erschwerter O_2-Aufnahme

Prophylaxe und Therapie: 0,5 g $CaCl_2$ verdünnt, langsam i.v. nach jeder 6. ACD-Konserve unter EKG-Kontrolle!

B. *AzidItätsprobleme* treten insbesondere bei Massivtransfusionen von altem Konservenblut auf (21). Mit Zunahme der Lagerdauer ist ein kontinuierlicher Abfall des intraerythrocytären 2,3 DPG zu verzeichnen. Dieser Mechanismus steht mit in Abhängigkeit vom jeweils verwendeten Stabilisator (siehe Tabelle 236) und ist bei ACD-Konserven ausgeprägter als bei CPD-Blut. Die Folgen der durch 2,3-DPG-Mangel entstehenden Azidose betreffen in erster Linie Kardiovaskuläres System und Sauerstofftransport (s. S. 20 ff.).

Prophylaxe und Therapie: Korrektur der Säure-Basen-Haushaltsstörungen entsprechend dem aktuellen Befund (cave: Überkorrektur wegen der physiologisch erfolgenden sekundären Transfusionsalkalose (Zitratabbau)!), Verwendung möglichst frischen Blutes.

C. *Gerinnungsstörungen bei Massivtransfusion im Sinne von Verdünnungs- bzw. Verbrauchskoagulopathie (DIG)* (siehe S. 378).

Sie beruhen auf Mangel an Ca^{++}, Thrombozyten (t/2 in vitro 4°C: 24 Std.), Faktor V (t/2 < 7 Tage in vitro bei 4°C) und F VIII (t/2 ca. 7 Tage in vitro bei 4°C).

Therapie und Prophylaxe: möglichst frisches Blut transfundieren. Bei Massivtransfusionen nach je 5 Konserven Alt- 1 Frischblut (< 12 Std. alt) ohne Mikrofiltration geben (9, 15, 18, 22, 31). Alternativ ist die Zufuhr von Frischplasma (oder frisch gefrorenem Plasma) ab 12. bis 15. Konserve geboten.

Nach Transfusion von 10 Konserven Blut empfehlen sich die Bedside-Tests der Gerinnung (s. S. 375) und die Überprüfung des Extrinsic(Quick)-Intrinsic (PTT)-Systems sowie der Thrombozyten. Die Indikation zum Einsatz von Cohn'scher Fraktion, Prothrombinkonzentrat und Fibrinogen sollte ebenso wie die der Heparinisierung erst nach Vorliegen entsprechender Gerinnungsanalysen (s. S. 374) gestellt werden!

D. *Hypokaliämie* (siehe Seite 572) und die sich daraus ergebenden Probleme

III Risiken der Infektion:

A. *Durch Bakterien- oder Parasitenkontamination des Spenderblutes*
1. Allgemeine Eitererreger, die eine bakterielle Sepsis verursachen können.
2. Brucellose
3. Spirochätenlues (Lues-Latens-Quote bei Spendern ca. 1‰). Die Treponemen-Aktivität ist sicher nach 72 Std. Kühlschranklagerung der Konserve erloschen.
Bei Frischblut besteht jedoch weiter das Problem der seronegativen «ersten Inkubation».

Prophylaxe: Auswahl des Spenderpotentials, strenge Indikation zur Frischblutkonserve

B. *Durch Protozoen:*
Malaria: Infektion durch Bluttransfusion heute nicht mehr so abwegig (Tourismus!)
Prophylaxe: 1 Jahr Spendekarenz nach Aufenthalt in verseuchtem Gebiet. Lebenslanger Spenderausschluß nach Infektion!

C. *Durch Viren:*
1. Herpes: die Zytomegaliedurchseuchung ist hoch. Die Infektion verläuft meist asymptomatisch, gelegentlich jedoch als Mononukleose. (19)
2. Serum-Hepatitis (Hepatitis B, HBsAg): die Häufigkeit HBsAg pos. Spender liegt bei 0,2 – 0,4 %. Durch Ausschluß dieser Blutkonserven kann die Hepatitis-B-Frequenz um ca. $1/3$ gesenkt werden (5).

Das Hepatitis-«Einkonservenrisiko» liegt ikterisch bei 0,5 % und steigt anikterisch mit der Zahl der Konserven an.

In zunehmendem Maße gewinnt die «Non-A, Non-B»-Hepatitis an Bedeutung. Sie macht in den USA bereits ca. 10 % der Transfusionshepatitiden aus!

Prophylaxe: Spenderpotential!, strenge Indikationsstellung zur Transfusion, evtl. passive Immunisierung durch Hepatitis-B Hyperimmunglobulin – HBI_g – (Fa. Biotest, Kabi, Abbott), bzw. Gammaglobulin (Non-A, Non-B-Hepatitis); s. auch Lit. (36, 37).

Nach Kontakt mit HB_s-Ag (Hepatitis-B-Surface-Antigen)-pos. Material sollte die Kontaktperson auf Hepatitis-B-Antikörper (Anti-HB_s) untersucht werden. Finden sich diese im RIA, ist eine Immunität gegen HB_s-Ag anzunehmen. Damit erübrigt sich auch eine Therapie (36). Werden allerdings HB_s-Ag *und* Hepatitis-B-Core-Antikörper (Anti-HB_c) nachgewiesen, spricht das für eine frische Infektion, die die kostspielige Behandlung mit Hyperimmunglobulin rechtfertigt (s. S. 426).

IV Risiken, die immunologisch-serologisch bedingt sind:
  A. *Allergische Reaktionen* nach Transfusionen: sie beruhen auf Antigen (Ag)-Antikörper (Ak)-Reaktionen infolge Eiweißunverträglichkeit zwischen Spender und Empfänger.
  Prophylaxe: Gezielter Spenderausschluß, biologischer Plasmavortest, Verwendung von gewaschenen Ery-Konzentraten
  Therapie: in leichten Fällen symptomatisch, bei Anaphylaxie: siehe Seite 566
  B. *Pyrogene Reaktionen:* hervorgerufen durch Ag-Ak-Reaktionen oder durch Kontamination mit pyrogenen Substanzen
  Symptome: Fieber, Schüttelfrost, Kopfschmerz (in ca. 1 – 5 % nach Vollblutkonserven)
  Prophylaxe: sterile Entnahme- und Transfusionstechnik
  Therapie: in leichten Fällen symptomatisch, bei Schock: siehe Anaphylaxie bzw. Sepsis
  C. *Hämolytische Transfusionsreaktionen:* beruhen in der Regel auf menschlichem Irrtum und sind in schweren Fällen meist ABO-bedingt.
  Pathogenese: intravasale Hämolyse der Spendererythrozyten.
  Symptome des hämolytischen Zwischenfalls: bleiben bei geringer Ag-Ak-Reaktion oft unbemerkt. Umfang und Intensität der klinischen Manifestation stehen in Relation zu Art und Grad der Unverträglichkeit.
  Beim wachen Patienten treten zunächst *allgemeine Symptome* auf wie: Kreuz- und Lendenschmerzen, Atemnot, Unruhe, Hitzegefühl, Frösteln, Blässe, kalter Schweiß, Übelkeit. Sehr rasch verbinden sich mit den allgemeinen Anzeichen die *objektiven Symptome* des Zwischenfalls:
  Temperaturanstieg (evtl. Schüttelfrost), Tachykardie, Blutdruckabfall, Stuhl- und Urininkontinenz, Blutungen infolge einer durch Verbrauchskoagulopathie (DIG, siehe Seite 378) bedingten allgemeinen hämorrhagischen Diathese, Organausfälle (ANV, ALV).
  Während der Narkose fehlen die allgemeinen Warnsymptome. Die objektiven Erscheinungen können abgeschwächt sein oder mißdeutet werden. Als *Warnsignal* muß allerdings unbedingt eine *auffallende intraoperative Hämostasestörung* angesehen werden. Bei Ausleitung der Narkose ist dann in der Regel das Vollbild der Hämolysereaktion zu beobachten.
  Taktisches Vorgehen zur Klärung der Hämolyseursache (11):
  Die Ursachenermittlung ist nur möglich, wenn alle Blutproben- und Konservenreste vom Empfänger und vom Spender aufbewahrt wurden und für die notwendigen Untersuchungen verfügbar sind. *Das Vorliegen einer akuten Hämolysereaktion kann durch sofortigen Nachweis freien Hämoglobins im Plasma bzw. Urin objektiviert werden.* Zur differenzierten Abklärung sollten folgende zusätzliche Untersuchungen durchgeführt werden:
  1. Entnahme von 2 Empfängerblutproben. Einer davon sollte gerinnungshemmendes Material (Zitrat) zugefügt sein. Die Zitratblutprobe wird sofort zentrifugiert und auf freies Hb im Plasma überprüft (Rotfärbung erst bei mittelschwerer Hämolyse: Hb > 25 mg%)
     DD: freies Hb durch mechanische Hämolyse – z.B. Extrakorporale Zirkulation (EKZ)

2. Blutgruppen- und Rh-Bestimmung der vor der Transfusion entnommenen Empfängerblutprobe.
3. Blutgruppen- und Rh-Bestimmung, der nach dem Zwischenfall entnommenen Patientenblutprobe *ohne Zitrat* (siehe Pkt. 1.)
4. Blutgruppen- und Rh-Bestimmung des fraglichen Konservenblutes und seines Begleitröhrchens.
5. Verträglichkeits-(Kreuz-)proben an beiden Empfängerblutproben (vor und nach der Transfusion) und beiden Konservenblutproben (Konserveninhalt und Begleitröhrchen) mit allen Methoden (Richtlinien IC 2 h)
6. Antikörpernachweisversuch im vor der Transfusion entnommenen Empfängerblut: Differenzierung und Titrierung.

Prophylaxe des Hämolysezwischenfalls:
Die Dokumentation des gesamten Arbeitsgangs (serologische Befunde, Anforderungsschein, ABO-Kontrolle am Krankenbett (Bedside-Test, Transfusionsbericht) muß gewährleistet sein.
Aus Sicherheitsgründen ist bei Anforderung von Blutkonserven oder Spezialpräparationen das Angeben der Empfänger-Diagnose bzw. der Transfusionsindikation zu empfehlen. Bei anamnestisch bekannten Transfusionsreaktionen sollte die Blutbank davon in Kenntnis gesetzt werden.
Vor der Transfusion müssen Verfalldatum, Aussehen (Verfärbung, Hämolyse) und Verschluß der Konserve überprüft werden. Blutkonserven müssen bis unmittelbar vor der Übertragung kühl (+ 4 – 6 °C) in weitgehend vibrationsfreien Kühlschränken aufbewahrt werden. Ist aus besonderer Indikation eine vorherige Erwärmung notwendig (z.B. Massivtransfusion), so sollte dies mit entsprechenden Geräten (siehe Seite 401) geschehen. *Keinesfalls darf eine Bluttemperatur von 37° C überschritten werden,* da sonst Eiweißdenaturierung und Hämolyse das Konservenblut unbrauchbar machen!

Therapie der Hämolysereaktion:
1. Abbruch der Transfusion bei ersten Hinweisen auf hämolytischen Zwischenfall – Nadel in situ belassen!
2. Zitratblutentnahme (0,2 ml Zitrat, 1,8 ml Blut), Zentrifugieren, Plasma auf Hämolyse untersuchen!
   Abnahme eines zweiten Röhrchen Blutes ohne gerinnungshemmende Substanz (s. o.)
3. Schockbehandlung nach den anerkannten Grundsätzen (siehe Seite 533). Bei Narkose Stadium III erhalten!

Zuzüglich:
a) Gabe von Methylprednisolon in pharmakologischer Dosis (30 mg/kgKG)
b) Alkalisierung des Harns mit $NaHCO_3$ (*cave:* Hypernatriämie!) evtl. THAM, Diamox®: 500 mg i.v.
   Ziel: Urin-pH von ca. 8 und damit Verhinderung der Hämiglobinbildung in den Tubuli!
c) Prophylaxe des drohenden akuten Nierenversagens. Bleibt der Mannittest (siehe Seite 332) erfolglos, ist der Einsatz von Schleifendiuretika (Furosemid oder Etacrynsäure) indiziert. Bei therapierefraktärer Oligo-Anurie muß frühzeitig dialysiert werden.
d) Als ultima ratio empfiehlt sich immer dann die Austauschtransfusion, wenn durch ausgeprägte Hämolyse die Sauerstoffversorgung des Gewebes nicht mehr gewährleistet ist!

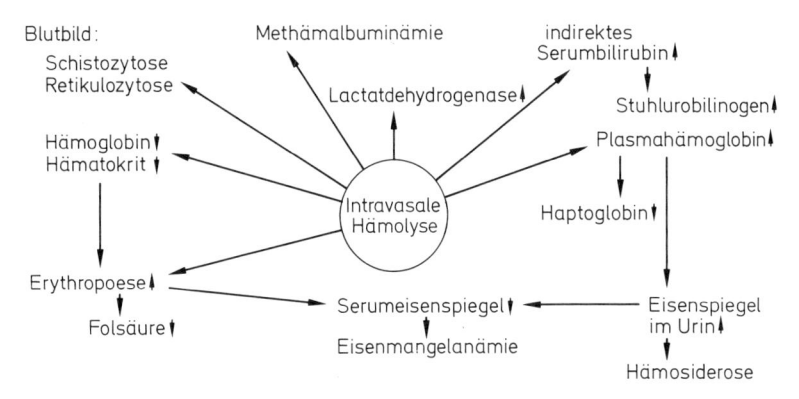

Abb. 146: Auswirkungen intravasaler Hämolyse auf verschiedene Laboruntersuchungen (14):

Literatur:

(1) Aldrete, J. A.: Hematologic diseases. In: Anesthesia and Uncommon Diseases. Edt.: J. Katz, L. B. Kadis. W. B. Saunders, Philadelphia, London, Toronto 1973, S. 231
(2) Baumgarten, K.: Indikation zur Transfusion von Erythrozytenkonzentraten. Infusionstherapie 4 (1977) 101
(3) Begemann, H.: Praktische Hämatologie. G. Thieme-Verlag, Stuttgart 1977
(4) Bergmann, H.: Die Bedeutung der Bluttransfusion in der parenteralen Ernährung. In: Parenterale Ernährung. Hrsgb.: Hartmann, G., Beyer, H. Verlag Hans Huber, Bern – Stuttgart – Wien 1970, S. 208
(5) Bergmann H.: Gefährdung von Spendern und Empfängern durch Blutentnahme und Bluttransfusion. Infusionstherapie 4 (1977) 84
(6) Blauhut, B.: Herstellung und Transfusion von Leukozyten- und Thrombozytenkonzentraten mit besonderer Berücksichtigung organisatorischer Probleme. Infusionstherapie 4 (1977) 113
(7) Boyan, P., Howland, S.: Blood temperature: a critical factor in massive transfusion. Anesthesiology 22 (1962) 559
(8) Bube, F. W., Sehrbundt, M.: Transfusionsmedizin. F. K. Schattauer-Verlag, Stuttgart – New York 1972
(9) Bucher, U., Kummer, H., Tschopp, L.: La transfusion de plaquettes. Méd. et Hyg. (Genève) 29 (1971) 961
(10) Bucher, U., Kreutz, H.: Die Erythrozytentransfusion. Schweiz. med. Wschr. 105 (1975) 761
(11) Bundesärztekammer: Empfehlung zur Vermeidung und Behandlung von Transfusionszwischenfällen. Dtsch. Ärzteblatt, Heft 37 (1976) 2315
(12) Gaerisch, G.: Gezielte Hämotherapie. Dtsch. Gesundh. Wes. 27 (1972) 2054
(13) Gruber, U. F.: Blutersatz. Springer-Verlag, Berlin – Heidelberg – New York 1968
(14) Guidon, L., Pierach, C. A.: Renale Hämosiderose nach Implantation einer Aortenklappe. Schweiz. med. Wschr. 103 (1973) 588
(15) Hehne, H. J., Nyman, D., Burri, H., Wolff, S.: Management of bleeding disorders in traumatic-haemorrhagic shock states with deep frozen fresh plasma. Europ. J. Intens. Care Med. 2 (1976) 157
(16) Höcker, P., Pittermann, E., Blumauer, H.: Herstellung und Transfusion von Leukozyten- und Thrombozytenkonzentraten mit besonderer Berücksichtigung hämatologischer Probleme. Infusionstherapie 4 (1977) 106
(17) Kägi, P., Rüegg, R., Straub, P. W., Hossli, G.: Hämatologische Untersuchungen über Veränderungen durch Bluterwärmung mit Mikrowellen. Infusionstherapie 4 (1977) 285
(18) Lim, R. C., Olcott, C., Robinson, A. J., Blaisdell, F. W.: Platelet response and coagulation changes following massive blood replacement. J. Trauma 13 (1975) 552
(19) Luthardt, Th.: Übertragung von Cytomegalievirus (CMV) bei Blutaustauschtransfusionen im Neugeborenenalter. Blut 23 (1971) 341
(20) Mathes, M., Orth, G. W.: Leitfaden der Bluttransfusion. G. Fischer-Verlag, Stuttgart 1955
(21) Miller, R. D., Robbins, T. O., Tong, M. J.: Coagulation defects associated with massive blood transfusions. JAMA 216 (1971) 1762
(22) Miller, R. D., Robbins, T. O., Tong, M. J.: Coagulation defects associated with massive blood transfusions. Ann. Surg. 174 (1971) 794

(23) Miller, R. D.: Transfusion therapy and associated problems. ASA Regional Refresher Courses in Anesthesiology *I* (1973) 101
(24) Mollison, P. L.: Blood transfusion in clinical medicine. Blackwell Scientific Publications, Oxford – London – Edinburgh – Melbourne 1972
(25) Pasteyer, J. Jean, N., Guery, J.: Hypothermie accidentelle per-opératoire au cours de transfusions rapides. Ann. Anesth. Franc. *16* (1975) 121
(26) Rügheimer, E., Grimm, H.: Kalt- oder Warmtransfusion beim hämorrhagischen Schock. Bibl. haemat. *20* (1965) 101
(27) Seidl, S.: Die optimale Blutkonserve. Thorax *21* (1973) 337
(28) Senn, A. J.: Methodische und klinische Problematik der Leukozytentransfusion. Dtsch. med. Wschr. *100* (1975) 842
(29) Spielmann, W.: Transfusionskunde. G. Thieme-Verlag, Stuttgart 1967
(30) Storb, R., Thomas, E. D., Buckner, C. D. et al.: Allogenic marrow grafting for treatment of aplastic anemia. Blood *43* (1974) 152
(31) Vinazzer, H.: Substitutionstherapie bei chirurgischen Eingriffen an Patienten mit Gerinnungsstörungen. In: Anaesthesiologie und Wiederbelebung, Bd. 92. Hrsgb.: H. Bergmann, B. Blauhut. Springer-Verlag, Berlin – Heidelberg – New York 1975, S. 124
(32) Yendt, E. W.: Citrate intoxication. Canad. med. Ass. J. *76* (1957) 141

Weiterführende Literatur:

(33) Eckart, J. u. Schaaf, H.: Probleme bei der Massivtransfusion. Infusionstherapie *5* (1978) 346
(34) Eyrich, K., Braun-Heine, A., Sefrin, P., Wiebecke, D.: Klinische Gesichtspunkte der Massivtransfusion. Infusionstherapie *5* (1978) 340
(35) Ganzoni, A. M.: Die Therapie mit Blutkomponenten. DRK Ulm 1978
(36) Iwarson, S. et al.: Hepatitis-B immune globulin in prevention of hepatitis B among hospital staff members. J. Infect. Dis. *135* (1977) 473
(37) Kuwert, E. K.: Gammaglobulin-Prophylaxe bei Verdacht auf Hepatitis-B-Infektion: ja oder nein? moderne medizin *6* (1978) 661
(38) Landauer, B.: Narkoseprobleme bei der Massivtransfusion. Anaesthesist *27* (1978) 234
(39) Richtlinien zur Blutgruppenbestimmung und Bluttransfusion. Dtsch. Ärzteblatt *76* (1979) 277

Mikrofilterung von Konservenblut

ACD-Blutkonserven weisen bereits nach 1 Woche Lagerzeit Mikroaggregate in der Größenordnung von ca. 140.000/ml auf. Diese können bei Transfusion ohne wirksame Filterung Anlaß zu Mikroembolisierungen und Freisetzung vasoaktiver Substanzen in die Lungenstrombahn (akutes Lungenversagen!) sein. Dies gilt insbesondere dann, wenn bei Mehrfachtransfusionen die Klärfunktion der Lunge überfordert wird.
Für die Effektivität der Mikrofilterung des Blutes ist es erforderlich, daß die Porengröße des verwendeten Filters $< 40\,\mu$ beträgt, da über 90 % der Partikel in diesem Bereich liegen.

Tab. 244: Qualitätsanforderungen, die die Mikrofilter erfüllen sollten (11):

1. ausreichende Mikroaggregatfilterung
2. ausreichende Filtergeschwindigkeit
3. ausreichende Filterkapazität
4. Fehlen einer Traumatisierung des Blutes

Diesen Idealvorstellungen kommt die jüngste Generation von Filtern (Flächenfilter) immerhin schon näher entgegen.
Nach (11) filtern:
Biotest®, Fenwal® und Intersept® sehr gut,
Pall® gut.

Der Swank-Filter® zeigt erhebliche Effektivitätsschwankungen, der Bentley PF 127® verstopft frühzeitig.

Die besten Floweigenschaften und die beste Effektivität (bezogen auf den Einsatz auf bis zu 5 Konserven) bewiesen: Biotest®, Pall® und Intersept®.

Der neue Fenwal Ufo Filter® scheint nach einem Vergleich (14), bei dem allerdings das Biotest- und das neue Bentley-Gerät nicht berücksichtigt wurden, den übrigen, obengenannten Filtersystemen insgesamt überlegen.

Die Indikation zur Mikrofilterung ist nicht auf die Massivtransfusion zu beschränken, sondern hat immer bereits dann initial zur Anwendung zu gelangen, wenn eine Blutübertragung von mehr als drei Konserven Altblut vorherzusehen ist. Insbesondere sollte man sich bei Lungenvorgeschädigten großzügig zur Blutfilterung entscheiden, da durch Mikroembolisierungen der Lungenendstrombahn und akutem Lungenversagen eine bereits vorhandene pulmonale Hypertonie verstärkt werden kann.
Die Mikrofiltration des Konservenbluts besitzt jedoch auch einige Nachteile, die in der Literatur unterschiedlich bewertet werden. Als ernst zu nehmen ist sicher die durch *Drucktransfusion* induzierte *Traumatisierung der Erythrozyten,* die bis zur Hämolyse führen kann sowie ein Kanalisierungseffekt, der eine Übertragung von bereits abgefiltertem Zelldetritus bewirkt. Die mechanische Schädigung der Erythrozyten nimmt mit Verringerung der Filterporengröße und Ansteigen des Siebdrucks eindeutig zu. Garritzmann (4) konnte zeigen, daß bei Belastung der Blutkonservenbeutel mit einem Manschettendruck von 140–200 mmHg zunehmende Hämolyse und Traumatisierung der roten Blutkörperchen im Sinne einer verkürzten Überlebenszeit auftreten. Will man bei kleiner Filterporengröße – und nur die ist ja effektiv – noch angemessene Filterzeiten erreichen (Schnelltransfusion!), so muß zwangsläufig der Siebdruck erhöht werden. In der Praxis bedeutet das, daß die schnelle Mikrofiltration durch mechanische Erythrozytenschädigung erkauft werden muß. Garritzmann (4) stellt aus diesem Grund die Verwendung von Mikrofiltrationsgeräten in Frage und empfiehlt – wie auch andere (11, 12) – den vermehrten Einsatz von gewaschenen Erythrozytenkonzentraten. Dieser Vorschlag ist ähnlich der der Frischbluttransfusion eine Idealforderung, die sich aus zeitlichen und technischen Gründen in der Notfallsituation (Massivtransfusion!) nicht realisieren läßt.

Auf jeden Fall sollte auch bei Verwendung von Mikrofiltern darauf geachtet werden, daß möglichst frisches Blut (Lagerzeit unter 5 Tage) verwendet wird, da dies von vornherein mit einer geringeren Menge Mikroaggregaten belastet ist.

Literatur:

(1) Bergmann, H.: Effektivität der Bluttransfusionsfilter. Vortrag zu Thema: «Aktuelle Probleme der Intensivmedizin». Sonthofen, 7. 11. 1975
(2) Denk, S., Landauer, B., Petrowicz, O. et al.: Vergleichende Untersuchungen verschiedener Mikroblutfilter. Intensivbehandlung *1* (1976) 36
(3) Eurenius, S., Smith, R. M.: Hemolysis in blood infused under pressure. Anesthesiology *39* (1973) 650
(4) Garritzmann, H.: Vorsicht bei Drucktransfusionen mit Mikrofiltrationsgeräten. Anästh. Inform. *16* (1975) 347
(5) Heuwing, B., Busch, H., Rittmeyer, P.: Zur Wirkung der Mikrofiltration auf das Patientenblut – eine vergleichende Studie bei Transfusionen mit Standardfiltern und Mikrofiltern. Infusionstherapie *5* (1978) 34
(6) Hissen, W., Peter, K.: Der Blutfilter nach Swank zur Anwendung bei Transfusionen. Wissenschaftliche Informationen – Anästhesie, Wiederbelebung, Intensivbehandlung. Fresenius-Stiftung, Heft 1 (1975) 142
(7) James, O. F.: The occurrence and significance of microaggregates in stored blood. Europ. J. Intens. Care Med. *2* (1976) 163
(8) Solis, R. T., Gibbs, M. B.: Filtration of the microaggregates in stored blood. Anesthesiology *12* (1972) 245
(9) Swank, R. L.: Alteration of blood on storage: measurement of adhesiveness «aging» platelets and leukocytes and their removal by filtration. New Engl. J. Med. *265* (1961) 728
(10) Zietz, G., Luder, M., Bensow, Ch.: Mikroaggregationsbildung im Konservenblut. Anaesthesiol. u. Reanimat. *1* (1976) 48

Weiterführende Literatur:

(11) Bergmann, H.: Bedeutung der Mikrofiltration bei der Bluttransfusion. Infusionstherapie 5 (1978) 355
(12) Eckert, G.: Blutmikrofiltration. Vortrag am 10. 6. 1978 anläßlich des Anaesthesie-Seminars der Med. Hochschule Hannover zum Thema: Bluttransfusion heute
(13) Hagmann, W., Vögtlin, J., Gruber, U. F.: Ist die Verwendung von «Micropore-Blutfiltern» indiziert? Anaesthesist 26 (1977) 39
(14) Marshall, B. E., Wurzel, H. A., Ewing, B., Fried, R. und Barnes, C.: Evaluation of Fenwal 4 C 2423 transfusion filter. Im Druck
(15) Vögtlin, H., Hagmann, W., Gruber, U. F.: Die Wirkung verschiedener Micropore-Blutfilter. Anaesthesist 26 (1977) 56
(16) Frey, R. (Hrsg.): Blutmikrofiltration und Schocklunge. G. Fischer Verlag, Stuttgart – New York 1979

6. Blutvolumen (s. auch Bd. I)

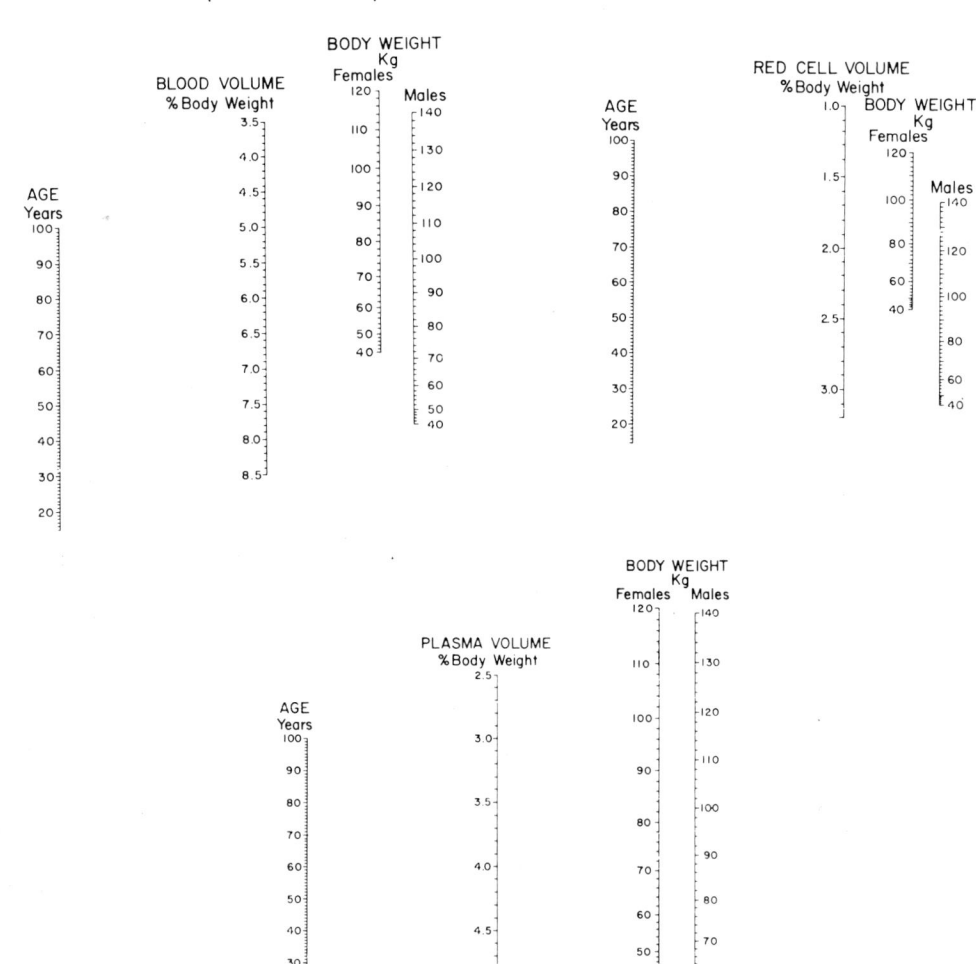

Abb. 147: Nomogramme zur Ermittlung des Blut-, Plasma- und Erythrozytenvolumens entsprechend Alter und Körpergewicht von Erwachsenen (nach Dagher et al., Advanc. Surg., 1 (1965) 69)

Tab. 245: Blut-, Plasma- und Erythrozytenvolumen im Neugeborenen- und Kindesalter (pro Kilogramm Körpergewicht)

Alter	Vollblut ml/kg Mittelwert	Plasma ml/kg Mittelwert	Erythrozyten ml/kg Mittelwert
15 – 30 Min. nach Geburt	76.5	41.5	35.0
24 Stunden	83.3	45.6	37.7
2 Tage	82.4	50.6	39.9
3 Monate	87.0	54.0	33.0
6 Monate	86.0	55.0	31.0
1 Jahr	80.0	52.0	28.0
6 Jahre	80.0	51.0	29.0
10 Jahre	75.0	45.0	30.0
15 Jahre	71.0	41.0	30.0

(nach Geigy's Wissenschaftlichen Tabellen (4))

Tab. 246: Hämoglobin- und Hämatokritwerte im Neugeborenen- und Kindesalter

Alter	Hb (g%)	Hk (%)
Neugeborene	15 – 24	45 – 58
2 – 6 Tage	14 – 22	58 – 74
1 – 2 Wochen	13 – 20	47 – 57
2 – 4 Wochen	10 – 18	38 – 52
1 – 3 Monate	10 – 16	34 – 42
5 – 12 Monate	10 – 14	
1 – 3 Jahre	10 – 15	37 – 41
3 – 6 Jahre	10 – 15	
6 – 10 Jahre	10 – 15	
11 – 15 Jahre	11 – 16	38 – 45

Therapie mit Blut- und Blutbestandteilen bei Kindern (s. auch Bd. I)

Tab. 247: Annähernde Angabe des Blutverlustes in ml im Verhältnis zum Blutvolumen (%) bei verschiedenen Altersgruppen (modifiziert nach Davenport et al., (2))

Alter	Gewicht	Blutvolumen		
		10%	20%	100%
	kg	ml	ml	ml
Neugeborene	3	23–26	46–52	230–260
6 Wochen	4	33	66	332
3 Monate	4.5–5.5	39–48	78–96	392–479
6 Monate	7–7.5	60–65	120–130	602–645
1 Jahr	10.0	80	160	800
1½ Jahre	11.4	91	180	912
2 Jahre	12.5	100	200	1000
3 Jahre	13–15	104–120	208–240	1040–1200
5 Jahre	18–20	140–160	280–320	1440–1600
10 Jahre	32	240	480	2400
14 Jahre	50	350	700	3550
Erwachsene	70	500	1000	5000

Blutverluste von *Neugeborenen* sollten stets mit möglichst frischem, vorgewärmten *Vollblut oder Erythrozytenkonzentrat* (Indikationen und Vorteile s. Tab. 238) ersetzt werden.
Bei Säuglingen, Kleinkindern und Kindern können bis zu 20% des Blutvolumens (BV) durch Humanalbumin 20% (1g/kgKG) und NaCl 0,9% bzw. Ringer-Lsg. (15 ml/kgKG) substituiert werden.
Der Erhaltungsbedarf an Flüssigkeit von 5 ml/kgKG/h ist zuzüglich zu decken.
Bei Blutverlusten > 20% des BV oder bei Hb-Werten < 8 g% ist die Gabe von Blut oder zellulären Blutbestandteilen (Erythrozyten) indiziert.
Dosierung: entsprechend dem errechneten Verlust, wobei bis zu 20% des Gesamtverlusts durch Humanalbumin und NaCl 0,9% gedeckt werden können. Ist massiver Blutersatz erforderlich, empfehlen sich als zusätzliche Maßnahmen:
EKG-Überwachung (Hyper- Hypokaliämie, Azidose-Zeichen?)
1 ml 10%iges Ca-Glukonat nach den ersten 100 ml Blut, 0,75 ml nach jeweils weiteren 100 ml zur Prophylaxe einer Zitratintoxikation bei Neugeborenen (11). (Zu beachten: 1 g Ca-glukonat = 100 mg Ca^{++})
Überwachung des Säure-Basen-Haushaltes und evtl. Korrektur (s. Bd. I)

Literatur

(1) Crocker, M. C.: Blood transfusion. Anaesthesia 23 (1968) 372
(2) Davenport, H. T., Barr, M. N.: Blood loss during pediatric operations. Canad. Med. Ass. J. 89 (1963) 1309
(3) Furman, E. B., Roman, D. G., Lemmer, M. B., Hairabet, J., Jasinska, M., Laver, M. B.: Specific therapy in water, electrolyte and blood/volume replacement during pediatric surgery. Anesthesiol. 42 (1975) 187
(4) Geigy Wissenschaftliche Tabellen, 7. Aufl. 1973, 551
(5) Hummer, G. J.: Advances in blood component therapy. Anesthesiol. 34 (1971) 309
(6) Jacobs, R. G., Howland, W. S., Goulet, A. H.: Serial microhematocrit determinations in evaluating blood replacement. Anesthesiol. 22 (1961) 342
(7) Marner, T.: Haemoglobin, erythrocytes and serum iron values in normal children 3–6 years of age. Acta Paed. Scand. 58 (1969) 363
(8) Moore, F. D., Mc Murrey, J. D., Parker, H. V., Magnus, I. C.: Body composition. Total body water and electrolytes: intravascular and extravascular phase volumes. Metabolism 5 (1956) 447

(9) Rutzky, J.: Pediatric transfusion therapy. Pediatr. Clin. N. Americ. *4* (1957) 551
(10) Sacks, H. J.: The use of blood and colloids in the newborn. Pediatr. Clin. N. Americ. *16* (1969) 593
(11) Schroeder, H. G., Forbes, A. R.: Massive blood replacement in neonates and children. Brit. J. Anaesth. *41* (1969) 953
(12) Sisson, T. R., Lund, C. J., Whalen, L., Telek, A.: The blood/volume in infants. J. Pediatr. *55* (1959) 163
(13) Smith, C. H.: Transfusions in pediatric practice: indications and limitations. Pediatrics *17* (1956) 596
(14) Viguera, M. G.: Fluid therapy during pediatric surgery. Canad. Anaesth. Soc. J. *13* (1966) 290

7. Eisenmangelanämie

Eisenmangelanämie – Pathogenese, Diagnostik und Therapie

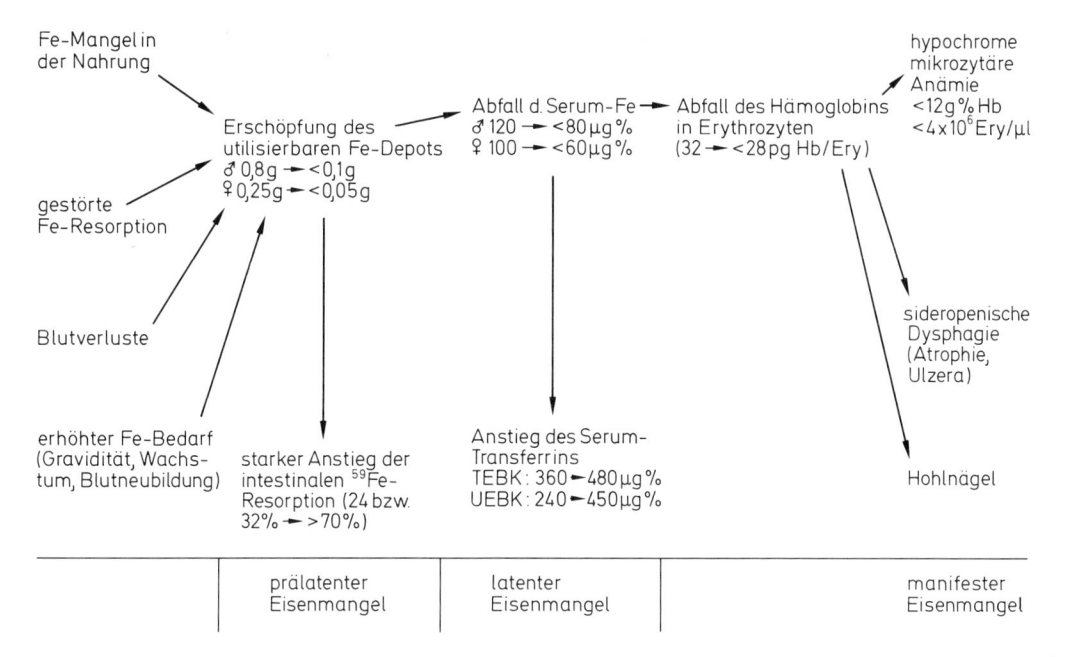

Abb. 148: Pathogenese und klinische Symptomatik des Eisenmangels (2)

Schematische Darstellung der Pathogenese und Entwicklung der biochemischen und klinischen Symptomatologie des prälatenten, latenten und manifesten Eisenmangels beim Menschen. TEBK = totale Eisenbindungskapazität, UEBK = ungesättigte Eisenbindungskapazität

Tab. 248: Hämatologische Normalwerte und Daten bei Eisenmangelanämie

	Normalwerte	Anämie
Hämoglobin (g%)	13,4 – 17,3	< 12
Erythrocyten (Mio/mm^3)	4,5 – 5,5	3,5 – 5,0
Mittleres Erythrocytenvolumen (µ^3)	80 – 96	< 80
Färbeindex (FI)	0,9 – 1,1	< 0,9
Hämoglobingehalt des einzelnen Erythrocyten = Hb$_E$ [1])	28 – 32 pg[3])	< 28 pg
Hämatokrit(%)[2])	37 – 52	erniedrigt
Mittlere Korpuskuläre Hämoglobinkonzentration (MCHC)[1]) des Erythrocyten	32 – 38 %	< 32 %
Serumeisen (µg/100 ml)	100 – 120 (♂) 80 – 100 (♀)	< 50 – 70
Totale Eisenbindungskapazität (µg%)	300 (240 – 400)	> 300 – 400
Transferrin-Sättigung (%)	40 ± 20 (♂) 35 ± 15 (♀)	< 15 – 20

(nach Angaben der Fa. Laboratorien Hausmann AG, 9001 St. Gallen, mod.)

Berechnung des Eisendefizits bei Eisenmangelanämie (1)

(Soll-Hb in g% – Patienten-Hb in g%) × 10 = Hb-Defizit in g/l Blut
Hb-Defizit in g/l Blut × Blutvolumen in l = Gesamt-Hb-Defizit in g
Gesamt-Hb-Defizit in g × 0,0034 = Hb-Fe-Defizit in g
Hb-Fe-Defizit in g + 0,5 bis 1,0 g Fe = therapeut. Fe-Menge in g.

[1]) Wichtiger als die Feststellung des Färbeindex kann bei manchen Anämieformen die Bestimmung der MCHC sein.

Berechnung: $\dfrac{Hb\,g\% \times 100}{HK} = MCHC$

Die MHCH gibt die mittlere Sättigung des einzelnen Erythrocyten mit Hämoglobin an.

Einteilung der Anämien nach dem Verhalten des Hb$_E$:
1. Hypochrome Anämien (Hb$_E$ < 28 pg)
2. Hyperchrome Anämien (Hb$_E$ > 32 pg)
3. Normochrome Anämien (Hb$_E$ ~ 28 – 32 pg)
    a) akute Blutungsanämie
    b) hämolytische Anämien
    c) aplastische Anämien

[2]) ♂: 47,0 ± 5,0%
♀: 42,0 ± 5,0%

[3]) pg = Pikogramm

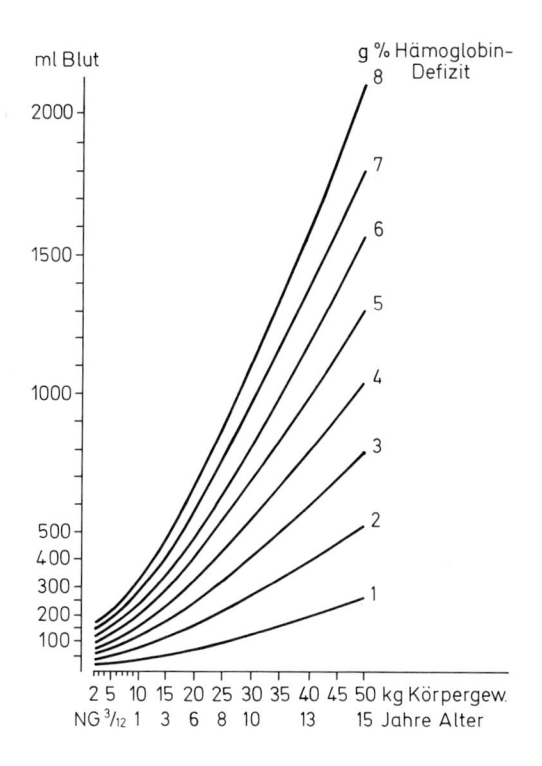

Abb. 149: Überschlägige Berechnung des zum Ausgleich eines Hb-Defizits (zu beziehen auf 10 g%) erforderlichen Bluttransfusionsvolumens (nach Riedel); s. auch Abb. 145

Abszisse: Körpergewicht bzw. Alter. Die Defizitlinien sind auf der Ordinate rechts beziffert, die Ordinate links gibt die zugehörigen Blutmengen an. Beispiel: Ein sechsjähriges Kind hat eine Anämie von 5 g% Hämoglobin. Es fehlen ihm demnach 5 g%. Um dieses Defizit aufzufüllen, müßte man dem Kind insgesamt 400 ml Blut transfundieren.

Literatur:

(1) Begemann, H.: Praktische Hämatologie. G. Thieme-Verlag, Stuttgart 1977, S. 321
(2) Heinrich, H. C.: Nuklearmedizinische Untersuchung des Vit. B 12-Stoffwechsels und Eisenhaushalts. In: Aktuelle Gastroenterologie. Hrsg.: H. Bartelheimer, N. Heisig, G. Thieme-Verlag, Stuttgart 1968
(3) «Weiße Liste» 1977/II: transparenz-telegramm. A.T.I. Arzneimittel-Informations-Dienst GmbH, Berlin (West), 1977, S. 99 – 104

Kapitel 5
Erkrankungen des Gastrointestinaltrakts

1. Akute Blutungen aus dem oberen Gastrointestinaltrakt

1. Blutungsursachen (nach (8)):
    Ulkus 57.5%, Tumoren 11.6%, Varizen, Ösophagitis u. Gastritis 8.4%, Mallory-Weiss-Syndrom 1.5%, sonstiges 5.5%, unbekannt 5.4%. Insgesamt machen die 3 häufigsten Blutungsquellen – Ulcera, ak. Erosionen und Varizen – zusammen etwa 80% aus (26).
    Man beachte:
    – Etwa 50 – 100 ml Blut müssen sich im oberen Gastrointestinaltrakt ansammeln, um zur Auslösung von einem einzigen Teerstuhl führen zu können.
    – Verlust von 1 Liter Blut verursacht Teerstühle für etwa 3 – 5 Tage.
    – Nur 40 – 50% der Patienten mit Ösophagusvarizen bluten nur aus den Varizen.
    – Bei Intensivpatienten stehen erosive Gastritis und peptisches Ulcus im Vordergrund[3].

2. Treffsicherheit der verschiedenen diagnostischen Verfahren:
    Grundsätzlich sollte bei allen Patienten eine *Notfallendoskopie* innerhalb 12 (max. 24) Std. durchgeführt werden. Nach erfolgter Schockbehandlung gilt sie heute als *diagnostische Methode der Wahl* – vor der Röntgenuntersuchung und der Angiographie.

Wertigkeit verschiedener diagnostischer Maßnahmen (siehe auch bei (18))

		Durchschnittlich	Varizenblutung	Magenblutung	Duodenumblutung
Richtige Diagnose in % der Patienten	endoskopisch	94 – 96%[2]	100%	92%	93%
	radiologisch	46 – 54%	16%	45%	80%
	angiographisch	70 – 80%			

(nach McGinn, F. P. u. Mitarb.: Gut. 16 (1975) 707)

Zu beachten:
– In ca. 15% werden mehrere Blutungsquellen gefunden
– Endoskopien *nach* 48 Stunden vermindern die Treffsicherheit von 95% auf 75% (Katon u. Smith (7))
– Angiographische Untersuchungen (z.B. selektive Angiographie (15)) sollen *vor* der radiologischen Untersuchung (z.B. Doppelkontrastuntersuchung) durchgeführt werden!
– Erosive Veränderungen können sich in Stunden zurückbilden (14)

3. Überwachungsprogramm
    kontinuierlich:
    Puls, Temperatur, Atemfrequenz, Blutdruck (möglichst blutige Messung des art. Mitteldruckes)
    intermittierend:
    Stundenharnmenge, Blutbild[1], *Gerinnungsstatus*, Serum – Kreatinin, Elektrolyte, Bilirubin, Transaminasen, ZVD, Blutgasanalyse.
    Laktatbestimmung, Osmolalität (Plasma und Urin), Blutzucker, Magensaft-pH, Ammoniak, Lipase, Amylase.
    Körpergewicht (täglich mehrmals!)

[1] *Ausmaß des Blutverlustes ist erst nach 12 – 24 Stunden beurteilbar* (verzögertes Einströmen der extravasalen Flüssigkeit)
[2] Bei 784 Untersuchungen konnte die Quelle in 95,5% mit Hilfe der fiberoptischen Notfallendoskopie binnen 24 Std. lokalisiert werden (25). Hingegen blieben in der Vor-Endoskopie-Ära 39% der Fälle ungeklärt (21)!
[3] Cave: duodenogastrischer Gallenreflux leistet der erosiven Gastritis Vorschub (25)!

Tab. 249: Taktisches Vorgehen bei Blutungen aus dem oberen Gastrointestinaltrakt

G.-I. Blutung + Schock	Behandlungsprinzipien (2, 9, 10)
Flankierende Maßnahmen:	3 sichere venöse Zugänge (davon 1 Cavakatheter), Magensonde, Gerinnungsstatus
Schock und massive Blutung:	*Schockbehandlung* (Plasmaexpander + Humanalbumin) → Massivtransfusion und frisch gefrorenes Plasma
	Eiswasserspülung → erfolgreiche Blutstillung bei ca. $^2/_3$ aller Magenblutungen ↓
Massive Blutung, Kreislauf → stabilisiert	*Notfall-Oesophagusgastroduodenoskopie* (in Intubationsbereitschaft) innerhalb 12 Std.! (11, 12): Elektrokoagulation Photokoagulation mit Laser (6)[3] endoskopische Polypektomie (blutender Polyp) ↓
Schockzustand behoben, → Blutung persistiert	1. Angiographische Darstellung der blutenden Gefäße durch Seldinger-Technik (Extravasat?) (3, 15), danach: *i. art. Vasopressin-Infusion* (0.2 I.E/min)[1] in 20 min (2) ↓
	2. Angiographische Darstellung der blutenden Gefäße (Vasokonstriktion? ∅ Extravasat?) Katheter wird in situ belassen. ↓
	Verlegung auf die Intensivstation – Eiswasserspülung, bis der Mageninhalt klar ist. – Volumenzufuhr nach ZVD, MAP und Urin/Std. – Messung des Magensaft-pH – Antacida (11) u. 4stdl. 200 mg Cimetidin[4] i. v. (damit Magen-pH > 5.0 sei). – *selektive i. art. Vasopressin-Infusion* in das blutende Gefäß über 24 Std. (A. coeliaca: 0.4 I.E. Vasopressin/min, A. mesent. inf./sup.: 0.2 I.E. Vasopressin/min über einen Perfusor (3, 4, 5), – evtl. selektive art. Embolisation (18) – *Beim Streßulcus und therapieresistenten Fällen evtl. Wachstumshormon* (13, 14, 22)[2]
	Verminderung der Vasopressindosis auf 0.1 I.E/min nach 24 Std., wenn Blutung sistiert (∅ angiographische Kontrolle!). ↓
Rezidivblutung (mehr als 50% der Fälle!):	Absetzen der Vasopressin-Infusion nach 24 Std. Anschließend fortlaufende Spülung des Arterienkatheters 12–24 Std. mittels phys. NaCl-Lösung bei minimalem Flow (2).
Frühoperation (< 48 Std.!)	*Erfolgsrate der Vasopressin-Behandlung: 50–70%* (18)

[1] z.B. Pitressin® (Parke Davis); 100 I.E. auf 500 ml Glukose 5% (0.2 I.E/ml)
[2] 10 mg pro Tag i. m. (günstiger Einfluß von STH wurde jedoch bisher durch eine randomisierte Untersuchung nicht gesichert!)
[3] Bei 198 Fällen in 94% mit Erfolg!
[4] Bisher bekanntgewordene *Nebenwirkungen von Cimetidin*: Neutropenie, Gynäkomastie, Diarrhoe, Anstieg des Serum-Kreatinins, Impotenz, zentral-nervöse Störungen (Verwirrtheitszustände).

Literatur:

(1) Athanasoulis, C. A., Baum, S., Waltman, A. C. u. Mitarb.: Control of acute gastric mucosal hemorrhage. N. Engl. J. Med. *290* (1974) 597
(2) Berk, J. L., Sampliner, J. E., Artz, J. Sh., Vinocur, B.: Handbook of Critical Care. Little, Brown and Comp., Boston 1976
(3) Baum, S. u. Mitarb.: Gastrointestinal hemorrhage: Angiographic diagnosis and control. Adv. Surg. *7* (1973) 149
(4) Baum, S., Nusbaum, M.: The control of gastrointestinal hemorrhage by selective mesenteric arterial infusion of vasopressin. Radiology *98* (1971) 497
(5) Geronilla, D. R., Sampliner, J. E.: Gastrointestinal bleeding: Treatment with intra-arterial vasopressin. Am. Surg. *41* (1975) 321
(6) Kiefhaber, P., Nath, G., Moritz, K., Kreitmair, A.: Endoskopische Laser-Therapie der akuten gastrointestinalen Blutung. Abstracts. 9. Tagung der Deutschen und der Österreichischen Gesellschaft für Internistische Intensivmedizin. Linz, 15. – 17. Sept. 1977, S. 30
(7) Katon, R. M., Smith, F. W.: Gastroenterology *65* (1973) 728, zit. (8)
(8) Kommerell, B.: Diagnostik bei Blutungen aus dem oberen Gastrointestinaltrakt. diagnostik *10* (1977) 74
(9) Palmer, E. D.: Upper gastrointestinal hemorrhage. Thomas, Springfield, Ill., 1970
(10) Palmer, E. D.: The vigorous diagnostic approach to upper gastrointestinal tract hemorrhage. J. A. M. A. *207* (1969) 1477
(11) Rösch, W.: Antacida. In: Ulcus-Therapie, Hrsg.: Blum, A. L., Siewert, J. R. Springer-Verlag, Berlin – Heidelberg – New York 1978, 96
(12) Stadelmann, O., Weisbart, D., Zeus, U., Gall, F.: Notfallendoskopie als wesentlicher Bestandteil internistischer und chirurgischer Intensivmedizin. Abstracts. 9. Gemeinsame Tagung der Deutschen und Österreichischen Gesellschaft für Internistische Intensivmedizin, 15. – 17. Sept. 1977, Linz, S. 30
(13) Vanamee, P., Winawer, S. J.: Growth hormone, stress ulcers, and haemostasis. Clin. Bull. Memorial Sloan-Kettering Cancer Center *3* (1973) 54
(14) Winawer, S. J., Lipkin, M.: Cell proliferation kinetics in the gastrointestinal tract of man. J. Nat. Can. Inst. *42* (1969) 9
(15) Wenz, W., Roth, F. J., Brückner, U.: Die Angiographie bei der akuten Gastrointestinalblutung. Fortschr. Röntgenstr. *110* (1969) 616

Weiterführende Literatur:

(16) Berndt, V., Götz, E., Schönleben, K., Langhans, P.: Das Stressulcus: derzeitiger Stand von Pathogenese, Klinik, Prophylaxe und Therapie. Prakt. Anästh. *13* (1978) 108 (111 Lit.)
(17) Blum, A. L., Siewert, J. R. (Hrsg.): Ulcus-Therapie. Springer-Verlag, Berlin – Heidelberg – New York 1978
(18) Eiseman, B., Norton, L.: Massive upper gastrointestinal hemorrhage. (In: Recent advances in intensive therapy, ed. I. McA.Ledingham, Churchill Livingstone, Edinburgh – London – New York, 1977, S. 67–76 (35 Lit.))
(19) Finkelstein, W., Isselbacher, K. J.: Drug Therapy: Cimetidine. N. Engl. J. Med. *299* (1978) 992
(20) Hastings, P. R., Skillmann, J. J., Bushnell, L. S., Silen, W.: Antacid titration in the prevention of acute gastrointestinal bleeding. A controlled, randomized trial in 100 critically ill patients. N. Engl. J. Med. *298* (1978) 1041
(21) Huber, P. Filippini, L.: Prognose der akuten oberen Gastrointestinalblutung vor und nach Einführung der Notfallendoskopie. Dtsch. med. Wschr. 102 (1977) 1621
(22) Kayasseh, L., Gyr, K., Stalter, G. A., Allgöwer, M.: Konservative Therapie der akuten Ulkusblutung mit Somatostatin. Schw. Med. Wschr. *108* (1978) 1083
(23) Kruss, D. M., Littman, A.: Safety of cimetidine. Gastroenterology *74* (1978) 478
(24) Möckel, W., Hausding, P.: Über die Messung der transmuralen elektrischen Potentialdifferenz des menschlichen Magens unter endoskopischer Sicht. Z. f. Gastroenterol. *16* (1978) 137
(25) Schumpelick, V., Begemann, F., Bandomer, G. et al.: Intragastrale Gallensäuren und Lysolezithin bei Klinischer Stressulcus-Gefährdung. Dtsch. med. Wschr. *103* (1978) 735

Ösophagusvarizenblutung

Tab. 250: Intensivtherapie bei Ösophagusvarizenblutung (Behandlungsprinzipien) (siehe auch Leberkoma, Seite 429)

Sofortmaßnahmen (1, 4):
1. Lagerung: Oberkörper in leichte Trendelenburg-Lagerung bringen, damit sich die Varizen rascher entleeren und der Druck sinkt – *nicht* bei massiver Blutung und Leberkoma (Aspirationsgefahr!). Bei Schocksymptomatik: Seiten- oder Kopftieflage, Intubationsbereitschaft!
2. Sedierung (z.B. Valium®)
3. Sichere venöse Zugänge (2 peripher und 1 Cavakatheter), Blasenkatheter. Kontinuierliche Überwachung von MAP (blutig), Temperatur, Atemfrequenz und EKG
4. Doppelballontamponade nach Sengstaken-Blakemore und Magenspülung (Abb. 150)
   Technik: Prüfung der Manschetten unter Wasser. *Intubation bewußtloser Patienten!*
   Atropin i.v., Rachenanästhesie mit 2% Xylocain-Spray, Sonde 50–55 cm transnasal vorschieben. Prüfung der Lage (mit einer Blasenspritze durch den Magenschlauch 30 ml Luft rasch einspritzen). Vorsichtiges Aufblasen des Magenballons (ca. 20–40 ml Luft – unter Druckkontrolle, so daß der Druck 40–60 mm Hg beträgt). Danach wird die Sonde bis zum Auftreten von Widerstand an die Cardia zurückgezogen und der Ösophagusballon gefüllt (ca. 20–40 ml Luft bis der Druck 35–45 mm Hg beträgt). Anschließend: Zug (500 g) am prox. Ende und Magenspülung (bis Flüssigkeit klar). Alle 8 Std. muß der Ösophagusballon für 5 Min. entlüftet werden (Vermeiden von Drucknekrosen). Kompressionsdauer in toto 36–72 Std. Mißerfolg in 20–55%.
   Entlüftete Sonde noch 12 Stunden liegenlassen
5. Bei nicht-lebensbedrohlicher Situation sollte zunächst die Notfall-Ösophago-Gastroskopie durchgeführt werden. (Nur 40–50% der Patienten mit Ösophagusvarizen bluten nur aus den Varizen!)
6. Zusätzlich Vasopressin-Infusion: initial 20 I.E. Pitressin® (oder Octapressin A®), danach über Perfusor (0.2 I.E./min), s. S. 417.
7. Behandlung der Gerinnungsstörung (Frischbluttransfusion oder frisch gefrorenes Plasma, evtl. Kryopräzipitat und Prothrombinkomplex (siehe Seite 386), Thrombozytentransfusion (siehe Seite 399). Bei Hyperfibrinolyse (Seite 382, 383): 5 g Epsilonaminocapronsäure p.inf. zusammen mit 500000 KIE Trasylol. Vitamin K_1: 4 × 10 mg pro Tag langsam i.v.
8. Therapie der drohenden Ammoniakvergiftung (Ammoniakbestimmung notwendig!): siehe Leberkoma, Seite 429ff.
9. Korrektur der Säure-Basen-Störung sowie des Wasser- und Elektrolytdefizits
10. Parenterale Ernährung (Seite 577ff.)
11. Behandlung des Leberkomas (siehe Seite 431)
12. Bei therapieresistenten Fällen: Sklerosierungsbehandlung mittels Ösophagoskopie (Mortalität < 15%! (8, 9) oder Palliativoperationen[1]) 24–48 Std. nach Behandlungsbeginn (3, 5, 6, 7, 10)

---

[1]) Pfortaderferne Shunts zeigen wohl die günstigsten Ergebnisse.
Voraussetzungen zur Shunt-Operation:
Komp. Leberfunktion; Zirrhose in nicht aktiver Phase; keine ausgeprägte praeoperative hepatoportale Enzephalopathie; kein schweres begleitendes Leiden; Lebervolumen zwischen 1000 und 2500 ml; selektive Pfortader-Perfusion 15–40%; Möglichkeit zur Elektivoperation gegeben; ausreichend lange und weite pfortaderferne Gefäße.

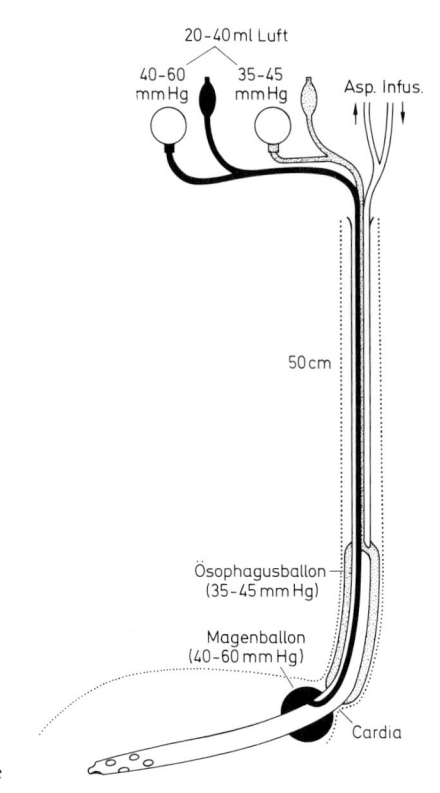

Abb. 150:
Doppelballon-Tamponade
nach Sengstaken-Blakemore

Literatur:

(1) Gross, R., Grosser, K.-D., Sieberth, H.-G.: Der internistische Notfall. F. K. Schattauer V. Stuttgart – New York 1973
(2) Palmer, E. D.: Upper gastrointestinal hemorrhage. Thomas, Springfield, Ill., 1970
(3) Patton, T. B.: Surgical treatment of portal hypertension: a fifteen year follow-up. Ann. Surg. *157* (1963) 859
(4) Schölmerich, P., Schuster, H. P., Schönborn, H., Baum, P. P. (Hrsg.): Interne Intensivmedizin. G. Thieme V., Stuttgart, 1975, S. 407
(5) Schreiber, H. W., Schriefers, K. K., Esser, G., Bartsch, W. M.: Spätergebnisse nach 150 direkten portocavalen Anastomosen. Dtsch. Med. Wschr. *89* (1964) 2185
(6) Stelzner, F.: Über die individuelle chirurgische Therapie der Blutung beim portalen Hochdruck unter Berücksichtigung der Ösophagusvarizenligatur. Bruns' Beitr. klin. Chir. *214* (1967) 86
(7) Strohmeyer, G., Peerenboom, H.: Der Patient mit portocavaler Anastomose. Internist *16* (1975) 284
(8) Schnack, H.: Varizenblutung, sekundäres Leberkoma und ihre Behandlung. 9. Gemeinsame Tagung der Deutschen und Österreichischen Gesellschaft für Internistische Intensivmedizin, 15. – 17. Sept. 1977, Linz, Abstracts, S. 31
(9) Wodak, E.: Die konservative Behandlung der Oesophagusvarizen. HNO-Wegweiser (Berlin) *13* (1965) 131

Weiterführende Literatur:

(10) Eiseman, B., Norton, L.: Massive upper gastrointestinal hemorrhage. (In: Recent advances in intensive therapy., ed. I. McA Ledingham, Churchill Livingstone, Edinburgh – London – New York, 1977, S. 74–76). (35 Lit.)
(11) Perrotto, J. L.: Selected Gastrointestinal Disorders. In: MGH Textbook of Emergency Medicine, pg. 189. Ed.: E. W. Wilkins. The Williams & Wilkins Co., Baltimore 1978

2. Akute Pankreatitis

Tab. 251: Akute Pankreatitis (1. Teil: Pathophysiologie und Organkomplikationen)

	Pathomechanismus		Organkomplikationen
I.	*Paralytischer Ileus* — Zwerchfellhochstand — Atelektase —	*Pneumonie*, basale interstitielle Pneumonitis
	— Aspiration des Mageninhalts		
	— Flüssigkeitssequestrierung im 3. Raum Hypokaliämie	Verminderung des Plasmavolumens → *Schock* (Hypovolämie + Acidose)
	— Verlegung der kleinen Bronchien		
	— Hämorrh. Peritonitis, Aszites Pleuraexsudat (4–17 %) — Sepsis		ak. Nierenversagen
II.	*Schmerzsymptomatik* («Pankreasdrama») — Hyperventilationsalkalose		
	— Sympathikusstimulation (α + β) — Konstriktion der Lungenvenen		
III.	*Enzymentgleisung*		
	— Kallikrein → Kinine — Histaminfreisetzung — Bronchospasmus (V/Q-Inhomogenität)	*Lungenödem* («low pressure»-Lungenödem (12, 14, 16, 17))
	— ADH-Sekretion ↑ — H₂O-Retention — Permeabilität ↑	
	— Trypsin — Proteolyse — Hypalbuminämie	
	— Thrombo- u. Leukozytenaggregate — DIG (Verbrauchskoagulopathie)	*pulm. Mikroembolisierung*
	Komplementaktivierung (Komplement-Anaphylatoxin (6))	
	Hämolyse	
	— Lipase ↑ — Fettgewebsnekrose, FFS ↑ — Surfactant-Synthese ↓	*akute respiratorische Insuffizienz* («Schocklunge» 5–55 %)
	(Phospholipase A (13)) — Hyperlipämie — Fettembolie	
	Kalkseifenbildung — Hypocalcämie (7)	
	— Insulinmangel (nicht obligat!)		ak. Linksherzinsuffizienz
	— MDF («myocardial depressant factor», MG: 800–1000 (5))		
	— Amylase (→ diagnostischer Hinweis)		

Akute hämorrhagische Pankreatitis

Prognostische Indices:
bedingt verwertbar: Alter, Leukozytenzahl, Blutzucker, Transaminasen, Schmerzintensität (9).
Alarmierende Frühzeichen: Abfall von P_aO_2 und Einschränkung der Nierenfunktion (9).
Gute Korrelation zwischen Lipaseanstieg und respiratorischer Insuffizienz!

Tab. 252: Akute Pankreatitis (2. Teil: Verlauf und Behandlungsprinzipien)

Chirurgische Behandlung (8) (bei etwa 40 % aller Patienten)	Komplikationen	Verlauf	Überwachungsmaßnahmen	Konservative Behandlung
Pleurapunktion (Pleuraexsudat)	*früh:* Hämorrh. Peritonitis Hämorrh. Gastroduodenitis Gefäßarrosion, Hämobilie Milzvenenthrombose	a) *Foudroyant* (< 12 Tage) → Exitus	*Fortlaufend:* Puls, Atemfrequenz, Blutdruck (evtl. blutig), EKG, Temperatur	*Abd. Dekompression* (Magensog)
Bei segmental begrenzter Nekrose (am 2.–3. Tag): diagn. Laparotomie	Milzruptur Pfortaderthrombose Leberzellnekrose Herzmuskelnekrose Nebennierennekrose	b) *Protrahiert* (> 12 Tage)	*Intermittierend:* Urinausscheidung (stündlich) ZVD (stündlich) evtl. Pulmonalkapillardruck	*Korrektur von Plasmavolumen und Elektrolytdefizit* (K^+, Cl^- u. Ca^{++}-Zufuhr) und *Beheben der SBH-Störung.* *Völlige Nahrungskarenz*
Laparotomie: – digitale Ausräumung der nekrotischen Teile (Digitoklasie) – anatomiegerechte Linksresektion – subtotale Linksresektion	ak. Lungenversagen ak. Nierenversagen Leberkoma ak. Linksherzinsuffizienz Part. oder totale Pankreasnekrose	rezidivierende Pankreatitis Abszesse, Pseudocyste Pankreasfibrose	*ergänzende Untersuchungen:* Thorax-Rö.-Übersicht Abdomen-Übersichtsaufnahme Sonographie, Computertomographie Blutvolumen HZV Peritoneallavage (15, 16)	*Sekretionshemmung* Cimetidin[4] und Antazida (Ziel: Magensaft-pH > 5,0. Cave: aluminiumhaltige Antacida bei Urämie[1]!); evtl. 240–480 IE/die Calcitonin[5] in Inf.
Bei totaler Pankreasnekrose (beinahe 100%ige Mortalität): totale Pankreatoduodenektomie mit jeweils ausgiebiger Drainage	*spät:* Arrosionsblutungen Milzvenenthrombose	Restitutio ad integrum	*Laboruntersuchungen:* Lipase, FFS, Cholesterin, CPK, SGOT, SGPT, LAP, AP, Urin- und Serum-Amylase, Hämatokrit, BSG, Leuko, diff. Blutbild, Gesamt-Eiweiß, Serum- u. Urinelektrolyte, Osmolalität (Plasma u. Urin), Gerinnungsstatus. Kreatinin-Clearance, Harnstoff, spez. Gewicht des Urins, *Blutgasanalyse* Blutzucker Magensaftanalyse (pH, Blut, Gallenreflux?)	kont. Periduralanästhesie[2] zur kompletten Schmerzausschaltung (s. Bd. I). Erst Volumenzufuhr! Schnelldigitalisierung (K-Wert und Se-Kreatinin beachten! *Proteinase-Inhibitoren*[3] (z. B. Trasylol® initial 500 000 KIE i. v., danach per Infusion 800 000 KIE täglich (11) *Parenterale Hyperalimentation* *bei ak. resp. Insuffizienz:* – neg. Wasserbilanz, Diuretika – kontr. Beatmung mit PEEP *gezielte Antibiotikatherapie* nach Keimbestimmung und Antibiogramm (bei Organkomplikationen und septischem Verlauf). *Glukose-Insulin-Infusion bei stark erhöhten Lipase-Werten* (3)
Verzögerter Eingriff (innerhalb der ersten 6–8 Tage): Sequestrotomie Abszeßentleerung und Drainage anatomiegerechte Linksresektion	Sequester- und Abszeßbildungen Pankreascyste Fistelbildung Magen-Darmstenose			

Bemerkungen
[1] Die Einnahme von aluminiumhaltigen Antacida ist eine mögliche Ursache der Dialyseencephalopathie (Alfrey, A. C. et al.: N. Engl. J. Med. 294 (1976) 184).
[2] Morphium ist wegen Verstärkung des Spasmus am Sphinkter Oddi kontraindiziert!
[3] Führt zu einer statistsch gesicherten Senkung der Gesamtmortalität. Von 52 mit Trasylol behandelten Kranken verstarben 4, von 52 ohne Trasylol behandelten verstarben 13! (randomisierte Studie, siehe (11).
[4] 4stdl. 200 mg Tagamet® i. v.
[5] Calcitonin-Sandoz® (1 Amp. = 100 IE Salm-Calcitonin)

Literatur:

(1) Anderson, M. C., Needleman, S. B., Gramatica, L. u. Mitarb.: Further inquiry into the pathogenesis of acute pancreatitis. Arch. Surg. 99 (1969) 185
(2) Glazer, G., Dudley, H.: Acute pancreatitis (In: Recent advances in intensive therapy, ed. I. McA. Ledingham, Churchill Livingstone, London, 1977, S. 77 – 90)
(3) Hallberg, D., Theve, N. O.: Observations during treatment of acute pancreatitis with insulin and glucose infusion. Acta chir. scand. 140 (1974) 138
(4) Interiano, B., Donald Stuard, I., Hyde, R. W.: Acute respiratory distress syndrome in pancreatitis. Annals of Internal Medicine 77 (1972) 923
(5) Lefer, A. M., Glenn, T. M., O'Neill, T. J. u. Mitarb.: Inotropic influence of endogenous peptides in experimental hemorrhagic pancreatitis. Surgery 69 (1971) 220
(6) Lepow, I. H.: Biologically active fragments of complement (In: Amos, B. Hrsg.: Progress in Immunology: First International Congress of Immunology. New York, Academic Press, Inc., 1971. S. 579)
(7) McKenna, J. M.: The pleuropulmonary complications of pancreatitis. Chest 71 (1977) 197
(8) Neher, M., Kümmerle, F.: Die chirurgische Intervention im Rahmen eines kombinierten konservativ-operativen Therapiekonzepts bei hämorrhagisch-nekrotisierender Pankreatitis. Abstracts. 9. Gemeinsame Tagung der Dtsch. und Österreichischen Gesellschaft für Internistische Intensivmedizin, Linz, 15. – 17. Sept. 1977, S. 33
(9) Schäfer, J.-H., Nimiczek, M., Thimme, W.: Prognostische Indices in der Frühphase der akuten Pankreatitis. Abstracts. 9. Gemeinsame Tagung der Dtsch. und Österreichischen Gesellschaft für Internistische Intensivmedizin, Linz, 15. – 17. Sept. 1977, S. 35
(10) Schönborn, H., Pross, E., Olbermann, M.: Konservative und operative Therapie der akuten Pankreatitis. Internist 16 (1975) 108
(11) Trapnell, J. E., Rigby, C. C., Talbot, C. H., Duncan, E. H. L.: Eine kontrollierte Prüfung von Trasylol bei der Behandlung der akuten Pankreatitis. Med. Welt 25 (1974) 2106
(12) Warshaw, A. L., Lesser, P. B., Rie, M., Cullen, D. J.: The pathogenesis fo pulmonary edema in acute pancreatitis. Ann. Surg. 182 (1975) 505
(13) Zieve, L., Vogel, W. C.: Measurement of lecithinase A in serum and other body fluids. J. Lab. Clin. Med. 57 (1961) 586

Weiterführende Literatur:

(14) Baumann, Ch., Akovbiantz, A., Danczkay, Z., Heinzelmann, F.: Respiratorische Komplikationen bei Pancreatitis acuta. Helv. chir. Acta 44 (1977) 509
(15) Kalckreuth, W., Biesing, Ch.: Die Peritoneallavage. Dtsch. Ärztebl. 75 (1978) 1483
(16) Pickford, I. R., Blacket, L. and McMahon, M. J.: Early assessment of severity of acute pancreatitis using peritoneallavage. Brit. med. J. 2 (1977) 1377 – 1379
(17) Rovner, A. J. et al.: Pulmonary edema and respiratory insufficiency in acute pancreatitis. Radiology 118 (1976) 513
(18) Staub, N. C.: Pulmonary Edema: Physiologic Approaches to Management. Chest 74 (1978) 559
(19) Buchborn, E. (Hrsg.): Chronische Pankreaserkrankungen Teil I. Internist 20 (1979) Heft 7
(20) Buchborn, E. (Hrsg.): Chronische Pankreaserkrankungen Teil II. Internist 20 (1979) Heft 8

3. Intensivtherapie bei akuter Leberinsuffizienz und Leberkoma

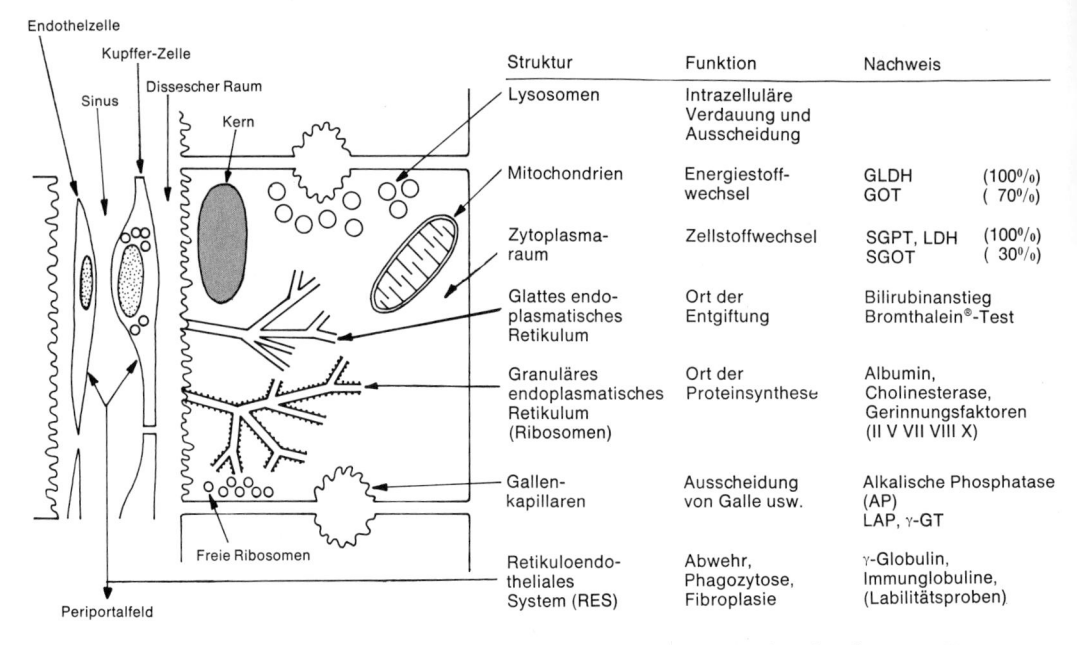

Struktur	Funktion	Nachweis	
Lysosomen	Intrazelluläre Verdauung und Ausscheidung		
Mitochondrien	Energiestoffwechsel	GLDH GOT	(100%) (70%)
Zytoplasmaraum	Zellstoffwechsel	SGPT, LDH SGOT	(100%) (30%)
Glattes endoplasmatisches Retikulum	Ort der Entgiftung	Bilirubinanstieg Bromthalein®-Test	
Granuläres endoplasmatisches Retikulum (Ribosomen)	Ort der Proteinsynthese	Albumin, Cholinesterase, Gerinnungsfaktoren (II V VII VIII X)	
Gallenkapillaren	Ausscheidung von Galle usw.	Alkalische Phosphatase (AP) LAP, γ-GT	
Retikuloendotheliales System (RES)	Abwehr, Phagozytose, Fibroplasie	γ-Globulin, Immunglobuline, (Labilitätsproben)	

Abb. 151: Leberzellstrukturen, deren Funktion sowie Diagnosemöglichkeiten bei Lebererkrankungen (30)

Tab. 253: Kontrollprogramme zur Überwachung der Leberfunktionen (30)

		Kleiner Leberstatus	Erweiterter Leberstatus
Zellintegrität	Zytoplasma Mitochondrien	SGPT SGOT	SGPT, LDH SGOT, GLDH
Exkretorische und metabolische Funktion	Glattes endoplasmatisches Retikulum	Bilirubin	Bilirubin, Bromthalein®
	Granuläres endoplasmatisches Retikulum	Albumin[1])	Albumin[1]), Quick-Test, Cholinesterase
	Gallenkapillaren	γ-GT	γ-GT, LAP, alkal. Phosphatase
Mesenchymreaktion	RES	γ-Globulin[1]) (Labilitätsproben)	γ-Globulin[1]), Immunglobuline

[1]) Elektrophorese

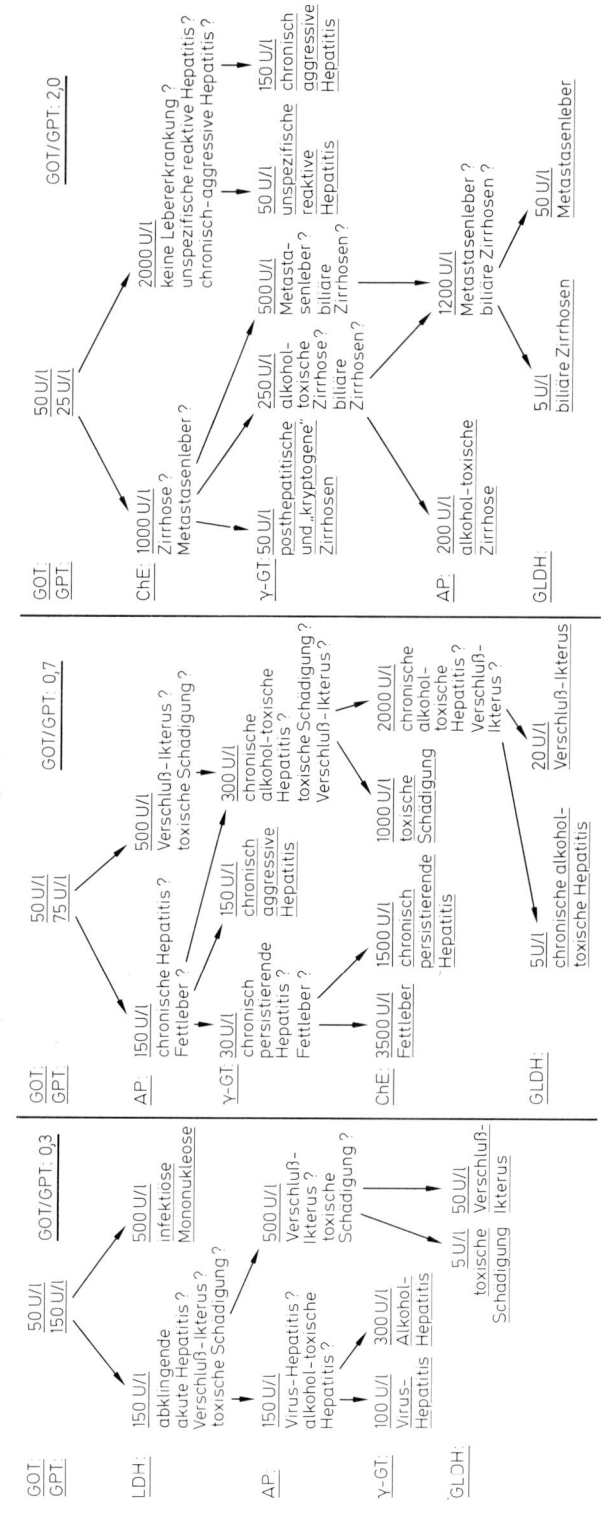

Tab. 254: Relation der Aktivität verschiedener Enzyme bei Lebererkrankungen (32)

$\dfrac{\text{GOT}}{\text{GPT}}$ — three ratio columns:

$\dfrac{\text{GOT}}{\text{GPT}}$: 0,3 — $\dfrac{50 \text{ U/l}}{150 \text{ U/l}}$

- **LDH:**
  - 150 U/l — abklingende akute Hepatitis? Verschluß-Ikterus? toxische Schädigung?
  - 500 U/l — infektiöse Mononukleose
- **AP:**
  - 150 U/l — Virus-Hepatitis? alkohol-toxische Hepatitis?
  - 500 U/l — Verschluß-Ikterus? toxische Schädigung?
- **γ-GT:**
  - 100 U/l — Virus-Hepatitis?
  - 300 U/l — Alkohol-Hepatitis
- **GLDH:**
  - 5 U/l — toxische Schädigung?
  - 50 U/l — Verschluß-Ikterus

$\dfrac{\text{GOT}}{\text{GPT}}$: 0,7 — $\dfrac{50 \text{ U/l}}{75 \text{ U/l}}$

- **AP:**
  - 150 U/l — chronische Hepatitis? Fettleber?
  - 500 U/l — Verschluß-Ikterus? toxische Schädigung?
- **γ-GT:**
  - 30 U/l — chronisch persistierende Hepatitis? Fettleber?
  - 150 U/l — chronisch aggressive Hepatitis
  - 300 U/l — chronische alkohol-toxische Hepatitis? toxische Schädigung? Verschluß-Ikterus?
- **ChE:**
  - 3500 U/l — Fettleber
  - 1500 U/l — chronisch persistierende Hepatitis
  - 1000 U/l — chronische toxische Schädigung
  - 2000 U/l — chronische alkohol-toxische Hepatitis? Verschluß-Ikterus?
- **GLDH:**
  - 5 U/l — chronische alkohol-toxische Hepatitis
  - 20 U/l — Verschluß-Ikterus

$\dfrac{\text{GOT}}{\text{GPT}}$: 2,0 — $\dfrac{50 \text{ U/l}}{25 \text{ U/l}}$

- **ChE:**
  - 1000 U/l — Zirrhose? Metastasenleber?
  - 2000 U/l — keine Lebererkrankung? unspezifische reaktive Hepatitis? chronisch-aggressive Hepatitis?
- **γ-GT:**
  - 50 U/l — posthepatitische und „kryptogene" Zirrhosen
  - 250 U/l — alkohol-toxische Zirrhose? biliäre Zirrhosen?
  - 500 U/l — Metastasenleber? biliäre Zirrhosen
  - 150 U/l — chronisch aggressive Hepatitis
  - 50 U/l — unspezifische reaktive Hepatitis
- **AP:**
  - 200 U/l — alkohol-toxische Zirrhose
  - 1200 U/l — Metastasenleber? biliäre Zirrhosen?
- **GLDH:**
  - 5 U/l — biliäre Zirrhosen
  - 50 U/l — Metastasenleber

Hepatitis B (siehe auch Seite 425)

Die Infektion mit dem Hepatitis Virus-B führt – wahrscheinlich über eine Immunreaktion – häufig zu chronischer Hepatitis und ist aus diesem Grunde besonders ernst zu nehmen!
Durch den Nachweis des Australia-Antigens (Hb_sAg), eines Oberflächenantigens vom Hepatitis Virus-B, wurde es möglich, die Viren-Träger und damit die potentiellen Viren-Übertrager zu erfassen. Zu beachten ist, daß schon so geringe Mengen wie 0,0001 ml kontaminierten Blutes infektiös sein können!

Die Bedeutung von Hepatitis-B-Antigenen und Antikörpern:

Hepatitis-Bs-Antigen (HBs-Ag)	kann radioimmunologisch im Blut Infizierter bereits ca. 2 Wochen vor Auftreten der klinischen Symptomatik nachgewiesen werden. Es ist in der Regel 6 Wochen nach Beginn der Erkrankung nicht mehr vorhanden. Der Befund – *HBs-Ag positiv* – bedeutet: entweder eine *frische Hepatitis-B Infektion oder* aber eine *Antigenpersistenz* ohne aktuellen Krankheitswert! *Hohe HBs-Ag-Aktivitäten und der Nachweis von Anti-HBc deuten auf eine akute Hepatitis-B hin.*
Hepatitis-Bs-Antikörper (Anti-HBs)	Nachweis von *Anti-HBs* zeigt eine (relative) *Immunität gegen Hepatitis-B* an. Die Antikörper finden sich in der Regel erst beim Konvaleszenten und persistieren meist 3 – 5 Jahre.
Hepatitis-Bc-Antigen (HBc-Ag)	das HBc-Antigen entzieht sich der radioimmunologischen Untersuchung, da es – an die Leberzelle gebunden – im Blut nicht auftritt. HBc-Ag ist spezifischer als HBs-Ag, da es so lange vorhanden ist, wie eine identische Virusreduplikation in den Leberzellen (Voraussetzung für die Kontagiosität) stattfindet.
Hepatitis-Bc-Antikörper (Anti-HBc)	Anti-HBc stellt z. Zt. den *empfindlichsten Marker für eine abgelaufene oder bestehende Hepatitis-B* dar. *Träger von Anti-HBc ohne Anti-HBs sind potentiell infektiös! Nachweis von Anti-HBc ohne HBs-Ag und Anti-HBs kann eine frische Hepatitis-B anzeigen.* Anti-HBc persistiert meist Jahre nach der Infektion.
Hepatitis-Be-Antigen (HBe-Ag)	die Annahme, daß HBe-Ag eine prognostische Bedeutung zukommt, ist nicht in vollem Umfang gerechtfertigt. Die Tendenz zur Chronizität ist bei HBe-Ag pos. Patienten mit HBs-Ag pos. Hepatitis zwar annähernd 6mal so groß wie bei ursprünglich HBe-Ag neg. Personen, jedoch bleibt der Prozentsatz der zur Chronizität neigenden e-pos. Patienten mit 35% doch relativ gering, so daß die *Bestimmung von HBe-Ag zu prognostischen Zwecken kaum sinnvoll* erscheint!

Tab. 255: Klinische und laborchemische Klassifizierung der funktionellen Leberreserve bei Leberzirrhotikern (nach Child, C. G. (40), ergänzt)

	Gruppe A	Gruppe B	Gruppe C
Serum-Bilirubin (µmol/l)	< 40 (< 2 mg%)	40–50 (2–3 mg%)	> 50 (> 3 mg%)
Serum-Albumin (g/l)	> 35	30–35	< 30
Ascites	nicht vorhanden	leicht beherrschbar	kaum beherrschbar
Neurologisches Defizit (Encephalopathie)	keines	geringgradiges	fortgeschrittenes → Koma
Ernährungszustand (EZ)	sehr gut	gut	schlecht
Op.-Risiko	< 1%	10%	> 50%

Tab. 256: Funktionsmuster postoperativer Leberschäden (33)

I. *Nekrosetyp*

Hoher Anstieg von GOT und GPT bis über 1000 U/l
(GOT/GPT > 1)

Auffallend starker Anstieg von LDH und GLDH
(GOT + GTP/GLDH um 20)

Verzögerter, meist mäßiger Anstieg von alkalischer Phosphatase, γ-GT und Bilirubin
z.B. bei Schock, sowie Verschluß der A. hepatica oder der V. portae

II. *«Hepatitistyp»*

Mäßiger bis starker Anstieg von GOT und GPT, meist unter 1000 U/l
(GOT/GPT < 1)

Relativ geringer Anstieg der GLDH
(GOT + GPT/GLDH > 60)

Unterschiedlicher, meist mäßiger Anstieg von alkalischer Phosphatase, γ-GT und Bilirubin
z.B. bei mäßigen intraoperativen Durchblutungsstörungen, bei Medikamentenunverträglichkeit.

III. *Cholostasetyp*

Meist geringer Anstieg von GOT und GPT unter 100 U/l
(GOT/GPT < 1)

Relativ hoher Anstieg der GLDH
(GOT + GPT/GLDH < 20)

Deutlicher bis starker Anstieg von alkalischer Phosphatase und γ-GT, in der Regel auch von Bilirubin z.B. Choledochusverschluß, toxisch-medikamentöse Leberschäden
(dabei GOT + GPT/GLDH > 20)

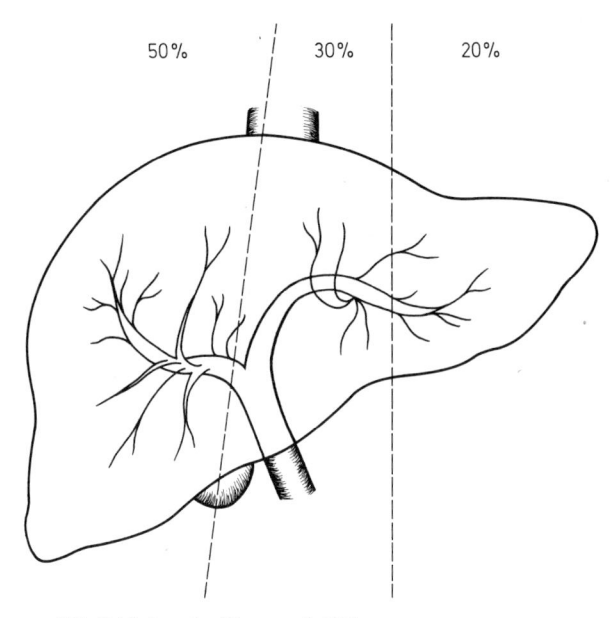

Abb. 152: Lebertrauma – Möglichkeiten der Diagnostik (17)

Schematische Verteilung des Lebervolumens aus dem rechten und linken Lappen (50% rechter Lappen, 30% mediale linke, 20% laterale linke Segmente). Der gleichen Verteilungshäufigkeit entsprechen Leberrupturen (nach Madding u. Kennedy)

Pathophysiologische Hilfsgrößen zur Diagnostik von Lebertraumata:
1. *Zeichen der Hypovolämie*, Absinken des zentralen Venendrucks, Absinken des Hämoglobins und Hämatokrits.
2. *Abdominelle Parazentese bzw. Peritoneallavage mit Nachweis von freiem Blut.*
3. *Nachweis eines Extravasats mit Hilfe der Angiographie («Pseudoaneurysma»).*
4. *Anstieg der Glutamatpyruvattransaminase im Serum (s. Abb. 153).*

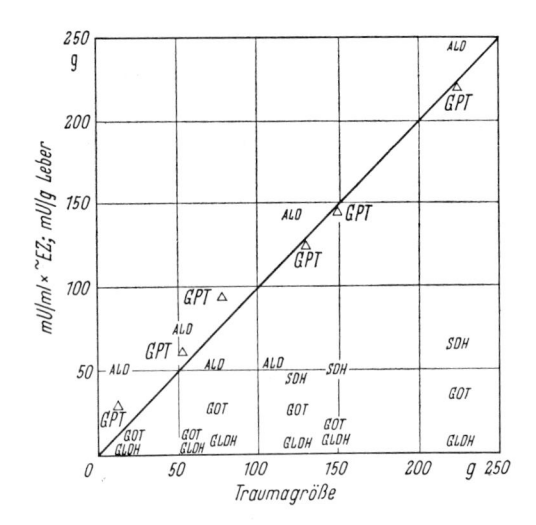

Abb. 153: Korrelation zwischen Ausmaß eines Lebertraumas und Enzymaktivitätsanstieg im Serum

Die Größe des traumatisierten Lebergebietes läßt sich aus der Höhe der Aktivität der Glutamatpyruvattransaminase annähernd bestimmen (aus Herfarth, C.: Brun's Beitr. Klin. Chir. 216 (1968) 460)

Das akute Leberversagen (ALV – Coma hepaticum)

Letalität im Stadium III: mit *und* ohne Behandlung bisher ca. 80% (vor allem bei der exogenen Form)
Prognose: in erster Linie von der Leberparenchymreserve abhängig!
Tygstrup u. Mitarb. versuchten, eine *prognostische Klassifizierung* der Patienten vorzunehmen. Bei einer Unterteilung in drei Gruppen bietet sich folgendes Bild:

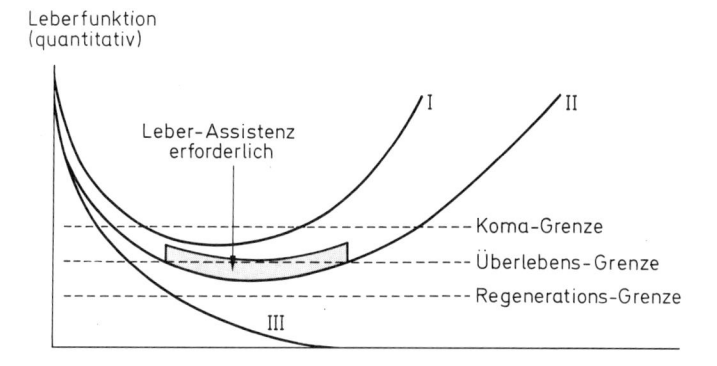

Abb. 154: Hypothetische Formen des klinischen Verlaufs bei ALV
(Tygstrup, N., Andreasen, P. B., Ranek, L.: Liver failure and quantitative liver function. In: Artificial Liver Support; Edts.: Williams, R., Murray-Lyon, I. M.; Tunbridge Wells: Pitman Medical 1975, S. 286–289)

Die erste Gruppe gesundet ohne besondere therapeutische Hilfsmaßnahmen.
Die zweite Gruppe kann überleben und die Leber entsprechend regenerieren, wenn die kritische Phase durch irgendeine Form der «Leberassistenz» überbrückt wird.
Die dritte Gruppe kann nicht überleben, da die Regenerationsgrenze unterschritten ist.

Untersuchungsmethodiken zur Beurteilung der Prognose:
1. *Leberbiopsie:* Nach Scotto u. Mitarb. (35) ergibt die durch Nadelbiopsie ermöglichte Bestimmung der Hepatocyten-Volumen-Fraktion in Verbindung mit der Thromboplastinzeit-Messung auf der Höhe der Erkrankung eine verwertbare Aussage.
Bei einer Hepatocyten-Volumen-Fraktion (HVF) < 35% und einer Prothrombinzeit < 10% ist die Prognose als infaust zu betrachten!
Anmerkung: Die Biopsie ist auch bei schlechten Gerinnungswerten nicht absolut kontraindiziert! (38)
2. *Alpha-Fetoprotein (AFP)-Bestimmung:* Diese Bestimmung ist nur von begrenzter Aussagekraft. Ein relativ frühzeitiger Anstieg des AFP ist als prognostisch günstiges Zeichen zu werten (18). Das Fehlen dieses Anstiegs muß jedoch nicht beweisend für einen letalen Ausgang sein.
3. *Galaktose Eliminationsfähigkeit (GEC):* Die GEC des Organismus korreliert gut mit der Leberfunktion. Nach Ranek u. Mitarb. (31) ist die Überlebenschance als gering zu bezeichnen, wenn die GEC < 12,8 µmol/kg KG/min. beträgt.

Nach der Ätiopathogenese läßt sich ein endogenes ALV von einem exogenen abgrenzen.

A. *Endogenes LV:* es tritt seltener auf und liegt in einer akut entstehenden Leberzellinsuffizienz infolge ausgedehnter Leberzellnekrose begründet.

   Ursachen:
   1. Virushepatitis mit fulminantem Verlauf (Serumhepatitis!)
   2. Leptospirosen, Reo-, Coxsackie- und Adeno-Viren; Reye's Syndrom
   3. Fettleberhepatitis (Alkohol, Schwangerschaft)
   4. Dystrophischer Schub bei Leberzirrhose
   5. Intoxikationen: Pilze (Knollenblätterpilz!), halogenierte Kohlenwasserstoffe, Schwermetalle, Pharmaka (Paracetamol!)
   6. Leberruptur, Budd-Chiari-Syndrom

   Symptomatik:
   1. Schweres, rasch zunehmendes Krankheitsgefühl aus relativer Beschwerdefreiheit heraus
   2. Lebergröße nimmt ab
   3. Erregungszustände, optische Halluzinationen
   4. Babinski positiv
   5. Bewußtlosigkeit innerhalb weniger Stunden
   6. Ikterus
   7. «flapping tremor» (Flattertremor)
   8. Krämpfe
   9. Fieber, Schock (90% der Pat. haben eine art. Hypotension)
   10. Hämorrhagische Diathese, gastroint. Blutung (in ca. 50%)
   11. Foetor hepaticus (Geruch nach «frischer Leber»)
   12. Hepatorenales Syndrom, Urämie (praerenales NV, aber auch akute tubuläre Nekrose)

   Laborparameter:
   1. Abfall erhöhter Transaminasen
   2. Abfall der Cholinesterase
   3. Abfall des Prothrombins (Quick < 30%) und der Faktoren II, V, VII, IX und X
   4. Abfall des Blutzuckers (Hypoglykämie)
   5. Anstieg des Bilirubins
   6. Anstieg von LDH und GLDH
   7. Blutammoniak gering erhöht
   8. Aminoazidurie
   9. Natrium-Retention
   10. Anstieg der freien Fettsäuren (FFA)
   11. resp. oder kombinierte Alkalose, evtl. aber auch Laktatacidose!

B. *Exogenes LV (auch Leberausfall- oder Leberumgehungskoma genannt):*
   beruht ätiopathogenetisch auf einem Pfortaderhochdruck, der entweder durch Leberzirrhose (meist!) oder durch prähepatischen Block (z.B. Pfortaderthrombose) zu erklären ist.
   Unter Umgehung der Leber werden Stoffe wie: Ammoniak, Aminosäuren, kurzkettige Fettsäuren, Phenole, aromatische Oxysäuren, Metaboliten von Neurotransmittern und falsche Neurotransmitter (z.B. Octapamin) sowie bisher nicht genauer bestimmbare toxische Substanzen *direkt* zum Gehirn geleitet.
   Von all diesen Substanzen scheint dem Ammoniak eine zentrale Rolle bei der Entstehung der Encephalopathie zuzukommen (Müting (26, 27))
   Die Hyperammoniämie ist hauptsächlich bedingt durch den bakteriellen Abbau von Eiweißprodukten im Dickdarm und durch die Blockierung des in der Leber stattfindenden Abbauprozesses, der über den Krebszyklus erfolgt. Sie führt schließlich zu Ammoniakvergiftung der

Hirnzelle. Toxische Metaboliten, Hypoxie, Alkalose und Hypoglykämie vermindern die stark überforderte zerebrale Ammoniakentgiftung weiter. Im Endstadium entstehen intrazelluläre Azidose und Hirnödem.

Ursachen, die ein ALV bei Leberzirrhose auslösen können:
1. Zu hohe Eiweißzufuhr (besonders bei Shunt-Operierten)
2. Gastrointestinale Blutungen
3. Op.-Streß (portocavaler-Shunt), Schock (Hypoxie der Leberzelle!)
4. Alkoholabusus
5. Aszitespunktion
6. Diuretika (K^+-Verluste!)
7. Akute Infekte

Symptomatik: prinzipiell wie beim endogenen LV; außerdem meist:
    mehr oder weniger ausgeprägte klinische Zeichen der Leberzirrhose (Spider naevi, Palmarerythem, Erdbeerzunge, Bauchglatze, Gynäkomastie, Aszites, typisches Hautcolorit, aromatischer-schwefliger Foetor etc.)

Laborparameter: neben in der Regel nicht sonderlich typischen Enzymaktivitäten fällt die *stark ausgeprägte Hyperammoniämie* auf.

Der *Schweregrad* des sich allmählich entwickelnden chronischen LV bei Zirrhose läßt sich anhand einer *neurologisch-psychiatrischen Klassifizierung* abschätzen:

Stadium I:
Konzentrationsschwäche, Denkstörungen, verminderte Merkfähigkeit, Störungen des Schlafrhythmus, geringer Tremor, Apathie

Stadium II:
zeitliche und örtliche Desorientiertheit, Delirium, Flattertremor

Stadium III:
tiefe Bewußtlosigkeit, Erlöschen der Reflexe, zunehmende cardiorespiratorische Insuffizienz

Bei der chronischen Form des exogenen LV kann durch frühzeitiges Eingreifen (Std. I u. II – anhand der Schriftprobe einfach abschätzbar) die Entwicklung des Stadiums III oft verhindert werden. Die therapeutischen Grundsätze entsprechen im wesentlichen denen, die beim ALV gelten (s. S. 431ff.). Eine optimale Behandlung des ALV und seiner Begleitkomplikationen erfordert das intensivmedizinische Maximum an Überwachung und Therapie!
Isolierung der Patienten und steriles Arbeiten von seiten des Pflegepersonals sind wegen stets drohender Infektionsgefahr geboten (diese kann auch bei negativem Ausfall von HB_SAg vorliegen!) (s. hierzu S. 426).
Der Einsatz von Anti-B-Hyperimmunglobulin hat sich in der Therapie des ALV durch Hepatitis B nicht bewährt (2). Bei Übertragung der Serum-Hepatitis auf das Pflegepersonal sollten Infizierte frühzeitig mit Hyperimmunserum behandelt werden (28, 41, 42), s. auch S. 403, 426).

Überwachungsprogramm: s. Schock (S. 531)

Therapeutische Maßnahmen bei ALV und seinen Begleitkomplikationen:

1. *Hyperammoniämie bzw. Encephalopathie:*
    a) Absolute Restriktion stickstoffbildender Substanzen
    b) Abführen mit z.B. M_gSO_4 oder Na-acetatpuffer (pH 4–5)
    c) «Darmsterilisation» durch enterale Sondenzufuhr von Neomycin (Bykomycin®) oder Paramomycin (Humatin®) 4stdl. 1 g (Beachte: Nephro- und Ototoxizität, insbesondere bei schon bestehendem akuten Nierenversagen!)

d) Laktulose (synth. Disaccharid aus Galaktose und Fruktose) initial: 60 ml p. Magensonde, anschließend 8 stdl. 30 ml oder mehr. Wirkung: Darmansäuerung, Förderung des Wachstums von nicht-eiweißspaltenden Bakterien (Lactobazillus acidophilus), Diffusionssteigerung von Ammoniak in den Darm, osmotische Diarrhoe.

e) Evtl. Gabe von L-Dopa: 50 mg/kg KG zur Besserung der cerebralen Krankheitssymptome. Wirkungsmechanismus: bei eingeschränkter Syntheserate von Noradrenalin und Dopamin und überschießender Bildung falscher Neurotransmitter (Octapamin, Phenylaethanolamin) erreicht L-Dopa rasch die Synaptosomen und wird lokal zu den normalen Transmittern umgewandelt. Außerdem bewirkt L-Dopa eine Entspeicherung der falschen Transmitter aus den Praesynapsen und eine Reduzierung der Synthese von Serotonin, das blockierend auf die Neurotransmission wirken soll (13, 14, 21, 22).

f) Zufuhr von AS-Gemischen, die wenig Methionin, Phenylalanin und Tryptophan, hingegen viel Valin, Leucin und Isoleucin enthalten, soll nach Fisher (12) – zumindest im Tierversuch – eine deutliche Besserung der neurologischen Störungen erreichen.

g) Zufuhr von sog. ammoniaksenkenden AS wie Arginin-Malat (Rocmaline®) 20–30 g oder Ornithin-Alpha-Ketoglutarat (Ornicetil®) kann evtl. nützlich sein (25, 36). Bei Nierenversagen sind sie kontraindiziert (27).

2. *Gastrointestinale Blutungen:* s. S. 416

Zur Prophylaxe von Stress-Ulcera bzw. auch einer Aspirationspneumonie empfiehlt sich die i.v.-Gabe von H_2-Antagonisten, z. B. Cimetidin (Tagamet®): 200 mg wiederholt (max. 2 g/die) – bis sich der Magensaft-pH auf ca. 5 einpendelt. Die oralen Antacida sind wegen der metabol. Alkalose und Niereninsuffizienz potentiell gefährlich!

3. *Defektkoagulopathie:* s. S. 384

Ursachen:

a) Verminderte Synthese von: F. II, V, VII, IX, X

b) Verbrauchskoagulopathie (selten!)

c) Knochenmarksdepression: Thrombocytopenie

4. *Alkalose:*

Kombinierte Alkalose: respiratorisch (zentrale, toxische Hyperventilation), metabolisch (Hypokaliämie). Folge: erschwerte O_2-Abgabe an das Gewebe → Hypoxie, die noch durch Hypophosphatämie (Abfall der intraerythrocytären 2.3-DPG) gefördert wird.

Therapieversuch: Arginin-Chlorid oder 1 M HCl-Lösung über Venenkatheter (vorsichtige Korrektur, da Hirnödemgefahr!)

Beachte: im Finalstadium (Lungenversagen, Nierenversagen) liegt in der Regel eine Azidose vor!

5. *Lungenversagen:* s. S. 61 ff.

Ursachen: Niederdruck-Lungenödem (normaler PCWP!) s. auch S. 104, Pneumonie

6. *Nierenversagen* (ANV): s. S. 325

Ursachen:

a) praerenal durch Hypovolämie

b) akute tubuläre Nekrose durch Ischämie oder toxische Substanzen nach Gastrointestinal-Blutung

Diagnose des ANV s. S. 326 ff.

Eine weitere Methode stellt der von Wilkinson u. Mitarb. (39) angegebene Nachweis von Urin-Lysozym dar, das bei normaler Nierenfunktion vollständig reabsorbiert wird.

7. *Hirnödem:* s. S. 475, Bd. I

Ursachen:

zellulärer Defekt oder erhöhte Gefäßpermeabilität?

8. *Störungen des Wasser-Elektrolythaushalts:* s. S. 572 ff.

Hypokaliämie: → Alkalose, kaliopenische Nephropathie, Herzrhythmusstörungen etc. (Substitution, s. Tab. 263)

Hypernatriämie (insbesondere im Frühstadium), Hyponatriämie (insbesondere im Spätstadium): → Beeinträchtigung der Clearance des freien Wassers.

Hypophosphatämie: → Abfall der 2.3-DPG. Häufig ist eine tgl. K^+-Zufuhr von > 250 mmol erforderlich!
9. *Störungen des Kardiovaskulären Systems:*
   a) Hypotension: infolge inadäquater Vasodilatation – weniger auf Grund myokardialen Versagens (28). Inwieweit die falschen Transmittersubstanzen dabei eine Rolle spielen, ist bislang nicht geklärt (37). Hypovolämie nach Durchfall und Erbrechen kann ebenfalls ursächlich für die Hypotension sein. Im Finalstadium steht die Depression des Kreislaufzentrums im Vordergrund.
   Th: Volumenzufuhr (Humanalbumin, da meist eine Hypalbuminämie vorliegt!), Inotropika (Dopamin s. S. 225).
   b) Herzrhythmusstörungen: infolge Hypoxie, Hypercarbie, Elektrolytimbalancen.
   Th: kausal, evtl. Antiarrhythmika s. S. 288 ff.
10. *Infektionen* (oft gramnegative Sepsis!):
    gezielte antibiotische Therapie, bei Sepsis auch Glukokortikoide (s. S. 540)
    Ansonsten scheint der Einsatz von Corticosteroiden beim ALV nicht von Nutzen (1, 16)
11. *Krämpfe:* Ursachen: toxische Encephalopathie, Hirnödem, respir. Alkalose
    Th: soweit möglich kausal; Koupierung mit Distraneurin (keine Opiate!), s. S. 475
12. *Hypoglykämie:* Ursachen: Insulinabbaustörung durch LV? Mangelhafte Gluconeogenese
    Th: Glukoseinfusion (max. 10%) unter BZ-Kontrolle
13. *Allgemeine Maßnahmen:* Nasotracheale Intubation in L.A. (frühzeitig wegen drohender Aspiration) und Magensog (erosive Gastritis? Magensaft-pH?)

Neuere Behandlungstechniken, die teilweise mit großem Aufwand verbunden sind und allein aus diesem Grunde nur begrenzt klinisch eingesetzt werden können, sind am ehesten *als flankierende Maßnahmen* gedacht. Auch sie versprechen nur bei Vorhandensein einer ausreichenden Leberparenchymreserve Erfolg.
1. *Hämodialyse:* mit Polyacrylnitril-Membranen scheint nach Opolon u. Mitarb. (19, 29) in manchen Fällen nutzvoll.
2. *Austauschtransfusionen mit Frischblut:* sollen eine Erfolgsrate bis 30% besitzen. Voraussetzung: 2–3maliger kompletter Blutaustausch innerhalb von 24 h (10–15 l Frischblut!) (3, 10, 20)
3. *Plasmapherese:* ähnliche Erfolgsaussichten. Es wird weniger Blut benötigt – allerdings ist der technische Aufwand größer (23).
4. *Hämoperfusion durch kunststoffbeschichtete Holzkohle* (s. S. 435): kann evtl. die Prognose des endogenen LV (Vergiftungen!) verbessern (5, 9, 15, 24).
5. *Extrakorporale Blutentgiftung mittels kunstmembranfixierter Leberenzyme:* Hypothetisches Prinzip: eine «künstliche Leber», die aus enzymbesetzten Kunststoffplatten besteht, soll neben der Entgiftung auch die Synthese lebensnotwendiger Stoffwechselprodukte fördern (6).
6. *Kreuzaustauschtransfusion:* (Mensch – Mensch, Mensch – Affe): ist Grund schwerer Zwischenfälle (Todesfälle durch Infektion) gewesen und ist aus diesen sowie auch aus organisatorischen Gründen abzulehnen (7).
7. *Heterologe extrakorporale Leberperfusion* (20, 34)
   Hilfsleber-temporäre Kadaverleberimplantation (20) und
   Humanlebertransplantationen (8) konnten nach bisherigen Ergebnissen keine entscheidende Verbesserung der Überlebenschancen erzielen.

Literatur:

(1) Acute hepatic failure study group: Double blind evaluation of corticosteroid therapy in acute hepatic failure. Gastroenterology 68 (1975) 1333
(2) Acute hepatic failure study group: Treatment of fulminant type B hepatitis with hepatitis B immunglobulin – a comparative study. Gastroenterology 66 (1974) 752
(3) Baltzer, G., Dölle, W., Bar, U. et al.: Austauschtransfusion bei akutem Leberversagen. Dtsch. med. Wschr. 33 (1971) 1329

(4) Bartels, O.: Das hepatische Koma – Diagnostik und Therapie. Intensivbehandlung *1* (1976) 71
(5) Bartels, O., Grumeth, M., Daniel, U., Haas, Th., Krämer, G., Tympners, F.: Frühzeitige Kohle-Hämoperfusion bei Knollenblätterpilzvergiftung. Dtsch. med. Wschr. *48* (1975) 2509
(6) Brunner, G., Jaworek, D.: A new approach towards on extracorporeal management of liver failure: the use of detoxifying enzymes bound to artificial membranes. 5. Weltkongreß Gastroenterologie, Mexico City 1974
(7) Burnell, J. M., Runge, C., Saunders, F. C., Thomas, E. D., Volwiler, W.: Acute hepatic failure treated by crosscirculation. Arch. Intern. Med. *132* (1973) 493
(8) Calne, R. Y., Williams, R.: Der letzte Stand der Lebertransplantation. Internist *17* (1976) 597
(9) Chang, T. M. S.: Experience with the treatment of acute liver failure patients by haemoperfusion over biocompatible microencapsulated (coated) charcoal. International Symposium on Artificial Support Systems for Acute Hepatic Failure, London, 2nd/3rd Sept. 1974
(10) Eisenburg, J., Kh., Koczorek, R., Schulz, U., Christoforis, A., Schmidt, D.: Die Behandlung des Leberkomas mit Austauschtransfusion. Dtsch. med. Wschr. *48* (1967) 2199
(11) Fisher, J. E., Baldessarini, R. J.: Pathogenesis and therapy of hepatic coma. In: H. Popper, F. Schafner (Edts.): Progress in liver disease, Vol. V, pp. 363–397, New York – San Francisco – London, Grune & Stratton 1976
(12) Fisher, J. E., Rosen, H. R., Ebeid, A. M., James, J. H., Keane, J. M., Soeters, P. B.: The effect of normalization of plasma amino acids on hepatic encephalopathy in man. Gastroenterology *68* (1975) 1074
(13) Fisher, J. E.: Neurotransmitters and hepatic failure. Conn. Med. *36* (1972) 575
(14) Fisher, J. E., Baldessarini, R. J.: False neurotransmitters and hepatic failure. Lancet *7715* (1971) 75
(15) Gazzard, B. G., Weston, M. J., Murray-Lyon, I. M. et al.: Charcoal haemoperfusion in the treatment of fulminant hepatic failure. Lancet *7870* (1974) 1301
(16) Gregory, P. B., Knauer, C. M., Kempson, R. L., Miller, R.: Steroid therapy in severe viral hepatitis. A double blind, randomized trial of methyl-prednisolone versus placebo. New Engl. J. Med. *294* (1976) 681
(17) Herfarth, C.: Leber und Gallenwege. In: Pathophysiologische Grundlagen der Chirurgie. Hrsg.: Th. O. Lindenschmidt, G. Thieme-Verlag, Stuttgart 1975, S. 481
(18) Karvountzis, G. G., Redeker, A. G.: Relation of alpha-fetoprotein in acute hepatitis to severity and prognosis. Annals of Internal Medicine *80* (1974) 156
(19) Kiley, J. E., Pender, J. C., Welch, H. F., Welch, C. S.: Ammonium intoxication treated by haemodialysis. New Engl. J. Med. *259* (1958) 1156
(20) Kommerell, B.: Therapie bei Leberinsuffizienz mit Austauschtransfusion, Schweineleberperfusion und extrakorporaler Hämodialyse. In: Müting, D., R. Fischer: Probleme der Pathogenese und Therapie der Leberinsuffizienz. Werk-Verlag Dr. E. Banaschewski, München-Gräfelfing 1973
(21) Kuell, A. J., Davidson, A. R., Williams, R., Kontamaneni, B. D., Chuzon, G.: Dopamine and Serotonin metabolism in hepatic encephalopathy. Brit. med. J. *1* (1974) 549
(22) Lam, K. C., Tall, A. R., Goldstein, G. B., Mistilis, S. P.: Role of a false neurotransmitter, octopamine, in the pathogenesis of hepatic and renal encephalopathy. Scand. J. Gastroenterology *8* (1973) 465
(23) Lepore, M. J., Martel, A.: Plasmapheresis with plasma exchange in hepatic coma. Ann. intern. Med. *72* (1970) 165
(24) Lie, T. S., Kim, W. I., Rommelsheim, K., Holst, A.: Behandlung von Koma-Patienten durch extrakorporale Hämoperfusion mit Aktivkohle. Münch. med. Wschr. *29/30* (1976) 945
(25) Molimard, R.: Grundlagen der Leberinsuffizienztherapie mit sog. ammoniaksenkenden Aminosäuren. In: Müting, D., R. Fischer: Aktuelle Probleme der Pathogenese und Therapie der Leberinsuffizienz. Werk-Verlag Dr. E. Banaschewski, München-Gräfeling 1973
(26) Müting, D.: Leberinsuffizienz und Therapie. Dtsch. Ärzteblatt *37* (1976) 2297
(27) Müting, D.: Pathogenese und Therapie der portalen Encephalopathie. Dtsch. med. Wschr. *96* (1971) 1403
(28) Murray, I. M., Trewby, P. N.: Hepatic failure. In: Recent advances in intensive therapy, No. I. Edt.: I. McA. Ledingham, Churchill Livingstone, Edinburgh–London–New York 1977, 125
(29) Opolon, P., Lavallard, M. C., Crubille, C., Gateau, Ph. Nusinovici, V., Granger, A., Darnis, F., Caroli, J.: Effet de l'épuration des moyennes molécules sur l'encephalopathie au cours du coma par atrophie hépatique aigue: resultats préliminaires. Médicine et Chirurgie Digestives, *Suppl. 2* (1975) 37
(30) Pusch, H. J., Ullmann, W.: Langzeitbehandlung der chronischen Hepatitis. Med. Klinik *70* (1975) 679
(31) Ranek, L., Andreasen, P. B., Tygstrup, N.: Galactose elimination capacity as a prognostic index in patients with fulminant liver disease. Gut *17* (1976) 959
(32) Schmidt, E. u. Schmidt, F. W.: Rationelle Diagnostik von Lebererkrankungen. Dtsch. med. Wschr. *101* (1976) 458
(33) Schmidt, F. W. und G. Korb: Prä- und postoperative Störungen der Leberfunktion. In: Postoperative

Komplikationen – Prophylaxe und Therapie. Hrsg.: R. Pichlmayr. Springer-Verlag, Berlin–Heidelberg–New York 1976, S. 264
(34) Schwemmle, K.: Heterologe Schweineleberperfusion. Habilitationsschrift, Erlangen 1971
(35) Scotto, J., Opolon, P., Etévé, J., Vergoz, D., Thomas, M., Caroli, J.: Liverbiopsy and prognosis in acute liver failure. Gut *14* (1973) 927
(36) Szam, J.: Klinische und experimentelle Erfahrungen bei Leberinsuffizienz mit sog. ammoniaksenkenden Aminosäuren. In: Müting, D., Fischer, R.: Aktuelle Probleme der Pathogenese und Therapie der Leberinsuffizienz. Werk-Verlag Dr. Banaschewski, München-Gräfelfing 1973
(37) Trewby, P. N., Chase, R. A., Davis, M., Williams, R.: The role of the false neurotransmitter octopamine in the hypotension of fulminant hepatic failure. Clin. Science and Molecular Med. *52* (1977) 305
(38) Versieck, J., van Waes, L., Barbier, F., Dementenaere, L., Vermeire, P.: Peritoneoscopy during hepatic coma. Act. gastroent. belg. *36* (1973) 603
(39) Wilkinson, S. P., Portman, B., Hurst, D., Williams, R.: Pathogenesis of renal failure in cirrhosis and fulminant hepatic failure. Postgraduate Medical Journal *51* (1975) 503

Weiterführende Literatur:

(40) Child, C. G.: The Liver and Portal Hypertension. W. B. Saunders, Philadelphia 1964, pg. 50
(41) Kuppe, G., Feldmann, H. U.: Epidemiologie der Hepatitis B. moderne medizin 6 (1978) 648
(42) Prince, A. M.: HBI$_g$-Immunisierung. moderne medizin 6 (1978) 781
(43) Stone, H. H.: Praeoperative and postoperative care. In: Symposium on Hepatic Surgery. Surg. Clinics North. Americ. *57* (1977) 409
(44) Strunin, L.: The liver and anaesthesia. (In: Major Problems in Anaesthesia, ed. W. W. Mushin, W. B. Saunders Comp. Ltd., London–Philadelphia–Toronto, 1977)
(45) Strunin, L.: Preoperative assessment of the patient with liver dysfunction. Br. J. Anaesth. *50* (1978) 25

4. Die extrakorporale Hämoperfusion

Die von Yatzidis (18) entwickelte und von Chang u. Mitarb. (3) verbesserte Methode stellt eine neue *Alternative zur Hämodialyse* dar, da durch Hämoperfusion, im Gegensatz zu Hämo- und Peritonealdialyse, auch lipophile und an Eiweiß gebundene toxische Substanzen eliminiert werden können (10).

Tab. 257: Vergleich der Clearancewerte (ml/min) bei verschiedenen Methoden der Giftelimination (nach (11), ergänzt):

	Forcierte Diurese	*Peritonealdialyse*	*Hämodialyse*	*Hämoperfusion*
Kurzzeitbarbiturate	5	10	20	50 – 120 ml/min
Langzeitbarbiturate	17	10	60	90 – 120 ml/min
Gluthetimid	10	10	40	125
Bromcarbamid	6 – 8	?	50 – 70	110 – 120 ml/min (Haemocol) 200 – 300 ml/min (XAD 4)
Alkylphosphate (Insektizide)				60 – 85 ml/min
Trizyklische Antidepressiva				19 – 39 ml/min
Neuroleptika				19 – 36 ml/min

Technik der Hämoperfusion:
1. *Kanülierung* (Sribner-Shunt oder venovenöser Shunt an der V. femoralis). Für eine effektive Hämoperfusion sind ca. 150–200 ml/min Flow notwendig.
2. *Vorbereitung der Perfusionspatronen:* Vorspülung mit phys. NaCl-Lösung, die 1000–2000 USP E Heparin/L enthalten soll. Die Perfusion erfolgt meistens über biokompatible Aktivkohle-Kartuschen (z.B. Haemocol™-Kapsel, Smith & Nephew Research Ltd., England; Vertrieb in Deutschland: Dr. Fresenius KG, Bad Homburg v.d.H.), die mit Acryl-Hydrogel beschichtet sind (siehe Abbildung 155). Kunstharz-Ionenaustauscher (z.B. Amberlite XAD-4) sind auch in Gebrauch.
3. *Heparinisierung* des Patienten, bis die Gerinnungszeit nach Lee-White auf 30–40 min verlängert ist. In der Regel sind 2500–8000 USP E. Heparin als Initialdosis notwendig. Vorteilhafter: regionale Heparinisierung (Einzelheiten siehe Lit. (16)).
4. *Anschluß des Patienten* an die Hämoperfusionseinheit.
5. *Kalium-Substitution* (ca. 50 mmol KCl bei Hämoperfusion > 4 Std.)

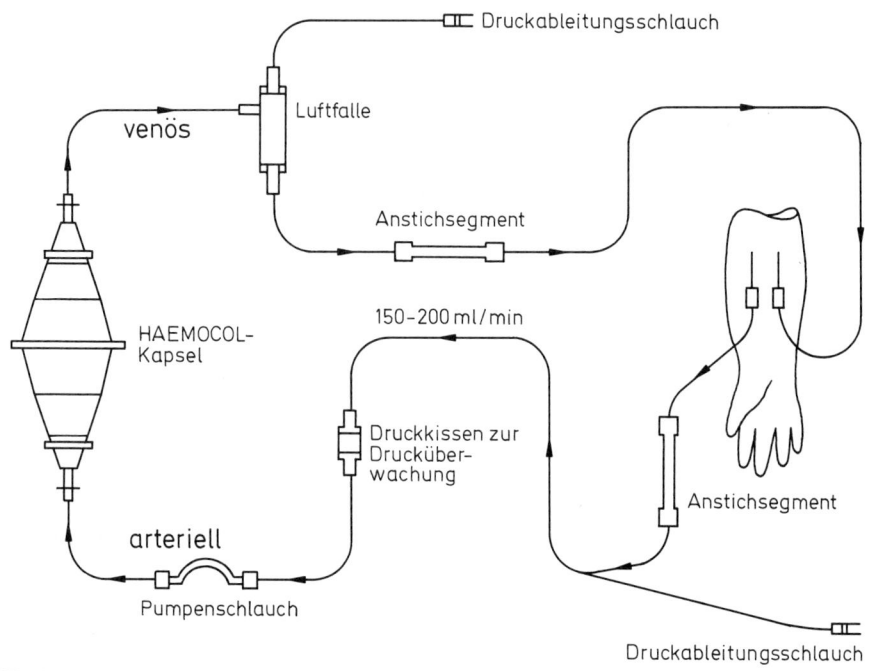

Abb. 155: Hämoperfusionseinheit nach (8), ergänzt:

Extrakorp. Füllvolumen: 450 ml
Granulatinhalt: 300 g Kokosnußschalenholzkohle
Partikelgröße: 5–10 Mikron
Beschichtung: 2–4 Mikron stark
Adsorptionsoberfläche: 1200 m²/g
Permeabilität: bis Mol. Gewicht 15000
Patronen: dampfsterilisiert,
einmal verwendbar
Gehäuse: Hart-Polypropylen
Anwärmung: im Wasserbad möglich
(nur bei hypothermen Patienten)

Indikationsbereiche:
Die Hauptindikation für die Hämoperfusion stellen *exogene Intoxikationen* dar (statistisch eindeutig gesicherte positive Ergebnisse bei Behandlung endogener Komata liegen bisher nicht vor).
a) *exogene Intoxikationen* (1, 8, 11, 13): Barbiturate, Bromcarbamid, Methaqualon, Gluthetimid, Phenacetin, Salizylate, Meprobamat, Benzodiazepine, Phenole, Ethchlorvynol, Trichloräthanol, Alkylphosphate und Herbizide (letztere nur wenige Stunden nach der Einnahme – vor der Fixation an das Gewebe (13)). Über Elimination von Antibiotika, Herzglykosiden und Phalloidin (Knollenblätterpilzvergiftung) liegen bisher keine gesicherten experimentellen Ergebnisse vor (10). Bei Medikamenten mit hohem Verteilungsraum oder sehr kurzer biologischer HWZ (z.B. trizyklische Antidepressiva) ist eine Hämoperfusion nicht sinnvoll, da ihre Plasmaspiegel selbst bei toxischen Dosen niedrig bleiben und somit nur eine geringe Clearance erreicht werden kann (8).
b) *akutes fulminantes Leberkoma* (akutes Leberversagen nach akuter Leberdystrophie bei Hepatitis oder Knollenblätterpilzvergiftung). Nach anfänglichem Optimismus (2, 7, 12) sind neuerdings auch entmutigende Ergebnisse (5, 12) bekannt geworden (siehe: Ergebnisse der Hämoperfusion).

Kriterien für Indikation zur Hämoperfusion (nach (8)):
a) Tiefes Koma (Std. III – IV nach Reed (14)); s. auch S. 441 – 442
b) progressive Verschlechterung des Zustandes (Hypothermie, Atemstillstand, zunehmende Mydriasis, isoelektrisches EEG) während Intensivbehandlung
c) protrahiertes Koma mit schweren Organkomplikationen (Pneumonie, akutes Lungen- und Nierenversagen)
d) schwere Vergiftungen mit Kombinationspräparaten (werden häufiger!) und
e) hoher Medikamentenspiegel im Plasma (z.B. Barbiturate > 50 µg/ml, Methaqualon > 40 µg/ml, Salizylate > 800 µg/ml); s. auch Tab. 280.

Kontraindikationen zur Hämoperfusion:
schwere Thrombocytopenie (weniger als 30000/µl), persistierende, therapieresistente Hypotension, schwere Koagulopathien.

Komplikationen der Hämoperfusion (weniger ausgeprägt bei beschichteten Kohle-Patronen):
a) Thrombocytensturz (um 30–33% des Ausgangswertes) in den ersten 30 min, dann allmählicher Anstieg der Thrombocytenzahl in den nächsten 3 Tagen. Eine Vorfüllung des Kohle-Filtersystems mit Humanalbumin ergab ein im Vergleich deutlich geringeres Absinken der Plättchenzahl (ca. 20% des Ausgangswerts (19)).
b) Leukopenie
c) Blutdruckabfall (nach Anschluß an die Kapsel und später). Die Haemocol™Kapsel adsorbiert neben den Toxinen auch Angiotensin I und Katecholamine (10)), so daß der Einsatz von Vasopressoren notwendig werden kann.
d) Hypokaliämie (bei Perfusionsdauer > 4 Std.)
e) Abnahme der Immunglobuline.
Zweifelsohne ist die Hämoperfusion mit größeren Risiken behaftet als die Dialysebehandlung!

Tab. 258: Klinische Ergebnisse der Hämoperfusion:

Grundkrankheit	Patienten-Zahl	Überlebensrate	Verfasser
Schlafmittelvergiftung	25	82 – 100%!	Lit. (8, 10, 19)
Knollenblätterpilzvergiftung	3	2 Patienten (66%)	Lit. (2)[1]
Endogenes Leberkoma im St. IV (nach Reed (14))	111	28% (0 – 35%)	Lit. (5, 7, 12)

[1] Von 8 Patienten, die sich nach einer Knollenblätterpilzintoxikation im Stadium IV (nach Reed) des Leberkomas befanden, überlebten 4 (50%) (O. Bartels, 1978).

Literatur:

(1) Baltzer, G.: Neue Wege in der Behandlung akuter Intoxikationen. Internist 17 (1976) 322
(2) Bartels, O., Grumeth, M., Daniel, U. u. Mitarb.: Frühzeitige Kohle-Hämoperfusion bei Knollenblätterpilzvergiftung. Dtsch. med. Wschr. 48 (1975) 2509
(3) Chang, T. M. S., Coffey, J. F., Barré, P. u. Mitarb.: Microcapsule artificial kidney: treatment of patients with acute intoxication. Canad. mes. Ass. J. 108 (1973) 429
(4) Cremerius, R.: Hämoperfusion über Aktivkohle zur Behandlung von Intoxikationen. Anästh. Informationen 16 (1975) 379
(5) Czygan, P., Ast, E., Stiehl, W. u. Mitarb.: Die Therapie des Leberkomas durch Hämoperfusion. Arbeitstagung, Experimentelle Hepatologie, Marburg 12. – 13. Nov. 1976
(6) Gazzard, B. G., Langley, P. G., Weston, M. J. u. Mitarb.: Polymer coating of activated charcoal and its effects on biocompatibility and paracetamol binding. Clin. Sci. Molec. Med. 47 (1974) 97
(7) Gazzard, B. G., Weston, M. J., Murray-Lyon, I. M. u. Mitarb.: Experience at King's College Hospital with charcoal haemoperfusion – overall results in 37 patients (In: Artificial Liver Support, ed. William, R., Murray-Lyon, I. M., Tunbridge, W., Pitman Medical, 1975, pp. 234–241)
(8) Goulding, R.: Hämoperfusion zur Behandlung von Intoxikationen. Anästh. Inform. 16 (1975) 370
(9) Grabensee, B., Königshausen, Th., Schnurr, E.: Behandlung schwerer Schlafmittelvergiftungen durch extrakorporale Hämoperfusion. Dtsch. med. Wschr. 101 (1976) 158
(10) Hennemann, H., Naujoks, R., Gattenlöhner, N. u. Mitarb.: Aktive Behandlung der Schlafmittelvergiftung durch Hämoperfusion. Anästh. Inform. 16 (1975) 377
(11) Leber, H. W.: Anwendung der Hämoperfusion am Menschen. Wissenschaftl. Inform. (Fresenius): Aktuelle Nephrologie, Heft 4 (1975) 101
(12) Murray-Lyon, M. I., Trewby, P. N.: Hepatic failure (In: Recent Advances in Intensive Therapy, ed. I. McA Ledingham. Churchill Livingstone, Edinburgh – London – New York, 1977, p. 125 – 144)
(13) Okonek, S.: Hämoperfusion mit beschichteter Aktivkohle zur Behandlung akuter Intoxikationen durch Arzneimittel, Pflanzenschutzmittel oder Pilze. Med. Klin. 72 (1977) 862
(14) Reed, C. E., Driggs, M. F., Foote, C. C.: Acute barbiturate intoxication: A study of 300 cases based on a physiologic system of classification of the severity of the intoxication. Ann. intern. Med. 37 (1952) 290
(15) Sieberth, H. G.: Dialysebehandlung von Vergiftungen. Internist 16 (1975) 116
(16) Vogel, G. E., Kopp, K. F.: Überwachung der Heparinisierung bei der Kohle-Hämoperfusion. Wissenschaftl. Inform. (Fresenius): Anästhesie, Heft 3 (1976) 174
(17) Williams, R. u. Mitarb.: Charcoal haemoperfusion in the treatment of fulminant hepatic failure. Lancet I (1974) 1301
(18) Yatzidis, H.: A convenient haemoperfusion microapparatur over charcoal for the treatment of endogenous and exogenous intoxications. Proc. Europ. Dial. Transplant. Ass. 1 (1964) 83

Weiterführende Literatur:

(19) Barckow, D., Schirop, Th.: Toxikologische u. klinische Aspekte der Hämoperfusionsbehandlung schwerer exogener Intoxikationen. Intensivmedizin 14 (1977) 303
(20) Daunderer, M. Weger, N.: Vergiftungen. Erste-Hilfe-Maßnahmen des behandelnden Arztes. Springer Verlag, Berlin – Heidelberg – New York 1978, S. 78 – 82

Kapitel 6
Komata

1. Klassifikation, Ursachen, Stadien

Tab. 259: Klassifikation der Komaursachen
(nach der Häufigkeit des Auftretens geordnet)

1. Neurogenes Koma: Apoplexie, Schädel-Hirn-Trauma, Meningitis, Enzephalitis, Hirntumoren, Epilepsie, subarachnoidale Blutung, Thrombosen und Embolien des Hirnkreislaufs, Luftembolisation, Fettembolie, Hirnabszeß, Narkolepsie

2. Exogenes Koma: Vergiftungen:
   Alkohol-, Schlafmittel-, Suchtmittel und Narkosemittel
   (siehe: → Alkoholintoxikation, → Schlafmittelintoxikation
   (Seite 489 bzw. Seite 493))
   Infektionen:
   Tetanus, Botulismus, Gasbrand (siehe Seite 544)
   Lyssa
   Physikalische Ursachen:
   – Hypothermie, s. Bd. I
   – Hyperthermie
   – Elektrounfälle
   – Hitzschlag
   – Verbrennung (siehe Seite 548)
   – Erfrierung
   – Tauchunfälle

3. Endogenes Koma:
   toxisch – Leberzerfallskoma (endogenes Leberkoma)
   – Leberausfallskoma (exogenes Leberkoma) (siehe Seite 430)
   – Urämie – Pseudourämie (siehe Seite 328)
   – Eklampsie (siehe Seite 209)
   endokrin – Diabetes mellitus (siehe Seite 454)
   – Hyperglykämisches Koma (siehe Seite 458)
   – Hypoglykämisches Koma
   – Hyperosmoläres Koma (siehe Seite 461)
   – Laktat-azidotisches Koma (siehe Seite 457)
   – Thyreotoxisches Koma (Koma basedowicum) (siehe Seite 447)
   – Hypothyreotisches Koma (Myxoedem-Koma) (siehe Seite 449)
   – Hypophysäres Koma (siehe Seite 443)
   – Koma bei Nebenniereninsuffizienz (Addison-Krise, Waterhouse-Fridrichsen-Syndrom) (siehe Seite 450)
   – Hypocalcämisches Koma (Tetanie)
   – Hypercalcämisches Koma (siehe Seite 444)

4. Kardiovaskuläres Koma:
   Ischämische Herzerkrankung (kardiogener Schock) (siehe Seite 261 ff.)
   Rhythmusstörungen: Vorhofflimmern mit Emboliegefahr, a-v. Block III. Grades (Adams-Stokes-Syndrom), ventrikuläre Tachykardie, SKS (Syndrom des kranken Sinusknotens, «Sick-Sinus-Syndrom», Seite 300) kardiovaskuläre Synkopen: Orthostatischer Kollaps, Carotis-Sinussyndrom (vagovasale Reflexe), Carotis-Sinusinsuffizienz, Aortenbogen-Syndrom, «Subclavian Steal-Syndrom», vertebro-basilare Insuffizienz, Aneurysma dissecans, Vorhofstumor- und Ventilthrombus

Kongenitale Vitien
Akute Tamponade (Pericard- oder Myokardkonstriktion)
Hämorrhagischer Schock

5. Koma durch respiratorische Insuffizienz (siehe Seite 58, 81 ff.):
Hypoxie (Anoxie)
Hypokapnie
Hyperkarbie

5. Koma durch Wasser-Elektrolythaushaltsstörungen:
Wasserintoxikation («Disäquilibrium-Syndrom»), s. Bd. I
Schwere Dehydration (Wasser + Na^+-Verlust)
Hypochlorämisches Koma
Hypo-Hyperkaliämie

Tab. 260: Klassifikation des Koma (1, 2, 3)

Stadium I:	Stupor, Somnolenz gezielte Abwehrreaktion auf Schmerzreize, intakte Hirnreflexe[1]. *Spätphase:* Sopor
Stadium II:	Nicht ansprechbar, keine gezielte Abwehrreaktion auf Schmerzreize (Flexionstonus). Intakte Hirnreflexe[1]
Stadium III:	Koma, fehlende Hirnreflexe[1]. Evtl. Extensortonus auf Schmerzreize (Dezerebrationstonus). Spontanatmung vorhanden, Kreislauf intakt
Stadium IV:	Tiefes Koma, fehlende Reflexe, Apnoe (Atemlähmung). Kreislauf intakt/aufrechterhalten
Stadium V:	Koma (Coma dépassé), Areflexie, Atonie, Atemstillstand, Zusammenbruch der vegetativen Funktionen bzw. des Kreislaufs

[1] Hirnreflexe:
– Pupillenreaktion auf Licht
– vestibulo-oculärer Reflex
– okulocephalischer Reflex («doll's eye») (siehe Seite 468)

Literatur:

(1) Becker, D. P., Cavett, M. R., Wegson, J. R., Stern, W. E.: An evaluation of the definition of cerebral death. Neurology, Minneap., *20* (1970) 459
(2) Fischgold, H., Mathis, P.: Omnibulations, comas et stupeurs. Electroenceph. clin. Neurophysiol. suppl. 11 (1959)
(3) MacGillivray, B. B.: Death (In: Anaesthesia in Organ Transplantation, Karger V., Basel, 1972)

Weiterführende Literatur:

(4) Black, P. McL.: Brain Death (First of Two Parts). N. Engl. J. Med. *299* (1978) 338
(5) Black, P. McL.: Brain Death (Second of Two Parts). N. Engl. J. Med. *299* (1978) 393

Tab. 261: Komastadien und EEG (1, 2) (→ Narkosestadien, Bd. I)

EEG-Muster	Normales Muster Pat. wach, Augen geschlossen 8–12 (Alpha) cps 75 Mikrovolt oder weniger	Muster 1 15–30 cps 50 Mikrovolt oder weniger	Muster 2 (rhythmisches EEG) 2–8 cps (4–8) 150–300 Mikrovolt (50–75)	Muster 3 (Mischform) 2–4 cps 100–200 Mikrovolt	Muster 4 (Isoelektrisches EEG)			
					Dauer der isoelektrischen Phase (sec)			
					4/a	4/b	4/c	4/d
					<3	3–10	>10	komplett
EEG		St. 1	St. 2	St. 3	St. 4	St. 5	St. 6	St. 7
Narkose		St. analg. I	St. exzit. II	→ St. tolerantiae III/1	III/2	III/3	III/4	St. asphyxiae IV
Intoxikation Stadien (s. auch Lit. (3))		∅	St. 1 Somnolenz/Sopor (Coma vigile)	St. 2 Coma (Coma promprement)	St. 3 Tiefes Coma Coma complet/clarus		St. 4 sehr tiefes Coma Coma avec effondrement végétatif (Vita reducta)	
klin. Bild			kurzfristige Erweckbarkeit, sinnvolle koordinierte Reaktion auf Schmerzreize bei normalem Kreislauf	unkoord. Reaktion – motorische Unruhe auf Schmerzreize, Atmung – Kreislauf normal	Verschwinden der Eigenreflexe u. der Cornealreflexe, ∅ Pupillenreaktion auf Licht, keine Reaktion auf Schmerzreize, Kreislauf beeinträchtigt			Areflexie, Muskelatonie, Atemlähmung, Kreislaufversagen, isoelektrisches EEG

Analyse des EEG:
1. Frequenz (0.5–100 cps)   Delta: <6,   Theta: 4–7,   Alpha: 8–12,   Beta 18–35,   Gamma: 40–50 cps
2. Amplitude (10–100 Mikrovolt)
3. Rhythmizität
4. Wellenform   ∼ (sinusoid)   ⋀ (Sägezahnartig)   ⌐ (steile Wellen)   ⋀ («spike»)   ⋎⋎⋎ (Spindelform)
5. Lokalisation: frontal – präzentral – postzentral – temporal – parietal – occipital

Literatur:

(1) Collins, V. J.: Principles of Anesthesiology, 2nd ed. Lea & Febiger, Philadelphia, 1976
(2) Faulconer, A., Bickford, R. G.: Electroencephalography in Anesthesiology. Amer. Lecture Series, Springfield. Ch. C. Thomas, 1960
(3) Reed, C. E., Driggs, M. F., Foote, C. C.: Acute barbiturate intoxication: A study of 300 cases based on a physiologic system of classification of the severity of the intoxication. Ann. intern. Med. 37 (1952) 290

2. Endokrine Krisen

Hypophysäres Koma (1, 9, 15, 24, 27, 31) siehe auch Seite 479

Auslösende Ursachen:
Störungen oder Ausfälle der HVL-Funktion, die unzureichend oder gar nicht therapiert wurden. Entgleisung behandelter oder nicht behandelter HVL-Insuffizienz durch:
HVL-Tumoren, -Traumen, -Cysten, Blutungen in die Hypophyse, neurochirurgische Eingriffe an der Hypophyse, Sepsis, Sheehan-Syndrom

Symptomatik:

Vorzeichen (subjektiv):
a) Schilddrüsenunterfunktion: Müdigkeit, Kälteintoleranz
b) Glukokortikoid-Mangel: Schwäche, Adynamie
c) Gonadotropin-Mangel: Impotenz bzw. Amenorrhoe, Fehlen der Sekundärbehaarung, Ausfallen der Augenbrauen, Depigmentation der Haut

Vorzeichen (objektiv):
a) Schilddrüsenunterfunktion: Hypothermie, Hypotonie, Bradykardie, respir. Insuffizienz
b) Glukokortikoid-Mangel: Schwäche, Adynamie, Gewichtsabnahme
c) Gonadotropin-Mangel: Depigmentation der Haut, Ausfall der Sekundärbehaarung und der Augenbrauen

Vollbild des Komas:
Hypoventilation, Hypothermie, Hypotonie, Bradykardie, Magen-Darm-Atonie, Apathie – zunehmende Bewußtseinseintrübung – Koma (fokale oder generalisierte Krämpfe kommen vor)

Laborkriterien:
BSG-Beschleunigung, Hypoglykämie bei gesteigerter Insulinempfindlichkeit, respiratorische Azidose, Hypercholesterinämie, Hyponatriämie, Anämie, erniedrigte Plasmaspiegel von: PBJ, Schilddrüsenhormonen und Kortisol

Therapie:
1. Schaffen eines sicheren venösen Zugangs (Cava-Katheter, ZVD-Messung)
2. Blutabnahme zur Diagnosesicherung: BZ, K^+, Na^+, Blutbild (Eosinophilie!), Thyroxin (T_4), Kortisol, Blutgasanalyse, Osmolalität, Harnstoff
3. Therapie der respiratorischen Insuffizienz (Intubation-Beatmung), Schockbehandlung nach den anerkannten Richtlinien (siehe Seite 533)
4. Hormonsubstitution:
   a) Hydrokortison: 100–200 mg sofort i. v., dann 100–200 mg in NaCl 0,9 % als Dauertropf über 24 h oder
   Prednisolon (Solu-Decortin H®): 50–100 mg sofort i. v., dann 50–100 mg i. v./die
   b) Trijodthyronin (Fa. Henning): 25–100 µg per inf./die
   ersatzweise:
   Trijodthyronin (Thybon®): 50–200 µg per Magensonde/die

5. Glukosezufuhr (z.B. 50 ml 50%ige Glukose auf 1000 ml NaCl 0,9% unter BZ-, ZVD- und Stundenharnkontrolle in 2 – 5 h
6. Bei ausgesprochenem Na^+-Defizit: gezielte Substitution
7. Evtl. Breitspektrumantibiotikum
8. Bei physikalischer Aufwärmung: Vorsicht! (Gefahr eines Blutdruckabfalls!)

Dauersubstitution bei totaler HVL-Insuffizienz entsprechend dem Funktionsausfall von Schilddrüse, Nebennierenrinde und Gonaden (nach Karl (15)):
a) *NNR:* 5 – 15 mg Prednisolon/die/p.os oder
   12,5 – 25 mg Cortison-acetat/die/p.os
b) *Schilddrüse:* 0,1 – 0,3 mg Na-l-Thyroxin (Thybon®) oder
   10 – 40 µg T_3 + 50 – 200 µg T_4 ($^1/_2$ – 2 Tbl. Novothyral®)
c) *Gonaden:* 250 mg Testosteron/4 Wochen (Testoviron-Depot)
   Zweiphasentherapie (Östrogen-Östrogen/Gestagen) z.B. Progylut®

Hypercalcämie

Tab. 262: Symptomatik des Hypercalcämie-Syndroms (8)

	renal	gastro-intestinal	kardial	neurologisch	psychisch
Hypercalcämie-Syndrom Serum-Calcium 5,5 – 8 mval/l (= 2,75 – 4 mmol/l, 11 – 16 mg/100 ml)	Polyurie Polydipsie Hyposthenurie Exsikkose Hypercalciurie Kaliumverlust metabolische Alkalose	Inappetenz Völlegefühl Erbrechen Obstipation	QT-Zeitverkürzung Rhythmusstörungen Digitalis-Überempfindlichkeit	Adynamie Hyporeflexie myopathisches Bild, Eiweißvermehrung im Liquor	Schlappheit Müdigkeit Verstimmung mnestische Störungen
Hypercalcämische Krise Serum-Calcium > 8 mval/l (> 4 mmol/l)	Oligurie Azotämie	wie oben (gesteigert)	wie oben	wie oben	Desorientierung Verwirrtheit Somnolenz Koma

Tab. 263: Therapiemöglichkeiten bei Hypercalcämien (8) ergänzt nach (1, 6)

Therapie	Dosis	Wirkungsmechanismus	Wirkungseintritt	Nebenwirkungen	Anwendung bei	Wirksamkeit	Rebound
calciumarme Diät	< 100 mg Ca/d über Wochen	vermindertes Ca-Angebot	langsam (Wochen)	—	chronischen Hypercalcämien	+ +	—
Nebennierenrindenhormone	präparat-abhängig	1. verminderte Ca-Absorption (Vitamin-D-Antagonismus) 2. Hemmung der Osteolyse 3. Wirkung auf Grundkrankheit	langsam (Tage)	iatrogener Hypercorticismus	Vitamin-D-Intoxikation, Sarkoidose, infantiler Hypercalcämie, Tumor-Hypercalcämie	+ +	+ +
Phosphate per os	500–1500 mg P/d über Tage und Wochen	Ausfällung von Ca-P-Komplexen in den Körpergeweben	langsam (Tage)	intestinale Reizerscheinungen, Gewebsverkalkungen	chronischen Hypercalcämien	+ +	+ —
Phosphat-Infusion i. v.	100 mmol über 8–12 Stunden (0,081 mol Na_2HPO_4 + 0,019 mol KH_2PO_4)	Ausfällung von Ca-P-Komplexen in den Körpergeweben	rasch (während Infusion)	Gewebsverkalkungen (bei Wiederholung)	*hypercalcämische Krise (Mittel der Wahl)*	+ + +	+ —
Furosemid i. v.	80–100 mg/h bis zu 48 h	Vermehrung der Calciurie	rasch (Stunden)	Hypokaliämie, Hypomagnesiämie	Hypercalcämie mit ausreichender Nierenfunktion	+ +	+ + +
Mithramycin (5)	bis zu 50 µg/kg in 5%iger Glukose (6–8 h)	spez. Wirkung auf Osteoklasten, Blockierung der Ca-Resorption	rasch (Stunden)	Knochenmarkdepression, Nieren- u. Leberschaden, Thrombocytopenie, hämorrh. Diathese	Hypercalcämie bei osteolytischen carcinombedingten Prozessen	+ + +	+ + +
Calcitonin[1]-Infusion i. v.	5–10 mg (bzw. 500–1000 E) über Stunden	Hemmung der Osteolyse	Stunden	—	Hyperparathyreoidismus (außer Krise)	+ +	+ +
Peritonealdialyse		Herausdialysieren von Ca	Stunden	ungenügende und unzuverlässige Wirkung	nicht indiziert	—	+
Hämodialyse		Herausdialysieren von Ca	Stunden	Heparinisierung notwendig	Hartwasser-Syndrom	+ +	+ + + +

Zur Behandlung der hypercalcämischen Krise geeignete Maßnahmen sollten beinhalten: 1. Steigerung der Calciurese, 2. Hemmung des Knochenumsatzes, 3. Reduktion der enteralen Calciumresorption.

[1]) Calcitonin®-Sandoz (Amp. à 1 ml = 100 MRC Einheiten)

Bestimmung der ionisierten Calciumfraktion:

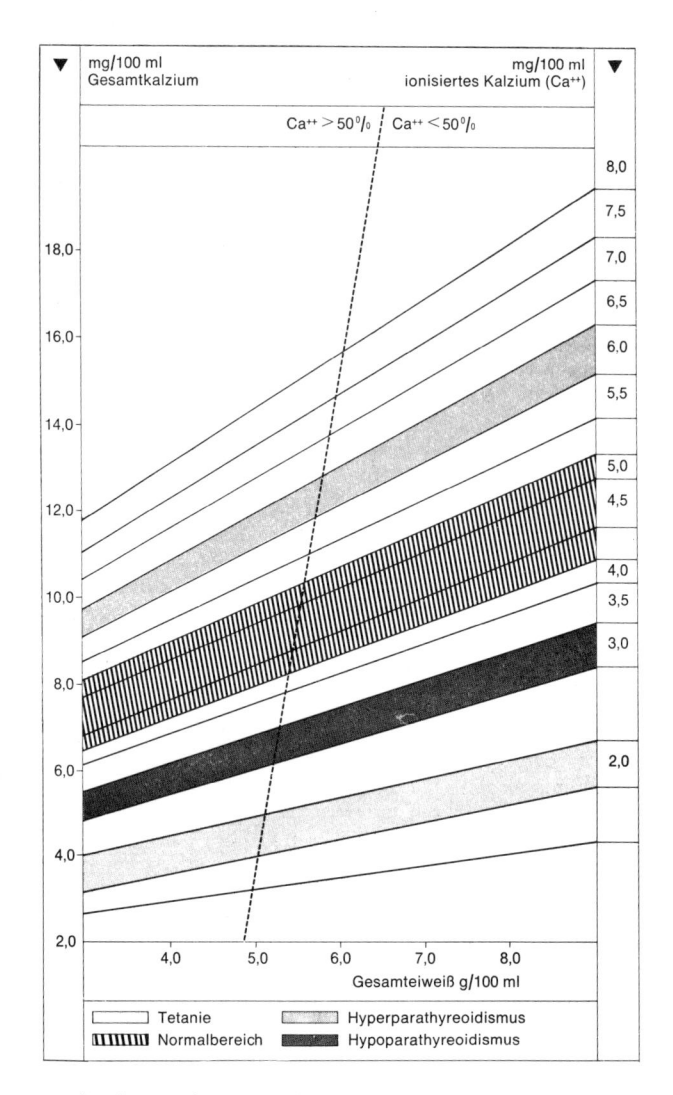

Abb. 156: Nomogramm für die Beziehung zwischen der Calciumfraktion, dem Gesamtcalcium- und Gesamteiweißwert im Blut (nach McLean, F. C., A. B. Hastings: Amer. J. med. Sci. 189 (1935) 601)

Tab. 264: Therapie der postoperativen parathyreogenen Tetanie (8)

Krankheitsbild	Behandlung	Dosierung
1. Akuter tetanischer Anfall bei transitorischer Insuffizienz der Parathyreoidea Behandlungsdauer ca. 4 – 6 Tage	Parathormon	50 USP Parathorm® 12stdl. bis 2mal stdl.
	Calcium gluconicum	10 ml i.v. evtl. 50 ml 10% Calciumlösung in 500 ml 0,9% NaCl-Lösung als Dauertropf[1])
	Vitamin D_3 oder Dihydrotachysterol 0,1%ige Lösung 0,2%ige Lösung	4 – 6 Amp. = 30 – 45 mg i.v. AT 10 1 ml = 1 mg i.v., Calcamin 0,5 ml = 1 mg i.v., zusätzlich 1 ml AT 10 bzw. 0,5 ml Calcamin p.o.
2. Langzeittherapie bei partieller Insuffizienz der Parathyreoideae. Dauer: Wochen bis Monate. Abschluß nach Normalisierung des Ca im Serum durch kompensatorische Hyperplasie der verbliebenen Nebenschilddrüsen. Individuelle Dosierung entsprechend Calcium im Serum	Vitamin D_3 oder Dihydrotachysterol calciumreiche Diät, Calciumpräparat	5 mg Vigantol forte® 1mal wöchentl. 1 – 2mal wöchentl. 30 – 60 Tropfen AT 10 p.o. (1 – 2 mg) 1 – 2mal wöchentl. 15 – 30 Tropfen Calcamin p.o. (1 – 2 mg) 0,5 – 1,0 g/die p.o.
3. Dauertherapie des chronischen postoperativen Hypoparathyreoidismus. Individuelle Dosierung beachten	Dihydrotachysterol calciumreiche Diät, Calciumpräparat	

[1]) 1 g Ca-gluconat entspricht 90 mg Ca^{++}!

Thyreotoxische Krise (1, 4, 9, 10, 12, 23, 24, 27, 28, 31, 33, 34)

Auslösende Ursachen:

1. Strumaresektion bei noch nicht euthyreoter Funktionslage
2. Toxisches Adenom, Schilddrüsen-Ca (selten)
3. Jodhaltige Pharmaka wie: Expektorantien, Darmantiseptika
4. Radiojodtherapie
5. Jodhaltige Röntgenkontrastmittel
6. Unzureichende thyreostatische Therapie
7. Absetzen einer thyreostatischen Therapie
8. Infektionen, (Op.-Streß)

Symptomatik:

Vorzeichen (subjektiv):
Kreislauf: Tachykardie, Tachyarrhythmie
Atmung: Tachypnoe, Dyspnoe, respiratorische Insuffizienz
Magen-Darmtrakt: Brechreiz, Erbrechen, Durchfall, Gewichtsverlust
ZNS: Unruhe, Schlaflosigkeit, Verwirrtheit, Psychose
Allgemein: Schwitzen; Schwirren über der Schilddrüse

Vorzeichen (objektiv):
Kreislauf:
Tachykardie, Tachyarrhythmie (VH-Flimmern), Hypertonie (große Blutdruckamplitude)
Atmung: Hyperventilation
Magen-Darmtrakt: Erbrechen, Durchfall → Exsikkose → Oligurie → Anurie
ZNS:
Unruhe, Verwirrtheit, psychische Wesensveränderungen, Sopor, Koma (Encephalopathia thyreotoxica)
Pseudomyasthenische Symptome: mimische Starre, Phonations- und Schluckstörungen, Adynamie (Doppelbilder)
Allgemein: Schwitzen; Schwirren über der Schilddrüse; Fieber

Vollbild des Komas:
Kreislauf:
Tachykarde Rhythmusstörungen, verkleinerte Blutdruckamplitude – Hypotonie-Schock
ZNS:
Abschwächung und teilweise Erlöschen von Eigen- und Fremdreflexen, Pyramidenbahnzeichen, zunehmende Bewußtlosigkeit – Koma
Atmung:
«Koma-Atmung» (respiratorische und metabolische Azidose)
Niere: Oligo-Anurie mit Zunahme der Schocksymptomatik
Temperatur: Hyperthermie bis 41° C

Laborkriterien:
Gesamt-Thyroxin (T_4) > 12,5 µg%
Erniedrigter Thyroxin-Bindungsindex (TBI < 90)
PBJ (Protein bound Jodine): > 8 µg
Trijodthyronin (Gesamt-T_3-RIA) > 200 µg%. Bei allen Hyperthyreosen ist der T_3-Spiegel über die Norm erhöht. Bei sog. T_3-Hyperthyreosen ist nur der T_3-Spiegel, nicht der T_4-Spiegel erhöht.
BSG stark beschleunigt, Leukocytose
Erniedrigung des Cholesterins (50 – 150 mg%)
Abfall des Kreatinin im Serum bei erhöhter Kreatininausscheidung

Therapie (sofort nach klinischer Diagnose!):
1. Schaffen eines sicheren venösen Zugangs (Cava-Katheter-ZVD-Messung)
2. Blutabnahme zur späteren Diagnosesicherung (T_4, T_3-RIA, TBI, PBJ)
3. Behandlung der Schocksymptomatik (Korrektur der respir. Insuffizienz, der Hypovolämie mit Plasmaexpandern, evtl. Einsatz von Inotropika)
4. Thyreostatika zur Verhütung der Neubildung von Schilddrüsenhormonen (Jodisationshemmer) *Kein Perchlorat, das zum Jod kompetitiv wirkt!*
    a) Methimazol (Favistan® 120 – 160 mg/die i.v. oder als Tropf in einer 2:1 Lösung (2 Teile Glukose 5%; 1 Teil NaCl 0,9%) oder:
    b) Carbimazol (Carbimazol Henning® oder Neo-Morphazole® 120 – 160 mg/die per Magensonde)
5. Glukose-Kochsalzinfusion (2:1) unter ZVD und Stundenharnkontrolle zur Rehydrierung und Bereitstellung von Substrat bei stark gesteigertem Metabolismus
6. *Blockierung der Schilddrüsenhormonausschüttung* (frühestens 2 h nach Gabe von Jodisationshemmern) durch Jod (z.B. Proloniumjodid = Endojodin®: 118 mgJ/ml, 4–6 Amp. zu 2 ml als Tropf über 24 Std.)
Die Endojodin-Behandlung wirkt im allgemeinen nicht, wenn eine jodinduzierte thyreotoxische Krise vorliegt; sie zögert ferner eine alsbaldige Radiojodtherapie zur endgültigen Beseitigung der Hyperthyreose hinaus.

Alternative:
Lithiumsalze (Lithiumkarbonat = Quilonum®: 1000 mg/die über Magensonde; erstrebenswerte Blutspiegel: 1 mVal/l. Wirkungsmechanismus: Hemmung der Thyreoglobulinproteasen, der LATS vermittelten Steigerung der thyreoidalen Adenylzyklaseaktivität (LATS: «long acting thyroid stimulator», ein Globulin, das bei Hyperthyreose im Serum manchmal nachweisbar ist.) Die Bedeutung des Lithium in der Therapie der thyreotoxischen Krise läßt sich noch nicht absehen. Lithium sollte immer mit einem Jodisationshemmer kombiniert werden.
7. Glukokortikoide: 100 – 300 mg Prednisolon i. v./die oder die äquivalente Dosis eines anderen Präparates, um die streßinduzierte relative Nebenniereninsuffizienz zu kompensieren; s. Tab. 266.
8. Beta-Rezeptorenblockade (z.B. Propranolol = Dociton: bis zu 20 mg i.v. 6stdl. oder 100 – 160 mg p. Magensonde/die), so daß die Pulsfrequenz auf 100 – 120 p.m. gesenkt wird. Alternativ kann Reserpin = Serpasil®: initial 5 mg, später 2,5 mg 6stdl. i. v. oder i. m. verabreicht werden.
Wirkungsmechanismen:
Beta-Blockade: Bremsen der Sympathikushyperaktivität
Reserpin: Verminderung der Gewebsspeicherung von Katecholaminen, zzgl. Sedierung
Beachte: Die Kontraindikationen für die Beta-Blockade gelten auch hier (Digitalisierung wegen der negativen Inotropie!)

Flankierende Maßnahmen:
1. Salizylsäure z.B. als Aspisol®: 500 – 1000 mg i.v. zur Temperatursenkung
2. Physikalische Kühlung
3. Vitaminzufuhr, Cocarboxylase, Elektrolytsubstitution, hyperkalorische TPE
4. Breitspektrumantibiotikum zur Infektionsprophylaxe
5. Tinctura opii gegen Durchfälle
6. Evtl. Sedierung (z.B. Diazepam = Valium) nach Effekt; Cave: Atem- und Kreislaufdepression!

Erweiterte Notfallmaßnahmen:
Elimination zirkulierender Schilddrüsenhormone:
1. Plasmapherese (meist nur fraktioniert möglich (34)).
2. Peritonealdialyse (unbefriedigend)
3. Charcoal-Hämoperfusion (aussichtsreich? siehe Seite 435)

Hypothyreotes – Myxödem-Koma (1, 4, 9, 14, 24, 27, 28, 31, 33) siehe auch Seite 449

Auslösende Ursachen:

1. Latente Hypothyreose, die durch (Op.-)Streß, Infektionen etc. manifest wird.
2. Thyreoiditis, Tumoren, Traumen und Infektionen in Hypophyse und Zwischenhirn (sekundäre Hypothyreose), Carcinome
3. Fehler in der Substitutionstherapie bei Hypothyreose, Radiojod-Therapie, Jodmangel, Jodfehlverwertung
4. Medikamenten-Nebenwirkung: Chlorpromazin, Barbiturate

Symptomatik:

Vorzeichen (subjektiv):
Müdigkeit, Adynamie, Konzentrationsschwäche, hochgradige Kälteintoleranz
Vorzeichen (objektiv):
Häufig Struma und Makroglossie, Bradykardie (Sinusbradykardie oder Bradyarrhythmie, f: 40 – 50 p.m.), arterielle Hypotonie, Hypothermie mit Temperaturen ≈ 30°C (häufig trotz fieberhafter Infekte wie z.B. Pneumonie), Bradypnoe (respiratorische Azidose), Ödembereitschaft, verlängerte

Reflexzeiten, perkutorische und röntgenologische Verbreiterung des Herzens, trockene schuppende Haut, Haarverlust

Koma: wie oben zzgl. Magen-Darm-Atonie, langsam zunehmende Apathie-Somnolenz-Bewußtlosigkeit, auch generalisierte Krämpfe, Hypo-Areflexie

Laborkriterien:
1. EKG: Niedervoltage, Verlängerung der PQ-Zeit
2. Hypokaliämie, Hyponatriämie, Hypochlorämie
3. Respiratorische Azidose
4. Hypercholesterinämie (> 300 mg%)
5. Anämie
6. PBJ < 3 µg%
7. Gesamt-Thyroxin < 4 µg%

Beachte: Normoglykämie bedeutet ein wichtiges differentialdiagnostisches Kriterium zur Abgrenzung gegenüber dem hypophysären Koma, bei dem eine Hypoglykämie zu finden ist.

Therapie (sofort bei klinischer Diagnose):
1. Schaffen eines sicheren venösen Zugangs (Cava-Katheter, ZVD-Messung)
2. Blutabnahme zur späteren Diagnosesicherung (s. Laborkriterien!)
3. Behandlung der Schocksymptomatik (Korrektur der respiratorischen Insuffizienz, der Hypovolämie – wenn vorhanden – mit Plasmaexpandern (ZVD- u. Stundenharnkontrolle!), evtl. Einsatz von Inotropika).
4. Hydrocortison 100–200 mg sofort i.v., dann als Tropf über 24 h, Reduktion der Dosis um je 25 mg tgl.
   Ersatzweise kann ein anderes Corticoid in äquivalenter Dosis verwendet werden (s. Tab. 266).
5. *Schilddrüsenhormonsubstitution:*
   Trijodthyronin (Thybon®): 30 µg mit Albuminzusatz über Perfusor in 24 h.
   Bei Nichtbesserung oder sehr schlechtem Zustand des Patienten (insbesondere coronarer Herzkrankheit): Halbierung der Dosis wegen Myokardinfarktgefahr.
   oder:
   Trijodthyronin (Thybon®) über Magensonde: 20 – 30 µg in 48 h, anschließend schrittweise Steigerung um etwa 10 µg alle 3 Tage bis zu 60 – 80 µg. Später dann Gabe von Thyroxin oder T_4/T_3-Kombinationspräparaten.
6. Substratbereitstellung in Form von z.B. 50 ml 40% Glukose pro 1000 ml NaCl 0,9% unter Kontrolle von: ZVD, Stundenharn, Elektrolyten, Blutdruck und Puls.
7. Vorsichtige physikalische Aufwärmung (z.B. Wärmematte). Cave: Blutdruckabfall!

Addison-Krise; siehe auch Seite 443, 452

Auslösende Ursachen:

1. Chronische Nebennierenrinden (NNR)-Insuffizienz und zusätzliche Belastungen wie: (OP.-)Streß, Traumata, Erbrechen, Diarrhoe, Schwitzen, Salzmangel, starke physische Belastungen, abruptes Absetzen einer längerdauernden Steroidtherapie, bilaterale Adrenalektomie[2]).
2. Akute Nebennierenrinden (NNR)-Insuffizienz wie bei: Blutungen in die NNR (Sepsis – insbesondere Waterhouse-Friderichsen-Syndrom –, Antikoagulantien, hämorrhagische Diathese) NNR-Venenthrombose, Metastasen

Symptomatik:

Vorzeichen (subjektiv):
Zunehmende körperliche Schwäche, Brechreiz, Erbrechen, abdominelle Koliken, Diarrhoe, starkes Schwitzen, Durst, Schwindel, Tachykardie
Vorzeichen (objektiv):
Brechreiz, Erbrechen, Hypotonie bei Hypovolämie, Oligurie, Adynamie, oft typische Hautpigmentation bei chron. NNR-Insuffizienz (bräunliches Hautkolorit)
Vollbild des Komas:
Hochgradige Adynamie, Hypotonie – hypovolämischer Schock, Exsikkose, Hypothermie, Oligo-Anurie, Apathie, Bewußtseinseintrübung → Koma (z.T. mit generalisierten Krämpfen).

Laborkriterien:
Hypoglykämie mit gesteigerter Insulinempfindlichkeit, Hyponatriämie, Hyperkaliämie, Hämokonzentration, Azotämie.

Therapie:
1. Schaffen eines sicheren venösen Zugangs (Cava-Katheters → ZVD-Messung)
2. Blutentnahme zur späteren Diagnosesicherung
3. Schocktherapie nach den üblichen Richtlinien, s. S. 533, (Zufuhr von NaCl 0,9 %!)
4. *NNR-Hormonsubstitution* (s. auch Tab. 265):
    a) Hydrocortison: 100 mg als Schnellinfusion oder Prednisolon (z.B. Solu-Decortin H®): 25 mg i.v.
    b) Aldosteron (Aldocorten®): 0,5 mg i.v.[1]
5. Behandlung der Hypoglykämie mit z.B. 50 ml 50%iger Glukose auf 1000 ml NaCl 0,9 % (unter Stundenharn- und BZ-Kontrolle)
6. Ca. 1 h nach der ersten Hormonsubstitution:
    a) Hydrocortison: 20 mg/h in den ersten 6 Std.; danach, wenn eine Besserung eingetreten sein sollte: 10 mg/h in NaCl 0,9 % als Dauertropf oder 25 mg Prednisolon (z.B. Solu-Decortin H®) 4stdl. i.v.
    b) Aldosteron (Aldocorten®) 8stdl. 0,5 mg i.v.
7. Vorsichtiges Aufwärmen bei Hypothermie
8. Exakte Flüssigkeits- und Elektrolytbilanzierung
9. Evtl. Gabe eines Breitbandantibiotikums
10. Therapie der Hyperkaliämie (s. S. 336)

[1] Wenn kein Hydrocortison verfügbar ist, muß wegen fehlender Mineralkortikoidwirkung des Prednisolons unbedingt Aldosteron gegeben werden (2 mg i.v.) (14)
[2] Die Therapiegrundsätze sind bei bilateraler Adrenalektomie mit denen der Addison-Krise identisch (s. auch Tab. 265).

Tab. 265: Substitutionstherapie bei totaler Adrenalektomie (nach (18); s. auch Tab. 266)

Operationstag	
intra operationem:	100 mg Hydrokortison «wasserlöslich» in physiologischer NaCl-Lösung i. v.
post operationem:	Infusion von 10 mg Hydrokortison «wasserlöslich» pro Stunde (Bei Hypotonie außerdem 5 mg Desoxykortikosteronazetat i. m. im Abstand von 12 Stunden. Ausgleich des Elektrolyt- und Wasserdefizits, ggf. Volumensubstitution.)
1. Tag post operationem:	Infusion von 10 mg Hydrokortison pro Stunde
2. Tag post operationem:	Infusion von insgesamt 200 mg Hydrokortison
3. Tag post operationem:	Infusion von insgesamt 150 mg Hydrokortison
4. Tag post operationem:	Umstellung auf 120 mg Hydrokortison oral oder 150 mg Kortisonazetat oral
bei komplikationslosem Verlauf 5. – 14. Tag post operationem:	Reduzierung der Glukokortikosteroide bis zur Erhaltungsdosis: 20 – 30 mg Hydrokortison p. o. oder 25 – 37,5 mg Kortisonazetat p. o. Zusätzliche Substitution von Mineralokortikoiden: 0,1 – 0,2 mg 9α-Fluorocortisol-acetat p. o. oder 50 mg Desoxykortikosteron-Depot i. m. im Abstand von 3 Wochen

Tab. 266: Vergleich der Glucocorticoid- und Mineralocorticoidwirkung verschiedener Steroidpräparate (37, 38, 39, 40, 43, 44)

Steroidpräparate	Relative Potenz als		Äquivalenzdosis als Glucocorticoid (mg)	Entzündungshemmende Wirkung	Cushing-Schwellendosis (mg)	Halbwertzeit (min)
	Glukocorticoid	Mineralocorticoid				
Cortison[1]) (Cortison CIBA	0.8	0.8	25	0.8		
Cortisol[7])	1	1	= 20	1	40	100
Prednison (Decortin®)	4	0,8	= 5	4	10	200
Prednisolon[2])	4	0,8	= 5	4	10	200
Methylprednisolon[3])	5	0,5	= 4	5	8	188
Triamcinolon[6])	5	0	= 4	5	8	300
Dexamethason[4])	20	0	= 0,75	25	2	200
Betamethason[5])	20	0	= 0,75	25	2	300
Paramethason[8])	15	0	= 2	10	4	150
Fluocortolon[9])			= 5		15	ca. 50
Aldosteron (Aldocorten®)	0,1	400				
DOC (Percorten®)[10])	0	20				
9-α-Fluorocortisol	15	125		10		

[1]) Der erste Metabolit des Cortisols
[2]) Solu-Decortin®, Ultracorten-H® wasserlöslich, Scherisolon®, Hostacortin®
[3]) Urbason®, Decortilen®
[4]) Fortecortin®, Decadron®, Dexa-Scheroson®, Dexamed®
[5]) Celestan®
[6]) Delphicort®
[7]) Hydrocortison Hoechst®
[8]) Monocortin®
[9]) Ultralan®
[10]) DOC besitzt in der Dosierung von 50–100 mg i. m. eine Wirkzeit von 30–60 Tagen!

Tab. 267: Stoffwechselfunktionen der Kortikosteroide
(nach: G. Geyer: Koma durch Nebenniereninsuffizienz. Intensivmedizin 11 (1974), S. 359)

Renale Effekte

Mineralokortikosteroide (Aldosteron):
Förderung der tubulären Rückresorption von Na und Cl (betrifft 2 % des glom. Na-Filtrates);
Förderung der tubulären Sekretion von K;
Förderung der tubulären Sekretion von H^+;

Glukokortikosteroide (Cortisol):
Erhaltung der Durchblutung der Niere;
Erhaltung eines normalen Glomerulum-Filtrates;
Hemmung der Rückdiffusion von Wasser im Tubulus.

Extrarenale Effekte

Mineralokortikosteroide (Aldosteron):
Verminderung der Ausscheidung von Na und Cl im Speichel, Schweiß und Darm;
Transport von Na und K an Zellgrenzflächen;
Verbesserung der Gefäßreaktion auf neurale und humorale Stimuli;
Verbesserung der Toxinresistenz des Organismus;

Glukokortikosteroide (Cortisol):
Protein-Katabolismus (Enzyminduktion): Haut, Muskel, Knochen, Wachstum;
Glukoneogenese (Enzymaktivierung?): Diabetes;
Fettdeposition: sog. Stammfettsucht;
Mukopolysaccharidumsatz vermindert (Bindegewebe).

Diabetes mellitus

Tab. 268: Medikamentöse Beeinflussung des Glukosespiegels im Plasma (Auswahl)
(aus: U. Losse und E. Wetzels: Rationelle Diagnostik in der inneren Medizin, Thieme 1976, ergänzt nach J. Larner und R. C. Haynes)

Medikamentös bedingte Erhöhung des Glukosegehaltes möglich durch:
Kortikosteroide, ACTH
Östrogene, orale Kontrazeptiva
D-Thyroxin
Physostigmin
Diuretika und Saluretika wie: Etacrynsäure, Furosemid, Thiazide, Hydrothiazide, Chlorthalidon, Azetazolamid
Reserpin
Diazoxid
Nikotinsäurepräparate
Salizylate
Indometacin
Phenolphthalein
Eisenascorbinat
Diphenylhydantoin-(Phenytoin-) Präparate
Phenothiazine
trizyklische Antidepressiva

Tab. 268: Fortsetzung
Lithiumkarbonat
Koffein
Isoniazid
Paraaminosalizylsäure
Heparin (?)
Katecholamine
Somatostatin
Chlorpromazin
Harnsäure
Magnesium
alpha-adrenerge Stimulation
beta-adrenerge Stimulation

Medikamentös bedingte Erniedrigung des Glukosegehaltes möglich durch:
Antidiabetika
anabole Steroide
Phenazetin
Propoxyphen
Paracetamol
Salizylate bei Diabetikern
Guanethidin
THAM
Kaliumsalze
Fluoride
Haloperidol (?)
Monoaminooxydasehemmer
Paraldehyd
Äthylalkohol
Amphetamine
Sulfonamide
Tetrazyklin
Leucin
Arginin
Aminosäuregemische
Prostaglandine
beta-adrenerge Blockade
alpha-adrenerge Blockade

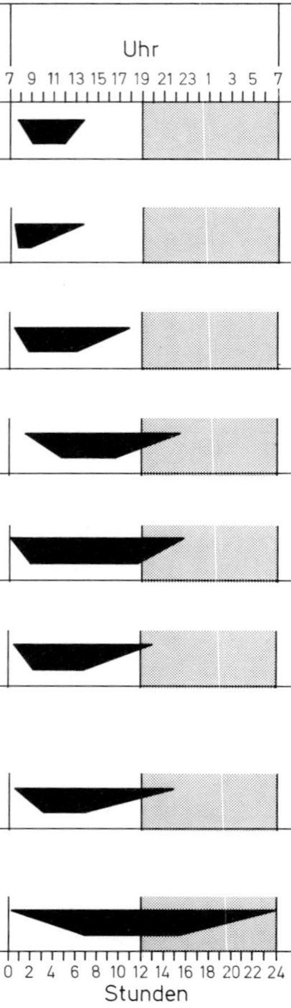

Insulin-Präparate	Uhr 7 9 11 13 15 17 19 21 23 1 3 5 7	Schwein	Rind	Zubereitung	pH	Wirkungs-dauer pro Std.	Wirkungs-maximum nach Std.	
Actrapid MC		+		klare Lösung	7	5 (4–6)	1/2–1	Klare neutrale Lösung aus rekristallisiertem Schweineinsulin. Rasche Resorption ohne Ausfällung im Gewebe.
Alt-Insulin CR Alt-Insulin CS		+ 	 +	klare Lösung	3	7 (6–8)	1–2	Klare saure Lösung aus kristallisiertem Rinder- oder Schweineinsulin. Wird im Gewebe zunächst gefällt und wieder gelöst.
Komb-Insulin CS Komb-Insulin CR		+ 	 +	klare Lösung	3	11 (9–14)	1-1/2–2	Kombinationsinsulin aus 2 Teilen Insulin-Surfen-Komplex und 1 Teil Alt-Insulin mit deutlichem Initialeffekt.
Semilente MC		+		Suspension	7	14 (12–16)	3–4	Neutrale Suspension von (amorph gefälltem) Schweineinsulin und Zink. Bei Rinderinsulinallergie indiziert.
Rapitard		+	+	Suspension	7	14 (13–16)	1½–6 biphasisch	Kombinationsinsulin in Form einer neutralen Suspension aus 25% Actrapid und 75% Insulinkristallen mit starkem Initialeffekt.
Depot Hoechst CR Depot Hoechst CS		+ 	 +	klare Lösung	3	12 (10–16)	2–6	Klare saure Lösung eines Insulin-Surfen-Komplexes, der im Gewebe langsam gelöst und resorbiert wird. Bei stabilem und labilem Diabetes auch mit hohem Insulinbedarf geeignet.
HG-Insulin CS HG-Insulin CR		+ 	 +	klare Lösung	3	14 (12–16)	2–7	Klare Lösung eines Insulin-Humanglobulin-Komplexes. Bei Überempfindlichkeit gegen andere Insuline, sonst vorwiegend nur bei stabilem Diabetes geeignet.
Lente		+	+	Suspension	7	22 (20–24)	4–8	Kombinationsinsulin in Form einer Insulin-Zink-Suspension aus 30% amorphem Insulin (Semilente) und 70% Insulin-Zink-Kristallen (Ultralente); meist nur bei Insulinbedarf bis 40 E geeignet.

0 2 4 6 8 10 12 14 16 18 20 22 24 Stunden

Abb. 157: Gebräuchliche Insulinpräparate (nach (25) modif.)

Tab. 269: Differentialdiagnostik diabetischer Stoffwechselkrisen (7)

	ketoazidotisch	*hyperosmolar*	*laktatazidotisch*
Lebensalter	jede Altersgruppe	über 50 Jahre	jede Altersgruppe
Beginn	schleichend/rasch	schleichend	sehr rasch
Atmung	tief (Kußmaul)	normal	tief und schnell
Blutglukose	erhöht	stark erhöht	erniedrigt/erhöht
Ketonurie	stark	nein/sehr gering	nein
Blut-pH	unter 7,35	7,35 – 7,45	unter 7,25
Plasma-HCO_3^-	unter 18 mmol/l	über 18 mmol/l	unter 10 mmol/l
Plasma-pCO_2	unter 35 mmHg	35 – 45 mmHg	unter 35 mmHg
Serum-Natrium	normal/erhöht	erhöht	normal/erhöht
Anionendefizit[1]	über 30 mmol/l	10 – 30 mmol/l	über 30 mmol/l
Serumosmolalität	stark erhöht	stark erhöht	normal/gering erhöht
Blutlaktat	bis 10 mmol/l	bis 1,5 mmol/l	über 15 mmol/l
«Exzeß Laktat»	häufig	nein	immer
Laktat/Pyruvat-Quotient	10 – 20 (– 80)	8 – 12	20 – 80

[1] Anionen-Lücke, s. Bd. I

Allgemeinmaßnahmen bei der Behandlung diabetischer Stoffwechselkrisen
(1, 2, 9, 13, 14, 19, 20, 22, 23, 30)

1. Schaffen eines *zentralvenösen Zugangs*, um bei massiver Flüssigkeitssubstitution den *ZVD*, der 12 cm H_2O nicht überschreiten sollte, messen zu können.
   In ausgewählten Fällen, insbesondere aber bei kardial schwer vorgeschädigten Patienten, ist die Bestimmung des *PCWP* zur korrekten Volumenzufuhr erforderlich. Der Pulmonalkapillardruck sollte dabei 20 mm Hg keinesfalls übersteigen (Gefahr des Lungenödems!); siehe auch Seite 169.
2. *Therapie,* der in jedem Fall vorhandenen *respiratorischen Insuffizienz*, die durch metabolische Komponenten (Ketoazidose) verstärkt wird.
3. Legen einer großlumigen Magensonde zur *Dekompression bei* oft vorhandener *Magen-Darm-Atonie*. Außerdem: *Aspirationspneumonie-Prophylaxe* (Antazida per Sonde, Tagamet® i.v., 4stdl. 200 mg)
4. *Blasenkatheterisierung* bei komatösem Zustand des Patienten, bei anamnestisch bekannter Niereninsuffizienz sowie bei persistierender Oligo-Anurie nach ~ 1stündiger Intensivtherapie. Vorteile: Stundenharnmessung ermöglicht grobe Beurteilung der Nierenfunktion. Zusätzlich geben die Messungen von: Osmolalität, Zuckerausscheidung, Elektrolytverlusten und Ketonkörpern Auskunft über den Verlauf während der Therapie.
5. *Blutdruckmessung* (evtl. blutig – insbesondere dann, wenn schon wiederholt Blutgasanalysen erforderlich sind!) und kontinuierliche *EKG-Überwachung* (Rhythmusstörungen durch massive Elektrolytverschiebungen (Kalium!))
6. *Heparinisierung* (400–800 E Heparin/h mittels Perfusor (41)) bei Nachweis von *DIG* (siehe Seite 378)
7. *Breitspektrum-Antibiotikum* immer dann, wenn eine infektiöse Ursache für das Coma gesichert ist oder vermutet wird. Gezielt *nach Keimkultur und Resistenzprüfung* behandeln!

Spezielle Maßnahmen zur Behandlung diabetischer Stoffwechselkrisen

Tab. 270: Richtlinien zur Behandlung diabetischer Stoffwechselkrisen (19) mod. nach (13)

	Ketoazidotisches Koma	Hyperosmolares Koma	Laktatzidose
Allgemeine Maßnahmen	Zentralvenöser Zugang, Magensonde (Blasenkatheter), Monitorüberwachung (EKG + BD), Schocktherapie, Antibiotika, (evtl. Heparinisierung)		
Flüssigkeitszufuhr	Initial: 1000 ml 0,9% NaCl Dann: 300–500 ml/h unter ZVD-Kontrolle	Hyper-Isoosmolare NaCl-Lsg. (Senkung der EZR-Osmolalität um max. 2–4 mosm/l/h!)	5–10% Glukose (ungefähr 200–300 g Glukose pro 24 h)
Insulin (Alt-I.)	180 mE/kg i.v. als Bolus gleichzeitig 90 mE/kg/h als Dauerinfusion bis Blutglukose um 250 mg%; dann s.c.-Gabe	180 mE/kg i.v. als Bolus gleichzeitig 2–8 E/h p. inf. bis Blutglukose um 250 mg%; dann häufig kein Insulin mehr notwendig	2–8 h als Dauerinfusion, s. S. 459
	Bei Blutglukose um 250 mg%: 5% Glukose		
Kalium	15–20 mmol K^+/h (bei initialem K^+ > 5,5 mmol/l: Abwarten (1–2 h))		
Phosphat	10 mmol/h, insgesamt 100 mmol als KH_2PO_4 (2,7%)-K_2HPO_4 (7%)-Lösung.	–	–
Natriumbikarbonat (bei pH <7,2)	$NaHCO_3$ (mmol) = Basendefizit × kg × 0,2 initial 50–100 mmol, dann pH-Kontrolle		siehe ketoazidotisches Koma
Hämodialyse	–	–	Bei Biguanid-induzierter Laktatzidose mit laktatfreiem Dialysat

Ketoazidotisches Koma (1, 2, 9, 13, 14, 19, 20, 22, 23, 30, 41); s. Tab. 269, 270

Behandlungsziel:
Rehydration, Beseitigung der Stoffwechselstörungen (KH, Fett, Protein, Elektrolyte), Korrektur des Säure-Basen-Haushalts und der Hyperosmolalität.

Diagnostik:
Bestimmung von BZ, Glukose und Aceton im Urin, Elektrolyten (Na^+, K^+), Kreatinin, Hst., Hb, Hk, Blutgasanalyse, Laktat und wenn möglich: *Osmolalität*.
Diese kann, wenn nicht die Möglichkeit zu ihrer direkten Bestimmung (Seite 323) vorhanden ist, *nach folgender Formel annäherungsweise berechnet* werden:

$$mosmol/l = (Na^+ + K^+) \cdot 2 + \frac{Glukose\,mg\%}{18} + \frac{Harnstoff\,mg\%}{6} \quad (nach\ (14))$$

Therapie:
1. Als Infusionslösung ist *physiol. NaCl-Lsg.* zu wählen. *Hypotone Lsg. schaffen durch zu rasche Senkung der Osmolalität im EZR einen osmotischen Gradienten, der ein Hirnödem propagieren kann.* (Siehe auch: Hyperosmolares Koma, Seite 461)

   Die Geschwindigkeit der Flüssigkeitszufuhr soll in Abhängigkeit vom ZVD erfolgen:
   ZVD < 3 cm H$_2$O   1–2 L/h
   ZVD 3–10 cm H$_2$O   1 L/h
   ZVD > 10 cm H$_2$O   0,5 L/h

   Die Flüssigkeitszufuhr ist so zu steuern, daß die Urinausscheidung bei normalem ZVD > 30 ml/h beträgt.
   Steigt nach einem Flüssigkeitsbolus von 250 ml der ZVD stark an, so muß eine schwere Linksherzschädigung angenommen werden; s. auch S. 154, 533.
   Konsequenz: Notwendigkeit der Flüssigkeitszufuhr unter PCWP-Kontrolle und Inotropika-Gabe. Besteht die Möglichkeit zur Messung des Lungenkapillardrucks nicht, muß äußerst vorsichtig infundiert werden. Dabei sollte unbedingt auf beginnende Stauungszeichen (Auskultation der Lunge!) geachtet werden. Der ZVD reagiert relativ träge und mit erheblicher Phasenverschiebung auf massive Volumenzufuhr (s. S. 126, 127, 154, 531, 533).
   Bei BZ-Konzentrationen < 250 mg%: Infusion 5%iger Glukose, um eine Hypoglykämie zu verhindern. *Fruktose darf nach heutigen Vorstellungen aus metabolischen Gründen (Gefahr der Laktatazidose) nicht mehr empfohlen werden!*

2. *Insulin*
   «Low dose»-Therapie statt der früher üblichen hohen Dosierung.
   Begründung:
   Effektive Insulinspiegel (20–200 µE/ml) werden bereits bei einer Zufuhr von 1,5–12 E/h erreicht. Hohe Insulindosen (bis zu 500 E/d) sind nicht nur unnötig, sondern zudem gefährlich! Sie können leichter Späthypoglykämie, Hypokaliämie, Hypophosphatämie, Hyperlaktatämie und Disäquilibrium mit der Gefahr des Hirnödems auslösen!
   Applikationsart des Insulins: streng i.v. am besten über Perfusor. Zur Verminderung der Insulinadsorption an Glas und Schlauchsystem empfiehlt sich der Zusatz von 0,5 ml Humanalbumin zum Füllvolumen der Perfusorspritze (26), bzw. 2,5 ml 20% Humanalbumin pro 500 ml Infusionslösung.
   Diese Art der Insulinzufuhr garantiert raschen Wirkungseintritt und gute Steuerbarkeit.
   Der Übergang auf i.m. bzw. s.c.-Gabe ist erst bei einwandfreier Restitution der Gewebsperfusion gestattet. I.v. appliziertes Insulin besitzt eine Halbwertszeit von 4–5 min (d.h.: i.v. Zufuhr von Insulin hat als kontin. Infusion zu erfolgen). I.m. verabreichtes Insulin hat eine HWZ von ca. 2 h (41).

3. *Kaliumsubstitution:*
   In der Regel besteht trotz evtl. Vorliegens eines erhöhten Serum-Kalium-Wertes (insbesondere bei schwerer Azidose) ein Kalium-Gesamtbestand-Defizit von ca. 200–700 mmol!
   Glukose-Insulin-Zufuhr und Alkalitherapie führen zu einem Kalium-Shift von extra- nach intrazellulär. Somit besteht die Gefahr einer Hypokaliämie, wenn nicht gezielt substituiert wird.
   Berger (2) empfiehlt folgendes Vorgehen, s. Tab. 271, S. 460:

4. *Phosphatsubstitution:*
   Der durch die Ketoazidose bedingte Phosphatverlust (50–100 mmol) verursacht einen Abfall des intra-erythrocytären 2,3-DPG. Ähnlich wie bei überschießender Alkalitherapie zieht das eine erschwerte Sauerstoff-Abgabe an das Gewebe nach sich.

5. *Alkalitherapie:*
   Nur die ausgeprägte Azidose soll mit Bikarbonat behandelt werden (pH unter 7,2).
   Insulin antagonisiert die Azidose wirksam durch Steigerung der Utilisation und Hemmung der Produktion von Ketosäuren. Aus diesem Grund soll bei der Behandlung der ausgeprägten Ketoazidose nur ca. $1/3$ des errechneten Basendefizits in Form von Bikarbonat zugeführt werden.

Tab. 271: Kaliumsubstitution während der Behandlung der diabetischen Ketoazidose und Hyperosmolarität (nach (2))

Serumkalium	Blut-pH	Zuzuführende Kaliummenge[1]	Zeitdauer der Kaliumzufuhr
< 3 mmol/l	< 7,2	60 – 80 mmol	1 Std.
	> 7,2	40 – 60 mmol	1 Std.
3 – 3,9 mmol/l	< 7,2	40 – 60 mmol	1 Std.
	> 7,2	30 – 50 mmol	1 Std.
4 – 4,9 mmol/l	< 7,2	30 – 40 mmol	1 Std.
	> 7,2	20 – 30 mmol	1 Std.
5 – 5,9 mmol/l	< 7,2	20 – 30 mmol	1 Std.
	> 7,2	10 – 20 mmol	1 Std.
≧ 6 mmol/l		vorerst keine Kaliumsubstitution	

Beachte: Intensive Kaliumsubstitution nur erlaubt, wenn Diurese ≧ 30 ml/Std.
Serumkaliumbestimmungen zu Beginn alle 1 – 2 Std.

[1]) Variation der Dosis je nach Körpergewicht

Etwa die Hälfte des Gesamt-Kalium-Defizits sollte innerhalb der ersten 24 h ersetzt werden.

Die zuzuführende Menge Bikarbonat in mmol errechnet sich aus folgender Formel:
0,1 × Basendefizit × Körpergewicht in kg
Die Bikarbonatzufuhr darf nicht zu rasch erfolgen: Infusionsdauer mindestens 2 Std.
Bei Ansteigen des Blut-pH über 7,25: keine Alkalisierung mehr.
Ist die Azidose durch ein *Laktat* verursacht, so sind *größere Bikarbonatmengen* zur Korrektur *notwendig*. In diesem Fall gilt:
0,3 × Basendefizit × Körpergewicht in kg
Diese Dosis muß unter Umständen mehrmals verabreicht werden, bis die Ursache der Laktatazidose behoben ist (z.B. Schock). Die Bikarbonatzufuhr ist zu beenden, wenn pH auf > 7,3 angestiegen ist.
Beachte: Folgende Gefahren drohen bei rascher und hochdosierter $NaHCO_3$-Zufuhr:
a) Auslösung oder Verstärkung einer Azidose im Liquor cerebrospinalis (CSF)
b) Hypokaliämie
c) extrazellulärer Volumenüberschuß (bei gestörter Nierenfunktion) durch die mit der Bikarbonatzufuhr verbundene, u.U. excessive Natriumzufuhr.
d) Linksverschiebung der O_2-Diss.-Kurve: erleichterte O_2-Aufnahme, jedoch erschwerte Abgabe an das Gewebe → Laktatazidose!
e) Hämolyse
Die Kussmaulsche Atmung ist ein schlechtes Kriterium für die Beurteilung der Azidose im Blut. Sie kann noch mehrere Stunden nach Korrektur der Azidose anhalten, da die Normalisierung des Säuren-Basen-Haushalts im Gehirn gegenüber der im Blut verzögert erfolgt.
6. *Somatostatintherapie:*
Eine Hyperglucagonämie ist bei der diabetischen Ketoazidose bekannt. Bei schweren diabetischen Ketoazidosen, mit Verdacht auf Insulinresistenz, sollte daher die Gabe von Somatostatin, das die Glucagonsekretion hemmt, erwogen werden!
Dosis: 500 µg/h

Laktatazidose (1, 2, 9, 13, 14, 19, 20, 22, 23, 30); s. Tab. 269, 270

Besonderheiten:
Die beim Diabetiker beobachtete *Laktatazidose (Serumlaktatspiegel > 7 mmol/l, erhöhter Laktat/Pyruvat-Quotient, art. pH < 7,3)* wird meist durch Schock – weniger durch Biguanide induziert.

Therapie:
1. *Behandlung des Schocks* nach den anerkannten Grundsätzen. Die zur *Korrektur der* oft extremen *Azidose* erforderlichen $NaHCO_3$-Dosen können u. U. zu gefährlichen Na-Überlastungen führen. In diesem Fall ist der Einsatz von THAM zu erwägen.
2. *Insulin-Glukose-Zufuhr* ist zumindest teilweise in der Lage, die durch Hypoinsulinämie gesteigerte Lipolyse und Ketogenese (vermehrte Laktatproduktion) einzuschränken.
Die Hypoinsulinämie sollte symptomatisch und kausal behandelt werden (Insulinzufuhr bei primärem Diabetes, Beseitigung von Stressoren, die die endogene Insulinfreisetzung hemmen, Korrektur der Azidose, die zu peripherer Insulinresistenz führt)
3. *Die biguanid-induzierte Laktatazidose läßt sich günstig durch Hämodialyse beeinflussen.*
Mechanismus: Entfernung der Biguanide, Laktat- und Protonen-Elimination, Volumen- und Elektrolytkorrektur. Mit dieser Maßnahme läßt sich die hohe Mortalitätsrate senken.

Hyperosmolares Koma (1, 2, 9, 13, 14, 19, 20, 22, 23, 30); s. Tab. 269, 270

Besonderheiten:
Die *Hyperosmolalität scheint direkt die Insulinsekretion zu hemmen·* dadurch tritt eine Verschlechterung der Glukosetoleranz auf.
Im Gegensatz zum ketoazidotischen Koma ist der FFS-Spiegel nur gering erhöht. Die Gründe sind zu suchen in einer Verminderung der Lipolyse durch:
a) Hyperosmolalität
b) Hyperglykämie
c) Erniedrigung der Plasmaspiegel von Wachstumshormon und Cortisol
Der Grad der Bewußtseinstrübung korreliert eng mit der Hyperosmolalität – bzw. dem Gradienten zwischen Plasma und Liquor – weniger mit der Hyperglykämie oder dem pH im Blut.
Ursache für die zerebrale Dysfunktion scheint das durch extracelluläres Na-Defizit bedingte Na/K-Disäquilibrium zu sein, das zu einer Na-Verarmung der Hirnzellen führt.

Therapie:
Die oft unter der Behandlung beobachtete *Verschlechterung der Bewußtseinslage liegt meist in einer zu raschen Senkung der Serumosmolalität begründet*. Nach Irsigler u. Mitarb. (13) kann durch *niedrige Insulindosierung (1–20 E/h)* und *Infusion hypertoner Lösungen*, die eine *Senkung der Osmolalität um lediglich 2–4 mosmol/l/h* gestatten, die Entwicklung eines größeren osmotischen Gradienten zwischen Liquor und Extrazellulärraum verhindert werden. Der im Vergleich zum Liquor raschere Abfall der Osmolalität im Extrazellulärraum erklärt sich durch Sinken des BZ-Spiegels. Er läßt sich durch hypertone NaCl-Infusionen antagonisieren. Die Gefahr der Entstehung eines Hirnödems wird somit weitgehend reduziert.
Charakteristisch für diese Form des Komas ist die oft *extrem gesteigerte Insulinempfindlichkeit!* Unter Insulin kommt es wahrscheinlich zu einem vermehrten Transport von Na und Kalium ins Gehirn und damit zu einer erhöhten osmotischen Aktivität. Dieser Insulineffekt scheint durch Hyperglykämie gebremst zu werden.
Deshalb: Unterbrechung der Insulinzufuhr bei BZ-Werten um 250 mg% und Infusion von Glukose 5% unter BZ- und Osmolalitätskontrolle! Nach Beherrschen der Akutsituation kann die KH-Stoffwechselstörung meist mit Diät allein oder Diät und Sulfonylharnstoff kompensiert werden.

Tab. 272: Schema der Untersuchungen, die bei der Behandlung diabetischer Stoffwechselkrisen durchgeführt werden sollten.
Modif. nach: E. Goldberger: A primer of water, electrolyte and acid-base syndromes, Vth edt. 1975, Lea & Febiger, Philadelphia, S. 326

Behandlungsdauer (h)	0	1	2	3	4	5	6	7	8	9	10	11	12
Blutzucker	+				+				+				+
Serum-Osmolalität	+				+				+				+
Ketonkörper	+		+		+		+		+		+		+
St. Bikarb.	+				+				+				+
pH, Laktat u. PCO$_2$	+				+				+				+
Hämatokrit	+		+		+		+		+		+		+
Kreatinin	+												+
K, Na, Cl, Mg	+				+				+				+
Urinzucker	+		+		+		+		+		+		+
Ketonkörper im Urin	+				+				+				+
Urinanalyse	+								+				+
EKG	+				+				+				+
Blutdruck	+	+	+	+	+	+	+	+	+	+	+	+	+
Puls, Atmung (Typ, f)	+	+	+	+	+	+	+	+	+	+	+	+	+

+ gibt an, wann die entsprechenden Untersuchungen wiederholt werden sollten

Störfaktoren beim Nachweis von Ketonkörpern im Blut und Zucker im Urin (2)

Störfaktoren beim Nachweis der Ketonkörper im Blut: Bei extremer Hyperlipidämie (Plasma milchig getrübt) läuft die Reaktion der Ketonkörper mit Nitroprussidnatrium unvollständig und zeitlich verzögert ab, so daß falsche negative Werte entstehen können[1]. Im Urin kann die Eisenchloridreaktion (Gerhardsche Probe) zum Nachweis der Azetessigsäure nach Einnahme von Salizylaten positiv ausfallen.
Störfaktoren bei verschiedenen Nachweismethoden für Urinzucker: Mit Tes-Tape bzw. Glukotest können falsch negative Resultate unter folgenden Umständen erhalten werden: massive Ketonurie, tiefes Urin-pH (unter 5), nach Einnahme hoher Dosen von Askorbinsäure oder Salizylaten. Im übrigen beachte man das Verfalldatum auf der Teststreifenpackung. Mit der Clinitest-Probe können falsch positive Reaktionen erhalten werden nach Einnahme hoher Dosen von Salizylaten, PAS, INH, Askorbinsäure, Antibiotika (Penicillin G, Streptomycin, Cephaloridine, Tetrazykline).

[1] Methode nach Legal, aber auch Acetest®!

Dextrostix – Hämoglukotest (2)

Bei der *Durchführung der Dextrostix-Probe* sind folgende Einzelheiten zu beachten: der Bluttropfen soll mit einem sanften Wasserstrahl vom Teststreifen weggespült werden. Bei einem Wasserstrahl mit hohem Druck wird das Farbreagens weggespült, so daß man zu tiefe Werte erhält. Auf der Dextrostix-Packung ist kein Verfalldatum angegeben, obwohl diese Teststreifen nur beschränkt haltbar sind. Es ist daher unerläßlich, von Zeit zu Zeit mit Hilfe von Testlösungen zu prüfen, ob der Test noch zuverlässige Resultate gibt. Auf der Haemoglukotest-Packung ist ein Verfalldatum angegeben. Während Lagerung bei Zimmertemperatur sind die Streifen 6 Wochen verwendbar. Es ist darauf zu achten, daß sowohl die Dextrostix- wie die Haemoglukotest-Packungen nach Entnahme eines Teststreifens sofort wieder gut verschlossen werden, da die Haltbarkeit der Reagentien durch Luftfeuchtigkeit rasch beeinträchtigt wird. Die Teststreifen sind im Dunkeln aufzubewahren.

Beachte: bei Hyperglykämie > 600 mg% wird der Dextrostix®-Test auch mit Tränenflüssigkeit positiv; bei starker Ketose findet sich ein positiver Ketostix®-Test ebenfalls mit Tränenflüssigkeit.

Tab. 273: Prä-, intra- und postoperative Behandlung des Diabetikers (nach L. Kerp (16) mod.)

Grundsatz: der Diabetiker sollte am frühen Morgen operiert werden!
Grundlage der Kohlenhydratzufuhr sollten 150–200 g Glukose/24 h sein!

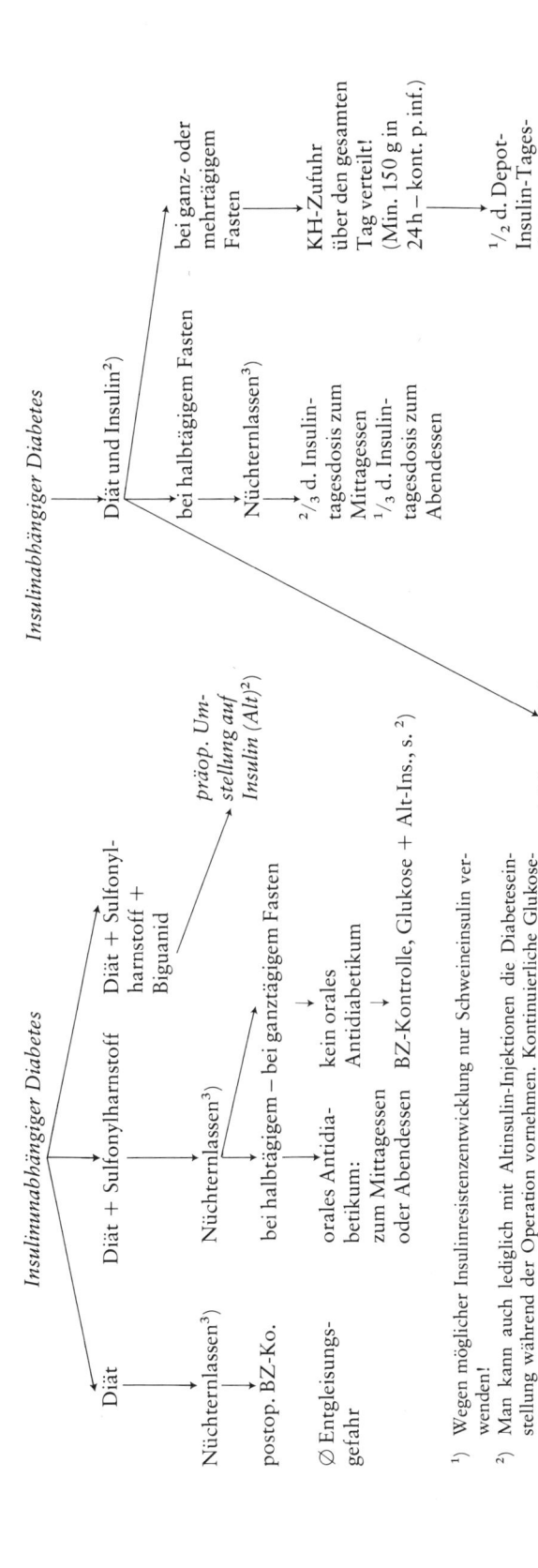

Insulinunabhängiger Diabetes

Diät → Diät + Sulfonylharnstoff → Diät + Sulfonylharnstoff + Biguanid

- Nüchternlassen[3]
- postop. BZ-Ko.
- Ø Entgleisungsgefahr

Nüchternlassen[3]

bei halbtägigem – bei ganztägigem Fasten
- orales Antidiabetikum zum Mittagessen oder Abendessen
- kein orales Antidiabetikum
- BZ-Kontrolle, Glukose + Alt-Ins., s.[2]

präop. Umstellung auf Insulin (Alt)[2]

Insulinabhängiger Diabetes

Diät und Insulin[2]

bei halbtägigem Fasten → Nüchternlassen[3]
- 2/3 d. Insulintagesdosis zum Mittagessen
- 1/3 d. Insulintagesdosis zum Abendessen

bei ganz- oder mehrtägigem Fasten
- KH-Zufuhr über den gesamten Tag verteilt! (Min. 150 g in 24 h – kont. p. inf.)
- 1/2 d. Depot-Insulin-Tagesdosis morgens
- 1/2 d. Depot-Insulin-Tagesdosis abends i.m. oder s.c.

labiler, schlecht eingestellter Diabetes

Umstellung auf Alt-Insulin (6stdl. i.m.)[1][2]
(erforderl. Tagesdosis: Depot-Insulin-Tagesdosis + 20–50%) + i.v. KH-Zufuhr (150–200 g/die)

---

[1] Wegen möglicher Insulinresistenzentwicklung nur Schweineinsulin verwenden!

[2] Man kann auch lediglich mit Altinsulin-Injektionen die Diabeteseinstellung während der Operation vornehmen. Kontinuierliche Glukoseinfusionen mit insgesamt 150–200 g/24 h stellen die Basis der Substratzufuhr dar. Die Altinsulindosen können i.m. oder s.c. auf 6stdl. Abstände verteilt werden oder aber – den Infusionslösungen zugesetzt – kontinuierlich verabreicht werden.
Faustregel: pro 500 ml Glukose 5%: 8–10 IE Altinsulin (erhebliche Dosisänderungen für Altinsulin sind jedoch oft erforderlich. Deshalb empfehlen sich routinemäßige Kontrollen von Blut- und Urinzucker in 4–6stdl. Abständen oder auch häufiger. Zur groben Orientierung haben sich die «Stix»-Verfahren (s. S. 462) bewährt).

[3] Nüchternlassen bedeutet, daß auch eine parenterale Zufuhr von KH unterlassen wird!

Literatur:

(1) Althoff, P. H.: Endokrine Notfälle. In: Notfallmedizin. Hrsgb.: F. W. Ahnefeld, H. Bergmann, C. Burri et al. Springer-Verlag, Berlin – Heidelberg – New York 1976, 191
(2) Berger, W.: Diagnose und Behandlung diabetischer Notfallsituationen in der Praxis und im Spital. Schweiz. med. Wschr. *102* (1972) 1011
(3) Bethune, J. E.: Hypercalcemia. In: Critical Care Handbook. Edts.: M. H. Weil, H. Shubin. J. N. Kolen Inc., 420 Lexington Avenue, New York 1974, 328
(4) Börner, W.: Schilddrüsenhormone-Thyreostatika. Med. Klinik 69 (1974) 1414
(5) Calbresi, P., Parks, R. E., jr.: Alkylating agents, antimetabolites, hormones and other antiproliferative agents. In: The Pharmacological Basis of Therapeutics. Edts.: L. S. Goodman and A. Gilman. Macmillan Publishing Co., Inc., New York 1975, 1254
(6) Dambacher, M. A., Guncaga, J. u. Hassa, H. G.: Die Hyperkalzämie. Schweiz. med. Wschr. *102* (1972) 1128
(7) Frehrichs, H., Creutzfeldt, W.: Hyperosmolares Koma und Laktatazidose. In: Biochemie und Klinik des Insulinmangels, 6. Symp. der Forschergruppe Diabetes 1970, G. Thieme-Verlag, Stuttgart 1971
(8) Gerdes, H.: Die Behandlung von Kranken nach Schilddrüsenoperationen. Internist *17* (1976) 273
(9) Grosser, K. J., Hübner, W.: Stoffwechselkrisen. Internist *16* (1975) 99
(10) Havard, C. W. H.: Management of thyroid crisis. Br. J. Hosp. Med. *II* (1974) 903
(11) Heidbreder, E.: Niere und Calciummetabolismus. Dtsch. med. Wschr. 99 (1974) 540
(12) Hermann, J., Krüskemper, H. L.: Therapie der thyreotoxischen Krise. Dtsch. med. Wschr. 99 (1974) 2467
(13) Irsigler, K., Kaspar, L., Bruneder, H., Lageder, H.: Kein freies Wasser bei der Therapie des «Coma diabeticum hyperosmolare»! Dtsch. med. Wschr. *102* (1977) 1655
(14) Irsigler, K.: Die Therapie der akuten Störungen des Stoffwechsels der inneren Sekretion und der Leberfunktion.
In: Lehrbuch der Anaesthesiologie, Reanimation und Intensivtherapie. Hrsgb.: H. Benzer, R. Frey, W. Hügin, O. Mayrhofer. Springer-Verlag, Berlin – Heidelberg – New York 1977, 700
(15) Karl, H. J.: Hypophysär bedingte Komata. Intensivmedizin *12* (1975) 304
(16) Kerp, L.: Prä- und postoperative Diabetesbehandlung. Fortbildungsveranstaltung des Instituts f. Anaesthesiologie der Univ. Kliniken Freiburg, 1975
(17) Kleinberger, S., Waldhäusl, W., Pall, H. u. Mitarb.: Initiale Rehydration beim Coma diabeticum. Infusionstherapie *5* (1978) 190
(18) Karl, H. J., Raith, L.: Nebennieren (in: Th. O. Lindenschmidt, Hrsg.: Pathophysiologische Grundlagen der Chirurgie. G. Thieme Verlag Stuttgart, 1975, S. 619)
(19) Landgraf, R. u. Dieterle, C.: Neuere Entwicklungen in der Diabetes-Therapie. Internist *18* (1977) 509
(20) Landgraf, R., Landgraf-Leurs, M. M. C.: Die Formen des Coma diabeticum: II. Hyperosmolare nichtketoazidotische Krise. diagnostik *10* (1977) 99
(21) Mastropolo, P. L., Grace, W. J.: Diagnostic and therapeutic considerations in hypercalcemic syndromes. Crit. Care Med. *4* (1976) 20
(22) Matzkies, F.: Insulinbehandlung des Diabetes mellitus. Klinikarzt 6 (1977) 973
(23) Mehnert, H. u. Förster, H.: Stoffwechselkrankheiten. G. Thieme-Verlag, Stuttgart 1975
(24) Oyama, T.: Anesthetic management of endocrine diseases. Anaesthesie und Wiederbelebung, 75. Springer-Verlag 1973
(25) Palitsch, D.: Systematik der praktischen Pädiatrie. G. Thieme-Verlag, Stuttgart 1973
(26) Petty, C., Cunningham, N. L.: Insulin adsorption by glass infusion bottles, polyvinylchloride infusion containers and intravenous tubing. Anesthesiology 40 (1974) 403
(27) Pickardt, C. R. u. K. v. Werder: Diagnostik endokriner Krisen. Intensivbehandlung *1* (1976) 91
(28) Ridgway, E. C., Maloff, F. u. Federman, D. D.: Rationale Therapie der Schilddrüsenfunktion. Internist *18* (1977) 221
(29) Röker, H. D., Schmidt-Gayk, H.: Hyperparathyreoidismus. Dtsch. Ärzteblatt 49 (1976) 3178
(30) Scheibe, O.: Kohlenhydratstoffwechsel. In: Pathophysiologische Grundlagen der Chirurgie. Hrsg.: Th. O. Lindenschmidt, G. Thieme-Verlag, Stuttgart 1975
(31) Scriba, P. C., Pickardt, C. R.: Endokrin-metabolische Krisen. diagnostik & intensivtherapie 2 (1976) 13
(32) Stehling, L. C.: Anesthesia and hyperthyreoidism. Anesthesiology 41 (1974) 589
(33) Stoeckel, H.: Schilddrüse. In: Diagnostik der Narkose- und Operationsfähigkeit. Anaesthesie und Wiederbelebung, 76. Hrsg.: H. Kronschwitz u. P. Lawin. Springer-Verlag, 1973
(34) Tschirch, L. S., Drews, J., Liedtke, R., Schemmel, K.: Die Behandlung des Koma basedowicum durch Plasmapherese. Med. Klinik 70 (1975) 807

(35) Ziegler, R.: Hypercalciämie-Syndrom und hypercalciämische Krise. Dtsch. med. Wschr.: 98 (1973) 277
(36) Zumkley, H., Hrsg.: Klinik des Wasser-, Elektrolyt- und Säure-Basen-Haushalts. G. Thieme V., Stuttgart, 1977, S. 105 – 144

Weiterführende Literatur:

(37) Haynes, R. C., Larner, J.: Adrenocorticotropic hormone; adrenocortical steroids and their synthetic analogs: inhibitors of adrenocortical steroid biosynthesis. In: L. S. Goodman, A. Gilman: The pharmacological basis of therapeutics. 5th ed. Macmillan Publ., Co., New York – Toronto – London, 1975, 1472 – 1506
(38) Irsigler, K.: Endokrinologie und Stoffwechsel (In: H. Benzer, R. Frey, W. Hügin, O. Mayrhofer: Lehrbuch der Anaesthesiologie, Reanimation und Intensivtherapie. Springer V., Berlin – Heidelberg – New York, 1977, S. 117
(39) Kleine Corti-Kunde. Selecta 49, 6. Dez. 1976, S. 4668
(40) Krupp, M. A., M. J. Chatton: Current medical diagnosis and treatment. Lange Med. Publ. Los Altos, California 1974, S. 960
(41) Landgraf, R., Landgraf-Leurs, M. M. C.: Die Formen des Coma diabeticum: ketoazidotische Krise. diagnostik & intensiv-therapie 3 (1978) 51
(42) Mehnert, H., Schöffling, K., Hrsg.: Diabetologie in Klinik und Praxis. G. Thieme Verlag, Stuttgart 1974
(43) Rote Liste 1975. Editio Cantor, Aulendorf/Württ., 1975
(44) Axelrod, L.: Glucocorticoid therapy. Medicine 55 (1976) 39 ff.

3. Schädel-Hirn-Trauma (S.H.T.):

Einteilung der Verletzungsgrade beim Schädel-Hirn-Trauma (S.H.T.)
(nach Weigel, K. (37))

Beurteilung des Akut-Stadiums (s. auch Tab. 274 u. S. 479)
1. Bewußtseinslage
2. Pupillenreaktion und -form
3. Weitere Hirnstammsymptomatik

ad 1. a) erweckbar durch unterschiedliche äußere Reize
     b) nicht erweckbar; auf Schmerz unterschiedliche Reaktionen:
        gerichtete Abwehr
        ungerichtete Abwehr
        Beugesynergien
        Strecksynergien
        keine Abwehr

ad 2. a) Pupillenweite
     b) Pupillenreaktion
     c) Pupillenform
     d) Pupillendifferenz

ad 3. pathologischer Muskeltonus
     spontane Streck- oder Beugesynergien
     pathologische Bulbusstellung
     vegetative Entgleisung
     Ausfall von Hirnstammreflexen (wichtigste Hirnstammreflexe: Blinzelreflex, Cornealreflex, Hustenreflex, Schluckreflex, Würgreflex)

Daraus ergibt sich folgende *Einteilung für den Schweregrad des Akutstadiums* und die Verlaufsbeobachtung.

Tab. 274:

	Neurologischer Status	Pupillenreaktion
Grad I	somnolent, schwer erweckbar	normal, Anisokorie möglich
Grad II	nicht ansprechbar, gezielte Schmerzreaktion	mindestens einseitig normal
Grad III	ungezielte Schmerzabwehr evtl. Strecksynergien auf Schmerzreiz	mindestens einseitig normal
Grad IV	Strecksynergien auf Schmerzreiz oder spontan	mindestens einseitig noch träge Lichtreaktion
Grad V	keine Schmerzreaktion	beidseits weit und lichtstarr

Einteilung der Hirnstammsymptomatik nach Gerstenbrand, s. Abb. 160, s. Bd. I, S. 453 ff.
1. *Beginnendes Mittelhirnsyndrom* (Einteilung Grad III):
   Bewußtlosigkeit
   gesteigerte Reflexe
   positive Pyramidenzeichen
   ungezielte Schmerzreaktion, teilweise Strecksynergien
   Pupillen eng bis mittelweit
   zumindest einseitig normale Lichtreaktion
   Hirnstammreflexe erhalten (s. Abb. 158)
   vegetative Entgleisung
2. *Akutes Mittelhirnsyndrom* (Einteilung Grad IV):
   tiefe Bewußtlosigkeit
   Strecksynergien auf Schmerz oder spontan
   Pupillenstörung: wechselnde Weite
       evtl. einseitig entrundet
       zumindest einseitig träge Lichtreaktion
   vegetative Entgleisung (Atmung, Kreislauf, Temperatur)
   Fehlen einzelner Hirnstammreflexe (in absteigender Reihenfolge)
3. *Akutes Bulbärhirnsyndrom* (Einteilung Grad V):
   tiefe Bewußtlosigkeit
   Herabsetzung des Muskeltonus bis zur Atonie
   schwere Dysregulation vegetativer Funktionen
   anfangs maximal enge, später weite, entrundete Pupillen ohne Lichtreaktion
   Fehlen der Hirnstammreflexe

Cave!
Diese *Schemata* sind nur als *Richtlinien* zu betrachten. Zwischen den beschriebenen Stadien bestehen in beide Richtungen *fließende Übergänge.*
Neben der Beurteilung der Akutphase und des direkten posttraumatischen Verlaufs hat sich eine *Einteilung* bewährt, *die Folgeschäden einbezieht und für prognostische sowie nachfolgende gutachterliche Stellungnahmen wichtig ist.*
1. *Leichte Hirnschädigung* (Grad I, commotio cerebri):
   kurze initiale Bewußtlosigkeit (retrograde Amnesie!)
   objektive Ausfallserscheinungen müssen bis zum 4. posttraumatischen Tag abgeklungen sein
   (z.B. EEG-Veränderungen)
2. *Mittelschwere Hirnschädigung* (Grad II, leichte contusio cerebri):
   Bewußtlosigkeit bis zu einer Stunde
   objektive Ausfälle bis 3 Wochen nach dem Trauma nachweisbar
   (flüchtige Paresen, Reflexdifferenzen, EEG-Herde)

3. *Schwere Hirnschädigung* (Grad III, schwere contusio cerebri):
   lang anhaltende Bewußtlosigkeit
   objektive Ausfälle über 3 Wochen nachweisbar
   siehe: Hirnstammsymptomatik
   möglicher Ausgang:
   a) Tod
   b) apallisches Syndrom oder ähnliche Defektheilungen (s. Bd. I)

Verletzungsformen (pathologisch-anatomische Einteilung):
a. Offene Hirnverletzungen:
   Zerstörung von Haut, Knochen und Hirn. Es kommt zur Kommunikation zwischen intra- und extrakraniellem Raum.
2. Geschlossene Hirnverletzungen:
   keine Kommunikation zwischen intra- und extrakraniellem Raum.

Komplikationen geschlossener Hirnverletzungen:
1. *Epidurales Hämatom* (meist arteriell: am häufigsten im Versorgungsbereich der A. meningea media, temporal; aber auch venös: im Sinusbereich)
   Klassischer Verlauf:
   a) nach Schädelhirntrauma freies Intervall unterschiedlicher Dauer
   b) rasche Eintrübung des Bewußtseins
   c) homolaterale Mydriasis (Schädigung des N. occulomotorius)
   d) kontralaterale Lähmung
   Bei Mittelhirneinklemmung: Überlebenschance gegen Null!
   Cave!
   Häufig auch atypischer Verlauf der Symptomatologie!
   Bei Verdacht auf epidurales Hämatom: sofortige Trepanation!
   Exakte Röntgen-Diagnostik des knöchernen Schädels unerläßlich!
2. *Akutes subdurales Hämatom* (großflächig zwischen Dura und weichen Hirnhäuten):
   ähnlich rasche Entwicklung der Symptomatik wie bei epiduralem Hämatom, häufig ist der Übergang von primärer zu sekundärer Bewußtlosigkeit durch das Ausmaß der Hirnschädigung verschleiert.
   Weiteres Vorgehen: wie bei epiduralen Hämatomen
3. *Intracerebrale Blutung* (Entstehen aus Hirnzertrümmerung):
   ähnliche Symptomatik wie bei epiduralem und subduralem Hämatom. Zusatzdiagnostik wie Computertomographie (bei fehlendem Frakturnachweis im Nativrundenbild) zur Lokalisation und Größenbestimmung der Blutung wichtig.
4. *Posttraumatische Hirnschwellung:*
   langsame Eintrübung des Patienten
   evtl. beginnendes Mittelhirnsyndrom
   Computertomographie für Diagnose und Behandlung entscheidend.
5. *Chronisch subdurales Hämatom* (kleine subdurale Blutung primär, osmotisch bedingte Größenzunahme sekundär):
   Symptomatik:
   wochen- oder monatelang nach der Verletzung keine charakteristischen Abläufe, häufig mit cerebrovaskulärer Insuffizienz verwechselt
   Diagnostik: Computertomographie oder Angiographie

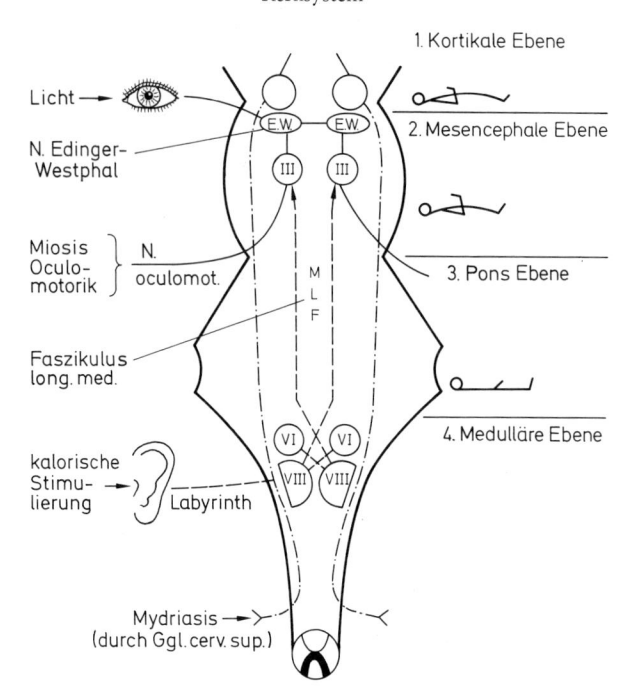

hypothalamisches
Kernsystem

Licht → 👁
N. Edinger-Westphal
1. Kortikale Ebene
2. Mesencephale Ebene

Miosis / Oculo-motorik } N. oculomot.
M L F
3. Pons Ebene

Faszikulus long. med.

kalorische Stimu-lierung → Labyrinth
4. Medulläre Ebene

Mydriasis → (durch Ggl. cerv. sup.)

Auswirkungen von Schädigungen auf:
1. *Kortikaler Ebene:*
Hypothalamo-hypophysäres Syndrom
Koma; s. S. 479
∅ Hirnnervenausfälle
Cornealreflex pos.
Pupillen-LR vorhanden
Cheyne-Stokes-Atmung
Decerebration (Rigor)
2. *Mesencephaler Ebene:*
Hyperventilation (zentral?)
Störung der Oculomotorik
Decerebrationsrigidität
Cornealreflex: + oder ∅
3. *Pons-Ebene:*
Irreguläres Atemmuster
Flakzider Muskeltonus

4. *Medullärer Ebene:*
Apnoe, ∅ Hustenreflex
Kreislaufversagen
∅ Cornealreflex
Pupillen weit, ∅ LR

Abb. 158: Verhalten der wichtigsten Hirnstammreflexe (nach Shapiro (27))
(siehe auch Todeszeitbestimmung, Bd. I, s. Abb. 160)

Klinischer Befund: Lokalisation der Schädigung:
I. *Abschwächung der Lichtreaktion:* Edinger-Westphal-Nukleus
   Kompl. Oculomotoriusparese: N. oculomotorius (bei transtentorieller Herniation)
II. *Fehlender oculocephalischer Reflex* («doll's eye»-Phänomen, siehe Abb. 159) Zerstörung von
    N. abducens-N. statoacusticus-Neuronen im Fasz. long. med. *Der vestibulo-oculäre Reflex ist in der Frühphase der mesencephalen Läsion intakt.*
III. *Atemmuster abnorm:*
    Kortex (Cheyne-Stokes), Mesencephalon (Hyperventilation), Pons (Ataxie), Medulla (Apnoe)
IV. *Muskeltonus-Abwehrreaktionen auf Schmerzreize:* Kortex, Mesencephalon

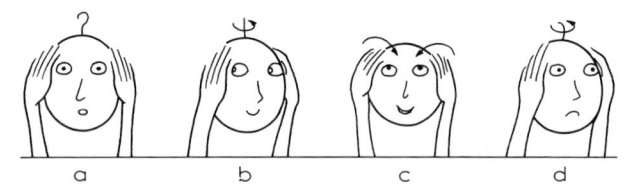

a   b   c   d

Abb. 159: Okulocephalischer Reflex im Koma (nach Potter (23)); s. auch Abb. 160
a) Ausgangsposition
b) Positive Antwort: Augen fixieren, Rotation nach re.
c) Positive Antwort: Bulbi rotieren nach oben
d) Negative (fehlende) Antwort: Fixation, Augenbewegungen fehlen («doll's eye»-Phänomen)
   (Ausfall des III., IV. und VI. Hirnnerven). Gesicht larvenartig, ausdruckslos.

Phasen der Hirnstammeinklemmung	Mittelhirnsyndrom				Bulbärhirnsyndrom	
	1	2	3	4	5	6
Vigilanz	leichte Somnolenz	tiefe Somnolenz	Coma	Coma	Coma	Coma
Reaktivität auf sensorische Reize	verzögert	vermindert	fehlend	fehlend	fehlend	fehlend
Spontane Motorik						
Motorische Reaktion auf Schmerzreize						
Muskeltonus	normal	erhöht (an d. Beinen)	erhöht (generalisiert)	stark erhöht	normal – schlaff	schlaff
Pupillenweite	mittelweit	verengt	eng	mittelweit-erweitert	erweitert	maximal weit
Pupillenreaktion auf Licht	normal	verzögert	träge	vermindert	angedeutet – fehlend	fehlend
Bulbusbewegungen	pendelnd	dyskonjugiert	fehlend	fehlend	fehlend	fehlend
Oculo – cephaler Reflex	°	+	++		°	°
Vestibulo – oculärer Reflex	+ (normal)	++	tonisch	dissoziiert		
Atmung						
Temperatur						
Pulsfrequenz						
Blutdruck	normal	normal	leicht erhöht	deutlich erhöht	vermindert	stark vermindert

Abb. 160: Symptomatik der fortschreitenden Hirnstammeinklemmung (→ Todeszeitbestimmung, Bd. I)
(nach C. H. Lücking: Zerebrale Komplikationen bei Polytraumatisierung. Intensivbehandlung *1* (1976) 26)
(s. auch Abb. 158, 159, 161)

VERLAUFSKONTROLLE für die INTENSIVSTATION

0 : Information fehlt
9 : Information nicht prüfbar
In Zweifelsfällen die bestmögliche Information

Patient .... (Name) .... (Vorname) .... (geb. am)

Diagnose 1. .... 2. .... 3. ....

Operation/Trauma/Blutung am 1. .... 2. .... (Tag des Ereignisses = 0, Tage vor Ereignis mit negativen, Tage nach Ereignis mit positiven Zahlen bezeichnen)

Jahr 19.... Monat		Tag:																
Uhrzeit																		
Tag in Bezug zu Operation/Trauma/Blutung																		
Bewußtsein	A wach, erweckbar	1. klar																
		2. ansprechbar (leicht verlangsamt, sprachlicher Kontakt)																
		3. noch ansprechbar (stark verlangsamt, sprachl. Kontakt noch möglich)																
		4. anrufbar (stark verlangsamt, Blickkontakt, Zuwendung)																
		5. noch erweckbar (auf Schmerzreiz)																
	B nicht erweckbar	1. gerichtete Reaktion auf Schmerz																
		2. ungerichtete Reaktion auf Schmerz																
		3. auf Schmerzreiz Beugesynergien																
		4. auf Schmerzreiz Strecksynergien																
		5. keine Reaktion auf Schmerz																
			re li	re li	re li	re li	re li	re li	re li	re li	re li	re li	re li	re li	re li	re li	re li	re li
Streck- (Beuge-) starre, spontan	Arme	1. nein																
		2. Beugung																
		3. Streckung																
	Beine	1. nein																
		2. Beugung																
		3. Streckung																
Bewegung der Extremitäten	Arme	1. gut																
		2. gemindert																
		3. aufgehoben																
	Beine	1. gut																
		2. gemindert																
		3. aufgehoben																
Bulbusstellung		1. Mittelstellung																
		2. Bulbuswandern																
		3. Blickrichtung nach seitlich																
		4. Blickrichtung nach oben/unten																
		5. Divergenzstellung																
Pupillenweite		1. stecknadelkopfgroß																
		2. eng																
		3. mittelweit																
		4. weit																
		5. maximalweit																
Pupillendifferenz (Anisocorie)		1. nein																
		2. ja																
Pupillenform		1. Entrundung nein																
		2. Entrundung ja																
Lichtreaktion	direkt	1. prompt																
		2. keine																
	indirekt (konsensuell)	1. vorhanden																
		2. fehlt																
Krampfanfall		1. nein																
		2. einseitig																
		3. beidseitig, seitenbetont																
Unruhe		1. nein																
		2. ja																
Atmung		1. spontane Atmung																
		2. intubiert, spontane Atmung																
		3. assistierte Atmung																
		4. kontrollierte Beatmung																
		5. Atemstillstand, kontrolliert beatmet																
Unterschrift																		

Abb. 161: Protokoll zur Überwachung des Bewußtseinszustandes (Verlaufsbogen der Deutschen Gesellschaft für Neurochirurgie, Giessen 1977)
(siehe auch Intrakranielle Druckmessung, Seite 472, Verhalten der wichtigsten Hirnstammreflexe, Seite 468)

Tab. 275: Vorschlag für diagnostisches und therapeutisches Vorgehen beim Schädelhirntrauma (SHT) (mod.: nach Marsh, Marshall und Shapiro (19)); s. S. 477

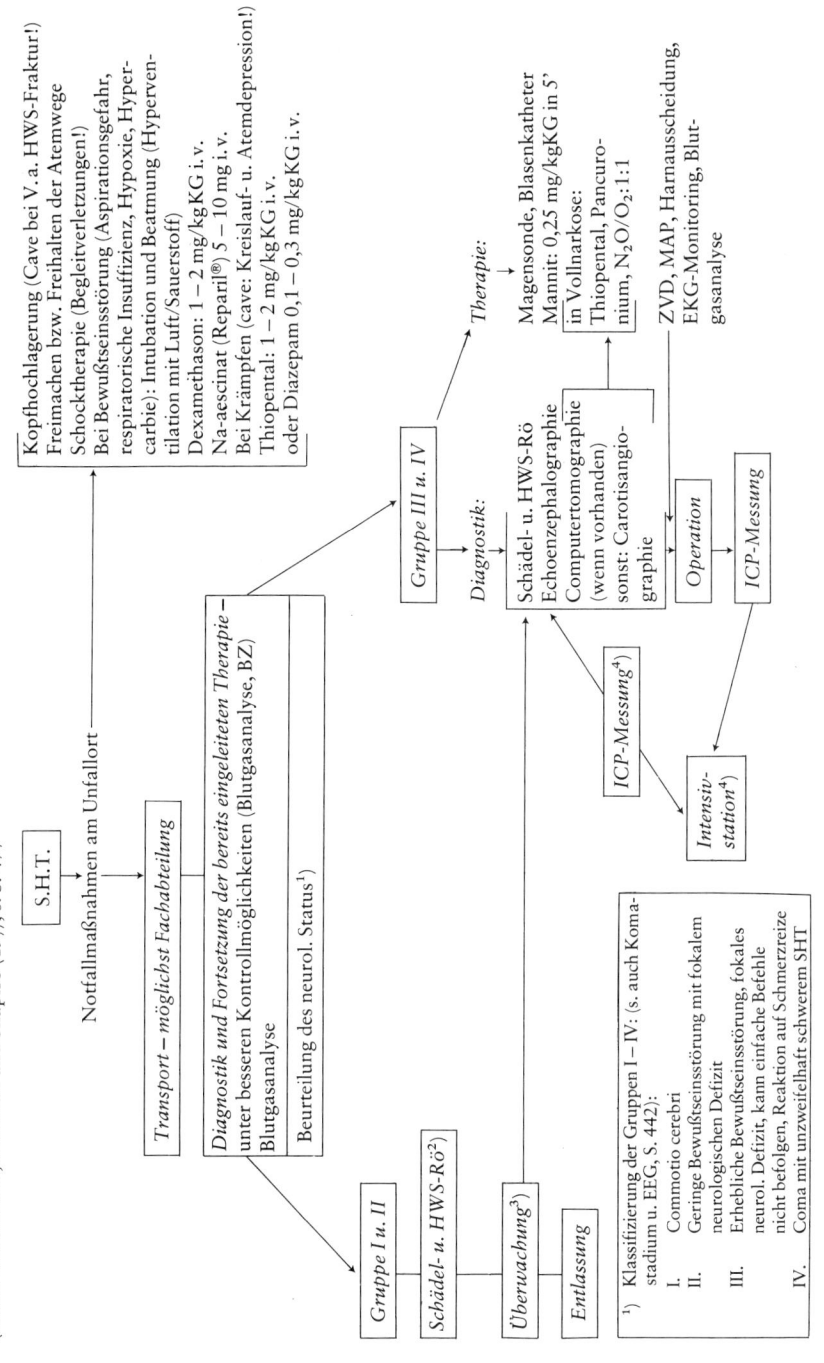

```
                          S.H.T.
                            │
              Notfallmaßnahmen am Unfallort
                            │
         Kopfhochlagerung (Cave bei V. a. HWS-Fraktur!)
         Freimachen bzw. Freihalten der Atemwege
         Schocktherapie (Begleitverletzungen!)
         Bei Bewußtseinsstörung (Aspirationsgefahr,
         respiratorische Insuffizienz, Hypoxie, Hyper-
         carbie): Intubation und Beatmung (Hyperven-
         tilation mit Luft/Sauerstoff)
         Dexamethason: 1–2 mg/kgKG i.v.
         Na-aescinat (Reparil®) 5–10 mg i.v.
         Bei Krämpfen (cave: Kreislauf- u. Atemdepression!)
         Thiopental: 1–2 mg/kgKG i.v.
         oder Diazepam 0,1–0,3 mg/kgKG i.v.
                            │
             Transport – möglichst Fachabteilung
                            │
         Diagnostik und Fortsetzung der bereits eingeleiteten Therapie –
         unter besseren Kontrollmöglichkeiten (Blutgasanalyse, BZ)
         Blutgasanalyse
                            │
              Beurteilung des neurol. Status¹⁾
                   │                    │
            Gruppe I u. II        Gruppe III u. IV
                   │                    │
         Schädel- u. HWS-Rö²⁾    Diagnostik:
                   │             Schädel- u. HWS-Rö
             Überwachung³⁾       Echoenzephalographie
                   │             Computertomographie
              Entlassung         (wenn vorhanden)
                                 sonst: Carotisangio-
                                 graphie
                                        │
                                   Therapie:
                                 Magensonde, Blasenkatheter
                                 Mannit: 0,25 mg/kgKG in 5'
                                 in Vollnarkose:
                                 Thiopental, Pancuro-
                                 nium, N₂O/O₂ : 1:1
                                        │
                                   Operation
                                        │
                                   ICP-Messung
                                        │
                                 ZVD, MAP, Harnausscheidung,
                                 EKG-Monitoring, Blut-
                                 gasanalyse
                                        │
                                   Intensivstation⁴⁾
                                        │
                                   ICP-Messung⁴⁾
```

¹⁾ Klassifizierung der Gruppen I–IV: (s. auch Komastadium u. EEG, S. 442):
  I.   Commotio cerebri
  II. Geringe Bewußtseinsstörung mit fokalem neurologischen Defizit
  III. Erhebliche Bewußtseinsstörung, fokales neurol. Defizit, kann einfache Befehle nicht befolgen, Reaktion auf Schmerzreize
  IV. Coma mit unzweifelhaft schwerem SHT

²⁾ HWS-Rö ist bei allen Akzelerations- und Dezelerationstraumen unerläßlich!
³⁾ s. Abb. 161 (S. 470)
⁴⁾ s. Intrakranielle Druckmessung S. 472

Intrakranielle Druckmessung (I.C.P.-Monitoring)

Normalwerte des ICP:
bei intraventrikulärer Messung[1])
3 – 15 mm Hg
bei epiduraler Messung[1])
5 – 17 mm Hg (McDowall (20))
Nach Marsh u. Mitarb. (19) sind Werte zwischen 15–20 mm Hg als fraglich pathologisch anzusehen, solche über 20 mm Hg als sicher pathologisch zu bezeichnen.

Gängige Meßmethodiken[2]):
A. *Direkte Liquordruckmessung im Seitenventrikel·* s. auch Bd. I
Nach Anlegen eines frontalen Bohrlochs: Punktion des Vorderhorns vom nichtdominierenden Seitenventrikel, Einlegen eines Katheters, der über einen Dreiwegehahn mit einer Druckregistriereinheit verbunden wird.

Vorteile:
1. Direkte Messung des ICP bzw. intraventrikulären Drucks
2. Möglichkeit zur Ventrikulographie
3. Möglichkeit zur Instillation von antiödematös wirkenden Pharmaka oder $NaHCO_3$[3])
4. Möglichkeit zur Liquor-Labordiagnostik (einschließlich SBH)
5. Möglichkeit zur Liquordrainage (*Vorsicht:* Massenverschiebungen, Herniation![4]))
6. Möglichkeit zur Bestimmung der intrakraniellen Compliance[5]).

Nachteile:
1. Instillation des Katheters bei stark traumatisiertem Gewebe schwierig oder unmöglich.
2. Verstopfen des Katheters (Blut) oder Anliegen der Spitze. Dadurch Widergabe von falschen, nicht verwertbaren Meßergebnissen.
3. Erhebliches Infektionsrisiko mit zunehmender Liegedauer des Katheters (Lundberg (18) 9,7 %!)

B. *Indirekte Messung durch Implantation eines epiduralen Druckwandlers* (s. Bd. I):
Nach Anlegen eines Bohrlochs wird der flache Druckaufnehmer zwischen Knochen und Dura oder in die Schädelkapsel eingesetzt. Dura und Liquorräume werden also bei dieser Methode nicht eröffnet.

Vorteil:
1. Niedrigere Infektionsrate
2. Nacheichung in vivo möglich
3. Einfaches Auswechseln des Druckwandlers bei Defekt

Nachteile:
1. Überschätzung des ICP bei hohen intrakraniellen Drucken
2. Schlechtere Kurvenqualität durch Dämpfungseffekte (Dura)
3. Direkte Liquordrainage nicht möglich
4. Falsche Meßergebnisse durch geringste Dislokationen des Druckaufnehmers (z.B. nicht exakt plane Lage)

C. *Indirekte Messung mittels Telerezeptoren-System* (15):
Der sog. Telerezeptor wird nach Ventrikulographie und Duraeröffnung in ein frontales oder okzipitales Bohrloch der Schädeldecke unverschieblich implantiert.
Die erforderliche Energie für den implantierten Druckrezeptor wird auf induktivem Weg zugeführt. Die Meßwerte lassen sich über drahtlosen Empfang kontinuierlich graphisch darstellen.

Vorteile:
1. Keine direkte Verbindung zwischen Transducer und Meßeinheit – damit Ausschalten des Infektionsrisikos.
2. Eichprobleme scheinen gelöst zu sein.
3. Gute Gewebsverträglichkeit des Rezeptors (längste Liegezeit 27 Tage!)
4. Gute Übereinstimmung von Meßergebnissen und Kurvenqualität mit der direkten Methodik.

Nachteile:
1. Hoher (kostspieliger) technischer Aufwand
2. Direkte Liquordrainage nicht möglich

Anmerkungen:
[1]) den Nullpunkt der Messung bildet die Schädelmitte.
[2]) Meßeinheit über die Fa. Hellige, Freiburg i.B. erhältlich; s. auch Bd. I.
Beachte: die Implantation des Druckwandlers für die ICP-Überwachung sollte möglichst innerhalb der ersten 6 Std. nach dem SHT erfolgen, um eine lückenlose Überwachung und geeignete therapeutische Schritte zu ermöglichen (11).
[3]) Methodiken, die sich noch im Experimentalstadium befinden.
[4]) Herniationen des Gehirns führen zu teilweiser oder völliger Blockierung der Liquorzirkulation und zu Druckkompressionen der eingeklemmten Hirnanteile. Wird der Liquorfluß vom intratentoriellen zum supratentoriellen Kompartiment verhindert, so hat das eine Druckdifferenz zwischen intrakraniellem und lumbalen Liquor zur Folge, so daß beide Werte nicht einander gleichgesetzt werden dürfen!
[5]) instilliert man in den liegenden Ventrikelkatheter schnell 0,5 – 1 ml NaCl-Lsg. 0,9 % und tritt nach 1 Sek. eine langanhaltende ICP-Erhöhung von > 3 mmHg auf, so deutet dies darauf hin, daß die intrakranielle Druckkompensationsschwelle (Compliance) überschritten worden ist.
Der Test ist nicht ungefährlich, da er u.U. zur Auslösung von Plateau-(A-Lundberg-) Wellen führt, die Druckspitzen von > 50 mmHg für 20 Min. bis Std. aufweisen. Um diese Komplikation beherrschen zu können, muß vor Durchführen des Tests die Möglichkeit zur sofortigen Liquordrainage garantiert sein (54).
Wright und Young (58) beschreiben ein einfaches System, das nach dem Prinzip des hydrostatischen Drucks arbeitet. Es mißt kontinuierlich den ICP und schützt durch automatische Liquordrainage, die bei Überschreiten eines gewählten Soll-ICP-Wertes einsetzt, vor Überschreiten der intrakraniellen Compliance.

Intrakranielle Drucksteigerung: Pathophysiologie – Diagnostik – Therapie

Die intrakranielle Drucksteigerung hat beim SHT seine Ursache in *Hirnödem* und/oder *gesteigertem intracerebralen Blutvolumen* (BV), das sich durch Verlust der CBF-Regulation erklärt. *Bei langanhaltendem beträchtlichen ICP-Anstieg («A»-Wellen) kann im Extremfall ein Sistieren des CBF eintreten – nämlich dann, wenn die intrakranielle Compliance überschritten wird. (ICP > CPP!)*
Wichtig ist, daß die schwere Hirnstamm-Schädigung primär durch direktes Trauma, aber auch sekundär durch ICP-Steigerungen ausgelöst werden kann (s. auch Bd. I)!
Die primäre, schwere Hirnstamm-Contusion führt in der Regel innerhalb 1 Std. zum Tod.
Die sekundäre Hirnstamm-Schädigung tritt nach einem freien Intervall auf. Sie wird verursacht durch Druck-Ischämie oder durch traumatische Rotations- bzw. Scherbewegungen mit Rhexisblutungen (49).
Kompression und Herniation von Hirnstammstrukturen sind prognostisch als äußerst ernst zu bewerten!
Das Endresultat bildet stets eine fokale oder generalisierte Ischämie des Gehirns.
Klinisch äußert sich die bedrohliche Situation in:
1. zunehmender Bewußtseinseintrübung
2. Halbseitensymptomatik
3. progredienter Mydriasis (alarmierendes Zeichen)

Schwerste Schädigungen am Hirnstamm führen zu:
1. Atemstörungen
2. Kreislaufinstabilität (Cushing-Reflex +, kann aber auch fehlen! Final: Hypotonie)
3. Streckkrämpfen

Beginn und Verlauf des traumatischen Hirnödems sind so unterschiedlich, daß keine schematischen Regeln zur antiödematösen Therapie gegeben werden können. Sie sollte allerdings routinemäßig durchgeführt werden, wenn die Möglichkeit der ICP-Messung nicht vorhanden ist – eine Hirnödemprophylaxe aber erstrebenswert scheint.

Die von Lorenz (17) angegebenen Kriterien für den Grad der intrakraniellen Drucksteigerung mögen vielleicht eine gewisse Hilfestellung bei der Therapie geben, gelten allerdings teilweise nur für die chronische Form.

Tab. 276: Kriterien für den Grad der intrakraniellen Drucksteigerung (nach (17))

Intrakranielle Drucksteigerung	Definition
1. fehlend oder gering	gelegentliche Kopfschmerzen
2. mäßig	diskontinuierlich heftige Kopfschmerzen, gelegentlich Nüchternerbrechen, Stauungspapille bis 2 D, Verlangsamung der arteriellen Phase im Angiogramm bis auf 6 Sekunden
3. stark	anhaltende Kopfschmerzen, wiederholtes Erbrechen, Stauungspapille über 2 D, Verlangsamung der arteriellen Phase im Angiogramm über 6 Sekunden
4. hochgradig	zerebraler Kreislaufstillstand (ICP > CPP)

Für die Einteilung der intrakraniellen Drucksteigerung in 4 Stadien wurden subjektive Angaben über Häufigkeit und Stärke von Kopfschmerzen und Erbrechen und als objektive Symptome das Fehlen oder der Nachweis von Stauungspapillen[1]) und deren Ausmaß sowie die Ergebnisse der angiographischen Untersuchungen verwertet.

Eine korrekte Überwachungs- und Therapiemöglichkeit der gestörten Hirnkreislauf-Dynamik gelingt allerdings nur durch kontinuierliche Messung des ICP.

Sie erlaubt eine Aussage über den CPP (cerebralen Perfusionsdruck), einen Parameter, der Auskunft über die zirkulatorische Gefährdung des Hirngewebes geben kann.

Der CPP berechnet sich nach folgender Formel:

CPP mm Hg = MAP – (ICP + ZVD)[2])

Werte unter 50 mm Hg signalisieren mit Sicherheit eine cerebrale Ischämie (s. auch Bd. I)!
Die ICP-Messung ist insbesondere dann von Wert, wenn:
1. differenziert werden muß, ob eine zunehmende Verschlechterung des Zustandsbildes durch intrakranielle Drucksteigerung oder durch isolierte Hirnstammschädigung ohne begleitenden ICP-Anstieg zu erklären ist.
2. der Patient stark sediert oder relaxiert werden muß (delirante Zustände, Streckkrämpfe, Lungenkomplikationen, die eine kontrollierte Beatmung erfordern!)
In dieser Situation wird eine neurologische Beurteilung erschwert oder unmöglich gemacht.

Weitere Indikationen zur ICP-Messung sind gegeben bei:
1. Bewußtlosen Kindern nach SHT (auch bei fehlender Hirnstammsymptomatik)
2. Zustand nach Operation von subduralen oder intracerebralen Hämatomen
3. Offenen Hirnverletzungen und ausgedehnten Impressionsfrakturen.

---

[1]) Stauungspapillen treten meist erst nach 2tägiger ICP-Erhöhung auf und zeigen nach Normalisierung des intrakraniellen Drucks verzögerte Rückbildungstendenz (51).
[2]) Nullpunkt der Messung von MAP und ICP: Schädelmitte!
Maßeinheiten – auch für ZVD – mm Hg! (1 cm H_2O = 0,736 mm Hg)

Möglichkeiten der Beeinflussung von cerebraler Hämo- und Liquordynamik:
($\rightarrow$ auch Anästhetika und Hirndurchblutung, Bd. I; $\rightarrow$ S. 477 – 478)

A. Einfache Maßnahmen, die die venöse Drainage fördern bzw. den ICP stabilisieren:
   1. Mäßige Kopf- und Oberkörperhochlagerung (12); Cave: Hypotension – Hypoperfusion
   2. Meiden extremer Kopfhaltungen, die den venösen Abfluß behindern.
   3. Beatmung mit möglichst niedrigen Drucken (tunlichst auf PEEP[1]) verzichten (1) – s. auch Indikationen – Kontraindikationen zu PEEP, S. 73)
   4. Sicherstellen einer optimalen Koordination des Patienten mit dem Respirator (stärkere Sedierung – Relaxierung)
   5. Durchführen von Bronchialtoilette, physikotherapeutischen oder sonstigen pflegerischen Maßnahmen möglichst zum Zeitpunkt günstigster intrakranieller Compliance (Sedierung – Relaxation!). Auf stabile Kreislaufverhältnisse (Blutdruck, Puls, EKG) achten. Ausreichende Oxygenierung mit FIO_2: 1 über 30 Min. *vor und nach* Trennung vom Respirator.
   6. Krampfprophylaxe: z.B. mit Diazepam (Valium®) – intermittierend 0,1 mg/kgKG i.v. oder Phenyläthylbarbitursäure (Luminal®): 2 × 100 mg i.m. und Diphenylhydantoin (Epanutin®): 2 × 250 mg i.v./die.

B. Maßnahmen, die zur Senkung des ICP führen können:
   1. Hyperventilation: $PaCO_2$: 25 – 30 mm Hg; bei chronisch obstruktiver Lungenerkrankung: vorsichtige, graduelle Senkung des $PaCO_2$ bei optimalem PaO_2 von ca. 100 mm Hg.
   Über die Effektivität der Hyperventilationstechnik jenseits des Akutstadiums besteht keine einheitliche Meinung. *Bei CSF-pH-Normalisierung läßt die durch Hypocarbie induzierte Vasokonstriktion nach* (19); s. auch Bd. I.
   Evtl. kann versucht werden, diesen Mechanismus durch verstärkte Hyperventilation zu durchbrechen (Vorsicht: extreme Hyperventilationsalkalose = Verschiebung der O_2-Dissoziationskurve nach links = erschwerte O_2-Abgabe an das Gewebe!)
   2. Blutdrucksenkung bei Hypertonie (Cushing-Reflex?) mit Vasodilatatoren (s. Tab. 206). Dabei müssen ein CPP > 50 mmHg und ein MAP von 90–100 mmHg garantiert sein.
   3. Osmotherapeutika (s. Bd. I u. S. 477)
   4. Corticosteroide in hoher Dosierung: z.B. Dexamethason.
   Die Initialdosis muß möglichst frühzeitig nach dem Trauma verabreicht werden. Das bedeutet, daß *bereits vor oder auf dem Transport ins Krankenhaus 1–2 mg/kgKG Dexamethason i.v. injiziert werden sollten*; s. Tab. 275.

Tab. 277: Schema zur hochdosierten Steroidtherapie (nach (11) mod.)

	Tag nach Trauma					
	0	1.	2.	3.[2]	4.	5.–8.
Erwachsene	1 mg/kg KG, dann 8 mg/2 h	8 mg/2 h	4 mg/2 h	8 mg/2 h	4 mg/2 h	4 mg/4 h
Kinder über 10 a > 35 kg	1 mg/kg KG, dann 4 mg/2 h	4 mg/2 h	4 mg/2 h	4 mg/2 h	4 mg/4 h	4 mg/6 h
Kinder unter 10 a < 35 kg	1 mg/kg KG, dann 4 mg/3 h	4 mg/3 h	4 mg/6 h	4 mg/3 h	4 mg/6 h	2 mg/6 h

Anmerkungen:
[1] wenn PEEP benötigt wird, ist darauf zu achten, daß ICP und ZVD nicht ansteigen! Kopfhochlagerung soll den negativen Einfluß von PEEP auf den ICP verhindern!
[2] die nochmalige Dosissteigerung am 3. Tag nach dem Trauma wurde eingeführt, nachdem Untersuchungen gezeigt hatten, daß zwischen 3. und 5. Tag nach dem Trauma ein starkes Absinken der Kortisolausscheidung bei Hirnverletzten auftritt!

Beendigung der Therapie schrittweise über 2 Tage!
Die Nebenwirkungen dieser Therapie sind nach Angaben von Gobiet (Krankengut von 250 Fällen) nicht von Relevanz, wenn die Gabe von Antazida und Cimetidin (Tagamet®) sowie frühzeitige, gezielte Applikation von Antibiotika bei gestörter Immunabwehr beachtet werden.

6. Pentobarbital (Nembutal®): 3–6 mg/kgKG i.v. Cave: Hypotension, die evtl. durch Dopamin antagonisiert werden kann; Cardiotoxizität! Allgemein schreibt man dem Barbiturat einen cerebro-protektiven Effekt zu (19).
   Möglicher Wirkungsmechanismus:
   a) Reduktion des Hirnstoffwechsels
   b) Inhibition von Peroxydationsvorgängen, die unter ischämischen Bedingungen zu Zerstörung lipidreicher Membranen führen können.
   c) Erhöhung des cerebrovaskulären Widerstands und Erniedrigung des intracerebralen Blutvolumens. Die Widerstandserhöhung soll eine Blutumverteilung in die ischämischen Bezirke, die ihre Autoregulation verloren haben, bewirken.
6. Schleifendiuretika: additiv zur Osmotherapie, wenn diese nicht den gewünschten Effekt bringt.
   Furosemid (Lasix®), Etacrynsäure (Hydromedin®): 0,5 – 1 mg i.v. je nach Effekt, evtl. mehrfach tgl. (*Beachte:* Elektrolytverluste!)
7. Liquordrainage über liegenden Ventrikelkatheter zum Abbau von Druckspitzen im Notfall (*2–8 ml, Wirkdauer: 0,5–3 Std.*) *Vorsicht:* Gefahr der Verschiebung von Hirnstrukturen, Herniationen, Infektion!
8. Hypothermie bis zu 30°C durch Oberflächenkühlung. Gleichzeitig Gabe von Barbiturat, das den Effekt der ICP-Senkung steigert und in Verbindung mit Chlorpromazin das unerwünschte Kältezittern verhindert (s. Hypothermie in der Neurochirurgie, Bd. I).
9. Operative Entlastung: großflächige Trepanation (bilateral), Erweiterung der Dura durch Plastik.
   Indikation: wenn das Ödem nach obiger Therapie nicht beherrschbar ist und eine Überlebenschance besteht.

Taktisches Vorgehen bei der Behandlung des Schädel-Hirn-Traumas (SHT) mod. nach (43):

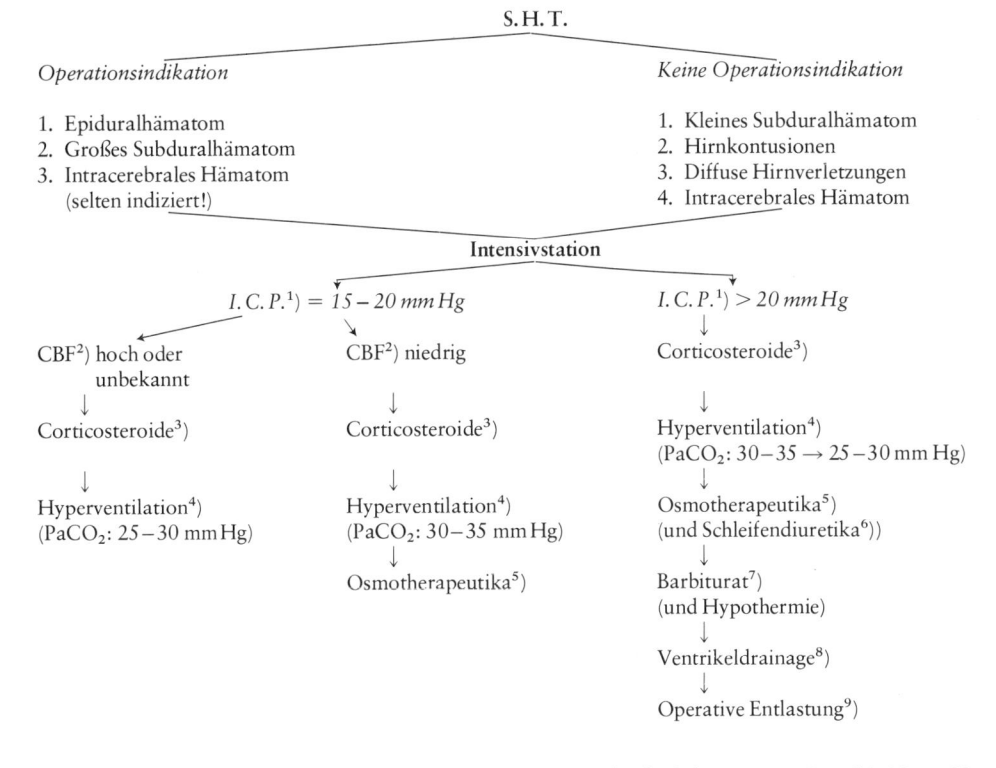

S. H. T.

Operationsindikation

1. Epiduralhämatom
2. Großes Subduralhämatom
3. Intracerebrales Hämatom
   (selten indiziert!)

Keine Operationsindikation

1. Kleines Subduralhämatom
2. Hirnkontusionen
3. Diffuse Hirnverletzungen
4. Intracerebrales Hämatom

Intensivstation

I.C.P.[1]) = 15 – 20 mm Hg   I.C.P.[1]) > 20 mm Hg

CBF[2]) hoch oder   CBF[2]) niedrig   Corticosteroide[3])
unbekannt
↓   ↓   ↓
Corticosteroide[3])   Corticosteroide[3])   Hyperventilation[4])
                                                     (PaCO$_2$: 30–35 → 25–30 mm Hg)
↓   ↓   ↓
Hyperventilation[4])   Hyperventilation[4])   Osmotherapeutika[5])
(PaCO$_2$: 25–30 mm Hg)   (PaCO$_2$: 30–35 mm Hg)   (und Schleifendiuretika[6]))
                           ↓   ↓
                           Osmotherapeutika[5])   Barbiturat[7])
                                                     (und Hypothermie)
                                                     ↓
                                                     Ventrikeldrainage[8])
                                                     ↓
                                                     Operative Entlastung[9])

[1]) der ICP liegt normalerweise unter 15 mm Hg, kann jedoch durch Fluktuationen Werte bis 20 mm Hg erreichen. Ist diese Schwelle überschritten, läßt sich von einer eindeutig pathologisch erhöhten ICP-Steigerung sprechen.

[2]) die Messung des CBF ist mittels Xenon^{133}-Auswaschkurven technisch durchführbar, jedoch für klinische Zwecke zu aufwendig.

[3]) s. Schema auf S. 475

[4]) bei normalem ICP wird nur dann stark hyperventiliert, wenn ein erheblich erhöhter CBF nachgewiesen oder anzunehmen ist. Bei pathologischem ICP titriert man den PaCO$_2$ gegen den ICP.

[5]) Osmotherapeutika senken den ICP. Der Abnahme von Hirnödem und intrakraniellem Druck folgt ein Rebound-Phänomen, wenn der osmotische Gradient nicht mehr vorhanden ist. Dieses Rebound-Phänomen ist bei den einzelnen Osmotherapeutika in unterschiedlichem Ausmaß vorhanden (s. Bd. I).
Üblicherweise wird Mannit 20% in der Initialdosierung von 1–2 g/kgKG/15–20 Min., später 0,15 bis 0,3 g/kgKG alle 1–6 h oder wenn der ICP den kritischen Wert von 20 mm Hg überschreitet, infundiert. Alternativ bietet sich Glycerin in isotoner Kochsalzlsg., 0,5 – 1,0 g/kgKG innerhalb von 30 Min. infundiert, an. Glycerin kann dann intermittierend oder kontinuierlich als Infusion weitergegeben werden. Dosierung 1 g/kgKG/24 h – 1 g/kgKG/2 h. Prinzipiell soll die Osmotherapie gegen den ICP titriert werden.
Vorsichtsmaßnahmen: während der Osmotherapie ist die Serum-Osmolalität zu überwachen. Normalerweise steigt sie um ca. 3–5% an (54), kann aber auch gefährliche Erhöhungen (350 mosmol/l) zeigen!
Glycerin, dem von manchen Autoren der Vorzug gegeben wird, kann Hämolyse auslösen!
Bei hohem CBF führen Osmotherapeutika zu einem weiteren, nicht erwünschten Anstieg der cerebralen Durchblutung!

[6]) die Schleifendiuretika ergänzen die Osmotherapeutika, ob sie außerdem noch einen direkten, günstigen Effekt auf den Hirnzellmetabolismus ausüben, wird noch diskutiert. (Cave: Hypokaliämie!)

[7]) die Angaben der Initialdosis für Barbiturate variieren. Das am häufigsten verwendete Pentobarbital (Nembutal®) wird von Bruce et al. (43) in der Anfangsdosis von 3–6 mg/kgKG empfohlen. Danach infundiert er stdl. 0,5–3 mg/kg als Erhaltungsdosis. Die Dosis wird so titriert, daß im EEG eine «burst-supression» vorliegt. Für die Dauer der Therapie, die 5 Tage nur in Ausnahmefällen überschreiten sollte (Cardiotoxizität,

Hypotensionsgefahr), muß ein Maximum an Überwachung gewährleistet sein (ICP!), da die neurologische Symptomatik durch den pharmakologischen Eingriff verfälscht wird; nur evozierte Hirnstammreflexe und – eigenartigerweise – tiefe Sehnenreflexe bleiben erhalten!
Beachte: nach Absetzen des Barbiturats bleibt der Serumspiegel noch über Tage erhöht und läßt deshalb keine sichere Beurteilung der neurologischen Situation zu!

[8]) Safar (54) stellt die Ventrikeldrainage in der Reihung der Maßnahmen, die zur Senkung des ICP ergriffen werden sollen, nach der Hyperventilation, an 2. Stelle – vor Corticoid-, Osmotherapie und Barbiturat-Gabe. Benutzt man ein wie von Wright und Young (58) beschriebenes ICP-Überwachungsgerät mit automatischer Liquordrainage, so kann letztere immer dann als Kompensationsmechanismus einspringen, wenn mit Hyperventilation und pharmakologischen Methodiken die angestrebte ICP-Senkung nicht gelingt. Sie ist außerdem in der Lage, die Entstehung der gefährlichen Plateau-(A-)Wellen zu verhindern.

[9]) s. S. 471, 476

Begleitkomplikationen des Schädel-Hirn-Traumas (S.H.T.):
1. Neurogener Diabetes (s. S. 479)
2. Hyperpyrexie
3. Stoffwechsel- und Elektrolytentgleisungen
4. Stressulcera (s. Gastrointestinalblutungen S. 416)
5. Starker Katabolismus (s. parenterale Ernährung S. 588)
6. Magen-Darm-Atonie
7. Nierenversagen (s. S. 325 ff.)
8. zentrogenes Lungenödem (s. S. 104)
9. respiratorische Insuffizienz (s. S. 61 ff.)
10. Aspirationspneumonie (s. S. 97)

Zu 2. *Behandlung:* Antipyretika (z.B. Novalgin: 1 ml = 500 mg, oder 1 Supp. = 1000 mg), Oberflächenkühlung u. Vasodilatation (Chlorpromazin). Kältezittern muß verhindert werden!

Zu 6. *Behandlung:* Dekompression mit Magensonde, Spülen mit hypertoner Kochsalzlösung, Parasympathomimetika, Sympatholytika.

Überwachungsprogramm bei SHT:
1. Neurologischer Status → s. Überwachungsbogen S. 470
2. EEG (unter Stimulationsbedingungen: «evozierte Potentiale», evtl. Trendüberwachung mit dem «Cerebral Function Monitor»)
3. Echoenzephalogramm (48, 49)
4. Blutdruck (MAP), Puls, EKG, ZVD (s. Lit. (17))
5. Temperatur
6. Hb, Hk, mittleres Ery-Volumen, BZ, K, Na, Cl, Gesamteiweiß, Transaminasen wöchentl., Diff.-BB wöchentl., Gerinnungsstatus bei Bedarf, Osmolalität
7. Nierenfunktion: Kreatinin, kompl. Harnstatus, Osmolalität des Urins
8. Ein- und Ausfuhr: Bilanz, Elektrolytbestimmung im Harn
9. Metabolismus: Stickstoffbilanz, Körpergewicht
10. Atemfrequenz, Atemrhythmus
11. Blutgasanalyse
12. Trachealabstrich
13. Thorax-Übersichtsaufnahme
14. ICP-Messung (S. 472)
15. kontinuierliche Pulsamplitudenüberwachung der art. ethmoidalis ant. (Ast der art. Carotis int.) mit der «EPP-1»-Nasensonde der Fa. Biotronex Lab. ermöglicht die Trendbeurteilung des CPP.
16. Liquor-pH-Bestimmung? (s. auch: Störungen der Säure-Basen-Regulation im liquor cerebrospinalis, Bd. I)
17. kolloidosmotischer Druck
18. Augenhintergrund (Stauungspapillen, Blutungsherde, Perfusionsdefekte)
19. Computer-Tomographie (56), Ultraschall-Doppler-Sonographie des Carotis-Kreislaufs (50), Carotisangiographie bei spez. Indikation.

Prognostik des schweren Schädel-Hirn-Traumas (s. auch Bd. I)
In einer gemeinsamen Studie (1968) des Institute of Neurological Sciences und zweier Akademischer Krankenhäuser der Niederlande (Rotterdam und Groningen) wurde das Schicksal von Patienten, die mindestens über 6 Std. nach einem schweren Schädel-Hirn-Trauma komatös waren, über 6 Monate verfolgt. Das Ergebnis zeigt die folgende Zusammenstellung:

Schicksal von schwerst Schädel-Hirn-Traumatisierten 6 Monate nach dem Unfallereignis (nach: Jennett, B., Teasdale, G. M.: Prognosis of neurosurgical patients requiring intensive care. In: Recent Advances in Intensive Care, Edt. I. McA. Ledingham, Churchill Livingstone, Edinburgh – London – New York 1977, S. 33)

	Tote %	Apalliker %	schwere Restschäden %	mäßige Restschäden %	gute Rehabilitation %
Glasgow n:428	52	2	8	17	22
Niederlande n:172	52	1	5	15	27

Die Prognose ist bei Jugendlichen besser als bei alten Patienten, sie verschlechtert sich mit Zunahme der Dauer des Komas.
Alle Überlebenden litten unter Bewußtseinsstörungen für mindestens 1 Tag. 90% von ihnen gaben eine posttraumatische Amnesie für mindestens 1 Woche an.
Obschon die Behandlungstechniken (Hyperventilation, Osmotherapeutika, Steroide) nicht völlig identisch waren, gleichen sich die Ergebnisse der verschiedenen Untersucher sehr. Das trifft insbesondere für die Mortalität zu.

Prognostische Indizes:
Unterschiedlichste Indices wurden erarbeitet, um die Prognose des schweren Schädel-Hirn-Traumas besser abschätzen zu können (siehe hierzu Lit. (2, 3, 22, 32, 35, 36)).
Die *frühzeitige klinische Beurteilung scheint übereinstimmend die beste Aussagefähigkeit zu besitzen.* Overgaard u. Mitarb. (22), Tofovic u. Mitarb. (32)
Einigkeit herrscht nicht darüber, inwieweit ICP-Steigerungen einen prognostischen Index darstellen. Tindall und Fleischer (31) fanden im Gegensatz zu Vapalahti und Troupp (36) sowie Bruce (2) keine Korrelation. Letztere sprechen von infaustem Ausgang, wenn die intrakraniellen Drucke 60 bzw. 70 mmHg überschreiten. Nach McDowall (20) scheinen Druckwellencharakter und Dauer der Druckwelle ebenfalls von Bedeutung.
Man unterscheidet *«A»-Wellen, die Werte von > 50 mmHg erreichen und ca. 20 Min. bis Std. anhalten, von B-Wellen, die 1mal/min auftreten und C-Wellen mit einer Frequenz von 6/min.*
Die A-Wellen deuten auf eine (nahezu) erschöpfte intrakranielle Compliance hin. B- und C-Wellen sind weniger gefährlich, weisen jedoch ebenfalls auf Störungen der Liquordynamik hin. Wenn eine dieser Wellenformen auftritt, ist aktives Handeln erforderlich, um eine gravierende Hirnkompression zu vermeiden; s. S. 477.
Nach Ingvar (13) soll ein $CMRO_2$-Wert (cerebraler Sauerstoffverbrauch) *unter etwa 2 ml/100 g/min* für eine *schlechte Prognose* sprechen.
Thermoinstabilität (Hypothermie) insbesondere in Verbindung mit *Hypotension* ist ebenso wie *persistierende Cheyne-Stokes'sche Atmung* als *schlechtes Zeichen* aufzufassen (Vapalahti und Troupp (36), Tindall (31)).
Thermoinstabilität (Hyperthermie) *beim Vollbild des hypothalamo-hypophysären Syndroms* (insulinrefraktäre Hyperglykämie, Tachykardie, Hypertonie, Anstieg von HZV und $\dot{V}O_2$, oft doppelgipflig verlaufende Hyperthermie) verläuft *ausnahmslos tödlich* (46).

Ein *isoelektrisches EEG* (Voraussetzung: keine ZNS-Depressiva wie Barbiturate, keine Hypothermie) bei einer Verstärkung von 2 µV/mm spricht für *Neocortex-Tod*. (Jorgensen (14))
Drory (5) beschreibt *drei EKG-Charakteristika, die für Hirntod sprechen sollen: Isoproterenol-empfindliche J-Welle, ST-T Depression, fehlende Antwort auf Injektion von 2 mg Atropin i.v.* s. auch: Todeszeitbestimmung, Bd. I.

Literatur:

(1) Aidinis, S. J., Lafferty, J., Shapiro, H. M.: Intracranial responses to PEEP. Anesthesiology 45 (1976) 275
(2) Bruce, D. A., Langfitt, T. W.: The prognostic value of ICP, CPP, CBF, and $CMRO_2$ in head injury. Head Injuries. Second Chicago Symposium on Neural Trauma. Edt. by McLaurin, R. L., New York, Grune and Stratton 1976, 23
(3) Caronna, J. J., Leigh, J., Shaw, D. et al.: The outcome of medical coma: Prediction by bedside assessment of physical signs. Am. Neurol. Assoc. 32 (1975) 349
(4) Crompton, M. R.: Brainstem lesions due to closed head injury. Lancet 1 (1971) 669
(5) Drory, Y., Ouaknine, G., Kosary, I. Z. et al.: Electrocardiographic findings in brain death: description presumed mechanism. Chest 67 (1975) 425
(6) Dorsch, N. W. C. and L. Simon: The validity of extradural measurement of the intracranial pressure. In: N. Lundberg, U. Ponten u. M. Brock (Hrsg.): Intracranial Pressure II, S. 403. Springer-Verlag, Berlin – Heidelberg – New York 1975
(7) Faupel, G., Reulen, H. J., Müller, D. et al.: Double-blind study on the effects of dexamethasone on severe closed head injury. Second International Workshop on Cerebral Edema, Montreal 1976
(8) Gibson, R. M., McDowall, D., Turner, J. M. and Nahas, M. F.: Clinical experience of a method of continuous intracranial pressure recording in 50 neurosurgical patients. In: Intracranial Pressure II. Eds.: N. Lundberg, U. Ponten and M. Brock. Springer-Verlag, Berlin – Heidelberg – New York 1975, 496
(9) Gobiet, W.: Ergebnisse intrakranieller Druckmessungen im akuten posttraumatischen Stadium. Anaesthesist 26 (1977) 187
(10) Gobiet, W., Bock, W. J., Liesegang, J. et al.: Treatment of acute cerebral edema with high dose of dexamethasone. Intracranial Pressure III. Edts.: J. W. F. Beks, D. A. Bosch, M. Brock. Springer-Verlag, Berlin – Heidelberg – New York 1976, 232
(11) Gobiet, W.: Intensivtherapie nach Schädel-Hirn-Trauma. Springer-Verlag, Berlin – Heidelberg – New York 1977
(12) Hulme, A. und R. Cooper: The effects of head position and jugular vein compression on intracranial pressure – a clinical study. Intracranial Pressure III. Edts.: J. W. F. Beks, D. A. Bosch, M. Brock. Springer-Verlag, Berlin – Heidelberg – New York 1976, 259
(13) Ingvar, D. H.: Cerebral blood flow and metabolism in complete apallic syndromes, in states of severe dementia and in akinetic mutism. Acta Neurol. Scand. 49 (1973) 233
(14) Jorgensen, E. O.: Requirements for recording the EEG at high sensitivity in suspected brain death. Electroenceph. Clin. Neurophysiol. 36 (1974) 65
(15) Lanner, G.: Neue Methoden und Erkenntnisse der Hirndruckmessung. Acta Chir. Austr. Suppl. 21 (80 Lit.-Angaben!)
(16) Lassen, N. A. and Christensen, M. S.: Physiology of cerebral blood flow. Br. J. Anaesth. 48 (1976) 735
(17) Lorenz, R.: Wirkungen intrakranieller raumfordernder Prozesse auf den Verlauf von Blutdruck und Pulsfrequenz. Acta Neurochir. Suppl. 20. Springer-Verlag 1974, 15
(18) Lundberg, N.: Continuous recording and control of ventricular fluid pressure in neurosurgical practice. Acta Psychiat. Neurol. Scand. 36 (1960), 1 (Suppl. 149)
(19) Marsh, M. L., Marshall, L. F., Shapiro, H. M.: Neurosurgical intensive care. Anesthesiology 47 (1977) 149 (91 Lit.-Angaben!)
(20) McDowall, D. G.: Monitoring the brain. Anesthesiology 45 (1976) 117
(21) North, J. B., Jennett, S.: Abnormal breathing patterns associated with acute brain damage. Arch. Neurol. 31 (1974) 338
(22) Overgaard, J., Christensen, S., Hvid-Hansen, O. et al.: Prognosis after head injury based on early clinical examination. Lancet 2 (1973) 631
(23) Potter, J. M.: The practical management of head injuries. Lloyd-Luke (Medical Books) Ltd., London 1974
(24) Reulen, H. J.: Vasogenic brain oedema. Br. J. Anaesth. 48 (1976) 741
(25) Rossanda, M. and Sganzerla, E. P.: Acid-Base and gas tensions measurement in cerebrospinal fluid. Br. J. Anaesth. 48 (1976) 753

(26) Shalit, M. N., Cotev, S.: Interrelationship between blood pressure and regional cerebral blood flow in experimental intracranial hypertension. J. Neurosurg. *40* (1974) 594
(27) Shapiro, H. M.: Intracranial hypertension: Therapeutic and anesthetic considerations. Anesthesiology *43* (1975) 445
(28) Teasdale, G., Jennett, B.: Assessment of coma and impaired consciousness. A practical scale. Lancet *2* (1974) 81
(29) Teasdale, G.: Assessment of head injuries. Br. J. Anaesth. *48* (1976) 761
(30) Teasdale, G., Jennett, B.: Assessment and prognosis of coma after head injury. Acta Neurochir. *34* (1976) 45
(31) Tindall, G. T., Fleischer, A. S.: Intracranial pressure (ICP) monitoring and prognosis in closed head injury. Head Injuries. Second Chicago Symposium on Neural Trauma. Edited by McLaurin, R. L., New York, Grune and Stratton, 1976, 31 – 34
(32) Tofovic, P., Ugrinovski, J., Ruskov, P. et al.: Initial state, outcome and autopsy findings in a series of 200 consecutive traumatic comas. A computerised analysis. Neurochir. *34* (1976) 99
(33) Troupp, H.: Intraventricular pressure in patients with severe brain injuries. J. Trauma *7* (1967) 875
(34) Turner, J. M. and McDowall, D. G.: The measurement of intracranial pressure. Br. J. Anaesth. *48* (1976) 735
(35) Vapalahti, M.: Intracranial pressure, acid-base status of blood and cerebrospinal fluid and pulmonary function in the prognosis of severe brain injury – a prospective study in 51 brain-injured patients. From the Neurosurgical Department, University Central Hospital, Helsinki 1970
(36) Vapalahti, M., Troupp, H.: Prognosis for patients with severe brain injuries. Med. J. *3* (1971) 404
(37) Weigel, K.: Persönliche Mitteilung, März 1979

Weiterführende Literatur:

(38) Ahnefeld, F. W., Bergmann, H., Burri, C. et al.: Der bewußtlose Patient. Klinische Anästhesiologie und Intensivtherapie, Bd. 19. Springer-Verlag, Berlin – Heidelberg – New York 1979
(39) Ayella, R. J.: Radiologic management of the massively traumatized patient. Williams & Wilkins, Baltimore 1978
(40) Black, P. McL.: Brain Death (First of Two Parts). N. Engl. J. Med. *299* (1978) 338
(41) Black, P., McL.: Brain Death (Second of Two Parts). N. Engl. J. Med. *299* (1978) 393
(42) Brihaye, J., Frowein, R. A., Lindgren, S., Loew, F., Stroobandt, G.: Report on the Meeting of the W.F.N.S., Neurotraumatology Committee, Brüssel, 19. – 23. Sept. 1976. Acta Neurochir. *40* (1978) 181 – 186
(43) Bruce, D. A., Gennarelli, T. A., Langfitt, T. W.: Resuscitation from coma due to head injury. Crit. Care Med. *6* (1978) 254
(44) Bushe, K. A., Uhlendahl, H.: Basiswissen Neurochirurgie. Hippokrates-Verlag, Stuttgart 1979
(45) Faupel, G., Reulen, H. J., Müller, D., Schürmann, K.: Dexamethason bei schweren Schädel-Hirn-Traumen. akt. traumatol. *8* (1978) 265
(46) Gebauer, A. und Lissner, J.: Radiologische Hirntodbestimmung. Bayerisches Ärzteblatt *34* (1979) 215
(47) Gobiet, W.: Intensivtherapie nach Schädel-Hirn-Trauma. Springer-Verlag, Berlin – Heidelberg – New York 1977
(48) Kunze, St.: Stellenwert der Echo-Enzephalographie. diagnostik *11* (1978) 457
(49) Lausberg, G.: Das schwere Schädelhirntrauma – Differentialdiagnose und Operationsindikation. Anästhesie – Wiederbelebung – Intensivbehandlung (Wiss. Inf. d. Fresenius Stiftung) Heft 4 (1975) 199
(50) Manz, F.: Ultraschall-Doppler-Sonographie des Karotis-Kreislaufs. In: Neurologische Diagnostik (Hrsg.: R. M. A. Suchenwirth und G. Wolf). Verlagsgesellschaft Otto Spatz, München 1977, S. 77
(51) Mcrae, J.: Neurologic monitoring. In: Critical Care Medicine Manual (ed. by M. H. Weil, P. L. Daluz). Springer-Verlag, New York – Heidelberg – Berlin 1978, S. 180
(52) Safar, P. (edt.): Brain resuscitation (special symposium issue). Crit. Care Med. *6* (1978) 199 – 291
(53) Safar, P., Bleyaert, A., Nemoto, E. M., Moossy, J., Snyder, J. V.: Resuscitation after global brain ischemia-anoxia. Crit. Care Med. *6* (1978) 215
(54) Safar, P.: Brain monitoring and homeostasis in comatose, critically ill patients. In: Critical Care Medicine Manual (ed. by M. H. Weil, P. L. DaLuz). Springer-Verlag, New York – Heidelberg – Berlin 1978, 155
(55) Sharp & Dohme (Hrsg.): Das Hirnödem – Pathologie – Pathophysiologie – Klinik. Colloquium der Neurochirurgischen Universitätsklinik Essen
(56) Stadler, H. W., Schwarz, W., Fuchs, H. F.: Computer-Tomographie: Technische Grundlagen. Klinikarzt *8* (1979) 153

(57) Suchenwirth, R. M. A. und Wolf, G. (Hrsg.): Neurologische Diagnostik. Verlagsgesellschaft Otto Spatz, München 1977
(58) Wright, B. D., Young, B.: Automatic intracranial pressure regulation. Crit. Care Med. 6 (1978) 373

4. Vergiftungen (→ auch Hämoperfusion S. 435)

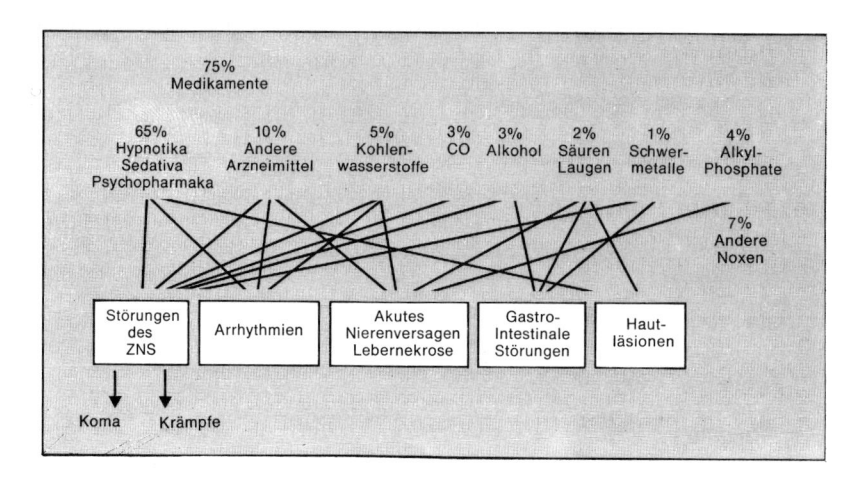

Abb. 162: Typische Symptome bei Vergiftungen nach Auswertung von 1000 Vergiftungsfällen im Erwachsenenalter (eigenes Krankengut). Die für jede Noxe charakteristischen und bedrohlichen Symptome sind durch Pfeile gekennzeichnet (nach (22); s. auch Tab. 278).

ABC der Vergiftungsbehandlung (nach Daunderer, M.: Vergiftungstherapie – Antidote. Fortschr. Med. 96 (1978) 1313):

Bei jeder Vergiftung erfolgt die Behandlung nach der folgenden 5-Finger-Regel (von Clarmann):
1. Elementarhilfe (woran stirbt der Patient, wenn ihm nicht geholfen wird?)
   A – Atemwege freihalten
   B – Beatmen
   C – Circulation (Kreislauf) aufrechterhalten
2. Asservierung, Tatort-Begehung
   D – Drogenauskunft (Art u. Menge des Giftes, Eintrittspforte, Dauer der Einwirkung, Begleiterkrankungen, Ursache, Alkoholkonsum. Giftnotruf befragen!)
3. E – Entgiftung (s. S. 500 – 509)
4. Transport
   F – Fürsorge (Selbstmörder intensiv überwachen! Arztbegleitung ist zu empfehlen!)
5. G – Gegengifte (Antidote), s. S. 509 – 517.

Tab. 278: Leitsymptome bei akuten exogenen Vergiftungen (nach (6)) → Komastadien und EEG, S. 442

Giftstoffe	Gruppe	Abdominalschmerz	Atemlähmung	Bewußtseinsstörung	Bradykardie	Diarrhoe	Dyspnoe	Erbrechen	Erregtheit	Foetor	Herzrhythmusstörungen	Hyperreflexie	Hyperthermie	Hypo-Areflexie	Ikterus	Krämpfe	Lungenödem	Miosis	Mundtrockenheit	Muskelschwäche	Mydriasis	Nierenschädigung	Salivation	Sehstörungen	Tachykardie
Barbiturate	Medikamente		+	+										+											
Gluthetimid	Medikamente		+	+			+														+				
Methaqualon	Medikamente		+	+			+					+													
Bromkarbamide	Medikamente		+	+			+										+								
Tranquilizer	Medikamente		+	+			+												+	+					
Neuroleptika Antidepressiva	Medikamente	+	+	+			+		+		+				+				+	+					+
Salizylate	Medikamente			+			+	+					+			+									+
Digitalis	Medikamente			+	+			+			+													+	
Äthylalkohol	Rauschgifte	+	+	+			+	+		+				+											
Methanol	Rauschgifte	+	+	+			+	+								+				+	+			+	
Opiate	Rauschgifte		+	+			+					+		+			+	+					+		
Nikotin	Rauschgifte	+	+	+	+		+	+			+	+				+		+			+		+	+	+
Organophosphate	Insektizide	+	+	+	+		+	+			+	+				+		+					+		+
Paraquate	Insektizide		+			+	+	+												+		+			
Thallium	Insektizide	+	+				+													+	+				
Säuren	Lösungsmittel	+	+				+															+			
Laugen	Lösungsmittel	+	+				+															+			
Halog. Kohlenwasserstoffe	Lösungsmittel	+		+			+				+	+	+		+					+					
Benzin, Aromate	Lösungsmittel			+							+	+				+	+								
Org. Lösungsmittel	Lösungsmittel		+	+								+			+		+			+					
Kohlenmonoxyd	Gase	+	+	+			+				+	+	+	+		+					+				
Reizgase (Phosgen, SO$_2$, Chlor u. a.)	Gase	+					+						+				+								+
Nitrose Gase	Gase	+					+							+			+	+							+
Hg-Verbindungen	Schwermetalle						+					+								+	+				
Blei	Schwermetalle	+					+														+				
Arsen	Schwermetalle	+					+	+												+		+			
Strychnin	Nahrungsmittel	+					+						+			+				+					
Atropin	Nahrungsmittel								+										+		+			+	+
Muskarin, Muskaridin (Fliegenpilz)	Nahrungsmittel	+			+	+	+	+									(+)	+			+		+		+
Phalloidin (Knollenblätterpilz)	Nahrungsmittel	+				+		+							+							+			
Botulismus	Nahrungsmittel						+											+	+	+				+	

Tab. 279: Chemische Schnelltests bei Vergiftungen (nach (21))

Substanzgruppe	Test	Reaktion
Barbiturate[1]	Chloroform-Extrakt + Kobaltacetat + Lithiumhydroxid	Farbreaktion: hellblau
Phenothiazine[1]	FPN-Reagens	Farbreaktion: orange-violett
Dibenzepine[2]	Forrest-Reagens	Farbreaktion: blau (grün)
Paraquat Deiquat	Alkalisierung + Natriumdithionit	Farbreaktion: blau/grün
Alkylphosphate Bromcarbamid[3]	Cholinesterase	Hemmung der Aktivität

Bemerkungen:
[1] Die Schnellteste auf Barbiturate und Phenothiazine sind relativ störanfällig und damit unzuverlässig.
[2] Dibenzepine: neuere trizyklische Antidepressiva (Imipramin, Desipramin, Trimipramin und Clomipramin)
[3] Der röntgenologische Nachweis von bromhaltigen Sedativa und Hypnotika im Magen gelingt in der Regel durch eine Abdomenleeraufnahme.

Notwendige Laboruntersuchungen bei Vergiftungen (nach Schölmerich (20), ergänzt; s. auch Lit. (30))

Niere: Kreatinin und Harnstoff im Serum,
Beurteilung der glomerulären Funktion: endogene Kreatininclearance
Beurteilung der tubulären Funktion: Säure-Basen-Haushalt, Ionogramm in Serum und Urin, Osmolalität in Serum und Urin.
Leber: Transaminasen, GLDH, LAP, LDH, alkalische Phosphatase ergeben keine ausreichende Aussage über den Funktionszustand des Organs. Eine bessere Beurteilungsmöglichkeit bietet die Messung der Proteinsyntheseleistung, z.B. Thromboplastinzeit, Faktoren II und V, Haptoglobin, Fibrinogen.
Lunge: pO_2, pCO_2, Säure-/Basenstatus
Gerinnung: Thrombozyten, PTT, Thromboplastinzeit nach Quick, Thrombinzeit
Spezifische Gifte: gaschromatographisch sowie größtenteils auch dünnschichtchromatographisch.
Nachweisbare Stoffklassen:
1. organische Lösungsmittel
2. Alkohole (Blutprobe für Alkoholbestimmung vor Therapiebeginn abnehmen!)
3. Benzine
4. Insektizide
5. Arzneistoffe: Analgetika, Antipyretika, Antirheumatika, Opiumalkaloide, Barbitursäurederivate, Piperidinderivate, Psychotomimetika, Neuroleptika, Tranquillantien, Psychoanaleptika. Zusätzlich Alkylphosphate (Pseudocholinesterase im Serum), Alkohol im Serum sowie Möglichkeit des Nachweises von insgesamt etwa 70 verschiedenen Toxinen in der Atemluft durch Dräger-Prüfröhrchen. Weitere toxikologische Untersuchungen im Sinne des Giftnachweises (z.B. Schwermetalle) sind nicht unbedingt Aufgabe eines toxikologischen Notfallabors, da ihre Bestimmung zumeist für die Differentialdiagnose oder die Therapieeinleitung keine akute Bedeutung hat[1]).
Die Proben (Urin und Magenspülflüssigkeit; Blut als Probenmaterial nur bedingt geeignet!) *sollten in Glas- und nicht in Kunststoffbehältern verschickt werden.*
Anmerkungen:
[1] *Weckamin-Vergiftung:* Nachweis durch Gaschromatographie
   Herbizide: Säulenchromatographie
   Schwermetallvergiftung: Polarographie bzw. Atomabsorption

Tab. 280: Therapeutische und toxische Spiegel von Medikamenten (μg/ml): Relative Werte (nach (9))

Pharmaka	Max. Plasmaspiegel nach einer therap. Einzeldosis	durchschnittl. Plasmaspiegel nach therap. Dosen	Plasmaspiegel bei Vergiftungen gewöhnlich höher als:	Plasmaspiegel bei komatösen Patienten höher als:
Amitryptilin + Nortryptilin	0.03	0.08–0.18	0.40	1.0
Äthylalkohol	300	–	800–3000	4000
Langzeitbarbiturate	2	2–4	8	12 (10–15)
– Barbital	5	5–15	20	50
– Phenobarbital	3	5–20	25	50
Bromide	5–25[1])	–	500	3000
Chloramphenicol		2–6	10	–
Chlordiazepoxid	1.0	3–7	8	13
Chlormethiazol	1.5	0.1–2.0	–	10
Chlorpromazin	0.1	0.2–0.5	0.8	3
Diazepam-Metabolite	0.15	1–2	2	10
Digitoxin	5 ng/ml	14–30 ng/ml	30 ng/ml	–
Digoxin	0.5 ng/ml	1–2 ng/ml	3 ng/ml	–
Diphenhydramin	0.08	0.1–1.0	1.0	–
Gentamicin	5	8–12	15	–
Imipramin + Despiramin-Metabolite	0.05	0.1–0.3	0.5	1.0
Indomethacin	–	0.7–1.3	–	–
Lidocain	1.0	2–5	5.0	–
Meprobamat	5	5–20	25	40
Methaqualon	2	2–4	5	8
Methanol	–	–	100	–
Morphin	0.07	0.05–0.5	1.0	–
Oxazepam	1.0	1–2	2	–
Paracetamol	15		200–300[2])	
Pethidin	0.5	0.2–0.8	2.0	–
Phenylbutazon		50–100	100	–
Phenytoin (Diphenylhydantoin)	5	10–20	20	50
Procainamid	4	4–8	10	–
Propranolol	0.1	0.05–0.2	–	–
Salicylate	75	150–250	300	–
Theophyllin	5	8–20	20	–

[1]) Normwert im Plasma ohne Medikament
[2]) 4 h nach der Einnahme

Kohlenmonoxidvergiftung

CO ist ein geruchloses, farbloses Gas, das bereits in Konzentrationen von 0,05–0,1% in der Luft schwere Krankheitssymptome verursachen kann; s. Abb. 163
Konzentration des eingeatmeten CO und Dauer der Exposition sind neben Ventilationsform und Herzzeitvolumen die Hauptdeterminanten für die Schwere der Vergiftung.

Nach *Douglas* und *Haldane* gilt folgende Formel (7):

$$\frac{HbCO}{HbO_2} = a\, \frac{PaCO}{PaO_2}$$

a: stellt die sog. *Affinitätskonstante des CO zum Hb* dar. Sie wird nach Sendroy et al. (23) für 38 °C beim Menschen mit 210 angegeben. Für das Myoglobin beträgt die Konstante 50. Das bedeutet: bei einer CO-Vergiftung sind über 90 % des inhalierten CO an Hb und ca. 7 % an Myoglobin gebunden. Bei einem PaCO von nur 0,12 mm Hg sind bereits 50 % des Hb von CO besetzt.
Der prozentuale Anteil von HbCO ist nicht allein abhängig vom PaCO, sondern vielmehr vom Verhältnis PaCO/PaO₂!

Die CO-Vergiftung verursacht im einzelnen:
1. Abnahme des HbO_2
2. Verschiebung der O_2-Dissoziationskurve nach links
3. Bindung von CO an die Cytochrome und an Myoglobin (Häm-Häm-Interaktion)
4. Metabolische (Laktat-) Azidose
5. Zunahme der $AaDO_2$
6. Zunahme der CaO_2-$C\bar{v}O_2$

Insgesamt resultieren daraus: Hypoxie und Azidose, die am ehesten die Organe mit höchstem O_2-Bedarf betreffen (ZNS, Herz).
Die Schwere der CO-Intoxikation steht nicht in Relation zum PaO_2 --- dieser kann normal sein! Entscheidend ist die Aussage über die O_2-Abgabe an das Gewebe, die sich aus der art.-ven. O_2-Gehalt-Differenz (CaO_2-CvO_2) annäherungsweise ableiten läßt.
Sie beträgt normal: 4,6 ± 0,4 ml/100 ml Blut.
Gaschromatographische bzw. spektrophotometrische Messungen des CO bzw. HbCO spielen praktisch nur für die retrospektive Diagnostik eine Rolle. *Für die Klinik gilt der O_2-Gehalt des Blutes (Ca_{O2}) als Hauptparameter während der Therapie.*
Er errechnet sich nach der Formel (s. auch S. 26):
$CaO_2 = 1{,}39 \times Hb\,(g\%) \times S_aO_2\,(\%) + (P_aO_2 \times 0{,}0031)$[1])
Bei Luftatmung ($FIO_2 = 0{,}21$) werden 0,31 Vol. % O_2 physikalisch gelöst; bei $FIO_2 = 1$ sind es bereits 2,09 Vol. %.
Das bedeutet: *bei $FIO_2 = 1$ wird ca. $1/3$ des normalen O_2-Bedarfs in physikalisch gelöster Form angeboten. Das kann ausreichen, eine schwere Hypoxie zu vermeiden.* Die O_2-Verabreichung hat noch einen zweiten, erwünschten Effekt: sie beschleunigt durch Erniedrigung des Gradienten $PaCO/PaO_2$ die CO-Ausschleusung.

Anmerkung:
[1]) Einfache Bestimmung mit der von Zander (27) angegebenen biochemisch-photometrischen Methode. Herstellung und Vertrieb von Küvetten und Photometer: Fa. Compur, München

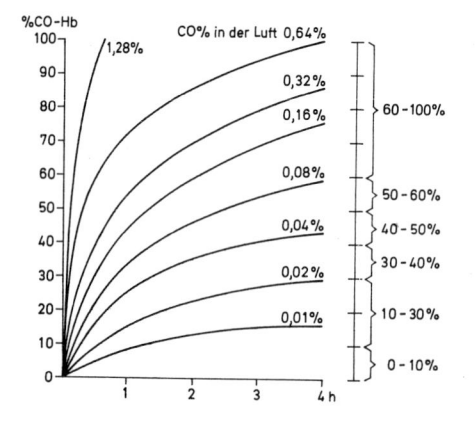

0– 10 %: Keine Beschwerden
10– 30 %: Kopfschmerzen, Ohrensausen, Erweiterung der Hautkapillaren, Nausea
30– 40 %: Heftige Kopfschmerzen, Schwindel, Sehstörungen, Übelkeit, Erbrechen
40– 50 %: Bewußtlosigkeit, Kollaps, Zunahme von Puls- und Atemfrequenz
50– 60 %: Tiefes Koma, Krämpfe, erhöhte Puls- und Atemfrequenz
ab 60 %: Tod

Normalwerte für HbCO (%) im Plasma:
Nichtraucher: 0.3 – 2.0 %
Raucher   : 1.0 – 10 %

Abb. 163: CO-Intoxikation: Beziehungen zwischen CO-Gehalt der Luft und CO-Hb; klinische Erscheinungen (Beschwerden) (nach (13))

Tab. 281: Behandlungsschema für CO-Vergiftung in Ermangelung der hyperbaren Sauerstoffkammer (nach (2, 26))

1. Atmenlassen bzw. Beatmen mit $FIO_2 = 1$ bei $PaCO_2$-Soll: ca. 40 mm Hg.
   Stufenweise Reduktion der FIO_2, wenn HbCO < 5 %, bzw. $Ca_{O_2} - C\bar{v}_{O_2}$ annähernd normal.
   Soll-PaO_2 dann: 80 – 100 mm Hg.

2. Wenn neurologische Komplikationen (Krämpfe, Koma) sich anbahnen:
   → Intubation und kontrollierte Beatmung!
   a) Intubation
   b) $FIO_2 = 1$
   c) $AaDO_2$-Bestimmung (Shuntvolumen? S. 41 ff.), evtl. PEEP einsetzen!
      (Beachte jedoch: PEEP steigert ICP, s. S. 475!)
   d) Normocapnie durch Totraumvergrößerung oder evtl. CO_2-Zusatz (5 %) zum Einatemgemisch anstreben (S. 36).
      Grund: $PaCO_2$-Anstieg verschiebt HbCO und HbO_2-Dissoziationskurven nach rechts.
      Folge: erleichterte CO-Eliminierung und O_2-Abgabe an das Gewebe.
   e) Sedierung mit intermittierenden Gaben von Barbiturat (z.B. Thiopental). Dadurch auch Senkung des ICP! (s. auch S. 476 – 477)
   f) Relaxierung mit kompetitiven Muskelrelaxantien

3. Bei neurologischen Komplikationen:
   a) antiödematöse Behandlung (Mannit, Steroide; s. S. 475, 477)
   b) Oberflächenkühlung bis auf Oesophagustemperatur von 30 – 31 °C. (O_2-Verbrauch um ca. 50 % gesenkt, ICP nimmt ab)

Tab. 282: Überwachungsmaßnahmen bei CO-Vergiftung (mod. nach (2))

1.	Art. Blutdruck (s. S. 145)	am besten blutig (Vorteil der genaueren Meßmethodik, Möglichkeit der sofortigen Probenentnahme für Blutgasanalyse und CaO_2)
2.	EKG	Rhythmusstörungen? Ischämiezeichen?
3.	Blutgasanalyse	PaO_2, $PaCO_2$?
4.	Säure-Basen-Haushalt	metabolische Azidose? (*Korrektur, wenn Hypoxie beseitigt*). Direkte Korrelation von PaO_2 und BE zu neurologischer Symptomatik!
5.	$CaO_2 - C\bar{v}O_2$	Sauerstoffversorgung des Gewebes?
6.	Stundenharn	Nierenversagen (praerenal-renal)?
7.	Harn und Serumelektrolyte	Elektrolytimbalanzen (K^+)?
8.	ZVD – PCP s. S. 153 ff.	Hypo-Hypervolämie, pulmonale Stauung (Linksherzversagen)
9.	Periphere Durchblutung	Kreislaufzentralisation?
10.	Flüssigkeitsbilanz	Hyper-Hypovolämie?
11.	Körpertemperatur	Effektivität der Kühlung?
12.	HbCO (*spektrophotometrisch*)	> 5 %?; relevanter jedoch: Bestimmung von $CaO_2 - C\bar{v}O_2$ (< 5 ml/100 ml Blut?)
13.	EEG	Grad einer etwaigen cerebralen Schädigung

Dieses Überwachungsschema ist auch dann indiziert, wenn nach hyperbarer Oxygenierung noch neurologische Komplikationen bestehen!

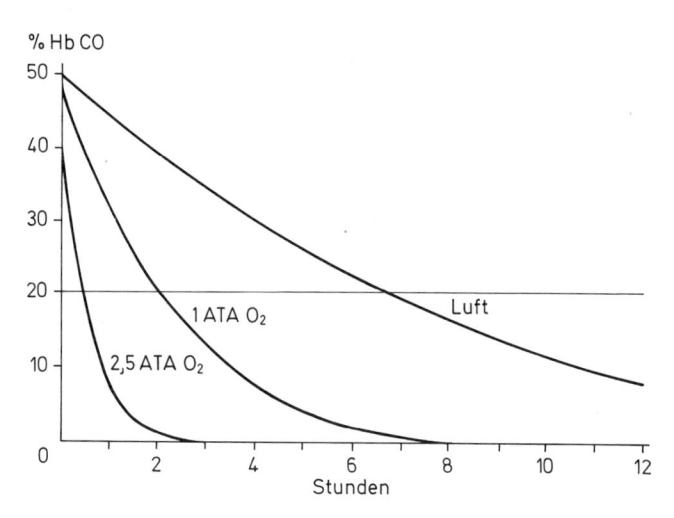

Abb. 164: Kohlenmonoxid-Eliminierung durch hyperbare Sauerstofftherapie (26); (→ Hyperbare O_2-Therapie, S. 546)

Der Sauerstoffpartialdruck stellt bei der Eliminierung des CO die ausschlaggebende Größe dar, weil Sauerstoff und Kohlenmonoxid konkurrierend die Bindung an das Hb-Molekül suchen. Bei einer HbCO-Konzentration von 60% ist ein tödlicher Ausgang wahrscheinlich, bei unter 20% kann eine ausreichende Oxygenierung vorliegen. Man würde jedoch einen Patienten mit einer $FIO_2 = 0{,}21$ der Gefahr einer Hypoxie für ca. 7 Std. aussetzen! Atmen von 1 ATA O_2 wäre nicht nur imstande, die Hypoxie sofort zu verringern, sondern könnte zudem den HbCO-Gehalt innerhalb von 2 Std. unter die Gefahrengrenze senken. Atmenlassen von 2,5 ATA O_2 ist in der Lage, die Hypoxie sofort zu beseitigen und den HbCO-Spiegel innerhalb von 40 Min. auf 20% zu senken.
Empfohlen wird eine hyperbare O_2-Behandlung mit 100% O_2 bei 2.5 atm. Druck über 1 Std. Werden danach noch neurologische Symptome beobachtet, so sollte nach dem Behandlungsschema, das die Tab. 281 angibt, verfahren werden.
Beachte:
Beim Verschwelen stickstoffhaltiger Kunststoffe unter Temperaturen von 250 – 350°C werden Blausäuredämpfe frei. Durch Sauerstoffzufuhr gehen Schwelbrände sofort in Flammen über. Hierbei entsteht Kohlenmonoxid. (Daunderer, M. 1979)

Tab. 283: Äthylalkohol: Faustregeln und Richtwerte (nach (5) mod.)

Alkoholgehalt von Getränken:
Biere: 2 – 5 %
Deutsche Weine: 6 – 12 %
Südweine: 15 – 22 %
Schnäpse und Liköre: 30 – 60 %

Wirkung auf den erwachsenen menschlichen Organismus:
Nach 30 – 40 g Alkohol: 0,5 – 1,0 ‰
  Leichte Angetrunkenheit, Gesellschaftsschwips.
Nach 40 – 60 g Alkohol: 1,0 – 2,0 ‰
  Mittlere Angetrunkenheit, Gehstörungen.
Nach 60 – 150 g Alkohol: 2,0 – 3,0 ‰
  Schwerer Rausch, sinnlose Trunkenheit.
Nach 175 – 300 g Alkohol: 4,0 – 5,0 ‰
  Lebensgefahr.

Blutalkoholhöchstkonzentration nach Vollresorption:

$$c = \frac{a}{p \cdot r}$$

c = Blutalkoholhöchstkonzentration in ‰
a = getrunkene Gesamtalkoholmenge in Gramm
p = Körpergewicht in kg
r = Verteilungsfaktor
  (Gesamtkörper/Blut ~ 0,7 bei Männern,
       ~ 0,6 bei Frauen.)

Dauer der Alkoholbeeinflussung in Stunden:

$$t = \frac{a}{p \cdot 0,1}$$

Tab. 284: Intoxikations- und Entzugssyndrome durch Stoffe, die zur Drogenabhängigkeit führen können. Vorschläge zur Behandlung (nach (4) modif.) (s. Bd. I: Psychopharmaka)

Art der Störung	Therapeutische Maßnahmen
	Wichtige allgemeine Behandlungsprinzipien: Ätiologie des Zustandsbildes soweit als möglich klären, sofortige toxikologische Urinuntersuchung lückenlose Überwachung bis zum Abklingen der Akutsituation, Frühzeitige Diagnose und Therapie von Komplikationen (z. B. Subduralhämatom, Aspiration)
1. Komplizierter Rausch Pathologischer	Ruhige Zuwendung, den Kranken nicht provozieren, Haloperidol® i. v.
2. Alkoholdelir	Distraneurin®-Infusion, dabei strenge Überwachung von Atmung und Kreislauf. Dosierung: s. Tab. 285 u. Bd. I
3. Notfallsituationen durch Hypnotika, Tranquillizer, antipyretisch-analgetische Kombinationspräparate	
a) Intoxikationssyndrome	i. a. sofortiger Entzug, evtl. forcierte Diurese Bei Barbituraten: sukzessiver Entzug
b) Entzugssyndrome und delirante Syndrome	Distraneurin®-Infusion (s. auch S. 491, s. Bd. I)
4. Intoxikationsfälle durch	
a) Psychedelika	Benzodiazepine (Librium® oder Valium®) evtl. mehrfach im 3- bis 6-Stundenabstand Kontraindiziert: Sedativa (Barbiturat- und Reserpintyp) und Antidepressiva (Amitriptylin-Typ)
b) Weckamine	Benzodiazepine Evtl. Alpharezeptorenblocker (z. B. Ilidar®)
c) Morphinderivate und synthetische Morphinersatzstoffe	Sofortiger Entzug, Naloxon: 1–10 µg/kg (s. Bd. I) oder im 20-Minuten-Abstand Lorfan® 0,5 bis 1,0 mg[1]) Benzodiazepine und Distraneurin® möglich, jedoch sehr genaue Überwachung (zusätzliche Atemdepression)
5. Psychogenes und exogen-psychotisches Rauscherlebnis	Benzodiazepine i. v. evtl. nach 10 Minuten wiederholen, bei Fixern wegen «flash» orale Applikation sinnvoller; ruhige, bestimmte Zuwendung

6. Spätrausch
   Echoreaktion
   «flash-back»
	Intensive, beruhigende und führende Zuwendung («talk-down»)
	Bei stark psychotischer Symptomatik dämpfendes Neuroleptikum (z. B. Neurocil®), sonst Benzodiazepine

Nach Daunderer (29) kann die toxische Alkoholwirkung auf das ZNS durch Gabe von *Physostigminsalizylat*® (Köhler Chemie AG) antagonisiert werden, s. auch S. 515!
Dosierung: Erwachsene: langsam 2 mg i. v. oder i. m., Kinder: 0,02–0,06 mg/kg i. v. oder i. m.
Wirkungseintritt: nach 5–15 Min., *Wirkungsdauer:* 20 Min.–8 Std.
Wiederholung in gleicher Dosierung: 0,02–0,06 mg/kg, evtl. als Dauertropfinfusion (z. B. 0,03 mg/kg/h über 36 h).
[1]) Lorfan: Indikationen, Wirkungen, Nebenwirkungen; s. S. 514.

Tab. 285: Durchschnittliche Initial- und Tagesdosierung bei Distraneurin-Behandlung des Alkoholdelirs (nach (1)), s. auch Bd. I

Durchschnittliche Initialdosierung
sofort bei gesicherter Diagnose
    100 – 200 ml Infusionslösung (0,8 %ig): 8 – 20 ml/min oder 2 – 3 Tabletten[1])
in den ersten 24 Stunden
    1500 – 2500 ml Infusionslösung oder 12 – 15 Tabletten[1])

Durchschnittliche Tagesdosierung
2 – 3 Tage	12 – 15 Tabletten[1]), dann
etwa 1 Woche	dreimal 2 Tabletten[1]), dann
	dreimal 1 Tablette[1]) bis zum vollständigen Abklingen psychopathologischer und vegetativer Zeichen

[1]) 500 mg pro Tablette

Man beachte: Bei ausgezeichneter Wirkung im Alkoholdelir ist Clomethiazol völlig ungeeignet zur Prophylaxe des «einfachen Alkoholismus»; es besteht eine erhebliche Suchtgefahr! Kiltz (15) empfiehlt die Clomethiazol-Therapie auf 10 Tage zu beschränken, da bei Langzeitbehandlung schwere Distraneurin-Entzugsdelirien beobachtet wurden.

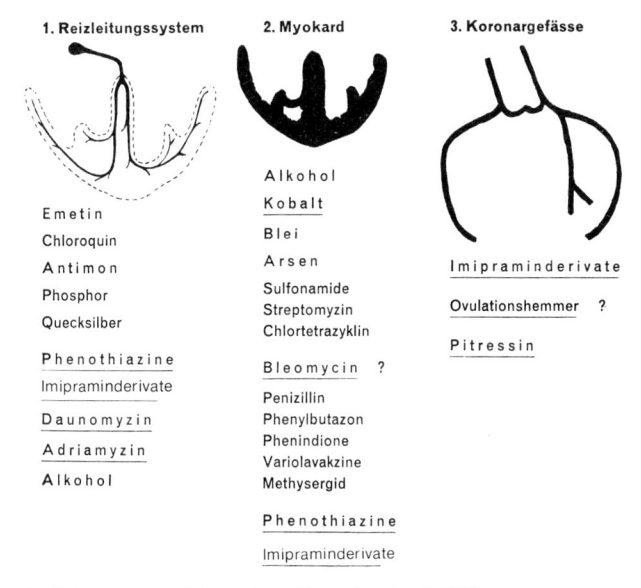

1. Reizleitungssystem	2. Myokard	3. Koronargefässe
	Alkohol	
	Kobalt	
Emetin	Blei	
Chloroquin	Arsen	Imipraminderivate
Antimon	Sulfonamide	
Phosphor	Streptomyzin	Ovulationshemmer ?
Quecksilber	Chlortetrazyklin	
Phenothiazine	Bleomycin ?	Pitressin
Imipraminderivate	Penizillin	
Daunomyzin	Phenylbutazon	
Adriamyzin	Phenindione	
Alkohol	Variolavakzine	
	Methysergid	
	Phenothiazine	
	Imipraminderivate	

Abb. 165: Kardiotoxische Substanzen und deren Angriffspunkte (nach (17))

Literatur:

(1) Baer, R.: Therapie des Alkoholdelirs. Dtsch. med. Wschr. *100* (1975) 830
(2) Boutros, A. Z., Hoyt, J. L.: Management of carbon monoxide poisoning in the absence of hyperbaric oxygenation chamber. Crit. Care Med. *4* (1976) 144
(3) Brucher, J. M.: Neurological problems posed by carbon monoxide poisoning and anoxia. Prog. Brain Res. *24* (1967) 75
(4) Busch, H.: Psychiatrischer Notfall durch Intoxikationssyndrome. Med. Klinik *71* (1976) 1384
(5) Clarmann, v., M.: Akute Vergiftungen. In: Lehrbuch der Inneren Medizin. Hrsg.: R. Gross, P. Schölmerich, F. K. Schattauer-Verlag, Stuttgart–New York 1973, 985 – 1016

(6) Cyran, J.: Akute exogene Vergiftungen. Internist 17 (1976) 378
(7) Douglas, C. G., Haldane, J. S., Haldane, J. B. S.: The laws of combination of hemoglobin with CO and O_2. J. Physiol. (Lond.) 44 (1912) 275
(8) Dreisbach, R. H.: Handbook of poisoning. 8th ed., Lange Médical Publ., Los Altos, California 1974
(9) Dunnill, R. P. H., Crawley, B. E.: Clinical and resuscitative data. Blackwell Scientific Publ., Oxford 1977, 103–106
(10) Ginsberg, M. D., Myers, R. D.: Experimental carbon monoxide encephalopathy in the primate. I. Physiologic and metabolic aspects. Arch. Neurol. 30 (1974) 202
(11) Ginsberg, M. D., Myers, R. D., McDonagh, B. F.: Experimental carbon monoxide encephalopathy in the primate. II. Clinical aspects, neuropathology and physiologic correlation. Arch. Neurol. 30 (1974) 209
(12) Goulon, M., Barois, A., Rapin, M., Nouailhat, F. et al.: Traitement de l'intoxication oxycarbonée par l'oxygène hyperbare (à propos de 20 observations). Bull. Soc. méd. Hôp., Paris 116 (1965) 649
(13) Gross, R., Grosser, K. D., Sieberth, H. G.: Der internistische Notfall. F. K. Schattauer-Verlag, Stuttgart–New York 1973, 352
(14) Joels, N., Pugh, L. G. C. E.: The carbon monoxide dissociation curve of human blood. J. Physiol. (Lond.) 142 (1958) 63
(15) Kiltz, R.-R.: Sucht und Pharmaka. Dtsch. Ärzteblatt 8 (1978) 433
(16) Meigs, J. W., Hughes, J. P. W.: Acute carbon monoxide poisoning. Arch. Ind. Hyg. Occup. Med. 6 (1952) 344
(17) Moccetti, T.: Kardiotoxische Medikamente. Schweiz. med. Wschr. 103 (1973) 622
(18) Norman, J. N. et Ledingham, I. McA.: Carbon monoxide poisoning: Investigations and treatment. Progr. Brain Res. 24 (1967) 101
(19) Perret, Cl.: Physiopathologie et traitement de l'intoxication au monoxyde de carbone. Schweiz. med. Wschr. 103 (1973) 1161
(20) Schölmerich, P., Schuster, H. P., Schönborn, H., Baum, P. P. (Hrsg.): Interne Intensivmedizin. G. Thieme-Verlag, Stuttgart 1975, S. 435
(21) Schuster, H. P., Schönborn, H., Bork, R., Schuster, C. J.: Akute exogene Intoxikationen. Med. Klin. 71 (1976) 1128
(22) Schuster, H. P.: Diagnose und Notfalltherapie bei Vergiftungen. diagnostik 10 (1977) 140
(23) Sendroy, J. jr., Lui, S. H., Van Slyke, D. D.: The gasometric estimation of the relative affinity constant for carbon monoxide and oxygen in whole blood at 38° C. Amer. J. Physiol. 90 (1929) 511
(24) Smith, G., Ledingham, I. McA., Sharp, G. R. et al.: Treatment of coalgas poisoning with oxygen at 2 atmospheres pressure. Lancet I (1962) 816
(25) Smith, G. et Sharp, G. R.: Treatment of carbon monoxide poisoning with oxygen under pressure. Lancet II (1960) 905
(26) Winter, P. M.: Carbon monoxide poisoning. In: Critical Care Medicine Handbook. Ed.: M. H. Weil, H. Shubin, J. N. Kolen, New York 1974, 44
(27) Zander, R.: Persönliche Mitteilung 1977
(28) Zorn, H.: Die chronische Kohlenmonoxidvergiftung. Med. Klinik 70 (1975) 441

Weiterführende Literatur:

(29) Daunderer, M., Weger, N.: Vergiftungen. Springer-Verlag, Berlin–Heidelberg–New York 1978
(30) Geldmacher, G., v. Mallinckrodt, M.: Einfache Untersuchungen auf Gifte im klinisch-chemischen Laboratorium. G. Thieme-Verlag, Stuttgart 1976
(31) Kielholz, P., Hobi, V.: Alkohol und Psychopharmaka. Internist 20 (1979) 245

Bromcarbamid-Vergiftung

Bedeutung: *Ca. 50% aller Tablettensuizide erfolgen mit Bromcarbamid-Verbindungen* (10). Häufigste Präparate: Adalin®, Bromural®, Bromisoval®, Carbromal®, Dolestan®, Doroma®, Mirfudorm®, Somnurol®, Staurodorm®.

Tab. 286: Gegenüberstellung von Barbiturat- und Bromcarbamidvergiftung

	Barbituratvergiftung	*Bromcarbamidvergiftung*
Verlauf:	rel. komplikationsfrei bei adäquater Frühbehandlung	recht komplikationsreicher Krankheitsverlauf trotz Intensivtherapie
Erholung vom Koma	kontinuierlich	häufig zweigipflig mit Wiedersetzen des Komas durch anhaltende Nachresorption aus dem Magen-Darm-Kanal
Klinisches Bild:		
– Totale Areflexie mit Atemlähmung (bei Beginn)	häufiger	paradoxes Reflexverhalten (Streck- und Pronationskrämpfe häufig bei schwerster Vergiftung!)
– isoelektr. EEG	+	+ +
– lichtstarre Pupillen	+	+ +
– Dauer der Bewußtlosigkeit	länger	durchschnittl. kürzer
– Antwort auf Volumenzufuhr und Sympatholytika	zufriedenstellend	häufig kaum beeinflußbare Mikrozirkulationstörung (9)
– Organtoxizität	Leber	Herz, Lunge, Leber, Pancreas
– Lungenveränderungen	Pneumonie	Schocklunge (Endotheldefekte, Mikrothromben), perivask. u. interstitielles Oedem (9)
– Gerinnungsstörung	∅	Disseminierte intravaskuläre Koagulopathie (9–11)
– Tox. Myokardschäden Arrhythmien Herzinsuffizienz	+ (meist durch Hypoxie)	+ + + (durch direkte organtox. Wirkung von Bromcarbamid)
Dialysierbarkeit der Gifte	gut	theoretisch besser
Forcierte Diurese	gute Erfolge	kontraindiziert (9–11) bzw. umstritten (Gefahr eines interstitiellen Lungenödems!). Ansonsten ist die Wirksamkeit der forcierten Diurese nachgewiesen (2, 4)
– Giftnachweis	Schnelltest: Chloroform-Extrakt + Co. azetat (Farbreaktion: hellblau) siehe Seite 484	sicherer Nachweis der kontrastgebenden bromhaltigen Substanz durch Abdomenübersicht – Rö.-Aufnahme (6, 9, 11)
– Giftelemination vom gastroint. Trakt	Meist können erhebliche Reste aus dem Magen durch Spülung entfernt werden.	Bromcarbamid haftet an der Magenwand, Entfernung mühsam, selbst durch fraktionierte Magenspülung[1]).
Mortalität:	2.8% (9): meistens durch Hypoxie und Frühkomplikationen	6% (9): häufig durch Spätkomplikationen, oft erst nach Wiedererlangen des Bewußtseins

[1]) evtl. Spülen unter Sicht mit speziellen Zweikanal-Endoskopen (Ibe, K., 1979). Als ultimum refugium: Gastrotomie!

Therapie der Bromcarbamidvergiftung:

a) *leichte Intoxikation:*
- Magenspülung – auch wenn die Tabletteneinnahme länger als 24 Std. zurückliegt! Anschließend Instillation von Aktivkohle und fraktionierte Magenspülung ($\rightarrow$ Giftentfernung bei oraler Gifteinnahme).
- Keine Anregung der Peristaltik (gesteigerte Motilität erhöht die Resorption! Die verzögerte Elimination wird jedoch dann in Kauf genommen).
- lückenlose Überwachung (Rö. Tho., EKG, ZVD, Elektrolyte, Ges.-Eiweiß)

b) *mittelschwere Intoxikation* (Delta-Wellen-Muster im EEG):
- Nasotracheale Intubation, Beatmung mit volumengesteuertem Respirator, bei Schocklunge mit PEEP[1]) – obschon PEEP kaum in der Lage ist, das interstitielle Ödem zu vermindern, siehe Seite 72ff.
- Routinemäßige Heparinisierung mit Perfusor (unter PTT- oder Thrombin-Zeit-Kontrolle, siehe Seite 391)
- Bekämpfung der Hypothermie (vorgewärmte Lösungen, warmes Wasserbad)
- Korrektur der Azidose, Antiarrhythmika, Digitalis (bei Linksherzversagen: mit Spironolakton kombiniert)
- Flüssigkeitsbilanz 12stdl.

c) *schwere Intoxikation* (intermittierendes Nullinienmuster im EEG):
- Intensivmaßnahmen wie oben (Flüssigkeitsbilanz 6stdl.)
- Hämodialyse zur schnellen Giftelimination.

Bromcarbamid ist an sich gut dialysierbar; mittlere Dialysance: 84.98 ± 13.39. Evtl. $\rightarrow$ «Hämoperfusion» mit Aktivkohle-Patronen, Seite 435

Indikation zur Hämodialyse bei Bromcarbamidvergiftung (5):
1. Tiefes Koma (Patient oft nicht reflexlos, zeigt vielfach Streckkrämpfe)
2. Beeinträchtigung der Vitalfunktionen (Atmung, Kreislauf, Niere), die mit Intensivpflegemaßnahmen kurzfristig nicht beherrschbar sind.
3. EEG: Intermittierendes Nullinienmuster (in Einzelfällen bei Delta-Wellen)
4. Erweiterte Indikation: bei Niereninsuffizienz, hohem Alter, Unterkühlungstendenz, gesicherter Aspiration, Diabetes mell.

Allgemeine Hinweise: Es sollen nicht routinemäßig zur Anwendung kommen:
1. Forcierte Diurese (9–11), da sie der Entstehung der Schocklunge Vorschub leisten kann
2. Peritonealdialyse (nicht wirksamer als die forcierte Diurese)
3. Anregung der Peristaltik, hohe Einläufe
4. Grundsätzlich: keine Plasmaersatzmittel

Kontrollen: Serum-Na^+, Serum-K^+, Gesamt-Eiweiß, *Serum-Chlor (in der Regel sehr hoch, da Serum-Br^+ mit dem Chlor fälschlich gemeinsam bestimmt wird!).* Abdomenübersichts-Rö.-Aufnahme (zur Kontrolle der noch zu erwartenden Nachresorption), EEG (in schweren Fällen tgl.), ZVD (2–4stdl., besser: PCWP (9) siehe auch Seite 152). Transaminasen, herzspezifische Enzyme (Myokardnekrose?), Kreatinin.

[1]) siehe auch: «Indikationen zu PEEP» Seite 72

Literatur:

(1) von Baeyer, H., Kunst, H., Freiberg, J., et al.: Hämodialyse bei Schlafmittelvergiftungen. Indikationen und Ergebnisse. Dtsch. med. Wschr. 99 (1974) 189
(2) Grabensee, B.: Untersuchungen zur Klinik und Therapie schwerer exogener Intoxikationen unter besonderer Berücksichtigung von Dialyseverfahren. Mit einem tierexperimentellen Beitrag zur Behandlung schwerer Schlafmittelvergiftungen mit Hämoperfusion durch Absorberharz. Habilitationsschrift, Düsseldorf, 1974

(3) Grabensee, B., Hofmann, K., Herms, W. et al.: Dialysebehandlung bei schweren Carbromalvergiftungen. Intensivmedizin 9 (1972) 344
(4) Grabensee, B., Hofman, K., Jax, W. et al.: Klinik und Therapie der Bromcarbidvergiftung. Dtsch. med. Wschr. 97 (1972) 1911
(5) Grosse, G., Höfer, W., Gruska, H., et al.: Zur Klinik der schweren Carbromalintoxikationen. Klin. Wschr. 52 (1974) 39
(6) Kempe, W.: Nachweis bromhaltiger Schlafmittel durch Röntgenaufnahme (Zentraleuropäischer Anästhesiekongreß, 10. – 13. Sept. 1975, Bremen, Kongreßbericht)
(7) Kubicki, St.: Störungen der Bewußtseinssphäre und psychische Alterationen durch Gifte (Zentraleuropäischer Anästhesiekongreß, 10. – 13. Sept. 1975, Bremen, Kongreßbericht).
(8) Wiemers, K., Vogel, W., Metz, G. et al.: Klinik der Bromcarbamidvergiftung. Intensivmedizin 10 (1970) 156
(9) Wiemers, K.: Bromcarbromal-Vergiftungen (Zentraleuropäischer Anästhesiekongreß, 10. – 13. Sept. 1975, Bremen, Kongreßbericht)
(10) Wiemers, K. (1977): Persönliche Mitteilung

Vergiftung mit Acetylcholinesterase-Hemmern (Alkylphosphatvergiftung)

Typischer Vertreter der Gruppe:
E 605 (Parathion) oder andere Phosphorsäureester-Insektizide, wie: Mipafox, Tabun, Sarin, EPN, Malathion, Lebaycid, Merkon, Metasystox und andere Organophosphat-Derivate wie: DFP, TEPP, Echothiophate.

Vergiftungsform:
Perkutan: Wirkungseintritt erst nach mehreren Stunden.
Oral: erste Vergiftungserscheinungen nach Minuten bis Stunden.
Pulmonal: sehr rascher Wirkungseintritt.
Schleimhaut: sehr rascher Wirkungseintritt.

Typische Vergiftungszeichen:
1. *Muskarinartige Wirkungen:* Übelkeit, Brechreiz und Erbrechen, Diarrhoe, Darm- und Bronchialspasmen, vermehrte Speichel-, Schweiß-, Tränen- und Bronchialsekretion, maximale Miosis, Bradykardie, später auch Tachykardie
2. *Nikotinartige Wirkungen:* Muskelschwäche, fibrilläre Muskelzuckungen (Gesicht), Myoklonie, Muskelrigidität (Wadenmuskulatur), evtl. tonisch-klonische Krämpfe
3. *Zentralnervöse Wirkungen:* Kopfschmerz, Angst, Ataxie, Krämpfe, Koma, Cheyne-Stokessche Atmung, Atemlähmung; final: Lähmung des Atemzentrums und/oder Lungenödem.

Pathophysiologie: Alkylphosphate sind Kontakt-, Freß- und Inhalationsgifte.
Charakteristikum: Gute Fettlöslichkeit.
Wirkung: Hemmung der Acetylcholinesterase, dadurch *endogene Acetylcholinvergiftung* mit entsprechender Symptomatik (siehe oben).

Sofortmaßnahmen:
Wichtig: Die ersten 15 – 20 Minuten nach der Gifteinnahme sind entscheidend für das Schicksal des Patienten!
Deshalb: Behandlung unbedingt vor Krankenhauseinweisung beginnen! Sofort Eiermilch trinken und erbrechen lassen. Haut mit Wasser und Seife spülen. Benetzte Kleider entfernen (Vorsicht: Gummihandschuhe tragen!). Magenspülung mit 5%iger $NaHCO_3$-Lösung, noch vor Klinikeinweisung! Sofort hohen Darmeinlauf machen (bevor durch große Atropindosen Darmparalyse induziert wird).
1. *Atropin:* hochdosiert: 2 – 10 – 100 mg initial i.v. (Kinder 0,1 mg/kg); Wiederholung je nach

Wiederauftreten der Vagussymptomatik (8). Gesamtdosis: *200 – 400 mg/die i.v.*, evtl. über mehrere Wochen (*Atropin sulfuricum-Flaschen mit 100 ml à 1 % = 1000 mg/100 ml*).
Klinische *Dosisrichtlinien:* a) *Pupillenweite* b) *Herzfrequenz* c) *Sekretionsabnahme.*
2. Etwa 5 Minuten nach der ersten Atropin-Gabe:
spezifische Antidot-Behandlung mit *Cholinesterase-Reaktivator:* z.B. Obidoxim = Toxogonin® (1 Amp. à 250 mg langsam i.v., bzw. 3–5 mg/kgKG im Abstand von 2 Std., höchstens 1mal wiederholen (10); s. auch S. 515). Dieser darf jedoch *nur in den ersten 24–36 Stunden* gegeben werden, da der phosphorilierte Fermentkomplex «altert» und der Behandlung dann nicht mehr zugänglich ist. Darüber hinaus entwickelt der Reaktivator gewisse Eigentoxizität.
Beachte: Vergiftungen mit dem Alkylphosphat Dimethoat oder mit Substanzen aus der Gruppe der Carbamate (z.B. Aldicarb, Barban, Carbaryl, Diallat, Dimetan, Isolan, Methomyl, Propham, Triallat etc., s. a. Lit. (9)) *sprechen nicht auf Toxogonin an; es verstärkt im Gegenteil die Wirkung dieser Insektizide.*
3. *Hautreinigung mit Seife* (alkalisches Milieu inaktiviert die Alkylphosphate).
4. *Zentrale Dämpfung* (zur Kupierung der Krämpfe; Diazepam, Scopolamin sind dem Atropin vorzuziehen!). Bei Krämpfen: Barbiturate, O_2, evtl. Intubation (nicht mit Succinylcholin!) und Beatmung.
5. Bei kardialer bzw. respiratorischer Insuffizienz: *gezielte Intensivtherapie* (inotrop wirksame Pharmaka, z.B. → Dopamin, Schleifendiuretika, z.B. Furosemid, Etacrynsäure, ggf. Antiarrhythmika, Beatmung (*Mund-zu-Mund-Beatmung bzw. Atemspende ohne Hilfsmittel wegen Vergiftungsgefahr für den Atemhelfer kontraindiziert!!)*
6. Neue therapeutische Möglichkeit? Nach Messung der Cholinesterase-Aktivität ist die Intoxikation durch fraktionierte i.v. Gaben eines *Cholinesterase-Präparates* (Serumcholinesterase® Behring, 1–5 Ampullen) beherrschbar. Eine hohe Atropindosierung ist jedoch auch dann angezeigt.

Kontraindizierte Maßnahmen:
Gabe von:
– Opiaten
– Phenothiazinen
– Aminophyllin
– Abführmitteln (Reizung der Darmschleimhaut = vermehrte Giftresorption)
– Direkter Kontakt mit dem Patienten (ohne Handschuhe)

Allgemeine Hinweise:
1. *Nur eine «großzügige Atropindosierung» unter «Ignorierung der Maximaldosen» (5) führt zum Erfolg* (individuelle Dosierung):
– Bei E 605-Vergiftung scheint eine erhöhte Atropintoleranz vorzuliegen
– Eine eventuelle Atropinvergiftung läßt sich durch Physostigmin günstig beeinflussen.
2. Es ist *darauf zu achten, daß in hypoxischen Phasen* (Krämpfe, Atemlähmung) *die Pupillen maximal weit und reaktionslos sein können.*

Literatur:

(1) v. Clarmann, M.: Die Entgiftungsstation (In: Lehrbuch der Anaesthesiologie, Reanimation und Wiederbelebung, Hrsg. H. Benzer, R. Frey, W. Hügin, O. Mayrhofer, Springer V. Berlin – Heidelberg – New York, 1977, Seite 727)
(2) Gross, R., Grosser, K. D., Sieberth, H. G.: Der internistische Notfall. F. K. Schattauer V., Stuttgart – New York, 1973
(3) Halhuber, M., Kirchmair, H.: Notfälle in der inneren Medizin. V. Urban & Schwarzenberg, München – Berlin – Wien, 8. Auflage 1970
(4) Klose, R.: Eine neue therapeutische Möglichkeit zur Behandlung der E 605-Vergiftung. (Zentraleuropäischer Anästhesiekongreß, 10. – 13. Sept. 1975, Bremen, Kongreßbericht)
(5) Moeschlin, S.: Klinik und Therapie der Vergiftungen. Thieme V. Stuttgart 1975

(6) Schuh, St.: Klinik und Therapie akuter Vergiftungen durch Pflanzenschutz- und Schädlingsbekämpfungsmittel (Zentraleuropäischer Anästhesiekongreß, 10. – 13. Sept. 1975, Bremen, Kongreßbericht)

Weiterführende Literatur:

(7) Akintürk, I., Asbrand, E., Kirchberg, M.: Allgemeine Grundlagen der Behandlung einer Alkylphosphatvergiftung (E 605) anhand eines erfolgreich abgeschlossenen Falles. Wissenschaftl. Inform. (Fresenius), Heft 1 (1978) 168 – 189 (31 Lit.)
(8) Daunderer, M., Weger, N.: Vergiftungen. Springer-Verlag, Berlin – Heidelberg – New York 1978
(9) Klimmer, O. R.: Pflanzenschutz- und Schädlingsbekämpfungsmittel. Abriß einer Toxikologie und Therapie von Vergiftungen. Hundt Verlag, Hattingen, 1971
(10) Schlenk, R.: Alkylphosphatvergiftung im Kindesalter. Notfallmedizin 4 (1978) 383

Paraquat und/oder Deiquat (Dipyridinium), nach (1 – 4) (→ Hämoperfusion, Seite 435)

Eigenschaften:
Herbizide (Unkrautvertilgungsmittel), die alle chlorophyllhaltigen Pflanzen indirekt über *Bildung von toxischen Peroxyden* zerstören.
Per os von höchster Toxizität mit extremer Letalitätsquote. Die Vergiftungserscheinungen machen sich zunächst an den besonders stoffwechselaktiven Zellsystemen bemerkbar. *(Grad der Toxizität vom O_2-Angebot abhängig.)*
Resorption aus dem Magen-Darmtrakt ist schlecht (5 – 15 %). Paraquat wird aktiv in den Lungen angereichert. Keine Metabolisierung; *Ausscheidung:* stark verzögert über Niere und auch Darm.

Tab. 287: Deutsche Handelspräparate, in denen Paraquat oder Deiquat enthalten ist:

Präparat	*Wirkstoffe*	*Wirkstoffgehalt*
Gramoxone	Paraquat	200 g/l Wasser
Gramoxone-S	Paraquat	200 g/l Wasser
Duanti	Paraquat	25 g/kg
	Deiquat	25 g/kg
Gramixel	Paraquat	100 g/l Wasser
	Diuron	300 g/l Wasser
Terraklene	Paraquat	100 g/l Wasser
	Simazin	400 g/l Wasser
Reglone	Deiquat	200 g/l Wasser

Tab. 288: Lokale und systemische Wirkungen bei Vergiftungen durch Paraquat oder Deiquat per os (nach (3))

I. Lokale Wirkungen[1]
Schmerzen im Mund, Rachen, Ösophagus, »toxische Gastroenteritis« = Leibschmerzen, Erbrechen und Durchfall; später Erosionen und blutende Ulzerationen im Verdauungstrakt

↓

symptomloses(-armes) Intervall von Stunden bis 2 Tagen!

↓

II. Systemische Wirkungen

A. Foudroyanter Verlauf:
Herz-Kreislaufversagen
Lungenödem
Nierenversagen
Leberdystrophie

B. Protrahierter Verlauf:
Niereninsuffizienz
passagere andere
Organinsuffizienzen

Paraquat   Deiquat
↓   ↓
progrediente irreversible Lungenfibrose   *Restitutio ad integrum*

[1] durch Verätzung direkte Cytotoxizität: örtliche Kolliquationsnekrose

Nachweis:

1. *Schnelltest:*
Methode nach Tompsett: Alkalisierung des Mageninhalts oder Urins (5 – 10 gtt 0,1 n NaOH auf 5 – 10 ml Magenflüssigkeit oder Urin bis pH > 8) und Zugabe einer Messerspitze Natriumdithionit (z.B. Merck: Artikel Nr. 6507)
Bei positivem Ausfall der Probe: Grünverfärbung (mindestens 1 μg Gift pro ml Probe)

2. *Quantitative Bestimmung:*
Prinzip: Adsorption von Herbiziden an Kationenaustauscher-Kunstharze. Anschließend Elution durch gesättigte Ammoniumchloridlösung. Nach Reduktion durch alk. Natriumthionit-Lösung *kolorimetrische Bestimmung der Giftmenge.*

Behandlung:

Vor der Resorption:

I. Sofortmaßnahmen:
Provokation von Erbrechen (2 EL NaCl auf 1 Glas warmes Wasser p. os, Apomorphin 0,1 mg/kg/KG i.m., bei Kleinkindern: 15 ml Ipecacuanha-Sirup, *anschließend Adsorbentien* wie Fuller-Erde oder Bentonit (Aktivkohle weniger wirksam!), Haut mit Lutrol oder Wasser spülen.

II. Therapie im Krankenhaus:
1. Ausgiebige *Magenspülungen* (30 – 40 lt) dann Instillation von z.B. 25 g *Bentonit* in 250 ml phys. NaCl-Lösung und 100 ml Karion F zur Erzielung von Diarrhöen. Wiederholung nach 2 – 4 Std.
2. *Hohe Einläufe*

Tab. 289: Reihenfolge von Magenspülung und Darmspülung in Abhängigkeit von den Mengen an Paraquat oder Deiquat im Magen (nach (3))

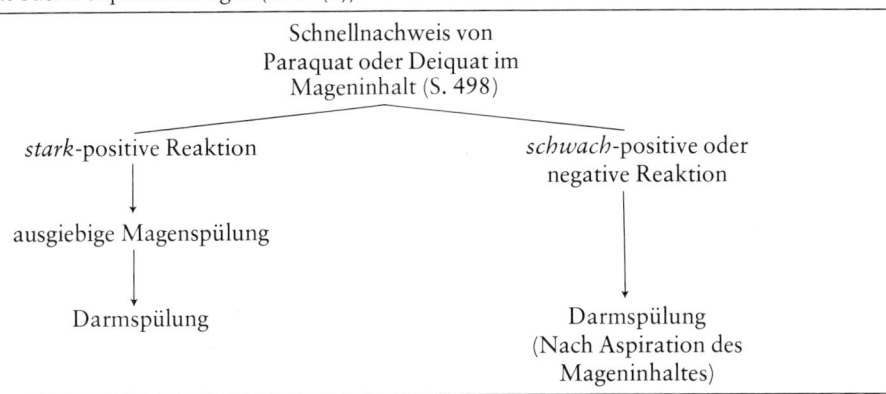

```
                    Schnellnachweis von
                   Paraquat oder Deiquat im
                    Mageninhalt (S. 498)
            ┌──────────────────────────────┐
   stark-positive Reaktion          schwach-positive oder
            │                         negative Reaktion
            ↓                                │
   ausgiebige Magenspülung                   │
            │                                │
            ↓                                ↓
       Darmspülung                      Darmspülung
                                    (Nach Aspiration des
                                       Mageninhaltes)
```

Nach der Resorption:
1. *Forcierte Diurese* von fraglichem Wert (cave Lungenödem!)
2. *Hämodialyse* (bei > 24 Std. nach Ingestion und Serumspiegeln von < 1 – 2 ppm ungeeignet!)
3. *Hämoperfusion* mit beschichteter Aktivkohle (siehe Seite 435)

Anmerkung:
die Effektivität, d. h. die Clearance der Hämodialyse bei verschiedenen Serumkonzentrationen von Paraquat und Deiquat kann unterschiedlich sein. *Bei Giftkonzentrationen von 0,1 – 0,2 ppm* (am häufigsten!!) *ist die Hämodialyse im Gegensatz zur Hämoperfusion wirkungslos.*

Tab. 290: Clearance-Werte durch Hämodialyse oder Hämoperfusion bei verschiedenen Konzentrationen von Paraquat und Deiquat im Serum (nach (3))

Konzentrationsbereich von Paraquat und Deiquat im Serum (ppm)	Hämodialyse Clearance (ml/min)	Hämoperfusion Clearance (ml/min)
15 – 20	70	80
1 – 2	10 – 20	50 – 75
0,2 – 0,4	0	30 – 65

Literatur:

(1) Beyer, K. H.: Dtsch. Apoth. Ztg. 110 (1970) 663
(2) Fisher, H. K., Clements, J. A., Wright, R. R.: Amer. Rev. resp. Dis. 107 (1973) 246 – 252
(3) Okonek, S.: Vergiftungen durch Paraquat oder Deiquat. Med. Welt 27 (1976), 1401
(4) Proudfoot, A. T., Prescott, L. F.: Poisoning with paraquat, salicylate and paracetamol (In: I. McA Ledingham, ed.: Recent advances in intensive therapy. Churchill-Livingstone, Edinburgh – London – New York, 1977, S. 219–229)

Weiterführende Literatur:

(5) Autor, A. P. (ed.): Biochemical Aspects of Paraquat Toxicity. Academic Press, London 1977
(6) Gosselin, R. E.: Clinical Toxicology of Commercial Products. Williams & Wilkins, Baltimore 1976

Giftentfernung bei oraler Gifteinnahme (Provokation von Erbrechen – Magenspülung)

Kontraindikationen für provoziertes Erbrechen und Magenspülung
Kein Erbrechen auslösen bei:
1. benommenen Kindern, Vergiftungen mit:
2. ätzenden Substanzen (Laugen – Säuren – Ingestion)
3. Benzin und Petroldestillaten
4. oberflächenaktiven (waschaktiven) Substanzen (bei Schaumbildung Silikonentschäumer, z.B. 1 EL Sab simplex geben)
5. Krampfgiften
6. bei zentral sedierenden Stoffen je nach Benommenheit (Aspirationsgefahr, Lähmung des Brechzentrums)

Keine Magenspülung durchführen bei Vergiftungen mit:
1. Benzin u. a. Petroldestillaten (bei Mengen über 2 ml/kg nur nach vorheriger Intubation)
2. ätzenden Substanzen (Perforationsgefahr)
3. Waschmitteln (Schaumbildung), bei großen Mengen: vorherige Gabe von Sab simplex oder Lefax, dann Magenaushebung
4. parenteral verabreichten Substanzen
5. Semikoma, Koma (allenfalls bei intubierten Patienten), Krämpfen, schwerer Kreislaufinsuffizienz etc.

Die Magenspülung (Technik – Indikationen):

Grundsatz: Elementarhilfe geht vor Giftentfernung, s. S. 482!
Technik: Die Magenspülung sollte nur in *Bauchlage*[1]) (Kopf tief (15 – 20°) und zur Seite gewendet) erfolgen. Vor der Magenspülung: Gabe von *Atropin* i.v. oder i.m. 0,01–0,025 mg/kg (Prophylaxe gegen reflektorischen Laryngospasmus)

Säuglinge	0,1 – 0,3 mg
Kleinkinder	0,2 – 0,5 mg
Schulkinder	0,5 mg Atropin i.m.

Gummikeil zwischen die Zähne einschieben, *Magenschlauch* anfeuchten und einführen. *Schlauchlänge: Distanz von der Nasenwurzel bis zum Proc. xyphoideus plus 10 cm = Länge des einzuschiebenden Magenschlauches* (am Schlauch markieren) *oder*
Entfernung Zahnreihe/Kardia bei Kindern im:
  1.– 3. Monat 17 cm
   – 6. Monat 20 cm
  – 15. Monat 23 cm
  3.– 5. Jahr 27 cm
  5.– 9. Jahr 32 cm + 5 – 7 cm

Großlumigen Magenschlauch verwenden!
– Erwachsene: von ca. Fingerdicke (Ø ca. 18 mm)
– Kinder: von etwa 7 – 11 mm Durchmesser

Die *Lage des Magenschlauches* kann überprüft werden:
durch Abziehen von Mageninhalt (pH prüfen) oder Instillation von Luft durch den Schlauch (Geräusch über dem Abdomen mit Stethoskop auskultierbar).

Anschließen eines Trichters (Füllvolumen: 750 ml) an den Schlauch
1. Mageninhalt soweit als möglich abfließen lassen.
2. Wechsel zwischen Einfüllen bzw. Ablassen der Spülflüssigkeit (körperwarme physiol. NaCl-

Lösung)²), bis diese klar wird. Mit der letzten Spülflüssigkeit werden 1–2 g/kgKG Carbo medicinalis (ca. 50 Kohlenkompretten) sowie Natriumsulfat (1 g/kg)⁴) bzw. – wenn indiziert: 3–5 ml/kg Paraffinum liquidum (siehe: Spezifische und unspezifische Antidote, Seite 509) instilliert.
Einzelspülmenge: 25 % der Magenkapazität
Gesamtmenge: mindestens 15 bis 20 l beim Erwachsenen!³)
Vorsicht! Nur mit geringem Druck (30 cm H$_2$O) spülen, um die Gefahr einer Perforation der evtl. geschädigten Magenschleimhaut zu verringern!

Tab. 291: Magenkapazitäten und Spülmengen

Magenkapazität	1 Jahr	370 ml
	2 Jahre	490 ml
	3 Jahre	575 ml
	4 Jahre	640 ml
	5 Jahre	700 ml
	6 Jahre	750 ml
	7 Jahre	800 ml
	8 Jahre	840 ml

Spülmenge/Spülung	
Säuglinge:	50–100 ml
Kinder:	150 ml
Erwachsene:	500 ml

Beachte:
vor Herausziehen des Schlauches:
– diesen abknicken (hilft Aspiration vermeiden!)
– evtl. Abführmittel (provozierte Diarrhoe mit 150 ml Karion F® oder 250 ml Tutofusin S 40) bzw. Zusätze instillieren.
– Magensonde legen!

Tab. 292: Zusätze zur Magenspülflüssigkeit bei Vergiftung mit:

Alkohol	Natriumbikarbonatlösung 2–5 %
aliphatischen Kohlenwasserstoffen (KW)	Paraffinöl 3–5 ml/kg
Blei	Natriumsulfat 3 %
Eisen	Desferrioxamin (Desferal) 1 ‰
Hg: anorg. Verbindung	Milch, Tee (nicht NaCl-lösliche Komplexsalze)
Jod	Stärke oder Natriumthiosulfat 1 %
Metaldehyd	Natriumbikarbonatlösung 2–5 %
Oxalsäure und Fluoride	Kalzium gluconicum 5 %
Thallium	Natriumjodid 1 %
Zyanide und Opiate	Kaliumpermanganatlösung $^1/_2$–1 ‰
(→ «Spezielle Zusätze zur Magenspülung durch Giftneutralisation», Tab. 293)	

Fraktionierte Magenspülung (möglichst über eine doppelläufige Magensonde!):
geeignet *bei* Aufnahme von *Säuren und Laugen* (vorsichtiges Absaugen und Verdünnen, Zufuhr von Magnesia bzw. Zitronensaft oder verdünntem Essig (1–2 %)!)
Vorgehen:
dünne Magensonde, körperwarme phys. NaCl-Lösung, große Blasenspritze bereitstellen.
Vor und dann nach den Spülungen zunächst $^1/_2$-, später 1stdl. Mageninhalt aspirieren, 4 ml/kgKG

phys. NaCl-Lösung instillieren, ca. 5 Min. belassen, abziehen (evtl. Kohle und/oder Glaubersalz nachgeben), bis die Bewußtseinslage aufklart. (Wenn dünner Schlauch verstopft, normalen Schlauch benutzen!)
Beachte: ca. 6 Std. nach der Magenspülung sollte ein hoher Einlauf (ca. 2 l Wasser) gemacht werden, um Gifte, die bereits in den Darm gelangt sind, zu entfernen (3).

Indikationen zur Magenspülung:
a) bei allen toxischen Mitteln, die im Sinne des enterohepatischen Kreislaufs in den Magen sezerniert werden (rezyklische Resorption nach Borbély): Antipyrin, Arsen-, Blei-, Eisenverbindungen, Formaldehyd, jodhaltige Kontrastmittel, Opiate, Quecksilbersalze, Salizylate, Sulfonamide (kein Na.-Sulf. geben!)
b) bei schweren Vergiftungen mit Hypnotika, Sedativa (Carbamiden und Barbituraten), Psychopharmaka
c) bei vergiftungsbedingter Somnolenz: Provokation von Erbrechen oder große Magenspülung wegen Aspirationsgefahr nur bei Intubation erlaubt!
d) Reflexsteigerung, Krampfbereitschaft durch: Pyrazolone, Analeptika (Strychnin). Erbrechen kann Konvulsionen provozieren!
e) Vergiftung mit organischen Lösungsmitteln (insbesondere Halogen-KW): Paraffinum liquidum 3 – 5 ml/kg instillieren, Magenaushebung, Paraffinum liquidum geben, insgesamt 3 × wiederholen.

[1]) Beim Intubieren ist die Rückenlage einfacher und sicherer
[2]) Bei Säuglingen und Kleinkindern muß die Spülung mit phys. NaCl-Lösung erfolgen. Bei Erwachsenen kann evtl. auch körperwarmes H_2O verwendet werden.
[3]) Es gibt jedoch Fälle (carbromhaltige Schlafmittel, Pflanzenschutzmittel), bei denen bis zu 400 l Spülflüssigkeit benötigt werden (3).
[4]) ca. 2 Eßlöffel (EL) Glaubersalz als Laxans in Wasser aufgelöst.

Tab. 293: Spezielle Zusätze zur Magenspülung zur Giftneutralisation (Lokalantidota) (nach (2))

Gegenmittel	Indikation	Richtlinien zur Anwendung
Antazida[4]) (Gelusil®, Phophalugel®)	Säuren	Magenspülung mit der nach Vorschrift gelösten Substanz
Natrium- oder Kaliumjodid	Thallium	Magenspülung mit 1%iger Lösung (frisch zubereitet), abschließend 100 bis 300 ml im Magen belassen
Kaliumpermanganat	Nikotin, Opiate, weißer Phosphor, Zinkphosphid	300 ml 0,1%ige Lösung zur Magenspülflüssigkeit, abschließend 50 ml im Magen belassen (Lösung frisch zubereitet)
	Blausäure	0,2%ige Lösung, sonst wie oben
	Glykole	Magenspülung mit 0,02%iger Lösung
Calciumglukonat	Fluor, Oxalsäure	15 bis 40 g in 250 bis 500 ml gelöst zur Magenspülflüssigkeit, abschließend 15 bis 30 g in 100 ml gelöst im Magen belassen
Calciumchlorid	Fluor	Magenspülung mit 0,1%iger Lösung
Natriumthiosulfat	Jod	Magenspülung mit 1%iger Lösung
	Blausäure	Magenspülung mit 2%iger Lösung
Ammoniumkarbonat	Formalin	300 ml 1- bis 2%ige Lösung zur Magenspülung, abschließend 100 ml im Magen belassen

Tab. 293: Fortsetzung

Harnstoff	Formalin	60 bis 70 g Magenspülflüssigkeit, abschließend 20 g gelöst in 100 ml im Magen belassen
Natriumbikarbonat	Dinitrophenol, Dinitrokresol, Chlorate, Terpentinöl, Metaldehyd	Magenspülung mit 5%iger Lösung
Kaliumferrozyanid	Kupfer	Magenspülung mit 0,1%iger Lösung
Kupfersulfat	Weißer Phosphor	500 ml 0,2%ige Lösung zur Magenspülflüssigkeit
Natriumsulfat	Bariumsalze, Blei	Magenspülung mit 2- bis 5%iger Lösung (insgesamt etwa 20 g Natriumsulfat)
Essigsäure verdünnt	Laugen	Magenspülung mit 1- bis 2%iger Lösung, hergestellt durch Verdünnung von Speiseessig (3 bis 6%) oder durch Verdünnung von Essigessenz (85%)
Bentonit APV	Paraquat, Deiquat	25 g in 250 ml physiologischer Kochsalzlösung gelöst anschließend an die Magenspülung

Literatur:

(1) Krienke, E. G.: Giftentfernung bei oraler Gifteinnahme. anästh. prax. 11 (1975) 33
(2) Schuster, H. P., Schönborn, H., Bork, R., Schuster, C. J.: Akute exogene Intoxikationen. Med. Klin. 71 (1976) 1130

Weiterführende Literatur:

(3) Daunderer, M., Weger, N.: Vergiftungen. Springer-Verlag, Berlin – Heidelberg – New York 1978
(4) Rösch, W.: Antacida. In: Ulcus-Therapie (Hrsg.: A. L. Blum, J. R. Siewert), Springer-Verlag, Berlin – Heidelberg – New York 1978, S. 96 ff.

Dialyse bei Vergiftungen

Tab. 294: Dialysable Gifte (nach J. F. Maher, G. E. Schreiner: The dialysis of poisons and drugs, Trans. Amer. Soc. Artif. Organs, 15 (1969) 462, ergänzt); s. auch S. 352 ff.

1. *Barbiturate:*[1]) Barbital (Malonal, Sedecal, Veronal, Medinal), Thiopental (Trapanal), Phenobarbital (Luminal, Gardenal, Quadronox), Amobarbital (Amytal), Butallyonal (Pernocton), Pentobarbital (Nembutal, Centalun), Butabarbital (Butisol, Buthiotal, Neacal, Soneryl), Methylphenolbarbital (Prominal), Secobarbital, Cyklobarbital (Phanodorm, Cyklopen), Heptobarbital (Medomin)

2. *Sedativa-Tranquilizer:* Acetaminophen, Gluthetimid[2]) (Doriden), Diphenylhydantoin[1]) (Dilantin, Antisacer, Zentropil, Phenhydan, Epanutin, Citrullamin, Solantyl), Diazepam[2]) (Valium), Primidone (Mysoline, Mylepsin), Meprobamat (Miltown, Miltaun, Cyropon, Aneural, Restenyl), Bromdiäthylacetylcarbamid (Adalin, Doroma), Äthchlorvynol (Placidyl), Ethinamate (Valamin, Valacid), Bromcarbamid[2]) (Dolestan, Carbromal, Bromisoval, Doroma, Bromural, Somnurol, Mirfudorm, Adalin), Methypyrlon[2]) (Noludar), Chlordiazepoxid (Librium)[2]), Paraldehyd[2]), Oxazepam[2]), Chloralhydrat, Pargylinehydrochlorid (Eutonyl), Methaqualon (Revonal)[2]), Phenothiazine[2])

3. *Antidepressiva-Hallucinogenica-Antihistaminika:* Amitryptiline (Laroxyl, Saroten, Tryptizol)[2], Imipramine (Tofranil)[2], Phenelzine (Nardil)[2], Tranylcypromine (Parnate), Nortryptiline[2], Pargyline (MO 911), Diamorphin (Heroin)[1][2], Antihistaminika[2]

4. *Anticholinergica-Alkaloide:* Atropin[2], Mutterkornalkaloide (Ergotamin), Chinin, Strychnin, Chinidin

5. *Analgetika:* Pentazocin (Fortral), Acid. acetylosalicylicum (Aspirin, Colfarit), Methylsalicylat (Gelonida), Paracetamol[1] (Ben-u-ron), Amidopyrin (Pyramidon), Nor-Amidopyrinmethansulfat (Novalgin), Acetphenetidin[1] (Phenacetin), Dextropropoxyphen[2] (Darvon), Pyrazolonderivate (Butazolidin, Irgapyrin).

6. *Halogene:* Chloride, Bromide, Jodide, Fluoride

7. *Metalle:* Arsen[a], Eisen[b], Blei[c][1], Quecksilber[d][1], Strontium, Calcium, Natrium, Kalium, Magnesium, Lithium, Zink, Thallium, Kupfer

8. *Alkohole:* Äthylalkohol, Methylalkohol (Methanol)[1], Äthylenglykol[1] (Gefrierschutzmittel, Lösungsmittel für Harze, Stempelfarben)

9. *Antibiotica-Chemotherapeutica:* Amphotericin B, Streptomycin, Kanamycin, Neomycin, Vancomycin, Bacitracin, Penicillin, Ampicillin, Methicillin, Carbenicillin, Sulfonamide[1], Cephaloridine[1], Cephalotin, Chloramphenicol, Tetracykline[1], Nitrofurantoin, Polymyxin B[1], Colistin[1], Cykloserine, Gentamycin, Rifampicin, Isoniazid, Chloroquin.

10. Verschiedene Substanzen:
    Digitalis[2], Alpha-Methyldopa, Colchizin, Kohlenmonoxyd, Thiocyanat, Anilin, Na.-chloricum[1], Kalium chloricum, Eukalyptusöl, Borsäure, Kaliumdichromat, Chromsäure[1], Dextroamphetamin[1][2], Natrium citricum, Kresol[1], Toluol, Dinitro-ortokresol, Mannitol, THAM, Amanita phalloides[1] (Knollenblätterpilz), Tetrachlorkohlenstoff[1], Trichloräthylen, Zytostatika (Cyklophosphamide, 5-Fluorouracil, Methotrexate), Deiquat, Paraquat.

11. *Endogene Toxine:* Ammoniak, Harnsäure, Bilirubin, Porphyrin

Anmerkungen:
[1]) nephrotoxische Substanzen
[2]) schlecht dialysable Substanzen
[a]) nach Dimercaprol-Behandlung (Sulfactin)
[b]) nach Desferrioxamin(Desferal)-Behandlung
[c]) nach Calciumdinatrium EDTA(Calciumedetat)-Behandlung
[d]) nach Dimercaprol(Sulfactin)-Behandlung

Tab. 295: Absolute Dialyseindikation bei exogenen Vergiftungen nach V. Heinze, ergänzt (s. auch Tab. 206, 257, 280)

Barbiturate	schwere Intoxik., EEG isoel.
kurzwirk. B	Dosis > 3 g, Serumkonz. > 4 mg%
langwirk. B	Dosis > 5 g, Serumkonz. > 15 mg%
Doriden	EEG isoel., Dosis > 10 g, Serumkonz. > 3 mg%
Noludar	EEG isoel., Dosis > 15 g, Serumkonz. > 11 mg%
Salicylate	Coma, Azidose, Kreislaufkompl., Oligurie
	Dosis > 30 g, Serumkonz. > 70 – 90 mg%
Methanol, Äthanol	schwere Vergiftung Serumkonz. > 400 mg%
Isopropanol	schwere Intoxik., Dosis > 240 ml
Äthylenglykol	Dosis > 100 ml

Durch Dialyse kaum beeinflußbare häufigere exogene Vergiftungen

Adalin	Librium
Atropin	Megaphen
Bromural	Parathion
Chlordiazepoxid	Phenothiazine
Chlorpromazin	Protactyl
Chlorpropamid	Tegretal
Clindamycin	Tofranil
Colchicin	Trifluperazin «Bayer»
Digitoxin	Valamin
Laroxyl	Valium

Die *Indikationen für die Hämodialyse bei exogenen Vergiftungen* können wie folgt zusammengefaßt werden:
1. Verdacht auf potentiell lethale Dosis einer dialysablen Substanz
2. Vergiftungen, die vergesellschaftet sind mit:
   – tiefem Koma, bzw. zunehmender neurologischer Symptomatik
   – Apnoe
   – Kreislaufschock
   – schwerer Störung des Wasser-, Elektrolyt- und/oder Säuren-Basen-Haushalts
   – extremer Hypo/Hyperthermie, die nicht durch konventionelle Maßnahmen beherrscht werden können
3. Organschäden:
   – schwere Niereninsuffizienz
   – Herzinsuffizienz, respiratorische Insuffizienz
   – Leberinsuffizienz (funktionell oder organisch)
4. Vergiftung bei Schwangerschaft:
5. Bei Verdacht auf Vergiftung mit primär gewebstoxischen Substanzen (Knollenblätterpilz, CCl_4) oder bei Entstehen stärker toxischer Metaboliten.

Forcierte Diurese

Bei dialysablen Giften (→ Dialysable Gifte, Seite 503), gegen die kein spezifisches Antidot (→ Sofortmaßnahmen zur Entgiftung, Seite 482, spezifische und unspezifische Antidota, S. 509) zur Verfügung steht, hat sich die *forcierte Diurese (10–20 l Urin/Tag, bzw. > 500 ml Urin/h)* zur Beschleunigung der Giftelimination als ausreichend erwiesen.

A. *Theoretische Überlegungen* (3):
1. Die glomeruläre Filtrationsrate (GFR) ist konstant und wird auch durch Diuretika oder forcierte Diurese kaum beeinflußt.
2. Für die glomeruläre Filtration bleibt Voraussetzung, daß die Substanz nicht an Eiweiß gebunden ist. Mit Verschiebung des Urin-pH (Alkalisierung bei sauren Giften, bzw. Ansäuerung bei basischen Stoffen) läßt sich ein hoher Ionisationsgrad erreichen, s. Tab. 296.
3. Die undissoziierte Form des filtrierten bzw. sezernierten Medikaments kann im Nierentubulus teilweise rückdiffundieren (z.B. lipophile Substanzen).

Die forcierte Diurese greift auf zweierlei Weise in die obigen Mechanismen ein:
a) Die *Kontaktzeit* des Medikaments mit der Tubuluswand wird *vermindert* (gesteigerter Harnfluß → verminderte Rückdiffusion!)
b) Der *Ionisationsgrad* der Substanz wird *erhöht* (durch Verschiebung des pH im Primärharn und der Dissoziationskonstanten (pK) des dialysablen Medikaments). Schwache Säuren (wie Barbiturate und Salizylate) diffundieren mit ansteigendem Urin-pH in vermindertem Maß zurück. (Bei den schwachen Basen verhält es sich genau umgekehrt! S. Tab. 296))

Tab. 296: Ionisationsgrad von Basen und Säuren

$pK - pH$	% ionisiert (Anion = Base)	% ionisiert (Kation = Säure)
+4	99.99	0.01
0	50.00	50.00
−4	0.01	99.99

B. *Indikationen:*
– Mittelschwere bis schwere exogene Vergiftungen mit dialysablen Giften (z.B. Barbituraten, Salizylaten, Meprobamat, Thallium, Paraquat (→ auch Absolute Dialyseindikation bei exogenen Vergiftungen, Seite 505)
– Hämolyse, Transfusionszwischenfall
– Wasserintoxikation (nur Diuretika)

C. *Kontraindikationen:*
– Tubulusnekrose mit Oligo-Anurie (Mannit-Test negativ)
– Unzureichender Filtrationsdruck und kritisch erniedrigtes HZV
– Hirnödem bzw. erhöhter intrakranieller Druck
– Lungenödem (toxisch)
– Manifeste Herzinsuffizienz bzw. schwere Arrhythmien (Indikation zur Peritoneal- evtl. auch Hämodialyse)
– Serum-Kreatinin > 2.0 mg% (nur relative Kontraindikation, eher Hinderungsgrund)
– Hypothermie (< 33°C, relative Kontraindikation)
– Bromcarbamid-, Glutethimid- und Amitriptylinintoxikationen (wegen Gefahr eines interstitiellen Lungenödems (8), bzw. weil die forcierte Diurese ineffektiv ist (7)

- bei Vergiftungen mit primär gewebstoxischen Substanzen (Amanita phalloides, CCl₄); hier ist Hämodialyse angebracht.

Forcierte Diurese ist *ineffektiv* bei den folgenden Vergiftungen (10):
Aceton, Äthylalkohol, Äthylenglycol, Alphamethyldopa, Ammoniak, Anilin, Atropin, Blei, Calcium, Carbenicillin, Cephalosporine, Chloramphenicol, Citrat, Colistin, Cyclophosphamid, Diazepam, Digitoxin, Digoxin, Dinitrophenol, Deiquat, Eisen, Essigsäure, Gentamycin, Halogen-Kohlenwasserstoffe, Isopropylalkohol, MAO-Inhibitoren, Methadon, Methanol, Neomycin, Nitrazepam, Oxazepam, Parathion, Penicillin-G, Phenacetin, Phenylbutazon, Röntgenkontrastmittel, Streptomycin, Strophantin, Sulfonamide, Tetracycline, Thyroxin, Trijodthyronin.

D. *Voraussetzung zur forcierten Diurese:*
Vor forcierter Diurese müssen behandelt bzw. korrigiert werden:
- Hypovolämie
- Hypoproteinämie
- Schwere Elektrolytverschiebungen im EZR
- Schwere Störungen im SBH
- Hämodynamisch wirksame Herzrhythmusstörungen

E. *Technische Durchführung der forcierten Diurese* (nach U. Frotscher, 1973, modif.)
Vorbereitung:
- Magenspülung, Laxantiengabe, Darmentleerung bzw. Instillation von Aktivkohle vor jeder forcierten Diurese angezeigt, s. S. 502
- Laborkontrolle: Hämatokrit, Serum-Na, Serum-K, Serum-Cl, Harnelektrolyte, Kreatinin, Blutzucker, Gesamteiweiß, Serum-Osmolalität (Hydratationszustand), Blutgasanalyse, Thoraxaufnahme, EKG.
- Blasenkatheter und Urinsammelgefäß (nur graduierten Standzylinder zwecks Stundenharnmessung anwenden; Urinbeutel ungenau)
- Urin-pH (bei Alkalisierung durch NaHCO₃ für längere Zeit pH > 7,6, bei Ansäuerung mit NH₄Cl – 1,5 g NH₄Cl in 500 ml Laevulose 5 % → pH < 7,0)
- Cavakatheter – ZVD-Messung, evtl. PCWP, S. 153
- EKG und Temperatur-Monitoring
- Überwachungsprotokoll (Gasaustausch, Kreislaufparameter, neurologischer Zustand)

Tab. 297:
Basislösung für forcierte Diurese (nach (3)):

80 mmol Natrium	in je 1000 ml 5 %iger Glucose	Mit Insulin bei Diabetes mellitus[1]
75 mmol Chlorid		
15 mmol Kalium		
20 mmol Bikarbonat		

[1]) Als Zusatz in die Infusion. Die Adsorption von Insulin an Glas wird durch 10 ml Humanalbumin 20 % verringert (siehe Seite 459).

Tab. 298: Elektrolytlösungen zur Durchführung der forcierten Diurese –
(Vorschläge aus der Literatur nach (2, 3, 5))

	Natrium (mmol/l)[1]	Kalium (mmol/l)	Bikarbonat[1] (mmol/l)
Fritz 1965	80	10–20	20
Linton et al., 1964	37.2	12.5	25
Truniger, 1967	75.5	20	40–60
Lawson et al., 1969	40–60	20	37
Streicher, 1971	140	19	45 (Laktat)
Frotscher, 1973	80	15	20

[1]) Vermindertes Na-Angebot und zu starker Anstieg des Serum-Bikarbonatspiegels führen zu Erhöhung der Kalium-Sekretion (Hypokaliämiegefahr!). Auf ausreichendes Natriumangebot achten! Besser und einfacher: «standardisierte forcierte Diurese» mit spez. Elektrolytlösungen, deren Zusammensetzung auf die Elektrolytausscheidung im Harn abgestimmt ist (z.B. Spüllösung intravenös, Fa. Leopold, Graz; in der BRD: Perflux, Fa. Hormon-Chemie, München).

Infusionsgeschwindigkeit – Flüssigkeitsbilanz:
1. – Infusionsbeginn: 500 ml 0.9%ige NaCl-Lösung oder 5 % Human-Albumin (initiales Natriumangebot; vor allem, wenn Verdacht auf Hypovolämie besteht!)
2. – Dann ca. 500 ml Flüssigkeitszufuhr/h
3. – Eine Diurese von wenigstens 500 ml/h ist u.U. mit Furosemid (Lasix 20 – 40 mg Initialdosis) zu erzwingen
4. – Flüssigkeitsbilanz: in den ersten 3 Std. alle 30 Min., danach stündlich
    Wenn Urinmenge > 6 ml/min: forcierte Diurese (500 ml Flüssigkeitszufuhr/h)
    1 – 6 ml/min: forcierte Diurese und Furosemid oder 200 ml 20% Mannit *in 60 Min., um eine initiale Hypervolämie zu vermeiden*
    < 1 ml/min: *forcierte Diurese sofort abbrechen*
    (Oligo-Anurie! Gefahr eines Lungenödems!
    Evtl.: Hämodialyse)
5. Die Tagesbilanz sollte einen Infusionsüberhang von 500 – 1000 ml aufweisen. Dabei ist die perspiratio insensibilis berücksichtigt. Initial erforderliche Volumensubstitution muß gesondert berücksichtigt werden!
6. Bei negativer Wasserbilanz oder ZVD < + 4 cm H_2O: zusätzliche Infusion von Humanalbumin 5%

Überwachungsprogramm:
– ZVD stdl.; besser: PCWP (pulmonary capillary wedge pressure) bei schwerem Verlauf, siehe Seite 153)
– Urin-pH (6 – 8 stdl.)
– Serumelektrolyte (Na^+, K^+, Cl) und Harnelektrolyte alle 6 – 8 Std. Calciummangel kommt bei forcierter Diurese praktisch nie zustande!
– Temperatur (keine forcierte Diurese unter 34° C!)
– Möglichst: Gewichtskontrollen (Bettwaage!)
– Übliche Kontrollen entsprechend den Forderungen der Intensivüberwachung (siehe Seite 487)

Allgemeine Hinweise:
1. Extrarenale Elektrolyt- und Flüssigkeitsverluste (z.B. durch Fieber, Schwitzen) zusätzlich ersetzen!
2. Bei Auftreten von Arrhythmien: forcierte Diurese abbrechen, 500 – 1000 mg Mg. Asparaginat (z.B. K-Mg-Asparaginat, Tromcardin® unter EKG-Kontrolle infundieren (6), Serum-Kalium (und Ery-Kalium) bestimmen (extrazelluläre Hypokaliämie, intrazellulärer Kaliummangel, Transmineralisation bei zu niedrigem Natriumangebot und Alkalisierung?), Serum-Mg^{++} kontrollieren!

3. Forcierte Diurese erst 12 – 24 Std. nach Erwachen des Patienten beenden (Rückdiffusion von Medikamenten (z. B. Barbituraten) aus den Geweben!).

Durchschnittliche Elektrolytausscheidung im Urin:
Natrium   84.8 mmol/l   Kalium   15.97 mmol/l
Chlorid   74.5 mmol/l   Calcium   8 – 13 mmol/die

Literatur:

(1) v. Clarmann, M.: Die Entgiftungsstation (in: Lehrbuch der Anaesthesiologie, Reanimation und Intensivtherapie, Hrsg. H. Benzer, R. Frey, W. Hügin, O. Mayrhofer, Springer V. Berlin – Heidelberg – New York 1977, S. 727)
(2) Fritz, E.: Intensivierte Infusions-Diurese-Therapie der akuten Schlafmittelvergiftung. Münch. Med. Wschr. 107 (1965) 2124
(3) Frotscher, U.: Forcierte Diurese. Wissenschaftl. Information. (Fa. Fresenius), Heft 4 (1973) 161
(4) Göhring, H. J.: Die forcierte Diurese in der Behandlung akuter Vergiftungen. Wissenschaftl. Information. (Fa. Fresenius), Heft 6 (1969) 72
(5) Linton, A. A., Luke, R. G., Speirs, I., Kennedy, A. C.: Forced diuresis and haemodialysis in severe barbiturate intoxication. Lancet I (1964) 1008
(6) Siemensen, H. C.: Magnesiumverluste durch forcierte Diurese bei Schlafmittelintoxikationen (In: Suppl. 1. zu Wiederbelebung – Organersatz – Intensivmed. Steinkopff Verlag, Darmstadt, 1971)
(7) Steel, C. M., Duffy, J., Brown, S. S.: Clinical effects and treatment of imipramine and amitriptyline poisoning in children. Brit. med. J. 3 (1967) 663
(8) Wiemers, K., Vogel, W., Metz, G., Böttcher, D., Heinze, V.: Klinik der Bromcarbamidvergiftung. Intensivmedizin 10 (1973) 156

Weiterführende Literatur:

(9) Daunderer, M., Weger, N.: Vergiftungen. Springer-Verlag, Berlin – Heidelberg – New York 1978, 78 – 82
(10) Trautmann, A.: Die Dialyse von Arzneimitteln und Giften. Med. Klin. 67 (1972) 1410 – 1413, 1452 – 1454, 1488 – 1492, 1525 – 1531

Tab. 299: Spezifische und unspezifische Antidote (Indikation, Dosierung, Nebenwirkungen (nach E. G. Krienke (4) ergänzt und nach (6) mod.)

Freiname Handelsprodukt	Indikation	Dosierung
● Äthylalkohol in Form von Kognak (45 %), Dick- oder Starkbier (7%ig)	Methanolvergiftung (siehe auch Folsäure). Unter Kontrolle des Äthanolspiegels ($\pm$ 1‰) und Methanolspiegels	Initialdosis 0,5 – 0,75 g/kg (reine Alkoholmenge), später stündlich 0,1 – 0,125 g/kg über Tage oder als 2- bis 5%ige Lösung i. v. Ziel: höhere Bindungskonstante von Äthanol an AdH und darum Blockierung der Methanol-Oxydation.
● Akineton®	siehe Biperiden-HCl	
● Antidotum Thallii Heyl	siehe Eisen(III)hexanocyanoferrat(II)	
● Antilirium	siehe Physostigminsalicylat	

Tab. 299: Fortsetzung

Freiname Handelsprodukt	Indikation	Dosierung
● Atropinum sulfuricum (s. auch Bd. I) Als Atropinum sulfuricum Thilo® Amp. à 1 ml = 0,5, 1,0 und 2,0 mg auch 10 mg/ml Dr. Franz Köhler Chemie KG	Acetylcholinesterasehemmer- vergiftung (Alkylphosphate – z. B. Pflanzenschutzmittel E 605 – Kampfstoffe und Carbamate (S. 495) Ziel: Hemmung der Mus- carinrezeptoren durch Atropin in hohen Dosen	Kinder (0,5)–1–(2) mg (0,1 mg/kgKG) Erwachsene (2)–3–(10) mg als Initialdosis i. v.; dann je nach Schwere: alle 5–10–15 Minuten, – evtl. über Tage – weitergeben (Atropinwirkung klingt schnell ab), bis Atropineffekt eintritt: Mund- trockenheit, Tachykardie (Pupillen- erweiterung nicht zuverlässig). Hauptdosis in den ersten 6 Stunden. Tagesdosen von 30 bis (notfalls) 100 mg für 2 und mehr Tage (Erwachsene)
Nebenwirkung[1]:	Tachykardie, trockene Schleimhaut, Mydriasis. Bei gleichzeitigem Glaukom nur in lebensbedrohlicher Situation einsetzen!	
● B_6 = Pyridoxinhydro- chlorid Benadon® Hexobion® Roche Vicotrat® B_6 Vitamin B_6 Kabi	INH-Überdosierung (B_6-Mangelzustände, z. B. bei D-Penicillamin-Therapie)	Säuglinge: 25 – 50 mg Kinder: 50 – 100 mg Schulkinder: 100 – 300 mg wieder- Erwachsene: 500 mg holt Dosierung insgesamt bis zum Verhält- nis B_6: INH = 1 : 1
Aluminiumsilicat- Adsorbens ● Bentonit SF (Fullers Earth) (SERVA-Feinbiochemika) zu beziehen über Serva- Feinbiochemika – Heidel- berg. Dr. Bender u. Dr. Hobein AG, CH-8042 Zürich, Riedtielstr.	Paraquat- Deiquat- Morfamquat-Vergiftung	so schnell wie möglich 500 ml einer 7%igen, wäßrigen Suspension nach Magenspülung belassen oder Apfel- mus: Bentonit im Verhältnis 1 : 1 2stdl. 2 EL per os geben. Danach massiv abführen, 1- bis 2stündlich Bentonitgabe und Abführ- maßnahmen wiederholen.
● Betablocker z. B. Propranolol (Dociton®: Amp. à 5 ml = 5 mg)	Atropin- u. andere Parasympatholytika- Vergiftungen (Tollkirschen!)	einschleichen mit 1 mg i. v. je nach Pulsfrequenz (abfall). Dosierung: max. 10 mg i. v. unter EKG-Überwachung!
Nebenwirkung:	Bronchospasmus, negative Inotropie Kontraindikation: Manifeste Herzinsuffizienz (siehe Seite 184)	

[1] bei Atropinvergiftungen kann jedoch auch Physostigminsalicylat als Antidot verabreicht werden (S. 515).

Tab. 299: Fortsetzung

Freiname Handelsprodukt	Indikation	Dosierung
● Biperiden-Lactat Akineton® Amp. à 1 ml = 5 mg des Laktats	durch Psychopharmaka (Phenothiazine, Butyrophenone) ausgelöste extrapyramidale Symptomatik	0,04 mg/kg i. m. oder sehr langsam i. v. mit Traubenzuckerlösung 5 % (bei schneller Infusion können psychotische Bilder auftreten). Tagesdosis auf 3–4 Portionen verteilt: Säuglinge = 1,25 mg Kleinkinder = 2,5 mg Schulkinder = 5,0 mg Erwachsene = 5 – 10 mg
● Botulismus-Serum Behring-Werke Marburg/Lahn 1 Flasche = 50 ml	Clostridium botulinum – Toxin (Fisch-, Fleisch- und Gemüsekonserven), auch zur Prophylaxe in Verdachtsfällen!	Einzeldosierung: 100–200 ml i. v., Wiederholung nach 2 – 3 Tagen
● Calcium-dinatrium EDTA «Calcium Hausmann» bzw. Chelintox Calcium-Vitis® Calciumedetat® Heyl 1 ml = 200 mg	Pb, V, Cr (Co, Fe, Zn) und Radioisotopen-Vergiftung Chelatbildner: Mobilisierung und bessere Urinausscheidung Nicht bei Glykosidmedikation!	15–20 mg/kg über 1–2 h als Infusion (0,2–0,5 %ig in 5 %iger Traubenzuckerlösung). Max. 50 mg/kg/die 3 Tage lang. Steigert Pb-Ausscheidung um das 20fache. Wenn erforderlich, nach 3 Tagen Pause, gleiche Gabe für 3 Tage usw. (per os als prophylaktische Gabe 2 g/die Erwachsene, Kinder 30 mg/kg/die; einmalige Gabe zur Diagnostik chronischer Metallintoxikation.
Nebenwirkung:	Niereninsuffizienz, histaminartige Reaktion, Phlebitis, Hypoglykämie. Evtl. tetanische Anfälle.	
● Calciumtrinatrium-DTPA Ditripentat-Heyl® Amp. à 5 ml = 1,0 g	Mn-Vergiftung, sonst wie Ca-Na₂EDTA, Eisenspeicheranomalien sowie radioaktive Isotope	1 g in 250 ml NaCl-Lösung i. v. in 6 h, dann 1 g/250 ml für 24 h, 2 × 1 g/die weiter unter Urinkontrolle. Wird oral nicht resorbiert.
● Co₂-EDTA Kelocyanor® Laroche Navarron 20 ml = 300 mg	Zyanintoxikation (siehe auch Hydroxycobalamin). Detoxikation durch Bildung eines Pentazyan-Kobalt-Komplexes. Blutdruck (RR-Abfall!) kontrollieren. Gesichtsröte und Kopfschmerzen wurden beobachtet. Überdosierung: Co-Vergiftung (CaNa₂-EDTA-Therapie). Vorsicht geboten bei Herzinsuffizienz!	rasch i. v. als 1,5 %ige Lösung, Cave: Hypoglykämie, deshalb in 20 %iger Glukose 300 – 600 mg i. v., Kinder: 4–9 mg/kg. Falls erforderlich: nach 30 Minuten nochmals 300 mg i. v., anschließend Natriumthiosulfat langsam i. v.

Tab. 299: Fortsetzung

Freiname Handelsprodukt	Indikation	Dosierung
• Desferrioxamin Desferal®, Ciba Amp. à 5 ml = 500 mg Trockensubstanz	Eisenintoxikation Komplexbildung mit Fe^{3+}	bei akuter Eisenintoxikation nach Magenspülung mit $NaHCO_3$-Lösung: 6–8 g Desferrioxamin. (Erwachsene: bis 12 g) in Flüssigkeit gelöst per os (sehr bitter); besser per Magensonde. Bei Fe-Spiegel > Eisenbindungskapazität: außerdem 1 g Desferrioxamin in 1000 ml 5%iger Glukoselösung per Infusion; maximal 15 mg/kg/h. 24-h-Dosis maximal 80 mg/kg KG parenteral. Ob Therapie ausreichend, ist von Eisenausscheidung und Eisenspiegel abhängig.
Nebenwirkung: Exanthem, Hypotonie, Niereninsuffizienz		
• Dimercaptopropanol BAL = British Anti Lewisit Sulfactin® (Homburg) Amp à 2 ml = 100 mg in öliger Lösung	Arsen (nicht AsH_3) Hg (frühzeitige Gabe, nicht bei organischen Verbindungen) längere Behandlung nötig: (Ni), (Cu), Sb, Bi, Cr, Co, Au und Mn-Vergiftung sowie bei Zinkfieber	5%ige ölige Lösung: streng i. m. injizieren. Leichte Vergiftung: 1. + 2. Tag (6stdl.): 4 × 2,5 mg/kg KG 3. Tag (12stdl.): 2 × 2,5 mg/kg KG. Schwere Vergiftung: 1. + 2. Tag (4stdl.): 6 × 2,5 mg/kg KG, 3. + 4. Tag (6stdl.): 4 × 2,5 mg/kg KG, 5. + 6. Tag (12stdl.): 2 × 2,5 mg/kg KG. Dann (wenn noch Indikation besteht) 1 ×/die
Kontraindikationen:	Thallium-, Eisen- und Bleivergiftung (Diabetes mellitus und Niereninsuffizienz: relative Kontraindikationen)	
Nebenwirkung:	Erbrechen, Krämpfe, Niereninsuffizienz, Ekzem	
• N, N-Dimethyl-p-aminophenol (DMAP)-HCl Amp. à 5 ml = 0,25 g Dr. F. Köhler-Chemie KG 6164 Alsbach/Bergstraße	Methämoglobinbildner bei Cyanvergiftungen (Zyanid, Blausäure), Nitrile, Schwefelwasserstoff, Rauchgase bei Kunststoffbränden. *Hautkolorit des Patienten wird blau!* 250 mg bilden ca. 30% Met-Hb. Die Cyanose schwindet in ca. 8 Std.	3,25 mg/kg KG DAMP reichlich verdünnt mit in die Spritze zu aspirierendem Blut – danach Gabe von Na.-thiosulfat. Bei Wiedereinsetzen von Symptomen: $1/2$ Dosis erst in 4 Std. nachgeben!
• Dimethylpolysiloxan 0,6 ml = 20 gtt. = 40 mg Sab-Simplex®-Tropfen Tropfflasche à 30 ml Parke-Davis	Schaumbildner, waschaktive Substanzen. Wirkt schaumhemmend und leicht abführend	Kinder: 0,6 – 1,5 ml Erwachsene: 1,5 – 2,0 ml per os (wohlschmeckend)

Tab. 299: Fortsetzung

Freiname Handelsprodukt	Indikation	Dosierung
● D-Penicillamin β, β-Dimethylcystein Metalcaptase® Heyl Inj. Flasche à 1 g/10 ml Tbl.: 300 mg	Vergiftungen mit: Kupfer, Zn, Hg (organische Verbindungen) Au, Co, Pb (als Chelatbildner benutzt)	Bei akuter Vergiftung 1,0 g i. v., dann 3 × 300 mg p. os/die bis zu 10 Tage. Max. bis 1800 mg/die Kinder, Säuglinge: 100 mg Kleinkinder: 100 – 300 mg Schulkinder: 300 – 600 mg i. v., dann oral 25 mg/kg geteilt in 2 Dosen
Kontraindikation: Nebenwirkung:	Penicillinallergie Urticaria, Exanthem, Fieber, Nierenschädigung, Leukozytopenie, Thrombozytopenie, Polyneuritis, Hypoglykämie	
● Eisen (III)-hexacyano-ferrat (II) Antidotum Thallii Heyl Kapseln à 500 mg	Thallium radioaktives Caesium	Bei akuter Vergiftung a) 3 g (= Inhalt von 6 geöffneten Kapseln) auf einmal in die Magensonde geben b) danach zur Unterbrechung des enterohepatischen Kreislaufs, 3 g/die, verteilt auf 6 Einzeldosen: à 0,5 g. Keine altersmäßigen Dosierungsunterschiede (frei von toxischer Nebenwirkung)
Folsäure Folsan® Kali-Chemie Amp. à 1 ml = 15 mg 1 Tablette = 5 mg	Methanolintoxikation (sowie die Intoxikationen und Überdosierungen von Folsäureantagonisten)	2,5 mg/kg KG Folsäure bis zur Menge von 10 mg/kg KG i. m. (wenn keine Resorptionsstörung erwartet wird: auch p. os). Auch als Zusatztherapie bei Äthanolvergiftung! Umsetzung in Tetrahydrofolsäure: Adjuvans zur Entgiftung toxischer Metaboliten
● Hexamethylentetramin Urotropin Amp. à 5 ml 40%	Phosgen	0,1 – 0,2 ml/kg KG i. v.
	Bemerkung: Nur bei Anwendung innerhalb der Latenzperiode erfolgversprechend!	
Hydroxycobalamin Aquo-Cytobion® 1 ml = 0,5 mg Amp. mit Trockensubstanz (5 mg) Vitamin B 12	Cyanvergiftung	150 – 250 μg/kg KG i. v. Die komb. Behandlung mit Na.-thiosulfat wird empfohlen (Hydroxycobalamin schlecht löslich; nur als 10%ige Lösung verwendbar).
● Kaliumpermanganat ($KMnO_4$)	Alkaloidvergiftung (orale), Glykole	300 ml der 0,1%igen Lösung (einige Kristalle in 1 l Wasser frisch lösen) zur Magenspülung; 50 ml nach der Spülung belassen.
	Bemerkung: $KMnO_4$ zur Entfernung oxydabler Gifte – auch bei Glykolen (Bremsflüssigkeit) indiziert!	

Tab. 299: Fortsetzung

Freiname Handelsprodukt	Indikation	Dosierung
● Katalysin: siehe Thionin		
● Kelocyanor: siehe C_{O2}-EDTA		
● Konakion: siehe Phytomenadion		
● Levallorphan Lorfan® (Hoffmann-La-Roche) Amp. à 1 ml = 1 mg Nebenwirkung: s. auch Bd. I	Intoxikation mit Morphium oder Morphinabkömmlingen (Pethidin- und Methadongruppe). Agitation, Miose *Cave Überdosierung! Bei Überdosierung und bei Nicht-Vorliegen einer Opiatvergiftung: schwere Atemdepression durch Lorfan möglich!* Besser: Naloxon-HCL (reiner Antagonist) Vorsicht! Bei Morphinisten kann Lorfan Entzugssymptome auslösen!	Erwachsene: Einzeldosen von 0,5 mg bis 2 mg mehrfach i.v. (max. 5 mg). Bis zur Aufhebung der Atmung- und Kreislaufdepression zu wiederholen! Kinder: entsprechend 0,01 – 0,02 mg/kg KG. Neugeborene: 0,1 – 0,5 mg per *Nabelvene oder i.m.* Wiederholung, sobald die Wirkung abklingt (ca. 20–30 Min.).
● Naloxon-HCl (s. auch Bd. I) Narcan® Amp. à 1 ml = 0,4 mg Narcan®-Neonatal (0,02 mg/ml) Fa. Endo Laboratories Narcanti®, Fa. Winthrop (0,4 mg/ml), Narcanti neonatal® (0,02 mg/ml)	Opiatvergiftungen, in der Geburtshilfe; keine atemdepressorische Wirkung wie Levallorphan, kaum emetische Eigenschaften in normaler Dosierung. Einziges Antidot gegen Pentazocin (Fortral)	Erwachsene: 5 Mikrogramm pro kg KG i.v. Kinder: bis 10 Mikrogramm pro kg KG i.m. oder s.c.; kurze Wirkzeit, daher häufig zu wiederholen!
● Methylenblau DAB 7 1%ige Lösung Amp. à 10 ml 1%	Intoxikation durch Hämiglobinbildner (Anilin, Nitrofarbstoffe) mit schweren klinischen Erscheinungen Nebenwirkung: RR-Abfall, Schwindel	Therapieindikation: > 30 – 40% Methämoglobin Erwachsene: 20 ml (200 mg) Kinder: 1 – 2 mg/kg KG langsam i.v. Je nach Ausmaß der Methämoglobinämie zu wiederholen. Zusätzlich Ascorbinsäure geben!
● Metalcaptase: siehe D-Penicillamin		
● Natriumthiosulfat 20 ml 10%: Amp. 100 ml 25%: Stechamp. 500 ml 10% zur Infusion (Köhler-Chemie)	Cyanvergiftungen[1] (in Kombination mit Hämiglobinbildnern und Kobaltverbindungen) sowie Thallium-Jod (oral)-Vergiftungen	50 – 100 mg/kg KG; max. 500 mg/kg i.v. Säuglinge: – 10 ml, Kleinkinder: – 20 ml, Schulkinder: – 50 ml, Erwachsene: 60 – (100) ml. RR-Abfall bei schneller Infusion, deshalb langsam i.v. Jod: Magenspülung mit 1%iger Lsg.

[1] Bereitstellung von Schwefel zur enzymatischen Thiocyanatbildung

Tab. 299: Fortsetzung

Freiname Handelsprodukt	Indikation	Dosierung
● Obidoxim-Chlorid Toxogonin® Amp. à 1 ml = 0,25 g (Fa. Merck)	Alkylphosphate (S. 495) zur Reaktivierung der Acetylcholinesterase, *nicht* bei Methyl-P-Estern und Carbamaten (S. 496)	Erst anschließend an die erste Atropin-Gabe: 3 mg/kg = Erwachsene ca. 250 mg Obidoxim-Chlorid i. m. oder langsam i. v. Erfolgversprechend nur innerhalb weniger Stunden nach Intoxikation («Alterung»!)[1] 2. Gabe i. m. nicht vor Ablauf von 2 Stunden. (1 – 2 × wiederholbar). Kinder 4 – 5 mg/kgKG.

[1]) Die Behandlung soll sich allenfalls auf die ersten 24 Std. erstrecken, da der phosphorilierte Fermentkomplex je nach einwirkendem P-Ester mehr oder weniger rasch «altert» und der Behandlung dann nicht mehr zugänglich ist. Das Oxim entwickelt dann Eigentoxizität. Obidoxim steht heute nicht mehr im Mittelpunkt der Behandlung von Acetylcholinesterasehemmer-Vergiftungen.
Nebenwirkungen: Muskelschwäche, Kopfschmerz, Schwindel, Übelkeit, Erbrechen, Tachykardie, Hyperventilation, Sehstörung, Hitze- und Spannungsgefühl im Gesicht, Kälteempfindungen im Nasen-Rachen-Raum.

Freiname Handelsprodukt	Indikation	Dosierung
● Paraffinum liquidum Paraffinum subliquidum DAB 7	Intoxikationen mit verschluckten fettlöslichen Stoffen (Benzin, Benzol und CCl_4, DDT)	Erwachsene: 200 ml oral, Kinder: 3 – 5 ml/kgKG oral oder per Sonde (Aspiration vermeiden!). Gemeinsam mit Kohle verabreichen!
● Phenobarbital-Na Luminal-Na Amp. à 0,2 g = 2 ml	Krampfgifte	0.2 g (2 ml) i. v. (Erwachsene) Ausreichende O_2-Versorgung muß garantiert sein.
● Physostigminsalizylat Antilirium® Amp. à 2,0 ml = 2 mg Fa. O'Neal, Jones and Feldman, Inc., 1304 Ashby Road, St. Louis, Missouri 63132. Physostigminsalicylat® (5 ml = 2,0 g) Dr. F. Köhler Chemie KG	Als *Diagnostikum:* bei V. a. Vergiftungen mit zentral[1])- und peripher[2])-anticholinergischen Symptomen. Als *Therapeutikum:* Atropinintoxikation Vergiftungen mit Anticholinergica (Parasympathicolytica, Antihistaminica, tricycl. Antidepressiva), Abmagerungsmittel, Amphetamine, Alkohol, Antiparkinsonmittel, Phenothiazine u. Spasmolytika, Benzodiazepine. Als *Entzugstherapeutikum:* Alkohol-, Barbiturat-, Carbromal-, Oxazepam-Delir. Morphin-Entzug (S. 490). Bei peripherer und zentraler Symptomatik (kann Blut-Hirn-Schranke durchdringen) wirksam.	Erwachsene: 2,0 mg langsam i. v. unter EKG-Kontrolle (wiederholbar, bis Atropinwirkung sistiert oder i. m.) Kinder: 0,5 mg (0,02 – 0,06 mg/kgKG) Wirkungseintritt nach 5 – 15 Min. Wirkungsdauer: 20 Min. – 8 Std.! Kontraindikation: Asthma, mechanischer Darm- oder Harnwegsverschluß, Therapie mit Decamethonium, Succinylcholin u. ä. Antidot: Atropin[3])

[1]) Symptome der zentralen anticholinergischen Krise nach (6): Agitiertheit, Bewegungsdrang, Angst, Halluzinationen, Choreoathetose, pos. Babinsky-Reflex, Gedächtnisstörungen, Delirium, Stupor, Koma.

[2]) peripher anticholinergische Symptome: Flush, trockene Haut, Mundtrockenheit, Hyperthermie, Darmparalyse, Harnverhaltung, Herzrhythmusstörungen (Sinustachykardie), Mydriasis, unkoordinierte Bewegungen.
[3]) Bei Überdosierung von Physostigmin soll Atropin in halber Dosierung der Physostigmingabe i. v. verabreicht werden.

Freiname Handelsprodukt	Indikation	Dosierung
● Phytomenadion Vitamin K$_1$ Konakion® Hoffmann-La Roche Amp. à 0,5 ml = 1 mg, à 1,0 ml = 10 mg	Überdosierung und Vergiftungen mit Cumarin-Präparaten 1. als Antikoagulantien 2. Präparate zur Nagetierbekämpfung (Rattengift)	Kinder: 0,3 mg/kg Säuglinge: ca. 1,5 mg Kleinkinder: 3 mg Schulkinder: 5 – 7 mg Erwachsene: 10–20 mg langsam i. v. und Wiederholung nach 1–2 Stunden unter Kontrolle des Quickwertes. Per-os-Gabe möglich. S. auch S. 392.
● Pyridostigmin Mestinon® Amp. à 1 ml = 1 mg Neostigmin Prostigmin® Amp. à 1 ml = 0,5 mg s. auch Bd. I	Atropinintoxikation Tricyclische Antidepressiva Curare-Überhang nach Muskelrelaxierung bei Narkose (s. Bd. I) (nur wirksam gegen die peripheren Symptome)	Erwachsene: 2,5 mg (1 – 5 mg i. v.) Kinder: 0,5 – 1 mg i. v., dann stündlich (Säuglinge 0,03 mg/kgKG) Erwachsene 0,01 mg/kg mehrfach wiederholen, bis Atropinwirkung (trockene Schleimhäute usw.) sistiert. (Prostigmin wirkt stärker u. schneller als Mestinon)
Silikonentschäumer (Bayer)	Wasch-Spülmittelvergiftung	5%ige Lösung, davon 20 ml p. os.
● Schlangenserum (Behringwerke Marburg/Lahn) (Kreuzotter und andere europäische Giftschlangen 1 Amp. zu 10 ml) Bemerkung:	Schlangengift Möglichst frühzeitig anwenden. Allergie möglich. Bei afrikanischen und amerikanischen Giftschlangen: besondere Antiseren!	10 ml Serum i. m., notfalls bis 50 ml i. v., auch in die Umgebung der Bißstelle s. c. *Vorher:* Hauttestung (verdünnte Lsg. i. c. oder in den Tränensack träufeln)
● Thionin Katalysin® Amp. à 5 ml, 0,2%ig = 10 mg Thionin (Fa. Henning)	Methämoglobinämie; Therapieindikationen ab 30 – 40 % Hämiglobin	Erwachsene: 20 mg ⎤ Säuglinge: 3 mg ⎬ i. v. oder i. m. Kleinkinder: 7 mg ⎥ Schulkinder: 10 mg ⎦ wenn erforderlich, mehrfach in einstündlichen Abständen wiederholen.
● Toluidinblau 4%ige Lösung Amp. à 10 ml = 0,40 g Dr. F. Köhler Chemie KG	wie Thionin (Methämoglobinämie, Anilin) Cyanose nimmt durch Farbstoff zunächst zu!	initial 2–4 mg/kg i. v. dann mehrfach 2 mg/kgKG (Wiederholung nach 30 Min.)
● Toxogonin®	siehe Obidoxim-Chlorid	
● Vitamin B$_6$	siehe B$_6$-Pyridoxinhydrochlorid	

Tab. 299: Fortsetzung

Freiname Handelsprodukt	Indikation	Dosierung
● Vitamin K	siehe Phytomenadion	
Aspezifische Antidote[1]: Aktivkohle (Carbo medicinalis) [1]) s. auch S. 502	nach peroraler Giftaufnahme Wirkungsweise: universelles, peroral anwendbares Absorbens Nebenwirkung: Obstipation	30 – 50 Kompretten zusammen mit 30 g Natriumsulfat in etwas Wasser gelöst.
Apomorphinum-HCl 1 Amp. = 0,01 g	Auslösung von Erbrechen; z.B. bei Schlafmittel-, Alkoholvergiftung, etc. *Nicht bei Kindern!* Bei Apomorphinemesis muß zur Antagonisierung von Nausea und Atemdepression Naloxon gegeben werden; S. 514. Sympathomimetika u. U. bei Kreislaufinsuffizienz angezeigt. *Apomorphin ist kontraindiziert bei Bewußtlosigkeit!*	Einzeldosis: 0,01 g i.m./s.c.
Dexamethason (Auxiloson-Dosier-Aerosol®)	Lungenreizstoffe (Rauch, ZnCl (Nebelkerzen!), Nitrose-Gase, Phosgen, Säuren, Laugen, Strahlenschäden)	Alle 2 – 5 Min. 1 – 2 Inhalationen
Natriumsulfat (DAB Glaubersalz)	universelles Abführmittel, im Anschluß an die Magenspülung zu instillieren	Erwachsene: 20–30 g in H_2O gelöst Kinder: 0,5 – 1 g/kg KG
Sauerstoff (O_2)	Als kompetitiver Antagonist bei Kohlenmonoxydvergiftung, s. S. 485 ff.	Hyperbare Oxygenation; (schlechter: Beatmung mit 100% O_2)

Literatur:

(1) v. Clarmann, M.: Die Entgiftungsstation (In: Lehrbuch der Anaesthesiologie, Reanimation und Intensivtherapie, Hrsg.: H. Benzer, R. Frey, W. Hügin, O. Mayrhofer, Springer-Verlag, Berlin – Heidelberg – New York, 1977, S. 727)
(2) Gross, R., Grosser, K. D., Siebert, H. G.: Der internistische Notfall, F. K. Schattauer Verlag, Stuttgart – New York, 1973
(3) Ibe, K.: Vergiftungen (In: Die interne Wachstation, Symposium der Fa. B. Braun Melsungen, 6. – 8. Febr. 1969, Urban & Schwarzenberg, München, 1969)
(4) Krienke, E. G.: Spezifische Antidote. Dtsch. Ärzteblatt 73 (1976) 1437 – 1443
(5) Therapie der akuten Vergiftungen (Zentraleuropäischer Anästhesiekongreß, 10. – 13. Sept. 1975, Bremen, Kongreßberichte)

Weiterführende Literatur:

(6) Daunderer, M., Weger, N.: Vergiftungen. Erste-Hilfe-Maßnahmen des behandelnden Arztes. Springer-Verlag, Berlin – Heidelberg – New York, 1978
(7) Dreisbach, R. H.: Handbook of poisoning. 8th ed., Lange Medical Publ., Los Altos, California 1974
(8) Weger, N.: Antidote bei akuten Vergiftungen. Fortschr. Med. 95 (1977) 2409

Kapitel 7
Schock

1. Ätiopathomechanismus

Tab. 300: Schock: Ursachen und auslösende Mechanismen (s. auch Tab. 301 und Abb. 166–174, Abb. 180).

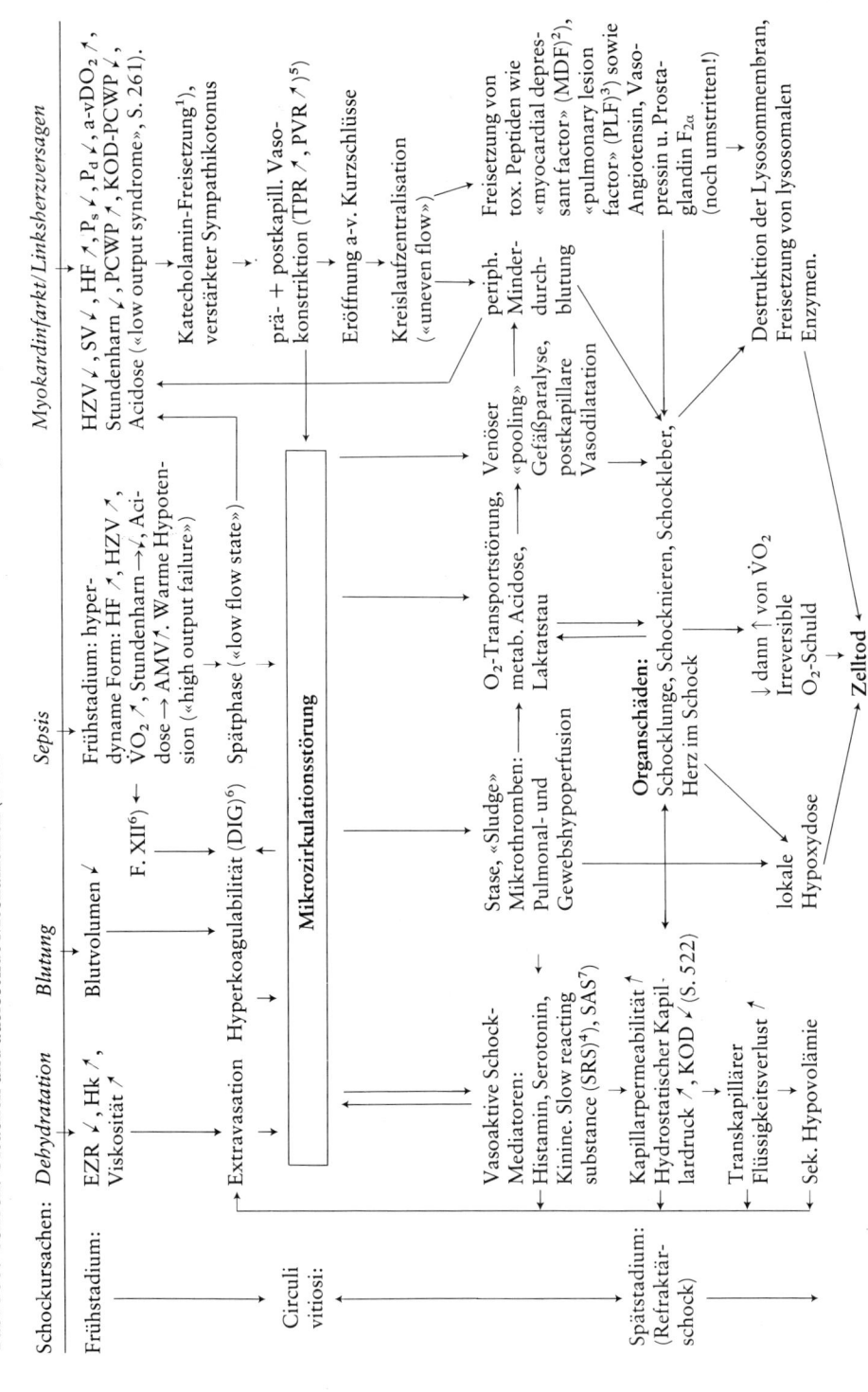

Schockursachen:	Dehydratation	Blutung	Sepsis	Myokardinfarkt/Linksherzversagen
Frühstadium:	EZR ↓, Hk ↑, Viskosität ↑	Blutvolumen ↓	Frühstadium: hyperdyname Form: HF ↑, HZV ↑, V̇O₂ ↑, Stundenharn ↓, Acidose → AMV ↑. Warme Hypotension («high output failure»)	HZV ↓, SV ↓, HF ↑, P_s ↓, P_d ↓, a-vDO₂ ↑, Stundenharn ↓, PCWP ↑, KOD-PCWP ↓, Acidose («low output syndrome», S. 261).
		F. XII⁶) ←	Spätphase («low flow state»)	Katecholamin-Freisetzung¹), verstärkter Sympathikotonus
	Extravasation Hyperkoagulabilität (DIG)⁶)			prä- + postkapill. Vasokonstriktion (TPR ↑, PVR ↑)⁵)
				Eröffnung a-v. Kurzschlüsse
				Kreislaufzentralisation («uneven flow»)
	Mikrozirkulationsstörung			
	Vasoaktive Schock-Mediatoren: Histamin, Serotonin, Kinine. Slow reacting substance (SRS)⁴), SAS⁷)	Stase, «Sludge» Mikrothromben: Pulmonal- und Gewebshypoperfusion	Venöser «pooling» Gefäßparalyse, postkapillare Vasodilatation	periph. Minderdurchblutung → Freisetzung von tox. Peptiden wie «myocardial depressant factor» (MDF)²), «pulmonary lesion factor» (PLF)³) sowie Angiotensin, Vasopressin u. Prostaglandin F_{2α} (noch umstritten!)
	Kapillarpermeabilität ↑ Hydrostatischer Kapillardruck ↑, KOD ↓ (S. 522)		**Organschäden:** Schocklunge, Schocknieren, Schockleber, Herz im Schock	
	Transkapillärer Flüssigkeitsverlust ↑	lokale Hypoxydose	↓ dann ↑ von V̇O₂ Irreversible O₂-Schuld	Destruktion der Lysosomenmembran, Freisetzung von lysosomalen Enzymen.
Circuli vitiosi:	Sek. Hypovolämie		**Zelltod**	
Spätstadium: (Refraktärschock)				

Anmerkungen:
[1]) zunächst reine alpha-Stimulation durch Noradrenalin, später auch beta-Stimulation durch Adrenalin. Der CA-Spiegel kann im Schock auf das 200–500fache der Norm steigen!
[2]) MDF: ein kardiotoxisch wirkendes Peptid (MG: 800–1000), das wahrscheinlich aus dem ischämischen Pancreas freigesetzt wird.
[3]) PLF (MG: 1000–10000) soll den PCWP erhöhen und zum interstitiellen Lungenödem führen.
[4]) dem SRS (Hydroxyfettsäure) wird eine Beeinflussung der Lungencompliance zugeschrieben.
[5]) Mögliche Ursachen für die pulmonale Vasokonstriktion: Acidose, Hypoxie, Hyperkapnie, CA, Serotonin, Mikrothromben und Fettembolie (Shoemaker (31)).
[6]) s. a. Septischer Schock, S. 537.
[7]) «Slow Anaphylaxis Substance»

Tab. 301: Kreislaufstörungsformen (nach S. A. Villazon et al. (42) mod.), s. auch S. 538–539!

	MAP (mm Hg)	ZVD (cm H_2O)	$\dot{V}O_2$ (ml/min/ m^2)	a-vDO_2 (ml/100 ml)	TPR (dyn. sec. cm^{-5})	Herzindex (L/min/m^2)
Normalperson	80–90	4–10	150	5	1332	3
Athlet			1500	15		10–12
Anämiker (chronisch)			140	2,25		> 5
Low flow-state (hypodyname Form)						
a) kardiogen	↓↓↓	↑ o. n.	↓	↑↑	↑	↓↓↓
b) Hypovolämie	↓	↓	↓↓	n.	↑	↓↓
c) septisch (St. C-D)	↓↓	n.–↑	↓–↑↑(D)	↓–↑↑(D)	↓↓	↓↓
High flow-state (Sepsis) (hyperdyname Form)						
a) haemodynamisch stabil (St. A)	n.	n.	(↑)	(↑)	↓	↑
b) unstabil (St. B)	↓	n.–↑	↓↓	↓↓	↓↓	↑↑

Erklärung der Symbole:
↑ = Anstieg
↑↑ = starker Anstieg
↑↑↑ = sehr starker Anstieg
↓ = Abfall
↓↓ = starker Abfall
↓↓↓ = sehr starker Abfall
n. = normal
o. n. = oder normal

Neueste Einteilung des Schocks:
A: *Hypovolämische Form* (HZV ↓, ZVD ↓, Venokonstriktion, arteriolärer Spasmus ↑↑, Kapillarkollaps)
B: *Kardiogene Form* (Pumpversagen, ZVD ↑, Venodilatation, arteriolärer Spasmus ↑↑, Kapillarkollaps)
C: *Obstruktive Form* = Lungenembolie, Perikardtamponade (HZV ↓, ZVD ↑, Venodilatation, arteriolärer Spasmus, Kapillarkollaps)
D: *Periphere Form* = Sepsis, Anaesthesie, Neurogen (HZV ↑, ZVD ↓, Venodilatation, Kapillardilatation, arterio-venöses Shunting ↑↑)

2. Prognostische Indices beim Schock

1. Serum-Lactatspiegel

Nach Untersuchungen von Cady u. Mitarb. (7) stellt die Bestimmung des Serumlactats einen wertvollen prognostischen Index beim Schock dar. Das deckt sich mit Ergebnissen von Weil & Afifi (44). *Nach Cady u. Mitarb. beträgt die Sterblichkeit beim Schock über 50%, wenn der Serumlactatspiegel 2,7 mMol übersteigt. Sie liegt unter 5%, wenn der Serumlactatspiegel 2,7 mMol unterschreitet* (Abb. 166).

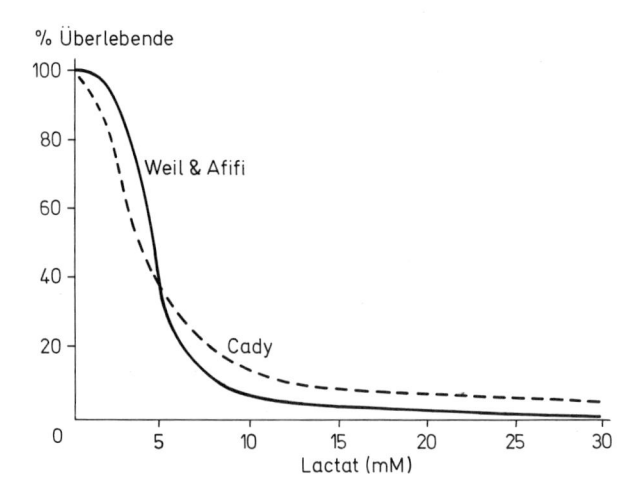

Abb. 166: Überlebenswahrscheinlichkeit in % in Beziehung zum Lactatspiegel im Serum (*Schnellbestimmung von Serum-Lactat durch: monotest® Lactat* (Boehringer Mannheim GmbH). Vollenzymatische Bestimmung ohne Enteiweißung. Ergebnis in 10 – 15 Min.!)

2. Kolloidosmotischer Druck (KOD)[1]

Nach Untersuchungen von Morisette u. Mitarb. (23) scheint der KOD als prognostischer Index beim Schock geeignet. Werte > 17 torr liegen in einem Sicherheitsbereich. Solche zwischen 16 und 11 torr finden sich im Intermediärbereich. Beträgt der KOD < 10 torr, so ist das als ungünstiges Zeichen zu werten. Ein letaler Ausgang wird dann höchstwahrscheinlich.

[1] Der KOD läßt sich mit dem IL 186 Weil Oncometer™-System, Instrumentation Laboratory Inc., Biomedical Division, Lexington MA 02173, messen. Annähernd kann KOD berechnet werden: KOD = (Ges. Eiweiß × 4) – 0,8 mm Hg (siehe auch Seite 70).

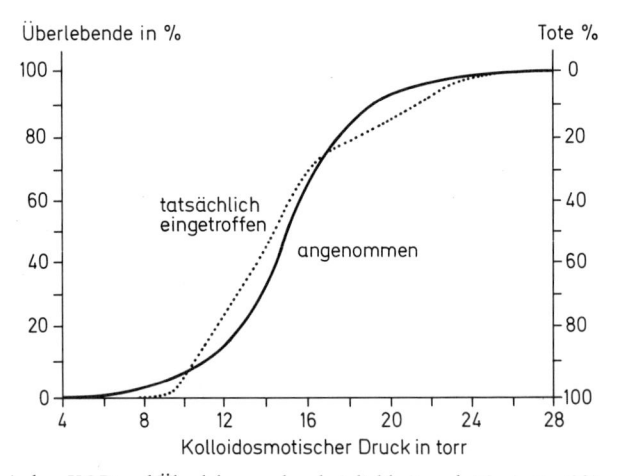

Abb. 167: Relation zwischen KOD und Überlebenswahrscheinlichkeit nach Morisette (23)

3. KOD-PCWP-Gradient:

Von größerer Relevanz als KOD scheint die Bestimmung des *Gradienten:*
$$KOD - PCWP = 8 - 16 \text{ torr (Norm)}$$
Bei Werten unter 3 torr liegt mit Sicherheit ein Lungenödem vor (Weil u. Mitarb. (43)).

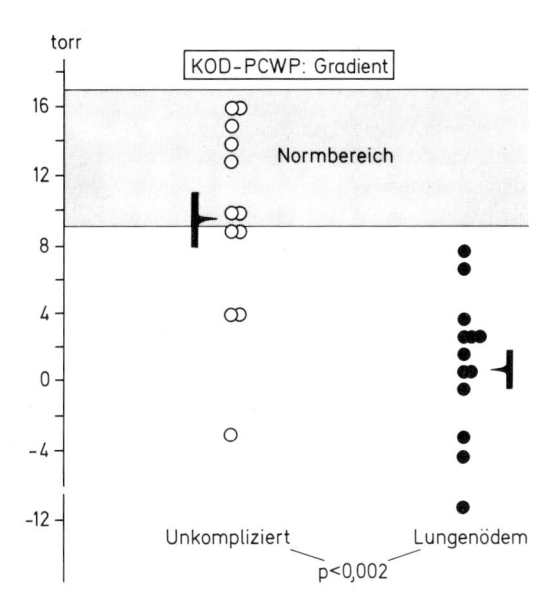

Abb. 168: KOD-PCWP-Gradient bei 26 Patienten nach Da Luz u. Mitarb. (11)

Shoemaker u. Arbeitsgruppe (28 – 32) versuchten, durch Beurteilung kardiorespiratorischer Parameter, prognostische Indices für Schockpatienten abzuleiten:

4. Pulmonal-vaskulärer Widerstand (PVR):
Von besonderer Aussagekraft scheint der pulmonal-vaskuläre Widerstand (PVR), dessen starker Anstieg in der Frühphase als ungünstiges Zeichen zu werten ist, s. Abb. 169.
Ein initialer Anstieg der PVR, der unmittelbar auf schwere Blutung oder Trauma folgt, kann am besten als kompensatorisch autonom-nervöse Reaktion gedeutet werden. Er führt zu einer Blutumverteilung innerhalb der Lunge. Die oberen Lungenanteile, die normalerweise gut belüftet, aber nur schlecht durchblutet sind, werden nunmehr stärker perfundiert.
Die typische physiologische Reaktion auf die schockauslösende Ursache – gleich welcher Genese – besteht in einer Stimulation des kardiorespiratorischen Systems. Das manifestiert sich in: Zunahme von Herzfrequenz, Myokardkontraktilität und alveolärer Ventilation. Die ersteren steigern das HZV, wenn nicht Hypovolämie oder Myokarddysfunktion vorliegen.
Allgemein sind für jede Schockart kennzeichnend: $\dot{V}_A/\dot{Q}$-Inhomogenitäten und Sauerstofftransportstörung zur Zelle.
Die Sauerstofftransportstörung kann nach Messmer und Sunder-Plassmann (22) folgende Ursachen haben:

a) Erhöhte Affinität des Hb zu Sauerstoff durch:
   Mangel an intraerythrocytärem 2,3-DPG bei Sepsis, Alkalose und/oder Massivtransfusion von Konservenblut (ACD)
b) Eröffnung arteriovenöser Kurzschlüsse durch:
   Katecholamine
   Direkte/Indirekte Toxinwirkung bei Sepsis
c) Inhomogene Durchströmung der Mikrozirkulation durch:
   Vasomotion
   Anstieg der Blutviskosität

Postkapilläre Stase
Intravaskuläre Gerinnung (DIG), s. S. 378 ff.

Die Ursache für die kardiorespiratorische Funktionssteigerung liegt:
a) in einer Stimulation von Hirnstammzentren, die als Antwort auf Streß-Situationen mit einer allgemein erhöhten Aktivität des autonomen Nervensystems reagieren.
b) in einem Abbau von Zellprodukten, Hyperthermie, vasoaktiven Peptiden, Stoffwechselendprodukten und Endotoxinen
c) in einem gesteigerten Stoffwechselbedarf peripherer Gewebe

Metabolische Azidose tritt in der Regel dann ein, wenn Hypovolämie und inadäquate Gewebsperfusion vorliegen.
Wenn PAP und PVR auch nach Ausgleich von totalem und zentralen Blutvolumendefizit nicht abfallen, so ist das als prognostisch äußerst ernstes Zeichen zu werten.
Bei hohen PAP-Werten öffnen sich die Gefäßbezirke mit hohem Widerstand. Es kommt nunmehr zu einer verstärkten Perfusion nichtventilierter Lungenareale. Daraus folgt eine Zunahme des Mißverhältnisses Ventilation/Perfusion – d. h. eine Zunahme des intrapulmonalen Shunts.

Als Ursache für die pulmonale Vasokonstriktion werden von Shoemaker (31) angesehen:
a) zentralnervöse autonome Mechanismen
b) lokale Faktoren: Azidose, Hypoxie, Hypercarbie
c) Katecholamine, Serotonin oder andere humorale Faktoren
d) rheologische Faktoren: Aggregation von Zellen, Mikrothromben, Fettembolie

Zunahme der Lungendurchblutung und Abnahme der PVR lassen sich in der Regel erzielen durch:
a) Korrektur von Hypoxie, Azidose und Hypercarbie
b) Volumenersatz
c) pharmakologische Dosen von Glukokortikoiden
d) Inotropika

Da der Schock ein phasenhaft verlaufendes Geschehen darstellt, scheint die von Shoemaker (32) vorgeschlagene Betrachtungsweise durchaus sinnvoll (s. S. 525 – 529).
Er unterscheidet:
1. *Stage A:* die Kontrollsituation vor der Erkrankung – gleichsam die normale Ausgangsposition
2. *Stage B:* die Initialphase des Schocks, die direkt nach Einsetzen des Pathomechanismus beginnt.
3. *Stage Low* (Maximal Hypotension): Zeitpunkt, zu dem der niedrigste arterielle Blutdruck gemessen wird.
4. *Stage C_1 und C_2:* Mittelphase, in der sich der art. Blutdruck langsam wieder dem Ausgangswert nähert.
5. *Stage D:* Spätphase – oder bei den Überlebenden: Erholungsphase
6. *Stage E:* Präterminalphase von Patienten, die später versterben. Sie betrifft den Zeitraum zwischen C und 1 – 2 h vor Eintritt des Todes.

Erklärung von Begriffen, die in den Abbildungen 169 – 173 zu finden sind:
Hemorrhage: Blutung
Sepsis: Sepsis
Tamponade: Herzbeuteltamponade
Surgical Trauma: operationsbedingtes Trauma
Accidental Trauma: unfallbedingtes Trauma
Hemorrhage, Trauma & Sepsis: Blutung, Trauma und Sepsis
Heart Rate (F): Herzfrequenz
Arterial Pressure (Pa): arterieller Blutdruck

Central Venous Pressure (VP): zentralvenöser Druck
Mean Pulmonary Artery Pressure (PAMP): Mitteldruck in der Art. Pulmonalis
Pulmonary Capillary Wedge Pressure (PCWP): Pulmonalkapillardruck
Systemic Vascular Resistance (SVR, TPR): peripherer (Gesamt-) Gefäßwiderstand
Pulmonary Vascular Resistance (PVR): Pulmonal-Gefäßwiderstand
Central Blood Volume (CBV): Zentrales Blutvolumen
Mixed Venous pH (pH$\bar{v}$): gemischtvenöser (in der Art. Pulmonalis gemessener) pH
Arterial Oxygen Tension (PaO$_2$): art. Sauerstoffpartialdruck
Arterial Oxygen Saturation (SaO$_2$): art. Sauerstoffsättigung
Oxygen Consumption (VO$_2$): Sauerstoffverbrauch
Oxygen Availability (O$_2$-avail.): Sauerstoffverfügbarkeit
Oxygen Extraction Ratio (O$_2$-x-Ratio): Sauerstoffextraktion
(A-V) Oxygen Difference (A-VDO$_2$): arterio-venöse Sauerstoffdifferenz
Cardiac Index (CI): Herzindex
Stroke Index (SI): Schlagvolumenindex
Stroke Work (Index) (SWI): Schlagarbeit (Index)
Mean Transit Time (MTT): Mittlere Transit-Zeit
Survivors: Überlebende
Nonsurvivors: Nicht-Überlebende

5 a. Verschiedene kardiorespiratorische Parameter in bezug auf Überleben
bzw. Nicht-Überleben von Schockpatienten (nach (28, 30 u. 32))

1. *Lungenkreislauf:*

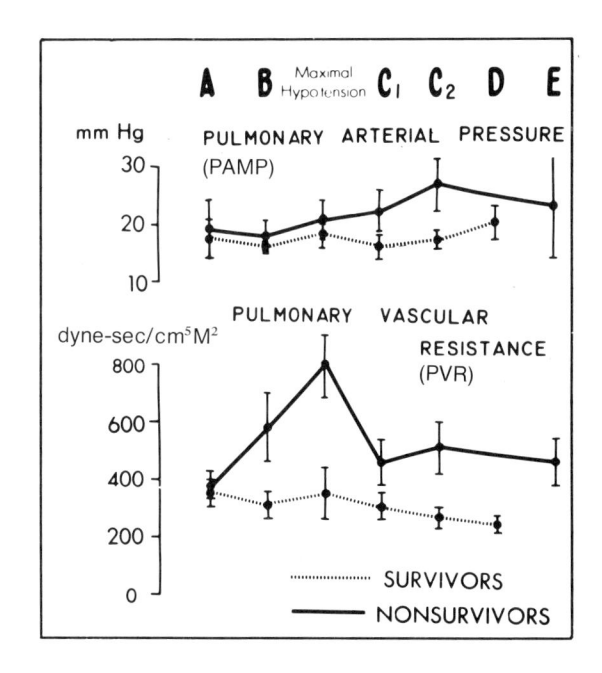

Abb. 169: Pulmonalarteriendruck (PAMP) und Pulmonal-vaskulärer Widerstand (PVR) nach operationsbedingtem Trauma in bezug auf Überleben bzw. Nicht-Überleben (nach (28)).

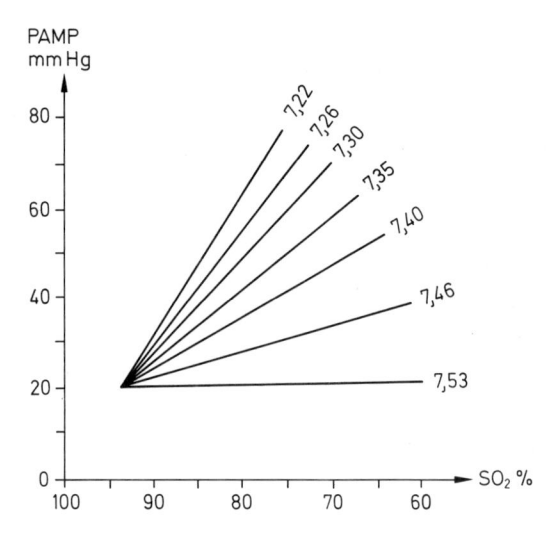

Abb. 170: Abhängigkeit des Pulmonalarteriendrucks (PAMP) von Sauerstoffsättigung (SaO$_2$ %) und pH, s. S. 98.

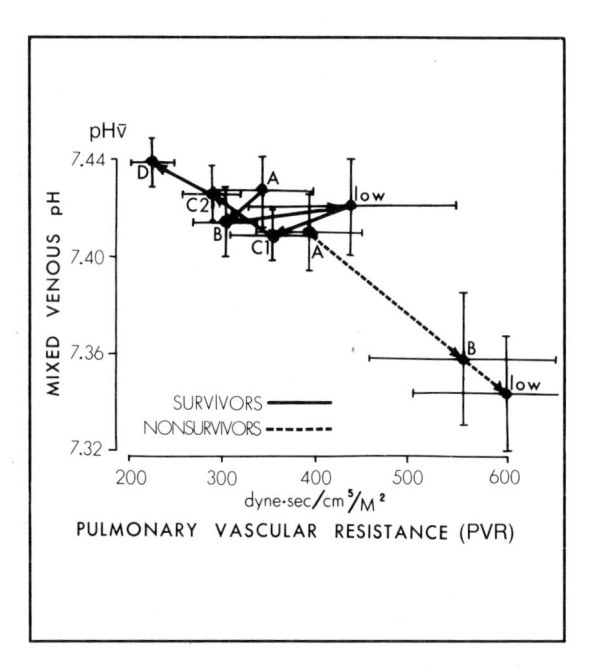

Abb. 171: Pulmonal-vaskulärer Widerstand (PVR) und gemischtvenöser pH (pHv̄) in bezug auf Überleben bzw. Nicht-Überleben (nach (28)).

Folgerungen:
Ein gegensinniges Verhalten von PVR und pH besteht sowohl bei Überlebenden als auch Nicht-Überlebenden.
Während bei den Überlebenden der pH steigt und die PVR sinkt, findet sich bei den Nicht-Überlebenden ein umgekehrtes Verhalten. *Der Einfluß des pH auf die PVR scheint größer als auf die TPR.*

2. Systemkreislauf

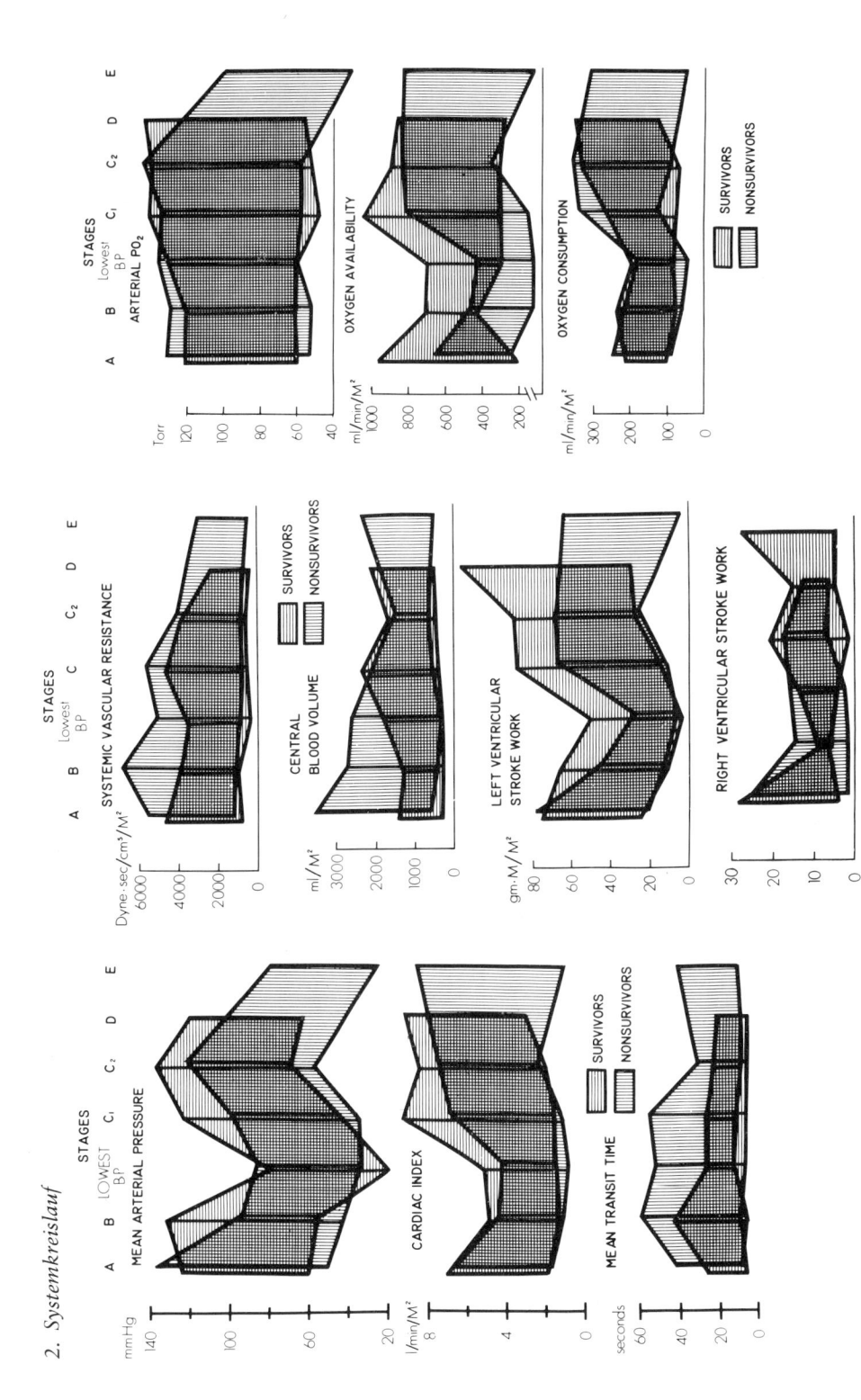

Abb. 172: Verhalten der wichtigsten kardiozirkulatorischen und Sauerstoffparameter im Systemkreislauf von Schockpatienten in bezug auf Überleben bzw. Nicht-Überleben (nach (31)). Legende s. S. 528!

Folgerungen:
1. *Arterieller Mitteldruck und Herzindices* liegen bei der Gruppe der Überlebenden höher, sind jedoch *als prognostische Zeichen nicht von erstrangiger Bedeutung. Bzgl. der Mittleren Transitzeit bestehen hingegen zwischen Überlebenden und Nicht-Überlebenden erhebliche Diskrepanzen. Die MTT nimmt bei Nicht-Überlebenden stark zu!*
2. *Peripherer Gesamtgefäßwiderstand und Zentrales Blutvolumen liegen zumindest in der Anfangsphase des Schocks bei den Nicht-Überlebenden in einem wesentlich höheren Bereich als bei den Überlebenden.* Hinsichtlich der Schlagarbeit für linke und rechte Herzkammer besteht ein umgekehrtes Verhalten für beide Gruppen. Während bei den Überlebenden die linksventrikuläre Schlagarbeit deutlich die der Nicht-Überlebenden übersteigt, finden sich – wenn auch nicht so ausgeprägt – für den rechten Ventrikel in der Anfangsphase entgegengesetzte Relationen.
3. Bei einem Vergleich von art. Sauerstoffpartialdruck und Sauerstoffverbrauch zwischen beiden Kollektiven fällt kein ausgeprägter Unterschied auf. Dieser findet sich allerdings bei der *Sauerstoffverfügbarkeit, die bei der Gruppe der Überlebenden wesentlich höher* ist.

5 b. Kardio-respiratorische Parameter – ihr Verhalten bei verschiedenen Schockformen (nach Shoemaker (32)). **Abb. 173:**

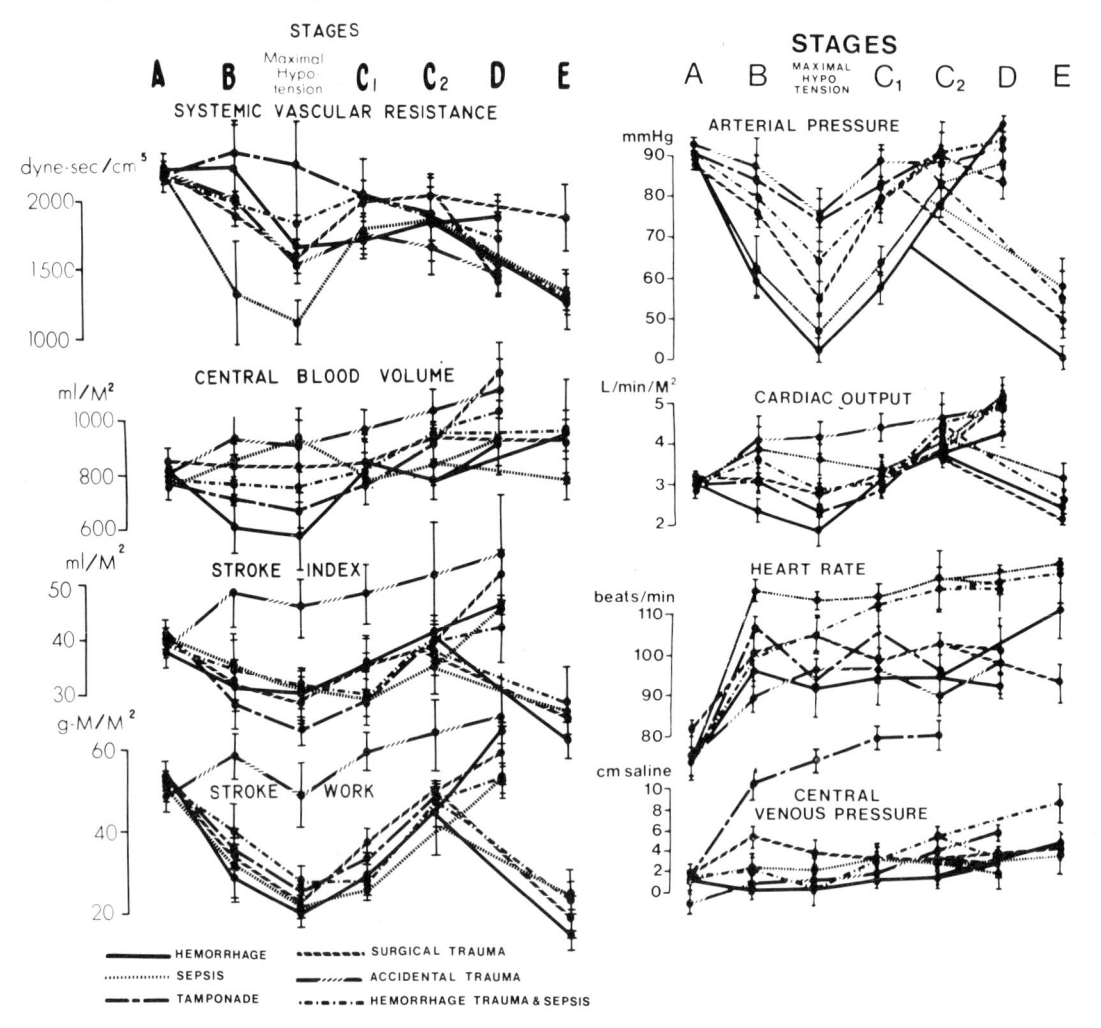

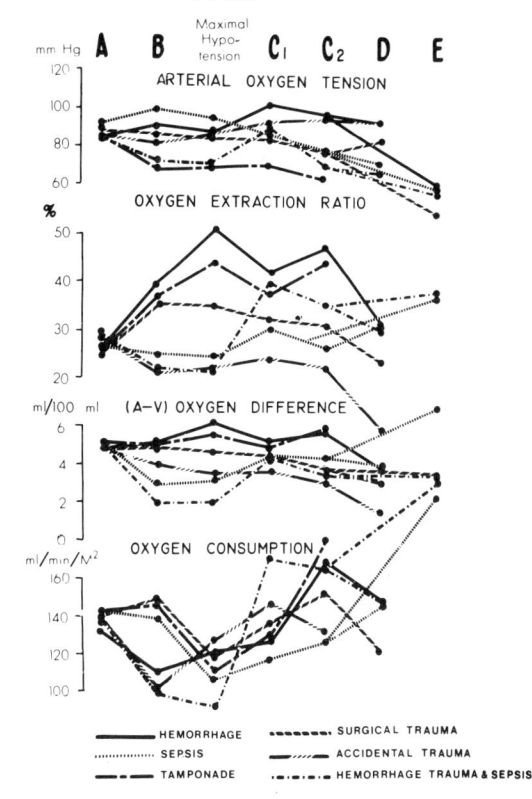

Abb. 173: Fortsetzung (nach (32)).

Folgerungen:
1. Der *periphere Gefäßwiderstand (SVR) steigt beim Blutungsschock und der Herztamponade* bis zum Punkt B leicht an, in den übrigen Gruppen *fällt* er bis zur max. Hypotension ab – ganz ausgeprägt *bei Sepsis*. In der folgenden Phase sinkt er in allen Gruppen progredient – bei allerdings kurzzeitigem Anstieg.
2. Das zentrale Blutvolumen (CBV) sinkt bei Blutung und Herztamponade bis zum Punkt max. Hypotension. In den übrigen Gruppen bewegt es sich um den Normbereich oder steigt (Sepsis). Im Spätstadium ist es dann allgemein erhöht.
3. Schlagvolumen (SV) und Schlagarbeit (SW) steigen progredient beim Schock durch Unfalltrauma, sinken bis zum Punkt max. Hypotension in den übrigen Gruppen, um dann auch zuzunehmen.
4. Der art. Blutdruck sinkt bis zum Punkt max. Hypotension ab (am stärksten bei Blutung und Sepsis), steigt dann jedoch in allen Gruppen.
5. Die Herzindices (CI) fallen bis zum Punkt max. Hypotension bei Herztamponade und ausgeprägter bei Blutung. In den übrigen Gruppen sind sie normal oder erhöht.
6. Die Herzfrequenz (HR) steigt in allen Gruppen – am höchsten bei Sepsis.
7. Der zentrale Venendruck (CVP) ist bei Herztamponade stark erhöht, bleibt hingegen in den übrigen Gruppen normal.
8. Der *art. Sauerstoffpartialdruck (PaO_2) fällt erst im Spätstadium in bedrohliche Bereiche ab.*
9. Die *Sauerstoffextraktion steigt* bemerkenswert *bei Blutung* und Herztamponade, *fällt* hingegen *bei Sepsis*.
10. Bei der *arterio-venösen Sauerstoffdifferenz ($A-VDO_2$)* finden sich – weniger ausgeprägt – ähnliche Verhältnisse.
11. Der *Sauerstoffverbrauch ($\dot{V}O_2$) sinkt* bis zum Punkt max. Hypotension – insbesondere *bei Sepsis, steigt* dann jedoch stark an (s. auch Septischer Schock, S. 538).

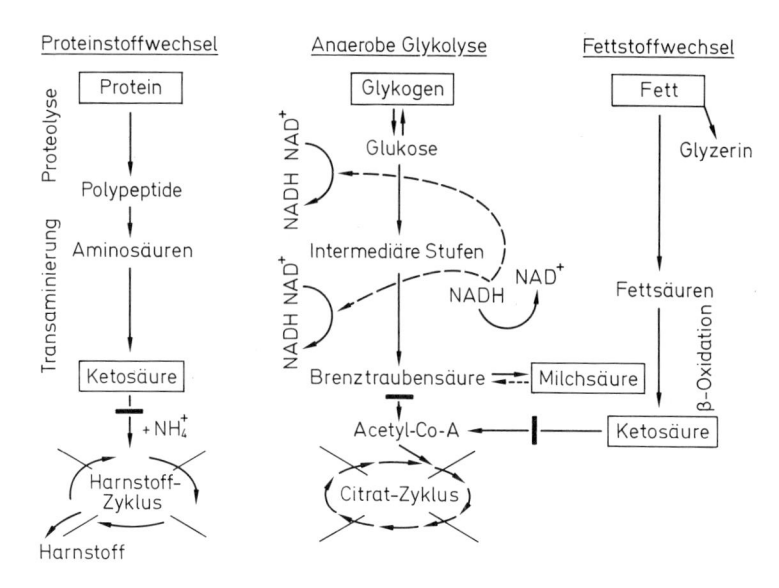

Abb. 174: Stoffwechselveränderungen im Schock (nach (22))
Infolge Sauerstoffmangels werden Laktat und Ketosäuren im Gewebe angehäuft.

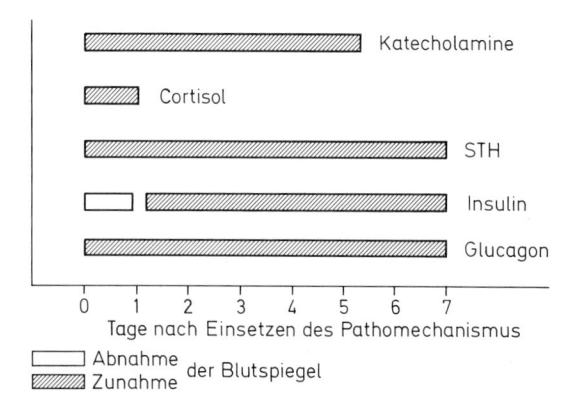

Abb. 175: Hormonspiegel im Blut nach schwerem Trauma (nach (12))

Tab. 302: Wirkungen von Hormonen auf den Stoffwechsel (nach (12) mod.); s. auch Tab. 267, 327

	Glykogenolyse	Glukoneogenese	Lipolyse	Protein-Synthese
Katecholamine	+	+	+	○
Cortisol	+/−	+	+	−
STH	○	+	(+)	+
Insulin	−	−	−	+ +
Glukagon	+	+	(+)	○

+ = Stimulation   − = Inhibition   ○ = keine Wirkung auf

3. Überwachungsprogramm für Schockpatienten bzw. Schwerstkranke
(nach (9), ergänzt)

1. *EKG*
   a) Arrhythmien
   b) Ischämie
   c) Elektrolytstoffwechselstörungen (K^+, Mg^{++}, Ca^{++})
2. *Zentralvenöser Katheter*
   a) ZVD-Messung[2])
   b) Beurteilung der Venendruckkurve (Trikuspidalinsuffizienz, Herzbeuteltamponade)
   c) Infusionsweg (massive Volumenzufuhr, Gabe venenschädigender oder hochpotenter Pharmaka)
   d) Messung der zentralvenösen O_2-Sättigung[1]) (siehe auch Seite 26, 45, 174, 263)
   e) Bestimmung des zentralvenösen Hk und verschiedenster Laborparameter (siehe auch Seite 262, 533 und Akutlabor, Bd. I)
3. *Arterienkatheter* (siehe auch Seite 145 ff., 160 ff.)
   a) Blutdruckmessung (MAP)
   b) Blutentnahme für Blutgasanalyse, Laktat, Blutkultur und Laborwerte
   c) Aderlaß
4. *Thorax-Rö.-Bild* (siehe Abbildung 83, 84, 85)
   a) Überprüfung der Lage von Venenkatheter, Pulmonaliskatheter, Tubus, Thoraxdrainagen
   b) Veränderungen des Lungenparenchyms (Stauung, Atelektasen, Pneumonie), Herz- und Gefäßform: vor und während der Therapie
   c) Rippenfrakturen, Pneumothorax, Hämatothorax, Pleuraerguß, Lungenkontusion, Zwerchfellruptur, Herzbeuteltamponade
5. *Harnblasenkatheter*
   a) Traumata des Urogenitaltrakts
   b) Stundenharnmessung
   c) Urin-Na^+- und Osmolalitätsbestimmung (siehe auch Seite 323)
   d) Elektrolytbilanzierung (insbesondere unter Diuretikatherapie)
   e) Stickstoffbilanz
   f) Erheben des Harnstatus, Zucker-, Aceton-Eiweiß-Nachweis
   HZV- bzw. Herzindex-Bestimmung (siehe Seite 174 ff., 263)
   a) Abschätzung der aktuellen Gewebsperfusion (HZV sollte 30 – 80 % über der Norm liegen!)
   b) Differenzierung einer durch Low Output bedingten Oligurie
   c) Bestimmung des peripheren Gesamtgefäßwiderstands (TPR) (Indikation zur Vasodilatatoren-Gabe?)
   d) Bestimmung von Rechts-Links-Shunt durch Farbstoffverdünnung – insbesondere bei Verdacht auf einen traumatischen Ventrikelseptumdefekt (VSD)
7. *Pulmonalarterienkatheter* (Swan-Ganz) (siehe auch Seite 151 ff.)
   a) PAMP-PCWP[2])-Messung (bei massiver Flüssigkeitssubstitution, Gabe von Vasodilatatoren, Inotropika, Schleifendiuretika)
   b) Bestimmung des Pulmonalgefäßwiderstands (PVR) – HZV-Messung vorausgesetzt!
   c) Bestimmung des Gradienten KOD-PCWP (siehe Seite 522)
   d) Messung der gemischtvenösen O_2-Sättigung ($S\bar{v}O_2$ – kontinuierlich möglich mit Fiberoptikkatheter (siehe Seite 174)

---

[1]) siehe auch: Dongre, Sh. S. et al.: Selection of the source of mixed venous blood samples in severely traumatized patients. Anesth. Analg. Curr. Res. 56 (1977) 527

[2]) Es wird vielfach fälschlich angenommen, daß man von der ZVD- oder PCWP-Messung direkt auf den Füllungszustand des Gefäßsystems schließen könne. Tatsächlich wird jedoch mit diesen beiden Größen gemessen, welches Volumen zum Herzen strömt und mit welcher Effizienz das Herz in der Lage ist, dieses Volumen in die Teilkreisläufe zu pumpen!

e) Momentane Entlastung des Lungenkreislaufs durch Blutaspiration über den Katheter
  f) Bestimmung der linksventrikulären Funktion (Abbildung 82, S. 171)
  g) Streptokinasetherapie bei fulminanter Lungenembolie, s. S. 108
8. *Temperatursonde*
   Messung der Temperaturdifferenz Körperkern-Körperschale
9. *EEG*
   Neurologischer Status

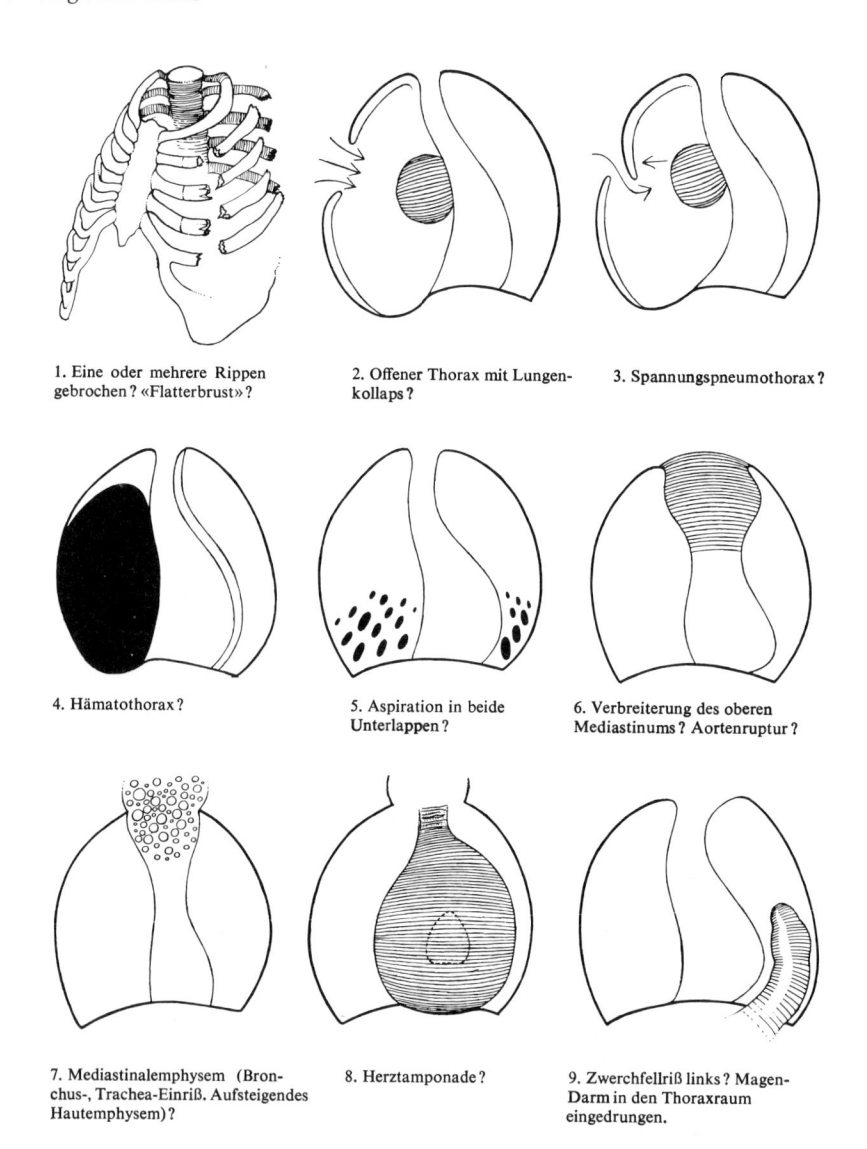

1. Eine oder mehrere Rippen gebrochen? «Flatterbrust»?

2. Offener Thorax mit Lungenkollaps?

3. Spannungspneumothorax?

4. Hämatothorax?

5. Aspiration in beide Unterlappen?

6. Verbreiterung des oberen Mediastinums? Aortenruptur?

7. Mediastinalemphysem (Bronchus-, Trachea-Einriß. Aufsteigendes Hautemphysem)?

8. Herztamponade?

9. Zwerchfellriß links? Magen-Darm in den Thoraxraum eingedrungen.

Abb. 176: 9 Fragen, die wir uns bei einem Schockpatienten zu beantworten haben
(nach M. Saegesser: Spezielle chirurgische Therapie, 10. Aufl., Huber V., Bern – Stuttgart – Wien, 1976)

Tab. 303: Therapeutische Ziele bei der Behandlung des Schocks (ergänzt nach (29))

1. Herzindex (HI, CI): 30–80% über der Norm (ca. 4–5,5 l/min/m² KOF)
2. Herzfrequenz: < 120 p.m.
3. MAP: > 80 mm Hg
4. BD (syst.): > 100 mm Hg
5. PVR: ~ 270 ± 45 dyn · sec · cm^{-5}/m² KOF, TPR: < 2500 > 600 dyn · sec · cm^{-5}/m² KOF
6. P_aO_2: > 80 mm Hg, $PaCO_2$ ~ 40 mm Hg
7. pH: 7,36–7,48
8. $\dot{V}O_2$: 20–50% > Norm, d.h. ca. 240–300 ml/min/m² KOF
9. a-vDO$_2$: 4–6 ml · 100 ml^{-1}
10. HK: ~ 35%
11. BV: ca. 500 ml über Norm (siehe Abbildung 147, Seite 408), wenn toleriert wird (PCWP < 20 mm Hg)
12. Stundenharn: > 25 ml/h
13. ZVD: < 15 cm H$_2$O
14. PCWP: < 20 mm Hg
15. KOD-PCWP: > 10 mm Hg
16. SvO_2: > 60%, siehe Seite 26, 45, 174, 263
17. Laktatspiegel in Serum: < 2,7 mmol/l
18. RVSWI: > 10 g.M/m² KOF
19. LVSWI: > 55 g.M/m² KOF
20. Temperaturdifferenz zwischen Körperkern und -schale < 4°
21. Anstieg der Thrombocytenzahl und der verbrauchten Gerinnungsfaktoren bei DIG, siehe Seite 378

4. Allgemeine diagnostische und therapeutische Grundsätze beim Schock

I. Diagnostik – Überwachung:
Überwachungsprogramm, s. auch S. 531:
Minimal: RR, Puls, ZVD[1]), Stundenharn, EKG, Kapillarfüllungszeit (Nagelbett), Temperaturdiff. (Kern-Schale), Hk-Diff. (zentralvenös-peripher), Atmung (f, VK), BZ, Bewußtsein
Maximal: zzgl. Parameter (insbesondere bei schwerster Gefährdung des Patienten): MAP oder BD per Dopplersonde, Blutgasanalyse, Elektrolytstatus, Quick, PTT, Thrombozyten, PCWP[2]), $S\bar{v}O_2$ – evtl. HZV (HI)[2]), PVR, TPR, a-$\bar{v}$DO$_2$, Sauerstoffverbrauch, Laktat, KOD-PCWP, V_D/V_T, $\dot{Q}_S/\dot{Q}_T$, Kreatinin, Osmolalität, FSP, Äthanol-Test, Rö.-Untersuchung.

Bemerkungen:
[1]) Steht zur Beurteilung von Gefäßfüllungszustand und Herzfunktion lediglich die ZVD-Messung zur Verfügung, so erweist sich bei niedrigem Venendruck die Schnellinfusion von ca. 250 ml isotoner Elektrolytlösung (z.B. Ringer) als wertvoll. Erfolgt danach ein ausgeprägter Anstieg des ZVD (> 5 cmH$_2$O), so kann das auf eine linksventrikuläre Funktionseinschränkung hindeuten (Cullen (9)). Dem ist durch vorsichtige Flüssigkeitssubstitution (auf Stauungszeichen achten!) und evtl. Einsatz von Inotropika Rechnung zu tragen.
[2]) Ist ein Swan-Ganz-Triple-Lumen-Katheter einschließlich HZV-Computer verfügbar, besteht die Möglichkeit einer exakteren Abschätzung der Myokardfunktion (siehe Seite 174 ff.)

II. Therapie:
Volumensubstitution:
Liegt eine Hypovolämie vor, so richtet sich die Wahl der zu substituierenden Flüssigkeit nach der Art des Verlustes.

Bei Hämorrhagie, die eine Massivtransfusion (s. S. 401) erforderlich macht, sollte möglichst frühzeitig Frischblut transfundiert werden. Dabei ist darauf zu achten, daß der Hk bzgl. Sauerstofftransport in einem möglichst optimalen Bereich liegt. Eine Hämodilution im Schock unter einem Wert von 35 % ist abzulehnen (51)! Der Verbesserung der Mikrozirkulation steht die insgesamt erschwerte Sauerstoffabgabe an das Gewebe durch Verminderung der Erythrocytenzahl bei starkem 2,3-DPG-Defizit[1]) der Erythrocyten entgegen. Der 2,3-DPG-Abfall ist besonders im Septischen Schock ausgeprägt (Miller, L. D. et al.: Surgery 68 (1970) 187)

[1]) Kompensatorisch steigt bei Anämie der 2,3-DPG-Gehalt der Erythrocyten an. Bei Azidose ist dieser Mechanismus allerdings gestört! 2,3-DPG verschiebt die O_2-Dissoz.-Kurve nach rechts und fördert somit die O_2-Abgabe an das Gewebe.

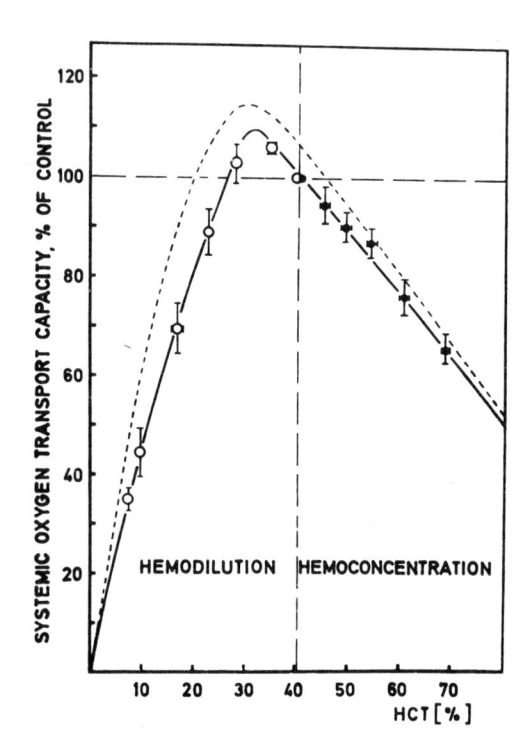

Abb. 177: Relative Sauerstofftransportkapazität im Hk-Bereich von 0 – 70 %

Während eine akute Senkung des Hämatokrits beim Gesunden unter den Ausgangswert (41 %) erst bei etwa 25 % zu einer Verminderung des Sauerstoffgesamtangebotes führt, hat eine akute Steigerung des Hämatokrits über den Normalwert eine unmittelbare Verschlechterung des Sauerstoffangebotes zur Folge. Für den Schockpatienten dürfte der Optimalbereich für den O_2-Transport bei einem Hk von ca. 35 % liegen. Gestrichelte Kurve: *Theoretischer* Verlauf der Sauerstofftransportkapazität für menschliches Normalblut nach Hint; ausgezogene Kurve: Meßwerte bei akuter Hämodilution (Dextran 60) und Hämokonzentration beim *Hund*. (Aus Sunder-Plassmann, L., W. P. Kloevekorn, K. Holper, H. Hase, K. Messmer: The physiological significance of acutely induced hemodilution. In: 6. Conf. Europ. Microcirculation, hrsg. von J. Ditzel, D. H. Lewis. Karger. Busch 1971).

Altes Konservenblut sollte routinemäßig gefiltert werden (s. S. 406), um der Entstehung einer sog. Transfusionslunge vorzubeugen.

Ist ein Ersatz von Blut oder Blutbestandteilen nicht erforderlich (Hb > 10 g%, Hk > 30%), so stellt nach Messmer (14, 22) Dextran 60 in der Dosierung von 1 – 1,5 g/kg KG innerhalb der ersten 24 h den Plasmaexpander der Wahl dar. (Siehe Seite 556 ff.)
Allgemein zeichnet sich Dextran aus durch:
1. Gute Volumenexpansion, die je nach MG durch eine hyperonkotische Komponente gesteigert wird.
 (Cave: Dextran 40: Gefahr von Zelldehydrierung, Drosselung der GFR!)
2. Verbesserung der Fließeigenschaften des Blutes
3. Antithrombotische Eigenschaften

Kontraindikationen:
1. Bekannt allergisch-hyperergische Reaktionen
2. Koagulopathie (S. 558)
3. (relative): Nierenversagen (entgegen früherer Ansicht verursacht Dextran direkt keine Nierenschädigung. Zu beachten ist die bei NV stark verzögerte Elimination, die bis auf das 10fache verlangsamt sein kann. *Gefahr der Überdosierung: Blutung!)*

Beachte: Blutabnahme für Laboruntersuchungen *vor* Dextraninfusion!
PPL oder Humanalbumin 5% (siehe Seite 556) sind insbesondere bei hohen Eiweißverlusten und Hämostasedefekten sowie als Zusatz zu Kristalloiden indiziert. Ihr Volumenexpansionseffekt entspricht der infundierten Menge.
Nachteil: hohe Kosten
Gelatine-Präparationen (siehe Seite 556): sind auf Grund geringerer Volumenexpansion, kürzerer intravasaler Verweilzeit, z.T. hoher Ca-Belastung (Haemaccel®: 6,25 mmol/l) und höherer Anaphylaxie-Rate weniger geeignet.
Hydroxyäthylstärke (HÄS): (siehe Seite 558) kann wegen seiner kurzen intravasalen Verweilzeit nur bedingt empfohlen werden.
Kristalloide Lösungen – wie z.B. *Ringer-Laktat* – verschlechtern wahrscheinlich die Stoffwechselsituation (Laktat) und begünstigen die Entstehung eines Lungenödems, wenn sie nicht mit Gabe von Humanalbumin kombiniert werden, so daß das Gesamtvolumen 2–5 % Albumin enthält. Damit kann der KOD im phys. Bereich gehalten werden (51).

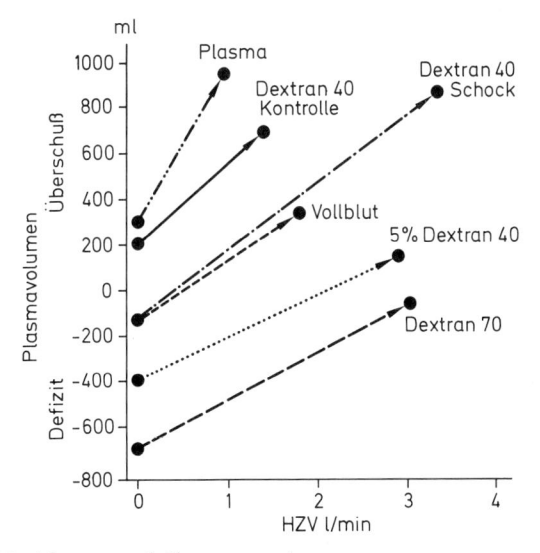

Abb. 178: Volumen-Fluß-Beziehungen nach Plasmaexpansion.
Bestimmt wurden mittleres Plasmavolumen und HZV vor und nach Verabfolgung von 500 ml Vollblut und verschiedener Plasmaexpander bei Schockpatienten. Mit dem Volumenanstieg korreliert die HZV-Zunahme. (Nach Shoemaker, W. C. und Bryan-Brown, C. W.; Semin. Drug Treat.: 3 (1973) 249)

Linksherzversagen und Volumensubstitution:
Ist vor oder während Volumensubstitution eine Linksherzinsuffizienz anzunehmen (klinisch: Stauungszeichen, 3. Herzton, (Fort-)Bestehen von Kreislaufzentralisations- und Hypoperfusionsindizes; invasiv-diagnostisch: PCWP > 20 mm Hg, CI < 2,2 l/m² KOF, Stundenharnmengen < 25 ml) sollte Dobutamin oder Dopamin (siehe Seite 224, 228) über Perfusor in Kombination mit Furosemid gegeben werden. Bei erhöhter Nachbelastung sind – bei ausreichendem Systemblutdruck – Vasodilatatoren günstig (siehe Seite 187). *Dehydrobenzperidol (DHB):* 0,1 mg/kgKG besitzt alpha-blockierende Eigenschaften, die eine vorteilhafte, über längere Zeit persistierende Gefäßerweiterung bewirken. Nach Untersuchungen von Goto, F. u. Mitarb. (Brit. J. Anaesth. *51* (1979) 107) *kann DHB in dieser Dosierung auch mit Dopamin kombiniert werden. Die günstigen renalen Effekte von Dopamin werden durch DHB sogar noch verbessert!*
Hydergin oder *Chlorpromazin* in der Einzeldosierung 0,6–1,5 mg bzw. 5–10 mg i.v. in Intervallen von ca. 20 Min. titriert, können meist ebenso die TPR reduzieren und somit die periphere Perfusion bessern (2).
Auf eine Digitalisierung sollte wegen möglicher Risiken bei sich schnell ändernder Elektrolytsituation besser verzichtet werden (siehe Seite 260). Digoxin ist allerdings indiziert bei supraventrikulärer Tachykardie. Vorsichtsmaßnahmen: Dosisreduktion auf 75 – 80%, Überwachung des Serum-K^+-Spiegels!

Capillary Leak Syndrome:
Eine schwere Begleitkomplikation des Schocks stellt die respiratorische Insuffizienz – häufig durch Lungenödem ausgelöst – dar.
Zufuhr von großen Volumina albuminfreier Elektrolytlösungen ohne KOD-Überwachung fördert die Entstehung dieses Pathomechanismus (38).
Bei Verlust der Kapillarintegrität (insbesondere bei Sepsis) kann schließlich sogar Albumin die alveolokapilläre Membran permeieren und zu einer Angleichung des onkotischen Drucks im Interstitium an den der Kapillare führen. Dieses Phänomen induziert eine verstärkte Flüssigkeitsretention im Interzellulärraum, wenn die Lymphdrainage überfordert wird (Capillary Leak Syndrome (37)). Sogar hochmolekulares Dextran und Albumin passieren (bei normalem PCWP!) die geschädigte Kapillare und verstärken das Lungenödem! (25).

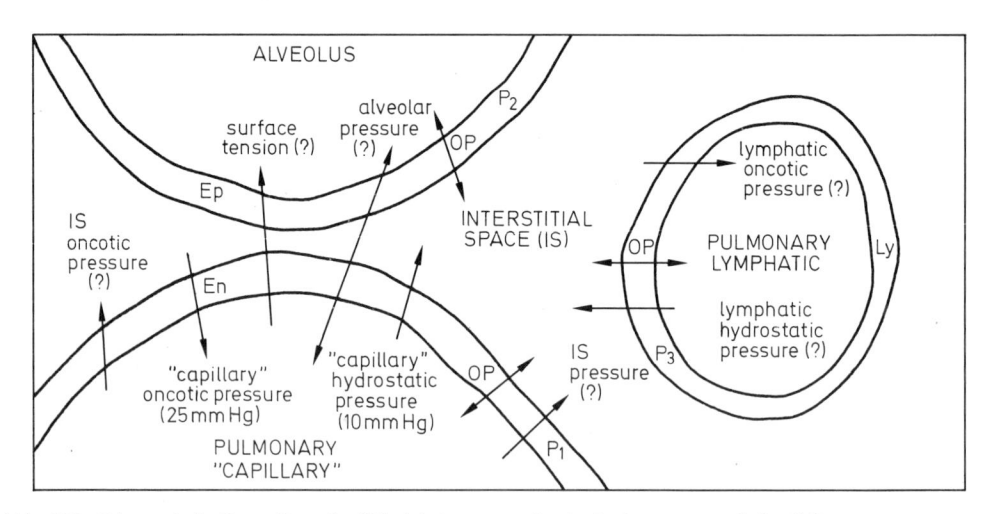

Abb. 179: Schematische Darstellung des Flüssigkeitsaustausches in der Lungenstrombahn (26) Legende s. S. 537!

P_1, P_2, P_3 symbolisieren die spezifische Permeabilität der verschiedenen Zellmembranen für Wasser und Soluta. OP deutet die jeweiligen osmotischen Gradienten (Alveolus-Interstitium, Lymphgefäß-Interstitium, Kapillare-Interstitium) an.
En = Kapillarendothel, Ep = Alveolarepithel, Ly = Lymphgefäßendothel. Die Pfeile weisen in die vektorielle Richtung der Kräfte.

Nach dem *Starling'schen Gesetz* wirkt der kolloidosmotische Druck von 25 torr dem hydrostatischen Kapillardruck entgegen, um die Extravasation von Flüssigkeit zu vermeiden. Die übrigen genannten Kräfte (siehe Abbildung 179) ergänzen den insgesamt komplizierten Mechanismus.
Während sich KOD und Hydrostatischer Druck (PCWP) messen lassen (siehe Seite 152), entziehen sich die übrigen Größen unserer Kenntnis.
Um eine ausreichende Herzauswurfleistung beim Schockpatienten zu erreichen, muß oft die Lungenüberwässerung in Kauf genommen werden. Die Bestimmung des Gradienten: KOD-PCWP kann darüber Auskunft geben, ob die Entstehung des Ödems in einem Mißverhältnis dieser beiden Größen begründet liegen kann, oder ob man einen Verlust der Kapillarintegrität annehmen muß.
Liegt letzteres vermutlich nicht vor, so sollte bei optimalem linksventrikulären Füllungsdruck (PCWP: 18 – 20 mmHg) der KOD so angehoben werden, daß der Gradient KOD-PCWP möglichst 8 torr übersteigt (siehe Seite 522). Das läßt sich theoretisch durch Gabe von Dextran oder hochprozentigem Albumin erreichen. Die jeweiligen *Wasserbindungskapazitäten* betragen: *Albumin ~ 14 ml/g, Dextran ~ 20 ml/g*, (14).
Liegt eine respiratorische Insuffizienz (s. S. 61) vor, so muß frühzeitig beatmet werden. PEEP (s. S. 72 ff.) kann u. U. dem Lungenödem entgegenwirken, führt allerdings auch zu einer Reduktion des HZV. Wenn überhaupt, kann der circulus vitiosus des Capillary Leak Syndromes am ehesten durch die extrakorporale Membranoxygenierung (ECMO) unterbrochen werden (siehe Seite 77).

Nierenversagen (s. auch S. 325):
Wenn eine Oligo-Anurie trotz ausreichender Volumensubstitution, adäquater Herzauswurfleistung, Mannitoltest (siehe Seite 332) und hochdosierter Furosemid-Therapie persistiert, so ist die weitere Gabe von Diuretika nutzlos. Man sollte dann ein akutes Nierenversagen (ANV) annehmen und entsprechend behandeln (siehe Seite 336).
Beachte: die Schleifendiuretika (Furosemid, Etacrynsäure) führen zu verstärkter Natriumausscheidung und zu erniedrigter Harn-Osmolalität – ähnlich wie beim ANV! Erst nach einem Intervall von 6 – 12 h können Elektrolytausscheidung und Osmolalität zur Beurteilung der Nierenfunktion verwertet werden.
Verbrauchskoagulopathie, s. S. 378.

5. Septischer Schock

Pathophysiologie:

Entgegen alten Vorstellungen scheint Endotoxin nicht der überragende Mediator bei der Ätiopathogenese des Septischen Schocks zu sein. (8)
Es dürften vielmehr auch Plasma-Effektor-Systeme für die zirkulatorischen und hämostatischen Veränderungen von Bedeutung sein (s. auch Tab. 300).
Den initialen Schritt scheint die Aktivierung des Hagemann-Faktor (XII) darzustellen. Gesteigerte Gerinnung und Fibrinolyse führen letztlich zur Verbrauchskoagulopathie (DIG). Der aktivierte Hagemann-Faktor stimuliert weiterhin noch das Kinin- und über Plasmin das Komplementsystem. Hier bestehen nun Parallelen zum hypothetischen Wirkmechanismus der Endotoxine.
Sie reagieren ebenfalls mit einem Komplementsystem, das die Bildung von Substanzen wie: Anaphylatoxin, Plättchenaggregationsfaktor, neutrophilem chemotaktischen Faktor induziert. Über die Lyse von Mast-, neutrophilen Zellen und Plättchen führt der weitere Weg zur Freisetzung von Hista-

min, Serotonin und einer «Slow Anaphylaxis Substance». Endotoxin wie auch der Hagemann-Faktor hat außerdem noch die Möglichkeit, das Kinin- sowie das Komplementsystem zu aktivieren (21).
Alle beschriebenen Pathomechanismen verursachen erhöhte Kapillarpermeabilität, Verlust von zirkulierendem Blutvolumen und Versagen der Mikrozirkulation.
In typischer Weise resultieren daraus: Zellhypoxie, Laktatazidose und Zelltod, wenn die Kausalkette therapeutisch nicht unterbrochen werden kann.
Die Schädigung des Gefäßbetts läuft in stufenförmiger Gesetzmäßigkeit ab.

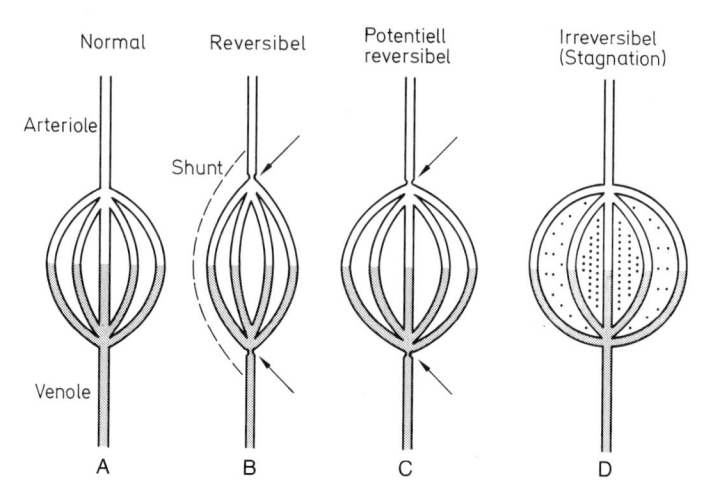

Abb. 180: Kapillarperfusion im septischen Schock unter verschiedenen Bedingungen (2)

A) Normalsituation, B) Funktionell reversibles Stadium des Septischen Schocks. Prae- und postkapilläre Konstriktion beeinträchtigen die Kapillarfüllung und den venösen Rückstrom zum Herzen. C) Potentiell reversibles Stadium. Durch Hypoxie und Azidose vermindert sich die praekapillare Konstriktion. Die Kapillarfüllung nimmt progredient zu. D) Irreversibles Stadium (Stagnation). Prae- und postkapilläre Gefäßregulation sind verlorengegangen. Die Kapillarfüllung erreicht ein Maximum. Die Perfusion stagniert. Es kommt zu einer Plasmaemigration in den 3. Raum. Die Pfeile kennzeichnen die jeweilige Lokalisation der Vasokonstriktion.
Schwere zelluläre Schädigungen, DIG und fehlende Reaktion auf Sympathomimetika charakterisieren das Endstadium des Septischen Schocks.
Nach Siegel (51) – s. auch Tab. 301, Abb. 173 – können beim Septischen Schock vier Stadien unterschieden werden.

Stadium A:
stellt das Stadium der Kompensation dar. Herzindex (HI), Herzfrequenz (HR), myokardiale Kontraktion, arterio-venöse Sauerstoffdifferenz (a-v̄DO$_2$) sowie Sauerstoffverbrauch (V̇O$_2$) nehmen als Antwort auf die Streßsituation zu.
Der arterielle Mitteldruck (MAP) kann trotz Erniedrigung des peripheren Widerstands (TPR) – die sich durch freigesetzte vasoaktive Substanzen erklärt – im Normbereich gehalten werden.

Stadium B:
selbst eine hyperdyname Kreislaufreaktion ist nicht mehr in der Lage, die metabolischen Bedürfnisse der Zelle zu decken. Metabolische Azidose, Abfall des gemischtvenösen pH (pHv̄), Abnahme von Sauerstoffverbrauch (V̇O$_2$) und arterio-venöser Sauerstoffdifferenz (a-v̄DO$_2$) kennzeichnen Stadium B, in dem die Stoffwechselvorgänge teilweise anaerob verlaufen.
Als Gründe dafür werden u. a. genannt:
1. Arterio-venöse Shunts
2. Direkte Zellschädigung mit Störung von Sauerstoffaufnahme und -verwertung

3. Verschiebung der Sauerstoff-Dissoziationskurve nach links – trotz metabolischer Azidose – durch Abfall des intraerythrozytären 2,3-DPG.

Der arterielle Mitteldruck (MAP) ist bei starker Vasodilatation noch normal oder gering hypoton.

Klinik: Tachykardie, Fieber (teils typisch septisch), auffallend «gute» Hautdurchblutung, Hyperventilation, die nicht allein als Kompensationsmechanismus, sondern teilweise auch als Reaktion auf eine toxisch bedingte, zentrale Stimulation anzusehen ist.

Stadium C:
tritt auf, wenn sich zzgl. eine respiratorische Insuffizienz anbahnt. Nunmehr entwickelt sich neben einer kombinierten Azidose eine Hypoxämie, die die Zellhypoxie weiter verstärkt. Der arterielle Mitteldruck (MAP) fällt, obschon der Herzindex (HI) noch im «Normbereich» liegt.

Stadium D:
Herzindex (HI) und arterieller Mitteldruck (MAP) fallen weiter auf Grund myokardialen Versagens. Typischerweise steigen in dieser Situation Sauerstoffverbrauch ($\dot{V}O_2$) und arterio-venöse Sauerstoffdifferenz (a-$\bar{v}DO_2$) entsprechend der zunehmenden Perfusionsstörung an.

Klinik: Fieber, Tachykardie, Hypotension, Abnahme des Harnzeitvolumens, Bewußtseinsstörung bis hin zum Koma.

Diagnose des Septischen Schocks:
1. *Typische Vorgeschichte:*
   krimineller Abort, Peritonitis, Verbrennungskrankheit, urologischer Eingriff, Agranulozytose, Gefäßkatheter.
2. *Klinik:* s. Stadium A – D; S. 538
3. *Labor:* BSG-Beschleunigung, Leukozytose (kann fehlen!)
4. *Bakteriologischer Nachweis:*
   Keimanzüchtung (s. Nachweis von Septikämie durch Blutkultur, S. 541)
   Sputum, Urin, Wundsekret, Drainagen und Katheter sollten grundsätzlich bakteriologisch untersucht werden!
   Beachte:
   Mund, Colon, Vagina besitzen eine gemischte (aerobe und anaerobe) Keimflora. In über 90 % sind bei abdomineller Sepsis Anaerobier mitbeteiligt. Diese lassen sich trotz subtiler Untersuchungstechnik in weniger als 50 % nachweisen!
5. *Limulus-Test* nach Levein und Bang (20) zum Nachweis von Endotoxin scheint nach Angaben von Stumacher u. Mitarb. (40) nur von begrenzter Aussagekraft.

Prognostische Indices beim Septischen Schock (s. auch S. 521 – 529):
MAP, $P_{diast.}$, HI, Laktat, VO_2, a-$\bar{v}DO_2$, TPR (50)

Therapie:
1. Rasche Kausaltherapie, wenn diese möglich! (z.B. Drainage von Abszessen, Entfernen von Gefäßkathetern).
2. *Antibiotika:*
   die Therapie mit Antibiotika ist stets vor Erhalt des bakteriologischen Untersuchungsergebnisses einzuleiten (Zeitfaktor!). Die Auswahl der Pharmaka hat sich dabei zunächst nach dem zu erwartenden Keimspektrum zu richten (s. auch Tab. 351).
   Beachte: die Anaerobier können nur mit Clindamycin (600 mg/8 h i.v.) oder Chloramphenicol (1 g/6 h i.v.) sicher beherrscht werden.
3. *Inotropika:*
   bereits geringe Störungen der myokardialen Kontraktilität bringen den Patienten im Septischen Schock außerhalb des Kompensationsbereiches, der erforderlich ist, um genügend hohe Herzzeitvolumina in Anbetracht der gestörten Mikrozirkulation auswerfen zu können.
   Clowes (47) konnte zeigen, daß wahrscheinlich nur *die* Patienten den Septischen Schock über-

leben, deren Myokard in der Lage ist, über einen ausreichend langen Zeitraum hohe Herzzeitvolumina (30–80% über der Norm) zu garantieren.

Nach (51) sollten Inotropika bereits beim Übergang vom Stadium A in Stadium B (s. S. 538) eingesetzt werden. Zur Auswahl stehen:

a) *Digitalis* (s. auch S. 213):

Digoxin in reduzierter Dosis von 75–80% unter Kontrolle von Serum-Kaliumspiegel und PQ-Zeit hat sich grundsätzlich bewährt, ist jedoch schlechter steuerbar (Elektrolytimbalanzen, Nierenfunktion?) als Katecholamine. Die Digitalisintoxikation (s. S. 221) stellt eine oft schwer zu beherrschende Begleitkomplikation der Therapie dar. Als Antiarrhythmikum bei supraventrikulären Tachykardien hat Digitalis seinen festen Platz!

b) *Orciprenalin* (s. auch S. 224):

besitzt einen ausgesprochenen biventrikulären inotropen Effekt. Das ist insofern von Vorteil, als beim Schock die rechte Herzkammer durch gesteigerten pulmonal-vaskulären Widerstand (PVR), der im übrigen durch Orciprenalin gesenkt wird, stark überbelastet ist.
Orciprenalin ist sowohl beim «low-flow state» als auch beim «high-flow state» wirksam.
Dosierung: initial 0,25 µg/min unter Kontrolle von EKG, MAP, PCWP (ZVD) und HZV. Mittlere Dosis: 0,5–1 µg/min über Perfusor. Bei Überschreiten einer Grenzfrequenz von 130 Herzschlägen p.m. muß die Dosis reduziert, evtl. das Pharmakon abgesetzt werden.

c) *Dopamin* (s. auch S. 225 u. Bd. I):

stellt das z.Zt. wegen seiner vorteilhaften renalen Wirkungen geeignetste Katecholamin zur Behandlung des Septischen Schocks dar; s. auch S. 75.
Dosierung: 1–3 µg/kgKG/min über Perfusor.
Ist hiermit kein ausreichender Anstieg des Herzindex zu erreichen, empfiehlt Siegel (51) die zusätzliche, getrennte Gabe von 0,3–0,8 µg/min Orciprenalin. Dabei kommt weniger ein Frequenz- als ein Inotropieeffekt zum Tragen.

d) *Glukagon* (s. S. 265 u. Bd. I):

bewirkt durch Aktivierung der Adenylcyclase die Bildung von cycl. 3,5 AMP. Die positive Inotropie von Glukagon kann durch Beta-Rezeptorenblocker nicht aufgehoben werden. Daraus ergibt sich auch die Indikation dieser Substanz: Vorbehandlung mit Beta-Rezeptorenblockern! Der inotrope Effekt von Glukagon ist nur gering. Sein großer Wert liegt jedoch in seiner potenzierenden Wirkung auf andere Inotropika.
Dosierung: 1–5 mg/h als kontinuierliche Infusion. Mittlere Dosis: 3 mg/h.
Beachte: Blutzucker- und Serum-Kaliumspiegelüberwachung sind wegen Gefahr von Hyperglykämie (Hyperosmolalität!) und Hypokaliämie in mindestens 6stdl. Intervallen indiziert.

e) *Glukose-Kalium-Insulin (GKI)*, (s. auch S. 257, 459):

soll nach Angaben von Weisul u. Mitarb. (54) insbesondere bei katecholaminrefraktärem myokardialen Versagen positiv inotrope Wirkungen zeigen.
Wirkungsmechanismus: beschleunigte ATP-Synthese?
Dosierung: 1 g Glukose/kgKG, 1,5 E Insulin/kgKG, 15 mmol Kalium als Infusion innerhalb von 20 Min. zuführen.

4. *Volumenersatz* (s. auch S. 533 ff.):

die abnorme periphere Vasodilatation bewirkt eine relative, das stets vorhandene «Capillary Leak Syndrome» eine echte Hypovolämie, die unter Kontrolle von MAP, PCWP (ZVD), HZV, KOD und Stundenharnausscheidung korrigiert werden sollte (s. hierzu auch S. 531).

5. *Behandlung der Respiratorischen Insuffizienz* (s. S. 61 ff.)

6. *Heparinisierung* (s. auch S. 389)
   a) prophylaktisch: low-dose (s. S. 389)
   b) therapeutisch: Vollheparinisierung bei gesicherter Verbrauchskoagulopathie (s. S. 382)

7. *Parenterale Ernährung* (s. S. 577 ff.)

8. *Hypothermie* (s. Bd. I)

9. *Glukokortikoide* (s. auch S. 541):

Methylprednisolon: 30 mg/kgKG i.v.
Wenn daraufhin keine Besserung der klinischen Situation festgestellt werden kann, sollte innerhalb von 5 Stunden die gleiche Dosis noch einmal verabreicht werden.

Weitere Versuche versprechen dann keinen Erfolg mehr und sollten wegen Gefahr von Immunsuppression sowie gastrointestinaler Blutung unterlassen werden (2).

Tab. 303: Hypothetische Wirkung der Cortison-Behandlung (1, 27, 49); siehe auch Corticosteroide, Seite 454):

a) Verbesserung der Hämodynamik (auf adäquate Volumensubstitution achten!)
b) Wiederherstellung verlorengegangener Gefäßreaktivität bei Azidose
c) Membranstabilisierung (besonders in den Lysosomen)
d) Verbesserung von Metabolismus und Zellfunktion
e) Verbesserung des Sauerstofftransports
f) Inhibierung von Anaphylatoxin- und Histamin-Bildung sowie der Komplement-Fixierung (48)
g) Protektive Wirkung gegenüber dem MDF und PLF (49), s. Tab. 300

10. *Immunglobuline* (35, 44) → siehe auch Seite 614 ff.
   IgM besitzt anscheinend protektive Eigenschaften, die gramnegative Infektionen verhindern können (z. B. IgM-Konzentrat, Behring).
   IgG soll bei schon manifester Bakteriämie opsonierende Fähigkeiten entwickeln.
   Biseko® z. B. enthält IgG, IgM und IgA in folgender Verteilung im Vergleich zum Normalserum (Angaben der Fa. Biotest):

Tab. 304: Immunglobulingehalt von Biseko und Normalserum (s. auch Tab. 355 – 358)

	IgG mg/100 ml	IgA mg/100 ml	IgM mg/100 ml	Gesamtprotein g/100 ml
Biseko	820	185	75	5.0
Normalserum	1.250	210	125	7.5

Nach Angaben des Herstellers können bis zu 2000 ml/24 h infundiert werden. Das Präparat ist hepatitissicher und bei sachgemäßer Lagerung bis zu 3 Jahren haltbar.
Die Halbwertszeit (bei Gesunden!) für IgG beträgt ca. 20, die von IgA und IgM ca. 4 – 6 Tage.
Die Gabe von Immunglobulinen scheint nur bei immunelektrophoretischem Nachweis von Mangelzuständen gerechtfertigt (Kosten!). Kontrollierte, randomisierte Untersuchungen über den Einsatz von Immunglobulinen beim Septischen Schock liegen bisher nicht vor.

11. *Granulozytentransfusion* (siehe Seite 400)

Nachweis von Septikämie durch Blutkultur (nach: Rotter, M.: Mikrobiologische Diagnostik von Septikämien. Infection 5 (1977) 55 – 59)

Blutabnahme: eine Minute lang Desinfektion durch zentrifugales Abreiben der Einstichstelle an Haut und Gummistopfen der Kultur- bzw. Transportflasche mit 70 % sterilem Äthylalkohol oder mit 60 % Iso-/n-Propylalkohol oder mit Jod-Tinktur. Verwendung eines sterilen Einmalbestecks und Übertragung des Blutes in Kulturgefäße mit Nährmedium.
Um die Bildung von Blutkoageln zu verhindern, sollten die Kulturgefäße Glaskugeln zum Defibrinieren, Heparin, Natrium-Polyanetholsulfonat oder Natrium-Amylosulfat enthalten. *Antikoagulantien wie Oxalat und Zitrat können keimhemmend wirken und sollten nicht benutzt werden!*
Zeitpunkt der Blutentnahme: bei intermittierender Bakteriämie während des Schüttelfrostes und Temperaturanstiegs, bei fortlaufender Keimabgabe ins Blut, besonders intravasalen Infektionen wie z. B. bei Endokarditis, sollte das Blut für die Kultur prinzipiell vor Beginn der antimikrobiellen Chemotherapie entnommen werden. *Eine Blutkultur ist zu wenig.* Als ausreichend werden drei Kulturen innerhalb des ersten Tages bezeichnet.

In Anlehnung an eine Empfehlung der amerikanischen Gesellschaft für Mikrobiologie wird bei Erwachsenen gefordert:

1. Akut bedrohliche Sepsis: sofort zwei Blutproben aus zwei verschiedenen Venen vor Therapiebeginn.
2. Bakterielle Endokarditis: innerhalb der ersten 24 Stunden drei Blutproben in Abständen von mindestens einer Stunde.
3. Verdacht auf Bakteriämie bei chemotherapeutisch anbehandelten Patienten: entweder Unterbrechung der Therapie für einige Tage oder – wenn das nicht möglich ist – Abnahme von 4 – 6 Kulturen innerhalb von 48 Stunden.

Da nachweislich die Ausbeute an positiven Kulturen mit Zunahme des kultivierten Blutvolumens steigt, sollte die Probengröße pro Kulturflasche 10 ml nicht unterschreiten!

Für die mikrobiologische Diagnostik empfiehlt es sich, *wenigstens 2 Medien* (besser: 3) in einem *aeroben und hypertonen* (Luftzutritt und CO_2-Spannung von 0,1 atm) sowie einem *anaeroben System zu verwenden. Inkubation:* bei 35 – 37° C – für Pilze bei 30° C.

Literatur:

(1) Altura, B. M., Altura, B. T.: Effects of local anesthetics, antihistamines and glucocorticoids on peripheral blood flow and vascular smooth muscle. Anesthesiology *41* (1974) 197
(2) Ayres, S. M., Gianelli, S. Jr., Mueller, H. S.: Care of the critical ill. Appleton-Century-Crofts/New York 1974
(3) Baeck, S. M., Brown, R. S., Shoemaker, W. C.: Early prediction of acute renal failure and recovery. Ann. Surg. *177* (1973) 253
(4) Beller, F. K., Douglas, G. W.: Thrombocytopenia indicating gram-negative infection and endotoxemia. Obstet. Gynecol. *41* (1973) 521
(5) Bennett, W. M., Singer, J., Coggins, C. H.: A practical guide to drug usage in adult patients with impaired renal function. JAMA *214* (1970) 1468
(6) Boyan-Brown, Ch. W.: Tissue blood flow and oxygen transport in critical ill patients. Crit. Care Med. *3* (1975) 103
(7) Cady, L. D., Weil, M. H., Afifi, A. A. et al.: Quantitation of severity of critical illness with special reference to blood lactate. Crit. Care Med. *1* (1973) 75
(8) Craven, D. E., Bruins, S., McCabe, W. R.: Sepsis due to gram-negative bacilli: epidemiology, pathogenesis, and immunologic aspects. In: Recent Advances in Intensive Care, Vol. I. Edt.: I. McA Ledingham. Churchill Livingstone, Edinburgh, London, New York 1977, S. 177
(9) Cullen, D. J.: Intensive care of the critical ill and trauma patient. ASA Refresher Courses in Anesthesiology *4* (1976) 25
(10) DaLuz, P. L., Shubin, H., Weil, M. H.: Effectiveness of phentolamine for reversal of circulatory failure (shock). Crit. Care Med. *1* (1973) 135
(11) DaLuz, P. L., Shubin, H., Weil, M. H. et al.: Pulmonary edema related to changes in colloid osmotic and pulmonary artery wedge pressure in patients after acute myocardial infarction. Circulation *51* (1975) 350
(12) Fleck, A.: The early metabolic response to injury. In: Shock-clinical and experimental aspects. Monographs in Anaesthesiology, Vol. 4. Edt.: I. McA. Ledingham. Excerpta Medica – Amsterdam – Oxford – New York 1976, S. 57
(13) Goldberg, L. I.: Cardiovascular and renal actions of dopamine: potential clinical applications. Pharm. Rev. *24* (1972) 1
(14) Gruber, U. F., Sturm, V., Messmer, K.: Fluid replacement in shock. In: Shock-clinical and experimental aspects. Monographs in Anaesthesiology, Vol. 4. Edt.: I. McA. Ledingham. Excerpta Medica – Amsterdam – Oxford – New York 1976, S. 231
(15) Hackel, D. B., Ratliff, N. B., Mikat, E.: The heart in shock. Circul. Res. *35* (1974) 805
(16) Hollenberg, N. K., Adams, D. F., Mendall, P. et al.: Renal vascular responses to dopamine: Hemodynamic and angiographic observations in normal man. Clin. Sci. Mol. Med. *45* (1973) 733
(17) Kirby, R. M.: Pathophysiology and treatment of shock. ASA Refresher Courses in Anesthesiology, *1* (1973) 69

(18) Ledingham, I. McA. (Edt.): Shock-clinical and experimental aspects. Monographs in Anaesthesiology, Vol. 4. Excerpta Medica. Amsterdam – Oxford – New York 1976
(19) Ledingham, I. McA., Sleigh, J. D.: Management of septic shock. In: Shock-clinical and experimental aspects. Monographs in Anesthesiology, Vol. 4. Excerpta Medica, Amsterdam – Oxford – New York, 1976, S. 273
(20) Levein, J., Bang, F. B.: Clottable protein in Limulus. Its localization and kinetics of coagulation by endotoxin. Thrombos. Diathes. haemorrh. *19* (1968) 186
(21) Mason, J. W., Kleeberg, U., Dolan, P. et al.: Plasma kallikrein and Hagemann factor in gram-negative bacteriemia. Annals of Internal Medicine *73* (1970) 545
(22) Messmer, K., Sunder-Plassmann, L.: Schock. In: Pathophysiologische Grundlagen der Chirurgie. Hrsg.: Th. O. Lindenschmidt. G. Thieme-Verlag, Stuttgart 1975
(23) Morisette, M., Weil, M. H., Shubin, H.: Reduction in colloid osmotic pressure associated with fatal progression of cardiopulmonary failure. Crit. Care Med. *3* (1975) 115
(24) Regnier, B., Rapin, M., Gory, G. et al.: Haemodynamic effects of Dopamine in septic shock. Intensive Care Medicine *3* (1977) 47
(25) Robin, E. D., Carey, L. C., Grenvik, A. et al.: Capillary leak syndrome of pulmonary edema. Arch. Int. Med. *130* (1972) 130
(26) Robin, E. D., Cross, C. E., Zelis, R.: Pulmonary edema. New Engl. J. Med. *288* (1973) 239–246, 292–304
(27) Schumer, W.: Influence of pharmacologic agents on tissue metabolism in circulatory shock. Crit. Care Med. *3* (1975) 109
(28) Shoemaker, W. C.: Pattern of pulmonary hemodynamic and functional changes in shock. Crit. Care Med. *2* (1974) 200
(29) Shoemaker, W. C., Montgomery, E. S., Kaplan, E., Elwyn, D. H.: Physiologic patterns in surviving and nonsurviving shock patients. Arch. Surg. *106* (1973) 630
(30) Shoemaker, W. C., Elwyn, D. H., Levin, H., Rosen, A. L.: Early prediction of death and survival in postoperative patients with circulatory shock by nonparametric analysis of cardiorespiratory variables. Crit. Care Med. *2* (1974) 317
(31) Shoemaker, W. C.: Pathophysiology and therapy of shock states. In: Handbook of Critical Care. Eds.: Berk, J. L., Sampliner, J. E., Artz, J. S., Vinocur, B. Little, Brown and Co., Boston 1976, 205
(32) Shoemaker, W. C.: Pathophysiologic basis of therapy for shock and trauma syndromes. Semin. Drug. Treat. *3* (1973) 211
(33) Siegel, J. H., Greespan, M., Del Guerico, L. R.: Abnormal vascular tone, defective oxygen transport and myocardial failure in human septic shock. Ann. Surg. *165* (1967) 504
(34) Skillmann, J. J.: The role of albumin and oncotically active fluids in shock. Crit. Care Med. *4* (1976) 55
(35) Smith, J. W., Barnett, J. A., May, R. P., Sanford, I. P.: Comparison of the opsonic activity of IgG and IgM anti-proteus globulin. Journal of Immunology *98* (1967) 336
(36) Smith, T. W., Haber, E.: Digitalis. New Engl. J. Med. *289* (1973) 945–952, 1010–1015, 1063–1072, 1125–1129
(37) Staub, N. C.: «State of the Art» Review. Pathogenesis of pulmonary edema. Am. Rev. Resp. Dis. *109* (1974) 358
(38) Stein, L., et al.: Pulmonary edema during volume infusion. Circulation *52* (1975) 483
(39) Stoddart, J. C.: Gram-negative infections in the ICU. Crit. Care Med. *2* (1974) 17
(40) Stumacher, R. J., Kovnat, M. J., Mc Cabe, W. R.: Limitations of the usefulness of the limulus assay for endotoxin. New Engl. J. Med. *288* (1973) 1261
(41) Tonnesen, A. S., Gabel, J. C., Mc Leavey, C. A.: Relation between lowered colloid osmotic pressure, respiratory failure and death. Crit. Care Med. *5* (1977) 239
(42) Villazon, S. A., Sierra, U. A., Lopez, S. F., Rolando, A.: Hemodynamic patterns in shock and critical ill patients. Crit. Care Med. *3* (1975) 215
(43) Weil, M. H., Morisette, M., Michaels, S. et al.: Routine plasma colloid osmotic pressure measurements. Crit. Care Med. *2* (1974) 229
(44) Weil, M. H., Afifi, H. H.: Experimental and clinical studies on lactate and pyruvate as indicators of severity of acute circulatory failure (shock). Circulation *41* (1970) 989
(45) Zinner, S. H., Mc Cabe, W. R.: Effects of IgM and IgG antibody in patients with bacteremia due to gram-negative bacilli. Journal of Infectious Diseases *133* (1976) 37
(46) Zühlke, V.: Allgemeine Behandlungsprinzipien der postoperativen Peritonitis. In: Postoperative Komplikationen. Hrsg.: R. Pichlmayr. Springer-Verlag, Berlin – Heidelberg – New York 1976, S. 53

Weiterführende Literatur:

(47) Clowes, G. H. A. Jr., Vucinie, M., Weidner, M. G.: Circulatory and metabolic alteration associated with survival and death in peritonitis. Ann. Surg. 16 (1966) 866
(48) Dhom, G. (Hrsg.): Schock und Intensivmedizin. G. Fischer-Verlag, Stuttgart – New York 1979
(49) Schumer, W.: Indications for use of corticosteroid agents in treatment of shock. In: M. H. Weil, Pr. L. DaLuz: Critical Care Medicine Manual, Springer-Verlag, New York – Heidelberg – Berlin 1978, S. 137–139
(50) Shubin, H., Weil, M. H.: Prognostic indices as a basis for assessing severity of shock. In: M. H. Weil, Pr. L. DaLuz: Critical Care Medicine Manual, Springer-Verlag, New York – Heidelberg – Berlin 1978, S. 101–111
(51) Siegel, J. H.: Pattern and Process in the Evolution of and Recovery from Shock. In: J. H. Siegel, P. Chodoff (ed.): The Aged and High Risk Surgical Patient. Grune & Stratton, New York – San Francisco – London 1976, S. 381 (204 Literaturangaben!)
(52) Staub, N. C.: Pulmonary Edema: Physiologic Approaches to Management. Chest 74 (1978) 559
(53) Symposium on the management of trauma. Brit. J. Anaesth. 49 (1977) 641–720
(54) Weisul, J. P., O'Donnell, T. F., Stone, M. A., Clowes, G. H. A. Jr.: Myocardial performance in clinical septic shock. Effects of isoproterenol and glucose/potassium/insulin. J. Surg. Res. 18 (1975) 357

6. Gasbrand (Clostridienmyonekrose)

Erreger: Clostridium perfringens Welch-Fraenckel, Cl. septicum, Cl. Novy
Inkubationszeit: 6 Std. bis 3 Tage nach der Verletzung
Prädisponierende Faktoren: Gewebsnekrosen, Hämatome, lokale Durchblutungsstörungen, anaerobe Verhältnisse (große Wundtaschen, Schußwunden), Verschmutzung mit Erde oder Fäkalien, krimineller Abort

I. Symptomatik – Diagnose:

Lokale Zeichen:	Außergewöhnlich starker Wundschmerz – evtl. nach einem relativ freiem Intervall
Gasbildung obligat!	Knisternde Haut (*Crepitatio*), rasche, sulzige Ödembildung mit Abblassung der umgebenden Hautpartien infolge Flüssigkeitsansammlung. Wäßrig-schaumig hämorrhagische Wundabsonderungen, die süßlich riechen.
	Später: bronze- bis kupferfarbenes, teilweise livid marmoriertes Hautkolorit. Apyogene Muskelnekrosen. Das befallene Muskelgewebe erscheint brüchig, unstrukturiert, graurot (wie gekochtes Rindfleisch oder geräucherter Lachs), gelegentlich zerfließend oder schaumig aufgetrieben» (E. Brug)
Röntgenzeichen:	Feingefiederte Gasausbreitung im Muskel selbst oder entlang der Fascie.
Erregernachweis:	Gasbrand ist mehr eine klinische als eine bakteriologische Diagnose! Bei
In keinem Fall darf bis zur bakteriologischen Erhärtung der Diagnose zugewartet werden!	Unsicherheit der Diagnose: Rö.-Aufnahme in 2–3stdl. Abständen wiederholen! Als Schnellverfahren kommen der direkte Nachweis toxinproduzierender Clostridien durch Immunfluoreszenz oder Gaschromatographie (direkter Toxinnachweis: Sagabiel u. Gjavotchanoff (5)) in Frage. Clostridien: plumpe, gram-positive Stäbchen
	Beachte: bakteriologische Kultur und histologisches Präparat sind imstande, nach der Operation unsicher gebliebene Gasgangräne diagnostizieren zu helfen (Tarbiat (7)).
Allg. Symptomatik:	Rasch fortschreitendes, septisches Krankheitsbild bei meist fulminantem Krankheitsbeginn

	Zunächst: Temperaturanstieg und Blutdruckabfall bei Tachykardie
	Später: Delirium – Stupor – Koma
	Hämolyse – Ikterus – Nierenversagen
Mortalität:	ohne Behandlung: 100%, mit optimaler Behandlung 50–76% (Tarbiat (7), Ney u. Mitarb. (3)).
Differentialdiagnose:	Gashaltige Phlegmone (anaerobe Cellulitis): keine Toxämie, Fehlen von starken Schmerzen
	Putride Gangrän: eitrig-nekrotischer Prozeß (kann in echten Gasbrand übergehen)
	Gasabzeß: gashaltige Eiterhöhle (gelegentlich auch Gasbrandclostridien!)
	Mechanisch-chemische Gasansammlung im Gewebe: keine lokalen Entzündungszeichen! Abszeßspiegel im Rö.-Bild.

II. **Behandlungsprinzipien** (1, 2, 3, 6, 7): siehe auch Abbildung 181
1. regionale, radikale Ausräumung – evtl. Amputation, ggf. Hysterektomie
2. Chemotherapie (Ampicillin, Cloxacillin oder bei Penicillinallergie: Erythromycin bzw. Cephalosporine). Das *Antibiotikum der Wahl ist Penicillin G.* Es muß wegen des schlechten Penetrationsvermögens im nekrotischen Gewebe sehr hoch (tgl. 20–40 Mio. E in 2–3 Kurzinfusionen) dosiert werden!
3. Schockbekämpfung (Kristalloide, Plasma und Bluttransfusion wie bei schwerer Verbrennung)
4. Hyperbare O_2-Therapie (3 ata), die das Wachstum der Anaerobier hemmt und die Produktion des letalen Alphatoxins unterdrückt. Behandlung: 7 Sitzungen im Verlauf von 3 Tagen (1. Tag 3 × 2 Std., 2. und 3. Tag: 2 × 2 Std., siehe auch Abbildung 181). Zur Erhaltung der befallenen Gliedmaße kommt die HBO nur bei Frühdiagnose in Frage! Die HBO-Behandlung sollte schon bei Verdacht auf Gasbrand durchgeführt werden! Keine Sofortamputation, evtl. Incisionen, wenn HBO frühzeitig eingesetzt wird! Amputationen unter HBO nur bei Fehlen der art. Durchblutung bzw. bei Sepsis indiziert.
5. Alkalisierung mit $NaHCO_3$ bei Hämolyse und Hämoglobinurie. Bei akutem Nierenversagen: Hämodialyse.

Beachte: Kein Gasbrandserum applizieren! (Ney u. Mitarb. (3)). Die prophylaktische Gabe von Antibiotika verhütet nicht den Ausbruch des Gasödems!

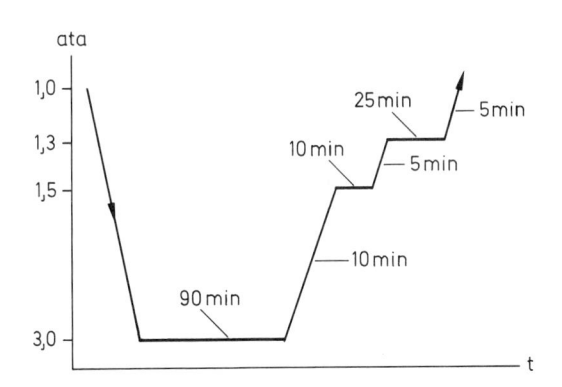

Abb. 181: Behandlungsschema des Gasbrandes mit hyperbarem O_2 (nach Cl. Seemann (6))

Literatur:

(1) Colwill, M. R., Maudsley, R. H.: The management of gas gangrene with hyperbaric oxygen therapy. J. Bone Jt. Surg. *50* (1968) 732
(2) Kucher, R., Riedel, W.: Die Behandlung des Gasbrandes in der Sauerstoffüberdruckkammer. Wien. klin. Wschr. *81* (1969) 308
(3) Ney, R., Podlesch, I., Burchard, A., Seemann, Cl., Wandel, A. R.: Die Indikation aktiver chirurgischer Maßnahmen im Rahmen der hyperbaren Sauerstofftherapie des Gasödems. Veröffentlichungen aus dem Schiffahrtsmedizinischen Institut der Marine. II. Band, 1972, S. 72
(4) Schott, H., Hockerts, Th.: Das Gasödem und seine Behandlung. Chirurg 7 (1971) 302
(5) Sagebiel, W., Gjavotchanoff: Direkter Toxinnachweis im Blut von «Gasbrandinfizierten Patienten». Diagnostik & Intensivtherapie 6 (1977) 45
(6) Seemann, Cl.: Indikationen der hyperbaren Therapie (in: Veröffentlichungen aus dem Schiffahrtsmedizinischen Institut der Marine. Hrsg.: A. R. Wandel, II. Band, Kiel 1972, S. 126)
(7) Tarbiat, S.: Ergebnisse der kombinierten chirurgisch-antibiotischen und hyperbaren Sauerstoffbehandlung beim Gasödem. Chirurg 11 (1970) 506

Hyperbare O_2-Therapie

Tab. 305: Der physiologische und pathophysiologische Funktionskreis des hohen Sauerstoffdrucks (nach H. Poulsen (6)).

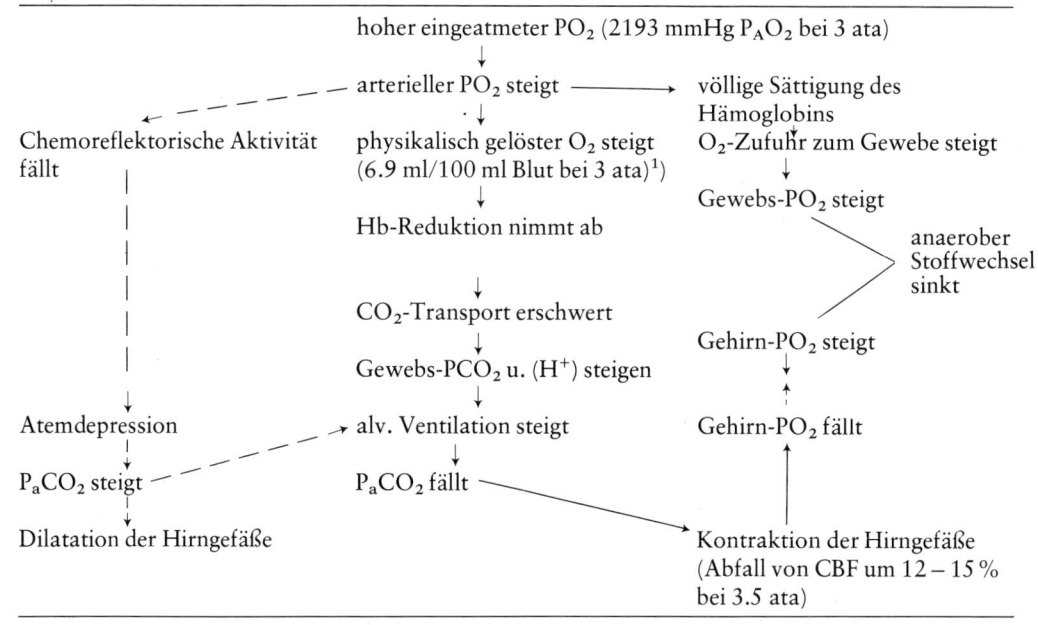

```
                    hoher eingeatmeter PO₂ (2193 mmHg P_AO₂ bei 3 ata)
                                     ↓
        ┌─ ─ ─ ─ ─ arterieller PO₂ steigt ─────────→  völlige Sättigung des
        │                    · ↓                          Hämoglobins
Chemoreflektorische Aktivität   physikalisch gelöster O₂ steigt   O₂-Zufuhr zum Gewebe steigt
fällt                           (6.9 ml/100 ml Blut bei 3 ata)¹)           ↓
   │                                 ↓                         Gewebs-PO₂ steigt
   │                            Hb-Reduktion nimmt ab
   │                                                                 anaerober
   │                                 ↓                              Stoffwechsel
   │                            CO₂-Transport erschwert              sinkt
   │                                 ↓
   │                            Gewebs-PCO₂ u. (H⁺) steigen   Gehirn-PO₂ steigt
   │                                 ↓                              ↓
Atemdepression              → alv. Ventilation steigt        Gehirn-PO₂ fällt
   ↓                                 ↓                              ↑
P_aCO₂ steigt ─ ─                P_aCO₂ fällt ─┐                    │
   ↓                                           └──────→  Kontraktion der Hirngefäße
Dilatation der Hirngefäße                                (Abfall von CBF um 12–15 %
                                                         bei 3.5 ata)
```

Legende: → Haupteffekt, ---→ Nebeneffekt

Indikationen zur hyperbaren O_2-Therapie (nach (2, 8)):

Absolute:	Relative:	Umstrittene:
Gasödem (s. S. 545)	ak. art. Durchblutungsstörung	Tetanus
CO-Intox. (s. S. 488)	ak. Herzinsuff.	Konservierung von
Caissonkrankheit	Verbrennungen	Transplantaten
Luftembolie	Transplantation	Lungenembolie
	Mesenterialinfarkt	schwere Cerebrosklerose
	ak. Hörsturz	Osteomyelitis
	Cyanidvergiftung	verzögerte Kallusbildung
	Plastisch-chirurgische Eingriffe	Schock
	Vor- u. Nachbehandlung	frischer Myokardinfarkt
	gefäßchirurgischer Eingriffe	Status nach Herzstillstand
	traumatische oder thermische	Herzchirurgische Eingriffe mit
	Gefäßschäden	Herzinsuff. oder großen Shunts
	Radiotherapie von Malignomen	anoxische Hirnschäden
		Schädel-Hirntraumen
		ak. resp. Insuff.

Errechnung der physikalisch im Plasma gelösten O_2-Menge (siehe auch O_2-Transport, Seite 26):

O_2-Druck	P_AO_2[1] (mmHg)	phys. gelöst. O_2[1] (ml/100 ml Blut)	O_2-Hb (ml/100 ml Blut)	O_2-Gehalt (ml/100 ml Blut)
158,2 mm Hg	100 mm Hg	0.3	19.5	19.8
1 ata	760	2.3	19.5	21.8
2 ata	1520	4.6	19.5	24.1
3 ata	2280	6.9	19.5	26.4

Man beachte:

[1] P_AO_2 soll korrigiert werden: $P_AO_2 = 760 - (P_aCO_2 + pH_2O)$; *demnach verringert sich der phys. gelöste O_2-Anteil auf:* ca. 2.0 (bei 1 ata), 4.3 (bei 2 ata) bzw. 6.6 ml/100 ml Blut (bei 3 ata)!

Literatur:

(1) Boerema, I., Brummelkamp, W. H., Meijne, N. G., Hrsg.: Clinical application of hyperbaric oxygen. Amsterdam: Elsevier, 1964
(2) Eisterer, H., Kucher, R.: Therapeutische Möglichkeiten der hyperbaren Oxygenation (In: R. Kucher, K. Steinbereithner, Hrsg.: Intensivstation, Intensivpflege, Intensivtherapie. G. Thieme V. Stuttgart, 1972. S. 352)
(3) Fagraeus, L.: Cardiorespiratory and metabolic functions during exercise in the hyperbaric environment. Acta physiol. scand., Suppl. 414, Stockholm, 1974
(4) McDowall, D. G.: Anaesthesia in a pressure chamber. Anaesthesia *19* (1964) 321
(5) Ney, R.: Anzeigen der hyperbaren Sauerstoffbehandlung. anaesth. prax. *1* (1966) 133
(6) Poulsen, H.: Die hyperbare Sauerstofftherapie (In: H. Benzer, R. Frey, W. Hügin, O. Mayrhofer: Lehrbuch der Anaesthesiologie, Reanimation und Intensivtherapie. Springer V., Berlin – Heidelberg – New York, 1977, S. 662)
(7) Proceedings of the 4th International Congress on Hyperbaric Medicine (Hrsg. J. Wada u. T. Iwa), Igaku Shoin Ltd., Tokyo, 1970
(8) Seemann, Cl.: Indikationen der hyperbaren Therapie (in: Veröffentlichungen aus dem Schiffahrtsmedizinischen Institut der Marine, Hrsg.: A. R. Wandel, II Bd., Kiel 1972, S. 126
(9) Thurston, J.: Hyperbaric oxygen (in: C. Scurr, St. Feldman, Hrsg.: Scientific Foundations of Anaesthesia. London, W. Heinemann Medical Books Ltd., 1974)

(10) Wandel, A. R.: Hyperbare Oxygenation. Veröffentlichungen aus dem Schiffahrtsmedizinischen Institut der Marine. I. Band, 1969, S. 79

Weiterführende Literatur:

(11) Coleman, A. J.: Hyperbaric Physiology and Medicine. In: H. C. Churchill-Davidson (ed.): A Practice of Anaesthesia. Lloyd-Luke, Ltd., London 1978, S. 211–237
(12) Eliot, D. H., Bennett, P. B.: The Physiology and Medicine of Diving. Baillière & Tindall, London 1975
(13) U.S.Navy Standard Air Decompression Tables and Treatment Tables. In: R. H. Strauss, ed.: Diving Medicine. Grune & Stratton, New York – San Francisco – London 1976, S. 351–371

7. Verbrennungskrankheit

Praktisches Vorgehen bei Diagnostik und Therapie

Anamnese:
1. Zeit, Ort, Ursache und Umstände des Unfalls?
2. Erfolgte Primärbehandlung?
3. Gewicht vor dem Unfallereignis?
4. Schwere Vorerkrankungen bekannt: Herz-Kreislaufinsuffizienz, Lungenerkrankung, endokrine Störungen (z.B. Diabetes mellitus), Psychose, Demenz?

Zu 1: Zeitpunkt des Unfallgeschehens ist für die Infusionstherapie von Bedeutung, da sich sämtlichen üblichen Flüssigkeitsnomogramme hierauf beziehen!
Ort, Ursache und Umstände des Ereignisses geben oft bereits wertvolle Hinweise auf: Art und Schweregrad primärer als auch etwaig sekundärer Verletzungen.
Beispiel: Starkstromverletzungen verlaufen schwerer, als man das zunächst annehmen möchte (geringe Hautverletzungen, jedoch meist ausgeprägte Muskelnekrosen mit konsekutivem traumatischem Ödem). Verbrennungen nach Autounfall (z.B. Tankexplosion) sind immer verdächtig auf Nebenverletzungen.
Zu 3: das Gewicht ist sofern von Bedeutung, als es einen Bezugspunkt für die parenterale Ernährung darstellt.
Zu 4: Vorerkrankungen wie Herzinsuffizienz und/oder chronisch obstruktive Lungenerkrankung können ein pulmonales Versagen verursachen, das aber ebenso auch durch Inhalationsnoxen ausgelöst werden kann.
Diabetes mellitus, Psychosen, Demenz, aber auch Hypoxie können die Beurteilung der Bewußtseinslage erschweren.

Physikalische Untersuchung des Patienten:
Sie sollte schnell und gezielt erfolgen, um dann sofort die Therapie einleiten zu können.
Zu klärende Fragen:
1. Liegt eine respiratorische Insuffizienz vor oder muß sie erwartet werden? (Verbrennungen im Bereich des Gesichts, des Thorax, Verdacht auf inhalative Noxen, CO-Vergiftung)
2. Bewußtseinszustand des Patienten?
3. Blutdruck, Puls, Mikrozirkulation, EKG?
4. Ausdehnung der Verbrennung?
5. Schweregrad der Verbrennung?
6. Nebenverletzungen?

Tab. 306: Einteilung der Verbrennungskrankheit: (nach Zawacki and Pruitt (10))

1. *Leichte Verbrennung:*
   Verbrennungen 2. Grades   von weniger als 15 % KOF bei Erwachsenen
                             von weniger als 10 % KOF bei Kindern
   Verbrennungen 3. Grades   von weniger als 2 % KOF

2. *Mittelgradige Verbrennung:*
   Verbrennungen 2. Grades   von 15 – 30 % KOF bei Erwachsenen
                             von 10 – 30 % KOF bei Kindern
   Verbrennungen 3. Grades   von 2 – 10 % KOF

3. *Schwere Verbrennung:*
   Verbrennungen 2. Grades   von mehr als 30 % KOF bei Erwachsenen
   Verbrennungen 3. Grades, die Gesicht, Hände, Füße oder mehr als 10 % der KOF betreffen
   Verbrennungen mit Komplikationen wie: Mitbeteiligung des Respirationstraktes (Rauch-Vergiftung, Ödem der oberen Luftwege bzw. der Lunge), Starkstromverbrennungen (ausgedehnte Muskelnekrosen – Myoglobinurie, Myokardtraumatisierung, ZNS-Schädigung, Knochenfrakturen)

Anmerkung: intensivüberwachungs- bzw. intensivpflegebedürftig sind nach (14):
1. Erwachsene mit Verbrennungen, die 30 % der KOF übersteigen
2. Kinder, deren Verbrennungen in % KOF das KG in kg überschreiten
3. Patienten mit Starkstromverletzungen, Inhalationsschäden (auch mit Verdacht auf), lebensbedrohlichen Komplikationen wie:
   a) respiratorische Insuffizienz (Larynxödem, Lungenödem, chem. Pneumonie)
   b) akuten gastrointestinalen Ulcera
   c) schweren Nebenverletzungen oder Allgemeinerkrankungen
   d) Wundinfektionen

Tab. 307: Klinik der Verbrennungen (Symptome – anatomische Läsionen – Ausheilungsmodus (nach (1))

1. Grad:	*Rötung* Schwellung Schmerz	oberste Epidermis Heilung spontan
2. Grad:	Rötung *Blasen* Schmerz	Epidermis und Teile des Corium Epithelisierung: a) vom Rand her b) von den Hautanhangsgebilden her
3. Grad:	*Nekrose*[1]) graue, weiße oder schwarze lederartige Haut Analgesie	Epidermis und Corium vollständig. Keine Spontanheilung Defektheilung (Narben): Transplantation angezeigt

[1]) Manche Autoren fügen noch einen Verbrennungsgrad 4 (Verkohlung) hinzu.

Bemerkung:
zwischen Verbrennung 2. und 3. Grades kann nicht immer streng differenziert werden.
Übergänge sind möglich!
Analgetische Gewebsteile (Prüfung!) sprechen für Verbrennung 3. Grades!
Methodiken zur Abschätzung der Verbrennungstiefe:
a) Prüfung der Analgesie
b) Glasspatelprobe (Hautdurchblutung bei Schweregrad 3?)
c) Disulphinblauprobe (lebendes Gewebe färbt sich grünblau)
d) Thermographie (Infrarotphotographie)

Neuner-Regel nach Wallace
Sie kann als *grobe Orientierungshilfe* zur Bestimmung der verbrannten KOF in % dienen.
Faustregel: die Fläche einer Hand entspricht etwa 1 – 1,5 % KOF. Diese Angabe gilt auch für Kinder!

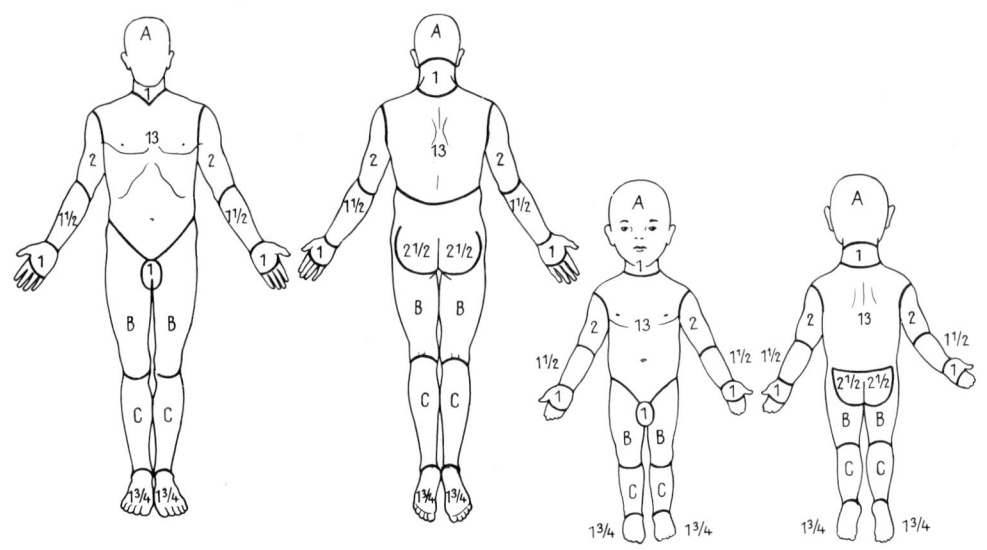

Abb. 182: Bestimmung der Ausdehnung der Verbrennung beim Erwachsenen und beim Kind. Durch das Wachstum verändert sich der prozentuale Anteil verschiedener Körperteile (nach: Allgöwer, M.: Allgemeine u. spezielle Chirurgie, Springer-Verlag, Berlin – Heidelberg – New York, 1976, S. 49)

Körperteil	Alter in Jahren					
	0	1	5	10	15	Erwachsen
A = $1/2$ Kopf	$9^1/_2$	$8^1/_2$	$6^1/_2$	$5^1/_2$	$4^1/_2$	$3^1/_2$
B = $1/2$ eines Oberschenkels	$2^3/_4$	$1^1/_4$	4	$4^1/_4$	$4^1/_2$	$4^3/_4$
C = $1/2$ eines Unterschenkels	$2^1/_2$	$2^1/_2$	$2^3/_4$	3	$3^1/_4$	$3^1/_2$

Tab. 308: Mortalitätswahrscheinlichkeit für verschiedene Kombinationen von Alter und verbrannter Körperoberfläche (Nach Rittenbury, M. E. et al., 1966)

Verbrannte Körper- oberfläche %	Alter in Jahren													
	0 bis 4	5 bis 9	10 bis 14	15 bis 19	20 bis 24	25 bis 29	30 bis 34	35 bis 39	40 bis 44	45 bis 49	50 bis 54	55 bis 59	60 bis 64	65 +
68 od. mehr	1	1	1	1	1	1	1	1	1	1	1	1	1	1
63–67	1	1	1	0,7	0,9	0,9	0,9	1	1	1	1	1	1	1
58–62	1	1	0,9	0,8	0,8	0,8	0,8	0,9	1	1	1	1	1	1
53–57	0,9	0,9	0,8	0,8	0,7	0,7	0,7	0,8	0,8	0,9	1	1	1	1
48–52	0,8	0,8	0,7	0,7	0,6	0,6	0,6	0,7	0,8	0,8	0,9	1	1	1
43–47	0,7	0,7	0,6	0,5	0,5	0,5	0,5	0,6	0,7	0,7	0,8	0,9	1	1
38–42	0,6	0,5	0,5	0,4	0,4	0,4	0,4	0,5	0,5	0,6	0,7	0,8	0,9	1
33–37	0,5	0,4	0,3	0,3	0,3	0,3	0,3	0,4	0,4	0,5	0,6	0,7	0,9	1
28–32	0,4	0,3	0,2	0,2	0,2	0,2	0,2	0,3	0,3	0,4	0,5	0,6	0,7	0,9
23–27	0,2	0,2	0,1	0,1	0,1	0,1	0,1	0,2	0,2	0,3	0,3	0,5	0,6	0,8
18–22	0,1	0,1	0	0	0	0	0,1	0,1	0,1	0,2	0,2	0,3	0,5	0,7
13–17	0	0	0	0	0	0	0	0	0	0,1	0,1	0,2	0,3	0,5
8–12	0	0	0	0	0	0	0	0	0	0	0	0,1	0,2	0,3
3–7	0	0	0	0	0	0	0	0	0	0	0	0	0,1	0,2
0–2	0	0	0	0	0	0	0	0	0	0	0	0	0	0,1

Primäre Labordiagnostik und Versorgung des Patienten:

1. *Schmerztherapie* (Cave: Atemdepression!): Möglichst titrieren, stets i.v. über einen bereits vorhandenen, sicheren Venenzugang. Die Sequenz Pentazocin (Fortral®) und Diazepam (Valium®) getrennt aufgezogen und langsam injiziert bietet sich z.B. an. Beachte: Hypoxie führt zu Unruhzuständen, die nicht mit Schmerzreaktionen verwechselt werden dürfen!
2. *Blutentnahme für Laboruntersuchungen:*
   Hb, Hk, Diff. Blutbild, BZ, K, Na, Cl, Kreuzprobe, Kreatinin, Harnstoff, Gesamt-EW, Quick. PTT, Thrombozyten, Osmolalität, kompletter Harnstatus, Hämoglobin – Myoglobin im Urin.
3. *Flüssigkeitstherapie* nach der Brookeschen Formel (siehe Tab. 309)
4. *Zentrale Venenkatheterisierung.* Die Punktionsstelle soll wegen hohen Sepsis-Risikos möglichst weit entfernt von Verbrennungswunden liegen! Ziel der Katheterisierung: hämodynamische Überwachung (ZVD) bei massiver Volumensubstitution, Sicherung eines in Akutsituationen lebenswichtigen i.v.-Zugangs. In ausgewählten Fällen (z.B. Linksherzinsuffizienz) erlaubt die wiederholte Messung des PCWP (Swan-Ganz-Katheter) eine gezieltere Flüssigkeitstherapie.
4. *Blutgasanalyse* und evtl. Bestimmung des *CO-Hb* (bzw. der art.-ven. O_2-Gehalt-Diff. (siehe auch CO-Hb-Vergiftung, Seite 486)). Beurteilung des *SBH* (Azidose?). Thorax-Röntgen. Ob eine Lungenschädigung durch inhalative Noxen vorliegt, läßt sich nach (14) durch fiberoptische Bronchoskopie, ^{133}Xenon-Lungenszintigraphie und Aufzeichnung der MMEF-Kurve (s. S. 6) mit annähernd 100%iger Sicherheit diagnostizieren. Diese Untersuchungen können natürlich erst bei stabilen Kreislaufverhältnissen durchgeführt werden.
   Selbstverständlich werden klinisch evidente respiratorische Störungen primär notfallmäßig behandelt.
5. *Katheterisierung der Blase* bei: schwerer Verbrennung, bekannter Nierenfunktionsstörung, Verletzungen im Bereich von Genitale oder Damm, s. S. 346
6. *Legen einer Magensonde*, da oft ein «Reflex-Ileus» besteht, der über Stunden oder auch Tage persistiert. Neben der durch den Ileus gegebenen Aspirationsgefahr besteht auch erhöhtes Stress-Ulcus-Risiko (Prophylaxe: Antazida und Cimetidin, s. S. 432)

7. *Tetanusprophylaxe*
8. *Lokalbehandlung:* siehe Seite 554

Probleme bei der Frühbehandlung:
Neben evtl. stark ausgeprägter Schocksymptomatik (0–36 h) durch Hypovolämie kommen alle möglichen Organkomplikationen vor wie:
1. Akutes Nierenversagen (siehe Seite 325 ff.)
2. Akutes Lungenversagen (siehe Seite 61), Lungenödem (s. S. 104)
3. Koagulopathie (DIG) (siehe Seite 378)
4. Herzrhythmusstörungen und Herzinsuffizienz (siehe Seite 184, 281)
5. Hirnödem durch Hyponatriämie (besonders bei Kindern), s. Bd. I
6. Stressulcus, gastrointestinale Blutung, s. S. 416
7. Ödem der oberen Luftwege[1])
8. Verbrennungssepsis, s. auch S. 554

Die Therapie dieser ernsthaften Komplikationen muß zeitgerecht und adäquat erfolgen, um die schlechte Prognose bessern zu können.

[1]) Ein Ödem der oberen Luftwege (Larynx, Tracheo-Bronchialbaum) mit Reflexbronchospasmus tritt meist innerhalb der ersten 6 Std. auf. Ursachen sind: inhalative Noxen oder auch vasoaktive Peptide, die von der Verbrennungswunde freigesetzt werden. Die Behandlung besteht aus:
  a) Gaben von Methylprednisolon (Urbason®): initial 10 mg/kgKG i.v., dann 3 mal in 12 stdl. Abständen: 5 mg/kgKG i.v.
  b) Topischer Verabreichung von racemischem Adrenalin (Micronefrin®): 1 ml auf 8 ml NaCl 0,9 % verdünnt in 15 min. Abständen mittels IPPB.
  c) optimaler Anfeuchtung der Atemluft (Kaskaden- oder Ultraschallvernebler)
  d) Topischer evtl. systemischer Gabe von Bronchodilatatorika (s. S. 92). Führen diese Maßnahmen nicht zum Ziel, bzw. nimmt die Obstruktion bedrohlich zu, muß umgehend intubiert werden!

Flüssigkeitstherapie bei der Verbrennungskrankheit für die ersten 48 Stunden:

Tab. 309: Brooke Army Hospital-Formel:

Für die *ersten 24 h nach der Verbrennung* gilt:	
Kolloidale Lsg. (HA 5 % oder PPL):	0,5 ml × kgKG × % verbrannter KOF
Ringer-Laktat (RL):	1,5 ml × kgKG × % verbrannter KOF
Glukose 5 %:	1200 ml/m² KOF (*gilt nicht für Kinder!*)

Bemerkung:
von der kolloidalen- und der Ringer-Laktat-Lösung werden 50 % in den ersten 8 Stunden, der Rest innerhalb von 16 Stunden infundiert!
Mehr als 50 % verbrannter KOF werden 50 % gleichgesetzt!
Das Schema hat auch für Kinder Gültigkeit, wenn die Glukosezufuhr nach folgender Richtlinie abgeändert wird:

Alter des Kindes:	Glukosezufuhr in ml/24 h:
1 a	80 ml/kgKG
5 a	60 ml/kgKG
8 a	40 ml/kgKG

In den *zweiten 24 h nach der Verbrennung* wird die Volumenzufuhr von Kolloid und Ringer-Laktat auf ca. 50 % der Vortagesmenge reduziert. Die Glukosedosis bleibt gleich!
Die Infusionsgeschwindigkeit von Kolloid- und Ringer-Laktat-Lösung sollte so gewählt werden, daß folgende Stundenharnmengen resultieren:
beim Erwachsenen: 30–50 ml/h
beim Kind: 20–30 ml/m² KOF/h

Beachte: das Infusionsschema kann natürlich nur als grober Anhalt dienen. Flüssigkeitstherapiemodifikation sind abhängig von:
1. wechselndem Füllungszustand des Gefäßsystems
2. höhergradigen Abweichungen des Wasser- und Elektrolythaushalts[5])
3. starken Schwankungen des kolloidosmotischen Drucks (KOD)[6])
4. Nierenfunktionsänderungen
5. kardialer Situation

Unabdingbare *Voraussetzung für die exakte Flüssigkeitstherapie ist eine korrekte Bilanzierung (K-Na-Bilanz*[1]*), Transmineralisation!)*
Eine ausreichende Therapie spiegelt sich wider in:
1. Adäquater Harnausscheidung
2. Clearance der Hämoglobin- bzw. Myoglobinurie – gewöhnlich nach 2 – 3 h[2])
3. Abnahme des spez. Harngewichts nach Erreichen eines Plateaus
4. Stabilisierung der Kreislaufverhältnisse
5. Ausgeglichenem Säure-Basen- und Elektrolythaushalt
6. Normalisierungstendenz der Immunabwehr (IgG ↑)[3])
7. Normalisierung des kolloidosmotischen Drucks
8. Beendigung des durch thermischen Schaden bedingten Erythrozytenzerfalls[4]).

Die Akutphase der Verbrennungskrankheit endet je nach Schweregrad des Traumas und seiner Begleiterkrankungen meist nach 24 – 72 h. Dann stellt sich die Kapillarintegrität wieder ein. Die Ödemflüssigkeit strömt in das Gefäßsystem zurück, die Transmineralisationsvorgänge zeigen eine Umkehr, und die Niere scheidet nunmehr verstärkt aus.
Um in dieser Situation einer akuten Hypervolämie vorzubeugen, ist es besonders wichtig, Wasser-Elektrolythaushalt und Füllungszustand des Gefäßsystems unter Kontrolle zu halten.
Die weitere Flüssigkeitstherapie soll sich auf den basalen Ersatz sowie die Korrektur von insensiblen-, Wundsekret- und evtl. Verlusten über die Magensonde beschränken.
Tritt nach der Akutphase keine Reparation ein, so muß mit dem Übergang in eine *latente Schocksituation* mit all ihren Komplikationen und Behandlungskonsequenzen gerechnet werden. Die Prognose ist dann äußerst ernst.

Parenterale Ernährung: (siehe Seite 580, 581, 588, 590)
Direkt nach der Verbrennung setzt, insbesondere durch extreme Katecholaminfreisetzung verursacht, ein stark gesteigerter Metabolismus ein (Kalorienbedarf 80–100 Kcal/kgKG/24h), der als kompensatorischer Mechanismus für die enormen Wärme- und Flüssigkeitsverluste[5]) über das traumatisierte Gewebe aufzufassen ist[6]).
Der basale Metabolismus steigt etwa linear bis zu einem Maximalwert an, der dann erreicht wird, wenn etwa 40–50% der KOF verbrannt wurden. Die überaus starke Katabolie läßt sich durch Raumtemperierung auf 28–30° C um ca. 10% reduzieren (14).

Ohne adäquate parenterale Ernährung kommt es zu:
1. Gewichtsverlust, 2. intrazellulären Stoffwechselstörungen und 3. stark negativen Stickstoffbilanzen
Der basale Kalorien- und Stickstoffbedarf kann nach folgenden zwei Formeln berechnet werden:
Kalorien: Minimum 2000/m² KOF in 24 h
Stickstoff: Minimum 15 g/m² KOF in 24 h
Der Flüssigkeitsbedarf richtet sich bei Abschluß der Akutbehandlung nach dem Wasserverlust:
Wasserverlust: 25 + % verbrannter KOF × Gesamt-KOF in ml/kgKG/die[5])
Die berechnete Menge ist in 24 h zuzuführen.
Bemerkung: wegen erhöhter Sepsisgefahr (eitrige Phlebitis, Erysipel) wird empfohlen, zentrale Venenkatheter alle 2–3 Tage zu wechseln.
Wenn keine Magen-Darmkomplikationen vorliegen, kann nach dem Akutstadium auch über Magensonde ernährt werden!

Lokalbehandlung:
soll möglichst frühzeitig einsetzen! Reinigung mit antibakterieller Seife und Debridement bilden den Anfang, Antiseptika[7]) wie 0,5%iges Silbernitrat oder Zink-Sulfadiazin[7]), plastische Deckung und frühzeitiger Hautersatz mit Epigard® oder «Epidermisbrei» ergänzen die Therapie.

Circumferente Verbrennungen an den Extremitäten können zu einer akuten *interstitiellen Druckerhöhung* führen, die sich klinisch äußert in:
Ödem, Lividität, Cyanose, Fehlen peripherer Arterienpulsation, zunehmendem neurologischen Defizit distal der Verletzung! Frühzeitige Diagnose ist durch Doppler-Sonographie möglich.

Therapie: mediale und laterale Entlastungs-Inzisionen, Fasciotomien bei Muskelödem (Starkstromverletzung!).

Grundsätzlich sollten verbrannte Extremitäten über Herzniveau gelagert bzw. aufgehängt werden, um den venösen Rückfluß zu begünstigen!

Die Frage, ob die *offene oder geschlossene Wundbehandlung* zu bevorzugen ist, stellt in erster Linie ein organisatorisches Problem dar. Auf allgemeinen Intensivstationen ist wegen erhöhter Keimübertragungsgefahr die geschlossene Behandlungsform vorzuziehen[7])!

Wundinfektion-Sepsis: (siehe Seite 608, 614)
wird begünstigt durch den Verlust protektiven Gewebes, Ödem und Gewebsnekrose, lokale Gefäßschädigung, gestörte Immunproteinsynthese[3]), excessive Wundsekretion, Venenkatheter, Verbrennung im Bereich des Thorax- oder des Gesichts (Pneumonie!), Traumatisierung des Genitales bzw. des Perineum.

Problemkeime: hämolysierende Streptokokken, Pseudomonas aeruginosa, Proteus, E. coli, Klebsiellen, Candida albicans und Clostridium perfringens.

Therapie: gezielte antibiotische Therapie nach wiederholten Wundbiopsien und Keimaustestung (siehe Seite 606–608) ergänzt durch Lokalbehandlung[7]).

Anmerkungen:
[1]) Nach der direkten Akutphase tritt bei vielen Patienten eine *Hypernatriämie* auf, die verschiedene Ursachen haben kann:
  a) *excessive Wasserverluste* von den Wundoberflächen durch Verdunstung
  b) gesteigerte *Renin- und Aldosteronsekretion*
  c) *osmotische Diurese* bei Sondenernährung oder TPE

[2]) Die *Clearance* ist *zu beschleunigen* durch ausreichende Flüssigkeitszufuhr und damit *Diurese* sowie durch *Alkalisierung des Harns* ($NaHCO_3$ und Azetazolamid (Diamox®: 500 mg i. v.))

[3]) *Bis über 2 Monate* nach schwerer Verbrennung *kann* die *Immunantwort* auf neue Antigene vollständig *fehlen* (12, 17)!

[4]) Innerhalb der ersten 24 Std. nach der Verbrennung *steigt* der *Hämatokrit* trotz thermischer Schädigung und Zerfall von Erythrocyten (tgl. Zerfallsrate ca. 9%! in den ersten 5 Tagen (14)) *ungeachtet* ausreichender oder sogar überschießender *Flüssigkeitszufuhr* an. Er stellt somit in diesem Zeitraum keinen geeigneten Parameter für das Ausmaß der erforderlichen Volumensubstitution dar!

[5]) Bei schweren Verbrennungen kann der Wasserverlust *über das Vierfache* steigen (Verdunstungswärme!).

[6]) Bei einer Verbrennung von über 40% der KOF wird das Plasmavolumen innerhalb von wenigen Std. auf ca. 25% des Ausgangswerts reduziert (12).

[7]) *Silbernitratlösung (0,5%):* eignet sich für die geschlossene Wundbehandlung. Die Verbände werden in 2stdl. Abständen mit der Lösung getränkt. Ein Verbandwechsel erfolgt in der Regel in 12stdl. Intervallen. *Vorteile:* verursacht nur geringe Schmerzen, vermindert den durch Verdunstung bedingten Flüssigkeitsverlust, ist einfach zu handhaben. *Nachteile:* kann zu Hyponatriämie, Hypokaliämie und Hypocalcämie führen, verfärbt die Wunden (13).

Zink-Sulfadiazin-Creme (1%): eignet sich für die geschlossene *und* die offene Wundbehandlung. Sie wird in 24stdl. Intervallen oder bei Bedarf aufgetragen. *Vorteile:* verursacht nur geringe Schmerzen, führt zu keinen Elektrolyt- oder SBH-Entgleisungen, ist einfach zu handhaben (13).

Literatur:

(1) Ahnefeld: F. W.: Verbrennungen, Verätzungen, Hitze- und Kälteschäden. In: Notfallmedizin. Klinische Anästhesiologie und Intensivmedizin, Bd. 10. Hrsg.: F. W. Ahnefeld, H. Bergmann, C. Burri et al. Springer-Verlag, Berlin – Heidelberg – New York 1976, S. 281
(2) Artz, C. P., Yarbrough, D. R.: Major body burn. JAMA 223 (1973) 1355
(3) Bennett, J. E.: Decompression in constricting burns: A reappraisal. Surgery 60 (1966) 280
(4) Boswick, J. A., Thompson, J. D., Kershner, C. J.: Critical care of the burned patient. Anesthesiology 47 (1977) 164
(5) Boutros, A. R., Hoyt, J. L., Boyd, W. C., Hartford, C. E.: Algorithm for management of pulmonary complications in burn patients. Crit. Care Med. 5 (1977) 89
(6) Brentano, L. E., Moyer, C. A., Gravens, D. L. et al.: Bacteriology of large human burns treated with silver nitrate. Arch. Surg. 93 (1966) 455
(7) Hedley-Whyte, J., Burgess, G. E., Feeley, T. W., Miller, M. G.: Burns and respiratory function. In: Applied Physiology of Respiratory Care. Little, Brown and Co., Boston, Mass. 1976 S. 205 ff.
(8) Saur, K., Schlosser, D., Schweiberer, L.: Pathophysiologie und Therapie der Verbrennungen. Dtsch. Ärzteblatt 16 (1976) 1081
(9) Weinberg, A. N.: Thermal Burns. In: Intensive Care. Edt.: J. J. Skillman. Little, Brown and Co., Boston, Mass. 1975, S. 429
(10) Zawacki, B., Pruitt, B. A.: Emergency management of major burns. Critical Care Medicine Handbook. Edt.: M. H. Weil, H. Shubin. John N. Kolen, New York 1974, S. 210

Weiterführende Literatur:

(11) Burns (vierteljährlich erscheinendes Periodicum). Verlag: Williams & Wilkins, Baltimore USA
(12) Gersmeyer, E. F., Yasargil, E. C.: Schock und hypotone Kreislaufstörungen: Pathophysiologie – Diagnostik – Therapie. G. Thieme-Verlag, Stuttgart, 2. Aufl. 1978, S. 216 – 227
(13) Lewis, M. B.: Thermal Injuries. In: MGH Textbook of Emergency Medicine (ed.: E. W. Wilkins). Williams & Wilkins, Baltimore 1978, S. 517 – 529
(14) Pruitt, B. A., Welch, G. W.: The burn patient in the intensive care unit. In: Manual of Surgical Intensive Care (ed.: J. M. Kinney, H. H. Bendixen, S. R. Powers). W. B. Saunders Co., Philadelphia – London – Toronto 1977, S. 299 – 325
(15) Wilmore, D. W., Mason, A. D., Pruitt, B. A.: Infusion response to glucose in hypermetabolic burn patients. Ann. Surg. 183 (1976) 314
(16) Wilmore, D. W., Pruitt, B. A.: Parenteral nutrition in burn patients. In: Total Parenteral Nutrition (ed.: J. E. Fischer). Little, Brown and Co., Boston 1976, S. 231 – 252
(17) Zellner, P. R., Schlayer, G., Möller, I., Köhler, G.: Der Verlauf der Immunglobuline G und M bei Schwerverbrannten. Chirurg 48 (1977) 516
(18) Abdulla, W., Frey, R.: ABC der Verbrennungsbehandlung. G. Fischer-Verlag, Stuttgart – New York 1977
(19) Artz, C. P., Moncrief, J. A., Pruitt, B. A.: Burns: A Team Approach. W. B. Saunders Co., London 1979
(20) McDougal, W. S., Slade, C. L., Pruitt, B. A., jr.: Manual of Burns. Springer-Verlag, Berlin – Heidelberg – New York 1978

8. Plasmaexpander

Tab. 310: Kolloidale Volumenersatzmittel (1. Teil: Physikochemische Eigenschaften und Pharmakokinetik)

Generic name	Human-Albumin	Dextran 60/70 (hochmol.)	Dextran 40 (niedermol.)	Gelatine (HVG[1]), OPG[1] u. MFG[1]	Hydroxyäthyl-stärke (HÄS)	niedermolek. HÄS
Herstellung	Humanplasma, Placenta	aus Rohzucker-Agar (Leuconostoc mesenteroides)		Hydrolyse von tier. Kollagen	aus Amylopektin (Sorghum, Mais)	durch Säure-hydrolyse
$\bar{M}_w$ (mittl. Mol.-Gewicht)	66000	60000	40000	30000–35000	450000!	40000
Mol. Gewichtsverteilung[2]	50000–70000	27000–155000	15000–70000	OPG: 5400–100000 MFG: 1000–50000	90% zwischen 10000 u. 1000000	80% zwischen 5000 u. 94000
pH		4.5–5.6	5.1–5.7	OPG: 7.0 MFG: 7.2	5.7 (5–7)	5–6.5
Kolloidkonzentration (%)	5–20	6	10	3–5.6	6	6
Relative Viskosität (c Poise)		3.4–3.99	5.1–5.4	1.7–2.2	4.5	ca. 2.05
Relative H$_2$O-Bindungs-kapazität (ml/g)	16–18	20–25	20–25	14.3–39	10–14	
Kolloidosmotischer Druck (mmH$_2$O bei 37°C)		924	2600	350–390 (Haemaccel®)	(Osmolarität: 310 mOsm/l)	ca. 400 (275 mOsm/l)
Zusätze (Elektrolyte, mval/l)	Ø festen Zusätze	0,9% NaCl	0,9% NaCl, 5–20% Sorbit	Na$^+$: 145–154, K$^+$: 0–5.1 Cl$^-$: 145–156 Ca^{++}: 2.8–12.5	0.9% NaCl (Na$^+$: 154, Cl$^-$: 154)	Na$^+$: 138 K$^+$: 4 Ca^{++}: 3 Cl$^-$: 125

Tab. 310: Fortsetzung

Intravasale Volumenexpansion (s. auch S. 535)	entsprechend der infundierten Menge	starker Anstieg des Plasmavolumens (6–8 Std.)	stärker als bei Dextran (2–3 Std.)	kleiner als bei Dextran 60 u. 40	Initial wie Dextran 70 (+128%), hält jedoch länger an (ähnlich wie Albumin).	entspricht etwa dem Humanalbumin
Intravasale Halbwertzeit[3]	17–23 Tage	6–8 Std. (30% der Gesamtdosis nach 24 Std.)	2–3 (max. 4) Std.	2–3 (max. 4) Std.	6–12 Std. (Verweildauer: 36–90 Std.)[4]	3–4 (max. 6) Std.
Abbau/Elimination	langsame Einschleusung in den Intermediärstoffwechsel. Als Aminosäurelieferant ungeeignet!	60% abgebaut (70 mg/kg/Tag), 40% über die Nieren in 24 Std. eliminiert	60% über die Nieren, 40% verstoffwechselt (Abbau zu CO_2 u. Wasser)	1% abgebaut; 92% in 24 Std. über die Nieren eliminiert	Enzymat. Spaltung der Makromoleküle in nierengängige Bruchstücke. Elimination: 22% in 24 Std. (Niere)	Abbau durch Alpha-Amylase, Elimination über die Nieren
Nierenschwelle ($\overline{M}_w$)		40000			ca. 50000	ca. 50000
Haltbarkeit/Lagerfähigkeit	bei Lagerung im Kühlschrank bis zu 5 Jahren haltbar	gut bei Zimmertemperatur (auch in Kunststoffbehältern)	gut bei Zimmertemperatur	7a (Glas), 3–5a (Plastikbehälter) Cave! Gelierbildung <0°C (OPG)	bei Zimmertemperatur	bei Zimmertemperatur

[1] HVG = harnstoffvernetzte Gelatine, OPG = Oxypolygelatine, MFG = modif. flüssige Gelatine.
[2] «low density»- und «high density»-Fraktion dürfen nicht höher als 10% sein.
[3] beim Vollblut: 34 Tage.
[4] ca. 60 (53–72)% der infund. Dosis sind noch nach 24 Stunden im Kreislauf. Die Volumenwirkung ist mit der von Dextran nahezu identisch. Eliminationshalbwertzeit: 32–48 Std. Die intravasale Verweildauer von HÄS-Präparaten wird neben dem M_w zusätzlich vom Substitutionsgrad bestimmt!

Tab. 311: Kolloidale Volumenersatzmittel (2. Teil: Klinische Anwendung)

Generic name	Dextran		Gelatine	Hydroxyäthylstärke (HÄS)	
	hochmolekular (D 60/70)	niedermolekular (D 40)		hochmolekular	niedermolekular
Indikationsbereich	Volumenersatz, Thromboseprophylaxe, Hämodilution[1]	Verbesserung der Mikrozirkulation, Thromboseprophylaxe, Organperfusion	Volumensubstitution, Organperfusion, Hämodilution[1]	Volumensubstitution[5] (langfristig), Hämodilution[1])[14] Tiefkühlkonservierung von Erythrozyten, Granulozyten u. Lymphozyten	kurzfristiger Volumenersatz, Hämodilution[1] Thromboseprophylaxe? (nicht bewiesen)
Dosierung	1–1.5 g/kg/Tag	1–1.5 g/kg/Tag		10–15 ml/kg/Tag	max. 20 ml/kg/Tag
Wirkung auf die Hämodynamik	BV↑, HZV↑, SV↑ Viskosität↓, TPR↓, Abnahme der PAH-Clearence[3], Oligurie	stärkere, jedoch kürzere Volumenexpansion[2] als bei D 60. Drosselung der GFR[3]	venöser Rückfluß↑ BV↑, HZV↑, HF↑, SV↑ Viskosität↓, TPR↓ Diurese ↑!	Zunahme von BV, HZV, SV hält länger an als bei Dextran 70. Pulm. TPR↓[4], Diurese↑.	
Nebenwirkungen (NW): I. Allergie Häufigkeit, nach (15)[6]	NW: 0.069 %[7] (Anaphylaxie: 0.008 %)	NW: 0.007 % (1:45000)	NW: 0.115 %[8] (Anaphylaxie: 0.038 %)	NW: 0.085 %[9] (Anaphylaxie: 0.006 %)	
Reaktionstyp[13]	Sofortreaktion (leicht u. schwer)	Sofortreaktion (leicht u. schwer)	Sofortreaktion	Sofortreaktion	Sofortreaktion
Histaminfreisetzung	+	+	+++ (besonders bei Dosen > 2 ml/kgKG/min)	bisher nicht nachgewiesen (3)	∅
Pathomechanismus	Anti-Dextran-Antikörper (IgG u. IgM)?, Komplementaktivierung[10])[15]	wie bei Dextran 60 (hämagglutinierende Dextran-Antikörper)	Histaminfreisetzung, evtl. Anti-Gelatine-Antikörper (vor allem bei Rheumakranke!)	Komplementaktivierung, hämagglutinierende Hydroxyäthylstärke-Antikörper?	
II. Beeinflussung des Gerinnungsstatus: (bei allen Plasmaexpandern: «Verdünnungskoagulopathie» als aspezifischer Faktor!)	1. «coating»-Effekt (Thrombozyten + Endothel) → Abnahme der Plättchenfaktor-3-Aktivität u. der Thrombozytenaggregation (Thromboseprophylaxe) 2. Strukturänderung (Lysierbarkeit) von Fibrin → antithrombotischer u. fibrinoplastischer Effekt 3. Präzipitation des Faktors VIII Quick-Wert (↓), Thrombinzeit↓[12], PTT → (↑) Nettoeffekt: Senkung der Gerinnungsbereitschaft		Beeinflussung der Gerinnung viel weniger ausgeprägt als bei Dextran u. HÄS. ∅ Beeinflussung der plasmatischen Gerinnungsfaktoren, PTT ist jedoch verkürzt[11]	durch Verdünnungseffekt: Fibrinogen (↓), F. VIII. (↓) F. V. (↓) u. Quick ↓. Keine Beeinflussung der Thrombozytenfunktionen (20). Hämostase ist nur in phys. Schwankungsbereich gestört. (Quick-Wert u. PTT: normal oder verlängert, Aktivität des Faktor IX ↓, Thrombinzeit hochsignif. verkürzt[12]).	

Anmerkungen:

[1]) immer mit Humanalbuminlösung (5 %) aa. gemischt bis Hämatokrit 28 – 30 %.
[2]) durch Einstrom von Gewebswasser in die Blutbahn. Cave! Dehydratation im IZR bei hohen Dosen von Plasmaexpandern!
[3]) Urin wird nach Dextraninfusion viskös und zähflüssig. Unter standardisierten Versuchsbedingungen kann nach Infusion größerer Mengen Dextran (insbesondere Dextran 40) und zusätzlicher renaler Belastung (EZR-Dehydratation, hämorrhagischer Schock, extrakorporale Perfusion) ein oligurisches oder anurisches Nierenversagen entstehen (10).
[4]) dadurch Verbesserung der Perfusion im Niederdrucksystem der Lungenendstrombahn.
[5]) Wenn auch auf Grund neuerer Untersuchungen (2, 9, 22) eine praktisch vollständige Elimination (99.8 %) für HÄS gesichert werden konnte, sollte doch gewisse Zurückhaltung beim Septischen Schock und Pancreatitis geboten sein (verzögerter Abbau im RES, langsamere Elimination, Hyperamylasämie, evtl. nachhaltige Abnahme der hepatischen Albuminsynthese wie bei allen Plasmaexpandern (21)).
[6]) 0.019 % bei Plasmaproteinlösungen, bzw. 0.011 % bei Humanalbuminlösungen (15).
[7]) Häufigkeit anaphylaktoider Reaktionen: 1 : 23000 (Dextran 60), bzw. 1 : 15000 (Dextran 70). Man beachte, daß mit der Nahrung zugeführte Kohlenhydrate durch Verunreinigung mit Dextran (Zusatz im Rübenzucker) zu Sensibilisierung führen können. Die Verbreitung natürlicher Dextranantikörper liegt bei 4 – 5 % (11).
[8]) Häufigkeit anaphylaktoider Reaktionen ist bei harnstoffbenetzter Gelatine (HVG) 0.146 %, bei Oxypolygelatine 0.246 % und bei modif. flüssiger Gelatine (MFG) 0.066 %.
[9]) Es fand sich kein signifikanter Unterschied zwischen Dextran und HÄS bezüglich der Gesamthäufigkeit anaphylaktoider Reaktionen.
[10]) Je mehr 1,6- und je weniger 1,4-Glukosidbindungen ein Dextranmolekül enthält, umso schwächer ist seine Antigenizität. Die heutigen Präparate enthalten rund 95 % 1,6-Bindungen. (Gegen die 1,6-Bindungen gerichtete Antikörper sind allerdings auch im menschlichen Serum vorhanden (11)).
[11]) die dadurch vorhandene, mäßig erhöhte Gerinnungsbereitschaft wird durch die Hämodilution ausgeglichen.
[12]) auf eine Beschleunigung der Fibrinpolymerisation zurückzuführen.
[13]) Bei Schockauslösung nach Gabe von Plasmaersatzmitteln steht die humorale Anaphylaktoidie (Freisetzung von Kininen) mit sekundärer Histamin-Liberation im Vordergrund (siehe auch: Anaphylaktischer Schock, Seite 562). Es gibt aber erwiesenermaßen Dextranzwischenfälle, die ohne Histaminfreisetzung verlaufen!
[14]) Cave! Amylasewerte sind 2 – 5 Tage nach Gabe von HÄS erhöht!
[15]) s. Tab. 313 (S. 561)!

Literatur:

(1) Ahnefeld, F. W., Bergmann, H., Burri, C., Dick, W., Halmagyi, M., Rügheimer, E., Hrsg.: Indikation, Wirkung und Nebenwirkung kolloidaler Volumenersatzmittel. Klin. Anäst. und Intensivtherapie, Bd. 9, Springer V. Berlin – Heidelberg – New York, 1975
(2) Boon, J. C., Jesch, F., Ring, J. et al.: Intravascular persistence of hydroxyethyl starch in man. Eur. Surg. Res. 8 (1976) 497
(3) Doenicke, A.: Histaminfreisetzung nach Infusion von Plasmasubstituten. Klinikarzt 5 (1976) 159
(4) Gruber, U. F.: Blutersatz. Springer V., Berlin – Heidelberg – New York, 1968
(5) Halmagyi, M.: Infusion von Volumenersatzmitteln (In: H. Benzer, R. Frey, W. Hügin, O. Mayrhofer: Lehrbuch der Anaesthesiologie, Reanimation und Intensivmedizin, Springer V., Berlin – Heidelberg – New York, 1977)
(6) Harke, H., Thonies, R., Margraf, I., Momsen, W.: Der Einfluß verschiedener Plasmaersatzmittel auf Gerinnungssystem und Thrombozytenfunktion während und nach operativen Eingriffen. Anaesthesist 25 (1976) 366
(7) Hutter, O., Duckert, F., Fridrich, R., Gruber, U. F.: Dextran 40 zur Prophylaxe tiefer Venenthrombosen in der Chirurgie. Dtsch. med. Wschr. 101 (1976) 1834
(8) Jesch, F., Klövekorn, W. P., Sunder-Plassmann et al.: Hydroxyäthylstärke als Plasmaersatzmittel: Untersuchungen mit isovolämischer Hämodilution. Anaesthesist 24 (1975) 202
(9) Lindblad, G., Falk, J.: Konzentration von Hydroxyäthylstärke und Dextran in Serum und Lebergewebe von Kaninchen und die histopathologischen Folgen der Speicherung von Hydroxyäthylstärke. Infusionstherapie 3 (1976) 301
(10) Lutz, H.: Plasmaersatzmittel. G. Thieme V., Stuttgart, 1975
(11) Lundsgaard u. Hansen, P.: Nebenwirkungen von Plasmaersatzmitteln. Praxis 58 (1969) 103

(12) Metcalf, W., Papadopoulos, A., Tufaro, R., Barth, A.: A clinical physiologic study of hydroxyethyl starch. Surg. Gynecol. Obstet. *131* (1970) 255
(13) Peter, K., Gander, H. P., Lutz, H. u. Mitarb.: Die Beeinflussung der Blutgerinnung durch Hydroxyäthylstärke. Eine klinische Vergleichsuntersuchung. Anaesthesist *24* (1975) 219
(14) Popov-Cenic, S., Müller, N., Kladetzky, R.-G. u. Mitarb.: Durch Prämedikation, Narkose und Operation bedingte Änderungen des Gerinnungs- und Fibrinolysesystems und der Thrombocyten. Einfluß von Dextran und Hydroxyäthylstärke (HÄS) während und nach Operation. Anaesthesist *26* (1977) 77
(15) Ring, J., Meßmer, K.: Infusionstherapie mit kolloidalen Volumenersatzmitteln. Anaesthesist *26* (1977) 279 (110 Lit.)
(16) Schöning, B., Koch, H.: Pathergiequote verschiedener Plasmasubstitute an Haut und Respirationstrakt orthopädischer Patienten. Anaesthesist *24* (1975) 507
(17) Steinmann, E., Duckert, F., Gruber, U. F.: Wert von Dextran 70 zur Thromboembolieprophylaxe in der allgemeinen Chirurgie, Orthopädie, Urologie und Gynäkologie. Schweiz. med. Wschr. *105* (1975) 1637
(18) Thompson, W. L.: Hydroxyäthylstärke – ein neues kolloidales Volumenersatzmittel. Wissenschaftl. Informationen (Fresenius), Heft 2 (1974), 2 (107 Lit.)
(19) Thompson, W. L.: Erwiderung auf die Studie von G. Lindblad u. J. Falk: Konzentrationsverlauf von Hydroxyäthylstärke und Dextran in Serum und Lebergewebe von Kaninchen und die histopathologischen Folgen der Speicherung von Hydroxyäthylstärke (Lit. 9) Infusionstherapie 4 (1977) 56
(20) Vinazzer, H., Bergmann, H.: Zur Beeinflussung postoperativer Änderungen der Blutgerinnung durch Hydroxyäthylstärke. Anaesthesist *24* (1975) 517

Weiterführende Literatur:

(21) Rotschild, M. A., Oratz, M., Evans, C. D., Schreiber, S. S.: Role of hepatic interstitial albumin in regulating albumin synthesis. Amer. J. Physiol. 210 (1966) 57
(22) Thompson, W. L.: Pharmakologie von Hydroxyäthylstärke. 1. Schweiz. HÄS-Symposium, 26. Nov. 1977, Zürich, Kongreßbericht

9. Anaphylaxie, Anaphylaktoidie, Anaphylaktischer Schock

Tab. 312: Substanzgruppen, bei denen anaphylaktische oder anaphylaktoide Sofortreaktionen häufiger beobachtet wurden (nach (9, 17, 21, 28)):

ACTH
Allergenextrakte (für Diagnostik und Therapie)
Althesin (Cremophor EL!)
Antibiotika (Penicillin, Cephalosporin, Streptomycin, Polymyxin, Tetracycline usw. Cave! Kreuzallergie zwischen Cephalosporinen und Penicillin! Einzelheiten siehe Lit. (25)).
Antilymphocytenserum
Aprotinin (Trasylol®)
Barbiturate (in 1 – 3 %: Erythem oder makulopapulöses Exanthem)
Epinephrin!
Diagnostika (Chymopapain, Indigocarmin, Bromsulfalein (BSP), Natriumdehydrocholat (Decholin).
Diazepam (Erythem)
Diuretika
Heparin
Herzglykoside
Insulin (Insulinresistenz durch Insulin-Antikörper)
Jodhaltige Röntgen-Kontrastmittel
Knochenzement (Akrylate)
Ketamin (Erythem, konfluierendes Exanthem als anaphylaktoide Reaktion)
Lokalanästhetika (vor allem Procaingruppe: Urticaria, Dermatitis, Kontaktekzem, anaphylaktischer Schock)

Tab. 312: Fortsetzung

Muskelrelaxantien (Curare und Succinylcholin, sehr selten auch bei Pancuronium, Alcuronium und Gallamin)
Neuroleptika (z. B. Chlorpromazin: Anämie, Immunthrombozytopenie; Kontaktekzem bei Pflegepersonal)
Opioid-Analgetika (Pethidin, Morphium usw.)
Plasmaexpander (Gelatine > Dextran > HÄS > Humanalbumin, siehe auch: Kolloidale Volumenersatzmittel, Seite 558
Phospholipase A
Protamin
Propanidid (anaphylaktoide Reaktion, starke Histamin-Freisetzung)
Sulfonamide
Trizyklische Antidepressiva
Tetanus-Antitoxin, Antiseren
Vollblutkonserven und Plasmafraktionen
Vitamin B_1

Tab. 313: Klassifizierung und Nachweis von allergischen Reaktionen nach (11, 16, 21, 30) modif.

Typ und Antikörper[1])	in vitro Nachweis	Klinisches Bild
Typ I (IgE)	«inmediate skin test» (25) Radio-Allergo-Sorbens-Test (RAST (25, 30))[2])	Sofortreaktion (Urtikaria, Erythem, anaphylaktischer Schock)
Typ II (IgG und IgM): cytotoxischer Antikörper	Passive Hämagglutination, Coombs-Test (3) RAST (25, 30) Radioimmunelektrophorese	maculopapulöse Exantheme (Penicillinallergie), Immunanämie, Immunthrombozytopenie
Typ III (Antigen-Antikörper-Komplexe, die Complement binden)[3])	Elektroimmunoassay, Zweidimensionale Immunoelektrophorese	lokales Arthus-Phänomen, Serumkrankheit
Typ IV: cytotoxische Antikörper mit verzögerter Reaktion	Lymphocyten-Transformationstest (LTT (3)) oder «macrophage migration inhibition test» (3)	Tuberkulinreaktion (Mantoux), allergisches Kontaktekzem, Abstoßung von Transplantaten, «Halothan – Hepatitis» (siehe Lit. (21, 22)

Anmerkungen:
[1]) Antikörper befinden sich bei Typ I – III auf den B-Lymphozyten; beim Typ IV auf den Thymus-Lymphozyten.
[2]) keine Gefährdung des sensibilisierten Patienten durch Testung! Keine falsch positiven Ergebnisse (16)!
[3]) Die Komplementbindung durch zirkulierende AG-AK-Komplexe ist ein fundamentaler Mechanismus der Entzündung. Die Aktivierung des Komplementsystems kann über den klassischen Weg (IgG, IgM) oder über das Properdin-System (durch IgA, Polysaccharide, Dextran und Endotoxin) erfolgen. Die in der Komplementkaskade entstandenen Spaltprodukte C3a und C5a können, als Anaphylatoxine, eine Degranulation der Mastzellen hervorrufen, die zur Freisetzung von Histamin und SRS-A (s. Tab. 314) führt (Einzelheiten siehe: A.-B. Laurell: Komplementfaktosen in der Labormedizin. Laboratoriumsblätter. Fa. Behring 27 (1977) 89 und P. L. Mason: Zirkulierende Antigen-Antikörper-Komplexe. Laboratoriumsblätter. Fa. Behring 28 (1978) 89).

Tab. 314: Pathophysiologie der allergischen Reaktionen (nach 4, 5, 9, 20, 21, 26)), s. a. Tab. 313, 315

	Aktivierungsphase (antigenabhängig)	Freisetzung von biogenen Aminen (Ca^{++}-abhängig)
Anaphylaxie: Sensibilisierung: Antikörper an basophilen Granulozyten u. Mastzellen. Reaktion *nicht* dosisabhängig. Auslösende Faktoren: – Antigen (bei wiederholter Gabe) – Antikörper (IgE) an die basophilen Granulocyten u. Mastzellen gebunden	**I. Phase** Betaadrenerges Hemmsystem: Katecholamine Betarezeptoren-Stimulantien Prostaglandin E (PGE_2) → Adenylcyklase ⊕→ cAMP[1] ⊕← Glukokortikoide Methylxanthin (Theophyllin) ⊖→ Abbau durch Phosphodiesterase → 5' AMP cGMP[2] ⊖← Atropin ⊕← AcH Antigen + Antikörper → cholinerges Aktivierungssystem	**II. Phase** Glukokortikoide ⊖→ Freisetzung von Histamin u. ECF-A[4] Mastzellen u. basophilen Granulozyten (in 10–15 sec): zellulärer Schockmediator[9] Glukokortikoide ⊖→ Decarboxylase Histidin (Endothel) → *Histamin* ⊕→ Kinine Adrenalin ⊖ stark Glukokortikoide ⊖ Antihistaminika ⊖ schwach → Bindung an die H_1 und H_2-Rezeptoren → Calcium-Efflux am Rezeptororgan steigt → Sofort- u. Spätreaktion[6] Abbau durch Histaminase zelluläre Anaphylaktoidie ← → humorale Anaphylaktoidie: Freisetzung von Kininen (Kallikrein, Bradykinin, SRS-A[3], PAF[8], PGF 2α[5], 5-HT, NCF-A[7]) Kininogene
Anaphylaktoidie: Sensibilisierung: ∅ Antikörper: ∅ Reaktion dosisabhängig. Auslösende Faktoren: – physikalisch (thermisch, traumatisch) – enzymatische (Proteasen) – großmolekulare Stoffe (Kolloidreaktion) – Gabe von mastozytotropen Monoaminen oder Di- und Polyaminen (Polymyxin, Protamin)	*Keine* Aktivierungsphase	

⊕ = Förderung   ⊖ = Hemmung

Legende zur Tabelle 314 (Pathophysiologie der allergischen Reaktionen (stark schematisiert)):

In der ersten, antigenabhängigen Aktivierungsphase wird das Ausmaß der Histaminfreisetzung durch cAMP gehemmt und durch cGMP gefördert (24). Medikamente wie Katecholamine, Beta$_2$-Rezeptoren-Stimulantien, Glukokortikoide, Xanthin- und Theophyllinderivate (die alle die Synthese von cAMP beschleunigen oder dessen Abbau verzögern) sind daher in der Lage, die Histaminfreisetzung schon in der ersten Phase zu bremsen. *Die zweite, calciumabhängige Phase (Bindung von Histamin an die H$_1$- und H$_2$-Rezeptoren – s.u.) ist fest mit der Freisetzung von Kininen gekoppelt,* indem Histamin sekundär Kinine (Anaphylaxie) und Kinine (humorale Anaphylaktoidie) aus dem Endothel Histamin freisetzen können. Histamin übt außerdem eine direkte vagus-stimulierende Wirkung aus. Die Stimulation von H$_1$-Rezeptoren führt zu einer Muskelkontraktion, die von H$_2$-Rezeptoren zur Muskelrelaxation (PGE$_2$). *Der dritte Weg* (zelluläre Anaphylaktoidie) *führt* allerdings auch *zu einer primären Histaminfreisetzung.* Als intrazelluläre Steuerungsmechanismen bei der Allergie sind vor allem 2 Regelkreise – die PGE$_2$/PGF$_2$ und cAMP/cGMP von entscheidender Bedeutung.

Anmerkungen: Primärer Mediator: Histamin. Sekundäre Mediatoren: Prostaglandine, cAMP und cGMP.

[1]) cGMP = zyklisches Guanosin 3'5'-monophosphat
[2]) cAMP = zyklisches Adenosinmonophosphat (reguliert die intrazelluläre Ca^{++}-Verteilung)
[3]) SRS-A = «slow reacting substance of anaphylaxis»
[4]) ECF-A = «eosinophil chemotactic factor of anaphylaxis»
[5]) PGF 2 α = Prostaglandinfraktion 2 Alpha (führt zur Bronchokonstriktion)
[6]) Das resultierende klinische Bild läßt keinen sicheren Rückschluß auf den beteiligten Mediator zu (zeigt aber eine gute Korrelation mit den H$_1$- und H$_2$-Rezeptoren (s. S. 564)
[7]) NCF-A = «neutrophyl chemotactic factor of anaphylaxis»
[8]) PAF = «platelet activating factor»
[9]) z.T. durch Komplementaktivierung (s. Tab. 313)

Tab. 315: Pathophysiologie des anaphylaktischen Schocks

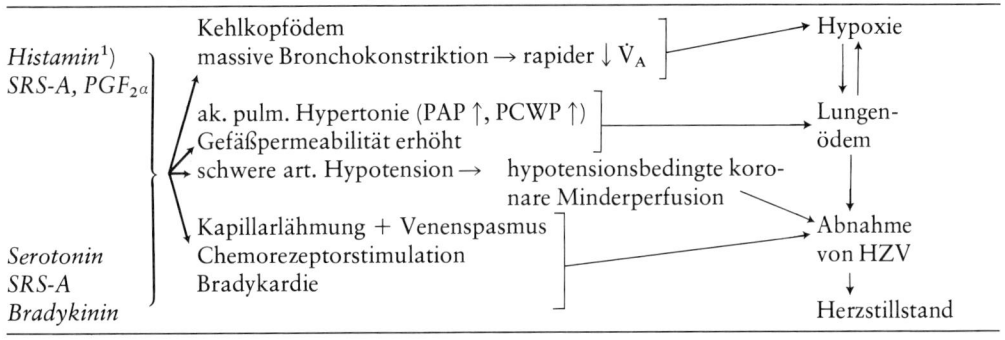

Mediatoren	Mechanismen	Folgen
Histamin[1]) SRS-A, PGF$_{2\alpha}$	Kehlkopfödem; massive Bronchokonstriktion → rapider ↓ V̇$_A$	→ Hypoxie
	ak. pulm. Hypertonie (PAP ↑, PCWP ↑); Gefäßpermeabilität erhöht	Lungenödem
	schwere art. Hypotension → hypotensionsbedingte koronare Minderperfusion	
Serotonin SRS-A Bradykinin	Kapillarlähmung + Venenspasmus; Chemorezeptorstimulation; Bradykardie	Abnahme von HZV → Herzstillstand

[1]) der größte Teil des freigesetzten Histamins kommt aus der oberen Körperhemisphäre (aus dem V. cava sup.-Gebiet).

Tab. 316a: Wirkung von Histamin auf H_1- und H_2-Rezeptoren (nach 5, 8)):

Symptome[1])	H_1-Rezeptor	H_2-Rezeptor	Plasma-Histamin-konz. (ng/ml)[4])
Magensaftsekretion	∅	+ + + (100%)	ca. 2
Tachykardie	∅	+ + + (100%)	ca. 5
art. Hypotension[5])	+ + + (60–80%)	+ + (20–40%)	ca. 10
Bronchospasmus[6])	+ + + (60%)	+ + (40%)	> 15
Urtikaria[2])[5])	+ + + +	∅	ca. 5
Erythem[3])	∅	100%	ca. 5

[1]) Man beachte, daß eine gewisse Korrelation zwischen Histaminspiegel und Symptomen besteht (nach W. Lorenz, 1974, zit. (17))
[2]) IgE-Antikörper bei Urtikaria
[3]) Bei maculopapulösen Exanthemen sind in 25 % IgM Antikörper nachzuweisen (In 75 % handelt es sich jedoch um eine anaphylaktoide Reaktion!).
[4]) Der Mittelwert normaler Plasmahistaminkonzentrationen beim Menschen liegt bei 0 – 1.0 ng/ml Plasma (5)
[5]) Bei der lokalen kutanen Anaphylaxie sind H_1-Blocker (s. Tab. 317) nur gegenüber Grenzdosen des Antigens deutlich wirksam.
Praktisch ohne Einfluß sind H_1-Blocker auf die anaphylaktische Blutdrucksenkung (31).
[6]) Die spastischen Wirkungen des Histamins auf Bronchien, Pulmonalisgefäße und Darm lassen sich durch H_1-Blocker vollkommen unterdrücken; zurück bleibt aber eine vorher verdeckte spasmolytische Wirkungskomponente des Histamins, die erst durch zusätzliche H_2-Blockade aufgehoben wird (31).

Tab. 316b: Wirkungen von Histamin an unterschiedlichen Organsystemen und ihre Zuordnung zu verschiedenen Histaminrezeptoren (nach (32))

Organ	Wirkung	Rezeptor
Uterus	Relaxation	H_2
Magen	Säureproduktion	H_2
Ileum	Kontraktion	H_1
	Relaxation	H_2
Lunge – Bronchien	Kontraktion	H_1
Gefäße	Kontraktion	H_1
	Relaxation	H_2
Nebenniere	Freisetzung von Katecholaminen	H_1
Mastzellen	Freisetzungshemmung von Histamin	H_1
ZNS	Überträgerfunktion	H_2
Herz	Herzfrequenzanstieg	H_2
	A.-V.-Überleitungszeitbeschleunigung	H_1
	Automatizitätsförderung	H_2
	Coronardilatation	$H_1 + H_2$

Tab. 317: Zusammenstellung der bekanntesten H_1- und H_2-Rezeptor-Antagonisten (nach (5) und (9))

H_1-Rezeptor-Antagonisten		H_2-Rezeptor-Antagonisten	
generic name	Handelsname	generic name	Handelsname
Antazolin	Antistin, Vasocor-A	Burimamid	–
Brompheniramin	Dimetane, Ebalin	Metiamid	–
Bamipin	Soventol	Cimetidin	Tagamet
Chlorphenoxamin	Systral		
Chlorpromazin	Megaphen		
Chlorpyramin	Synopen, Synpen		
Clemastin	Tavegil		
Chlorpheniramin	Chlor-Trimeton		
Cyclizin	Marezine		
Carbinoxamin	Clistin		
Dimethindin	Fenistil		
Diphenhydramin	Benadryl, Dabylen		
Dimenhydrinat	Dramamine		
Fluphenazin	Lyogen, Omca		
Mephyramin	Neo-Bridal		
Methapyrilen	Histadyl		
Meclizin	Bonine, Postafen		
Pecazin	Pacatal		
Promethazin	Atosil, Phenergan		
Triflupromazin	Psyquil		
Tripelenamin	Pyribenzamine		

Durchschnittliche Wirkungsdauer von H_1-Rezeptor-Antagonisten: 4 – 6 Std.
Weitere Einzelheiten über Pharmakologie und klinische Anwendung: siehe Lit. (1, 2, 5 und 9).

Tab. 318: Notfalltherapie bei allergischen Sofortreaktionen (nach (5, 10, 14, 15, 24, 25, 28))

Schwere-grad	Typ und Lokalisation	Symptomatik	Sofortmaßnahmen[1][4][5]	Zusatztherapie	Überwachung
I	Cutananaphylaxie	Flush, Exanthem (generalisiert) Urtikaria Rhinitis Conjunktivitis Nausea, Erbrechen	0,3 ml 0.1% Adrenalin (Suprarenin®)[1]) s.c. oder i.m. + evtl. H$_2$-Rezeptor-Antagonist (Tagamet® 200 mg i.v.) und/oder 0,3 ml 0.1% Adrenalin s.c. + H$_1$-Rezeptor-Antagonist (z.B. 2 mg Clemastin[2]) oder 50 mg Diphenhydramin[3]) i.v. (Wenn Adrenalin kontraindiziert: 8–20 mg Dexamethason[4]) i.v.)	Tourniquet O$_2$-Insufflation Antacida	Blutdruck, Puls, EKG, V$_T$, Bewußtseinslage Magensaft-pH Exakte Überwachung > 30 min.
II	Deutliche, aber nicht lebensbedrohende Reaktionen (Vorläufer eines anaphyl. Schocks?)	Hypotension Tachykardie Arrhythmie Uteruskontraktionen	0,05–0,2 mg 0.1% Adrenalin in NaCl verdünnt i.v. Bei Tachykardie: Metaraminol, 50 mg/ 500 ml Glukose 5% in Tropfinfusion oder Akrinor® 1 ml/min i.v., Antihistaminika, z.B. Diphenhydramin[3]): 50 mg i.v. (Wenn Adrenalin kontraindiziert: Dexamethason + Diphenhydramin + Akrinor).	Human-Albumin 5%[5]), O$_2$-Zufuhr 8–20 mg Dexamethason. Streßulcusprophylaxe Antiarrhythmika	wie oben!
III	Anaphylaktischer Schock/St. asthmaticus/Kehlkopfödem	tiefe Hypotension Bronchospasmus Quincke-Ödem Kehlkopfödem Konvulsionen	0,1–0,3 ml 0.1% Adrenalin oder 0,25–0,5 mg Orciprenalin (Alupent®) verdünnt langsam i.v., Aminophyllin: 240–480 mg in 10 min i.v., dann 240 mg/6stdl. Atropin (0.01 mg/kgKG i.v.), Antihistaminika. Rasche Volumenzufuhr (nur: Human-Albumin)	8–20 mg Dexamethason (+ 50– 100 mg Hydrocortison), Intubation + Beatmung. Antiepileptika	EKG, Blutdruck, Puls, V$_T$, Trachealdruck, Blutgasanalyse, Thrombozyten, Hämatokrit
IV	Herz- und/oder Atemstillstand		Übliche Reanimationsmaßnahmen (siehe Bd. I), 0,5–1 mg Adrenalin verdünnt i.v. oder intrakardial, Volumenzufuhr (nur Human-Albumin), 8–20 mg Dexamethason i.v.	wie oben + Hirnödemprophylaxe	EKG, MAP, Puls, Stundenharn, Blutgasanalyse Rö-Tho-Übersicht

[1]) Es kann nicht genügend betont werden, daß Adrenalin (s.c., i.m. oder als Dosier-Aerosol (Adrenalin-Medihaler®)) das Medikament der ersten Wahl darstellt und sofort verabreicht werden sollte (vor dem Versuch einer i.v. Injektion oder vor dem Bemühen, die Atemwege frei zu halten (25)). Eine anaphylaktische Reaktion, die mit Adrenalin in den ersten Sekunden behandelt wird, kann oft innerhalb von Minuten beherrscht werden. Das gelingt allerdings schon dann nicht mehr, wenn die Injektion von Adrenalin nach Minuten erfolgt (25)

[2]) Tavegil®

[3]) Dabylen (Schi-wa)®

[4]) Alle anderen Kortikosteroide benötigen bis zum Wirkungseintritt eine längere Zeitspanne (5 – 15 min). Daher ist für die Routine nur Dexamethason zu empfehlen. (Möglichst als Zusatztherapie nach Gabe von s.c. Adrenalin)

[5]) Albuminlösungen rufen von allen Plasmaersatzmitteln die geringste Histaminfreisetzung hervor. Daher nur Albuminlösung im anaphylaktischen Schock verabreichen! *Cave! Antihistaminika dürfen nie allein zur Anwendung kommen* (ungenügender Schutz von Histaminfreisetzung!). Calcium ist wegen der möglichen Wechselwirkung mit anderen Pharmaka (z.B. Digitalis) und eventueller Potenzierung der calciumabhängigen Histaminfreisetzung für die Notfalltherapie allergischer und anaphylaktoider Reaktionen abzulehnen! Adrenalin darf bei Arrhythmien nicht gegeben werden!

Literatur:

(1) Ash, A. S. F., Schild, H. O.: Receptors mediating some actions of histamine. Brit. J. Pharmac. Chemother. 27 (1966) 427

(2) Black, J. W., Duncan, W. A. M., Durant, C. J. und Mitarb.: Definition and antagonism of histamine H_2 receptors. Nature 236 (1972) 385

(3) De Weck, A. L.: Critical evaluation of diagnostic methods in drug allergy. Proc. of 8th Europ. Congress of Allergology, Marseilles, 18. – 20. Okt. 1971, Excerpta Medica, Amsterdam, S. 23

(4) Doenicke, A.: Histaminfreisetzung nach Infusion von Plasmasubstituten. Klinikarzt 5 (1976) 159

(5) Doenicke, A.: Grundlagen der Anaesthesie: Prämedikation. In: H. Benzer, R. Frey, W. Hügin, O. Mayrhofer: Lehrbuch der Anaesthesiologie, Reanimation und Intensivtherapie. Springer V., Berlin – Heidelberg – New York, 1977, S. 154–158

(6) Doenicke, A., Lorenz, W., Beigl, R. u. Mitarb.: Histamine release after intravenous application of short acting hypnotics. Brit. J. Anaesth. 45 (1973) 1097

(7) Doenicke, A., Lorenz, W.: Histaminfreisetzung und anaphylaktoide Reaktionen bei i.v. Narkosen. Biochemische und klinische Aspekte. Anaesthesist 19 (1970) 413

(8) Doenicke, A., Lorenz, W.: Nachweis von Histaminfreisetzung bei hypotensiven Reaktionen nach Propanidid und ihre Prophylaxe und Therapie mit Corticosteroiden. Anaesth. Wiederbel. Bd. 74, Springer V., Berlin – Heidelberg – New York, 1973, S. 189

(9) Douglas, W. W.: Histamine and antihistamines; 5-hydroxytryptamine and antagonists (In: E. S. Goodman, A. Gilman, Hrsg.: The Pharmacological Basis of Therapeutics. 5th ed., MacMillan Publ. Co., Inc. New York, 1975, S. 590–627

(10) Frey, R., Hutschenreuter, K., Ahnefeld, F. W., Steinbereithner, K.: Vorsichtsmaßnahmen bei der Anwendung kolloidaler Volumenersatzmittel. Anaesthesist 24 (1975) 378

(11) Gell, P. G. H., Coombs, R. R. A.: Classification of allergic reactions responsible for clinical hypersensitivity and diseases. (In: Gell, P. G. H., Coombs, R. R. A., ed.: Clinical Aspects of Immunology. Oxford – London – Edinburgh, Blackwell Scient. Publ., 1968

(12) Gillis, C. N.: Metabolism of vasoactive hormones by lung. Anesthesiology 39 (1973) 626

(13) Goth, A.: Histamine release by drugs and chemicals. (In: Schacter, M., ed.: Histamine and Antihistamines, Vol. 1. International Encyclopedia of Pharmacology and Therapeutics. Sect. 74, Pergamon Press Ltd., Oxford, 1973, S. 25 –43)

(14) Herms, H.-J.: Röntgenkontrastmittel (In: Pharmakologie und Pharmakotherapie, Hrsg.: Kuemmerle, H. P., Garrett, E. R., Spitzy, K. H., Urban & Schwarzenberg, 1976, S. 289)

(15) Kelly, J. F., Patterson, R.: Anaphylaxis. J. A. M. A. 227 (1974) 1431

(16) Kleinhans, D.: Der Radio-Allergo-Sorbens-Test (RAST) – Allergiediagnostik in vitro? Ärztebl. Baden-Württemberg 32 (1977) 130

(17) Langrehr, D., Singbartl, G., Neuhaus, R.: Nebenwirkungen nach Dextran- und Gelatinepräparaten in der Infusionstherapie. Klinische Erfahrungen bei der anaphylaktoiden Sofortreaktion. (In: Indikation, Wirkung und Nebenwirkung kolloidaler Volumenersatzmittel, Hrsg.: F. W. Ahnefeld, H. Bergmann, C. Burri u. Mitarb., Klin. Anästh. und Intensivther. Bd. 9, Springer V., Berlin – Heidelberg – New York, 1976, S. 73)

(18) Lorenz, W., Thermann, M., Hamelmann, H. u. Mitarb.: Influence of the H_1- and H_2-receptor antagonists on the effects of histamine in the circulatory system and plasma histamine levels (In: Proc. Intern. Symp. on H_2-Receptor Antagonists, ed. C. L. Wood, M. A. Simkins, Deltakos, London, 1973, S. 151)

(19) Lorenz, W., Doenicke, A., Meyer, R. u. Mitarb.: Histamine release in man by propanidid and thiopentone: Pharmacological effects and clinical consequences. Brit. J. Anaesth. 44 (1972) 355

(20) Mathieu, A., Kahan, B. D.: Immunologic aspects of anesthetic and surgical practice. Grune & Stratton, New York – San Francisco – London, 1975

(21) Mathieu, A.: Allergic reactions to general and local anesthetics: prevention and treatment. ASA Refresher Courses, 1975, S. 220

(22) Mathieu, A., DiPadua, D., Gadalbini, J. J., Kahan, B. D.: Correlation between specific immunity to a metabolite of halothane and hepatic lesions after multiple exposures. Anesth. Analg. 54 (1975) 332

(23) Mongar, J. L., Schild, H. O.: Cellular mechanism in anaphylaxis. Physiol. Rev. 42 (1962) 226

(24) Morrow, D. H., Luther, R. R.: Anaphylaxis. Etiology and guidelines for management. Anesth. Analg. (Clev.) 55 (1976) 493

(25) Plaut, M., Lichtenstein, L. M.: Behandlung der allergischen Sofortreaktionen auf Medikamente. Internist 16 (1975) 69

(26) Raab, W.: Pathomechanismen der unerwünschten Reaktionen bei Gabe von Plasmaersatzmitteln. (In: Indikation, Wirkung u. Nebenwirkung kolloidaler Volumenersatzmittel. Hrsg.: F. W. Ahnefeld, H. Bergmann, C. Burri u. Mitarb., Klin. Anästh. u. Intensivther. Bd. 9. Springer V., Berlin – Heidelberg – New York, 1975, S. 36)

(27) Richter, W.: Immunologische Untersuchungen von Dextrannebenwirkungen (In: Indikation, Wirkung und Nebenwirkung kolloidaler Volumenersatzmittel, Hrsg.: F. W. Ahnefeld, H. Bergmann, C. Burri u. Mitarb. Klin. Anästh. u. Intensivther. Bd. 9, Springer V., Berlin – Heidelberg – New York, 1975, S. 48)

(28) Ring, J., Meßmer, K.: Infusionstherapie mit kolloidalen Volumenersatzmitteln. Anaesthesist 26 (1977) 279

(29) Schöning, B., Koch, H.: Pathergiequote verschiedener Plasmasubstitute an Haut und Respirationstrakt orthopädischer Patienten. Anaesthesist 24 (1975) 507

(30) Wide, L., Bennich, H., Johansson, S. G. O.: Diagnosis of allergy by an in vitro test for allergen antibodies. Lancet II (1967) 1105

Weiterführende Literatur:

(31) Hahn, F.: Wirksamkeit und Wirkungsgrenzen der Antihistaminika bei allergischen Erkrankungen. Dt. Ärztebl. 76 (1979) 575

(32) Reinhardt, D.: Herzwirkungen von Histamin. Anaesthesist 28 (1979) 67

(33) Ring, J.: Anaphylaktoide Reaktionen. Schriftreihe Anaesthesiologie und Intensivmedizin, Bd. 111, Springer V., Berlin – New York – Heidelberg, 1978

(34) Symposium on Immunology in Anaesthesia and Intensive Care. Brit. J. Anaesth. 51 (1979) 1–60

Kapitel 8
Flüssigkeits- und Elektrolyttherapie · Parenterale Ernährung

1. Flüssigkeits- und Elektrolyttherapie

Tab. 319: Annähernde Körperzusammensetzung und Wasserverteilung in Prozenten des Körpergewichts (nach Siegenthaler (10))

	Erwachsene		Säuglinge
	Männer	Frauen	(s. a. Bd. I)
Feste Substanzen	40	50	25
1. Organische Bestandteile	35	45	–
2. Mineralische Bestandteile	5	5	–
Gesamtkörperwasser	60	50	75
1. Intrazellulär	40	30	40
2. Extrazellulär	20	20	35
a) Intravasal	4	4	5
b) Interstitiell	16	16	30

Tab. 320: Elektrolytgehalt gastrointestinaler Sekrete (Richtwerte in mval/l) (nach Reissigl (8))

Sekret	Na^+	K^+	Cl^-	HCO_3^-
Magen (hohe Azidität)	10– 20– 30	5–10–40	80–120–150	0
Magen (geringe Azidität)	70– 80–140	5–15–40	40– 90–120	5–25
Galle	130–150–160	3– 5–12	90–100–120	30–35– 40
Pankreas	115–140–180	3– 5– 8	55– 75– 95	60–80–100
Dünndarm	80–110–150	2– 5– 8	60–105–125	20–30– 40
Ileum (distal)-Cöcum	40– 80–135	5–10–30	20– 45– 90	20–30– 40
(Diarrhöe)	20–120–160	10–25–40	30– 90–120	30–45– 50
Zum Vergleich: Plasma	155–141–147	3– 4– 5	95–104–113	24–26– 28

Tab. 321: Täglicher Erhaltungsbedarf von Erwachsenen (Richtwerte) (nach Reissigl (8))

Tages-bedarf an	minimal	Berechnet nach der Körperfläche durchschnittlich	Berechnet nach dem Körpergewicht	Erwachsener (70 kg) durchschnittlich	Renale Verluste
Wasser[2])	700 ml/m²	1000–1500 ml/m²	20–40 ml/kg	1700–2500 ml	1000–1500 ml
Natrium	10 mval/m²	20–60 mval/m²	0,5–1,5 mval/kg	70–100 mval	90–180 mval/l
Kalium[3])	10 mval/m²	12–40 mval/m²	0,3–1,0 mval/kg	40– 60 mval	50–100 mval/l
Kalzium	20 mval/m²	25–40 mval/m²	0,6–1,0 mval/kg	50– 60 mval	5– 10 mval/l
Chlorid	10 mval/m²	20–60 mval/m²	0,5–1,5 mval/kg	70–100 mval	100–200 mval/l
Phosphor	10 mval/m²	30–40 mval/m²	0,7–1,0 mval/kg	50– 70 mval	25– 50 mval/l
Kalorien[1])		800–1200 kcal/m²	20–30 kcal/kg	1400–2100 kcal	
Eiweiß	20 g/m²	40 g/m²	0,8–1,0 g/kg	60–70 g	

[1]) Optimal 200 kcal je 1 g N (6,25 Eiweiß)
[2]) Erhöhter Bedarf pro 1° C Temperaturanstieg etwa 12%. Starkes anhaltendes Schwitzen steigert den Wasserbedarf um täglich 1000 bis 3000 ml.
[3]) Cave! Dünndarmlösliche Kaliumpräparate können Ulzerationen im Jejunum und Ileum verursachen (13)!

Tab. 322: 1 molare Lösungen: 1 ml = 1 mmol

8.4 %	NaHCO$_3$
7.45 %	KCl
9.69 %	Kaliumphosphat
11.2 %	Natriumlaktat
5.85 %	NaCl
21 %	L-Arginin-HCl
12.82 %	K-Laktat
17.34 %	L-Lysin-HCl
17.21 %	K-L-malat
15.6 %	Na-L-malat

1 g NaCl = 17.1 mmol Na
1 g Na.laktat = 8.9 mmol Na
1 g K.acetat = 10.2 mmol K
1 g Ca.glukonat = 2.3 mmol Ca
1 g Ca.chlorid = 4.5 mmol Ca
1 g Mg.sulfat = 4 mmol Mg
1 g NH$_4$Cl = 18.7 mmol NH$_4$
1 g NaHCO$_3$ = 12 mmol Na
1 g KCl = 13.5 mmol K
1 g KHCO$_3$ = 9.9 mmol K

Tab. 323: Regulation der Körperflüssigkeiten über das Adiuretin-System und das Renin-Angiotensin-Aldosteron-System (nach Siegenthaler (10))

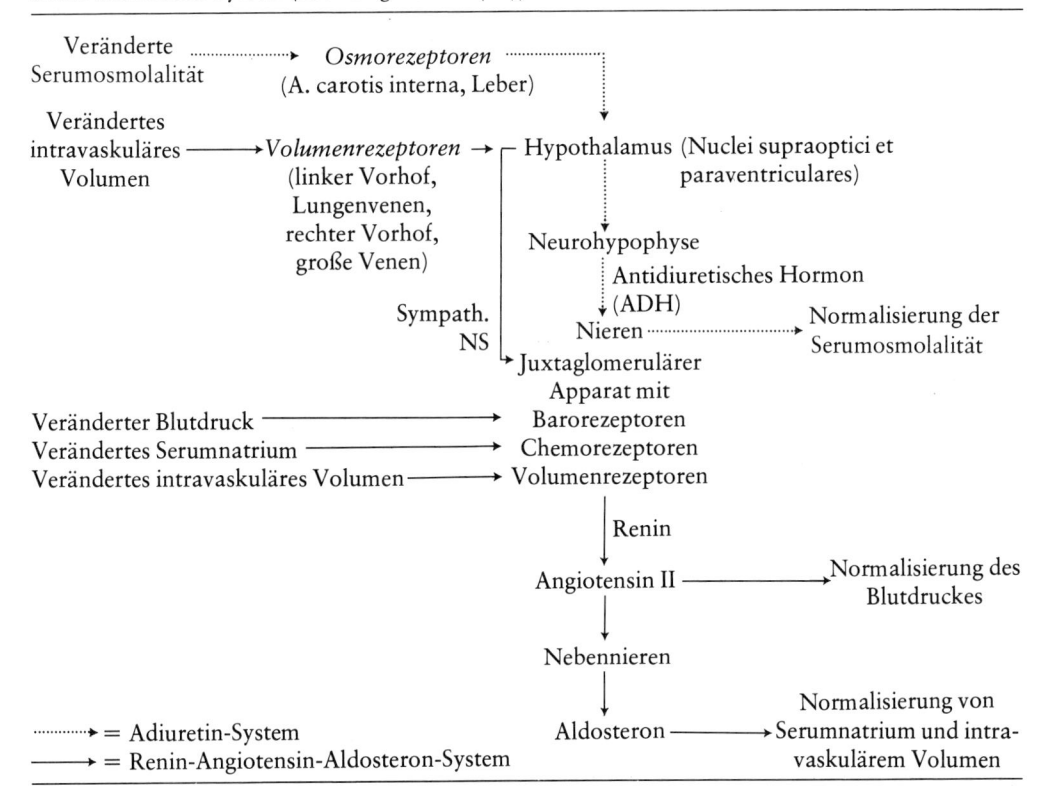

Veränderte Serumosmolalität ········▶ Osmorezeptoren (A. carotis interna, Leber)

Verändertes intravaskuläres Volumen ───▶ Volumenrezeptoren → (linker Vorhof, Lungenvenen, rechter Vorhof, große Venen)

→ Hypothalamus (Nuclei supraoptici et paraventriculares)
↓
Neurohypophyse
Antidiuretisches Hormon
↓ (ADH)
Nieren ········▶ Normalisierung der Serumosmolalität

Sympath. NS
↳ Juxtaglomerulärer Apparat mit

Veränderter Blutdruck ─────────────▶ Barorezeptoren
Verändertes Serumnatrium ──────────▶ Chemorezeptoren
Verändertes intravaskuläres Volumen ─▶ Volumenrezeptoren
↓ Renin
Angiotensin II ─────────▶ Normalisierung des Blutdruckes
↓
Nebennieren
↓
Aldosteron ─────────▶ Normalisierung von Serumnatrium und intravaskulärem Volumen

········▶ = Adiuretin-System
───▶ = Renin-Angiotensin-Aldosteron-System

Tab. 324: Berechnung des Wasser- und Elektrolytdefizits in der Flüssigkeitstherapie (nach (2, 3, 4, 5, 6, 7, 9)), s. auch Tab. 326

a) Berechnung des Na-Defizits im EZR

  $Natriumdefizit = ([Na^+]\text{-Sollwert}) - ([Na^+]\text{-Istwert}) \cdot 0{,}2\,\text{kgKG}.$

b) Berechnung des Wasserdefizits im EZR + IZR

  $$Wasserdefizit = \frac{([Na^+]\text{-Istwert}) - ([Na^+]\text{-Sollwert}) \cdot 0{,}2\,\text{kgKG}}{[Na^+]\text{-Sollwert}}$$

  Damit ist nur das Defizit des extrazellulären Raumes errechnet! Es muß bei dieser Störung das errechnete Defizit verdreifacht werden, um auch den intrazellulären Wasserverlust bestimmen zu können!

c) Berechnung der intrazellulären Kaliumkapazität

  $Kaliumkapazität\ (C_K^+)\ (in\ mmol/l) = 1{,}75 \cdot \text{Kreatininausscheidung (in mg/24 Std.)}$

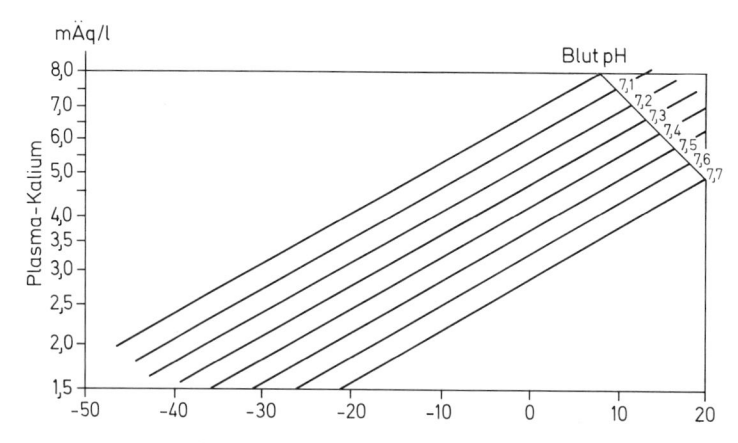

Abb. 183: Nomogramm zur Berechnung eines Kalium-Defizits oder eines Kalium-Überschusses. Auf der Abszisse ist das Kaliumdefizit in % der Kaliumkapazität angegeben (nach Burnell u. Scribner (3))

Als *Faustregel* gilt: je 1 mmol/l Abweichung der K^+-Konzentration im Serum von der Norm entspricht etwa: 100–200 mmol Kaliumdefizit (wenn Serum–K > 3 mmol/l), bzw.: 200–400 mmol Kaliumdefizit (wenn Serum–K < 3 mmol/l)

d) Berechnung der K^+-Konzentration in Erythrozyten

  $$[K_{Ery}^+] = \frac{100\,([K_B^+] - [K_S^+])}{Htk\,(\%)} + [K_S^+],$$

  $[K_{Ery}^+]$ = Kaliumkonzentration in Erythrozyten (mmol/l)
  $[K_B^+]$ = Kaliumkonzentration im Blut (mmol/l)[1]
  $[K_S^+]$ = Kaliumkonzentration im Serum (mmol/l)
  Htk = Hämatokritwert.

Beachte: die Kaliumkonzentration in den Erythrozyten (Normalwerte: 81–107 mmol/l) muß nicht unbedingt mit der K^+-Konzentration in den übrigen Organen übereinstimmen (Harris (7))!

[1]) Nach vollständiger Hämolyse durch 0.3 % NaCl gemessen

e) Flüssigkeitsbewegung zwischen EZR und IZR?

Mittleres Erythrozytenvolumen (MCV):

$$\text{MCV} = \frac{\text{Hämatokritwert (\%)} \cdot 10}{\text{Ery-Zahl (Mill.)}} \qquad \textit{Normalwert: } 85 \pm 7 \ \mu m^3$$

und

Mittlere erythrozytäre Hämoglobinkonzentration (MCHC):

$$\text{MCHC} = \frac{\text{Hämoglobinkonzentration (g \%)} \cdot 100}{\text{Hämatokritwert (\%)}} \qquad \textit{Normalwert: } 33.5 \pm 2 \%$$

Eine Zunahme des MCV bzw. Abnahme des MCHC deuten auf eine Verschiebung von Natrium und H_2O in den intrazellulären Raum hin!

f) Osmolalität des Plasmas (s. auch S. 323)

$$= 2 (Na + K) + \frac{\text{Glukose}}{18} + \frac{\text{Harnstoff}}{2.8} \ \text{mosm/l}$$

(nach R. D. Fussgänger: Therapiewoche 8 (1971) 603)

Berechnung des extrazellulären Volumendefizits

Tab. 325: Zirkulierendes Blutvolumen bei Gesunden in ml (nach Halmágyi (6))

Körpergewicht	Mann Körperbau und % des Körpergewichts				Frau Körperbau und % des Körpergewichts			
kg	normal 7,0%	fett 6,0%	dünn 6,5%	muskulös 7,5%	normal 6,5%	fett 5,5%	dünn 6,0%	muskulös 7,0%
40	2800	2400	2600	3000	2600	2200	2400	2800
45	3150	2700	2920	3370	2920	2470	2700	3150
50	3500	3000	3250	3750	3250	2750	3000	3500
55	3850	3300	3570	4120	3570	3020	3300	3850
60	4200	3600	3900	4500	3900	3300	3600	4200
65	4550	3900	4220	4870	4220	3570	3900	4550
70	4900	4200	4550	5250	4550	3850	4200	4900
75	5250	4500	4870	5620	4870	4120	4500	5250
80	5600	4800	5200	6000	5200	4400	4800	5600
85	5950	5100	5520	6370	5520	4670	5100	5960
90	6300	5400	5850	6750	5850	4950	5400	6300
95	6650	5700	6170	7120	6170	5220	5700	6650
100	7000	6000	6500	7500	6500	5500	6000	7000

Tab. 326: Formeln für die Defizitberechnung in der Volumentherapie (nach Halmágyi (6))

$$PV_{Ist} = \frac{BV_{Ist} \cdot (100 - Htk_{Ist})}{100},$$

$$PV_{Soll} = \frac{BV_{Soll} \cdot (100 - Htk_{Soll})}{100},$$

$$PV_{Def.} = PV_{Soll} - PV_{Ist},$$

$$PV_{Def.} = \frac{BV_{Soll} \cdot (100 - Htk_{Soll})}{100} - \frac{BV_{Ist} \cdot (100 - Htk_{Ist})}{100},$$

$$EZR_{Soll}/PV_{Soll} = 5$$

$$EZR_{Soll} = 5 \cdot PV_{Soll},$$

$$EZR_{Ist} = 5 \cdot PV_{Ist},$$

$$EZR_{Def.} = 5 \cdot PV_{Def.},$$

$$EZR_{Def.} = \left(\frac{BV_{Soll} \cdot (100 - Htk_{Soll})}{100} - \frac{BV_{Ist} \cdot (100 - Htk_{Ist})}{100} \right) \cdot 5$$

$$Ion_{Soll} = EZR_{Soll} \cdot [Ion]_{Soll},$$

$$Ion_{Ist} = EZR_{Ist} \cdot [Ion]_{Ist},$$

$$Ion_{Def.} = (EZR_{Soll} \cdot [Ion]_{Soll}) - (EZR_{Ist} \cdot [Ion]_{Ist}).$$

Soll-Wert	= Normalwert;
Ist-Wert	= gemessener Wert;
Htk	= Hämatokritwert;
[Ion]	= Ionenkonzentration (mmol/l).
PV	= Plasmavolumen
BV	= Blutvolumen
EZR	= Extrazellulärraum

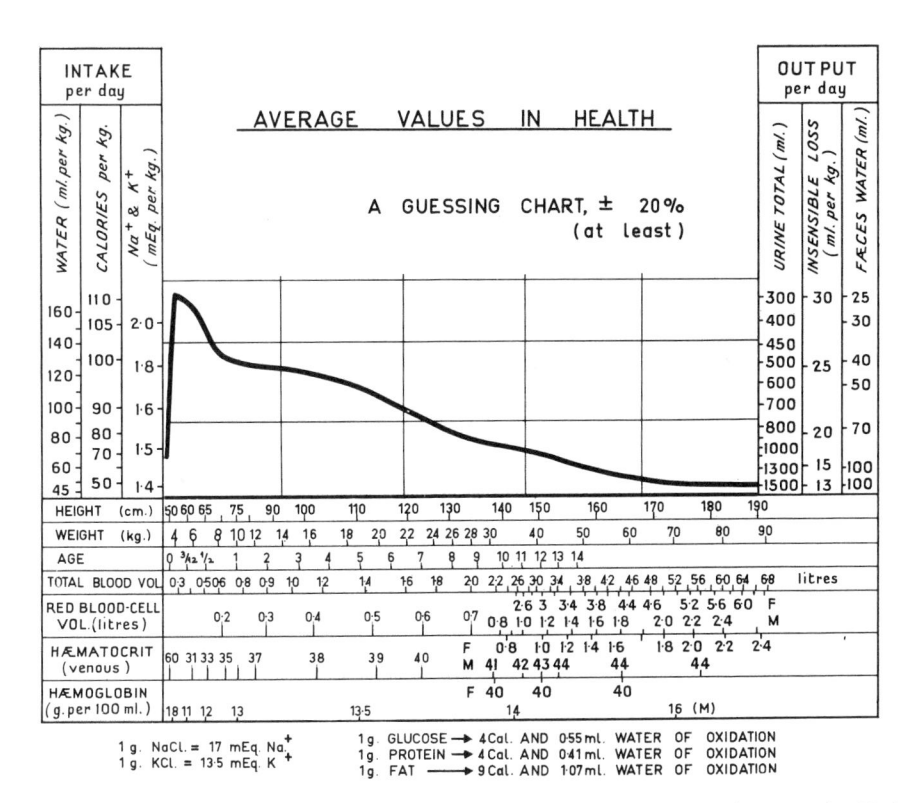

Abb. 184: Schema zur Ermittlung des Wasser- und Elektrolytbedarfs unter normalen Bedingungen bei Kindern (nach Aberdeen, Lancet I (1961) 1025)
(Weitere Einzelheiten siehe: Flüssigkeits- und Volumenersatz im Kindesalter, Bd. I)

Literatur:

(1) Ahnefeld, F. W., Bergmann, H., Burri, C., Dick, W., Halmágyi, M., Rügheimer, E. Hrsg.: Infusionslösungen. Technische Probleme in der Herstellung und Anwendung. Klin. Anästh. Intensivther. Bd. 14. Springer V., Berlin – Heidelberg – New York, 1977
(2) Ahnefeld, F. W., Burri, C., Dick, W., Halmágyi, M.: Infusionstherapie I: Der Elektrolyt-Wasser- und Säure-Basen-Haushalt. J. F. Lehmanns V., München, 1973
(3) Burnell, J. M., Scribner, B. H.: The serum potassium concentration as a guide to potassium needs. J.A.M.A. *164* (1957) 959
(4) Goldberger, E.: A primer of water, electrolyte and acid-base syndromes. 5th ed., Lea & Febiger, Philadelphia, 1975
(5) Gruber, U. F., Rittmann, W. W.: Wasser- und Elektrolythaushalt (In: M. Allgöwer, Hrsg.: Allgemeine und spezielle Chirurgie. Springer V., Berlin – Heidelberg – New York, 1976, S. 25 – 37)
(6) Halmágyi, M.: Infusionstherapie (In: H. Benzer, R. Frey, W. Hügin, O. Mayrhofer: Lehrbuch der Anaesthesiologie, Reanimation und Intensivtherapie. Springer V., Berlin – Heidelberg – New York, 1977, S. 618 – 631)
(7) Harris, E. J.: The influence of the metabolism of human erythrocytes on their potassium content. J. biol. Chem. *141* (1941) 579
(8) Reissigl, H.: Wasser- und Elektrolythaushalt (In: G. Hartmann, H. Berger, Hrsg.: Parenterale Ernährung. V. Hans Huber, Bern – Stuttgart – Wien, 1972, 87 – 109)
(9) Schwab, M.: Grundlagen der Flüssigkeits- und Elektrolyttherapie. Melsunger Med. Pharmaz. Mitt. *93* (1960) 1903
(10) Siegenthaler, W.: Wasser- und Elektrolythaushalt (In: Klinische Pathophysiologie, Hrsg.: W. Siegenthaler, 2. Aufl,, G. Thieme V., Stuttgart, 1973, S. 189 – 214)

(11) Steinbereithner, K., Kucher, R.: Flüssigkeits- und Elektrolythaushalt (In: R. Kucher, K. Steinbereithner, Hrsg.: Intensivstation, Intensivpflege, Intensivtherapie. G. Thieme V., Stuttgart, 1972, S. 171–176)
(12) Truniger, B.: Wasser- und Elektrolytfibel. Diagnostik und Therapie des Flüssigkeitshaushaltes. Stuttgart, 1967
(13) «Weiße Liste» 1977/II.: transparenz-telegramm. Fakten und Vergleiche für die rationale Therapie. A.T.I. Arzneimittel-Informations-Dienst GmbH Berlin (West), 1977, S. 106–107

Weiterführende Literatur:

(14) Mudge, G. H., Welt, L. G.: Water, Salts and Ions. In: The Pharmacological Basis of Therapeutics, ed. by L. S. Goodman and A. Gilman. Macmillan Publishing Co. Inc., New York 1975, S. 753
(15) Zumkley, H., Hrsg.: Klinik des Wasser-, Elektrolyt- und Säure-Basen-Haushalts. G. Thieme V., Stuttgart, 1977

2. Parenterale Ernährung

Tab. 327: Parenterale Ernährung: Die wichtigsten Stoffwechselwege in der Postaggressionsphase (nach (14, 26, 27, 43, 44))

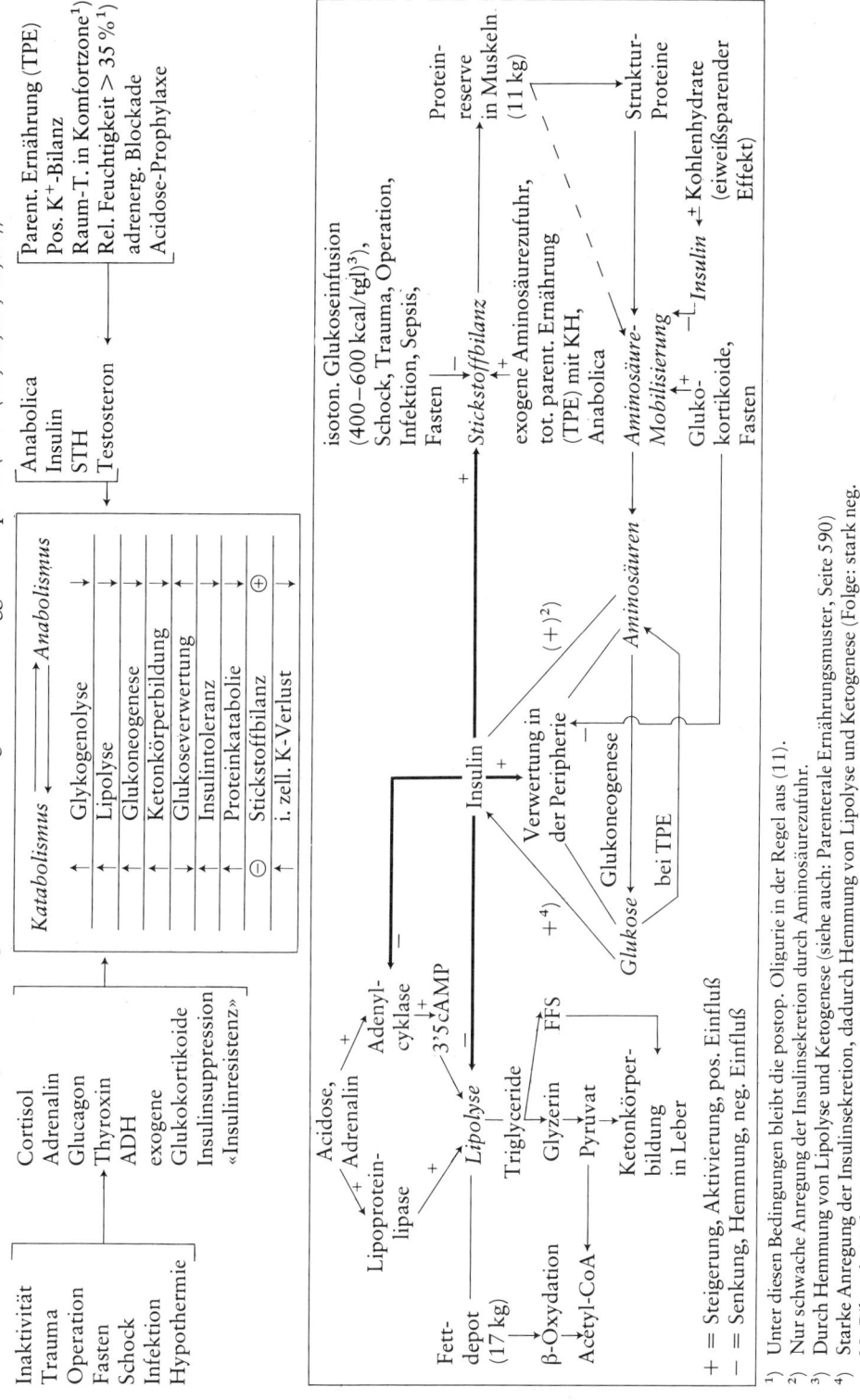

Katabolismus → Anabolismus		Anabolica	Parent. Ernährung (TPE)
Inaktivität	Glykogenolyse ↑ ↓	Insulin	Pos. K⁺-Bilanz
Trauma	Lipolyse ↑ ↓	STH	Raum-T. in Komfortzone[1]
Operation	Glukoneogenese ↑ ↓	Testosteron	Rel. Feuchtigkeit > 35 %[1]
Fasten Cortisol	Ketonkörperbildung ↑ ↓		adrenerg. Blockade
Schock Adrenalin	Glukoseverwertung ↓ ↑		Acidose-Prophylaxe
Infektion Glukagon	Insulintoleranz ↓ ↑		
Hypothermie Thyroxin	Proteinkatabolie ↑ ↓		
ADH	Stickstoffbilanz ⊖ ⊕		
exogene Glukokortikoide	i. zell. K-Verlust ↑ ↓		
Insulinsuppression			
«Insulinresistenz»			

isoton. Glukoseinfusion (400–600 kcal/tgl)[3], Schock, Trauma, Operation, Infektion, Sepsis, Fasten

$\xrightarrow{+}$ *Stickstoffbilanz* → Proteinreserve in Muskeln (11 kg)

exogene Aminosäurezufuhr, tot. parent. Ernährung (TPE) mit KH, Anabolica $\xrightarrow{+}$

Aminosäure-Mobilisierung

Glukokortikoide, Fasten $\xrightarrow{+}$

$-\text{Insulin} \pm$ Kohlenhydrate (eiweißsparender Effekt) → Struktur-Proteine

Aminosäuren ← (+)[2]

Verwertung in der Peripherie

Insulin +

Glukoneogenese bei TPE

Glukose

FFS → Triglyceride → Glyzerin → Pyruvat

Ketonkörperbildung in Leber

Fettdepot (17 kg) → β-Oxydation → Acetyl-CoA

Lipoproteinlipase → *Lipolyse* ← Adenylcyklase → 3'5'cAMP

Acidose, Adrenalin +

+ = Steigerung, Aktivierung, pos. Einfluß
− = Senkung, Hemmung, neg. Einfluß

[1] Unter diesen Bedingungen bleibt die postop. Oligurie in der Regel aus (11).
[2] Nur schwache Anregung der Insulinsekretion durch Aminosäurezufuhr.
[3] Durch Hemmung von Lipolyse und Ketogenese (siehe auch: Parenterale Ernährungsmuster, Seite 590)
[4] Starke Anregung der Insulinsekretion, dadurch Hemmung von Lipolyse und Ketogenese (Folge: stark neg. N₂-Bilanz bei Infusion isotoner Glukoselösung (siehe Seite 588)

Tab. 328: Die wichtigsten Stoffwechselabschnitte in der parenteralen Ernährung (nach (14, 26, modif.))

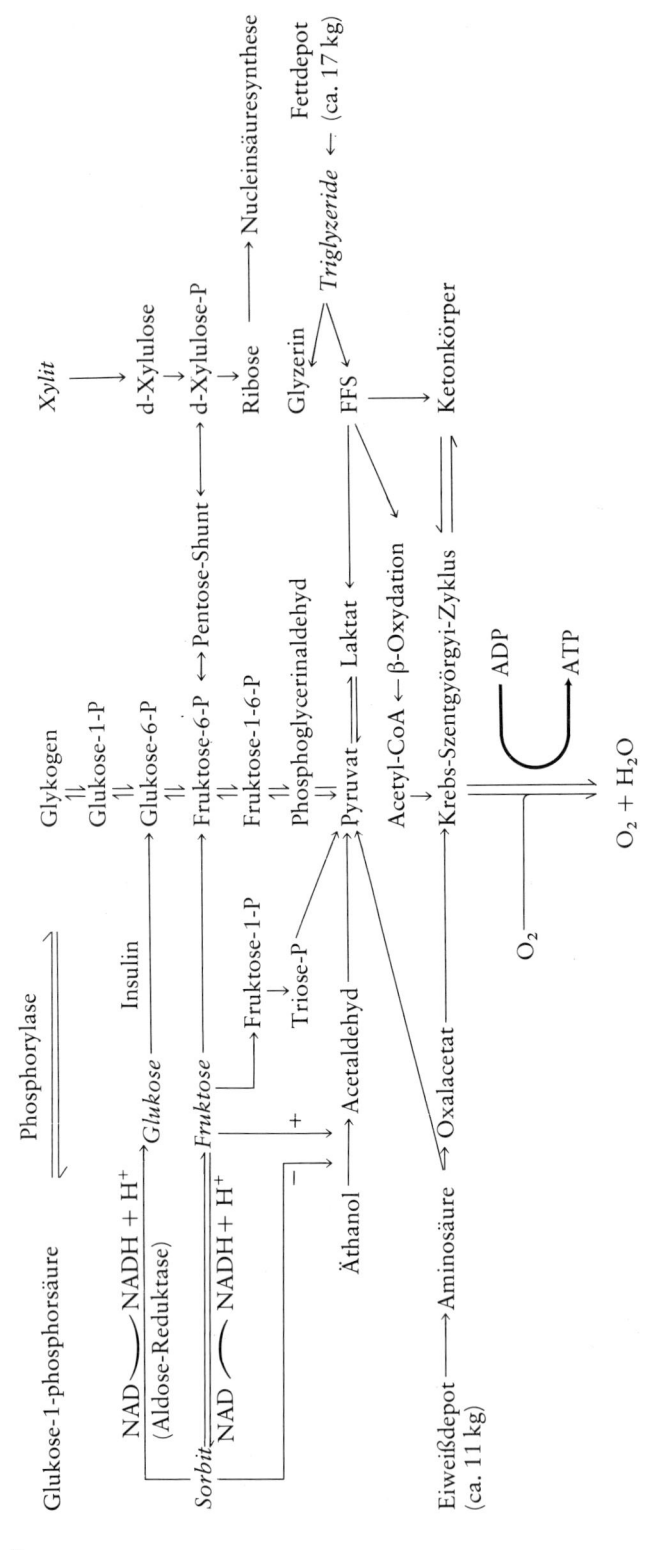

```
                    Phosphorylase
Glukose-1-phosphorsäure  ⇌
                                    Glykogen
                                    ⇅
                                    Glukose-1-P
                                    ⇅                              Xylit
         NAD ⇌ NADH + H⁺ →Glukose   Glukose-6-P ← ——————————————— ↓
         (Aldose-Reduktase)  Insulin ⇅                              d-Xylulose
 Sorbit                             Fruktose-6-P ↔ Pentose-Shunt → d-Xylulose-P
         NAD ⇌ NADH + H⁺ →Fruktose  ⇅                              Ribose → Nucleinsäuresynthese
                              ↓                                                           Fettdepot
                              Fruktose-1-P       Fruktose-1-6-P         Glyzerin   Triglyzeride ← (ca. 17 kg)
                              ↓                  ⇅                       ↗
                         +    Triose-P     →  Phosphoglycerinaldehyd    FFS
                              ↓                  ↓                        ↓
                      → Acetaldehyd           Pyruvat ⇌ Laktat        Ketonkörper
                    −                            ↓
                       Äthanol              Acetyl-CoA → β-Oxydation
                                                 ↓
Eiweißdepot → Aminosäure → Oxalacetat → Krebs-Szentgyörgyi-Zyklus ⇌
(ca. 11 kg)                                      ↑↓
                                           O₂    ADP → ATP
                                                 ↓
                                              O₂ + H₂O
```

Man beachte, daß *nur die ersten Stoffwechselabschnitte (Phosphorylierung) von Zuckeraustauschstoffen insulinabhängig* verlaufen und zwar
a) Sorbit – Fruktose,
b) Fruktose – Glukose und
c) Xylit – Xylulose.

Die Wertigkeit dieser Zuckeraustauschstoffe wird dadurch erheblich eingeschränkt, daß *alle weiteren Schritte* der Zuckerverwertung über Glukose *insulinabhängig* sind (24, 26). Neuronen und Erythrozyten sind allerdings in der Lage – im Gegensatz zu Muskeln, Herz- und Fettgewebe – Glukose ohne Insulin zu verbrennen (26)!

Tab. 329: Nährstoffe und die tägliche Energiebilanz (nach White und Nagy (43) ergänzt)

Durchschnittliche Zufuhr		Depot	Durchschnittliche Ausfuhr	
Energie[1]	Menge		Energie	Menge
Fett: 900 kcal KH: 1400 kcal Protein: 300 kcal	Fett KH } ca. 500 g Eiweiß O_2 ca. 550 l	Glykogen (ca. 100–300 g) Eiweiß (ca. 11000 g)[2] Fett (ca. 17000 g)	2600 kcal (davon 1600 kcal als Grundumsatz)	Stick-stoff: 12 g (Urin)[3] CO_2: 450 l H_2O: 300 ml (als Oxydations-wasser)
2600 kcal	H_2O ca. 2.5 l			

[1] Die übliche westeuropäische Kost enthält 10–13 % Eiweiß, 50 % KH und 40 % Fett – bezogen auf Kalorien. Mindestens 20 % der Gesamtenergiezufuhr sollen jedoch durch Kohlenhydrate gedeckt werden. Pro 1 g N empfiehlt sich die Gabe von: 125–150 kcal bei Anabolie, 150–175 kcal bei mäßiger Katabolie und 175–300 kcal bei starker Katabolie.

[2] Die gesamte Albuminreserve des Erwachsenenorganismus liegt bei ca. 200 – 300 g, wovon sich allerdings nur 40 % im Intravasalraum befinden. Der tägliche Abbau beim Fasten macht ungefähr 10 % vom Gesamt-albuminpool aus. Wenn auch Muskelproteine bei Hungerazidose in Form von Aminosäuren mobilisiert werden (5), so liegt doch die Vermutung nahe (30), daß *von der Eiweißkatabolie in erster Linie die Struktur-proteine mit kürzerer biologischer Halbwertzeit betroffen sind!* (Leberenzyme, Enzymsysteme der Nieren-tubuli und Darmmukosa, deren HWZ etwa 6 – 14 Std. beträgt. Die HWZ von glatter Muskulatur erstreckt sich auf ca. 5 Tage, die von Skelettmuskulatur auf 61 Tage!). Während Lipolyse und Ketogenese als Adapta-tionsmechanismen den fastenbedingten Eiweißkatabolismus erheblich einschränken können (Untersuchungen an Nulldiät und reiner Aminosäurezufuhr, siehe Lit. (3, 5)), führt eine länger limitierte aminosäurefreie Kalo-rienzufuhr (täglich 400 – 600 kcal) mit isotoner Glukoselösung zu Verschlechterung des Katabolismus (5, 9, 26), Abfall des Serumalbumin-Spiegels und der Immunglobuline (3, 5, 6, 26)!

[3] 1 g Stickstoff entspricht etwa einem Verlust von 5 – 6 g Aminosäuren, 6.25 g Eiweiß oder 20 – 30 g Muskel-gewebe (1 g Eiweiß = ca. 1.23 g Aminosäuren-Gemisch).

Tab. 330: Nährstoffbedarf für die totale parenterale Ernährung

(Vorläufig empfohlene tägliche Kalorien- und Nährstoffzufuhr für vollständig intravenös ernährte Patienten. *Die angegebenen Mengen decken Ruhestoffwechsel und mäßige physikalische Tätigkeit, aber keinen durch Traumata, Verbrennungen u. ä. ausgelösten gesteigerten Bedarf.* Bis zu etwa doppelte Mengen können Erwachsenen mit Verbrennungen und anderen Krankheiten mit erhöhtem Verbrauch verabreicht werden (nach Wretlind (44), S. 19)

	Menge/kg Körpergewicht/Tag[2])	
	Erwachsene[3])	Neugeborene und Säuglinge[5])
Wasser	30 ml	120 – 150 ml
Kalorien[1])	30 kcal = 0,13 MJ	90 – 120 kcal = 0,38 – 0,50 MJ
Aminosäurenstickstoff[6])	90 mg (0,7 g Aminosäuren)	330 mg (2,5 g Aminosäuren)
Glukose oder Fruktose	2 g	12 – 18 g
Fett[4])	2 g	4 g
Natrium	1 – 1,4 mmol	1 – 2,5 mmol
Kalium	0,7 – 0,9 mmol	2 mmol
Calcium	0,11 mmol	0,5 – 1 mmol
Magnesium	0,04 mmol	0,15 mmol
Eisen	1 µmol	2 µmol
Mangan	0,6 µmol	1 µmol
Zink	0,3 µmol	0,6 µmol
Kupfer	0,07 µmol	0,3 µmol
Chlor	1,3 – 1,9 mmol	1,8 – 4,3 mmol
Phosphor	0,15 mmol	0,4 – 0,8 mmol
Fluor	0,7 µmol	3 µmol
Jod	0,015 µmol	0,04 µmol
Thiamin	0,02 mg	0,05 mg
Riboflavin	0,03 mg	0,1 mg
Nicotinamid	0,2 mg	1 mg
Pyridoxin	0,03 mg	0,1 mg
Folsäure	3 µg	20 µg
Cyanocobalamin	0,03 µg	0,2 µg
Pantothensäure	0,2 mg	1 mg
Biotin	5 µg	30 µg
Ascorbinsäure	0,5 mg	3 mg
Retinol	10 µg	0,1 mg
Ergocalciferol oder Cholecalciferol	0,04 µg	2,5 µg
Phytylmenachinon	2 µg	50 µg
α-Tocopherol	1,5 mg	3 mg

[1] Gesunde Erwachsene benötigen unter Ruhebedingungen zur Aufrechterhaltung einer pos. Stickstoffbilanz nur 15 kcal/kg. In der Postoperativphase ist eine größere Kalorienzufuhr notwendig (40 kcal/kg KG/Tag für unkomplizierte elektive Eingriffe und 55 kcal/kg KG/Tag für hyperkatabole Fälle) (26)

[2] Wenn man die gleichen Verhältnisse wie bei gewöhnlicher Kost auch in der parenteralen Ernährung erreichen will, sollte ein Gewichtsverhältnis von 1:5:1.8 zwischen Aminosäuren, Kohlenhydraten und Fetten garantiert sein.

[3] Bei normalem Katabolismus. Für Patienten in Streß-Situationen (großes Trauma, Operationen, Infektionen, Sepsis, Fasten) gelten die folgenden Richtdosen pro kg KG (14, 26, 44):
Wasser: 50–60 ml
0.21–0.29 g Stickstoff bzw. 185–220 (max. 300) kcal pro g Stickstoff
Kalorien: 50–60 (bei Verbrennung können jedoch 80–100 kcal/kgKG/die benötigt werden)!
Aminosäuren: 1–2 g
Kohlenhydrate: 4–8 g
Fett: 3–4 g

[4] Bedarf an essentiellen Fettsäuren: 0.1 g/kgKG/Tag (Erwachsene) bzw. 0.4 g/kgKG/Tag (Kleinkinder)

[5] siehe auch: Parenterale Ernährung in der Pädiatrie, Seite 594

[6] Bei Urämie: 0.4 g Eiweiß/kgKG/Tag (Fekl, 1969, zit. (14))
(1 g Eiweiß = ca. 1.23 g Aminosäuren-Gemisch)

Tab. 331: Indikationen für die totale parenterale Ernährung (TPE)
(nach (7, 13, 19, 21, 26, 37, 40, 43))
Indikation zur TPE ist für den Patienten gegeben, der nicht oder nicht genug essen kann, nicht essen will oder nicht essen darf (Dudrick, 1971)

TPE

---

1. *Präoperativ*[1]):
   Oesophagus-Ca.
   Gastrektomie
   Duodenopankreatektomie
   chr. Ileusformen
   paralytischer Ileus
   Colektomie
   (Divertikulitis, Colon-Ca)
   Malabsorptionssyndrom

2. *Postoperativ:*
   alle Fälle, bei denen eine präoperative TPE notwendig war
   Postoper. Pankreatitis
   Postoper. paralytischer Ileus
   Peritonitis, Sepsis
   Darmfisteln
   Wundheilungsstörung
   und Decubitus
   Nierentransplantation
   Leberresektion
   totale Laryngektomie
   Thymektomie

3. *Posttraumatisch:*
   Polytrauma
   Sepsis
   Leberinsuffizienz
   ak. Nierenversagen
   hyperkatabole Zustände
   Querschnittslähmung
   Tetanus (Sondenernährung verboten!)
   Schädel-Hirn-Trauma
   Verbrennung (evtl. kombiniert mit Sondenernährung)
   Beatmungsfälle

4. *als konservative Alternative zur oper. Versorgung*[2]):
   Ileitis terminalis (M. Crohn)
   Colitis ulcerosa
   Divertikulitis
   Dünndarmfisteln

5. *sonstige Indikationen:*
   Malabsorptionssyndrom
   (Sprue
   «protein losing»-Enteropathie
   «blind loop»-Syndrom
   «short bowel»-Syndrom).
   ak. u. chr. Pankreatitis
   Leberversagen
   Gastrointestinale Blutung
   Komata: Meningitis, Encephalitis, Intoxikationen, Subarachnoidealblutung
   Lähmungen (Guillain-Barré-Syndrom, Sklerosis multiplex etc.).
   Stoffwechselkrisen wie:
   Thyreotoxische Krise
   Addison-Krise
   Myasthenie
   Anorexia nervosa
   Psychosen
   Verschiedene *Kachexie*formen
   Typhus abdominalis

6. *Chr. Hämodialyse:*
   Ergänzung der Giordano-Giovanetti-Maggiore-Diät (siehe Lit. (1)) durch
   a) 70% Glucose + 0.4 g/kgKG/Tag Aminosäuren (*Histidin essentiell, $\emptyset$ Glycin* (23)!)
   b) wöchentlich 1–2 × 500 ml Intralipid, um dem Eiweißkatabolismus und der Hyperkatabolie entgegenzuwirken!

7. *TPE als «künstliches Darmsystem»* (7) bei ambulanten Patienten (37) mit Malignom oder Malabsorptionssyndrom als Langzeiternährung (22, 27). Die jeweils nachts durchgeführte TPE kann als eine Art «Prothese» aufgefaßt werden (Einzelheiten siehe Lit. (7, 37).

8. TPE in der Pädiatrie (siehe Seite 594)

---

[1]) Der durch Bettruhe, Malabsorption und präoperatives Fasten hervorgerufene Katabolismus und die Konservierung des Glykogenvorrats in der Leber (dessen Erschöpfung die Lipolyse, Glukoneogenese und Ketogenese triggert) lassen sich nur mit einer bereits präoperativ begonnenen TPE vermeiden!

[2]) Diese Krankheitsbilder neigen, selbst nach operativer Versorgung, zu Rezidiven, die die Möglichkeiten einer chirurgischen Therapie weiter einschränken (21).

Tab. 332: Überwachungsmaßnahmen während der parenteralen Ernährung
(modif. und ergänzt nach Winters und Wilmore (46))

Überwachungsparameter	Ak. katabole Phase (Postaggressionsphase 0 – 3 max. 6 Tage)	Adaptationsphase (ab 3. – 6. Tag)
1. *Metabolische Parameter:*		
Temperatur	kontinuierlich	täglich mehrmals
– Hämoglobin, Hämatokrit	täglich	wöchentlich 2 – 3 ×
– Elektrolyte (Na, K, Cl, Ca, aber möglichst auch PO$_4$ und Mg) im Serum	täglich wöchentlich 2 – 3 × (Mg, Ca, PO$_4$)	wöchentlich 2 – 3 ×
– Elektrolyte (Na, K, Cl) im Urin	täglich	wöchentlich 2 – 3 ×
– Osmolalität (Urin und Plasma, s. S. 323)	täglich	wöchentlich 2 – 3 ×
– Elektrophorese	2 × wöchentlich	wöchentlich 1 ×
– Säure-Basen-Status	täglich	wöchentlich 2 – 3 ×
– Blutzucker, Zucker u. Ketonkörper im Urin[1]	täglich evtl. mehrmals	wöchentlich 2 – 3 ×
– Harnstoff im Serum[2]	wöchentlich 3 ×	wöchentlich 2 ×
– spez. Gewicht[3]	täglich 2 – 4 ×	täglich 1 ×
– Kreatinin-Clearance (S. 317)	wöchentlich 1 ×	wöchentlich 1 ×
– Transaminasen, Serum-Bilirubin, alkalische Phosphatase	wöchentlich 3 ×	wöchentlich 1 – 2 ×
– Harnsäure	wöchentlich 1 ×	wöchentlich 1 ×
– Leukozyten, BSG, Differentialblutbild	wöchentlich 1 ×	wöchentlich 1 ×
– Serumammoniakspiegel	wöchentlich 1 – 2 ×	wöchentlich 1 ×
– Gerinnungsstatus, Thrombozyten	wöchentlich 2 – 3 ×[4]	wöchentlich 1 ×
– Opaleszenz im Serum[5]	täglich 1 ×	täglich 1 ×
– Serum-Lipidstatus (FFS, Se-Cholesterin, Lipase, Triglyceride)[5]	täglich 1 ×	wöchentlich 2 – 3 ×
2. *Bilanz:*		
Kalorienbilanz	täglich 1 ×	wöchentlich 2 – 3 ×
Flüssigkeitsbilanz	täglich 1 – 4 ×	täglich 1 ×
Harnzeitvolumen	stündlich	täglich 1 – 4 ×
Körpergewicht (Bettwaage)[6]	täglich	wöchentlich 1 – 2 ×
Stickstoffbilanz[7]	täglich	wöchentlich 2 – 3 ×

3. *Bei spezieller Fragestellung:*
Erythrozyten-Kalium[8], MCV, MCHC[9], Blutvolumen (siehe Bd. I), Blutgasanalyse (s. Bd. I), Einsendung von entfernten Cavakathetern für Bakterienkultur und Antibiogramm (routinemäßig)[10]. Aminogramm im Serum (bei Säuglingen: vor Behandlungsbeginn, am 3. Tag und eine Woche nach beendeter Therapie; siehe: Parenterale Ernährung in der Pädiatrie, Seite 594). Eine Aminoacidurie kann durch den Ninhydrin-Test einfach nachgewiesen werden (Matthews u. Mitarb.: J. clin. Path. 17 (1964) 150).

Anmerkungen:

[1] BZ-Werte > 200 mg% bzw. Glykosurie > 0.25 g% unter Glukoseinfusion erfordern eine Umstellung der parenteralen Ernährung auf Glukoseersatzstoffe oder eine Ergänzung der Therapie mit Alt-Insulin (siehe: Parenterales Ernährungsprogramm, Seite 590). Die Überwachung von Ketonkörper ist bei Nulldiät oder ausschließlicher Aminosäurenzufuhr von entscheidender Bedeutung (5): Erscheinen von Ketonkörpern in Urin und Tränenflüssigkeit innerhalb von 48 – 72 Std. (nicht obligat!) deutet auf ausreichende Lipolyse,

Ketogenese und Glukoneogenese hin und wird von manchen Autoren als zulässiger Anpassungsmechanismus beim Fasten angesehen (3, 5).
[2]) Anstieg von Harnstoff (> 5 – 10 mg% pro Tag) deutet auf eine zunehmend starke Katabolie hin (dabei bleibt der Kreatininspiegel in der Regel im Normbereich!).
[3]) nur wenn Urin- und Plasmaosmolalität nicht bestimmt werden können.
[4]) in der pädiatrischen TPE täglich Thrombozytenbestimmung!
[5]) unter TPE mit Fettemulsionen.
[6]) Bei Säuglingen zusätzlich: Kopfumfang und Länge wöchentlich 1 ×.
[7]) siehe Stickstoffbilanz, Tab. 333.
[8]) – [9]) siehe: Grundlagen der Wasser- und Elektrolyttherapie, Seite 570.
[10]) Cavakatheter-bedingte Sepsis (häufig Candida-Sepsis!) kommt während TPE in ca. 7% vor (33).

Tab. 333: Stickstoffbilanz

Exakte Tagesstickstoffbilanzen sind in der Postaggressionsphase unmöglich, da sich die endogenen Stickstoffverluste durch Wundödem, Hämatome und Gewebszertrümmerung nicht erfassen lassen (23)

1. *Der tägliche Eiweißumsatz* (nach Munro (31), modif.):

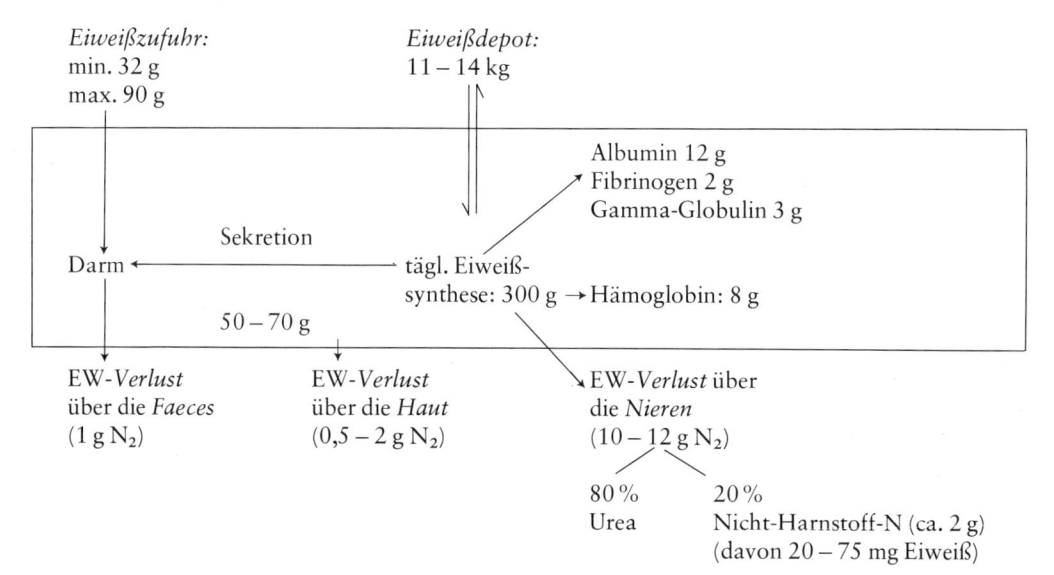

Eiweißzufuhr:
min. 32 g
max. 90 g

Eiweißdepot:
11 – 14 kg

```
                          Albumin 12 g
                       ↗ Fibrinogen 2 g
          Sekretion      Gamma-Globulin 3 g
Darm ←──────────── tägl. Eiweiß-
                   synthese: 300 g → Hämoglobin: 8 g
          50 – 70 g
```

EW-*Verlust*   EW-*Verlust*   EW-*Verlust* über
über die *Faeces*   über die *Haut*   die *Nieren*
(1 g N_2)   (0,5 – 2 g N_2)   (10 – 12 g N_2)

                                              80%   20%
                                              Urea   Nicht-Harnstoff-N (ca. 2 g)
                                                            (davon 20 – 75 mg Eiweiß)

2. *Messung des renalen Stickstoffverlustes:*
Während die Bestimmung des Gesamtstickstoffverlustes im Urin ein relativ kompliziertes Verfahren (nach Kjeldahl) erfordert, kann der Harnstoff-N-Anteil mit der für die Harnstoffbestimmung im Plasma üblichen Methode auch im Urin schnell quantifiziert werden (5). Sein Anteil am Gesamt-N im Urin stellt, wie im Plasma, ein relativ konstantes Verhältnis dar: 80% Harnstoff und 20% (ca. 2 g) Nicht-Harnstoff-N. Der Anteil von Nicht-Harnstoff-N (29) und die extrarenalen Stickstoffverluste (durchschnittlich 1.5 g über Haut und Faeces) verhalten sich gleichfalls relativ konstant.
Demnach kann der *renale Gesamt-N-Verlust* annäherungsweise nach folgender *Formel* berechnet werden:

$$\text{Renaler Gesamt-N-Verlust} = \text{Harnstoff im Urin (g/24 h)} \cdot 28/60 \cdot 5/4 \text{ oder}$$
$$\text{Harnstoff im Urin (mol/24 h)} \cdot 28 \cdot 5/4$$

wobei: 60 = MG von Urea, 28 = MG von N$_2$ und 5/4 einen Korrekturfaktor darstellen (bei der Messung des Harnstoffs werden nämlich nur 80% – d.h. 4/5 des Gesamt-N-Verlustes erfaßt!) (Lit.: Lee, H. A.: Intravenous nutrition: Why, when and with what? Ann. R. Coll. Surg. *56* (1975) 59).

3. *Urin-Sammeln zur Bestimmung des renalen Stickstoffverlustes:*
   Die Urintagesmenge wird über 15 ml konzentrierter Salzsäure gesammelt und anschließend mit Aq. dest. auf ein Gesamtvolumen von 3 l aufgefüllt. Harnstoff und Kreatinin werden aus diesem verdünnten, mit Salzsäure präparierten Urin bestimmt (die Bestimmung von Kreatinin dient nur dazu, ein eventuell ungenaues Sammeln zu erfassen!).

4. *Faktoren, die auf einen vermehrten Katabolismus hinweisen:*
   – Negative Stickstoffbilanz (ungenügende Kalorienzufuhr)
   – Auftreten von Ketonkörper und Anstieg von FFS unter TPE (deuten auf gesteigerte Lipolyse und Gluconeogenese hin, sind jedoch kein obligates Zeichen)
   – Abfall der Serum-Albuminkonzentration (weiterhin Abnahme von Präalbumin, Transferrin, IgG und einiger Komplemente; Faktoren, die insgesamt auf die «Kannibalisierung» der Strukturproteine hinweisen).
   – Abfall der Lymphozytenzahl, Infektanfälligkeit
   – Verschiebung des Schilling-Index (Verhältnis von Jugend- und Stabformen zu gereiften, neutrophilen Leukozyten; normal: 1:16, z.B. 4 Jugend:64 Granulocyten) zugunsten der voll gereiften Formen (eigene Beobachtung, statistisch nicht gesichert).
   – Verschwinden der Muskelmasse (am besten durch Messen des mittleren Oberarmumfangs zu bestimmen! (4)
   – Kreatinin-Körpergröße-Index (nach Viteri, Alvarado: Pediatrics *46* (1970) 696 und Bistrian u. Mitarb.: J.A.M.A. *230* (1974) 858):

   $$\textit{Kreatinin-Körpergröße-Index} = \frac{\text{24-Stunden-Kreatininausscheidung}}{\text{zu erwartende 24-Stunden-Kreatininausscheidung eines gesunden Erwachsenen gleicher Größe}}$$

Nach Angaben von Viteri (bei Kindern) und Bistrian (bei Erwachsenen) spricht dieser Index auf Proteinmangel empfindlicher an als die Stickstoffbilanz (4).

Tab. 334: Bausteine der parenteralen Ernährung (siehe auch: Nährstoffbedarf für die TPE, Seite 580)

Betriebstoff (%) kcal/g (1 kcal = 4.18 kJ)	Tagesbedarf Erwachsene[1]	Dosierung für Erwachsene[1]	a) Metabolisierung (%) b) renale Verluste (g/kg/h)	Protein-sparender Effekt	Antiketogener Effekt	Nebenwirkungen[7]	Kontra-indikationen
Glukose 5–50% (4 kcal/g)	normal: 2 g/kg erhöht: 5 g/kg	0.5–1.2 g/kg/h[2]	a) praktisch 100%[2]: 99% (bei Zufuhr von 0,5 g/kg/h) 97% (bei Zufuhr von 1 g/kg/h) b) ∅ (bei Zufuhr von 0.5 g/kg/h) bzw. 0.2 g/kg/h bei Zufuhr von 1 g/kg/h[4])	neg. N_2-Bilanz bei Zufuhr 5%iger Glukoselsg.[3]). Pos. N_2-Bilanz bei Glukose 10–50% + Insulin[3]	+ +	Osmotische Diurese, Dehydratation, osmotische Nephrose (40), Hyperosmolares Dehydratationssyndrom, Hypokaliämie, Hypoglykämie bei abruptem Absetzen hyperosmolarer Lösungen, Hyperglykämie, Thrombophlebitis, Abnahme der Myokardkontraktilität bei schnellerer Infusion hyperosmolarer Lösungen!	Hyperglykämie, Hypokaliämie, Dehydratation, Hirnödem (Glukose ohne Elektrolyte – freies Wasser!) s. auch: hyperosmolares Coma, S. 461.
Fruktose 5–24% (Lävulose) (4 kcal/g)	wie Glukose (Austauschzucker)	0.5 g/kg/h (max. 100 g pro Tag für Erwachsene)	a) 98% (bei Zufuhr von < 0.5 g/kg/h) 95% (bei Zufuhr von < 1 g/kg/h); wird rascher metabolisiert als Glukose (schnellerer Glykogenaufbau!) b) geringer als bei Glukose	stärker als bei Glukose	+ + (verminderter Insulinbedarf bei Diabetikern) s. jedoch: Koma diabeticum, S. 458 ff.	Fruktoseintoleranz (selten); Hyperurikämie, Hyperglykämie nach rascher Zufuhr. Bei Dosen > 0.5 g/kg/h: Oberbauchkoliken, Laktatazidose! Hyperglykämie seltener als bei Glukose!	Azidose, hereditäre Fruktoseintoleranz, Gicht, Nieren- u. Leberinsuffizienz, Hypoglykämie, Dehydratation
Xylit 5–12% (4 kcal/g)	0	0.25 g/kg/h[5] mit Glukose u. Fruktose zusammen (Verhältnis Gl-Fr-X = 1:2:1)	75–93%. Wird langsamer metabolisiert als Glukose oder Fruktose. Wichtig für die Nukleinsäuresynthese! b) 7–25%[9]	stark	+ +	Brechreiz, Wärmegefühl, Vertigo, (bei Zufuhr von > 0.5 g/kg/h), aber auch: Laktatazidose, Hyperurikämie, Hypophosphatämie, Hyperbilirubinämie[8], Oxalose (Hirn u. Niere), Stupor, Koma! Venenverträglichkeit besser als bei: Glukose u. Fruktose	Gicht, Leber- u. Niereninsuffizienz, Azidose
Sorbit 5–20%[6] (4 kcal/g)	0	0.5 g/kg/h	a) max. 93% (Utilisation wird durch Fettemulsionen vermindert!). b) Ca. 0.33 g/kg/h – gelegentlich mehr (12–31% der Zufuhr)	schwach	+ + +	Laktatazidose, Hyperurikämie, Hyperbilirubinämie bei Diabetikern. Starke Gelegentlich Hyperglykämie bei Diabetikern. Starke osmotische Diurese (therapeutisch ausnutzbar!)	wie Fruktose

Äthanol 5% (7 kcal/g)	0 (hat keinen Platz in der TPE (26)!)	8–10 g/h pro 70 kg KG	a) ca. 0.1 g/kg/h; langsamer in Kombination mit Sorbit, schneller in Kombination mit Fruktose[10]	(+)	0	Bei Zufuhr von > 10 g/h: Intoxikationsphänomene wie: Exzitation, Stupor, Palpitation, Fieber, metabolische Azidose, Thrombo- u. Leukopenie, Folsäuremangel, Phagocytose ↓, Wasserverlust durch ADH-Antagonismus	Kindesalter, Leberinsuff., Pankreatitis, resp. Insuff., Infektion, Sepsis, Azidose, Dehydratation
Fettemulsionen (mit Sojabohnenöl emulgiert, z.B. Intralipid® Lipofundin S®) 10–20% (9 kcal/g)	2 g/kg (3–4 g/kg bei Säuglingen u. stark gesteigertem Katabolismus)	Tagesdosis (2–4 g/kg KG) > 8 Std. mit Perfusor[11]	a) praktisch 100%, davon 70% in 5 Std. Schnellere Fettklärung durch Heparinzusatz (2–5 I.E. pro ml Fettemulsion) b) 0	+	0	*Bei schnellerer Zufuhr: akute Kolloidreaktion* (Flush, Wärmegefühl, Kältezittern, Fieber, Nausea, Urtikaria, Cyanose, Hypertonie; Hyperlipidämie[11]). Chronisch: «*overload*»-Syndrom (*nicht bei Intralipid*): RES-Blockade, Immunabwehr ↓, Anämie, Fettleber, Anstieg von GOT u. GPT, Gerinnungsstörungen	schwere Azidose, Hypoxie[12], Fettembolie, resp. Insuff. Fettstoffwechselstörungen, Thrombozytopenie, Schock, akute Leberdystrophie
Aminosäuren[13] 3–12% (bedarfsadaptiertes AS-Muster)	0.7–1 g/kg täglich (Erw.) 2.5–4 g/kg/ Tag (Kinder)	0.02–0.03 g N/ kg KG/h Tagesdosis möglichst kontinuierlich mit Kalorienträgern zusammen verabreichen (16–24 Std.).		+[14]		Azotämie, Hyperammoniämie (besonders bei Kindern). Hyperchlorämische metabolische Azidose (Ausmaß der Azotämie kann durch Zugabe von Xylit vermindert werden).	Portale Enzephalopathie[15], dekompensierte metabolische Azidose

Bemerkungen (Bausteine der parenteralen Ernährung):

[1]) Die Gesamtkohlenhydratzufuhr sollte auch beim Glukose-Fruktose-Xylit-Gemisch 0.5 g/kgKG/h nicht überschreiten.

[2]) Wenn auch die Glukosetoleranz in der Postaggressionsphase in der Regel – vor allem in den ersten 48 Std. – vermindert ist, so gilt dies oft nicht für hyperkatabole Zustände (Polytrauma, Verbrennungen). Hier kann sie sogar mit bis zu 1.2 g/h (12) erhöht sein. Demnach ist theoretisch ein hoher Kalorienbedarf > 3000 kcal pro Tag auch allein durch hypertone Glukose (mit Insulin) zu decken! Patienten in akuter Streßphase sowie solche mit Sepsis, Leber- und Niereninsuffizienz sind allerdings nicht in der Lage, die Insulinsekretion bei gesteigerter Glukosezufuhr auf das erforderliche 4- bis 6fache (80 mikro E/ml) zu erhöhen. Bei exogener Zufuhr verhält sich der Seruminsulinanstieg proportional zu der verabreichten Insulinmenge (5, 36). Der Glukosebelastungstest bleibt normal, was für eine ausreichende Pankreasreserve spricht. Die hohen Insulin- und Glukosespiegel normalisieren sich prompt nach Absetzen der hyperosmolaren KH-Lösungen (36). Schwere Hyperglykämie (> 400 mg%) und Hypoglykämie (< 50 mg%) kommen unter hochprozentiger Glukosezufuhr in 15 % bzw. 9.5 % vor (5). Setzt man die Glukoseinfusion plötzlich ab, dann kann infolge der noch andauernden Insulinwirkung eine Hypoglykämie auftreten (20). Die hochkalorischen Glukoselösungen allein (ohne Insulin, Fett oder Austauschzucker) werden vom Patienten in Streß, Schock, Sepsis, Hungerzustand oder bei Diabetes mellitus weder gut vertragen noch verwertet (Porte, D., Bagdale, J. D.: Ann. Rev. Med. 21 (1970) 219). Man kann aber auf die Glukosezufuhr allgemein nicht verzichten, da dieses KH den stärksten Stimulator für die Insulinsekretion darstellt (20) und Insulin wiederum als wichtigstes anaboles Hormon von Eiweißsynthese und Glykogenbildung gilt (9, 26). Die renalen Verluste bleiben im «steady state» gering (< 10 % der Gesamtdosis, da die Glukosespiegel 200 mg% kaum übersteigen! (Zöllner u. Mitarb. 1967, zit. (20))

Das Ausmaß der posttraumatischen Insulinresistenz (hohe BZ-Werte trotz hoher Insulindosen!) wird in erheblichem Maße durch Katecholaminausschüttung und Störungen im Säure-Basen-Haushalt (Azidose) bestimmt.

[3]) *Eine partielle parenterale Ernährung (Zufuhr von 400–600 kcal/die in Form von isotoner Glukoselösung) führt zu vermehrtem Stickstoffverlust, Hypalbuminämie und Abfall der Immunglobuline (3, 6). Gleichzeitig werden Lipolyse, Glukoneogenese (aus den Muskelproteinen) und Ketogenese durch glukosebedingten Anstieg der Insulinsekretion gehemmt (5, 20, 26). Der kalorische Bedarf läßt sich bei diesem Vorgehen außerdem nicht ausreichend decken! Proteinsparende Effekte von Lipolyse und Glukoneogenese können jedoch durch ausschließliche Aminosäurezufuhr bereits gebessert werden:* Der Stickstoffverlust sinkt von 8.5 g/Tag auf ca. 1 g/Tag (5, 6). Ob sich gleichzeitig der Abbau von Strukturproteinen reduzieren läßt, wie behauptet wird (5, 6), bedarf noch weiterer Untersuchung und wird im allgemeinen skeptisch beurteilt (30, 44); siehe auch: Ghadimi u. Mitarb.: Pediat. Res. 7 (1973) 161). Zusammenfassend kann festgestellt werden, daß die bisherige Praxis der partiellen parenteralen Ernährung (weit unterhalb der Deckung des Grundbedarfes, ca. 400 – 600 kcal pro Tag) die posttraumatische Stoffwechsellage eher negativ beeinflußt und daher abzulehnen ist. Es sollte also die Entscheidung zwischen a) optimaler Aminosäurezufuhr (1g AS/kgKG/die) mit 150 – 200 g KH/die (insgesamt 600–1100 kcal, 900 mosmol/l) über periphere Venen und b) totaler parenteralen Ernährung über Cavakatheter (1g AS/kgKG/die + > 1800 kcal/die, > 1200 mosmol/l (49)) getroffen werden. (Siehe auch: Parenterales Ernährungsmuster, S. 590).

[4]) In der Regel ist keine osmotische Diurese mehr im «steady state» zu erwarten.

[5]) Wegen der geringen Umsatzgeschwindigkeit können höchstens 10 – 15 % des Kalorienbedarfes durch Xylit gedeckt werden.

[6]) Sorbit bietet keine Vorteile gegenüber Glukose und Fruktose. Es spielt daher in der TPE nur eine untergeordnete Rolle (26).

[7]) Andere Komplikationen wie Kathetersepsis (1–7 %!), Störungen des Säure-Basen-Status und des Wasser-Elektrolythaushalts können bei allen Formen der TPE vorkommen, am häufigsten jedoch: Hyponatriämie, Hypernatriämie, hyperchlorämische metabolische Azidose, Hypokaliämie, Hyperkaliämie, Hypophosphatämie (meistens 10–14 Tage nach Beginn der TPE!), Hypercalcämie, Dehydratation, Ödembildung, Wasserintoxikation, Mangel an Vit. K_1, Folsäure, Kupfer, Vit. B_{12} und anderen Spurenelementen.

[8]) Das Ausmaß der Hyperbilirubinämie kann durch gleichzeitige Aminosäurezufuhr eingeschränkt werden.

[9]) 7 – 12 % bei Infusionsgeschwindigkeit von 0.25 g/kg/h und bis 25 % bei 0.5 g/kg/h.

[10]) Gleichzeitig ist jedoch eine Enzyminduktion zwischen Fruktose und Äthanol über das $NAD/NADH_2$-System möglich.

[11]) Aus diesem Grund sollte 6 – 12 Std. vor Entnahme der frühmorgendlichen Blutproben für die Laboruntersuchung keine Fettemulsion mehr infundiert werden (27). Dadurch besteht Kontrollmöglichkeit über ausreichende Fettklärung. Außerdem wird die Beeinträchtigung labortechnischer Untersuchungen verringert.

[12]) Leichtes Absinken der S_aO_2, vor allem bei Frühgeborenen, möglich. Eine direkte Beeinflussung von Surfactant durch Fettemulsionen (FFS-Anteil) wird bestritten, ist aber nicht bewiesen. Die Diffusionskapazität (gemessen mit 133 Xe) wird nicht eingeschränkt. Signifikante Änderungen des alveolären Gasaustausches unter Fettemulsionen konnten bisher auch nicht nachgewiesen werden (Sandstrom u. Mitarb. 1973, Wilmore u. Mitarb. 1973, Greene u. Mitarb. 1976, zit. (27)).

[13]) Siehe: Parenterale Ernährung in der Pädiatrie, Aminosäuren, S. 598.

[14]) Die postoperative Stickstoffbilanz kann durch Zufuhr von Aminosäuren verbessert werden (wenn gleichzeitig minimal 600–900 kcal Kohlenhydrate verabreicht werden, siehe oben, Punkt 3).

[15]) Bei Leberkoma soll nur ammoniakfreies Aminosäuregemisch (z.B. FreAmine®) verabreicht werden, das reich an Threonin, Arginin und Citrullin ist. Zusammen mit hyperkalorischer Glukosezufuhr und Insulin kann es den Ausgang von Leberkomata günstig beeinflussen (Aiguirre u. Mitarb.: J. Surg. Res. *16* (1974) 339). Siehe auch: Akutes Leberversagen, S. 432.

Tab. 335: Parenterale Ernährungsmuster (nach (5, 6, 17, 22, 26, 27, 41, 44, 48, 49), s. Tab. 329, 330, 334, 346–349)

hypo- und normokalorisches Programm (Kalorienzufuhr: 900–2000 kcal/Tag)		Parenterale Ernährungsmuster → hyperkalorisches Programm (Kalorienzufuhr: 3000–5000 kcal/Tag)	
Gr. I: Normaler EZ Fasten 6–12 Std. mittlere elektive Eingriffe Ø Stoffwechselstörungen	*Gr. II:* Reduzierter EZ Fasten > 12 Std. Präop. Malabsorption/Diab. mell. Große elektive Eingriffe (z. B. Magen- oder Strumaresektion)	*Gr. III:* Polytrauma (Frakturen), sehr große Eingriffe (Colonresektion, Pneumonektomie, Oesophagusresektion)	*Gr. IV:* Patienten mit Hyperkatabolismus, mit oder ohne Organkomplikationen, mit oder ohne Sepsis, «posttraumatischer Diabetes», Inanition
			Leberinsuffizienz[7], Sepsis, Schädel-Hirn-Trauma, Polytrauma mit Organkomplikationen[8]
			Verbrennungen[5], akutes Nierenversagen[6], Gastrointestinale Fisteln, Colitis ulcerosa
Zur Überbrückung der kurzfristigen Nahrungskarenz: N-bilanzierte, hypokalorische pervenöse Ernährung (1 g/kgKG/die Aminosäuren u. 150–200 g/die Kohlenhydrate)[1]	Präoper. H₂O + Elektrolyte partielle TPE über periphere Venen: 6,5–10%ige Glukose + 3%ige Aminosäuren (Kalorienzufuhr: 900–1100 kcal, N₂-Zufuhr: 9–12 g)	Wenn möglich: präoper. TPE. *Op.-Tag u. postoperativ:* 24%ige Glukose oder Triose (24%) + 10–12%ige Aminosäuren (> 12 g N₂) über Cavakatheter (obligat mit Perfusor)	*Energiezufuhr:* 50% Fett (Intralipid® 20%) 50% Kohlenhydrate + Insulin (50% Glukose oder 40% FGX) über Cavakatheter; wenn N₂-Bilanz weiter negativ: zusätzlich Sondenernährung (jedoch nicht bei Tetanus!)
Am Op.-Tag[2]: nur H₂O + Elektrolyte + basaler KH-Bedarf (100–200 g/die)	*Op.-Tag u. 1.–3. postop. Tag:* bedarfsadaptierte parent. Ernährung; Deckung des Grundbedarfs (1600–2000 kcal) durch 12–24%ige Glukose oder Triose (6% Gl + 12% Fr + 6% X. Verhältnis: 1:2:1) + 6–8%ige Aminosäuren über Cavakatheter[3].	*Ab 4. postop. Tag:* zusätzlich: Sondenernährung/ orale Ernährung oder 500 ml Intralipid® spätestens nach 10–14 Tg.)[4]. Wenn BZ mehrmals > 180 oder einmal > 300 mg%: Zusätzlich Insulin geben! Kontrolle nach Überwachungsprogramm (S. 583). N₂-Bilanz zunehmend negativ u. orale Ernährung nicht möglich: Hyperkalorisches Programm wie bei Gr. IV.	*Hyperkalorische TPE* (50–60 kcal/kg, 2 g/kgKG Aminosäuren, 4–8 g/kgKG KH, N₂-Zufuhr > 16 g) durch 40–50%ige Glukose (mit Insulin) + 12%ige Aminosäuren über Cavakatheter mit Perfusor unter Kontrolle von BZ, Harnstoff u. N₂-Verlusten. *Bei osmotischer Diurese:* Ausweichen auf Triose (z. B. FGX 40%) oder Gabe von Fettemulsionen. *Bei zunehmend neg. N₂-Bilanz:* zusätzlich 500 ml Intralipid 20% täglich
Ab 1. postop. Tag: Aminosäuren 3–6% in täglich steigenden Dosen und tgl. 900–1100 kcal Kalorienzufuhr + zzgl. Bedarfsdeckung mit H₂O, Elektrolyten, Vitaminen u. Spurenelementen über periphere Venen (bis 900 mosmol/l).			
Ab 4. postop. Tag: orale oder Sondenernährung oder wie bei Gr. III über Cavakatheter			

Zu beachten: 1 g Stickstoff $\cong$ 5–6 g AS (1 g Eiweiß = 1.23 g AS-Gemisch).
Faustregel zur Schnellbestimmung der Osmolarität von Infusionslösungen:
Gesamt-Osmolarität = (Anionen + Kationen) + 300 mosm pro je 50 g Aminosäuren bzw. Kohlenhydrate.

[1] Eine niederkalorische (600–900 kcal/die), jedoch N-bilanzierte parenterale Ernährung ist der aminosäurefreien, normokalorischen Ernährung (1500–1800 kcal/die) hinsichtlich N-Bilanzverbesserung überlegen.
[2] Katabolismus steigt stärker an, wenn Aminosäuren schon am Op.-Tag gegeben werden (5).
[3] Bei Lösungen mit einer Osmolarität von > 900–1200 mosmol/l.
[4] Wegen Mangel an essentiellen Fettsäuren.
[5] Plasma-Fettklärungskapazität ist bei Verbrennungspatienten erheblich gesteigert (Wilmore u. Mitarb. 1973, zit. (41)).
[6] *Intralipidinfusion – unter Dialyse verabreicht – beeinflußt nicht die Dialysance- und Klärungseigenschaften künstlicher Nierenmembranen (27).*
[7] *Klinische und biochemische Ergebnisse sowie wiederholte Leberbiopsien haben gezeigt, daß die Applikation von 1.5 g/kg/Tag Fettemulsion den Verlauf verschiedener Lebererkrankungen (außer akuter Leberdystrophie) nicht nachteilig beeinflußt (47).*
[8] Über Anwendung von Fettemulsionen bei Patienten mit Schocklunge und akuter Pankreatitis liegen bisher keine zuverlässigen Untersuchungen vor.

Tab. 336: Komplikationen beim Cava-Katheter (nach C. Burri, F. W. Ahnefeld, Hrsg.: Cava-Katheter, Springer V., Berlin – Heidelberg – New York, 1977, Seite 41–63; siehe auch Nabelgefäßkatheterismus, Bd. I)

Zugang	V. jugularis int. (17 Autoren, 10013 Fälle)	V. jugularis externa (12 Autoren, 1637 Fälle)	V. subclavia (77 Autoren, 20451 Fälle)	V. basilica (30 Autoren, 8058 Fälle)	V. femoralis (16 Autoren, 658 Fälle)
Komplikationen (Häufigkeit in %):					
Punktion nicht möglich	1.76	14.54	6.18	4.07	
Falsche Lage	0.85	11.06	5.96	9.47	
Embolie	0	0	0.04	0.16	1.8
Phlebitis	0.01	2.22	0.12	12.70	4.17
Sepsis	0.01	0	0.49	0.50	2.81
versehentliche Arterienpunktion	0.51		1.39		
Pneumothorax	0.05		1.08		
Hydrothorax	0.02				
Thrombose		1.74	0.34	7.64	16.55
Tod des Patienten	0		0.14	0.24	4.16

Faktoren, die der Entstehung einer Thrombose Vorschub leisten können: Venaesectio, Hautreizung, mangelhafte Desinfektion der Haut, peripherer Zugang (nah an der Haut, wie es bei V. basilica und V. jugularis ext. der Fall ist), lange Liegedauer, ungünstiges Kathetermaterial (PVC mit Weichmacheranteil) und stark hyperosmolare Lösungen (> 900–1200 mosmol/l).
Zu beachten!
1. Heparin-Zusatz vermag in der Regel die Häufigkeit der Thrombosierung nicht zu beeinflussen
2. Fehlen einer peripheren Thrombophlebitis schließt nicht das Vorhandensein einer meist tödlich verlaufenden «zentralen suppurativen Thrombophlebitis» aus!
3. Von 42 Kathetern, die mehr als 48 Stunden lagen, wiesen 22 positive Kulturen auf (Druskin u. Sieegel, 1963). Pos. Kulturen sind jedoch nicht mit der katheterbedingten Sepsis gleichzusetzen (33)!
4. Wurden die Katheter unter streng aseptischen Kautelen (wie Verwendung von Maske und sterilen Handschuhen) eingelegt, konnte die Infektionshäufigkeit um das Vierfache vermindert werden (B. Horisberger, 1967).

5. Osmolarität von Infusionslösungen stets berücksichtigen! (Osmolarität: phys. NaCl-Lösung: 308, 5% Glucose: 278, 10% Glucose: 525, 20% KH-Lösung: 1250, 10% Aminosäure-Lösung: 925, 10% Intralipid: 280 und 20% Intralipid: 330 mosm/l).

Schnellbestimmung von Osmolarität: (Anionen + Kationen) + ca. 300 mosm pro je 50 g Aminosäuren bzw. Kohlenhydrate (Faustregel). Lösungen mit einer Osmolarität von < 900 (max. 1200) mosm/l dürfen kurzfristig über periphere Venen infundiert werden, wenn a) gleichmäßiges Angebot durch Perfusor und b) täglicher Wechsel von Punktionsstellen und Kanülen gewährleistet sind.

Literatur:

(1) Abel, R. M.: Parenteral nutrition for patients with severe cardiac illness (In: J. E. Fischer, ed.: Total parenteral nutrition, Little, Brown and Company, Boston 1976)
(2) Bergström, K., Blomstrand, R., Jacobson, S.: Long-term complete intravenous nutrition in man. Nutr. Metab. *14* (1972) Suppl. 118
(3) Bistrian, B. R., Blackburn, G. L., Serimshaw, N. S., Flatt, J. P.: Cellular immunity in semi-starved states in hospitalized adults. Am. J. Clin. Nutr. *28* (1975) 1148
(4) Bässler, K. H.: Definition der Fehlernährung. Infusionstherapie *3* (1976) 332
(5) Blackburn, G. L., Flatt, J. P., Hensle, T. W.: Peripheral amino acid infusions (In: J. E. Fischer, ed.: Total parenteral nutrition, Little, Brown and Comp., Boston, 1976)
(6) Blackburn, G. L., Flatt, J. P., Clowes, G. H. A. et al.: Peripheral intravenous feeding with isotonic amino acid solutions. Amer. J. Surg. *125* (1973) 447
(7) Broviac, J. W., Scribner, B. H.: The problem of circulatory access (In: P. L. White, M. E. Nagy, ed.: Total parenteral nutrition, Urban & Schwarzenberg, München – Berlin – Wien, 1974)
(8) Burri, C., Krischak, G.: Technik und Gefahren des Kava-Katheters. Infusionstherapie *3* (1976) 174
(9) Cahill, G. F., jr., Aoki, T. T., Marliss, E. B.: Insulin and muscle protein (In: A. E. Renold, G. F. Cahill, eds.: Handbook of Physiology. Section 7: Endocrinology, Vol. I., Washington, D. C., Amer. Physiological Society, 1972, p. 563)
(10) Carlo, P. E.: Therapeutique nutritionelle en chirurgie et traumatologie. Consequences metaboliques de la destriction calorique et de l'agression. Aggressologie *12* (1971) 303
(11) Cuthbertson, D. P., Smith, C. M., Tilstone, W. J.: The effect of transfer to a warm environment (30°C) on the metabolic response to injury. Brit. J. Surg. *55* (1968) 513
(12) Dudrick, S. J., MacFayden, B. V., Van Buren, C. T. et al.: Parenteral hyperalimentation, metabolic problems and solutions. Ann. Surg. *176* (1972) 259
(13) Dudrick, S. J., Steiger, E., Long, J. M. et al.: Principles and techniques of intravenous hyperalimentation (In: G. Cowan, W. Scheetz, eds.: Intravenous hyperalimentation, Lea & Febiger, Philadelphia, 1972)
(14) Farquharson, St.: Parenteral nutrition (In: C. Scurr, St. Feldman, eds.: Scientific foundations of anaesthesia. W. Heinemann Med. Books Ltd., London, 1974)
(15) Froesch, E. R.: The metabolism of glucose, its endocrine control and comparative aspects with fructose, sorbitol and xylitol metabolism. (In: H. A. Lee, ed.: Parenteral nutrition in acute metabolic illness. Academic Press, New York – London, 1974)
(16) Froesch, E. R.: Übersicht über den Haushalt der Betriebsstoffe mit besonderer Berücksichtigung des Stoffwechsels von Glukose, Fruktose, Sorbit und Xylit und deren therapeutische Verwendbarkeit. (In: G. Hartmann, H. Berger, Hrsg.: Parenterale Ernährung. V. H. Huber, Bern – Stuttgart – Wien, 1972)
(17) Haider, W.: Parenterale und Sondenernährung (In: H. Benzer, R. Frey, W. Hügin, O. Mayrhofer: Lehrbuch der Anaesthesiologie, Reanimation und Intensivtherapie. Springer V., Berlin – Heidelberg – New York, 1977)
(18) Hallberg, D.: Fettemulsionen für die parenterale Ernährung (In: A. Wretlind, R. Frey, K. Eyrich, H. Makowski, Hrsg.: Fettemulsionen in der parenteralen Ernährung. Anaesth. Wiederbel. Bd. 103, Springer V., Heidelberg – Berlin – New York, 1977)
(19) Hartmann, G., Berger, H., Hrsg.: Parenterale Ernährung. V. H. Huber, Bern – Stuttgart – Wien, 1972)
(20) Heuckenkamp, P.-U.: Der Stellenwert der Kohlenhydrate im Rahmen der parenteralen Ernährung (In: A. Wretlind, R. Frey, K. Eyrich, H. Makowski, Hrsg.: Fettemulsionen in der parenteralen Ernährung. Springer V., Berlin – Heidelberg – New York, Anaesth. Wiederbel. Bd. 103, 1977)
(21) Holm, I.: Vollständige parenterale Ernährung in der Gastroenterologie unter besonderer Berücksichtigung der Asepsis (In: A. Wretlind, R. Frey, K. Eyrich, H. Makowski, Hrsg.: Fettemulsionen in der parenteralen Ernährung. Anaesth. Wiederbel. Bd. 103, Springer V., Berlin – Heidelberg – New York, 1977)

(22) Jeejeebhoy, K. N., Zohrab, W. J., Langer, B. et al.: Total parenteral nutrition at home for 23 months without complication and with good rehabilitation. Gastroenterology 65 (1973) 811
(23) Jürgens, P.: Aminosäuren in der parenteralen Ernährung (In: A. Wretlind, R. Frey, K. Eyrich, H. Makowski, Hrsg.: Fettemulsionen in der parenteralen Ernährung. Anaesth. Wiederbel. Bd. 103, Springer V., Berlin–Heidelberg–New York, 1977)
(24) Keller, U., Froesch, E. R.: Vergleichende Untersuchungen über den Stoffwechsel von Xylit, Sorbit und Fruktose beim Menschen. Schweiz. med. Wschr. 102 (1972) 1017
(25) Kult, J., Treutlein, E., Dragoun, G.-P., Heidland, A.: Bedeutung der postoperativen parenteralen Ernährung – gemessen an nieder- und hochmolekularen Plasmaproteinen. Infusionstherapie 2 (1975) 313
(26) Lee, H. A.: Parenteral nutrition in acute metabolic illness. Academic Press, London – New York, 1974
(27) Lee, H. A.: Grundprinzip für den Einsatz und die klinische Anwendung einer Fettemulsion (Intralipid). (In: A. Wretlind, R. Frey, K. Eyrich, H. Makowski, Hrsg.: Fettemulsionen in der parenteralen Ernährung. Springer-V., Berlin – Heidelberg – New York, 1977)
(28) Liljedahl, S.-O.: Die intravenöse Ernährung bei Verbrennungen. (In: A. Wretlind, R. Frey, K. Eyrich, H. Makowski, Hrsg.: Fettemulsionen in der parenteralen Ernährung. Anaesth. Wiederbel. Bd. 103, Springer V., Berlin – Heidelberg – New York, 1977)
(29) Mairose, U. B.: Osmolalitätsprobleme. Infusionstherapie 3 (1976) 117
(30) Milewski, P., Dölp, R., Dick, W., Ahnefeld, F. W.: Fasten und operative Eingriffe. Infusionstherapie 4 (1977) 20
(31) Munro, H. N.: Protein hydrolysates and amino acids (In: P. L. White, M. E. Nagy, eds.: Total parenteral nutrition. Urban & Schwarzenberg, München – Berlin – Wien, 1974)
(32) O'Connell, Morgan, A. P., jr., Moore, F. D.: Intravenous glucose and protein conservation. Surg. Forum 22 (1971) 72
(33) Ryan, J. A., jr.: Complications of total parenteral nutrition. (In: J. E. Fischer, ed.: Total parenteral nutrition. Little, Brown and Comp., Boston, 1976)
(34) Rush, B. F., Richardson, J. D., Griffen, W. O.: Positive nitrogen balance immediately after abdominal operations. Amer. J. Surg. 119 (1970) 70
(35) Sahebjami, H., Scarlettar, R.: Effects of fructose infusion on lactate and uric acid metabolism. Lancet I (1971) 366
(36) Sanderson, J., Kuksis, A., Jeejeebhoy, K. N.: Peripheral parenteral nutrition with lipid providing 83 % of calories. Gastroenterology 64 (1973) 796
(37) Solassol, C., Joyeux, H.: Ambulatory parenteral nutrition. (In: J. E. Fischer, ed.: Total parenteral nutrition, Little, Brown and Comp., 1976)
(38) Scholler, K.-L.: Transport und Speicherung von Fettemulsionsteilchen. Z. prakt. Anästh. Wiederbel. 3 (1968) 193
(39) Schultis, K., Bickel, H., Beisbarth, H., Brand, O.: Ernährungsphysiologische Möglichkeiten zur Vermeidung der streßinduzierten Katabolie. Infusionstherapie 2 (1973) 69
(40) Steinbereithner, K., Kucher, R.: Probleme der künstlichen Ernährung (In: R. Kucher, K. Steinbereithner, Hrsg.: Intensivstation, Intensivpflege und Intensivtherapie. G. Thieme V., Stuttgart, 1972)
(41) Vinnars, E.: Recent advances in parenteral nutrition. Crit. Care Med. 2 (1974) 143
(42) Verberckmoes, R.: A simple mixing and infusion set for parenteral nutrition. Infusionstherapie 3 (1976) 254
(43) White, P. L., Nagy, M. E., eds.: Total parenteral nutrition. Urban & Schwarzenberg V., München – Berlin – Wien, 1974
(44) Wretlind, A., Frey, R., Eyrich, K., Makowski, H., Hrsg.: Fettemulsionen in der parenteralen Ernährung. Anaesth. Wiederbel. Bd. 103. Springer V., Berlin – Heidelberg – New York, 1977
(45) Wilmore, D. W., Pruitt, B. A.: Parenteral nutrition in burn patients. (In: J. E. Fischer, ed.: Total parenteral nutrition. Little, Brown and Comp., Boston, 1976)
(46) Winters, R. W., Wilmore, D. W.: Evaluation of the patient (In: P. L. White, M. E. Nagy, eds.: Total parenteral nutrition. Urban & Schwarzenberg, München – Berlin – Wien, 1974)
(47) Zumtobel, V.: Anwendung von Fett als Energiequelle bei Lebergeschädigten (In: A. Wretlind, R. Frey, K. Eyrich, H. Makowski, Hrsg.: Fettemulsionen in der parenteralen Ernährung. Anaesth. Wiederbel. Bd. 103, Springer V., Berlin – Heidelberg – New York, 1977)

Weiterführende Literatur:

(48) McDougal, W. S., Wilmore, D. W., Pruit, B. A.: Effect of intravenous near isoosmotic nutrient infusions on nitrogen balance in critically ill injured patients. Surg. Gynec. Obstet. 145 (1977) 408
(49) Isaacs, J. W., Stackhouse, W. J., Hersh, M. Th., Rudman, D.: Parenteral nutrition of adults with a 900 milliosmolar solution via peripheral veins. Amer. J. Clin. Nutr. 30 (1977) 552

Die parenterale Ernährung von Neugeborenen und Kindern

Mit der Geburt findet die Übernahme der während des fetalen Lebens durch die Placenta gewährleisteten Energieversorgung nunmehr vom Neugeborenen selbst statt. Der jeweilige Bedarf an exogener Zufuhr von Energie, Wasser und Elektrolyten steht in Abhängigkeit zu den vorhandenen Körperdepots und dem Körperstoffwechsel. Dabei spielen auch noch unterschiedliche Zusammensetzung von Körperflüssigkeiten und Nährstoffgruppen bei Neugeborenen verschiedenen Gewichts und Alters eine Rolle.

Der totale Fettanteil am Gesamt-KG des Neugeborenen mit einem Geburtsgewicht < 1500 g ist sehr niedrig! Eine Zunahme erfolgt jedoch mit Anstieg des KG. Beim normalgewichtigen, termingerecht geborenen Säugling beträgt der totale Fettanteil am Gesamt-KG ca. 16 %. Durch die insbesondere während der letzten Wochen der Schwangerschaft gesteigerte Aktivität glykogensynthetisierender Fermente wird ein beachtliches Glykogendepot gebildet, das dann aber innerhalb der ersten Lebensstunden infolge hohen postnatalen Energiebedarfs abgebaut wird!

Tab. 337: Gesamtbestand an Wasser, Fett, Protein und Kohlenhydraten (in g) bei Früh- und Neugeborenen (nach (38, 40)); s. a. Flüssigkeitstherapie in der Kinderchirurgie, Bd. I

	Neugeborene 1000 g	Neugeborene 2000 g	Neugeborene 3500 g
Wasser	860	1620	2420
Fett	10	100	560
Protein	85	230	390
Kohlenhydrat	4.5	9.0	34
kcal, gesamt	460	1900	6950
Nicht-Protein bezogene kcal	110	970	5350

Der Energiebedarf beim Kind kann indirekt über den Sauerstoffverbrauch gemessen werden.
In den ersten Lebensstunden liegt der basale O_2-Verbrauch mit 4.6 ml/kg/min. sehr niedrig, erhöht sich in der zweiten Hälfte des 1. Tages auf 5.3 ml/kg/min., um während der ersten Lebenswochen langsamer anzusteigen.
Der O_2-Verbrauch/kg KG zeigt am ersten Lebenstag keinen Unterschied zwischen Frühgeborenen, Neugeborenen mit niedrigem Geburtsgewicht (light-for-date) oder hohem Geburtsgewicht (heavy-for-date).
Bei Neugeborenen mit niedrigem Geburtsgewicht verläuft jedoch der Anstieg in den ersten Lebenswochen ausgeprägter als bei den übrigen Gruppen (siehe Tabelle 338).

Tab. 338: Unterschiede im Ruhe-Grundumsatz bei Neugeborenen, Kindern und Erwachsenen (nach (38))

Geburtsgewicht	Alter	Minimaler Umsatz kcal/kg/24 h	kcal/m^2
1000 – 2000 g	1. Tag	34	380
	6. Tag	42	470
	2 – 4 Wochen	50	590
	4 – 6 Wochen	59	760
3500 g	6 Stunden alt	32	470
	2. Hälfte des 1. Tages	37	550
	2. und 3. Tag	43	630
Kind	9 Jahre	45	1000
Erwachsener		24	900

Diese metabolischen Daten liegen der Berechnung des Kalorienbedarfs beim Neugeborenen und Säugling zugrunde. Kälteeinwirkung, muskuläre Aktivität, Stuhlentleerung und Wachstum müssen gesondert berücksichtigt werden, wie dies aus Tabelle 339 ersichtlich ist.

Tab. 339: Der Kalorienbedarf des Neugeborenen (nach (38, 39))

	kcal/kg/Tag
Basaler Metabolismus	50
+ 30% für körperliche Aktivität	15
+ 20% für Kalorienverlust durch Stuhlentleerung	10 – 12
+ 12% für spezifisch dynamische Aktivitäten	8
+ 50% Wachstumsrate	25
+ 20% Kälteeinwirkung	10
Gesamt	118 – 120

Obwohl große Variationen vorkommen, dürfte die Zufuhr von 80 kcal pro kg/die bis zum Ende der ersten Geburtswoche in der Regel angemessen sein. Innerhalb des ersten Lebensjahres steigt der Bedarf auf 90 – 120 kcal, um dann in der Folgezeit abzufallen.

Tab. 340: Energiebedarf zur Deckung des Basal-Metabolismus (Ruhezustand, keine Kälteeinwirkung!), nach: (1, 34, 43)

Alter Jahre	Energiebedarf kcal/kg KG	männlich	weiblich	Erforderliche Energiezufuhr in kcal/die
0 – 1	120 – 90			500 – 1000
1 – 7	90 – 75			1000 – 1500
7 – 12	75 – 60	70 – 65	65 – 50	1500 – 2000
12 – 16	60 – 30	50	45	2000
17 – 35		40	35	
> 35		35	30	

Tab. 341: Indikationen zur TPE bei Neugeborenen und Kindern:

Chirurgisches Krankengut	Pädiatrisches Krankengut
1. Schwere angeborene Fehlbildungen und Anomalien des Magen-Darm-Trakts (Omphalozele, Gastroschisis, Hernia diaphragmatica) 2. Zustände nach größeren Darmresektionen (z.B. Megacolon) und Darmfisteln 3. Ileus 4. Peritonitis 5. Polytrauma 6. Verbrennungen 7. Länger anhaltende Bewußtlosigkeit (z.B. SHT, endokrines Koma)	1. Frühgeborene oder Neugeborene, die orale oder Sondenernährung nicht tolerieren. 2. Schwere Fälle von respir. Insuffizienz 3. Behandlungsresistente Säuglingsdiarrhoe und Gastroenteritis 4. Anorexia nervosa 5. Colitis ulcerosa, M. Crohn 6. Niereninsuffizienz 7. Sepsis

Kontraindikationen für die TPE:
1. Dehydratation und Schock
2. Leberfunktionsstörung
3. Pathologische Hyperlipämie
4. Koagulopathien

Kaloriequellen für die parenterale Ernährung ($\rightarrow$ auch Bausteine der TPE, S. 586)

I. Fett:
versorgt den Organismus mit essentiellen Fettsäuren und Triglyceriden und ermöglicht bei kleiner Volumen- eine große Kalorienzufuhr (9 kcal/g) ohne osmotischen Effekt. Die Einführung des Hyperalimentationsprogramms *ohne Fett* (nach Dudrick) führte zu Mangel an essentiellen Fettsäuren (Senkung der Linolsäurekonzentration) und klinisch zu Auftreten von Dermatitiden und verzögertem Wachstum.
Die im Handel befindlichen Fettemulsionen zeigen bedeutende biologische Unterschiede.

Tab. 342: Zusammensetzung einiger kommerzieller Fettemulsionen (nach (43))

Bestandteile in g	Intralipid[1])	Lipiphysan[2])	Lipofundin S[3])
Sojabohnenöl	100 oder 200		100 oder 200
Baumwollsamenöl		150	
Eigelbphosphatide	12		
Sojabohnenlezithin		20	
Glyzerol	25		
Sorbit		50	
Xylit			50
DL-Tokopherol		0.5	
Aqua destillata in Volumen Infusionslösung (ml)	1000	1000	1000

[1]) Vitrum, Stockholm, Schweden
[2]) Egic, Loiret, Frankreich
[3]) Braun, Melsungen, Deutschland

Die Präparate enthalten entweder *Sojabohnen-* oder *Baumwollsamenöl*. Letzteres kann toxische Reaktionen (Gastrointestinal-, Urogenitalblutungen, Leberschäden oder auch Fettembolien) auslösen. Speicherung von Fettpartikeln im RES (Kupffersche Sternzellen!) und Thrombozytensturz (bis zu 25%ige Reduktion der Thrombozytenzahl beobachtet!) sind bei Überdosierungen möglich.
Auf Grund der Angaben von Wretlind, Borresen und Grotte (7, 17, 43) kann für das reife Neugeborene eine Fettzufuhr von 2 – 4 g/kg KG/die empfohlen werden. Bei Neugeborenen mit niedrigem Geburtsgewicht (light-for-date) sollte diese Dosis reduziert werden, da bei diesem Kollektiv die Fettelimination durch relatives Defizit an Lipoproteinlipase verzögert abläuft (18). Die Lipoproteinaktivität des Foeten in der 26. Schwangerschaftswoche beträgt nur ca. $^1/_3$ der des zum Termin ausgetragenen Neugeborenen.

II. Aminosäuren:

Tab. 343: Der tägliche Proteinbedarf in verschiedenen Altersgruppen (nach (1))

Alter in Jahren	Protein g/kg KG
0 – 1	2.2 – 1.8 (Muttermilchprotein)
1 – 2	2.0
2 – 4	1.8
4 – 10	1.5
10 – 14	1.3 – 1.2
> 14	1.0

Einige Aminosäuren sind für das Neugeborene zusätzlich essentiell (Cystein-Cystin und Histidin)!
Die beste Ausnutzung eines Aminosäurenpräparates ist dann gewährleistet, wenn essentielle und nicht-essentielle AS in L-Form vorliegen. Außerdem sollten 40 – 50% der Gruppe der essentiellen AS angehören.
Bei reiner Zufuhr von Aminosäurelösungen besteht auf Grund der hohen Osmolarität die Gefahr von Venenwandschädigungen.
Neuere Untersuchungen haben gezeigt, daß die cerebrale Aminosäurenaufnahme in direkter Korrelation zur arteriellen Blutkonzentration steht (35) und *daß bei Überdosierungen toxische Hirnschädigungen zu befürchten sind* (29). Modifikationen der Aminosäurenmuster wurden und werden angestrebt, um Auftreten von metabolischer Azidose und Hyperammoniämie zu verringern (24).
Eine optimale Ausnutzung der Aminosäuren ist nur bei gleichzeitig ausreichender Kalorienzufuhr gesichert.

Tab. 344: Nährwert von Aminosäuren für die intravenöse Ernährung (nach (43))

Isoleuzin Leuzin Lysin Methionin Phenylalanin Threonin Tryptophan Valin	essentielle Aminosäuren
Histidin[1]) Cystein-Cystin[1]) Arginin[1])	essentiell für Säuglinge und Urämiker essentiell für Foetus und Frühgeborene *wichtig* für optimale Verwertung von AS-Gemischen bzw. für Entgiftung bei Leberkoma
Alanin Glutaminsäure Prolin	*wichtig* für optimale Verwertung von AS-Gemischen
Asparaginsäure Glyzin Serin Tyrosin	nicht-essentielle Aminosäuren

[1]) semiessentielle AS

III. Kohlenhydrate:
und Fett stellen die wichtigsten Energiequellen dar. Ca. 20% des Gesamtkalorienbedarfs sollten durch KH gedeckt werden. Die KH-Toleranz von Neugeborenen mit niedrigem Geburtsgewicht ist in den ersten Lebenstagen auf Grund unzureichender Insulinsekretion schlecht. Das kann zu Hyperglykämie und osmotischer Diurese führen. Darum empfiehlt es sich, anfangs geringe Mengen niedrig-konzentrierter KH-Lösungen zu infundieren und in den folgenden Tagen, unter Kontrolle von Blut- und Harnzucker, KH-Menge und -Konzentration graduell zu steigern.

IV. Mineralstoffe:
Kalzium: eine Hypokalzämie wird häufiger bei Neugeborenen mit niedrigem Geburtsgewicht innerhalb der ersten 48 Std. nach der Geburt beobachtet. Möglicherweise beruht sie auf einem plazentaren Lieferungsstop zum Zeitpunkt beschleunigter Skelettmineralisation.
Phosphor: ist für eine normale Skelettmineralisation von Bedeutung. Außerdem fungiert es als wichtiges intrazelluläres Anion und als Urinpuffer.
Bei phosphatfreier Ernährung fallen intraerythrozytäres ATP und 2,3-DPG ab. Daraus resultieren: Verschiebung der Sauerstoffdissoziationskurve nach links und Verschlechterung des O_2-Transports zum Gewebe.
V. Vitamine:
insbesondere Vitamin K, B_{12} und Folsäure müssen bei langdauernder parenteralen Ernährung zugeführt werden (s. Tab. 345, 349).

Tab. 345: Bedarf (kgKG/die) an Energie und Nährstoffen bei vollständiger parenteraler Ernährung[1]) (nach (43))

	Nährstoffe pro kgKG/die	Neugeborene und Kleinkinder	Kinder 1 – 16 Jahre alt
Energie- und Energiequellen:	Wasser, ml	120 – 150	30 – 120
	Energie, kcal	90 – 120	30 – 90
	Aminosäuren-N, mg	330	90 – 330
	Aminosäuren, g	2.5	0.7 – 2.5
	Glukose o. Fruktose, g	12 – 18	2 – 12
	Fett, g	4	2 – 4
Mineralstoffe:	Natrium, mmol	1 – 2.5	1 – 1.4
	Kalium, mmol	2	0.7 – 2.0
	Kalzium, mmol	0.5 – 1.0	0.11 – 0.5
	Magnesium, mmol	0.15	0.04 – 0.15
	Eisen, µmol	2.0	1 – 2
	Mangan, µmol	1.0	0.6 – 1.0
	Zink, µmol	0.6	0.3 – 0.6
	Kupfer, µmol	0.3	0.07 – 0.3
	Chlor, mmol	1.8 – 4.3	1.3 – 1.9
	Phosphor, mmol	0.4 – 0.8	0.15 – 0.4
	Fluor, µmol	3.0	0.7 – 3.0
	Jod, µmol	0.04	0.015 – 0.04
Wasserlösliche Vitamine:	Thiamin, mg	0.05	0.02 – 0.05
	Riboflavin, mg	0.1	0.03 – 0.1
	Nicotinamid, mg	1.0	0.2 – 1.0
	Pyridoxin, mg	0.1	0.03 – 0.1
	Folsäure, µg	20.0	3.0 – 20.0
	Vitamin B_{12}, µg	0.2	0.03 – 0.2
	Pantothensäure, mg	1.0	0.2 – 1.0
	Biotin, µg	30.0	5.0 – 30.0
	Askorbinsäure, mg	3.0	0.5 – 3.0
Fettlösliche Vitamine:	Retinol, mg	0.1	0.01 – 0.1
	Ergokalziferol oder Cholekalziferol, µg	2.5	0.04 – 2.5
	Vitamin K_1, µg	50.0	2.0 – 50.0
	DL-Tokopherol, mg	3.0	1.5 – 3.0

[1]) Die Mengen decken den Umsatz bei mäßiger physischer Aktivität. Der Bedarf kann u. U. (Polytrauma, Verbrennung, SHT, Sepsis) bis auf über das Doppelte gesteigert sein!

Hyperalimentationsprogramm

Tab. 346: Basisprogramm (nach (42))

	per kgKG/Tag
Wasser	125 ml
kcal	110 kcal
Protein	2.5 g
Kohlenhydrate	25 g

Beachte: 1 g N = 5 – 6 g Aminosäure (1 g Eiweiß = 1.23 g AS-Gemisch)

Tab. 347: Infusionsprogramm für parenterale Ernährung ohne Fett (nach (26))

	per kg KG/Tag
Aminosäuren	2.5 g
Glukose	25 – 30 g
NaCl	3 – 4 mmol
KH_2PO_4	2 – 3 mmol
Calciumgluconat	0.25 mmol
$MgSO_4$	0.125 mmol
Vitamin B_{12}	50 µg/Tag
Folsäure	50 – 75 µg/Tag
Vitamin K_1	250 – 500 µg/Tag
Gesamtvolumen	130 ml

Parenterale Ernährung mit Fett

Basisprogramm

	per kg KG/Tag
Wasser	120 – 150 ml
kcal	90 – 120 kcal
Aminosäuren	2.5 g
Fett	3 – 4 g
Kohlenhydrat	12 – 18 g

Tab. 348: Infusionsprogramm für parenterale Ernährung mit Fett (nach (7))

Präparat	Volumen (ml/kg KG) in 24 h	kcal
Vamin® Vitrum mit Fruktose oder Glukose	30 – 40	20 – 26
Glukose 10 %	70 – 90	28 – 36
KH_2PO_4 (1 mmol/ml)	1.5 – 2.0	
$MgSO_4$ (0.5 mmol/ml)	0.3	
Ca^{++} (0.25 mmol/ml)	4	
Intralipid 20 %	20	40
insgesamt	126 – 156	88 – 102

Tab. 349: Steigerung des Infusionsprogramms zur kompletten parenteralen Ernährung bei Früh- und Neugeborenen in der 1. Lebenswoche (ml/kg KG/die); nach (45)

	1. Tag	2.–3. Tag	4.–5. Tag	6.–7. Tag
Aminofusion Päd. 5 % KH-frei	50	50	50	50
Intralipid 20 %	5	10	15	20
Glukose 20 %	25[1] – 50[2])[3])	62,5	75	90
NaCl 10 %	–	0,5	0,5	0,5
K-phosphat	–	1,0	1,0	1,0
Ca-chlorid	–	1,0	1,0	1,0
Gesamtvolumen	105	125	142,5	162,5
kcal	60,5	80	99,7	121

Vitamine:		Spurenelemente:
Multibionta	0,5 – (1,0) ml/die	Biseko 10 ml/kg KG/2 × wö.
Vitamin-B-Komplex	0,5 – (1,0) ml/die	(PED-Elektrolytlösung)
Konakion	3 mg/2 × wö.	
Folsan	3 mg/2 × wö.	
Vigantol forte	(1,0) – 2,5 g/4 wö., je nach Alter	

[1]) Frühgeborene < 1500 g während der ersten 12 Stunden
[2]) Frühgeborene < 1500 g während der zweiten 12 Stunden
[3]) Frühgeborene > 1500 g am ersten Lebenstag

Bemerkungen, s. auch S. 596 ff.:
Es empfiehlt sich die allmähliche Zufuhrsteigerung von KH und Fett, um die Adaptation von Insulinsekretion und Lipolyse nicht zu überfordern. Die Infusionsmenge soll entsprechend der Gewichtszunahme berechnet werden.
Frühgeborene, hypotrophe und/oder cerebral geschädigte Neugeborene neigen zu eingeschränkter Glukosetoleranz.
Hypotrophe und schwerkranke Neugeborene sowie Frühgeborene < 32. Schwangerschaftswoche besitzen eine eingeschränkte Fettelimitationskapazität. Aus diesem Grunde ist neben der Zufuhrverminderung (Norm: 2 – 4 g Intralipid/kg KG/d), die Gabe von Heparin (50–100 I.E./kg KG/die) in die Infusion zu erwägen. Heparin beschleunigt durch Aktivierung der Serum-Lipoproteinlipase die Fettklärung.
Das Aminosäurenpräparat sollte alle für dieses spezielle Krankengut erforderlichen (bis zu 70 %!) essentiellen Aminosäuren enthalten!

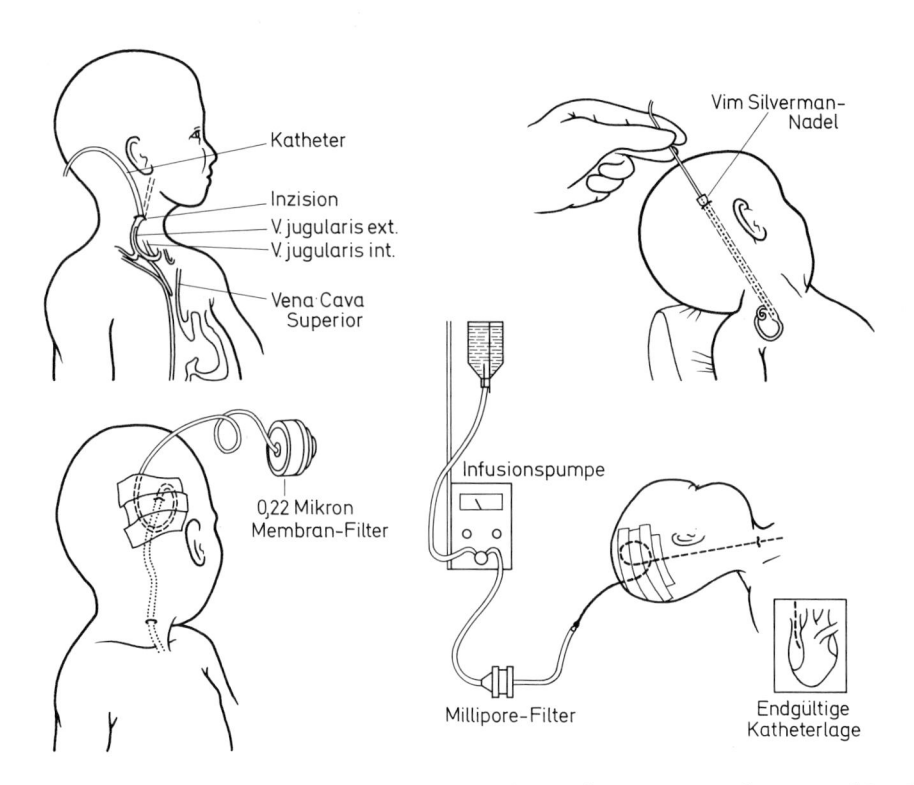

Abb. 185: Technik der Venenkatheterisierung zur parenteralen Ernährung von Neugeborenen und Säuglingen (nach Dudrick, J. S., Copeland, E.: Parenteral Hyperalimentation. In: L. M. Nyhus (Ed.) Surgery Annual, New York: Appleton-Century-Crofts, 1973, sowie Sinclair, J. C., Driscoll, J. M., Heird, W. C., Winters, R. W.: Supportive management of the sick neonate: Parenteral calories, water and electrolytes. Pediatr. Clin. North. Am. 17 (1970) 863).

Vorgehen:
1. Die Haut an Hals und Kopf wird großzügig rasiert und desinfiziert.
2. Über eine 1 cm große Inzision am Hals stellt sich die Vena jugularis externa oder interna dar.
3. Sodann schiebt man einen dünnen Silastic-Katheter bis zum mittleren Abschnitt der Vena cava superior vor und fixiert ihn mit Ligaturen. Die erforderliche Insertionslänge des Katheters entspricht etwa der Distanz: Inzisionsstelle → 2. Intercostalraum!
4. Das lange, proximale Ende des Katheters wird mittels Vim Silverman-Nadel durch subkutane Untertunnelung nach kranio-parietal abgeleitet. Die Nadel retrahiert man anschließend vorsichtig, so daß der Katheter in situ bleibt.
5. Das proximale Katheterende wird durch Nahtfixierung gesichert, die Wunde am Hals verschlossen.
6. Es folgen nochmalige Reinigung und lokal antimikrobielle Abdeckung (Spray, Salbe) der Skalpwunde. Abschließend wird ein steriler Verband aufgelegt.
7. An das Ende des Katheters schließt man einen 0,22 Mikron Millipore-Filter an und kann nun die Verbindung zum Infusionssystem herstellen, wenn die Lage der Katheterspitze vorher radiologisch kontrolliert wurde.
8. Die exakte Zufuhr von Infusionslösungen wird am besten durch eine Infusionspumpe garantiert.

Literatur:

(1) Abramson, E.: De nya amerikanska rekommandationerna för intaget av energi och näringsämnen. Var föda 21 (1969) 157
(2) Babson, S. G.: Feeding the low-birth-weight infant. J. Pediat. 79 (1971) 694
(3) Benda, G. J., Babson, S. G.: Peripheral intravenous alimentation of the small premature infant. J. Pediat. 79 (1971) 494
(4) Berger, H.: Grundsätzliches über die parenterale Ernährung beim Kind. Int. Z. Vitamin Ernährungsforsch., Suppl. 12 (1972) 128
(5) Berger, H., Frisch, H., Kofler, J., Resch, R.: Komplette parenterale Ernährung im Kindesalter. Infusionstherapie 4 (1977) 1
(6) Berghard, G., Hagman, S.: Fructos och acidos. Läkartidningen 68 (1971) 2706
(7) Borresen, H. C., Knutrud, O.: Parenteral feeding of neonates undergoing major surgery. Acta Pediatr. Scand. 58 (1969) 420
(8) Bürger, U., Wolf, H.: Untersuchungen über die Verwertung parenteral zugeführter Aminosäuren bei Frühgeborenen und hypotrophen Neugeborenen. Europ. J. Pediat. 123 (1976) 43
(9) Coran, A. G., Edwards, B., Zaleska, R.: The value of heparin in the hyperalimentation of infants and children with a fat emulsion. J. Ped. Surg. 9 (1974) 725
(10) Dale, G., Young, G., Latner, A. L., Goode, A.: The effect of surgical operation on venous plasma free amino acids. Surgery 81 (1977) 295
(11) Dale, G., Panter-Brick, M., Wagget, J., Young, G.: Plasma amino acid changes in the postsurgical newborn during intravenous nutrition with a synthetic amino acid solution. J. Ped. Surg. 11 (1976) 17
(12) Dudrick, S. J., Wilmore, D. W., Vars, H. M., Rhoads, J. E.: Long term parenteral nutrition with growth, development and positive nitrogen balance. Surgery 64 (1968) 134
(13) Filler, R. M., Eraklis, A. J., Rubin, V. G., Das, J. B.: Long-term total parenteral nutrition in infants. New Engl. J. Med. 281 (1969) 589
(14) Filler, R. M., Eraklis, A. J.: Care of the critically ill child: intravenous alimentation. Pediatrics 46 (1970) 456
(15) Fox, H. A., Krasna, I. H.: Total intravenous nutrition by peripheral vein in neonatal surgical patients. Pediatrics 52 (1973) 14
(16) Groff, D. B.: Complications of intravenous hyperalimentation in newborns and infants. J. Ped. Surg. 4 (1969) 460
(17) Grotte, G., Escher, T., Hambraeus, L., Meurling, S.: Total parenteral nutrition in pediatric surgery. Proceedings of a meeting held in Vancouver 1974, 140
(18) Gustavson, A., Kjellmer, J., Odegard, R., Victorin, L.: Nutrition in low-birth-weight infants. Acta Paed. Scand. 61 (1972) 149
(19) Gustavson, A., Kjellmer, J., Odegard, R., Victorin, L.: Nutrition in low-birth-weight infants. Acta Paed. Scand. 63 (1974) 177
(20) Hahn, P., Segal, S., Israels, S.: The role of fat in intravenous feeding of the newborn. Proceedings of a meeting held in Vancouver 1974
(21) Hardwick, D. F., Applegarth, D. A., Cockcroft, D. M., Ross, P. M., Calder, R. J.: Pathogenesis of methionine-induced toxicity. Metabolism 19 (1970) 381
(22) Harries, J. T.: Intravenous feeding in infants. Arch. Dis. Child. 46 (1971) 855
(23) Heird, W. C., Driscoll, J. M., Schullinger, J. M., Grebin, B., Winters, R. W.: Intravenous alimentation in pediatric patients. J. Pediat. 80 (1972) 351
(24) Heird, W. C., Nicholson, J. F., Driscoll, J. M., Schullinger, J. N., Winters, R. W.: Hyperammonemia resulting from intravenous alimentation using a mixture of synthetic L-amino acids. J. Pediat. 81 (1972) 162
(25) Heird, W. C., Dell, R. B., Driscoll, J. M., Grebin, B., Winters, R. W.: Metabolic acidosis resulting from intravenous alimentation mixture containing synthetic amino acids. New Engl. J. Med. 287 (1972) 943
(26) Heird, W. C., Winters, R. W.: Total parenteral nutrition. J. Pediat. 86 (1975) 2
(27) Johnsson, J. D., Albritton, W. L., Sunshine, P.: Hyperammonemia accompanying parenteral nutrition in newborn infants. J. Pediat. 81 (1972) 154
(28) Lindblad, B. S., Settergren, G., Feychting, H., Persson, B.: Total parenteral nutrition in infants. Acta Paed. Scand. 66 (1977) 1
(29) Olney, J. W., Ho, O. L., Rhee, V.: Brain-damaging potential of protein hydrolysates. New Engl. J. Med. 289 (1973) 391
(30) Panteliadis, C., Jürgens, P., Dolif, D.: Aminosäurebedarf Früh- und Neugeborener unter den Bedingungen der parenteralen Ernährung. Infusionstherapie 2 (1975) 65

(31) Peden, V. H., Karpel, J. T.: Total parenteral nutrition in premature infants. J. Pediat. *81* (1972) 137
(32) Pohlandt, F.: Cistine: a semi-essentiell amino acid in the newborn infant. Acta Paed. Scand. *63* (1974) 801
(33) Schärli, A. F., Ramlova, E.: Parenterale Ernährung in der Kinderchirurgie. Ergebnisse von Bilanzuntersuchungen. Infusionstherapie *2* (1975) 51
(34) Schärli, A. F.: Parenterale Ernährung beim Säugling und Frühgeborenen. Int. Z. Vitamin Ernährungsforsch. Suppl. *12* (1972) 138
(35) Settergren, G., Lindblad, B. S., Persson, B.: Cerebral blood flow and exchange of oxygen, glucose, ketone bodies, lactate, pyruvate and amino acids in infants. Acta Paed. Scand. *65* (1976) 343
(36) Shaw, J. C. L.: Parenteral nutrition in the management of sick low birthweight infants. Pediatr. Clin. N. Americ. *20* (1973) 333
(37) Shmerling, D. H.: Total parenteral alimentation in childhood – general considerations. Infusionstherapie *2* (1975) 45
(38) Sinclair, J. C., Driscoll, J. M., Heird, W. C., Winters, R. W.: Supportive management of sick low birthweight infants. Pediatr. Clin. N. Americ. *17* (1970) 863
(39) Swyer, P. R.: The intensive care of the newly born. Monographs in Paediatrics (6), 1975, 17. Verlag S. Karger, Basel
(40) Widdowson, E. M.: Growth and composition of the fetus and newborn. In: Assali, N. S. (ed.): Biology of gestation, Vol. II: The fetus and neonate. Academic Press, New York 1968
(41) Wilmore, D. W., Groff, D. B., Bishop, H. C., Dudrick, S. J.: Total parenteral nutrition in infants with catastrophic gastrointestinal anomalies. J. Pediatr. Surg. *4* (1969) 181
(42) Winters, R. W.: Total parenteral nutrition in pediatrics: the borden award address. Pediatrics *56* (1975) 17
(43) Wretlind, A.: Komplette intravenöse Ernährung beim Kind. Pädiatr. Fortbildungsk. Praxis *37* (1973) 59
(44) Wretlind, A., Frey, R., Eyrich, K., Makowski, H.: Fettemulsionen in der parenteralen Ernährung. Anaesthesiologie und Wiederbelebung, Heft 103. Springer-Verlag, Berlin – Heidelberg – New York 1977

Weiterführende Literatur:

(45) Wille, L., Obladen, M.: Neugeborenen-Intensivpflege. Springer V. Berlin – Heidelberg – New York, 1978, S. 51–61

Kapitel 9
Antibiotika · Chemotherapeutika · Immunglobuline

Tab. 350: Wirksamkeit verschiedener Antibiotika gegenüber wichtigen pathogenen Keimen (nach (6) ergänzt u. modif. nach (13), s. a. Tab. 361

					Klassische Antibiotika										Antibiotika der letzten Generation			
		Ac	Amino Amp	TMP/SMZ	Carb	Cef[8]	Chlor	Col	Isoxa	Ery	Lin	Na	Ni	Pe/Prop	Sulf	Tetr	Amika-cin[1]	Azlo[7]	Mezlo[3]	Sisomi-cin	Tobra-mycin[6]
Grampositive Stämme	Staphylococcus aureus	++	++	++	++	+++	+++	−	+++	+++	+++	−	++	++	−	++	++	+++[3]	++	+++[5]	++
	β-hämolysierende Streptokokken d. Gruppe A	+++	+++	+++	++	+++	+++	−	+	+++	+++	−	+++	+++	++	+++	(+)	+++	+++	(+)	+
	Diplococcus pneumoniae	++	−	−	+++	+++	+++	−	+	+++	+++	−	+++	+++	++	+++	−	+++	+++	−	−
	Enterokokken	++	++	(+)	++	−	++	−	−	++	++	−	+	(+)	−	(+)	−	+++	+++	(+)	−
	Haemophilus influenzae	+++	+++	+++	+++	+++	+++	+++	−	−	+++	+	+	−	−	+++	+	+++	+++[4]	−	++
Gramnegative Stämme	Escherichia coli und koliforme Keime	−	+++	+++[10]	+++	+++	+++	+++	−	−	+++	++	+++	−	++	+++	+++	+++	+++	+++	++
	Proteus (indolpositiv)	−	++	++	+++	++	++	+++	−	−	−	+++	++	−	+	+	+++	+++	+++	+++	++
	Proteus (indolnegativ)	−	++	+++	+++	++	++	+++	−	−	−	++	++	(+)	+	+	+++	+++	+++	+++	++
	Pseudomonas	−	−	(+)	+++	−[9]	++	+++	−	−	−	−	−	−	−	(+)	+++	+++[2]	+++	+++	+++
	Klebsiella-Enterobacter	+	−	+++	++	++	++	++	−	−	+	++	−	−	+	+++	+++	−	+++	+++[6]	+++

+++ = meist wirksam, ++ = häufig wirksam, + = selten wirksam, (+) = nur in Ausnahmefällen und/oder ungewöhnlich hoher Dosierung wirksam, − = meist unwirksam,
☐ = sehr gute Wirksamkeit, für Therapie am besten geeignet (Antibiotikum der 1. Wahl)

Erläuterungen der Symbole und Handelspräparate:

Ac = Acidocillin (Nalpen®, Syncillin®)
Amp = Ampicillin (Amblosin®, Binotal®, Cymbri®, Deripen®, Penbrock®, Penbristol®, Suractin® sowie Amoxicillin (Clamoxyl®, Amoxypen®, Pivampicillin (Berocillin®, Maxifen®) und Epicillin (Spectacillin®)
Amino = Aminoglykoside: Gentamycin (Refobacin® Sulmycin®), Sisomicin (Extramycin®, Pathomycin®), Tobramycin (Gernebcin®), Amikacin (Biklin®), Dibekacin (Orbicin®)
Azlo = Azlocillin (Securopen®)
Carb = Carbenicillin (Anabactyl®, Microcillin®)
Cef = Cephalosporine (Bristocef®, Cefaloridin®, Cefalotin® Cefatrexyl® Celospor®, Elzogram®, Gramaxin®, Kefspor®, Keflex®, Mefoxitin®, Oracef®, Sefril®, Zolizef®)
Chlor = Chloramphenicol (Catlan®, Chloromycetin®, Leukomycin®, Paraxin® u.a.)
Col = Colistin (Colistin)
Isoxa = Isoxazolyl-Penicilline = Staphylokokkenpenicilline Oxacillin (Cryptocillin®, Penstapho®, Stapenor®), Cloxacillin (Staphobristol®, Orbenin®, Gelstaph®), Flucloxacillin (Staphylex®, Dicloxacillin (Constaphyl®, Dichlorstapenor®, Stampen®)
Ery = Erythromycin (Erycinum®, Neo-Erycinum®, Erythrocin®, Neollotycin®, Pädiathrocin®)

Lin = Lincomycin und Clindamycin (Cillimycin®, Albiotic®, Sobelin®)
Mezlo = Mezlocillin (Baypen®)
Na = Nalidixinsäure (Nogram®)
Ni = Nitrofurantoin (Furadantin®, Ituran® u.a.)
Pe/Prop = Penicillin G und V (als Kalium- und Natriumsalz, z. B. Grünenthal oder als Procain-Penicillin, z. B. Hydracillin forte®) sowie Propicillin (Beromycin®, Isocillin® u.a. sowie Baycillin®, Oricillin®)
Sulf = Sulfonamide (z. B. Aristamid®, Euvernil®, Gantrisin®, Durenat® u.a.)
Tetr = Tetracycline (Vibramycin®, Klinomycin®, Reverin®, Hostacyclin® u.a.)
TMP/SMZ = Trimethoprim + Sulfamethoxazol (Bactrim®, Eusaprim®)

β-Lactam Antibiotika:
Penicillin, Ampicillin, Carbenicillin, Methicillin, Azlocillin, Mezlocillin, Ticarcillin, Cephalosporine
Kombinationspräparate[7]:
Resistopen® = Carbenicillin + Oxacillin (3:1), Lucipen®, Totocillin® = Ampicillin + Oxacillin (2:1 bzw. 2:1.5)

Bemerkungen:

[1]) Amikacin ist indiziert bei allen Infektionen, die durch Erreger verursacht sind, welche sich gegen Gentamycin, Sisomicin und Tobramycin resistent verhalten.
[2]) einschließlich Carbenicillin- und Aminoglykosid-resistente Stämme wie Pseudomonas aeruginosa, Enterokokken. Azlocillin ist wirksam gegen anaerobe sporenlose Stäbchen (Bacterioidaceae). Resistent sind alle penicillinase-bildenden Staphylokokken und der größte Teil der Enterobacter- und Serratia-Stämme (13).
[3]) mit Ausnahme der penicillinase-bildenden, penicillin-G-resistenten Staphylokokken und der ampicillin-resistenten Hämophilus-Stämme. Mezlocillin ist außerdem häufig unwirksam gegenüber Providencia (60%) −, Klebsiella (40%) −, Serratia marcescens (40%) −, Enterobacter aerogenes (20−40%) −, E. coli (10−30%) und Pseudomonas aeruginosa-Stämmen (10−40% (13))!
[4]) wirksam gegen ampicillin-resistente E. coli-Stämme
[5]) einschließlich penicillin-G.- und oxacillinresistente Stämme
[6]) Tobramycin hat das gleiche Wirkungsspektrum wie Gentamycin, ist jedoch besser wirksam gegen Pseudomonas aeruginosa-Stämme
[7]) Oxacillin ist stabil gegen die penicillinabbauende β-Lactamase. So kann das Wirkungsspektrum der Breitspektrumpenicilline wie Carbenicillin, Ampicillin und Azlocillin (die alle penicillinaseempfindlich sind!) durch Kombination mit penicillinasefestem Oxacillin (Stapenor®) bzw. Flucloxacillin erhalten bleiben.
[8]) Die neuen Cephalosporine sind stabiler gegenüber der β-Lactamase (Cefamendol, Cefoxitin, Cefuroxim (13)).
[9]) Cefotaxim und Cefsulodin sind jedoch gegen Pseudomonas-Stämme wirksam.
[10]) Resistenzrate 20−50%.

Fußnoten zu Tab. 351:

[1]) Ca. 10% aller Intensivpatienten haben > 96 Stunden eine positive Hämokultur mit Problemkeimen (Pseudomonas, Serratia, Klebsiella). Aus etwa 50% der Patienten mit pos. Hämokultur werden später septische Fälle!
[2]) Die prophylaktische Gabe von Gentamycin kann bei Intensivpatienten nicht mehr empfohlen werden. Hier sind Acylureidopenicilline und Aminoglykosiden, Kombinationen wie Azlocillin + Sisomicin oder als letzte Reserve Amikacin z. Zt. im Gebrauch.
[3]) Leberabszeß (Erreger: E. coli, Proteus, Enterokokken, Staph. aureus, Bacteroides, Entamoeba histolytica): Penicillin G + Clindamycin + Aminoglykoside + Metronidazol!
[4]) Infektionsprophylaxe bei Verbrennungen: 1. Woche: Penicillin G in hoher Dosierung (20−30 Mio E tgl.). Ab 2. Woche: Azlocillin (tgl. 6 g i. v.) + Flucloxacillin (tgl. 3 g i. v.) + Tobramycin (tgl. 80−160 mg i. m. (13)).

Tab. 351: Häufigkeit verschiedener Keime (nach (6) ergänzt nach (13) u. (20))

	Häufigkeit verschiedener Keime				Nach der häufigsten Erregerart zu empfehlende Antibiotika
Harnwegsinfektionen	E. coli > 65 %	Proteus ≈ 10 %	Strept. faecalis 8 % Ps. aeruginosa 4 % Klebsiella-Enterobacter 4 %		Amp, Mezlo, Cef, TMP/SMZ, Sulf, Ni, Amino, *Urosepsis*: Mezlo (Cef) + Amino
Pneumonie, Bronchopneumonie	D. pneumoniae	St. aureus	Streptokokken, H. influenzae, E. coli, Klebsiella-Enterobacter, Mykoplasmen		Amp, Isoxa, Cef, TMP/SMZ, Chlor, Amino, Ery *Sepsis*: Mezlo (Cef) + Amino
Chronische Bronchitis	H. influenzae ≈ 70 %	D. pneumoniae ≈ 15 %	St. aureus, Streptokokken, Ps. aeruginosa, Klebsiella-Enterobacter		Amp, Tetr, TMP/SMZ, Ac
Gallenwegsinfektionen und Cholangiosepsis[3]	E. coli > 50 %	Streptokokken ≈ 30 %	St. aureus, Proteus, Salmonellen Clostridium perfringens		Amp, Carb, Cef, TMP/SMZ, Chlor, Amino
Knochenmark- eiterungen	St. aureus > 80 %	Streptokokken ≈ 10 %	D. pneumoniae, Salmonellen, E. coli		Isoxa, Cef, Ery, Lin
Wunden	St. aureus	Bacterioides u.a. Anaerobier	Streptokokken, Proteus, E. coli, Ps. aeruginosa		Isoxa, Pe/Prop, Cef *Sepsis*: Cef
Meningitis des Erwachsenen	N. mening. ≈ 50 %	D. pneumoniae ≈ 15 %	H. influenzae 1 – 10 % E. coli, Proteus, St. aureus		Amp, Carb, Isoxa, Chlor, Amino, Pe G
Tracheotomie Langzeitbeatmungs- fälle[1]	Enterobacter, Klebsiellen, Serratia, Pseudomonas, Proteus, E. coli				Bei Beatmungsdauer > 48 h: Azlo, evtl. Azlo + Sisomicin oder Azlo + Tobramycin[2]
Uterus (sept. Abort, Partus)	Bacterioides, Streptokokkus, Enterokokkus, E. coli, Clostridien				Clindamycin, Gentamicin, Cefoxitin *Sepsis*: PeG + Clindamycin + Amino (oder Cefoxitin + Amino)
Verbrennung[4]	Pseudomonas, Providencia, Serratia				Carb, Azlo, Mezlo[2], Amino
Cavakatheter Klappenersatz (Kathetersepsis)	Pseudomonas, Enterobacter, Serratia, Staph. epidermidis, Enterokokkus Candida				Mezlo, Azlo, Cef, Amikacin, Tobramycin (in Kombination) Amphotericin B, Miconazol (Daktar®), Flucytosin (Ancotil®)
Peritonitis	E. coli, Enterokokken, Proteus, Bacteroides u.a. Anaerobier				Cefoxtin + Azlo (Mezlo)

Erläuterung der Symbole siehe Seite 606 Anmerkungen s. S. 607

Tab. 352: Dosierung von Antibiotika, nach (2, 3, 6, 7, 12, 13, 15), → Dosierung von Antibiotika bei Niereninsuffizienz, Seite 349, → Dosierung von Medikamenten in der pädiatrischen Intensivpflege, Seite 627

Antibiotika	Tagesdosis für Erwachsene bei norm. Nierenfunktion	Dosis-intervall (h)	Applikationsart	mittlere Serum-Spiegel (µg/ml)	Halbwertszeit im Plasma (h)	Elimination durch	Wirkungsmechanismus (BC = bakterizid, Bst = bakteriostatisch)
Ampicillin	4 – 12 g (max. 20 g)	4	p.os, i.m., i.v.	10 – 40	0.5	Nierentubuli	BC
Azlocillin	6 – 15 g	8	i.v. (Kurzinfusion)	70	1	60 % durch die Nierentubuli	BC
Amikacin	15 mg/kg	8 – 12	s.c./i.m., i.v. (> 30 min)	≈ 38	2.3	95 % in 24 Std. über die Nieren	BC
Carbenicillin	24 – 40 g	4 – 6	i.m., i.v.	100 – 200	1 – 1.5	Nierentubuli, Leber	BC
Cefalotin	4 – 6 (max. 12) g	4 – 6	i.v. (in 5 % Glukose)	10 – 30	0.5	Nierentubuli (64 %)	BC
Cefuroxim[5]	3 – 4.5 g (max. 6 g)	8	i.v. (Kurzinfusion)	12	~ 1 (70 min)	in 6 h 90 % über die Nieren	BC
Cefazolin	2 – 4 (max. 8) g	6	i.m./i.v.	20 – 80	1.9	Nierentubuli (92 %)	BC
Cefamandol[5]	3 – 4.5 g (max. 6 g)	8	i.v. (Kurzinfusion)	8.1	1	in 6 h 90 % über die Nieren	BC
Chloramphenicol	50 mg/kg (2 – 3 g), max. Gesamtdosis: 25 g!	6	p.os, i.v. (> 15 min)	10 – 20	1 – 2.5	Leber	Bst
Clindamycin	2 (max. 4 – 8) g	6	p.os, i.m., i.v. (max. 1 g/100 ml Infusion, Dauer > 1 h!)	2 – 20	2.5	Leber	Bst
Colistin	1 Mill. E (5 mg/kg)	8	p.os, i.m., i.v. (> 60 min)	2 – 10	2 – 3	Glomerula	BC
Dibekacin	2 – 3 mg/kgKG	8 – 12	i.v. (Kurzinfusion) i.m.	6.82 – 7.16	1.5	85 % in 24 Std. über die Nieren	BC
Erythromycin	1 – 2 (max. 3) g	6	p.os, i.v.	5 – 15	1.5	Leber	Bst

Tab. 352: Fortsetzung

Antibiotika	Tagesdosis für Erwachsene bei norm. Nierenfunktion	Dosis-intervall (h)	Applikationsart	mittlere Serum-Spiegel (µg/ml)	Halbwertszeit im Plasma (h)	Elimination durch	Wirkungsmechanismus (BC = bakterizid, Bst = bakteriostatisch)
Gentamycin	3–6 mg/kg	8	i.m., i.v., i.thekal	4–12	2–3	Glomerula	BC
Kanamycin	15 mg/kg	8–12	i.m., i.v. (> 1 h!)	15–30	2–4	Glomerula	BC
Lincomycin	1.2–4 (max. 8) g	6–8	p.os, i.m., i.v. (> 1 h!)	2–20	4–5	Leber	Bst
Methicillin	12–16 g	4	i.v.	6–10	0.5	Nierentubuli	BC
Mezlocillin	100–200 (max. 300) mg/kg	8	i.v. (Kurzinfusion)	140–180	ca. 1	55% (Niere) und 25% Leber in aktiver Form	BC
Neomycin	4 g	6	p.os	–	–	nicht resorbierbar aus dem Gastrointestinaltrakt	BC
Oxacillin	8–12 g	4–6	p.os, i.m., i.v.	5–20	0.5	Nierentubuli	BC
Oxytetracyclin	1–2 g p.os, 1 g i.v.	6–12	p.os, i.v.		9	Glomerula, Leber	Bst
Penicillin-G	3–60 Mill. E.	4	p.os, i.v.	4–10	0.5	Nierentubuli	BC
Polymyxin B	2.5 mg/kg	8	p.os, i.m., i.v. (> 60 min)	1–8	4–7	Glomerula	BC
Sisomicin	3 (max. 4) mg/kg	8	i.m., i.v.	ca. 12–16	ca. 2	78–84% in 24 Std. über Glomerula	BC
Tetracycline:							
Doxycyclin[6] (Vibramycin)®	1. Tag: 200 mg, danach tgl. 100 mg.	24	p.os, i.v.	max. 5–10	22.5[6)]		Bst
Minocyclin (Klinomycin)®	200 mg	12	p.os	max. 3.5	15	Nierentubuli und Leber → Galle	Bst
Rolitetracyclin (Reverin)®	275–550 mg	12–24	i.v.	20			Bst
Tetracyclin HCl (Hostacyclin)®	1 (max. 2) g	6–12	p.os	2–10	8.5		Bst

Tobramycin	3–5 mg/kg	8	i.m., i.v.	1	2	Glomerula (93%)	BC
Trimethoprin	2 × 2 Tbl. oder 2 × 2 Amp.	12	p.os, i.v. (Infusion)		10	Niere	Bst
Vancomycin	2 g	6–12	i.v. (als Kurzinfusion)	6–20	5	Glomerula	BC
Nystatin[1]	100000 I.E. mehrmals täglich	ein- bis mehrmals täglich	p.os, in Aerosol			∅ Resorption nach oraler Gabe	BC oder Bst
Amphotericin B[2]	Initialdosis: 0.25 mg/kg/tgl., dann tgl. steigern bis 1 mg/kg	24	i.v. (2–3 Std. in 5% Glukose)	2–3	24	Niere (5% in 24 h, 20–40% in 1 Wo.)	
Miconazol[2] (Daktar®)	0.6–0.8 g	6–8	i.v. (Kurzinfusion)[4]	> 7.5	2	–	
Flucytosin[2][3] (Ancotil®)	6–10 g	6	i.v. (Kurzinfusion)	30–50	–	–	

[1] Zur Behandlung von Pharynx-, Oesophagus- und Trachea-Candidiasis

[2] Zur Behandlung von Candida-Sepsis, Aspergillosis und Cryptococcus-Infektionen, weiterhin bei Histoplasmose, Coccidioido- und Blastomykose. Miconazol als Aerosol, s. S. 91

[3] Am besten wirksam mit Amphotericin B

[4] Besser verträglich als Amphotericin B

[5] β-Lactamase-stabile Cephalosporine. Cefuroxim ist besonders wirksam gegen A- und B-Streptokokken, Gonokokken u. Meningokokken. Cefamandol wirkt vor allem auf Enterobacter- und Salmonella-Arten sowie auf Staphylokokken (auch bei Oxacillin- und Cefalotin-Resistenz (13))! Unwirksam gegen Pseudomonas und Enterokokken.

[6] Die HWZ von Doxycyclin wird durch Diphenylhydantoin und Barbiturate auf 7 h verkürzt (13)! Hingegen findet bei Niereninsuffizienz keine Kumulation statt (HWZ: 15–24).

Tab. 353a: Plasmaeiweißbindung von Antibiotika (nach (18))

Penicillin-G	50%
Ampicillin	18%
Carbenicillin	50%
Dicloxacillin	97%
Oxacillin	13%
Methicillin	38%
Azlocillin	30%
Mezlocillin	30%
Cefalotin	70%
Cefacetril	24–28%
Cefapirin	50%
Cefazolin	84%
Cefaloridin	20%
Cefamandol	67%
Cefuroxim	20%
Gentamycin	*0%!*
Sisomicin	*0%!*
Amikacin	4–10%
Erythromycin	60%
Chloramphenicol	50%
Tetracyclin	40%
Oxytetracyclin	40%
Doxycyclin	96%
Minocyclin	75%
Trimethoprim	45%
Sulfamethoxazol	70%

Tab. 353b: Kombinierbarkeit der Antibiotika:

Baktericid wirksame Antibiotika	Bakteriostatisch wirkende Antibiotika
Typ. I.: *β-Lactamring-Antibiotika*[1]) (Penicilline) (Cephalosporine) Oxacillin (penicillinasefest) *Typ. II.:* *Aminoglykosid-Antibiotika*[2]) (Streptomycin, Kanamycin, Gentamycin, Neomycin, Sisomicin, Tobramycin, Amikacin, Dibekacin) – Polypeptid-Antibiotika (Polymyxin) – Colistin	*Typ. III.:* – *Schmalspektrum-Antibiotika* (Erythromycin, Lincomycin, Clindamycin) sowie – Chloramphenicol – Tetracycline *Typ. IV.:* *Chemotherapeutika:* – Sulfonamide – Nalidixinsäure – Nitrofuran – Sulfamethoxazol + Trimethoprim

↕ sinnvolle Kombination --→ Kombination möglich ↛ nicht kombinierbar

[1]) baktericid in der Teilungsphase
[2]) baktericid in der Ruhephase

Tab. 354: Antibiotika: Elektrolytgehalt, Inkompatibilität und Wechselwirkungen
(nach (9, 10, 12, 14, 15, 16, 17, 18, 19))

Antibiotika:	Elektrolytgehalt (mmol/l):	Inkompatibilität mit:	Wechselwirkungen mit:	Wechselwirkungsfolgen:
Aminoglykoside (Kanamycin, Neomycin, Gentamycin, Amikacin, Tobramycin, Dibekacin)	Gentamycin: 0,095 Na⁺ u. 0,007 K⁺ pro 100 g	Gentamycin: Penicilline, Cephalosporine Kanamycin: Dextroselösung mit pH-Wert 3,5–6,5	Muskelrelaxantien (s. auch Muskelrelaxantien: Wechselwirkungen, Bd. I) Etacrynsäure, Furosemid, Polymyxin, Acetazolamid, NaHCO₃-Infusion	Prolong. Apnoe, Atemstillstand erhöhte Ototoxizität Verstärkte Wirkung von Antibiotika im alkalischen Milieu
Amphotericin B		0,9 % NaCl, Aminoglykosiden, Tetracyclinen	Digitalisglykosiden	verstärkte Digitaliswirkung (← Hypokaliämie)
Cephalosporine	2,26 Na⁺ pro g	CaCl₂, Calciumglukonat, Ringer-Laktat, Polymyxin B, Erythromycin, Tetracycline. Falsch positiver Coombs- und Glukosetest im Urin möglich	Etacrynsäure, Furosemid, Probenecid, Phenylbutazon	erhöhte Ototoxizität, verstärkte Wirkung von Antibiotika durch Hemmung der tubulären Sekretion
Chloramphenicol	2,95 Na⁺ pro g	Vitamin B-Komplex, Vitamin C, Polymyxin B, Tetracyclinen, Hydrokortison, Vancomycin	Bilirubinkonjugation, Diphenylhydantoin (DPH), Äthanol (antabusähnliche Symptome)	Ikterus neonatorum, erhöhte neurotoxische Wirkung von DPH
Erythromycin		Vitamin-B-Komplex, Vitamin C		
Griseofulvin			Cumarinderivaten	verminderte Wirkung von Antikoagulantien durch Enzyminduktion
Nitrofurantoin		Ringer-Laktat, Vitamin C u. B	Acetylsalicylsäure	Verminderte Nitrofurantoinwirkung[2]
Penicilline[1]	Na-Penicillin-G: 1,98 Na⁺ / 1 Mill. Einheit K-Penicillin-G: 1,7 K⁺/1 Mill. E. Carbenicillin: 5,7 Na⁺ pro g (220 mmol/40 g!)	Dextrose- oder Saccharoselösungen mit pH > 8,0, Vit.-B-Komplex, Vit. C, Chloramphenicol, Tetracycline, Metaraminol, Phenylephrin, Inf.-Lösungen mit pH < 7	Phenylbutazon, Probenecid	Verstärkte Penicillinwirkung durch Hemmung der aktiven tubulären Sekretion
Sulfonamide			Phenylbutazon, Probenecid, Salicylaten, Sulfonylharnstoffderivaten Cumarinderivaten	wie bei Penicillin Hypoglykämie! Blutungsneigung
Tetracycline		CaCl₂, NaHCO₃, Ringer-Laktat, Cephalosporinen, Heparin, Hydrokortison, Polymyxin B	Cumarinderivaten	

[1]) Carbenicillin und Ampicillin können in phys. NaCl, Azlocillin und Mezlocillin auch in 5 % Lävulose und 10 % Glukoselösung gegeben werden.
[2]) besonders bei alkalischem Urin

Literatur: (s. auch S. 633!)

(1) Ahnefeld, F. W., Burri, C., Dick, W., Halmágyi, M., Hrsg.: Prophylaxe und Therapie bakterieller Infektionen. Schriftreihe Klinische Anästhesiologie und Intensivtherapie, Bd. 8, Springer V., Berlin – Heidelberg – New York, 1975
(2) Bartmann, K.: Antimikrobielle Chemotherapie. Springer V., Berlin – Heidelberg – New York, 1974
(3) Frey, R., Hrsg.: Antibiotika. Ein Leitfaden für die Therapie in Praxis und Klinik. Aesopus Verlag, Milano – München – Lugano, 1974
(4) Hedley-Whyte, J., Burgess, G. E., Feeley, Th. W., Miller, M. G.: Applied physiology of respiratory care. Kap. 4: Problems of nosocomial pulmonary infection. Little, Brown and Comp., Boston, 1976
(5) Holtmeier, H.-J., Weisbecker, L.: Chemotherapie der Problemkeime. G. Thieme V., Stuttgart, 1974
(6) Höffler, D.: Antibakterielle Chemotherapie (in: H. P. Wolff, T. R. Weihrauch, Hrsg.: Internistische Therapie 1978. Urban & Schwarzenberg V., München – Wien – Baltimore, 1977
(8) Knothe, H.: Neue Aminoglykosid-Antibiotika: mikrobiologische Aspekte. Diagnostik & Intensivtherapie 6 (1978) 1
(9) Krupp, M. A., Chatton, M. J.: Current medical diagnosis and treatment. Lange Medical Publ., Los Altos, California, 1976
(10) Kuhlmann, J., Rietbrock, N.: Wechselwirkungen bei der antiinfektiösen Therapie. Dtsch. med. Wschr. 100 (1976) 2496
(11) Matthew, E. B., Holmstrom, F. M. G., Kasper, R. L.: A simple method for diagnosing pneumonia in intubated or tracheostomized patients. Crit. Care Med. 5 (1977) 76
(12) Neu, H. C.: Antimicrobial agents and infection (in: J. L. Berk, J. E. Sampliner, J. Sh. Artz, B. Vinocur, ed.: Handbook of Critical Care, Little, Brown and Comp., Boston, 1976, S. 309 – 351
(13) Simon, C., Stille, W.: Antibiotika-Therapie in Klinik und Praxis. F. K. Schattauer V., Stuttgart – New York, 4. Auflage, 1979
(14) Waisbren, B. A.: Critical care manual. A systems approach method. Med. Exam. Publ. Comp., Inc., New York, 1972
(15) Weinstein, L.: Chemotherapy of microbial agents (in: L. S. Goodman, A. Gilman, ed.: The Pharmacological Basis of Therapeutics. Macmillan Publ. Co., Inc., New York, 1975, S. 1090 – 1247

Weiterführende Literatur:

(16) Lang, E.: Antibiotika-Tabellen (3. erweiterte Auflage, 1978). Verlag Medizinische Information, Zeitschriften-Verlagsgesellschaft m. b. H. A-1144 Wien, Postfach 52
(17) Otten, H., Plempel, M., Siegenthaler, W. (Hrsg.): Antibiotika-Fibel. G. Thieme-Verlag, Stuttgart 1974
(18) Simon, C., Stille, W.: Antibiotika-Therapie in Klinik und Praxis. F. K. Schattauer V., Stuttgart – New York 1979
(19) «Weiße Liste» 1977/II: Fakten und Vergleiche für die rationale Therapie. A. T. I. Arzneimittel-Informations-Dienst GmbH Berlin (West), 1977, S. 8 – 39 (Neben- und Wechselwirkungen)
(20) Daschner, F.: Infektionskontrolle in Klinik und Praxis. Verlag G. Witzstrock, Baden-Baden, Köln, New York, 1979

Prophylaxe und Therapie mit Immun-Globulinen (1, 2) siehe auch: Septischer Schock, Seite 541

Derzeit existiert noch kein kommerziell erhältliches Gamma-Globulin, das folgende *Idealforderungen* erfüllt:
1. Inkorporation aller notwendigen Immunglobuline in biologisch vollwertigem Zustand und wirksamer Konzentration
2. gute Verträglichkeit in jeder Hinsicht
3. adäquate Dosierbarkeit i. m. und i. v.

Die Auffassungen über den Nutzen einer Gamma-Globulin-Therapie bei bakteriellen Infekten, insbesondere bei Patienten ohne manifeste Störung der humoralen Immunität (Immunelektrophorese!) sind geteilt! Als flankierende Maßnahme der üblichen Chemotherapie wird in diesen Fällen immer wieder die hochdosierte i. v. Verabreichung von Gamma-Globulin im Sinne einer simultanen antitoxischen und antibakteriellen Kombinationsbehandlung empfohlen. *Weniger günstig scheinen die Erfolgsaussichten dann zu sein, wenn Gamma-Globulin als «ultima ratio» bei prognostisch ernsten, antibiotikaresistenten Allgemeininfektionen verordnet wird.*

Tab. 355: Die Immunglobulin-Klassen des Humanserums (2)

Immunglobulin	Gehalt im Normalserum mg/100 ml	Wesentliches Charakteristikum
IgG	800 – 1800	Vorzugsweise gegen Proteinantigene gerichtet, Bakterien-Toxine, Viren
IgA	90 – 450	in Sekreten (Nasen-, Bronchial-, Darmschleim) besonders angereichert, gegen zahlreiche Viren gerichtet
IgM	60 – 280	vorzugsweise gegen Kohlenhydrat-Antigene gerichtet, gramnegative Erreger
IgD	0,3 – 40	? (im Nabelvenenserum angereichert)
IgE	0,01 – 0,14	Reagine

Das Normal-Immunglobulin (16% Eiweiß) besteht fast ausschließlich aus Immunglobulin G (IgG), der Hauptkomponente der menschlichen Immunglobuline. Es enthält nur geringe Anteile von IgA und IgM. Das führte zur Entwicklung von IgA- und IgM-Konzentraten (Behringwerke, Marburg), die jeweils über 20% IgA bzw. IgM, 80% IgG und 10% Eiweiß verfügen. Sämtliche Präparationen sind handwarm streng i. m. zu injizieren!

Tab. 356: Dosierung von IgA und IgM-Konzentraten

	Prophylaxe	*Therapie*
IgA und IgM	0,2 – 0,4 ml/kg; 2. Dosis nach 10 – 14 Tagen, weitere nach jeweils 4 Wochen	0,5 – 1,0 ml/kg Wiederholung nach jeweils 1 Woche, da HWZ 5 – 6 Tage

Indikation für IgA-Konzentrat: Prophylaktisch bei Infektionen durch Erreger, deren Antikörper im IgA-Bereich liegen, vor allem bei Personen mit Fehlen oder Mangel an IgA oder IgA und IgG sowie bei transitorischem Antikörpermangel (Antikörpermangelsyndrom, AMS) der Frühgeborenen und Säuglinge. Therapeutisch bei akuten Infektionen, vor allem Viruskrankheiten, bei Personen mit IgA- bzw. IgA- und IgG-Mangel.

Indikationen für IgM-Konzentrat: Prophylaktisch bei Fehlen oder Verminderung von IgM oder IgM und IgG, bei transitorischem Antikörpermangel, bei Frühgeborenen und Säuglingen, bei gehäuften Infektionen durch gramnegative Erreger. Therapeutisch bei schweren bakteriellen Erkrankungen durch gramnegative Erreger (z.B. Endotoxinschock bei Urosepsis).

Intravenös injizierbare Immunglobuline
Um das Immunglobulin intravenös verträglich zu machen, muß seine komplementbindende Eigenschaft beseitigt werden. Das kann auf verschiedene Weise erfolgen:
1. Behandlung mit Enzymen (Pepsin, Plasmin)
2. Inkubation bei sauren pH-Werten
3. Behandlung mit chemischen Agentien (Beta-Propiolakton)
4. Spezielles Fraktionierungsverfahren und Absorption mit Aktivkohle

Tab. 357: Eigenschaften verschiedener γ-Globulin-Präparate: Eiweißkonzentration, Dosierung, Applikation, Verträglichkeit (1)

Präparate	Eiweißkonzentration der gebrauchsfertigen Lösung in g%	Einzeldosis in ml/kg Körpergewicht	Applikation[5])	Verträglichkeit
Standard-γ-Globulin	16	0,1 – 0,5	i.m./s.c.	in der Regel gut[1])
Gamma-Venin (pepsin-behandelt)	5	1 – 3	i.v.	in der Regel gut[2])
Veinoglobuline (plasmin-behandelt)	1 – 5	1 – 3	i.v.	in der Regel gut[2])
Gamma-Globulin i.v. SRK (säure-behandelt)	0,6 – 1,8	0,5 – 2	i.v.	in der Regel gut[2])
Intraglobin (β-propiolacton-behandelt)	5	1 – 3	i.v.	in der Regel gut[2])
Frisch gefrorenes Plasma[4])	Gesamteiweiß 5 – 6 (Immunglobuline 1,0 – 1,5)	10 – 20	i.v.	in der Regel gut[3])

[1]) Bei der i.m. Verabreichung von mehr als 5 – 10 ml Standard-γ-Globulin pro Injektionsstelle treten häufig schmerzhafte lokale Reizerscheinungen auf. Bei Patienten mit Antikörpermangelsyndrom (AMS) kann es zu anaphylaktoiden Zwischenfällen kommen, wenn die Injektionsnadel intravasal zu liegen kommt oder wenn das Präparat zu rasch injiziert wird.
[2]) Die Verträglichkeit bei i.v. Verabreichung versteht sich für die angegebene Eiweißkonzentration der gebrauchsfertigen Lösungen und für die Einzeldosis, sofern die Präparate mit einer Infusionsgeschwindigkeit von 20 – 25 Tropfen pro Minute infundiert werden. Bei größeren Dosen, insbesondere bei höherer Eiweißkonzentration und schnellerer Infusion, können zuweilen bei AMS-Patienten Reaktionen provoziert werden.
[3]) Bei Verabreichung von Frischplasma in der angegebenen Dosierung ist das Risiko der Kreislaufüberlastung einzukalkulieren.
[4]) Plasma mit Antikoagulans
[5]) Die HWZ für die Äquilibration von Immunglobulinen zwischen Intravasal- und Extravasalkompartiment beträgt 1 – 2 Tage!

Tab. 358: Eigenschaften und Hauptindikationen verschiedener γ-Globulin-Präparate: Antikörperspektrum, immunologische und metabole Eigenschaften (1)

Präparate	Antikörperspektrum (im Vergleich zum Ausgangsplasma)	Fähigkeit zur Virus- und Toxin-Neutralisation	Begünstigung der Bakteriolyse und Phagozytose	Mittlere biologische Halbwertzeit[1])	Hauptindikation
Standard-γ-Globulin	IgA und IgM nur in Spuren vorhanden	vorhanden	vorhanden	22 Tage	Prophylaxe
Gamma-Venin (pepsin-behandelt)	IgA und IgM nur in Spuren vorhanden	vorhanden	nicht vorhanden	2 Tage	Therapie
Veinoglobuline (plasmin-behandelt)	IgA und IgM fehlen, IgG eingeschränkt	vorhanden	teilweise vorhanden	22 Tage[2])	Prophylaxe
Gamma-Globulin i. v. SRK (säure-behandelt)	IgA und IgM nur in Spuren vorhanden	vorhanden	teilweise vorhanden	18 Tage	Prophylaxe Therapie
Intraglobulin (β-propiolacton-behandelt)	IgM fehlt, IgA vermindert	vorhanden	teilweise vorhanden	15 Tage	Prophylaxe Therapie
Frisch gefrorenes Plasma	identisch	vorhanden	vorhanden	22 Tage (Serum-IgG)	Prophylaxe Therapie

[1]) Diese Bestimmungen wurden an insgesamt 30 Probanden durchgeführt (unveröffentlichte Untersuchungen). Bei jeder Analyse wurden gleichzeitig ein Aliquot des radiojodmarkierten Gesamtpräparates oder eines seiner Komponenten und zu Kontrollzwecken ein mit einem anderen Jodisotop markiertes normales Serum-IgG injiziert. Die biologische Halbwertzeit entspricht der Anzahl Tage, bis 50% der i. v. injizierten Radioaktivität aus dem Gesamtorganismus eliminiert sind. Der Aktivitätsabfall wurde mittels kumulativer Subtraktion der täglich im Urin ausgeschiedenen, freien ^{125}J bzw. ^{131}J errechnet und in % der injizierten Aktivität ausgedrückt. Die aufgrund der Plasmaeliminationskurve gleichzeitig errechnete Halbwertzeit der markierten Eiweiße im Blut (intravasales Kompartiment) erwies sich in der Regel als etwas kürzer als diejenige im Gesamtorganismus. Die Interpretation der ermittelten Daten ist insofern problematisch, als die untersuchten Präparate aus verschiedenen Eiweißkomponenten mit unterschiedlicher biologischer Halbwertzeit bestehen.
[2]) plasmin-resistente Komponente

Human-Immunglobulin Anti-Hepatitis B: siehe Seite 403.

Literatur:

(1) Barandun, S., Skvaril, F., Morell, A.: Prophylaxe und Therapie mit Gamma-Globulin. Schweiz. med. Wschr. 106 (1976) 580–586 (79 Literaturangaben!)
(2) Heide, K., Schwick, H. G.: Prophylaxe und Therapie mit Immunglobulinen. Internist 15 (1974) 465
(3) Kummer, D., Gaebel, G.: Immunglobulin-Therapie, postoperative Infektionen bei Risikopatienten. Die gelben Hefte XVIII (1978) 83
(4) Manz, R.: Das Verhalten der Gammaglobuline bei septischen Patienten einer Intensivpflegestation. Anaesthesist 24 (1975) 322
(5) Zellner, P. R., Schlayer, G., Möller, I., Köhler, G.: Der Verlauf der Immunglobuline G und M bei Schwerverbrannten. Chirurg 48 (1977) 516

Weiterführende Literatur:

(6) Fudenberg, H. H., Stites, D. P., Caldwell, J. L., Wells, J. V.: Basic and Clinical Immunology. Lange Medical Publications, Los Altos 1978
(7) Holborow, E. J., Reeves, W. G.: A comprehensive guide to clinical immunology. Grune & Stratton, New York 1977
(8) Kunkel, H. G., Dixon, F. J.: Advances in Immunology. Academic Press, New York 1977
(9) Norman, J., Whitwan, J. G. (ed.): Symposium on Immunology in Anaesthesia and Intensive Care. Br. J. Anaesth. *51* (1979) 1 (Postgraduate Educational Issue)
(10) Okoh, O.: Eitrige Meningitiden: Intrathekale und intravenöse Immunglobulintherapie. Die gelben Hefte *19* (1979) 74

Kapitel 10
Anhang

Arzneimitteldosierungen für Kinder

Eigenart der Pharmakodynamik- und Pharmakokinetik:
Im Gegensatz zum Erwachsenen ist das Neugeborene physiologisch und biochemisch nicht voll entwickelt. Die *pharmakodynamischen und pharmakokinetischen Unterschiede* beruhen auf mangelnder Reifung der Organfunktionen und Reglermechanismen:

I. *Absorption:*
1. Die Magenentleerungszeit ist beim Neugeborenen verlängert (6 – 8 Std.).
2. Magensäure wird vom Frühgeborenen in geringerem Maß als vom termingerecht entbundenen Neugeborenen gebildet (verzögerte Absorption und Diffusion).
3. Die biliäre Funktion (somit die enterohepatische Rezirkulation) ist noch nicht voll entwickelt.
4. In den ersten 2 Wochen besteht eine variierende Durchblutung in den verschiedenen Muskelgruppen.
5. Die Aktivitäten von Acetylcholin- und Plasmacholinesterase sind beim Früh- und Neugeborenen vermindert.
6. Die Membranpermeabilität ist bei unreifen Neugeborenen gesteigert.

II. *Verteilung:*
7. Das totale Flüssigkeitsvolumen beträgt beim Neugeborenen ungefähr 79 % des KG im Vergleich zu 59 % beim Erwachsenen.
8. Das extrazelluläre Volumen beansprucht bei Neugeborenen 39 – 44 % des KG, beim Erwachsenen nur 15 – 20 %.
9. Das Fettgewebe ist beim Früh- und Neugeborenen relativ schwach entwickelt (37).
10. Im ersten Lebensmonat steigt der arterielle Blutdruck konstant an. Dies ist mit Veränderungen der regionalen Gewebsperfusion verbunden.
11. Der Anteil an Pharmaka, der beim Früh- und Neugeborenen an Plasmaprotein gebunden wird, ist geringer als beim Erwachsenen. Infolgedessen steht eine größere Menge Substanz in freier oder ungebundener Form für die Diffusion zur Verfügung. Das endgültige Plasmaprotein-Bindungsvermögen wird erst nach 10 – 12 Monaten erreicht. Weitere Faktoren, die die Eiweißbindung von Pharmaka beeinflussen:
    a) qualitativ abweichendes Albumin,
    b) hohe Konzentration an Bilirubin und freien Fettsäuren,
    c) niedrigerer Blut-pH (29) und
    d) Fehlen des Y-Proteins (partiell oder komplett) in der neonatalen Leber. Es wird für die Bindung einiger Antibiotika verantwortlich gemacht.

III. *Metabolismus:*
12. Neben dem Defizit an gewissen arzneimittelmetabolisierenden Enzymen besteht außerdem noch ein z. Zt. der Geburt ungenügend entwickeltes Leberfermentsystem. Folglich sind Ab- und Umbau von Arzneimitteln durch Oxydation, Glukuronidbildung und Demethylierung deutlich verzögert.

IV. *Ausscheidung:*
13. Bei voller Anzahl von Nierenglomeruli erreicht die glomeruläre Filtration ihre volle Leistungsfähigkeit erst nach 12 Monaten (30 – 40 % bei Neugeborenen; 50 % nach 7 Tagen).
14. Die tubuläre Sekretion ist bei Säuglingen gleichfalls verlangsamt. Die volle Funktion wird erst nach 3 – 4 Monaten erreicht.
15. Die kurzfristige Leistungsminderung der tubulären Reabsorption ist innerhalb weniger Tage aufgehoben.
16. Variationen von arteriellem Blutdruck und Gefäßwiderstand bedingen Schwankungen der Nierendurchblutung bei Neugeborenen (18).
17. Das Neugeborene weist in den ersten Lebensstunden eine geringfügige Acidose auf. Nichtbeachten dieser Tatsache kann zu unerwünschtem Konzentrationsanstieg und Verstärkung, aber auch zu Ausbleiben pharmakologischer Wirkungen führen.

Berechnung der Arzneimitteldosierung bei Kindern:

Allgemein gilt, daß bei Kindern Medikamente verwendet werden sollten, die über eine große therapeutische Breite verfügen (also bei niedrigen Konzentrationen noch wirksam sind und bei hohen keine oder geringe Toxizität aufweisen). Die große Streuung pharmakokinetischer Daten Neugeborener läßt eine generelle Regel für die Berechnung von Arzneimitteldosierungen nicht zu! Als Bezugsgrößen für die Dosierung werden, außer pharmakokinetischen Methoden, Körpergewicht und Körperoberfläche am häufigsten gewählt (S. 644).

$$\text{Kinderdosis} = \frac{\text{Erwachsenendosis}}{70} \cdot \text{Gewicht des Kindes (kg)}$$

Dies gilt unter der Voraussetzung, daß relative Empfindlichkeit und Stoffwechsel denen des Erwachsenen entsprechen. Erfahrungsgemäß wird jedoch meist unterdosiert, da intensiver kindlicher Stoffwechsel und Flüssigkeitsverteilung nicht entsprechend berücksichtigt werden. Bei Säuglingen und Kleinkindern kann eine genaue Dosierung nur nach *kg Körpergewicht* erfolgen (besonders für die sich intrazellulär und im Gesamtwasserraum verteilenden Pharmaka), da Gewichts- und Körperoberflächenentwicklung im Verhältnis 1:2 stehen.
Die körperoberflächenbezogene Dosisangabe hat seine Berechtigung vor allem bei Pharmaka, die sich extrazellulär verteilen:

$$\text{Kinderdosis} = \frac{\text{Kindliche Körperoberfläche}}{\text{KOF des Erwachsenen}} \cdot \text{Erwachsenendosis}$$

Tab. 359: Prozentuale Berechnung der Kinderdosis aus der Erwachsenendosis, nach Catzel (9)

Alter	Gewicht (kg)	% der Erwachsenendosis	Anteil der Erwachsenendosis
1 Monat	3.2	12.5	1/8
2 Monate	4.5	15	
4 Monate	6.5	20	
12 Monate	10.0	25	1/4
18 Monate	11.0	30	
5 Jahre	18.0	40	
7 Jahre	23.0	50	1/2
10 Jahre	30.0	60	
12 Jahre	40.0	75	3/4
14 Jahre	45	80	

Jedes neue Arzneimittel sollte einer pharmakokinetischen Untersuchung an Kindern verschiedenen Lebensalters unterzogen werden. Mit Hilfe von Konzentrationsbestimmungen im Blut und Computerprogrammen sind – unter Berücksichtigung von KG und Dosierungsintervall – die benötigte Dosis und Plasmakonzentration zu errechnen oder gegebenenfalls zu korrigieren:

$$\text{Plasmakonzentration} = \frac{\text{Dosis}}{V \cdot K_e \cdot T}$$

wobei: V = Verteilungsraum, K_e = Eliminationskonstante, T = Dosierungsintervall bedeutet.

Tab. 360: Dosierung der gebräuchlichsten Arzneimittel in der pädiatrischen Intensivmedizin
(→ Antibiotika in der Pädiatrie, Seite 627, → a. Tab. 345, 113b, 57, 176, 277)

Pharmakon	Applikation	Dosierung	Dosierungsintervall in Stunden	Anmerkungen
Alcuronium (Alloferin)	i.v.	0.125–0.25 mg/kgKG Repetition: 0.015–0.03 mg/kgKG	bei Bedarf	Indikation: Respiratorbehandlung; volle Relaxation nach 2–3 Minuten erreicht (siehe auch Muskelrelaxantien im Kindesalter Bd. I.)
Atropin	s.c. i.v.	0.015–0.02 mg/kgKG	bei Bedarf	Vorsicht bei Fieber! (siehe auch bei Anticholinergika, Bd. I.)
Adrenalin 1:1000	s.c. i.v.	0.01 mg/kgKG (siehe auch Katecholamine u. Vasopressoren, Bd. I.)	bei Bedarf	Der Effekt adrenerger Pharmaka kann durch tricyclische Antidepressiva verstärkt werden.
Calciumglukonat 10% (Calcium-Sandoz®)	oral i.v.	100 mg/kgKG 30 mg/kgKG (bei Reanimation: 100 mg/kg i.v. oder intrakardial)	6–8	Langsame Injektion! Inkompatibilität: siehe Pharmakologie der Reanimation, Bd. I.
Chlorpromazin (Megaphen®)	i.m. i.v.	0.1–0.5 mg/kgKG	4–6	Gewebsirritierend; deshalb mit NaCl 0.9% verdünnen und langsam injizieren.
Chlorothiazid	oral	25–35 mg/kgKG/die	12	Indikation: Hypertonie und Ödem. Cave: Hypokaliämie: gesteigerte Empfindlichkeit für Digitalis (siehe Diuretika, Seite 218)
Diazoxid (Hypertonalum®)	i.v.	5 mg/kgKG als Schußinjektion! (hohe Eiweißbindung!)	6–8	Bei hypertoner Krise (siehe auch Seite 204) KI.: Diabetes mellitus!
Desferrioxamin (Desferal®)	i.v.	15 mg/kgKG/h Maximaldosis: 80 mg/kgKG/die		Indikation: Eisen-Intoxikation. Langsam injizieren oder infundieren (Gefahr der Hypotension).
Diazepam (Valium®)	oral i.m. i.v.	0.25–0.3 mg/kgKG 0.5 mg/kgKG	6–8	Indikation (i.v.): akuter Krampfanfall, Respiratorbeatmung. Langsame Injektion, da schmerzhaft; Verdünnung mit NaCl 0.9%, evtl. auch mit Fettemulsion (10).

Tab. 360: Fortsetzung

Pharmakon	Applikation	Dosierung			Dosierungsintervall in Stunden	Anmerkungen
Digoxin (s. a. S. 216)	i.v. oder i.m.	< 1 Monat	1 Monat – 1 Jahr	1 Jahr – 10 Jahre		Vollsättigungsdosis in mg/kgKG/die Erhaltungsdosis in mg/kgKG/die. Die Vollsättigungsdosis wird auf 3 Einzeldosen verteilt (nach (36)).
		0.04 (Frühgeborene: 0.03 mg/kg)	0.05	0.04 =		
		0.010	0.012	0.010 =		
Droperidol	i.v. i.m.	0.1 mg/kgKG			6 – 8	Indikation: Sedierung bei Respiratorbeatmung
Dexamethason (Decadron®)	i.v. i.m.	2.0 – 4.0 mg (Gesamtdosis 6.0 mg/kgKG)			6	Indikation: Hirnödem- bzw. Hirnödemprophylaxe, Schock (Sepsis!), Schädel-Hirn-Trauma (siehe auch S. 475). Gleichzeitige Gabe von Antazida zur Streßulcusprophylaxe!
Dopamin	i.v.	0.25 – 0.50 mg/kg/h als Tropfinfusion				Indikation: Lungenödem und septischer Schock
Furosemid (Lasix®)	i.v.	0.6 – 1.0 mg/kgKG Maximaldosis: 40 mg/die				Indikation: Herzinsuffizienz, Lungenödem. Kontrollen des Elektrolytstatus (besonders bei K^+)!
Heparin	i.v.	Initialdosis: 50 IE/kg i.v., anschließend 200 – 400 IE/kgKG/die als Infusion				siehe auch: Antikoagulantien, Seite 388 ff. bzw. Bd. I
Humanalbumin 20% (salzarm)	i.v.	10 ml/kgKG per Infusion				Volumenmangel
Hydrocortisonphosphat	i.v.	25 – 75 mg (Initialdosis); Tagesdosis: 100 mg (altersunabhängig) + 100 mg per infusionem				Indikation: Pseudocroup (bei gleichzeitiger Gabe von Antibiotika in adäquater Dosierung); Morbus Addison. Asthma bronchiale: Klinische Wirkung tritt erst nach 2 – 6 Stunden auf.
Lidocain (Xylocain®)	i.v.	1 mg/kg als Bolus. Bei Reanimation: 10 mg/kg i. kardial; bei Infusionstherapie: 0.1 – 0.2 mg/kg/min (siehe auch Antiarrhythmika, Seite 288)				Indikation: Ventrikuläre Ektopien, Kammerflimmern, Krampfanfälle: Epilepsie, grand mal, Jackson Anfall

Tab. 360: Fortsetzung

Pharmakon	Applikation	Dosierung	Dosierungsintervall in Stunden	Anmerkungen
Morphin	i.m. i.v.	0.075–0.1 mg/kgKG (siehe auch Opioidanalgetika, Bd. I.)		Indikation: Schmerzzustände, Respiratorbeatmung. Beachte: Atemdepression, Suchtgefahr!
Mannitol	i.v.	1.0–1.5 g/kgKG (die 1. Hälfte der berechneten Dosis wird innerhalb von 15–30 Minuten infundiert, die 2. Hälfte innerhalb von 2–3 Stunden) (siehe auch Osmotherapeutika, Bd. I.)		Indikation: intracranielle Drucksenkung bei Schädel-Hirntraumen, neurochirurgische Eingriffe am Gehirn. (Siehe Mannit-Test, Seite 332). Anurie und Oligurie
Natriumbikarbonat (8.4%)	i.v.	nach Base Excess (BE) (s. Bd. I)		Indikation: Metabolische Azidose. Cave: Na^+-Überschuß!
Naloxon (Narcan® Narcanti®)	s.c. i.m., i.v.	0.005–0.01 mg/kgKG (siehe auch Opiatantagonisten, Bd. I.)	1–2	Indikation: Antagonisierung der Analgetika vom Morphintyp, Dextropropoxyphen und Pentazocin. ∅ Atemdepression!
Neostigmin (Prostigmin®)	i.m. i.v.	0.05–0.08 mg/kgKG (siehe Cholinesterasehemmer, Bd. I.)		Indikation: Myasthenia gravis, Aufheben der Wirkung von kompetitiven Muskelrelaxantien nach vorheriger oder gleichzeitiger Gabe von Atropin
Orciprenalin (Alupent®)	s.c. i.m. intrakardial	als Einzeldosis: 0.01–0.03 mg 0.2–0.3 mg	Alter: 3 Monate – 1 Jahr 1–7 Jahre	Indikation: AV-Block III° Gr., Asystolie, Asthma bronchiale (siehe auch Katecholamine und Vasopressoren, Bd. I.)
Pancuroniumbromid (Pavulon®)	i.v.	0.1 mg/kgKG Repetitionsdosis: 0.02 mg/kg	bei Bedarf	Indikation: Respiratorbeatmung (siehe auch Muskelrelaxantien im Kindesalter, Bd. I.)

Tab. 360: Fortsetzung

Pharmakon	Applikation	Dosierung	Dosierungsintervall in Stunden	Anmerkungen
Phenytoin (Epanutin®)	i.v.	1.5–4.0 mg/kgKG (1.5 mg/kg: antikonvulsive Dosis, 3–4 mg/kg: antiarrhythmische Dosis)	12	Indikation: Epilepsie, Digitalisintoxikation (therapeutische Plasmakonzentration: 10–20 µg/ml). Nebenwirkungen: Nystagmus, Ataxie, Somnolenz, Gingivahyperplasie, megaloblastische Anämie. Selten: Hautausschlag, Hirsutismus, Hepatitis und Lupus erythematodes.
Phenoxybenzamin (Dibenzylin®)	i.v.	1 mg/kgKG		Indikation: Hypertonie bei Phaeochromocytom
Phenobarbital (Luminal®)	i.m. oder langsam i.v.	5 mg/kg (Initialdosis); 15–20 mg/kg/die		Indikation: Epilepsie, Spastizität und Erregungszustände
Phytomenadion (Konakion®)	i.m.	1 mg/kgKG		Verdacht auf: Morbus hämorrhagicus bei Frühgeborenen
Pethidin (Dolantin®)	i.m. i.v.	0.5–1.0 mg/kgKG	4–6	Indikation: schwere Schmerzzustände, Respiratorbehandlung
Promethazin (Atosil®)	i.m. i.v.	< 1 Jahr: 5 mg/24 h > 1 Jahr: 10–15 mg/24 h	6–8	Indikation: z.B. Unruhezustände, Verbrennungen, akute subglottische Laryngitis, Hyperthermie
Protaminsulfat	i.v.	1 mg/100 IE Heparin		Antagonisierung des Heparineffektes nach Austauschtransfusion. Langsame Injektion! (Bradykardie) siehe auch Bd. I.
Rheomacrodex 6%	i.v.	5–10 ml/kg per Infusion		Bei Hypovolämie
Rheomacrodex 10% Na-frei G (Inf.-Fl. 100 ml)	i.v.	3–7 ml/kg per Infusion		Kreislaufzentralisation, Hypovolämie (z.B. bei Neugeborenen)
Succinylcholin (siehe Band I)	i.v.	1.0–1.5 mg/kgKG	bei Bedarf	Indikation: Intubation Cave: Verwendung bei Verbrennungen, schweren Lebererkrankungen, gesteigertem intraokularen Druck und Myopathien

Tab. 360: Fortsetzung

Pharmakon	Applikation	Dosierung	Dosierungsintervall in Stunden	Anmerkungen
Spironolacton (Aldactone®)	i.v. p.os	4 mg/kg/die (Initialdosis) 2 mg/kg/die (Erhaltungsdosis)		Zusatztherapie bei Herzinsuffizienz
Theophyllin (Aminophyllin®, Euphyllin®)	i.v. p.os	5 mg/kgKG Repetitionsdosis: 1.1 mg/kgKG 6 mg/kg p.os (Initialdosis) 2 mg/kg p.os (Erhaltungsdosis)	6 stdl. oder in Infusion	Indikation: Asthma bronchiale Beachte: Injektion über große periphere Vene – nicht über eine zentrale – da sonst gefährlich hohe Konzentrationen erreicht werden! Halbwertzeit: 3.6 h (1.5 – 9.5 h)
Thiopental-Natrium (Trapanal®) siehe Bd. I.	i.v.	2–5 mg/kgKG		Indikation: Narkoseeinleitung, Akuter Krampfanfall, Schädelhirntrauma
THAM-Lösung 0,3molar Tris-Puffer-Konzentrat 3 M	i.v.	2 – 3 mmol/kgKG (Blindpufferung). Nur mit 10%iger Glucoselösung (1 ml Tris + 2 ml 10% Glucose)!		Indikation: Azidosekorrektur. Nebenwirkungen: Gefäßirritation (3 M Lösung), Hyponatriämie, Hypokaliämie, Hypoglykämie Atemdepression – bei höheren Dosen Hyperkaliämie
Tubocurarin (Curarin®) siehe Bd. I.	i.v.	0.3–0.5 mg/kgKG Repetitionsdosis: 0.06 mg/kgKG		Indikation: Muskelrelaxation bei Langzeitbeatmung
Verapamil (Isoptin®)	i.v.	0.3 mg/kg als Einzeldosis in 5%iger Glucose verdünnt		Indikation: paroxysmale supraventrikuläre Tachykardie

Tab. 361: Dosierung der gebräuchlichsten Antibiotika in der pädiatrischen Intensivmedizin
→ Antibiotika, Seite 609, → Dosierung von Antibiotika bei eingeschränkter Nierenfunktion, Seite 349

Antibiotikum und Applikation	Indikationen	Tagesdosis (in mg)	Dosierungsintervall	Nebenwirkungen, Anmerkungen
I. Penicilline: *Benzyl-Penicillin* (z. B. Penicillin 10 Mega, Penicillin 20 Mega) i. m., i. v.	Obere Luftwegsinfektionen, Endokarditis, Meningitis, Sepsis	Früh- und Neugeborene: 30 000–50 000 IE/kg/die 1 Mo. – 1 J.: 100 000–200 000 IE/kg/die 1–12 J.: 250 000 IE/kg/die (bei neonataler Sepsis: 100 000–150 000 IE/kg/die in Kombination mit Aminoglykosiden)	6 Std.	Cutananaphylaxie (5–10%), anaphylaktischer Schock (0,1%). Neurotoxizität: Konvulsionen bei sehr hohen Dosen, herabgesetzter Nierenfunktion und bei Penicillinkonzentration im Liquor von > 10 μg/ml. Nierenfunktionskontrolle!
Ampicillin (Binotal®) (Amblosin®) i. m., i. v. p. os	Epiglottitis, Luftwegsinfektionen, Pertussis, Enteritiden (E. coli, Salmonella, Shigella) Harnwegsinfekt, Meningitis, Endokarditis, Sepsis	Atem- und Harnwegsinfekt, Enteritis: 100 mg/kg/die Sepsis: 200–400 mg/kg/die Zu beachten: HWZ bei Frühgeborenen: 4 h, Neugeborenen am 1. Tag: 3,4 h, ab 4. Tag: 2,2 h	6 Std.	Diarrhoe, anaphylaktischer Schock, Cutananaphylaxie (Exanthem 5–15%). Zu beachten: Ampicillin ist unwirksam bei Klebsiellen und Pseudomonas aeruginosa! Bei Penicillin-G-resistenten Staphylokokken empfiehlt sich der Einsatz von penicillinase-resistenten Penicillinen, z. B. Oxacillin (Stapenor®, 100–250 mg/die) bei parenteraler und Dicloxacillin (Dichlor-Stapenor®) bei oraler Anwendung.
Carbenicillin (Pyopen®, Microcillin®, Anabactyl®) i. m., i. v.	Hartnäckige Harnwegsinfektionen, Infektionen in der Neonatalperiode, Leukämie, Sepsis, Immunsuppression	200 mg/kg/die; bei septischen Krankheitsbildern (Pseudomonas aeruginosa, Proteus, Klebsiellen): 300–600 mg/kg/die	8–12 Std. (Säuglinge) 6 Std. (Kinder)	Anaphylaktische Reaktionen, anaphylakt. Schock. Schwere Hypernatriämie (4,7 mmol Na$^+$ pro 1 g Carbenicillin!), Gerinnungsstörung (Petechien und Purpura bei hohen Dosen). Gelegentlich: Hypokaliämie (Kontrolle des Serum-Na$^+$ und -K$^+$-Spiegels sowie der Nierenfunktion!)

Tab. 361: Fortsetzung

Antibiotikum und Applikation	Indikationen	Tagesdosis (in mg)	Dosierungs-intervall	Nebenwirkungen, Anmerkungen
Ampicillin + *Oxacillin* (Totocillin®, Lucipen®, Summopenil®) i.v. (i.m.)	Bakt. Mischinfektionen, Osteomyelitis, Peritonitis, Endokarditis. Als Infektionsschutz bei schweren Traumen und Operationen, Sepsis	Neugeborene und Frühgeborene: 3 × 100–200 mg/die; Säuglinge bis 3 Monate: 3 × 200–300 mg/die; Säuglinge (ab 3 Mo.) und Kinder bis 2 J.: 3 × 500–1000 mg/die Kinder (2–6 J.): 3 × 1000–1500 mg/die Kinder (6–14 J.): 3 × 1500–3000 mg/die	8 Std.	Anaphylaktische Reaktionen, anaphyl. Schock. Konvulsionen bei sehr hohen Dosen (wie bei allen Penicillinen!). Toxische Nebenwirkungen bei eingeschränkter Nierenfunktion (siehe auch: Dosierung von Antibiotika bei eingeschränkter Nierenfunktion, Seite 349).
Azlocillin (Securopen®) i.v. (Kurzinfusion)	Infektionen mit Gram-negativen Problemkeimen – besonders Pseudomonas aeruginosa	Neugeborene und Frühgeborene: 2 × 50 mg/kg/die Säuglinge und Kinder: 3 × 30–80 mg/kg/die	12 Std. (Neugeborene) 8 Std. (Säuglinge und Kinder)	Überempfindlichkeitsreaktionen, anaphyl. Schock. Hautreaktionen (durch Allergengemeinschaft zwischen Epidermophyten und Penicillinen können auch Mykoseträger auf Penicillin allergisch reagieren!). Eosinophilie, Diarrhoe, Meteorismus, Anstieg der alkalischen Phosphatase.
Carbenicillin + *Oxacillin* (Resistopen®) i.v.	Gramnegative Problemkeime und penicillinase-bildende Staphylokokken (Hospitalismus)	Neugeborene: 2 × 400 mg/die Säuglinge: 3–4 × 400 mg/die Kinder (1–6 J.): 3 × 1–3 g/die	12 Std. (Neugeborene) 6–8 Std. (Säuglinge und Kinder)	wie bei Ampicillin + Oxacillin
Mezlocillin (Baypen®) i.v. (Infusion)	Initialtherapie der lebensbedrohlichen Mischinfektionen, Sepsis. Nosokomiale Infektionen, Patienten mit geschwächter Immunabwehr	Neu- und Frühgeborene: 2 × 75 mg/kg/die Säuglinge und Kinder: 3 × 50–100 mg/kg/die Lokale Anwendung: z.B. zur Spülung bei Pleuraempyem, Osteomyelitis: 1%ige Lösung	12 Std. (Neugeborene) 8 Std. (Säuglinge und Kinder)	Nebenwirkungen wie bei Azlocillin; *Zu beachten!* Wird eine Sepsis vermutet und ist der Erreger unbekannt, so kann Mezlocillin mit Oxacillin (Schutz vor den penicillinase-bildenden Staphylokokken) bzw. mit Aminoglykosiden (z.B. Sisomicin) kombiniert werden («Antibiotika der letzten Reserve»). Überwachung der Nieren- und Leberfunktion!

II. Isoxazolyl-Penicilline: *Cloxacillin* *Dicloxacillin* (Dichlor-Stapenor®) *Oxacillin* (Stapenor®, Cryptocillin®) i.m., i.v.	Infektionen mit penicillinase-bildenden Staphylokokken (Furunkel, Abszeß, Pneumonie, Osteomyelitis, Meningitis, Endokarditis, Sepsis)	Cloxacillin: 50–200 mg/kg/die Dicloxacillin: Neugeborene (<1 Mo.): 20 mg/kg/die; Säuglinge (1–12 Mo.): 20–30 mg/kg pro die; Kinder (<40 kg KG): 25–50 mg/kg/die, Kinder (>40 kg KG): max. 2000 mg/die Oxacillin: 20–40 mg/kg/die, max. 100–150 mg/kg/die	6 Std. 12 Std. (Neugeborene) 6–8 Std. (Säuglinge und Kinder) 6 Std.	Allergische Hautreaktionen; *Cave:* Mykoseträger können allergisch reagieren ohne vorher bereits mit einem Penicillin in Kontakt gekommen zu sein! Diarrhoe (<1%) Passagere Leukopenie Anstieg der Transaminasen
III. Cephalosporine: *Cefalotin* (Cepovenin®) *Cefazolin* (Gramaxin®) *Cephacetril* (Celospor®) *Cephradin* (Sefril®) *Cefamandol* (Mandokef®) *Cefuroxim* (Zinacef®) *Cefoxitin* (Mefoxitin®) i.v. (i.m., p.os)	leichte bis mittelschwere Atemwegs- und Harnwegsinfektionen durch grampositive und gramnegative Kokken und Bakterien. Nicht indiziert bei *schweren* Infektionen! Unwirksam gegen: Pseudomonas und Enterokokken Cephalosporine nur nach Testung der Resistenz einsetzen!	Cefalotin: 50–100 mg/kg/die Cefazolin: 60(–100) mg/kg/die Cephradin: 50–100 mg/kg/die. Bei E. coli und Klebsiellen: Cefuroxim: 50–100 mg/kg/die Cefamandol: 50–100 mg/kg/die Cefoxitin: 50–150 mg/kg/die *Cave!* Bei eingeschränkter Nierenfunktion soll die Einzeldosis dementsprechend reduziert werden! Man beachte, daß eine Kombination mit Aminoglykosid-Antibiotika die Nephrotoxizität erheblich erhöhen kann!	4–6 Std. 6 Std. 6 Std. 12 Std. (Neugeborene) 8 Std. (Säuglinge, Kinder)	Kontraindiziert bei bekannter Penicillinallergie (Kreuzallergie möglich). Komplikationen: Anaphylaktischer Schock, Thrombophlebitis (5%), Nekrose und Gewebsirritation bei paravenöser und s.c. Gabe, reversible Leukopenie und Eosinophilie, Hautreaktionen (Exantheme bis zu 1%, Urtikaria, makulopapulöser Ausschlag), falschpositiver Harnzucker- und Coombs-Test, besonders bei Azotämie. *Zu beachten!* Serratia, Enterokokken, Bacteroides, indolpositive Proteusarten und Pseudomonas aeruginosa sind resistent gegenüber Cephalosporinen. Die neuesten Cephalosporine: Cefuroxim (Zinacef®) und Cefoxitin (Mefoxitin®) weisen eine hohe Betalactamase-Stabilität auf. Daher können sie bei Gentamycin-resistenten Keimen wie: E. coli, Klebsiellen, Proteus, Serratia marcescens und Bacteroides eingesetzt werden.

Tab. 361: Fortsetzung

Antibiotikum und Applikation	Indikationen	Tagesdosis (in mg)	Dosierungsintervall	Nebenwirkungen, Anmerkungen
IV. Aminoglykosid-Antibiotika: *Gentamicin* (Refobacin®, Sulmycin®, Genticin®) i.m., i.v., intratracheal, intrathekal	Meningitis, Atemwegs- und Harnwegsinfektionen, schwere Mischinfektionen, Verbrennungen, Respiratorbehandlung. Insgesamt: Infektionen mit gram-negativen Problemkeimen wie Pseudomonas aeruginosa, Proteus, E. coli und Klebsiellen. Vorteile: breites Wirkungsspektrum (einschließlich Pseudomonas aeruginosa und Staphylokokken), Bakterizidie.	3–5 mg/kg/die. bei Sepsis: 7 kg/die, nach 2 Tagen: Reduktion auf 3 mg/kg/die Behandlungsdauer: 7–10 Tage (Plasmakonzentration: 5–10 μg/ml. Zeitpunkt zur Kontrolle der Plasmakonzentration: 2. Behandlungstag vor Gabe der nächsten Dosis und 1 Std. nach Verabreichung) Bei Neugeborenen: 5 mg/kg/die Bei Säuglingen (> 1 Wo): 7,5 mg/kg/die	12 Std. 8–12 Std. 12 Std. 8 Std.	*Überwachung*: Nierenfunktion, Blutbild, Transaminasen, Hörvermögen. *Vestibularis-Schädigungen* (Vertigo, Tinnitus, Nystagmus, Ménière-Syndrom, Übelkeit, Ataxie) und *Cochlearis-Schädigungen* (bei hohen Dosen und eingeschränkter Nierenfunktion): bleibende Taubheit (hohe Tonlagen)! *Nephrotoxizität*: Azotämie, Proteinurie und pathol. Harnsedimentbefund. In Einzelfällen: akute Tubulus-Nekrosen (nur unter Kombinationstherapie von Gentamicin-Cephalotin!). Überempfindlichkeitsreaktionen; selten: Agranulozytose. Präsynaptische neuromuskuläre Blockade (antagonisierbar mit Ca^{++})! *Cave!* Gentamicin sollte nur gezielt, d.h. unter Berücksichtigung von Antibiogrammen eingesetzt werden (als Antibiotikum der 2. Wahl!)
Sisomicin (Extramycin®, Pathomycin®) i.m., i.v. – Antibiotika der 1. Wahl (mit Acylureidopenicillinen zusammen)	lebensbedrohliche Atemwegs-, Harnwegs- und Gallenwegsinfektionen mit hochresistenten gram-negativen Problemkeimen, Sepsis, Peritonitis (meistens mit Acylureidopenicillinen wie Azlocillin und Mezlocillin zusammen, mit denen zumindest ein additiver Synergismus besteht). Bei Pseudo-	Säuglinge (< 2 Wo): 5 mg/kg/die Säuglinge (2–4 Wo): 6 mg/kg/die Säuglinge (> 6 Wo): 3–4,5 mg/kg/die Kinder (< 6 J.): 3–4,5 mg/kg/die Kinder (> 6 J.): 2–4 mg/kg/die *Cave!* Die Einzeldosis soll bei eingeschränkter Nierenfunktion – wie bei allen Aminoglykosid-Antibiotika – entsprechend reduziert werden!	12 Std. 8 Std. 8 Std. 8 Std. 8 Std.	*Überwachung*: Harnsediment, Nierenfunktion, Hörvermögen. *Nebenwirkungen*: Oto-vestibulo- und tubulotoxisch wie alle Aminoglykosid-Antibiotika (stärker nephrotoxisch als Gentamicin). Minderung der potentiellen Toxizität und Verbesserung der minimalen Hemmkonzentration lassen sich durch Kombination mit Azlo- und Mezlocillin erreichen (Daschner (11)). Sisomicin vereinigt die bakteriologischen Vorteile von Gentamicin und Tobramycin: eine Resistenz gegen Gentamicin oder Tobramycin

	monas ist Tobramycin (Gernebcin®-Lilly) dem Sisomicin überlegen!		schließt nicht zwingend eine Resistenz gegen Sisomicin ein! *Zu beachten!* Anstieg der Alaninaminopeptidase (AAP)-Konzentration im Urin deutet frühzeitig auf eine toxische Kumulation hin – lange bevor klinisch ein Nierenschaden bemerkt werden könnte.
Amikacin (Biklin®) i.m., i.v. – Antibiotikum der letzten Reserve	bei Gentamicin und Sisomicin-Resistenz. Nur nach entsprechender Testung (MHK-Bestimmung) anwenden!	Neu- und Frühgeborene: 1. Dosis: 10 mg, dann 15 mg/kg/die Kinder: (10) – 15 mg/kg/die	(8) – 12 Std. (8) – 12 Std.	Oto-vestibulo- und tubulotoxisch! Gleichzeitige Anwendung von Furosemid, Etacrynsäure, Antikoagulantien und Kortisonderivaten erhöht das Nephrotoxizitätsrisiko der Aminoglykosid-Antibiotika!
V. Bakteriostatisch wirkende Antibiotika: *Erythromycin* (z.B. Erycinum®, Erythrocin®) p.os, i.m., i.v.	Überempfindlichkeit gegen β-Lactamring-Antibiotika, Infektionen mit Penicillin- oder Cephalosporin-toleranten Staphylokokken, Pertussis, Mykoplasmapneumonie	Kinder > 15 kg: 12 mg/kg/die p.os 20 – 40 mg/kg/die i.m. 20 – 30 mg/kg/die i.v. Säuglinge: 10 – 20 mg/kg/die *Cave!* Die unverdünnte Stammlösung darf nicht i.v. injiziert werden! Keine Dosisreduzierung bei Niereninsuffizienz!	6 Std. 6 Std.	Bei oraler Gabe: flüssige Stühle und Flatulenz (2 – 6 %). Nach hohen i.v. Dosen: Übelkeit und Erbrechen. Allergische Reaktionen in 0.5 %. Erythromycin kann als zuverlässiges und gut verträgliches Antibiotikum der 2. Wahl bei Infektionen mit Neisserien, Haemophilus infl. und grampositiven Kokken angegeben werden. *Zu beachten!* Unter Erythromycin-Therapie ist eine schnelle Resistenzentwicklung für Staphylokokkus aureus zu erwarten!
Chloramphenicol (z.B. Paraxin®, Leukomycin®) p.os, i.m., i.v., lokal	Typhus abd, Paratyphus, Meningitis purulenta (besonders bei Ampicillin-resistenten H. influenzae). Rickettsiosen. Als Antibiotikum der 2. Wahl bei Klebsiella-Pneumonie	Früh- und Neugeborene: 25 mg/kg/die Säuglinge: 50 mg/kg/die Kinder: 50 – 80 mg/kg/die Gesamtdosis: 700 mg/kg Behandlungszeit: 7 – 10, höchstens 14 Tage	24 Std. 12 Std. 12 Std.	Den ungewöhnlich günstigen pharmakokinetischen Eigenschaften stehen ernste Nebenwirkungen gegenüber: 1. Grey-Syndrom (Temperaturabfall, Tachypnoe, Hypotonie, Anorexie, Zyanose), 2. reversible, *dosisabhängige Anämie*, 3. seltener, *dosisunabhängige aplastische Anämie* (Häufigkeit: 1:18500 – 1:70000), 4. Opticus-Neuritis mit Opticusatrophie, 5. Enterocolitis, 6. Parästhesien, 7. Allergie (0.5 – 1.5 %).

Tab. 361: Fortsetzung

Antibiotikum und Applikation	Indikationen	Tagesdosis (in mg)	Dosierungsintervall	Nebenwirkungen, Anmerkungen
Tetracyclin (z.B. Achromycin®, Supramycin®) i.m., i.v., p.os	Mycoplasma-Pneumonie, Klebsiella-Pneumonie (in Kombination mit Streptomycin), Brucellose, Malleus, Psittakose, Rickettsien, Pasteurella tularensis-Infektion.	Kinder < 10 J.: 10 – 20 mg/kg/die i.v. Kinder > 10 J.: 10 – 15 mg/kg/die i.m., i.v., 25 mg/kg/die p.os.	12 Std.	Tetracycline sollen bei Kindern unter 8 Jahren sowie während Schwangerschaft möglichst nicht verwendet werden! *Nebenwirkungen:* Reduzierung der Darmflora, Candidiasis, Diarrhoe, Colitis pseudomembranacea, Gelbfärbung der Zähne, Leberschäden bei hohen Dosen! Potenzierung eines bereits bestehenden Nierenschadens (bei gleichzeitiger Gabe von Diuretika sind Urämie und Koma möglich!). Photosensibilisierung.
Doxycyclin (Vibravenös®)		5 mg/kg/die i.v. am 1. Tag, dann 2,5 – 5 mg/kg/die i.v.	12 Std. 6 Std. 12 Std.	
Minocyclin (Klinomycin®)	Pneumokokken-, Meningokokken- u. Hämophilus-Infektionen.	wie Doxycyclin!	12 Std.	
Sulfonamid-Kombinationspräparate: *Trimethoprim (TMP) + Sulfamethoxazol (SMZ)* (z.B. Bactrim®, Eusaprim®) p.os, i.v. als Infusion	Erfolgschancen (27) bei: ak. HW-Infektionen: 70 – > 95 % chr. HW-Infektionen: 60–80 %; chr. HW-Infektionen mit Obstruktion: 50 % Ak. Schübe bei chr. Bronchitis: 55–95 %. Alternativtherapie zu Antibiotika bei gramnegativen Erregern wie Salmonellen.	Tagesdurchschnittsdosis pro kgKG: 5–6 mg Trimethoprim u. 25–60 mg Sulfamethoxazol in zwei Gaben unterteilt i.v. als Kurzinfusion (Dosisorientierung an den Se.-Kreatinin-Werten!) Keine Anwendung bei Neugeborenen (< 6 Wo), da TMP und SMZ Kernikterus verursachen können!	12 Std.	Nebenwirkungen: Hämatotoxische: Hypochromie, Anstieg der Retikulozyten, Leuko- und Thrombopenie. Allergische Hautreaktionen (besonders Exantheme), Störung der Embryogenese. *Überwachung:* Blutbild, Leber- und Nierenfunktion. *Zu beachten* sind die wertvollen pharmakokinetischen Eigenschaften: Intestinale Resorption > 90 %, Serum-Halbwertzeit: 10–11 Std., Eiweißbindung: 50–65 %, Speicherung in Knochen- und Lungengeweben. Gute Therapieergebnisse bei E. coli, Proteus- und Klebsiella-Infektionen. Geeignet für Langzeittherapie!

Literatur:

(1) Aranda, J. V., Sitar, D. D., Parsons, W. D., Lougnan, P. M., Neims, A. H.: Pharmacokinetic aspects of theophylline in premature newborns. N. Engl. J. Med. *8* (1976) 413
(2) Barkin, R. M., Greer, C. C., Schumacher, C. J.: McIntosh, K.: Haemophilus influenzae meningitis. Am. J. Dis. Child. *130* (1976) 1318
(3) Blankenbaker, W. L., DiFazio, C. A., Berry, F. A.: Lidocaine and its metabolites in the newborn. Anesthesiology *3* (1975) 325
(4) Boreus, L.: Antibiotika och barn. Symposium om parenteral intensivterapi med antibiotica. Astra, 1976, S. 115 – 123
(5) Burmeister, W.: Clinical pharmacology in paediatrics. Int. J. clin. Pharmacol. *4* (1970) 32
(6) Cohen, S. N., Olson, W. A.: Drugs that depress the newborn infant. Ped. Clin. N. Americ. *17* (1970) 835
(7) Cohen, S. N., Weber, W.: Pharmacogenetics. Ped. Clin. N. Americ. *19* (1972) 21
(8) Cook, D. R.: Neonatal anesthetic pharmacology: a review. Anesth. and Analg. *4* (1974) 544
(9) Catzel, P.: The estimation of doses for infants and children. A review and proposed standardized method. Med. Proc. *9* (1963) 280
(10) Dardel von O., Mebius, C., Mossberg, T.: Diazepam in emulsion form for intravenous usage. Acta anaesth. Scand. *20* (1976) 221
(11) Daschner, F.: In-vitro-Kombinationswirkung von Carbenicillin, Mezlocillin und Azlocillin mit Gentamicin und Sisomicin auf Pseudomonas aeruginosa, Serratia marcescens, Klebsiella pneumoniae und indol-positive Proteus-Stämme. Infection *4* (1976) 331 (Suppl. 4.)
(12) Davies, P. A.: Bacterial infections in the fetus and newborn. Arch. Dis. Childh. *46* (1971) 1
(13) Davenport, H. T.: Pediatric Anaesthesia. Heinemann Medical Books Ltd., 1973, S. 53 – 60
(14) Friis-Hansen, B.: Body composition during growth. Pediatrics *47* (1974) 264
(15) Gardner, P.: Antimicrobial drug therapy in pediatric practice. Ped. Clin. N. Americ. *1* (1974) 617
(16) Gladtke, E.: Pharmakokinetik von Chemotherapeutika in Abhängigkeit vom Lebensalter. Mschr. Kinderheilk. *3* (1971) 105
(17) Grimm, H.: Vergleichende Bestimmungen der minimalen Hemmkonzentration von Gentamicin, Tobramycin, Amikacin und Sisomicin in Isotonic Sensitest Broth. Infection *4* (1976) 309 (Suppl. 4)
(18) Houston, I. B., Oetliker, O.: The growth and development of the kidneys. Scient. Found. Pediatr. *12* (1974) 297
(19) Harnack, von, G. A.: Arzneimitteldosierung im Kindesalter. G. Thieme Verlag Stuttgart, 1965
(20) Jones, R. S., Owen-Thomas, J. B.: Care of the critically ill child, 1971, S. 294 – 307
(21) Jusko, W. J.: Pharmacokinetic principles in pediatric pharmacology. Ped. Clin. N. Americ. *19* (1972) 81
(22) Knothe, H.: Die antimikrobielle Aktivität von Gentamicin, Sisomicin und Tobramycin. Infection *4* (1976) 294 (Suppl. 4.)
(23) Lagercranth, R.: Antibiotikabehandling. Läkartidningen Suppl. I (1970) 88
(24) Levy, G., Koysooko, R.: Pharmacokinetic analysis of the effect of theophylline on pulmonary function in asthmatic children. Pediatrics *5* (1975) 789
(25) Lode, H.: Amikacin Symposium. Infection *3* (1975) 182
(26) Manotas, C. J. R., Trujillo, H. S., Londono, R. G.: Clinical and bacteriological response of newborn infants to Amikacin. J. Internat. Med. Res. *3* (1975) 223
(27) Mitenko, P. A.: Rationel intravenous doses of theophylline. N. Engl. J. Med. *289* (1973) 600
(28) Mirkin, B. L.: Perinatal pharmacology. Anesthesiology *43* (1975) 156
(29) Morselli, P. L.: Clinical pharmacokinetics in neonates. Clin. Pharmacokinetics *1* (1976) 81
(30) McCracken, G. H.: Pharmacological basis of antimicrobial therapy in newborn infants. Amer. J. Dis. Child *128* (1974) 407
(31) Otten, H., Plempel, M., Siegenthaler, W., Hrsg.: Antibiotika-Fibel. G. Thieme V., Stuttgart, 4. Aufl., 1975
(32) Otten, H., Plempel, M.: Wirkungen, Nebenwirkungen und Indikationen der Sulfonamide. Dtsch. Ärztebl. *73* (1976) 2867
(33) Rane, A., Sjöquist, F.: Drug metabolism in the human fetus and newborn infant. Ped. Clin. North. Amer. *19* (1972) 37
(34) Roberts, K. D., Edwards, J. M.: Paediatric intensive care. Blackwell Scient. Publ., Oxford and Edinburgh, 1971, S. 255 – 260
(35) Töller, U., Pohlandt, F., Heinze, F., Heinrichs, I.: Treatment of septicaemia in the newborn infant: choice of initial antimicrobial drugs and the role of exchange transfusion. Acta Paediatr. Scand. *66* (1977) 605
(36) Wettrell, G.: Digoxin therapy in infants. Acta Paediatr. Scand. 1976, Suppl. 257
(37) Widdowson, E. M.: Changes in body proportions and composition during growth. Scientif. Foundations of Paediatrics *12* (1974) 133

(38) Weingärtner, L.: Die besondere Situation des Kindesalters (In: Klin. Pharmakologie und Pharmakotherapie, Hrsg. H. P. Kuemmerle, E. R. Garrett, K. H. Spitzy. Urban & Schwarzenberg, München – Berlin – Wien, 1976, S. 1151–1162)
(39) Wilson, H. D., Eichenwald, H. F.: Sepsis neonatorum. Ped. Clin. North. Amer. *21* (1974) 571
(40) Yaffe, S. J., Juchau, M. R.: Perinatal pharmacology. Annual Review of Pharmacology *14* (1974) 219
(41) Yeary, R. A.: Drug toxicity in newborn animals. Appl. Therapeutics 1967, S. 918
(42) Yoshioka, H., Takimoto, M., Riley, H. D.: Pharmacokinetics of ampicillin in the newborn infant. J. Inf. Diseases *4* (1974) 461

Weiterführende Literatur:

(43) Goodman, L. S., Gilman, A. (ed.): The Pharmacological Basis of Therapeutics. Macmillan Publishing Co., Inc., New York 1975
(44) Melmon, K. L., Morelli, H. F. (ed.): Clinical Pharmacology. Macmillan Publishing Co., Inc., New York 1978
(45) Simon, C., Stille, W.: Antibiotika-Therapie in Klinik und Praxis. 4. Auflage, F. K. Schattauer Verlag, Stuttgart – New York, 1979
(46) Wille, L., Obladen, M.: Neugeborenen-Intensivpflege. Grundlagen und Richtlinien. Springer V., Berlin – Heidelberg – New York, 1978

Abkürzungen und Symbole

Tab. 362: Abkürzungen und Symbole in der Pulmonologie

	Symbole/Definitionen	Normalwerte/Maßeinheiten[2]), s. auch S. 5
a	= arteriell	
A	= alveolär	
AF	= Atemfrequenz	
$AaDO_2^{1,0}$	= alveolo-arterielle O_2-Differenz	25 – 65 mmHg (bei FIO_2: 1·0)
$AaDO_2^{0,21}$	= alveolo-arterielle O_2-Differenz	9 mmHg (bei FIO_2: 0·21)
AGW	= Atemgrenzwert	125 – 170 L/min
AMV	= Atemminutenvolumen ($V_T \times f$)	ca. 6 L/min (~ 90 ml/kg KG)
ARDS	= Adult Respiratory Distress Syndrome	
ASt	= Atemstoßtest (Tiffeneau-Test, FEV_1)	> 70 % der VK L/sec
ATPS	= ambient temperature & pressure, saturated	
AZQ	= Atemzeitquotient (Inspirium : Exspirium)	1 : 2
B	= atmosphärischer Druck	760 mmHg (torr)
BTPS	= body temperature & pressure saturated (100%ige Sättigung mit Wasserdampf bei 37° C!)	
C	= Compliance	L/cm H_2O oder ml/cm H_2O
c	= kapillär	
c'	= endkapillär	
C_L	= Lungencompliance (dynamische)	170 – 215 ml/cm H_2O
C_{tot}	= Compliance$_{tot.}$ (Thorax + Lunge)	100 ml/cm H_2O
C_aO_2	= arterieller O_2-Gehalt («content»)	19 ± 1 ml/100 ml Blut
$C(a-\bar{v}DO_2)$	= $a-\bar{v}DO_2$ ($a-\bar{v}O_2$-Gehaltdifferenz)	5 ml/100 ml Blut
$C_{\bar{v}}O_2$	= gemischt-venöser O_2-Gehalt (A. pulm.)	15 ml/100 ml Blut
CNPV	= Continous Negative Pressure Ventilation (Prinzip der Eisernen Lunge)	
CO_2	= Kohlensäure	
CPAP	= Continous Positive Airway Pressure	
CPPV	= Continous Positive Pressure Ventilation	

Tab. 362: Fortsetzung

	Symbole/Definitionen	Normalwerte/Maßeinheiten
CV	= «Verschlußvolumen», «closing volume»	< FRC
D	= Totraum	ml
D_L	= Diffusionskapazität, «transfer factor»	ml/min/mmHg
$D_{L_{CO}}$	= Diffusionskapazität für Kohlenmonoxyd	25 ml CO/min/mmHg
$D_{L_{O_2}}$	= Diffusionskapazität für O_2	> 15 ml O_2/min/mmHg
E, e	= exspiratorisch	
$\bar{E}$	= end-exspiratorisch	
ERV	= exspiratorisches Reservevolumen	1,2 L
f	= Frequenz	
D	= prozentueller Anteil eines Gases in einem trockenen Gasgemisch	%
FEV_1	= ASt, Sekundenkapazität	> 70 % der VK in L/sec
FIO_2	= O_2-Konzentration im Inspirationsgasgemisch	0,21 (Luft)
$F_{\bar{E}}CO_2$	= end-exspiratorische CO_2-Konzentration	3,7 Vol%
FRC	= funktionelle Residualkapazität	2,4 L
HFPPV	= High Frequency Positive Pressure Ventilation	s. S. 83
i	= ideal	
I	= inspiratorisch	
IDV	= Intermittent Demand Ventilation	
IG	= intrathorakales Gasvolumen	2,4 L
IMV	= Intermittent Mandatory Ventilation	
IPPV	= Intermittent Positive Pressure Ventilation	
IPNP	= Intermittent Positive Negative Pressure Ventilation	
IRDS	= Infant Respiratory Distress Syndrome	
IRV	= inspiratorisches Reservevolumen	3,6 – 4,3 L
L	= Lunge	
MMEAS	= MMEF: Max. mittelexspiratorische Atemstromstärke	L/sec
MWV	= maximale willkürliche Ventilation (AGW)	125 – 170 L/min
MZ	= Fremdgas-Mischzeit	sec
P_c	= kapillärer Druck	
PAP	= Pulmonalarteriendruck	25/8 mmHg (Mittel-P: < 20 mmHg)
PC	= Pulmonalkapillardruck	< 12 mmHg
$\bar{P}$	= mittlerer Druck (Blutdruck, Gas)	
PCWP	= Pulmonalkapillardruck («wedge pressure»)	< 12 mmHg
PEEP	= positiv endexspiratorischer Druck	+ cmH_2O
P_{ei}	= endinspiratorischer Druck (Plateaudruck)	cmH_2O
PEFR	= max. exspiratorischer Flow (ATPS)	> 400 L/min
PIFR	= max. inspiratorischer Flow (ATPS)	> 300 L/min
$P\bar{E}N_2$	= end-exspiratorischer Stickstoffdruck	mmHg
P_I	= Partialdruck eines Gases im Inspirationsgasgemisch	mmHg
P_B	= Barometerdruck	mmHg (torr)
$P_{res.}$	= max. inspiratorischer Druck	cmH_2O
$PtcO_2$	= transkutaner O_2-Partialdruck	mmHg
PVR	= pulm. Gefäßwiderstand	270 ± 45 dyn. sec.cm^{-5}
PAR	= pulmonal-arteriolärer Widerstand	< 150 dyn. sec.cm^{-5}
$P_aO_2^{0,21}$	= arterieller O_2-Partialdruck bei $FIO_2 = 0,21$	90 – 100 mmHg, s. S. 9
$P_aO_2^{1,0}$	= arterieller O_2-Partialdruck bei $FIO_2 = 1,0$	500 – 640 mmHg
P_AO_2	= alveolärer O_2-Partialdruck	104 mmHg

Tab. 362: Fortsetzung

	Symbole/Definitionen	Normalwerte/Maßeinheiten
P_c	= pulmonal-kapillärer Druck	< 12 mmHg
P_aCO_2	= arterieller CO_2-Partialdruck	35 – 45 mmHg
$P_{\bar{v}}O_2$	= gemischt-venöser O_2-Druck	> 35 mmHg
pH	= neg. dekadische Logarithmus zur Basis 10 der mol H^+-Ionenkonzentration	7,36 – 7,44
$\dot{Q}$	= Flow, Durchblutung	L/min
$\dot{Q}_S/\dot{Q}_T$	= Shuntvolumen (intra- oder extrakardial)	3 – 8 % des HZV
RQ	= Respiratorischer Quotient ($\dot{V}_{CO2}/\dot{V}_{O2}$)	0,8
R_{aw}	= Atemwegswiderstand	< 1,6 cmH_2O/L/sec
RV	= Residualvolumen	1,2 Liter
S_aO_2	= arterielle O_2-Sättigung	97 %
$S_{\bar{v}}O_2$	= gemischtvenöse O_2-Sättigung	> 60 %
STPD	= standard temperature & pressure, dry (0° C, 760 torr)	
T	= Temperatur	°C
TK	= Totalkapazität	6 L
V	= Volumen	
$\dot{V}_E$	= Atemminutenvolumen	Minim.: 90 ml/kgKG/min
$\dot{V}_A$	= alveoläre Ventilation	4,2 L/min
V_T	= Atemzugvolumen, «tidal volume»	500 ml[1]
V_D/V_T	= Totraum/Atemzugvolumen	< 0,33
$V_{Danat.}$	= anatomischer Totraum	2,2 ml/kgKG
$V_{Dphys.}$	= physiologischer Totraum	> 2 ml/kgKG
VK	= Vitalkapazität	4,8 L
$\dot{V}_{O_2}$	= O_2-Verbrauch	240 ml/min/m² KOF
$\dot{V}_{CO_2}$	= CO_2-Abgabe	192 ml/min
$\dot{V}/\dot{Q}$	= Ventilations-Perfusions-Verhältnis	0,8 L/min
v	= venös	
$\bar{v}$	= gemischt-venös	
$V_T/\dot{V}_{O_2}$	= Ventilationsäquivalent	22 – 25
ZEEP	= endexspiratorischer Druck = 0	cm H_2O

[1] s. Radford-Nomogramm, Bd. I
[2] die angegebenen Werte beziehen sich auf Normalpersonen mit einer Körperlänge von 175 cm und einem Körpergewicht von 75 kg!

Tab. 363: Abkürzungen und Symbole in der Kardiologie

Symbole/Definitionen		Normwerte/Maßeinheiten
a	= arteriell	
AKG	= Apex-Kardiogramm	
AKKG	= Apex-Karotis-Kardiogramm	
AP	= Angina Pectoris	
ASZ	= Anspannungszeit, s. PEP	
ATZ	= Austreibungszeit (s. a. PEP)	195 – 310 msec
AF (EF)	= Auswurffraktion (EDV–ESV/EDV)	60 – 75 %
BV	= Blutvolumen (s. a. Bd. I u. S. 408 – 409)	♂: 2.74 l/m² oder 71 – 78 ml/kg ♀: 2.37 l/m² oder 64 – 70 ml/kg
c	= kapillär	
c'	= endkapillär	
CHK (KHK)	= Koronare Herzkrankheit	
DC	= Gleichstrom	
dp/dt_{min}	= Minim. Druckanstiegsgeschwindigkeit	1303 ± 79 torr/sec
dp/dt_{max}	= Max. Druckanstiegsgeschwindigkeit der li. Kammer	1850 ± 147 torr/sec
EMS	= elektromechanische Kammersystole (QS_2-Dauer)	$QS_{2corr.}$ = ♂: 547−2·1 × HF ♀: 549−2·0 × HF
EDV	= enddiastolisches Volumen	152 ± 4 ml (bzw. 70 ml/m²)
ESV	= endsystolisches Volumen	43 ± 2 ml
EF	= AF	
HF (HR,f)	= Herzfrequenz	Schläge/min
HI (CI)	= Herzindex	2.7 – 4.3 l/min/m² KOF
HZV (CO)	= Herzzeitvolumen ($\dot{V}O_2$/a-$\bar{v}DO_2$)	7.17 ± 0.49 l/min
HA	= Herzarbeit	11700 ± 680 mmHg ml/min/kg
HB	= Hissches Bündel	
IHK	= ischämische Herzkrankheit	
IHV	= Isovolämische Hämodilution	
IEZ	= Isovolumetrische Erschlaffungszeit Incisur der Carotispulscurve bis «0»-Punkt des AKG)	82 (50 – 120) msec
IKZ	= Isovolumetrische Kontraktionszeit (ASZ–PKZ)	
IHSS, ISTA	= Idiopathische Hypertrophe Subaortenstenose	
IABP	= Intraaortale Gegenpulsation	
IP	= Isovolumetrischer Druck zum Zeitpunkt von dp/dt_{max}.	
K.I.	= Kontraktilitätsparameter: a) $\dfrac{LVSA\ (g.m.ml^{-1})}{EDV\ (in\ ml)}$ b) $\dfrac{dp/dt_{max}}{IP}$ c) $\dfrac{dp/dt_{max}}{IP-LVEDP}$	
LA	= linker Vorhof	
LBBB, LSB	= Linksschenkelblock	
LV	= linker Ventrikel	
LAHB, LAH	= Linksanteriorer Hemiblock	

Tab. 363: Abkürzungen und Symbole in der Kardiologie (Fortsetzung)

Symbole/Definitionen		Normwerte/Maßeinheiten
LAP	= linker Vorhofdruck (Mitteldruck)	7.17 ± 0.49 torr
LPHB, LPH	= Linksposteriorer Hemiblock	
LVEDP	= linksventrikulärer enddiastolischer Druck (Vorbelastung – preload; an gesunden Probanden identisch mit dem PCWP)	10 ± 2 torr
LVET	= left ventricular ejection time (Austreibungszeit der mechanischen Systole), s. PEP	195 – 310 msec
LVH	= Linksventrikuläre Hypertrophie	
LVSA	= Li. ventrikuläre Schlagarbeit (HI × $\dot{P}_{ao}$ × 0.0144)	56 ± 6 g.m/m² KOF
$M\dot{V}O_2$	= myokardialer O_2-Verbrauch	ml/min/100 g
MAP	= $\bar{P}_{art.}$ (art. Mitteldruck = $P_{diast} + \frac{Psyst - Pdiast}{3}$)	70 – 105 torr
MI (AMI)	= Myokardinfarkt	
MSER	= mittlere systolische Austreibungsstärke	ml/sec
MTT	= mean transit time	15 ± 1.4 sec
O_2-Verfügbarkeit (O_2-availability) =		600 ± 50 ml/min/m² KOF
P	= Druck	
p	= pulmonal	
PA	= Art. pulmonalis	
$\bar{P}$	= Mitteldruck	
$\bar{P}_{RA}$	= Mitteldruck im re. Vorhof	5.5 ± 0.5 torr
P_{RVS}	= Syst. Druck im re. Ventrikel	28 ± 3.5 torr
P_{APS}	= Syst. Druck in der Pulmonalarterie	27 ± 3.5 torr (15 – 30 torr)
P_{APD}	= Diast. Druck in der Pulmonalarterie	12.5 ± 2 torr (5 – 12 torr)
$\bar{P}_{AP}$ (PAMP)	= Mitteldruck in der Pulmonalarterie	17 ± 3 torr
PCWP	= Pulmonalkapillardruck («wedge pressure»)	5 – 12 torr
P_{LVED}	= enddiastolischer Druck im li. Ventrikel	10 ± 2 torr
P_{LVS}	= syst. Druck im li. Ventrikel	124 ± 4 torr
P_{ao}	= syst. Aortendruck	124 ± 4 torr (90 – 140)
P_{art} (MAP)	= arterieller Mitteldruck (Nachbelastung, afterload)	93 ± 3 torr
ΔP	= Spätdiastolischer Druckanstieg im li. Ventrikel	7.5 ± 1 torr
ΔP/ΔV	= Index für die Steifigkeit des li. Ventrikels (= Diastolische Dehnbarkeit)	0.13 ± 0.05 torr/ml
PKZ	= Präisovolumetrische Kontraktionszeit (QS_1-Dauer) (Maß für die «wahre elektromechanische Verzögerung»)	
PVR	= pulmonaler Gesamtgefäßwiderstand [(P_{AP}–PCWP) × 80/HZV]	270 ± 45 dyn sec cm^{-5}
PEP	= preejection phase = Anspannungszeit (ASZ) (Differenz der elektromechanischen Systole und Austreibungszeit: QS_2–ATZ, wobei ATZ vom Beginn des steilen Anstieges der Carotispulskurve bis zur Incisur der Carotispulskurve dauert).	50 – 120 msec
$\dot{Q}$	= HZV	
QS_2-Zeit	= Dauer der elektromechanischen Systole	s. EMS
QA_2	= gesamte Systolendauer	< 400 msec
RV	= Regurgitationsvolumen	
RA	= re. Vorhof	

Tab. 363: Abkürzungen und Symbole in der Kardiologie (Fortsetzung)

Symbole/Definitionen		Normwerte/Maßeinheiten
RFP	= rasche Füllungsphase (Vom «0»-Punkt des AKG bis zum Ende der raschen Füllungswelle)	90 – 100 msec
RV	= re. Ventrikel	
RVEDP	= re. ventrikulärer enddiastolischer Druck	< 7 torr
RR	= Riva-Rocci	
R_s	= W_{per} = TPR	900 – 2200 dyn sec.cm^{-5}
RSB (RBBB)	= Rechtsschenkelblock	
RVH	= Rechtsventrikuläre Hypertrophie	
SV	= Schlagvolumen (HZV × 1000/HF)	107 ± 6 ml
SVI	= Schlagvolumenindex (HZV × 1000/HF/m²)	40 ± 7 ml/m² KOF (30–65)
SL	= Schlagleistung/($\bar{P}_{ao}$–LVED) × MSER × 0.0144/	g.m/sec
SA	= Schlagarbeit/($\bar{P}_{ao}$–LVED) × SV × 0.0144/	g.m
SAI (SWI)	= Schlagarbeit-Index	
	a) li. Kammer (LVSWI)	51 – 61 g.m/m² KOF
	b) re. Kammer (RVSWI)	8 – 12 g.m/m² KOF
SLI	= Schlagleistung-Index	0.8 – 1.4 g.m/sec/m² KOF
t	= Impulsdauer	
	– Isometrische Kontraktionszeit	0.07 – 0.09 sec
	– Austreibungszeit	0.22 – 0.32 sec
	– Diast. Füllungszeit	0.38 – 0.50 sec
T	= Temperatur (°C)	
t-dp/dt$_{max}$	= (Zeitintervall vom Beginn der Ventrikelkontraktion bis zum Erreichen von dp/dt$_{max}$)	61.5 ± 5 msec
TPR	= peripherer Gefäßwiderstand, s. W_{per}	
TTI	= Tension-Time-Index (entspricht dem syst. Spannungs-Zeit-Integral bzw. dem syst. Druck-Zeit-Integral eines Ventrikels. Maß für die systolisch entwickelte und aufrechterhaltende Myokardspannung. Dient als Korrelat zum M$\dot{V}O_2$ und Substratverbrauch des Myokardiums) (Formel: TTI = LVET × P_{ao} × HF)	1089 ± 51 mmHg.sec/cm
V	= Spannung in Volt	
ΔV	= spätdiastolischer Volumeneinstrom in den li. Ventrikel	58 ± 9 ml/sec
$\dot{V}O_2$	= Sauerstoffverbrauch (HI × 10 × a-$\bar{v}DO_2$)	140 ± 25 ml/min/m² KOF
VCS	= V. cava sup.	
VCI	= V. cava inf.	
$\dot{V}_{cor}$	= myokardiale Durchblutung	
VSD	= Ventrikelseptumdefekt	
W_{per} (TPR)	= peripherer Gefäßwiderstand	900 – 2200 dyn.sec/cm^5
	$W_{per} = \dfrac{(MAP-ZVD) \cdot 1.332}{HZV/60}$, wobei 1.332 ein Umrechnungsfaktor ist (von mmHg → dyn./cm²)	
W_{cor}	= koronarer Gefäßwiderstand = $\dfrac{\text{Perfusionsdruck}}{\dot{V}_{cor}}$ mmHg/ml/min/100 g	
ZBV (CBV)	= zentrales (intrathorakales) Blutvolumen ZBV = MTT × HI × 16.7	830 ± 86 ml/m² KOF
ZVD (CVP)	= Zentralvenöser Druck	0 – 8 cmH$_2$O

Literatur:

(1) Altman, Ph. L., Dittmar, D. S.: Respiration and circulation. Feder. of Amer. Societies for experimental biology. Bethesda, Maryland 1971, S. 352–53
(2) Grossmann, W.: Cardiac catheterization and angiography. Lea & Febiger, Philadelphia, 1974
(3) Just, H.: Herzkatheterdiagnostik. boehringer mannheim: diagnostica-therapeutica, 1976
(4) Lexikon medizinischer Abkürzungen. 3. Aufl. Sandoz AG, Nürnberg 1975
(5) Lohmöller, G., Lohmöller, R., Lydtin, H.: Lexikon der kardiologischen Terminologie. Kurzmonographien Sandoz Nr. 8, Sandoz AG, Nürnberg 1973
(6) Riecker, G.: Klinische Kardiologie. Springer V., Berlin – Heidelberg – New York, 1975, S. 36
(7) Reindell, H., Roskamm, H., Hrsg.: Herzkrankheiten. Pathophysiologie, Diagnostik, Therapie. Springer V., Berlin – Heidelberg – New York, 1977, S. 211–13
(8) Shoemaker, W. C., Elwyn, D. H., Levin, H., Rosen, A. L.: Early prediction of death and survival in postoperative patients with circulatory shock by nonparametric analysis of cardiorespiratory variables. Crit. Care Med. 2 (1974) S. 318
(9) Klinische Physiologie der Atmung. Abkürzungen · Symbole · Einheiten · Definitionen. Europäische Gesellschaft für klinische Physiologie der Atmung 1978, Dr. K. Thomae GmbH, 1978

S.I.-Einheiten

Tab. 364: Biochemische Daten: Normwerte in S.I.-Einheiten. Nach R. P. H. Dunnill, B. E. Crawley: Clinical and resuscitative data. Blackwell Scient. Publ., Oxford, 1977, S. 25–30, S. 37–39 und 40 (→ auch S.I.-Einheiten, Bd. I.)

Parameter	Normwerte in alten Einheiten	Korrektionsfaktoren: alt → S.I.	Normwerte in S.I.-Einheiten
a) *Plasma:*			
Aceton	0.3 – 2.0 mg%	172	51.6 – 344 µmol/l
Adrenalin	0.01 µg%	54.6	0.546 nmol/l
Aminosäure-N	3.5 – 5.5 mg%	0.714	2.5 – 4 mmol/l
Ammoniak	40 – 50 µg%	0.59	23.6 – 48 µmol/l
Amylase	60 – 150 Somogyi-E.	20.6	1236 – 3090 IE/l
Base excess	± 2 mÄq/l	1	± 2 mmol/l
Bikarbonat			
– standard	21 – 25 mÄq/l	1	21 – 25 mmol/l
– aktuell	24 – 32 mÄq/l	1	24 – 32 mmol/l
Bilirubin			
– gesamt	0.3 – 1.1 mg%	17.1	3 – 19 µmol/l
– konjugiert	< 0.4 mg%	17.1	< 7 µmol/l
Bromid	0.7 – 1.3 µg%	1	0.7 – 1.33 µmol/l
Bromsulphalein	< 5 % 45 min nach 5 mg/kg i. v.		–
Calcium, gesamt	8.5 – 11 mg% (4.5 – 5.7 mÄq/l)	0.25 (0.5)	2.1 – 2.7 mmol/l
Calcium, ionisiert	4 – 5 mg%	0.25	1 – 1.25 mmol/l
Catecholamine	1 µg%	54.6	54.6 nmol/l
Cholesterin	140 – 300 mg%	0.026	3.6 – 7.8 mmol/l
Chlor	95 – 105 mÄq/l	1	95 – 105 mmol/l
Cortisol	6 – 25 µg%	27.6	170 – 700 nmol/l
Creatin	0.2 – 0.8 mg%	76	15.2 – 60.8 µmol/l
Creatinin	0.5 – 1.4 mg%	88.4	45 – 120 µmol/l
Eisen	60 – 200 µg%	0.179	10.7 – 35.8 µmol/l

Tab. 364: Fortsetzung

Parameter	Normwerte in alten Einheiten	Korrektionsfaktoren: alt → S.I.	Normwerte in S.I.-Einheiten
Eiweiß, gesamt	6.2 – 8.2 g%	10	62 – 82 g/l
– Albumin	3.6 – 5.2 g%	10	36 – 52 g/l
– Globulin	2.4 – 3.7 g%	10	24 – 37 g/l
IgA	90 – 300 mg%	–	
IgG	800 – 1800 mg%	–	
IgM	60 – 250 mg%	–	
IgD	0.3 – 40 mg%	–	
Fibrinogen	150 – 400 mg%	0.01	1.5 – 4 g/l
Folsäure	3 – 20 µg/ml	1	3 – 20 ng/l
Glucose, nüchtern	55 – 104 mg%	0.055	3 – 5.8 mmol/l
Glucose, postprand.	< 180 mg%	0.055	< 10 mmol/l
Harnsäure	2 – 7 mg%	0.06	0.1 – 0.4 mmol/l
Harnstoff	15 – 40 mg%	0.166	2.5 – 6.5 mmol/l
Harnstoff-N	10 – 20 mg%	0.166	1.6 – 3.3 mmol/l
Kalium	3.8 – 5 mÄq/l	1	3.8 – 5 mmol/l
Ketonkörper (Aceton)	0.8 – 1.4 mg%	98	80 – 140 µmol/l
LDH	100 – 300 E	2.1	200 – 500 IE/l
Lipase	0 – 20 (max. 285) U/l	–	–
Lipide, gesamt	400 – 1000 mg%	0.01	4 – 10 g/l
Magnesium	1.4 – 2.8 mÄq/l	0.411	0.7 – 1 mmol/l
Methaemoglobin	0.01 – 0.5 g%	10	0.1 – 5 g/l
Milchsäure	3.6 – 15 mg%	0.111	0.4 – 1.6 mmol/l
Natrium	135 – 147 mÄq/l	1	135 – 147 mmol/l
Noradrenalin	0.05 µg%	59	2.95 nmol/l
Osmolalität	280 – 295 mosmol/kg	1	280 – 295 mosmol/kg
pH, venös	7.32 – 7.42	–	36 – 44 nmol/l H^+
pH, arteriell	7.36 – 7.45	–	38 – 48 nmol/l H^+
pO_2, arteriell	90 – 110 mmHg	0.133	12 – 15 kPa
pCO_2, arteriell	34 – 46 mmHg	0.133	4.5 – 6.1 kPa
Phosphat	2 – 4.5 mg%	0.323	0.64 – 1.4 mmol/l
			1 – 1.8 mmol/l (Kinder)
Phosphat, saure	1 – 5 KA E.	1.77	1 – 7 IE/l (37° C)
Phosphatase, alk.	3 – 13 KA E.	7.1	25 – 100 IE/l (37° C)
Pyruvat	0.3 – 0.8 mg%	113.5	34 – 80 µmol/l
Pufferbase	48 mÄq/l	1	48 mmol/l
Serotonin	0.1 – 0.35 µg/ml		
Sulfat	1 – 1.8 mg%	0.31	0.312 – 0.56 mmol/l
Thyroxin-Jod (T_4)	5 – 12 µg%	12.9	65 – 155 nmol/l
Transaminasen:			
– SGOT	0 – 40 E/ml	0.75	0 – 30 IE/l
– SGPT	0 – 12 E/ml	2	0 – 24 IE/l
Triglyceride	30 – 150 mg%	0.0113	0.34 – 1.7 mmol/l
Transferrin	120 – 200 mg%	0.01	1.2 – 2 g/l
T_3-Aufnahme	82 – 128 %		82 – 128 %
Zink	1 – 2 mÄq/l	0.5	0.5 – 1 mmol/l

Tab. 364: Fortsetzung

Parameter	Normwerte in alten Einheiten	Korrektionsfaktoren: alt → S.I.	Normwerte in S.I.-Einheiten
b) *Urin:* (Menge pro 24 h):			
Adrenalin	10 – 15 µg	0.00546	0.05 – 0.85 µmol
Ammoniak	0.3 – 1 g	59	17.7 – 59 mmol
Amylase	8000 – 32000 E		
Aminosäure-N	50 – 50 mg	0.0714	4 – 20 mmol
Aldosteron	< 15 µg	2.87	< 43 nmol
Calcium	100 – 300 mg	0.025	2.5 – 7.5 mmol
Chlorid	100 – 300 mÄq	1	100 – 300 mmol
Cortisol	130 – 360 µg	0.0028	0.36 – 0.99 µmol (♂)
			0.19 – 0.77 µmol (♀)
Creatin	0 – 50 mg	7.6	0 – 380 µmol (Erw.)
			68 µmol/kg (Neugeb.)
Creatinin	1 – 2 g	8.85	8.85 – 17.7 mmol
Creatinin-Clearance	120 ml/min	–	
Glucose	0 – 0.2 g%	55.5	0 – 11 mmol/l
Harnstoff	15 – 35 g	0.166	2.49 – 5.91 mol
Harnstoff-Clearance	60 – 95 ml/min	–	
Harnsäure	0.5 – 2 mg	5.95	3 – 12 mmol
Hydroxyprolin	10 – 30 mg/g Creatinin	0.0076	0.08 – 0.25 mmol
5-Hydroxyindolessigsäure	3 – 14 mg	5.23	15 – 75 µmol
Kalium	30 – 100 mÄq	1	30 – 100 mmol
17-Ketosteroide	10 – 30 mg	3.47	34.7 – 104 µmol
Koproporphyrin	100 – 200 µg	1.53	150 – 300 nmol
Magnesium	80 – 120 mg	0.0411	3.5 – 5 mmol
Natrium	50 – 200 mÄq	1	50 – 200 mmol
Noradrenalin	5 – 100 µg	5.92	29.6 – 592 nmol
Osmolalität	100 – 1000 mosmol/kg Urin	1	100 – 1000 mosmol/kg Urin
Oxalat	20 – 40 mg	0.011	0.2 – 0.4 mmol
Phosphate	0.5 – 1.5 g	32.3	15 – 50 mmol
Pregnandiol	0 – 10 mg	3.12	0 – 3.1 µmol
pH	4.5 – 8	–	
Porphobilinogen	0.2 – 2 mg	4.42	1 – 10 µmol
RBF (ml/min)	500 – 800 ml/min	–	
Urobilinogen	0 – 4 mg	1.68	0 – 6.7 µmol
Uroporphyrin I + III	0 – 25 µg	1.2	0 – 30 nmol
VMS	2.94 – 4.39 mg	5.046	15.1 – 22.7 µmol
c) *Liquor cerebrospinalis:*			
Druck	70 – 150 mmH$_2$O	0.133	9.33 – 20 kPa
Volumen	120 – 140 ml	1	120 – 140 ml
pH	7.30 – 7.35	–	50 – 54 nmol/l H$^+$
spez. Gewicht	1007	1	1007
Osmolalität	306 mosmol/kg	1	306 mosmol/kg
Chlor	120 – 130 mÄq/l	1	120 – 130 mmol/l
Glucose	40 – 100 mg%	0.055	2.2 – 5.5 mmol/l
Kalium	3 – 4 mÄq/l	1	3 – 4 mmol/l

Tab. 364: Fortsetzung

Parameter	Normwerte in alten Einheiten	Korrektionsfaktoren: alt → S.I.	Normwerte in S.I.-Einheiten
Natrium	140 mÄq/l	1	140 mmol/l
Harnstoff	8 – 40 mg%	0.166	1.33 – 6.64 mmol/l
Eiweiß	15 – 40 mg%	10	150 – 400 mg/l
d) *Faeces:*			
Menge	100 – 200 g (65 % H_2O)	1	100 – 200 g
Fett	< 5 g	1	< 5 g
Stickstoff	1 – 2 g	71.4	70 – 140 mmol

Weiterführende Literatur:

Lippert, H.: S.I.-Einheiten in der Medizin. 2. Aufl., Urban & Schwarzenberg, München – Wien – Baltimore 1978

Kinder

← Nomogramm zur Berechnung der Körperoberfläche[1] Erwachsener

Nomogramm zur Berechnung der Körperoberfläche[1] von Kindern →

Man verbinde Körpergröße und -gewicht durch eine Gerade. Der Schnittpunkt dieser Geraden mit der mittleren Skala ergibt die Körperoberfläche.

[1]) Nach der Formel von DuBois und DuBois, Arch. intern. Med. 17 (1916) 863

Erwachsene

Tab. 365: Nomogramm zur Berechnung der Körperoberfläche (KOF)
Aus: Documenta Geigy, wissenschaftliche Tabellen, 6. Auflage 1960

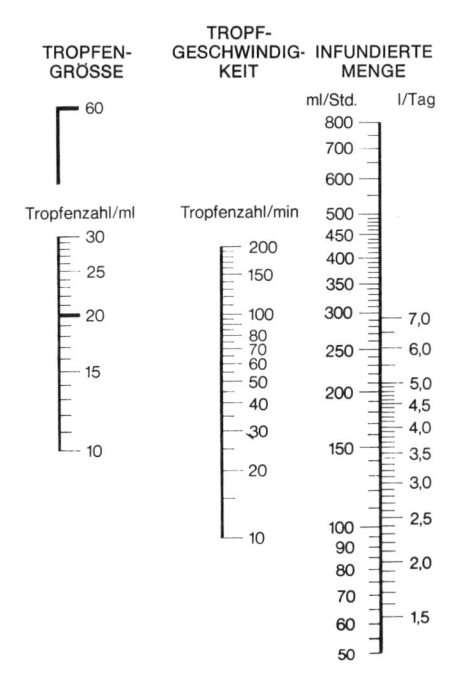

Abb. 187: Nomogramm zur Bestimmung der Tropfenzahl/Minute (s. auch Bd. I)

20 Normal-Tropfen = 1 ml
60 Mikro-Tropfen = 1 ml

Aus: Kompendium für Infusionstherapie und bilanzierte Ernährung
Hrsg.: Dr. W. Fekl (Wissenschaftliche Abteilung der pharmazeutischen Werke J. Pfrimmer + Co. Erlangen)

Bibliographie der Intensivmedizin: eine Auswahl

1. Abdulla, W., Frey, R.: ABC der Verbrennungsbehandlung. Gustav Fischer Verlag, Stuttgart, 1977
2. Ahnefeld, F. W., Bergmann, H., Burri, C. et al.: Notfallmedizin. Springer Verlag, Berlin – Heidelberg – New York, 1976
3. Antonaccio, M. I.: Cardiovascular Pharmacology. Raven Press, New York, 1977
4. Alpert, J. S., Francis, G. S.: Manual of Coronary Care. Little, Brown and Company, Boston, 1977
5. Ayella, R. J.: Radiologic Management of the Massively Traumatized Patient. The Williams & Wilkins Co., Baltimore, 1978
6. Behrendt, D. M., Austen, W. G.: Patient Care in Cardiac Surgery. Little, Brown and Co., Boston, Mass., 1976
7. Belcher, J. R., Sturridge, M. F.: Thoracic surgical management. Baillière Tindall, London, 1972
8. Berk, J. L., Sampliner, J. E., Artz, J. Sh., Vinocur, B.: Handbook of Critical Care. Little, Brown and Co., Boston, 1976
9. Berlyne, G. M.: A course in renal diseases. Blackwell Scientific Publications, Oxford – London – Edinburgh – Melbourne, 1974
10. Blaisdell, F. W., Lewis, F. R., jr.: Respiratory distress syndrome of shock and trauma. Post-traumatic respiratory failure. W. B. Saunders Comp., Philadelphia, 1977
11. Chung, E. K.: Cardiac emergency care. Lea & Febiger, Philadelphia, 1975
12. Chruchill-Davidson, H. C. ed.: A Practice of Anaesthesia, 4. ed., Lloyd-Luke Ltd., London, 1978
13. Comroe, J. H., jr.: Physiologie der Atmung. F. K. Schattauer-Verlag, Stuttgart – New York, 1968
14. Comroe, J. H., Forster, R. E., Dubois, A. B., Briscoe, W. A., Carlsen, E.: Die Lunge. F. K. Schattauer-Verlag, Stuttgart – New York, 1968
15. Daschner, F.: Infektionskontrolle in Klinik und Praxis. Verlag G. Witzstrock, Baden-Baden, Köln, New York, 1979
16. Daunderer, M., Weger, N.: Vergiftungen. Erste-Hilfe-Maßnahmen des behandelnden Arztes. Springer Verlag, Berlin – Heidelberg – New York, 1978
17. Deutsch, E., Geyer, G., Hrsg.: Laboratoriumsdiagnostik. Verlag S. Karger, Basel, München, Paris, London, New York, Sidney, 1975
18. Dhom, G.: Schock und Intensivmedizin. Gustav Fischer Verlag, Stuttgart – New York, 1979
19. Dreisbach, R. H.: Handbook of poisoning. 8th ed. Lange Medical Publ., Los Altos, California, 1977
20. Fischer, J. E., ed.: Total parenteral nutrition. Little, Brown and Comp., Boston, 1976
21. Frey, Ch. F.: Initial management of the trauma patient. Lea & Febiger, Philadelphia, 1976
22. Gaskell, D. V., Webber, B. A.: The Brompton Hospital Guide to Chest Physiotherapy. Blackwell Scientific Publ., Oxford – London, 1977
23. Gill, W., Long, W. B.: Shock Trauma Manual. Williams & Wilkins Comp., Baltimore, 1979
24. Gobiet, W.: Intensivtherapie nach Schädel-Hirn-Trauma. Springer Verlag, Berlin – Heidelberg – New York, 1977
25. Goodman, L. R., Putman, Ch. E.: Intensive Care Radiology: Imaging of the Critically Ill. The C. V. Mosby Co., St. Louis, 1978
26. Goodman, L. S., Gilman, A., ed.: The pharmacological basis of therapeutics. 5th ed., MacMillan Publ. Co., Inc., New York – Toronto – London, 1975
27. Grossman, W., ed.: Cardiac catheterization and angiography. Lea & Febiger, Philadelphia, 1974
28. Guenter, C. A.: Pulmonary Medicine. J. B. Lippincott, Philadelphia, 1977
29. Hanson, G. C., Wright, P. L.: The Medical Management of the Critically Ill. Academic Press, London – New York, 1979
30. Hedley-White, J., Burgess, G. E., Feeley, T. W., Miller, M. G.: Applied Physiology of Respiratory Care. Little, Brown and Co., Boston, 1976
31. Hill, D. W., Dolan, A. M.: Intensive care instrumentation. Academic Press, London – New York – San Francisco, 1976
32. Just, H.: Herzkatheter-Diagnostik. In der Studienreihe Boehringer, Mannheim, 1976
33. Kaindl, F., Pachinger, O., Probst, P.: Die ersten 24 Stunden des Herzinfarkts. Verlag G. Witzstrock, Baden-Baden, Köln, New York, 1977
34. Kelman, G. R.: Applied cardiovascular physiology. Butterworths, London – Boston, 1977
35. Kinney, J. M., Bendixen, H. H., Powers, S. R.: Manual of surgical intensive care. W. B. Saunders, Philadelphia, 1977
36. Klinge, R.: Kardiologische Diagnostik in interner Klinik und Praxis. F. K. Schattauer-Verlag, Stuttgart – New York, 1974

37. Kucher, R., Steinbereithner, K., Hrsg.: Intensivstation, Intensivpflege, Intensivtherapie. G. Thieme-Verlag, Stuttgart, 1972
38. Lawin, P., Hrsg.: Praxis der Intensivbehandlung. G. Thieme-Verlag, Stuttgart, 1975
39. Ledingham, I. McA., ed.: Recent Advances in Intensive Therapy. Churchill-Livingstone, Edinburgh – London – New York, 1977
40. Lee, H. A.: Parenteral nutrition in acute metabolic illness. Academic Press, London – New York, 1974
41. Lindenschmidt, Th. O., Hrsg.: Pathophysiologische Grundlagen der Chirurgie. G. Thieme-Verlag, Stuttgart, 1975
42. Lippert, H.: S.I.-Einheiten in der Medizin. 2. Aufl. Urban & Schwarzenberg, München – Wien – Baltimore, 1978
43. McDougal, W. S., Slade, C. L., Pruitt, B. A., jr.: Manual of Burns. Springer-Verlag, Berlin – Heidelberg – New York, 1978
44. Melmon, K. L., Morelli, H. F., ed.: Clinical Pharmacology. Basic Principles in Therapeutics. 2nd ed. Macmillan Publ. Co., Inc., New York – Toronto – London, 1978
45. Mollison, P. L.: Blood Transfusion in Clinical Medicine. 6th ed. Blackwells, Oxford, 1972
46. Murray, J. F.: Lung Disease: State of the art. Amer. Lung Assoc., New York, 1978
47. Najarian, J. S., Delaney, J. P.: Critical Surgical Care. G. Thieme-Verlag, Stuttgart, 1977
48. Nunn, J. F.: Applied respiratory physiology. Butterworths, London – Boston, 1977
49. Papper, S.: Clinical Nephrology. Little, Brown and Co., Boston, 1978
50. Petty, Th. L.: Intensive and rehabilitative respiratory care. Lea & Febiger, Philadelphia, 1974
51. Pontopiddan, H., Geffin, B., Lowenstein, E.: Acute respiratory failure in adult. Little, Brown and Co., Boston, 1973
52. Reindell, H., Roskamm, H., Hrsg.: Herzkrankheiten. Springer-Verlag, Berlin – Heidelberg – New York, 1977
53. Riecker, G.: Klinische Kardiologie. Springer-Verlag, Berlin – Heidelberg – New York, 1975
54. Rushmer, R. F.: Cardiovascular dynamics. W. B. Saunders Co., Philadelphia – London – Toronto, 1976
55. Safar, P., ed.: Advances in cardiopulmonary resuscitation. Springer-Verlag, New York – Heidelberg – Berlin, 1977
56. Scarpelli, E. M., Auld, P. A. M.: Pulmonary physiology of the fetus, newborn and child. Lea & Febiger, Philadelphia, 1975
57. Schölmerich, P., Schuster, H. P., Schönborn, H., Baum, P. P., Hrsg.: Interne Intensivmedizin. G. Thieme-Verlag, Stuttgart, 1975
58. Shires, G. T.: Care of the Trauma Patient. 2nd ed. Blackwell's Scientific Publ., Oxford, 1979
59. Siegel, J. H., Chodoff, P., ed.: The Aged and High Risk Surgical Patient. Medical, surgical, and anesthetic management. Grune & Stratton, New York – San Francisco – London, 1976
60. Siegenthaler, W., Hrsg.: Klinische Pathophysiologie. G. Thieme-Verlag, Stuttgart, 1978
61. Simon, H.: Herzwirksame Pharmaka. Urban & Schwarzenberg, München – Berlin – Wien, 1979
62. Simon, C., Stille, W.: Antibiotika-Therapie in Klinik und Praxis. F. K. Schattauer-Verlag, Stuttgart – New York, 4. Aufl., 1978
63. Skillman, J. J.: Intensive care. Little, Brown and Co., Boston, 1975
64. Soo, C. S.: Kardiologie für die tägliche Praxis. Selecta-Verlag – Dr. Ildar Idris – Planegg vor München, 1978
65. Spaeth Bushnell, S. S., ed.: Respiratory intensive care nursing. Little, Brown and Co., Boston, 1973
66. Sykes, M. K., McNicol, M. W., Campbell, E. J. M.: Respiratory failure. Blackwell Scientific Publ., Oxford, 1976
67. Thurlbeck, W. M.: The Lung. The Williams & Wilkins Co., Baltimore, 1978
68. Ulmer, W. T., Hrsg.: Bronchitis, Asthma, Emphysem. G. Thieme-Verlag, Stuttgart – New York, 1979
69. Wallach, J.: Interpretation of diagnostic tests. Little, Brown and Co., Boston, 1978
70. Weil, M. H., DaLuz, P. L., ed.: Critical Care Medicine Manual. Springer-Verlag, New York – Heidelberg – Berlin, 1978
71. Weissler, A. M.: Noninvasive Cardiology. Grune & Stratton, New York – San Francisco – London, 1974
72. Weiss, E. B., Segal, M. S.: Bronchial asthma. Mechanism and therapeutics. Little, Brown and Company, Boston, 1976
73. West, J. B.: Respiratory Physiology: the Essentials. Williams & Wilkins, Baltimore, 1974
74. West, J. B.: Pulmonary Pathophysiology: the Essentials. Williams & Wilkins, Baltimore, 1977
75. Wilkins, E. W., Dineen, J. J., Moncure, A. C.: MGH Textbook of Emergency Medicine. The Williams & Wilkins, Baltimore, 1978
76. Wille, L., Obladen, M.: Neugeborenen-Intensivpflege. Springer-Verlag, Berlin – Heidelberg – New York, 1978

77. Wolf, G.: Die künstliche Beatmung auf den Intensivstationen. Springer-Verlag, Berlin – Heidelberg – New York, 1975
78. Wolff, H. P., Weihrauch, T. R.: Internistische Therapie 1978. Urban & Schwarzenberg, München – Wien – Baltimore, 1977
79. Wretlind, A., Frey, R., Eyrich, K., Makowski, H. (Hrsg.): Fettemulsionen in der parenteralen Ernährung. Springer-Verlag, Berlin – Heidelberg – New York, Anaesth. Wiederbel. Bd. 103, 1977
80. Yang, S. S., Bentivoglio, L. G., Maranhao, V., Goldberg, H.: From cardiac catheterization data to hemodynamic parameters. F. A. Davis Co., Philadelphia, 1978
81. Zindler, M., Purschke, R. (Hrsg.): Neue kontinuierliche Methoden zur Überwachung der Herz-Kreislauffunktion. G. Thieme-Verlag, Stuttgart, 1976
82. Zumkley, H. (Hrsg.): Klinik des Wasser-, Elektrolyt- und Säure-Basen-Haushalts. G. Thieme-Verlag, Stuttgart, 1977

Sachregister

A

Aa DO$_2$ 5
–, Berechnung 25
–, Beurteilung 25
–, zu FRC/CV, Korrelation 25
–, geschätztes Shuntvolumen 24
–, und Interpretation der Meßergebnisse 25
–, Ursachen der Erhöhung 25, 28
Abdominalschmerz bei Vergiftungen 483
Abkürzungen und Symbole
– – in der Kardiologie 637, 638, 639
– – in der Pulmonologie 634, 635, 636
Abort, septischer, Antibiotika 608
– – Erreger 608
– – Therapie 539 ff.
Absaugung endotracheale 97
ACC 76, 386
ACD als Stabilisator 398
Acebutolol 231, 243
Acetazolamid 333, 335, 359
Acetest 462
Acetylcholin 89
Acetylcholinesterasehemmervergiftung (Alkylphosphate) 495, 510
Acetyldigoxin (Novodigal) 214, 215
Acidocillin 606
Acidose s. Azidose
Adams-Stokes-Syndrom 300
Addison-Krise 450
Aderlaß, blutiger 105
– unblutiger 104, 105
Adiuretin, System 571
Adrenalektomie, bilaterale 450
– Substitutionstherapie 452
Adrenalin 89, 92, 93, 224, 225
– bei anaphylaktischem Schock 567
–, racem (d, l) 93, 118, 552
–, Dosierung bei Kindern 622
Adult respiratory distress syndrome [ARDS] 61 ff.
Aerosol 89
Aerosoltherapie 89 ff.
– Empfehlungen 90
– Epiglottitis 118
Aerosol, Überwässerung der Lungen und akutes Lungenversagen 63
Äthanol in der TPE 587
Äthanoltest 377, 379
Äthernarkose bei St. asthmaticus 97
Äthylalkohol 90, 509
– Gehalt von Getränken, Wirkungen 489
– Vergiftung 483, 485
Afterload 124, 167, 185, 187
– beeinflussende Faktoren 126, 167
AGW 15
AH-Intervalle im His-Bündel EKG 142
Air trapping 15, 48

Ajmalin 283
– und Elektrophysiologie 287
– – und Hämodynamik 286
– bei Myokardinfarkt 253, 254, 255
– Nebenwirkungen 288
– und Pharmakokinetik 297
– Wirkungen 288
Akineton 509, 511
Akute respiratorische Insuffizienz 61 ff, 421, s. Lungenversagen
Albumin 104
Albuminreserve des Erwachsenen 579
Alcuronium, Dosierung bei Kindern 622
Aldactone, Wirkungsintensität und -dauer 334; s. auch Spironolactone
Aldosteron 453, 454
– bei Addison'scher Krise 451
Aldosteronantagonisten
– Wirkungsintensität und -dauer 334
– und St. asthmaticus 97
– und Herzinsuffizienz 192
Alkalisierung des Urins 507, 554
Alkalitherapie beim Coma diabeticum 459
Alkaloidvergiftung 513
Alkalose s. Blutgasanalyse
Alkoholdelir 490
Alkylphosphate 484
Alkylphosphat-Vergiftung 495, 515
Allen-Test 145, 146, s. auch Bd. I
Allergische Reaktionen
– – Klassifizierung 561
– – nach Bluttransfusion 403
– – Pathophysiologie 562
– – Sofortreaktionen, Notfalltherapie 566
Alphachymotrypsin Choay 90
Alpha-Fetoprotein bei Coma hepaticum 429
– – bei Leberversagen 429
– – und Methyldopa 207
Alprenolol 231
Alt-Insulin 363, 456, 458, 463
– – in der TPE 588
Aludrin 90
Alupent 90, 93, 97, 108, 224, 540, s. Bd. I
Alveoläre Oberfläche 5
Alveolar-Durchmesser 5
Alveolarluft, Zusammensetzung 20
Alveolarproteinose 101
Alveolarruptur 111, 112, 113
Alveolarwand, Läsion der 63
Alveolenkollaps 13, 25, 43, 44, 48, 102
Alveolenzahl 5
Alveolo-arterielle Sauerstoffdifferenz (Aa DO$_2$), s. Aa DO$_2$
a-Welle 170
Ambient Temperature & Pressure (ATPS) 2
– – – Dry (ATPD) 2

Ambu-Resuscitator für Beatmung mit 100% O_2 32
AMCHA 392
Amidonal, Wirkungen, Nebenwirkungen 289
– – auf Hämodynamik u. Elektrophysiologie 286
– Pharmakokinetik 297
Amikacin 606, 607
– Dosierung 609
– – bei Kindern 631
– Nebenwirkungen 631
– Wirkungsmechanismus u. Elimination 609
Aminoacidurie 583
Aminoglykosid-Antibiotika 606
– Elektrolytgehalt 613
– Inkompatibilität 613
– Wechselwirkungen mit anderen Pharmaka 613
Aminophyllin 94, 97, 104, 363, 562, 563; s. auch Theophyllin
– und $M\dot{V}O_2$ 105
– und Myokardinfarkt 105
– Wirkung auf den Kreislauf 98
Aminosäuren, essentielle 598
– – für Neugeborene und Säuglinge 598
– Nährwert von 598
Aminosäurenstickstoff, Bedarf bei TPE 580
Aminosäuren in der TPE 587
– – von Neugeborenen und Säuglingen 598
Aminosäurezufuhr, ausschließliche 588
Amitryptilin 355, 485
Ammoniak-Encephalopathie 419, 430
Ammoniumchlorid [NH_4Cl]zur Ansäuerung des Urins 507
Ammoniumkarbonat als Zusatz zur Magenspülung 502
Amoxicillin 606
Amphotericin B 91
– – Dosierung 611
– – Elektrolytgehalt 613
– – Inkompatibilität 613
– – Wechselwirkungen mit anderen Pharmaka 613
– – Wirkungsmechanismus u. Elimination 611
Ampicillin 606
– Dosierung 609
–, Eiweißbindung 612
–, Kombinierbarkeit 612
– – für Kinder 627
– Nebenwirkungen 627
– Wirkungsmechanismen u. Elimination 609
Amrinone 213, 214
Anabolismus 577
Analgetika bei Nierenfunktionseinschränkung 352
Anaphylaktischer Schock 566
– – Pathophysiologie 563
– – Therapie 566
Anaphylaktoidie 560, 562
Anaphylaxie 560, 562
– bei kolloidalen Volumenersatzmitteln 559
– und Lungenversagen 63
Angina
– Ludovici 120

– pectoris und EKG 133
– – Formen 237
– – Therapie mit Nitraten 237, 239–242
– – – mit Beta-Rezeptorenblockern 243
Anilin-Vergiftung 514
Anspannungszeit (PEP) 127, 638
Ansäuerung des Urins 507
Antacida 432
– bei Gastrointestinalblutung 417
– als Zusatz zur Magenspülung 502
Antagonisten zu Narkotika 353, 515, s. auch Bd. I
Antazolin 565
– und Elektrophysiologie 287
Antiallergika 91, 565, 566, 567
Antiarrhythmika 252–256, 288–296
–, elektrophysiologische und hämodynamische Wirkungen 286, 287
– bei Herzrhythmusstörungen und Extrasystolie 252–256, 287, 298
– bei Nierenfunktionseinschränkungen 356
–, pharmakokinetische Parameter 297
Antibiotika 605 ff.
– Dialysance 504
– Dosierung 349 ff., 609
– – bei eingeschränkter Nierenfunktion 349 ff.
– – für Kinder 627
– Elektrolytgehalt 613
– Eliminationsmechanismus 347, 348, 609 ff.
– bei Gasbrand 545
– pro inhalatione 91
– Inkompatibilität 613
–, Kombinierbarkeit 612
– bei Myasthenia gravis 59
–, Nebenwirkungen 621
–, Nephrotoxizität 347, 348
–, Plasmaeiweißbindung 612
– bei Sepsis 539, 608
–, Wechselwirkungen 613
–, Wirksamkeit verschiedener 606
Anticholinergica 515
Anticholinergische Krise s. a. Bd. I
– zentrale 515
– periphere 516
Antidepressiva
– tricyclische 207, s. Bd. I
– – bei Nierenfunktionseinschränkung 355
– Vergiftung 483, 485, 491, 504, 515, 516
Antidota von Antiarrhythmika 288 ff.
– zu Betarezeptorenblockade 231
Antidota spezifische 509 ff.
– unspezifische 509
Antihistaminika 104, 565
– bei anaphylaktischem Schock 567
–, Nierenfunktionseinschränkung 352
Antihypertonika
– Nebenwirkungen 201–203
– bei Nierenfunktionseinschränkung 357
– Wirkungen 201–203
Antikoagulantien 388, s. auch Heparin

– Behandlung 391
– bei Nierenfunktionseinschränkung 360
–, Pharmakokinetik 390
Antikoagulantientherapie, Indikationen 393
–, Kontraindikationen 394
Antikoagulation bei akutem Myokardinfarkt 257
Antikörpermangelsyndrom [AMS] 616
Antilirium 509, 515
Antimykotika 611
– pro inhalatione 91
Antistin 565
Antithrombotika und Blutungskomplikationen 392
Antitussiva 59
Aortendruck 127, 151, 152, 259, 276
Aorteninsuffizienz und Vasodilatatoren 191
Aortenstenose und Vasodilatatoren 191
Aorto-Coronarer-Bypass [A.C.B.] 280
– – – Indikationen 280
– – – Kontraindikationen 280
Apomorphinum-HCl 517
Aprindin 254, 283; s. auch Amidonal
–, Dosierung 289
–, Elektrophysiologie und Hämodynamik 286–287
– und Pharmakokinetik 297
–, Wirkungen, Nebenwirkungen, Elimination 289
Aptin 231
ARDS s. Lungenversagen
Arginin-Malat bei Coma hepaticum 432
Arteria dorsalis pedis, Kanülierung 145
– radialis Kanülierung 146
– – Thrombosierung 146
Arterienpunktion 145
–, Komplikationen 145
–, Thrombosehäufigkeit 146
–, Vorsichtsmaßnahmen 146
Arteriovenöse O_2-Gehaltdifferenz (Ca – v̄DO_2)
– Normalwert u. HZV 26
– Sauerstoffdifferenz [a – v̄DO_2], Korrelation zum HZV 263
– im Schock 538
Arsen-Vergiftung 483, 491, 504, 512
Arzneimitteldosierungen für Kinder 620 ff.
– – Berechnung 621
Ascorbinsäure, Bedarf bei TPE 580, 599
Aspiration und Lungenödem 104
– und akutes Lungenversagen 63
Aspirationspneumonie bei Schädel-Hirn-Trauma 478
Aspisol 352, 449, 485
Assistor 116
Asthma bronchiale
– – Aerosoltherapie 90, 94
– –, Beta-Sympathomimetika 92, 93
– –, Status asthmaticus 96–98
– – u. Aminophyllin 99
– –, Bronchuslavage 100 ff.
– –, Kriterien für Entwöhnung vom Respirator 97
Asthmanephrin 90, 93
Asystolie, drohende 286, s. Bd. I

– bei Kleinkindern, Therapie 298
Atelektasen 43, 56, 63
–, aktive Blähung 102
– – mittels Ballonkatheter 102
Atemantrieb durch Sauerstoff 59
Atemdepression 17, 18, 19, 58, 59
Atemfrequenz 4, 64, 66, 67, 85
Atemfunktion, pathologisch verursacht durch Adipositas 49
Atemgrenzwert [AGW] 3, 13, 80
Atemgymnastik und HZV 97
Ateminsuffizienz, manifeste 64, s. auch Hyperkapnie, Hypoxämie
–, subklinische 64
–, Ursachen 17
Atemlähmung bei Vergiftungen 483
Atemluft, Partialdrucke 21
–, Volumina 21
Atemmechanik 3, 6, 7, 47–54, 66, 69, 87
– Methodiken zur Bestimmung 9–12, 54
Atemminutenvolumen [AMV] 3, 4, 60, 80, 116
Atemregulation bei Entwöhnung von Respiratoren 83
Atemschleife 50, 87
Atemstoß [AST] 3, 5, 6, 13, 14, 15, 16
Atemstoßtest 10, 14
Atemstromstärke, maximale mittelexspiratorische [MMEF] 6, 10, 11
Atemtherapie, Indikationen 66, 80
Atemwiderstand [Raw], Formel zur Bestimmung 53
Atemwiderstände 5, 7, s. auch Resistance
–, erhöhte 9, 13, 15, 16
Atemzeitverhältnis [I:E] 67, 116
1-Atemzugmethode mit 100% O_2 [SBO_2-Test] 48
Atemzugvolumen (V_T) 3, 4, 5, 47, 49, 64, 67, 77, 83
Atenolol 231, 243
Atmung, beeinflussende Faktoren u. Pharmaka 59–60
Atosil 565
Atropin 89, 281, 363, 510, s. Bd. I
– bei Alkylphosphatvergiftung 495
– Dosierung bei Kindern 622
– bei Myokardinfarkt 255, 256
– bei Sinusknotensyndrom 303
Atropin-Vergiftung 483, 510, 515, 516
Atrovent 90
Auprem 54
Ausatemwiderstand 116
Ausatmungsluft 20, 21
Ausfallerscheinungen, neurologische 58, 466–469, 474, 479, 480, 483
Ausflußimpedanz 124
–, Verminderung der 187
Austauschtransfusion zur Therapie des Leberversagens 433
Australia-Antigen [HbsAg] 426, 431
Austreibungszeit (ATZ) 637, 638
Auswurffraktion (AF) 138, 637
Au-Vergiftung 512, 513

Auxilosan 91
– Dosieraerosol 517
AV Block 132, 281
– bei akutem Myokardinfarkt 256, 269
– – – Therapie 271
– bedside diagnosis 301
– Diagnose 300
– im EKG 135
– Schrittmacherindikation 301
– Therapie 270, 300
AV-Blockierungen, Einteilung 300
– Extrasystolen 284
AV-Knoten
–, Schrittmacherfrequenz 137
– Zeit im His-Bündel EKG 142
AV-Tachykardie 282
A-Wellen bei intrakranieller Drucksteigerung 479
Azathioprin 361
Azetazolamid s. Acetazolamid
Azidose 16, 21, 60, 64, 97, 98, 283, 326, 328, 336, 378, 396, 402, 457, 459, 460, 461, 588, s. a. Bd. I
– metabolische, beim Schock 520, 524
Azlocillin 606
–, Dosierung 609
– – für Kinder 628
– Nebenwirkungen 628
– Wirkungsmechanismen, Elimination 609

B
backward failure 190, 258
Bamipin 565
Barbiturate 353–354, 484
– und Bromcarbamidvergiftung, Gegenüberstellung 493
– und hypothyreotes Koma 449
– bei Nierenfunktionseinschränkung 353
– bei Schädel-Hirn-Trauma 476, 477, 478
– Vergiftung 483, 484, 485
– – Nachweis von 494
Bariumvergiftung 503
Beatmung 63, 66, 67, 97, s. auch IMV, PEEP, Respiratoren
– assistierte 97
–, kontrollierte 97, 475, 477
– bei Bronchuslavage 101–102
– prophylaktische 15
Beatmungsbeutel zur Wiederbelebung 31, 32
Beatmungsdrucke 67
Beatmungsfrequenz 67
Beatmungspatienten, Überwachungsprogramm für 65
Beatmungstechnik s. Respiratorwahl, PEEP, IMV
– mangelhafte und akutes Lungenversagen 63
Bebulin 386
Beclomethason-dipropionate (Viarox, Sanasthmyl) 91
Belastbarkeit [exercise capacity] 15
Beloc 231, 243
Benadryl 565

Bennett-Respiratoren 116
Bentonit SF 510
– als Zusatz zur Magenspülung 503
Benzin-Vergiftung 483, 500, 515
Benzodiazepine bei Nierenfunktionseinschränkung 354
– und Dialysance 503
– und forcierte Diurese 507
– therapeutische u. toxische Spiegel
Benzyl-Penicillin, Dosierung für Kinder 627
– – Nebenwirkungen 627
Berotec 90, 93
Best PEEP 63, 67
Betablocker s. Beta-Rezeptorenblocker
Betamethason 453
Beta-Rezeptorenblocker 59, 198, 230 ff., 283, 510
– – als Antiarrhythmikum 234
– – und Antidota 231
– – Auswahl 231
– – Differential-Therapie 235
– – Dosierung 231
– – und Herzinsuffizienz 192
– – bei Hypertonie 201, 233
– – Indikationen 233
– – und intrinsic sympathetic activity [ISA] 232
– – in Kombination mit Nitraten 243
– – Kombinationsmöglichkeiten 233
– – Kontraindikationen 233
– – bei Koronarer Herzkrankheit 234, 239
– – bei Myokardinfarkt 250, 254, 258, 261
– – Pharmakologie 231
– – bei Thyreotoxikose 449
– – Wirkungsmechanismus 230
Beta-Sympathomimetika, Wirkungsprofil 92, 224 ff., 228
Bethanidin 198
Biotin, Bedarf bei TPE 580, 590
Bird-Respiratoren 116
Bisolvon 90
Bi-Vergiftung 512
Blasendrainage, suprapubische 346
Blausäure 502
Blei 501, 503
– Vergiftung 483, 511, 513
Blue bloater 88
Blocadren 231
Block, bifaszikulärer 137, 138, 142
–, trifaszikulärer 137
Blut 371 ff.
Blutbestandteile, Therapie bei Kindern 410
Blutdruck, Normwerte und Korrektur 193, 194
–, pathologisch erhöhter 58, 194, 195, 209, 328, 469, s. auch Bd. I
Blutgasanalyse s. auch Sauerstoff, Hyperkapnie und Bd. I
– Wertigkeit bei verschiedenen Krankheitsbildern 9, 10, 13, 15, 16, 21–33, 57, 60, 64, 66, 68 ff., 72, 77, 80, 81, 85, 97, 98, 107, 432, 457, 462, 486, 487, 526, 529, 533, 551

Blutgerinnung, Schema 372
Blutkultur beim Septischen Schock 541
Blutmikrofiltration 406
Blut-Partialdrucke von Gasen 21
Bluttransfusion 396
–, Risiken 401
Blutumverteilung im Röntgenbild 71, 172–174
Blutungen, gastrointestinale bei Coma hepaticum 432
– aus dem Gastrointestinaltrakt 417, 422
–, intracerebrale 467
Blutungskomplikationen durch Antithrombotika, Sofortmaßnahmen 392
Blutungszeit 376
Blutverlust 153, 397, 410, 416, 520, 524, 554, s. auch Dehydratation
Blutviskosität 124, 534
– beim Schock 523
Blutvolumen, Nomogramm zur Ermittlung 408
–, zentrales, beim Schock 529
Blutvolumina 21
–, Größe der 573
Blutzellsysteme, Reserven und Umsatz 396
Bodyplethysmographie 15, 87
Body Temperature & atmospheric Pressure, completely Saturated with water vapor at body temperature [BTPS] 2
Bonine 565
Botulismus-Serum 511
– Vergiftung 483
Bowditch-Reflex 125
Bradykardie s. Rhythmusstörungen
Bricanyl 90, 93
Brodsky-Test 145, 146
Bromcarbamid 484, 493
– Vergiftung 483, 493–495
– – Nachweis von 484, 493
Bromhexin 89, 90
Bromid-Vergiftung 485
Brompheniramin 565
Bronchialobstruktion 13, s. auch Ventilationsstörungen, obstruktive
Bronchialwiderstand 16, s. Resistance
Bronchiolen, Zahl der 5
Bronchiolitis 63
Bronchitiker, blue bloater 88
Bronchitis, chronische, Antibiotika 608
– – Erreger 608
Broncholytika 90
Bronchopneumonie, Antibiotika 608
– Erreger 608
Bronchospasmin 90
Bronchospirometrie 16
Bronchusfistel 111, 112, 113
Bronchuslavage, Indikationen 97, 101
–, klinische Ergebnisse 100
–, Komplikationen 101
–, Technik 101–103
Bronchusspülung 100

Brooke Army Hospital Formel 552
Bulbärhirnsyndrom 466, 469
Bulbusdruck 281, 282
BUN, Normwert 318
BUN/Kreatinin 318
Bunitrolol 231, 243
Bupranolol 231
Burimamid 565
B-Wellen bei intrakranieller Drucksteigerung 479
Bypass, aorto-coronarer 280
– extrakorp., zur Embolektomie 108

C
Ca^{++} Antagonisten und koronare Herzkrankheit 239
– – und Beta-Blocker 233, 294
Caesium-Vergiftung 513
Calciparin 388, 389
Calcitonin bei Hypercalcämie 445
– bei Pankreatitis 422
Calcium und Digitalis 218
–, Bedarf bei TPE 580, 599
Calciumchlorid als Inotropikum 224
– als Zusatz zur Magenspülung 502
Calcium-dinatrium-EDTA 511
Calciumfraktion, ionisierte [Nomogramm] 446
Calciumgluconat 447, 501
–, Dosierung bei Kindern 622
– als Zusatz zur Magenspülung 501, 502
Calciumheparinat 388
Calcium-Resonium 336
Calciumtrinatrium DTPA 511
cAMP 562, 563
Capillary Leak Syndrome 63, 536, 537
Carbamate 496
Carbamazol und Diabetes insipidus 367
Carbenicillin 606
–, Dosierung 609
– – für Kinder 627
– – Nebenwirkungen 627
– – Wirkungsmechanismen 609
Carbimazol bei Hyperthyreose 448
Carbinoxamin 565
Carboanhydrasehemmer 333, 334, 335
Carbo medicinalis 517
Cardiogener Schock [C.S.] s. Kardiogener Schock 261
Cardiomyopathien und Beta-Rezeptorenblockade 235
– primäre, und Vasodilatatoren 189
Carlens-Tubus 101, s. Bd. I
Carotisangiographie 471, 478
Carotis-Sinus-Syndrom 300, 303, 309
Cava-Katheter 602, s. Bd. I
– –, Komplikationen 591
CCl_4-Vergiftung 515
Cefalotin, Dosierung 609
– – bei Kindern 629
– Nebenwirkungen 629
– Wirkungsmechanismen u. Elimination 609

653

Cefamandol, Dosierung 609
– – bei Kindern 629
– – Nebenwirkungen 629
– Wirkungsmechanismen u. Elimination 609
Cefazolin, Dosierung 609
– – bei Kindern 629
– Nebenwirkungen 629
– Wirkungsmechanismen u. Elimination 609
Cefoxitin 606, 607, 608
– Dosierung bei Kindern 629
– Dosierung bei Niereninsuffizienz 349
– Nebenwirkungen 629
Cefuroxim, Dosierung 609
– – bei Kindern 629
– Nebenwirkungen 629
– Wirkungsmechanismen u. Elimination 609
Cephacetril, Dosierung bei Kindern 629
– Nebenwirkungen 629
Cephalosporine 606–609
– Dosierung bei Niereninsuffizienz 349, 612
– Eiweißbindung 612
– Elektrolytgehalt 613
– Inkompatibilität 613
– Kombinierbarkeit 612
– Wechselwirkungen 613
Cephradin, Dosierung bei Kindern 629
– Dosierung bei Niereninsuffizienz 349
– Nebenwirkungen 629
Cerebral blood flow [CBF], Messung 477, s. auch Bd. I
– Function Monitor bei Schädel-Hirn-Trauma 478
cerebraler Perfusionsdruck (CPP) 479, Bd. I
4CFC 386
cGMP 562, 563
«cheese disease» 195
Chemorezeptoren, CO_2-empfindliche 60
Chemotherapeutika 605 ff.
Chest Fluid Monitor 105
Cheyne-Stokes'sche Atmung bei Schädel-Hirn-Trauma 468, 479
Chinidin 254, 283, 286, 287, 290, 357
Chinidinbisulfat bei akutem Myokardinfarkt 253
– und Digitalis 218
– Nebenwirkungen 295
– Indikationen, Kontraindikationen 290
Chinidin-Duriles, Wirkungen, Nebenwirkungen 290
– und Elektrophysiologie 287
– – und Hämodynamik 286
– und Pharmakokinetik 297
– sulfur., Wirkungen, Nebenwirkungen 290
Chlor, Bedarf tgl. 570, 575
Chlor, Bedarf bei TPE 580, 599
Chloramphenicol 485, 539, 606, 608
– Dosierung, Wirkungsmechanismus, Elimination 609
– – bei Kindern 631
– – bei Niereninsuffizienz 349
– Eiweißbindung 612
–, Elektrolytgehalt 613

–, Inkompatibilität 613
– Kombinierbarkeit 612
–, Nebenwirkungen 631
–, Wechselwirkungen 613
Chlorate 503
Chlormethiazol 490, 491, 485
– bei Eklampsie 210
– Vergiftung 485
Chlorothiazid 333–335
– Dosierung bei Kindern 622
Chlorpheniramin 565
Chlorphenoxamin 565
Chlorpramid und Diabetes insipidus 367
Chlorpromazin 104, 190, 485, 565
– und Dopamin 267
–, Dosierung bei Kindern 622
– und Herzinsuffizienz 188
– und hypothyreotes Koma 449
– bei Myokardinfarkt 252, 258
– beim Schock 536
– Vergiftung 485, 505
–, Wirkung auf Hämodynamik und Atmung 257
Chlorpropamid bei Nierenfunktionseinschränkung 363
Chlorpyramin 565
Chlor-Trimeton 565
Chlotalidon und Diabetes insipidus 367
Cholangiosepsis, Antibiotika 608
– Erreger 608
Cholinerge Blocker 89, s. Atropin
Cholinesterase 484, 495
Cholinesterase-Reaktivator 496, 515
Cimetidin 97, 422, 432, 476, 565, 566
– bei Gastrointestinalblutung 417
Cimino-Fistel, Komplikationen 341
– – postoperative Pflege 341
– – Prinzip 341
– – – Prophylaxe 341
CK-MB 248
Clearance des freien Wassers 319
– Methodiken 317
–, osmotische 319
Clearanceverfahren 316
Clearancewerte bei Giftelimination 435
Clistin 565
Clemastin 565
Clindamycin 539, 606
–, Dosierung 609
– – bei Niereninsuffizienz 349
– Kombinierbarkeit 612
–, Wirkungsmechanismen und Elimination 609
Clonidin 198, 199, 203
Closing-Capacity [CC] 47 ff.
– Volume [CV] 47 ff.
– – und akutes Lungenversagen 63
Clostridienmyonekrose 544
Clot observation Test 379
Cloxacillin 606
–, Dosierung bei Kindern 629

– – bei Niereninsuffizienz 349
– Elimination 348
– Eiweißbindung 612
– Kombinierbarkeit 612
–, Nebenwirkungen 629
CO_2-EDTA 511
CO-Hb 485 ff.
Colchicin 505
Colistin 606
–, Dosierung 609
– – bei Niereninsuffizienz 349
– Kombinierbarkeit 612
– Nephrotoxizität 348
–, Wirkungsmechanismen und Elimination 609
Coma diabeticum 457–461
– –, Therapie 458
– –, Überwachung 462
– hepaticum 429
– – Ätiopathogenese 430
– – Prognose 429
– – Schweregrad 431
– – Therapie 431
CO-Methoden zur Bestimmung der Diff.-Kapazität 8
Commotio cerebri 466, 471
Complementaktivierung 561, 563
Compliance 13, 15, 50 ff., 74
– und Atemwiderstand 52
– der Arterien 124
– Bestimmung beim Beatmeten 51
– – Methodik der 51
–, dynamische [DCCT, $C_{dyn.}$] 50, 52
– eff. dynamische 52
–, intrakranielle 472, 473
– Kompensation durch Respiratoren 116
– der Lunge 5, 7, 9, 13, 15, 16, 63
– Meßmöglichkeiten 50
–, statische [SCCT, C st] 50, 52, 53
– totale ($C_{tot.}$) 5, 16, 50, 72, 74
– Überwachung der 67
Complianceverminderung, Ursachen 51
Computertomographie bei Schädel-Hirn-Trauma 471, 478
Continous positive airway pressure 76, s. CPAP und Bd. I
CO_2-Partialdruck 20
– nach Belastung 16
CO_2-Produktion 5, 39, s. auch Kohlendioxyd
Cornealreflex 468
Coronare Herzkrankheit (C.H.K.) 136, 236 ff., s. auch Angina pectoris
– – und EKG 136 ff.
– – Therapeutika 234, 239 ff.
– – Untersuchungsmethoden 136–144, 238
Cor pulmonale 14, 16, 86, 87, 153, 169–170
– – EKG-Kriterien 88, 134
– – Rechtsherzkatheterismus 169–170
Corticoidsubstitution nach Adrenalektomie 452

Corticosteroide 453, s. auch Glukokortikoide
– und Digitalis 218
– bei Anaphylaxie 562, 566
– bei ak. Myokardinfarkt 250, 264
– als Aerosol 93, 517
– bei Epiglottitis 118
– bei Schrittmacherausfall 310
–, Stoffwechselfunktionen 454, 530, 541, 577
– bei Schädel-Hirn-Trauma 475, 477
Cortisol 453, 454, 530, 577
Cortison 453
– Behandlung beim Septischen Schock 540, 541
CO_2-Rückatmungstest 16; s. auch Kohlendioxyd
Cobalt-Vergiftung 511, 512, 513
CPAP 76, 82, 116
– Therapie 77
CPD als Stabilisator 398
CPPV 67
Croup 120
Cr-Vergiftung 511, 512
Cumarine und Blutungskomplikationen 392
–, Indikationen zur Therapie mit 393
–, Kontraindikationen zur Therapie mit 394
– Nebenwirkungen 390
– Überdosierung 516
–, Umstellung auf 390
Cushing-Reflex bei Schädel-Hirn-Trauma 475, s. auch Bd. I
Cutananaphylaxie 564, 566
Cu-Vergiftung 512
c-Welle (Venenpuls) 151, 152
C-Wellen bei intrakranieller Drucksteigerung 479
Cyanocobalamin, Bedarf bei TPE 580, 599
Cyanose 58, 106, 172–173
– und Anämie 57
Cyanvergiftung, CO_2-EDTA 502, 511, 512, 513, 514
Cyclizin 565

D

Dabylen (Diphenhydramin) 353, 565
Dämpfungsfaktoren bei Druckmessung 136, 157, 160–162
Daktar 91, 608, 611
Darmsterilisation bei Leberversagen 431
DDT-Vergiftung 515
Debrisoquin 198
Decadron 453
Decerebration 468
Defektkoagulopathie bei Coma hepaticum 432
– Substitutionstherapie bei 384
Dehnungsstreifen-Meßwandler [strain-gauge] 160
Dehydratation, Dehydratationsschock 451, 458, 459, 553, 559, 572
Dehydrobenzperidol [DHB] beim Schock 536
Deiquatvergiftung 484, 497 ff.
– Sofortmaßnahmen 498, 503, 510
– Wirkungsmechanismus 498
Delirium (Entzugssyndrom), Therapie von 490, 515

Depot-Insulin 456, 463
Desferrioxamin 512
– Dosierung bei Kindern 622
– zur Magenspülung 501
Desoxycorticosteron [DOC] 452, 453
Determinanten der Herzfunktion 124 ff.
Dexamethason 97, 211, 361, 453, 475, 517
– Dosierung bei Kindern 623
– als Aerosol 91
– bei Schädel-Hirn-Trauma 471, 475
Dextran 556–559
– Eigenschaften 535, 556–557
– beim Schock 535
Dextrostix 462
DHB, Wechselwirkung mit Dopamin 267, 536
Diabetes insipidus 364 ff.
– – Differentialdiagnose 366
– – bei Schädel-Hirn-Trauma 478
– mellitus 454–463
– –, perioperative Phase 463
Dialyse 337 ff.
Dialyseindikation bei exogenen Vergiftungen 505
Dialyse und konservative Therapie 338
–, Prinzipien 337
–, Überwachungsprogramm 342
– bei Vergiftungen 503
Diamox, Wirkungsintensität und -dauer, Nebenwirkungen 334, 335, 359
Diazepam 97, 210, 354, 485, 490
–, Dosierung bei Kindern 622
– bei Myokardinfarkt 252
– bei Schädel-Hirn-Trauma 471
– Vergiftung 485, 503, 515
–, Wirkung auf Hämodynamik und Atmung 257
Diazoxid 199, 204, 206, 211, 357
–, Dosierung bei Kindern 622
Dibekacin 606
– Dosierung 609
– – bei Niereninsuffizienz 349
– Kombinierbarkeit 612
– Nephrotoxizität 348
– Wirkungsmechanismen und Elimination 609
Dicloxacillin 606
–, Dosierung bei Kindern 629
– – Dosierung bei Niereninsuffizienz 349
– Eiweißbindung 612
– Kombinierbarkeit 612
–, Nebenwirkungen 629
Diffusionskapazität 5
–, Messung der 8, 26
Diffusionsstörung 10, 13, 25, 28, 56, 64
DIG 63, 106, 378 ff., 520, 540
Digitalis 213–223, 359
– Arzneimittelwechselwirkungen 218
–, Dosierung 215
–, Dosierungsrichtlinien bei Kindern 216, 623
– und Elektrophysiologie 287
–, Hämodynamik u. O_2-Verbrauch bei akutem Myokardinfarkt 261

–, hämodynamische Wirkungen 259
– Intoxikation, Diagnose und Therapie 220–222, 483, 485, 504, 505
– – Rhythmusstörungen 221
– beim kardiogenen Schock 266
– und koronare Herzkrankheit 239
– bei Myokardinfarkt 253, 260
– bei Nierenfunktionseinschränkung 220, 358
– Richtlinien für einen Glykosidwechsel 217
– beim Schock 536
– beim Septischen Schock 540
– bei Sinusknotensyndrom 303
– Vergiftung 220–222, 483
– Wirkungsweise, Schema der 213
Digitalisierung während der Hyperventilation, Indikation 60
Digitoxin 214, 216, 359
–, Dosierung bei Niereninsuffizienz 220, 221, 359
–, therapeutischer und toxischer Serumspiegel 220
– Vergiftung 485
Digoxin 214, 216, 359
–, Dosierung bei Kindern 623
–, Dosierung bei Niereninsuffizienz 220, 221, 359
Digoxinspiegel, Irrtumsmöglichkeiten 223
Digoxin und Nierenfunktion [Nomogramm] 220
–, therapeutischer und toxischer Serumspiegel 220
– Vergiftung 485, 504
Dihydralazin 189, 197, 199, 204, 357
– bei Eklampsie 210
– und Herzinsuffizienz 188
Dihydrotachysterol 447
Dimenhydrinat 565
Dimercaptopropanol 512
Dimetane 565
Dimethindin 565
Dimethylpolysiloxan 512
Dinitrokresol 503
Dinitrophenol 503
Diphenhydramin 353, 565
Diphenylhydantoin 254, 283, 362, 475, 485
– und Digitalis 219
– Wirkungen, Nebenwirkungen 295
Dipsomanie 366
Diskonnektion der Sauerstoffzufuhr s. Leck
Disopyramid 283
– und Elektrophysiologie 286, 287
– und Hämodynamik 286
– Wirkungen, Nebenwirkungen 296
Disseminierte intravaskuläre Gerinnung (DIC, DIG) 63, 106, 378–383, 520, 540
Distraneurin 210, 485, 490, 491
Diurese, forcierte 59, 104, 105, 332, 435, 506–509
– – Basislösung 507
– – Elektrolytlösungen zur Durchführung 508
– – technische Durchführung 507
Diuretika 63, 106, 126, 333 ff., 359–360, s. auch Mannit, Diurese, forcierte
– Chlorid-Bikarbonat und Kaliumausscheidung 334
– und Herzinsuffizienz 186, 191, 192

– bei ak. Myokardinfarkt 252, 258, 261
– und Hypertonie 198–201
– Nebenwirkungen 284, 335
– bei Nierenfunktionseinschränkung 331–332, 359
– Wirkungsdauer 334
– Wirkungsintensität 334
Doberol 231
Dobutamin 190, 224, 226, 228–229
– Hämodynamik und O_2-Verbrauch bei akutem Myokardinfarkt 261
– beim kardiogenen Schock 264
– Kreislaufwirkungen 228
– bei Myokardinfarkt 258
Dociton 231, 243, 297, 357, 485
Dolantin 353, 485
– bei akutem Myokardinfarkt 252
doll's eye-Phänomen 468
Dopamin 63, 108, 190, 224, 225, 226
–, Dosierung bei Kindern 623
– Effekte, Dosierung 224, 265, 267
– Hämodynamik und O_2-Verbrauch bei akutem Myokardinfarkt 261
– beim kardiogenen Schock 264, 265
– Kontraindikation und Sicherheitsempfehlungen 267
– Kreislaufwirkungen 228
– bei Low Output-Syndrom 267
– bei Myokardinfarkt 258
– beim Schock 536
– beim Septischen Schock 540
–, Zunahme des intrapulmonalen Shunts 226
Doppler-Sonde und Arterienpunktion 145, s. Bd. I
– – und Überprüfung der Gefäßfunktion 147
Doxycyclin 606, 608, 610
– Dosierung bei Kindern 632
– – bei Niereninsuffizienz 350
– Eiweißbindung 612
– Kombinierbarkeit 612
– Nebenwirkungen 632
– Wirkungsmechanismus und Elimination 610
dp/dt 124, 129, 132, 637
dp/dt max. 129, 286, 637, 639
D-Penicillamin 363, 513
2,3 DPG 21, 432, 459
2,3-DPG-Defizit im Schock 523, 534
Drainagen-Systeme 112 ff.
Dramamine 565
Drei-Flaschen-System 113
Drei-Röhrchen-Test bei V.a. Hämostasestörung 375
Drei-Zonen-Modell nach West 44–45, 75
Droperidol, Dosierung bei Kindern 623, s. Bd. I
– beim Schock 536
Druck-Drucke in großen Gefäßen 129, 130, 151, 166, 638–639
– in Herzkammern 151, 638–639
– intrakranieller 471, 472–477, s. auch Bd. I
– – Druckkompensationsschwelle («Hirncompliance») 473, 479
– – erhöhter, und Lungenödem 104

– – und PEEP 475
– – und Prognose des S.H.T. 479
– kolloidosmotischer 69, 70, 104, 478
– linksatrialer [LAP] 75, 124, 638
– linksventrikulärer enddiastolischer [LVEDP] 124, 126, 127, 172–174, 280, 286
– in der Lungenstrombahn 166, 169, 170
–, negativer exspiratorischer 116
–, pulmonalkapillarer [PCP, PCWP] 124, 154, 158, 166, 169, 171, 172, 258, 259, 261, 262, 263, 267, 277, 522–523, 531, 533, 536
–, rechtsatrialer [RAP], 150–153, 166, 170, Norm 166
–, rechtsventrikulärer enddiastol. [RVEDP], Norm 166
– – syst. [RVP syst.], Norm 166
–, transmuraler 75
Druckänderungen, intrathorakale 153
Druckanstiegsgeschwindigkeit im linken Ventrikel [dp/dt max.] 124, 129, 286, 637, 639
Druckgeneratoren 116
–, veränderte Beatmungssituationen 115
Druckkurven, Beziehung zum EKG 127, 151
– beim Swan-Ganz-Rechtsherzkatheterismus 151, 158
Druckmessung, intrakranielle 471, 472, 473, 477–479
–, intrapleurale 50, 69, 76
Druckmeßverstärker 154, 155
Druckwandler, epiduraler 472
– Rezeptoren 160 ff.
– Transducer 160
Druckwellen 127, s. Druckkurven
Druckwerte im Herzen 151, 152, 259, 638–639
Durchblutungsstörungen, arterielle, und Dopamin 267

E
E 605 (Parathion) 495, 510
Echoenzephalogramm bei S.H.T. 478
Echoenzephalographie 471
Echokardiogramm, Entstehung 138
Echokardiographie, Indikationen u. Aussagemöglichkeiten 139
ECMO 56, 63, 77–79
–, Kontraindikationen 78
–, Kriterien für 77
–, O_2- und CO_2-Transport 78
EEG, isoelektrisches 437, 442
– Muster 442
Einatmungsluft 20–21
Ein-Flaschen-System 112
Eisenvergiftung 501, 511, 512
Eisenbedarf bei TPE 580, 599
Eisenmangelanämie, Berechnung des Eisendefizits 412
– Diagnostik 411, 412
– Pathogenese 411, 412
– Therapie 411, 412

Eiweißkatabolie 577, 579, 585
Eiweißumsatz, täglicher 584
EKG 127, 129–131, 132–138
– Ableitung intrakardiale 140, 141
– – oesophageale 140–144
– und Hemiblock 137
– His-Bündel 141, 142, 284
– bei Hyperventilationssyndrom 60
– bei Lungenembolie 107
– bei Myokardinfarkt 246–247
–, Oesophagus-Ableitung 143
– bei Rechtshypertrophie 134
– Reizbildungsstörungen 135, s. auch Rhythmusstörungen
– Reizleitungsstörungen 135, s. auch A–V Block
– und Serum-Kalium-Spiegel 135
– Veränderungen bei kombinierten Elektrolyt-Störungen 136
Eklampsie, Pathogenese 209
– Therapie 209–211
– – Wirkungen, Nebenwirkungen 210
Elektrokardiogramm s. EKG
Elektrokoagulation bei Gastrointestinalblutung 417
Elektrolytbedarf 570
– bei Kindern 575
Elektrolytdefizit, Berechnung 572
Elektrolytgehalt gastrointestinaler Sekrete 570
Elektrolytstörungen und EKG 135–136
Elektrolyttherapie 569–576
Elektromanometer 130
Elektrostimulation 255, s. auch Schrittmacher
– bei Myokardinfarkt 255, 256, 270
– bei Sinus-Knoten-Syndrom 302
Elektrotherapie bei tachykarden Rhythmusstörungen 283, s. auch Kardioversion
Embolektomie, pulmonale 108
Embolie 106
Embolisation bei Gastrointestinalblutung 417
Emphysematiker, pink puffer 88
Emphysem 9–11, 12, 13, 14, 16, 51, 86–88
– Residualkapazität und Totalkapazität 87
Encephalopathie bei Lebercoma 430, 431
Endocardial Viability Ratio [EVR], Bestimmung der 183–184
Endojodin bei Hyperthyreose 448
Endotoxine und akutes Lungenversagen 63
– beim Schock 537
Endstrombahn, pulmonale 63, 86
– – Verlegung durch Mikrothromben 63, 406
Energiebedarf und Energiequellen in der TPE 579, 580, 586–589, 590
– – – von Neugeborenen und Kindern 595, 599
Energiebilanz 579
Enghoff'sche Modifikation der Bohr'schen Formel 34
Engström-Respirator 116, s. Bd. I
Entgiftung 482, s. auch Giftelimination
Entwöhnung vom Respirator, Abbruch 81
– Kontraindikationen 80

– Kriterien 80, 97
– – bei Hyperventilationssyndrom 60
– – bei St. asthmaticus 97
– Ursachen der schwierigen Entwöhnung 81
Entwöhnungsphase, pathophysiologische Veränderungen 81
Entwöhnungssysteme, hypothetische Wirkungen und Nebenwirkungen 82, 83
Entzugssyndrome nach Drogenmißbrauch 490, 515
Enzymentgleisung bei Pankreatitis 421
Enzymmuster bei Myokardinfarkt 247–248
– bei Lebererkrankungen 424–425
eosinophyl chemotactic factor of anaphylaxis 563
Epanutin s. Diphenylhydantoin
Epicillin 606
Epiduralhämatom 467, 477
Epiglottitis, akute 117–121
– – Differentialdiagnose 120
– Klinik 117
– Therapie 117–118
Erbrechen, Kontraindikationen für 500
Ergocalciferol, Bedarf bei TPE 580, 599
Ergometrie 15
Ernährung, totale parenterale (TPE) 577–604
– – – Bausteine 586 ff.
– – – Bedarf an Energie u. Nährstoffen für Neugeborene und Kinder 599
– – – Indikationen 582
– – – hyperkalorische 590
– – –, Fettemulsionen 580, 587–589, 590, 596
– – – Komplikationen bei 588, 591
– – – Nährstoffbedarf 580
– – – von Neugeborenen und Säuglingen, 594, 602
– – –, periphervenöse 79, 588, 590–592
– – – Stoffwechselabschnitte 577, 578
– – – Überwachungsmaßnahmen bei 583
– – – bei Verbrennungskrankheit 553
Ernährungsmuster, parenterale 590
Erregbarkeits-Quotient [EQ] 58
Ersticken und Lungenödem 104
Erstickung, rote 58
Ertrinken und Lungenödem 104, s. Bd. I
Ertrinkungsunfall und akutes Lungenversagen 63
Ery-Konzentrate, buffy-coat-arme 63, 397–398
Erythromycin 606
– Dosierung 609
– – bei Kindern 631
– – bei Niereninsuffizienz 350
– Elektrolytgehalt 613
– Eiweißbindung 612
– Inkompatibilität 613
– Kombinierbarkeit 612
– Nebenwirkungen 631
– Wechselwirkungen 613
– Wirkungsmechanismen u. Elimination 609
Erythrozytenersatz, Indikationen 397
Erythrozytenkonserve 396–398
Erythrozytenkonzentrat, gewaschen 397, 398
– ungewaschen 397

658

– Vor- und Nachteile 398
Erythrozytenpräparate, Indikationen für 398
Erythrozytensediment 397, 398
Erythrozytentransfusion 396
– Wirkung auf die Hb-Konzentration beim Empfänger 399
Erythrozytenvolumen 408–409, s. auch Bd. I
– Nomogramm zur Ermittlung 408
Essigsäure als Zusatz zur Magenspülung 503
Etacrynsäure 333, 359
– Nebenwirkungen 335
– Wirkungsintensität und -dauer 334
Etoscol 90
Euglobulin-Lyse-Zeit 377
Exsikkose s. Dehydratation
Extrakorporale Membranoxygenierung (ECMO) 56, 63, 77–79
Extrakorporale Zirkulation [EKZ] 106 s. Bd. I
Extrasystolen, elektrokardiographische Formanalyse 135, 284
– Behandlung s. Antiarrhythmika
– supraventrikuläre 281
– ventrikuläre 281–285
Extrasystolie, polytope ventrikuläre, im EKG 135
– supraventrikuläre [SVES] 135, 283
– – bei akutem Myokardinfarkt 254
–, therapiebedürftige ventrikuläre 285
–, Ursachen 293
–, ventrikuläre [VES] 283
– – im EKG 135
– – bei Myokardinfarkt 254
Exspiratorische Reservekapazität [ERC] 3
Exspiratorisches Reservevolumen [ERV] 3, 4
Extubationskriterien 85

F
F VIII-Konz. 386
F XIII-Konz. 386
Farbstoffverdünnung zur HZV-Bestimmung 180–183
Favistan bei Hyperthyreose 448
Fenistil 565
Fenoterol 89, 90, 93
Fett, Bedarf bei TPE 580, 587, 599
Fettembolie und Lungenversagen 63
Fettemulsion und Laboruntersuchung 588
– in der TPE 587, 588, 589, 590
– – von Neugeborenen und Kindern 596, 600
– Zusammensetzung 596
Fettleber und Enzyme 425
Fettsäuren, essentielle, Bedarf an 581
FEV_1 3, 5, 6, 9, 11, 12, 15, 80, 96
FEV_1-Nomogramm zur präoperativen Abschätzung vor Pneumonektomie 17
$FEV_{0,5}$ 14
Fiberoptikkatheter 174
Fibrinmonomere, Nachweis bei DIG 379
Fibrinogen 386
Fibrinogenbestimmung 380

Fibrinogenderivatbildung, Pathomechanismen 382
Fibrin[ogen]spaltprodukte (FSP) 372, 377
– Nachweis von 382
Fibrinogenwert, Altersabhängigkeit 380
Fibrinolyse 63, 108, 372, 392 ff.
Fibrinolysetherapie, Indikationen zur 393
– Kontraindikationen zur 394
Fick'sches Prinzip 179
Filtrationsrate, glomeruläre [GFR] 316, 317
FIO_2 29–32, 44, 116, 486
– und kritischer $\dot{V}alv/\dot{Q}$-Index 44
– niedrigstmögliche 67
$FIO_2^{0 \cdot 21}$-Nomogramm 32
Fistel, geschlossene mit Ventilmechanismus 111–112
–, offene, mit Ventilmechanismus 111–112
Flammenphotometer 130
Fleischnersche Linien 107
Flow-Muster 67
Flucloxacillin 606
– Dosierung bei Niereninsuffizienz 350
Flucytosin, Dosierung 611
Flüssigkeitstherapie 569 ff.
– bei Coma diabeticum 459
Flüssigkeitsüberladung 62, 536
Fluimucetin 90
Fluocortolon 453
Fluor 502
–, Bedarf bei TPE 580, 599
Fluorocortisol 452, 453
Fluphenazin 565
Fluß-Volumen-Zeit-Kurve [MEFV-Kurve] 10
Folsäure 513
–, Bedarf bei TPE 580, 599
FPN-Reagens 484
Forcierte Diurese 59, 104, 105, 332, 435, 506–509
Forciertes Exspiratorisches Volumen [FEV_1] 3, 5, 6, 9, 11, 12, 15, 96
Forcierte Vitalkapazität [FVC] 3, 10, 11, 14
Formalin 502, 503
Forrest-Reagens 484
Fortecortin 453
Fortral 353; s. Bd. I
– bei akutem Myokardinfarkt 252, 257
forward failure 190, 258
FRC 2, 4, 5, 47
– und akutes Lungenversagen 63
Fraktion I nach Cohn 384, 386
Frank-Starling Mechanismus 125, 185, 187
Fremd-Gas-Bolus-Test [FGB-Test] 47
Fremdkörperaspiration 120
Frischblut 386
– Indikationen für 398
Frischplasma 386
Fruchtwasserembolie und akutes Lungenversagen 63
Fruktose in der TPE 586
Füllungsdruck, linksventrikulärer [LVFP] 124, 126, 171, 187, 189–191
– – optimaler 258, 537
– rechtsventrikulärer 126, 153, s. auch ZVD-Messung

659

Funktionelle Residualkapazität [FRC] 2, 3, 4, 5, 47
— — und akutes Lungenversagen 63
Funktionsprüfungen, invasive kardiologische 140–184
Furosemid 104, 190, 211, 333 ff., 359, s. auch Lasix
— bei forcierter Diurese 506
— Dosierung bei Kindern 623
— Hämodynamik und O_2-Verbrauch bei akutem Myokardinfarkt 261
— bei Herzinsuffizienz 192
— bei Hypercalcämie 445
— beim kardiogenen Schock 264, 265
— beim Lungenödem 104
— bei Myokardinfarkt 252, 258
— Nebenwirkungen 335
— Wirkungsintensität und -dauer 334

G
Galaktose Eliminationsfähigkeit bei Coma hepaticum 429
Gallenwegsinfektionen, Antibiotika 608
— Erreger 608
Gammaglobulin 616, 617
— Präparate 403, 541, 616, 617
— 403, 541, 614–618
Gamma-Venin 616, 617
Ganzkörperplethysmographie 15, 51, 87
Gasaustauschstörungen, Diffusionsstörung 9, 10, 13, 25, 28
— Globalinsuffizienz 10, 13, 56–59, 64, 96–97
— Partialinsuffizienz 10, 55, 56, 64, 104, 105, 107, 421
Gasbrand 544
— und hyperbare Sauerstofftherapie 545
Gaschromatographie bei Vergiftungen 484
Gasstoffwechselstörungen, Klassifizierung 55, s. auch Blutgasanalyse, Hyperkapnie, Gasaustauschstörungen
Gastransport, transpulmonaler 9, 10, 13, 24 ff.
Gastrointestinaltrakt 415 ff.
— Blutungen 416–420
Gasverteilung, intrapulmonale, optimale 68
Gasvolumina 3, 4, 5, 21
—, Korrektionsfaktoren 2
— Standardisierung 2
— thorakale 16
Gefäßkatheter, Spülung von 147–150, 163
Gefäßsystem, Füllungszustand 124, 153, 172, 533
Gefäßwiderstand 124, 126, 166, 168, 185, 196, 224, 237
—, peripherer, beim Schock 520, 521, 529
—, Beeinflussung durch Pharmaka 188, 228, 239, 257, 259
Gegenpulsation, externe [E.C.P.] 278
—, intraaortale [I.A.B.P.] 276, 277
— bei Myokardischämie 250
— bei Vasodilatatoren 240
Gelatine 556–558
— Präparate beim Schock 535

Gemischtvenöser pH [pHv̄] beim Schock 526
Gemischt-venöse SO_2 26, 45, 151, 167; s. auch O_2-Sättigung, gemischt-venöse
Gemischt-venöser O_2-Gehalt 41, 45
Gentamycin 485, 606, 607, 608, 609 ff.
— Dosierung 610
— bei Kindern 630
— — bei Niereninsuffizienz 349 ff.
— Eiweißbindung 612
— Elektrolytgehalt u. Inkompatibilität 613
— Kombinierbarkeit 612
— Nephrotoxizität 348
— Nebenwirkungen 613, 630
— Vergiftung 485, 504
— Wirkungsmechanismen 610
Gerinnung, disseminierte intravaskuläre [DIG, DIC] 378–384
— intravaskuläre, beim Schock 524
Gerinnungsfaktoren, Berechnung der Substitutionsmenge 384
— Bevorratung 384
— biochemisches Verhalten, Substitution u. Präparationen 386
— Substitution von, bei DIG 383
Gerinnungsstörungen durch kolloidale Volumenersatzmittel 558
— bei Ösophagusvarizenblutung 419
Gesamtatemarbeit 50
Gesamtcompliance 16
Gesamt-O_2-Menge, Normwert 26
— O_2-Reserve, Normwert 26
Gesamtwiderstand im Körperkreislauf [TPR], Norm 166, s. auch Gefäßwiderstand
— im Lungenkreislauf [PVR], Norm 166
Gesichtsmaske 31
— mit Reservoir 31
Gesichtszelt 31
Gifte, dialysable 503
Giftelimination, Entgiftung 352–364, 431, 432, 435, 488, 499, 500, 503–509
Giftentfernung bei oraler Gifteinnahme 500 ff.
Gilurytmal, Wirkungen, Nebenwirkungen 286–288
Glaubersalz 517
Globalinsuffizienz 10, 13, 56–59, 64, 96–97
Glomeruläre Filtration, Norm 317
Glomerulumfiltrat und Serum-Kreatininkonzentration 317
Glomus caroticum 59
Glukagon 104, 224, 231, 530, 540
— Hämodynamik und O_2-Verbrauch bei akutem Myokardinfarkt 261
— bei kardiogenem Schock 264, 265
— bei Septischem Schock 540
Glukagonsekretionshemmung 460
Glukokortikoide 63, 104, 453; s. auch Corticosteroide
— und Mineralocorticoidwirkung, Vergleich 453
— bei Myokardinfarkt 257
— und Schock 62, 63

– bei Septischem Schock 540
– bei Status asthmaticus 97
Glukose, Bedarf bei TPE 580, 586, 588, 599
Glukoseersatzstoffe 583, 586, 588
Glukose, Wechselwirkung mit Digitalis 218
– Insulin-Infusion bei akuter Pankreatitis 422
– – Kalium-Infusion bei Myokardischämie 250
– Kalium-Infusion bei akutem Myokardinfarkt 257
– – Insulin bei Septischem Schock 540
– in der TPE 577, 586, 588, 590
Glukosespiegel, medikamentöse Beeinflussung 454–456
Glukosetoleranz 588
Gluthetimid-Vergiftung 483, 503
Glycerin bei Schädel-Hirn-Trauma 477, Bd. I
Glykole 502
– Vergiftung 513
Glykosid-Effekt und EKG 133, 213, 221, 222, 287
Glykoside s. Digitalis
Granulozytentransfusion, Erfolgsbeurteilung 401
– Indikationen 400, 541
– Voraussetzungen 400
Griseofulvin 613
Guajakolglycerinäther 90
Guanethidin 198, 199, 203, 207, 357

H

Hämostasestörungen, Diagnose mit Globaltesten 374, 375, 376, 377, 379
Hämatokrit-Wert im Neugeborenen- und Kindesalter 409
Hämatom, intracerebrales 467, 477
Hämodialyse 104, 337, 338, 435
– bei Bromcarbamidvergiftung 494
– bei Hypercalcämie 445
– Indikationen, absolute 338
– – und Kontraindikationen 339
– Komplikationen 343
– zur Therapie des Leberversagens 433
– bei Vergiftungen 435, 494, 499, 503–505
Hämodilution im Schock 534; s. auch Bd. I
Hämodynamik, cerebrale 475, 477; s. Bd. I
– unter Digitalistherapie 259, 261
– bei Rhythmusstörungen 221
Hämoglobin 23, 409
– Defizit, Bluttransfusionen 413
–, O_2-Dissoziationskurve 21–23
Hämoglobinkonzentration, mittlere erythrozytäre [MCHC] 573
Hämoglobinwert im Neugeborenen- und Kindesalter 409
Hämoglukotest 462
Hämolyse, Auswirkung auf Laboruntersuchungen 405
– nach Bluttransfusion 403
–, intravasale, und akutes Nierenversagen 327
–, Klärung der Ursache 403–404
– und Lungenversagen 63
Hämoperfusion 435

–, extrakorporale 435
– Indikationsbereiche 437
– Komplikationen 437
– Kontraindikationen 437
– Kriterien 437
– Technik 436
– zur Therapie des Leberversagens 433
– bei thyreotoxischer Krise 449
Hämoperfusionseinheit, Schema einer 436
Hämophilieformen, Einteilung 385
Hämoreflektometer IHV3 175
– Funktionsschema 176
Hämostase, Schema von 372
Hämostasestörungen, Analysengang 373, 374
Handbeatmung, Umschaltung auf 116
Handvernebler 94
Harnblasenkatheter, Pflege 345
Harndrainagesystem, geschlossenes 345–346
Harnstickstoff, Normwerte [BUN] 318
Harnstoff im Plasma, Norm 318
– als Zusatz zur Magenspülung 503
Harnwegsinfekt 344 ff.
Harnwegsinfektionen, Antibiotika 608
– Erreger 608
Hartwasser-Syndrom, 343, 445
Hemiblock 137, 309
–, chronischer, Prognostik 138
– und EKG-Kriterien 137
–, linksanteriorer [LAHB] 137
– linksposteriorer [LPHB] 137
– und Myokardinfarkt 269, 270
Hemineurin s. Chlormethiazol
Heparin, Umstellung auf Cumarin 390
– und Blutungskomplikationen 392
– bei DIG 63, 382, 383
– Dihydergot 389
–, Dosierung bei Kindern 623
– flush 70, 146–150
– Indikationen zur Therapie mit 393
– Kontraindikationen zur Therapie mit 394
– bei Myokardinfarkt 257
– Nebenwirkungen 391
– und Schock 62, 540
– Spülung mit Intraflo-System 146–150
– bei Verbrauchskoagulopathie 211, 382, 383
Heparinisierung 108
– bei DIG 382
– bei Hämoperfusion 436
– bei Lungenembolie 108, 109
– bei Septischem Schock 540
– zur Thromboseprophylaxe 388–389
Hepatitis B 426
– Bc-Antikörper [Anti-H Bc] 426
– Bc-Antigen [HBc-Ag] 426
– Be-Antigen [HBe-Ag] 426
– Bs-Antigen [HBs-Ag] 426
– Bs-Antikörper 426
– und Enzyme 425
–, Prophylaxe mit Hyperimmunglobulin 403, 431

661

Hepatorenales Syndrom 430
Herniation, transtentorielle 469, 473
Herz 123–313
Herzarbeit-Indices, Formeln 168
– – Normwerte 167, 639
Herzdynamik, beeinflussende Faktoren 124–128
Herzerkrankung, ischämische [I.H.K.] und Vasodilatatoren 189
Herzfrequenz, Bestimmung 132
– in Beziehung zur Kontraktionsdauer und Diastolendauer 127
– beim Schock 529
Herzfunktion, Determinanten 124
Herzinfarkt 145 ff., s. Myokardinfarkt, akuter
Herzindex [H.I., C.I.], Bewertung 169, 258
–, geschätzter, aus der $a\bar{v}\ DO_2$ 263
– bei ak. Myokardinfarkt 258, 262–263, 266
– Norm 166, 637, 639
– beim Schock 527, 529
Herzinsuffizienz 56, 184 ff.; s. auch Digitalis
– und Aldosteronantagonisten 192
– Behandlung 187–192
– und Beta-Rezeptoren-Blocker 192
–, chronische, und Vasodilatatoren 187 ff.
–, dekompensierte 185
– Diagnostik 184, 185
– und Diuretika 186, 191
–, hämodynamische Veränderungen 186
–, klinische Symptomatik 185
–, kompensierte 185
–, latente 184
– – und Beta-Blockade 234
– und Lungenfunktion 14, 186
– manifeste 184
–, medikamentöse Behandlung 187 ff.
– Pathophysiologie 185
– und Rechtsherzkatheterismus 153
– Stadien der 184
– und Thorax-Rö.-Bild 172, 186
– und Vasodilatatoren 188
Herzkammern, Sauerstoffsättigung und Drucke 151
Herzkatheterisierung, Synopsis der Normalbefunde 151–152, 166–168
Herzklappenfehler und zentraler Venendruck 153, 170
Herzkrankheit, Coronare [C.H.K.] 136, 236 ff. s. a. Coronare Herzkrankheit bzw. Ischämische Herzkrankheit
Herz, Physiologie 124–128
Herzrhythmusstörungen 281 ff.; s. Antiarrhythmika, Rhythmusstörungen
Herzsyndrom, hyperkinetisches 200
Herzwandaneurysma und EKG 133, 247
Herzzeitvolumen [HZV] 168, 169, 637
– Bestimmung 174–183
– und Preload 124
Hexamethylentetramin 513
Hexoprenalin 90
Hg 501

– Vergiftung 483, 512, 513
high frequency [jet] ventilation [HFV] 83
Hinterwandinfarkt [HWI] und AV-Blockierungen 269
– und EKG 246
– und korrelierender Gefäßverschluß 245
Hirndruckzeichen 58, 474
Hirnödem 58, 338, 473 ff.
– bei Coma hepaticum 432
– bei hyperosmolarem Koma 461
–, posttraumatisches 467
Hirnreflexe 441, 465, 466, 468–469
Hirnschädigung 466, 467, 469
Hirnschwellung, posttraumatische 467
Hirnstammeinklemmung, Symptomatik 469
Hirnstammreflexe 468, 469
Hirnstamm-Schädigung 469, 473
Hirnstammsymptomatik, Einteilung 466
His-Bündel-Elektrokardiogramm [HBE] 141, 142, 284
– – – Indikationen 143
– – Elektrokardiographie bei AV-Blockierungen 300, 301
Histadyl 565
Histamin 520, 562, 563
– und akutes Lungenversagen 63
Histaminrezeptoren und Zuordnung zu Organsystemen 564
Histaminrezeptor-Antagonisten 565
Histamin, Wirkungen auf $H_1 + H_2$-Rezeptoren 564
Hochdruck, arterieller 86, 193–208; s. Hypertonie
–, pulmonaler 16, 86, 169, 170
– und Renin 196, 197, 199
– und Saralasin 197
–, venöser 86
Hochdruckformen, Einteilung 195
H_1-Rezeptoren 564
H_2-Rezeptoren 564
Humanalbumin 535, 552, 556, 567
– Dosierung bei Kindern 623
Hungerazidose 579
Hustenreflex 468
HV-Intervall im His-Bündel EKG 142, 300–301
Hydergin beim Schock 536
Hydralazin 202, 204, 206, 357; s. auch Dihydralazin
Hydrochlorothiazid und Diabetes insipidus 367
Hydrokortison 361, 443, 451–453
– bei Addison'scher Krise 451
– nach Adrenalektomie, totaler 452
– Dosierung bei Kindern 623
– bei Hypothyreose 450
Hydromedin, Wirkungsintensität und -dauer 334; s. auch Etacrynsäure
Hydroxyäthylstärke [HÄS] 556–559
– beim Schock 535
Hypalbuminämie und Lungenödem 63, 104, 536, s. Kolloidosmotischer Druck
Hyperalimentationsprogramm 533, 590
Hyperammoniämie bei Leberkoma 431

Hyperbare Sauerstofftherapie 546
Hypercalcämie, Symptomatik 444
– Therapiemöglichkeiten 445
Hypercalcämische Krise 444
Hyperchlorämie bei Hyperventilationssyndrom 60
Hyperchlorämische metabolische Azidose 587, 588
Hyperfibrinolyse, Therapie der 383
Hyperkaliämie und Arrhythmien 135
– bei Massivtransfusion 402
– bei Nierenversagen 328, 336
Hyperkalorische TPE 590
Hyperkapnie 57–60
–, differentialdiagnostische Kriterien zur Therapie 59
– – Maßnahmen 58
– kontraindizierte Maßnahmen 59
– beim Lungenödem 105
Hyperkatabolismus 579, 581, 585, 588, 590
Hyperkinesie des Myokards 139, 171, 258
Hyperosmolares Koma 457, 458, 461
Hyperoxämie 55
Hyperparathyreoidismus 445
Hyperpyrexie bei Schädel-Hirn-Trauma 478, 479
Hypersomnie 58
Hypertensive Krise 200, 207, 209
– Medikamentenwahl 206
Hypertonie 193–208
– s. a. Hochdruck
– Behandlung, Synopsis der 201–205
– und Beta-Rezeptorenblockade 200
–, Einteilung, Klassifizierung 195
– im EKG 197
–, endokrine 195
–, kardiovaskuläre 195
– durch Medikamente 195
–, neurogene 195
–, pathogenetische Mechanismen zur Entwicklung 196
–, pulmonale 16, 63, 86, 98, 170, s. auch Pulmonalarteriendruck
– – Einteilung 169
– – Entwicklungswege 87, 98
– – primäre 170
– – und Rechtsherzkatheterismus 153
– – sekundäre 170
– – Thorax-Rö.-Bild 172
– – und Vasodilatatoren 191
–, renoparenchymatöse 195
–, renovasculäre 195
– im Röntgen-Bild 197
– in der Schwangerschaft 195, 209–212
– Therapie der 198–206
– und Vasodilatatoren 187, 188, 199
Hypertrophie, ventrikuläre und EKG 133, 134, 197
Hyperventilation, alveoläre 13, 55, 64, 421, 432, 457
– bei Schädel-Hirn-Trauma 475, 477
Hyperventilationssyndrom 60
Hypervolämie 153
– bei Bluttransfusionen 401

– und akutes Lungenversagen 63
–, induzierte, und Lungenödem 104
Hypoglykämie, medikamentösbedingte 455, 459, 626
– bei Leberversagen 433
Hypokaliämie 402, 432
– und Arrhythmien 135
–, Berechnung des Kaliumdefizits 572
– und EKG 133, 135
– bei Hyperventilationssyndrom 60
–, Kaliumsubstitution bei 460
Hypokapnie 55, 60, 67; s. Hyperventilation
– bei Schädel-Hirn-Trauma 475, 477, Bd. I
Hypoparathyreoidismus, postoperativer 447
Hypophysäres Koma 443
Hypotension, kontrollierte 104, s. Bd. I
– beim Schock 520, 521, 524, 527, 529, 533, 534, 536, 539, 540
Hypothalamohypophysäres Syndrom 468, 479
Hypothermie bei Septischem Schock 540
– bei Schädel-Hirn-Trauma 476
– bei thyreotoxischer Krise 449
Hypoventilation 17, 18, 56, 59, 65
– alveoläre 10, 13
Hypovolämie s. auch Blutverlust, Hypotension beim Schock
– und Dopamin 267
– bei ak. Myokardinfarkt 258
– und Nierenversagen 327
– im Schock 64, 209, 416, 421, 451, 520, 525–529, 540, 554
Hypoxämie 55
–, Ätiologie 56
– und Azidose 98
–, Behandlung der 56
hypoxic drive 59
HZV [Ficksches Prinzip] 27, 129, 179

I
IABP 264, 276–279
– bei akutem Myokardinfarkt 258
– und Externe Gegenpulsation (E.C.P.), Vergleich 276, 277
– Richtwerte für den Einsatz 277
ICP-Messung bei Schädel-Hirn-Trauma 471–473, 477, 478, 479
IDV 82
I/E-Verhältnis 67, 116
IgA 541, s. Immunglobuline
–, Normalwert 615
IgD, Normalwert 615
IgE, Normalwert 615
IgG 541
–, Normalwert 615
IgM 541
–, Normalwert 615
IGV 15, 16
Ileus bei Pankreatitis 421
Imipramin-Vergiftung 356, 485, 491, 504

Immunglobuline 403, 614 ff.
–, intravenös injizierbare 615
– Klassen 615
– Konzentrate, Dosierung von 615
– im Normalserum 541
– Prophylaxe mit 403, 614
– Therapie 614–618
– beim Schock 541, 561
Immunsuppressiva bei Nierenfunktionseinschränkung 360
Impedanzkardiographie 177
IMV 65, 82, 97, 116
– mit PEEP 73
Inderal s. Dociton
Indices, prognostische s. Prognostische Indices
Indomethacin-Vergiftung 485
Infarktektomie bei akutem Myokardinfarkt 258, 266, 280
Infarktpneumonie 106
Infektion durch Bluttransfusion 402
– und Nierenversagen 327
–, sekundär, bei Verbrennung 554
–, katheterbedingte 345, 591
Infektanfälligkeit 585, 615
inflation hold 63, 68
Infusionslösungen, Osmolalität 592
Infusionsprogramme für Neugeborene und Kinder 600 ff.
Inotropika 126, 213, 224–229
–, Auswahl 224
– bei ak. Lungenversagen 63
– bei ak. Lungenembolie 108
– bei ak. Myokardinfarkt 258, 261, 265
– bei Septischem Schock 540
Inspiratorische Kapazität [IC] 3
– Reservekapazität [IRC] 3
Inspiratorisches Reservevolumen [IRV] 3, 4, 5
Inspiratorische Sauerstofffraktion [FIO$_2$] 29–32, 44, 116, 486
– – Berechnung 29
– – Berechnung der erforderlichen 30
– – Messung der 31
– – Nomogramm zur Ermittlung der 29, 30, 32
– – verschiedene Größen des zu erwartenden PaO$_2$ 31
– – bei verschiedenen Formen der Atem- u. Sauerstofftherapie 31
Inspiratorische Sogkraft 66, 69, 80, 97
Insuffizienz, akute respiratorische s. Lungenversagen
Insulin 363, 456, 458, 459, 461, 463, 530, 577, 588, 590
–, HWZ 459
–, Low dose 459
– bei Nierenfunktionseinschränkung 363
– in der TPE 588, 590
Insulinpräparate, gebräuchliche 456
Insulinresistenz, posttraumatische 588
Insulinsuppression 577

Insulinzufuhr 458, 459
intermittent demand ventilation [I.D.V.] 82, 84
– mandatory ventilation [IMV] 65, 83
Intoxikation mit Drogen 482–517
– und Lungenversagen 63, 487, 493, 495, 498
Intraaortale Ballonpumpe 276 ff.; s. IABP
Intraflo-System 147–150
Intraglobin 616
Intraglobulin 617
Intrakranieller Druck [ICP] 471, 472, 477, 479
– s. a. Druck, intrakranieller
Intrathorakales Gasvolumen (IGV) 15, 16
Intravaskuläre Gerinnung s. DIG
intrinsic sympathetic activity [ISA] von Betarezeptorenblockern 232
Intubation und Beatmung, Indikationen 66, 97, 104, 108, 117, 419, 422, 471, 487, 494, 540
–, endobronchiale 56, 101, s. Bd. I
–, verlängerte nasotracheale 118
Ionisationsgrad von Basen und Säuren 506
Ionisiertes Calcium 446
IPPB 97, s. Intubation und Beatmung, Beatmung
Ipradol 90
Ipropamid 89, 303
IRDS 83, 635
ISA 232
Ischämie, cerebrale 474
Ischämische Herzkrankheit (I.H.K.) 236 ff., s. auch Angina pectoris
– –, Determinanten der Koronardurchblutung 236, 237
– – und EKG 133
– –, Indikationen zur Koronarangiographie 238
– –, Beeinflussung durch Pharmaka 239–243
Isoionie 323
Isoket 242
Isoproterenol 90, 92, 224, 540
– bei kardiogenem Schock 264, 265
Isoptin, Wirkungen 239, 286, 287; s. auch Verapamil
– Nebenwirkungen 294
Isosorbitdinitrat 240, 242
– und Herzinsuffizienz 188, 189, 190, 191
Isotonie 323
Isuprel 92

J
Jervell-Syndrom 132
Jod-Vergiftung 501, 504, 514
–, Bedarf bei TPE 580, 599
Jodisationshemmer bei Hyperthyreose 448

K
Kaliumbedarf, tgl. 570, 575
Kaliumbedarf bei TPE 580, 599
Kaliumchlorid bei akutem Myokardinfarkt 255
– bei Digitalisintoxikation 222
Kalium und Elektrophysiologie 287
Kaliumdefizitberechnung 572

Kaliumferrozyanid als Zusatz zur Magenspülung 503
Kalium jodatum 90
Kaliumkapazität, Berechnung 572
Kaliumpermanganat [KMnO$_4$] 513
– zur Magenspülung 501
– – als Zusatz zur 502
Kaliumsubstitution bei Coma diabeticum 458, 459, 460
Kalorienbedarf bei TPE 579, 580, 581
– von Neugeborenen 595, 599
Kaltblut, Gefahren des 401
Kamillosan 90
Kammerflattern, drohendes 286
– und EKG 135, s. Bd. I
– bei Kleinkindern, Therapie 298
– bei Myokardinfarkt 255
Kammerflimmern 283, s. Bd. I
–, drohendes 286
– im EKG 135, s. Bd. I
– bei Kleinkindern, Therapie 298
– bei Myokardinfarkt 255
Kammertachykardie 282, 283, 285, 288, 289, 291–296, 306, 309
– bei Kleinkindern, Therapie 298
– bei Myokardinfarkt 255
Kanamycin, Dosierung 350, 610
– Inkompatibilität u. Wechselwirkungen 613
– Kombinierbarkeit 612
– Nephrotoxizität 348
–, Wirkungsmechanismen und Elimination 610
Kapnonarkose 58, 97
Kardiogener Schock 261–267, 521
– – Behandlungserfolg 265
– – Behandlungsvorschlag 264
– – coronar 258
– – nicht coronar 258, 264
– – und Digitalis 259, 260, 261, 266
– – Dosierungen von Inotropika und Vasodilatantien 190, 224, 265
– –, Einsatz von IABP 276 ff.
– – Indikationen u. Kontraindikationen für herzchirurgische Maßnahmen 258, 266, 280
– – Kontraindikationen für akute Revaskularisierung 266
– – Medikamente 265, 267
– – prognostische Indices 263
– – therapeutisches Konzept 263
Kardiologie, Abkürzungen und Symbole in der 166–168, 637, 638, 639
Kardiomyopathie 133, 136, 137, 189, 235
Kardio-pulmonale Reserve, Klassifizierung von Patienten 13–15
Kardiotoxische Substanzen 491
Kardioversion 305 ff.
–, Anästhesieführung und Technik 306, 307
–, Erfolgsrate 306
–, Indikationen u. Kontraindikation 306, 307, 308
– bei Myokardinfarkt 253

Karotisdruck 281, 282, 283
Karotis-Sinus-Syndrom 300, 303, 309
Katabolismus 577, 579, 581, 582, 585, 588, 590, 591
– von Strukturproteinen 579
Katecholaminausschüttung bei Schock u. Trauma 63, 416 ff., 421, 447, 478, 520, 530, 548, 553
Katecholamine 224 ff., Bd. I
– Therapie des kardigenen Schocks 264 ff.
– bei Sepsis 540
–, Tachyphylaxie 98
Katecholaminkrise, Behandlung der 206
Katheter-PDA bei Eklampsie 211
– – bei Pancreatitis 422
Kathetersepsis 157, 553, 588
– Behandlung der 157, 608
– bei TPE 588, 591
Kationenaustauscher 336
Keime, (pathogene), Häufigkeit bei unterschiedlichen Infektionen 608
Kerley-Linien 71, 172
Ketoazidotisches-Koma 457, 458
– Alkalitherapie bei 460
Ketogenese 459, 461, 577, 584
Ketonkörper 457, 459, 461, 578, 583, 585
– Störfaktoren bei Nachweis von 462
– in der parenteralen Ernährung 583, 588
Ketostix 462
Kinder, Arzneimitteldosierungen 620–634
– – Berechnung 621
– Energie- und Nährstoffbedarf bei der TPE 599 ff.
Kinine 520, 521, 537, 562, 563
– akutes Lungenversagen 63, 421, 520
– und Pancreatitis 421
– und Schock 520, 521, 537, 552
– – – anaphylaktischer 562, 563
K$^+$-Konzentration in Erythrozyten, Berechnung 572
Knochenmarkeiterungen, Erreger und Antibiotika 608
Knollenblätterpilzvergiftung und Hämoperfusion 437
– und Leberversagen 430
Kochsalzlösung, heparinisierte, Spülen mit 147, 157
KOD s. Kolloidosmotischer Druck
Körperoberfläche, Nomogramm zur Berechnung 644
– und Berechnung der Arzneimitteldosierungen bei Kindern 621
– verbrannte, und Mortalitätswahrscheinlichkeit 551
Kohlendioxyd, Antwortkurve (Rückatmungstest) 58
– Ausscheidung 57
– im Blut 57
– zum Einatemgasgemisch 67
– Klinik der CO$_2$-Retention 58
– Konzentration in der Alveolarluft 57
– Partialdrucke [PCO$_2$] 10, 13, 15, 16, 20, 57
– – Berechnung 58; s. auch Totraumventilation, 34 ff.
– – und PaO$_2$ 107

– – und Serum-Kalium 60
Kohlendioxydproduktion [V̇CO$_2$] 5, 60
– Formel 39
Kohlendioxyd, Retention 57 ff.
Kohlenmonoxydvergiftung 483, 485 ff.
– Behandlungsschema 487, 488
– klinische Beschwerden 486
– Überwachung 487
Kohlenwasserstoff, halog.,-Vergiftung 483, 501, 502, 507, 515
Kolloidosmotischer Druck [KOD] 522
– – Abnahme des, und akutes Lungenversagen 63
– – und Lungenödem 104, 537
– – Formel zur Schnellbestimmung 62
– – PCWP-Gradient 522
– – als prognostischer Index beim Schock 522
– – Schätzung des 70
Koma-Komata 439 ff.
– diabeticum 457
–, endogenes 440
–, exogenes 440
–, hyperosmolares 461
–, hypophysäres 443
–, hypothyreotes 449
–, kardiovaskuläres 440
–, ketoazidotisches 458 ff.
–, Klassifikation, Ursachen, Stadien 440
–, laktatazidotisches 457, 458
–, neurogenes 440
– durch respiratorische Insuffizienz 441
– Stadien und EEG 442
– durch Wasser-Elektrolythaushaltsstörungen 441
Kompensationsmechanismen bei gestörter Myokardfunktion 185
Komplementaktivierung 561, 563
Komplementfixierung 541
Komplikationen bei TPE 588
Koniotomie bei Epiglottitis 117
Konservenblut, Vergleich mit Normalblut 396
Kontraktilitätsparameter 637–639
Kontraktionsfähigkeit des Myokards 124, 125
Kontrazeptiva und Thrombose 106
Kontrollierte Beatmung 116
Konyne 386
Konzentrationsversuch 316
Koronarangiographie, Indikationen 238
Koronare Herzkrankheit 236 ff.
Koronardurchblutung, Determinanten 236
Koronarinsuffizienz und EKG 132, 133
– Therapeutika 239
– und Angina pectoris 237
Koronarreserve, Verringerung 236
Koronarsklerose und EKG 133
Koronarwiderstand 236, 237, 239
Korticosteroide 361, 453–454
– Äquivalenzdosen 453
– Cushing-Schwellendosis 453
–, entzündungshemmende Wirkung 453
–, Halbwertzeit 453

– bei Lungenversagen 62
– bei Myokardinfarkt 256
– bei Nierenfunktionseinschränkung 361
–, relative Potenz 453
– bei Schädel-Hirn-Trauma 475
– bei Schock 540
– Stoffwechselfunktionen 454, 530, 541, 577
Krämpfe bei Leberversagen 433
– bei Vergiftungen 483
–, tetanische 60
Krampfprophylaxe bei Schädel-Hirn-Trauma 475
Kranialisation der Lungengefäßzeichnung 172
Kreatininclearance, Nomogramm zur Berechnung 321
Kreatinin-Körpergröße-Index 585
– und Nierenfunktion 320, 325
Kreatinkinase, Isoenzyme der 248
Kreatinphosphokinase (CPK) und Myokardinfarkt 247
Kreislauf 123 ff.
Kreislaufentlastungsverfahren 276 ff.
Kreislauf, Physiologie 124, 125, 151, 152
Kreislaufstörungsformen beim Schock 521
Kreislaufüberwachungsmethodiken 129 ff.
Kreislaufwiderstände, Formeln der 168
– Normwerte 166
Krise, Addison'sche 450
– hypercalcämische 445
– thyreotoxische 447
Kristalloide Lösungen beim Schock 535
– und Lungenversagen 63
– bei Verbrennung 63
Kryopräzipitat [Kryobulin] 384, 386
Kumarine 108, 257, 360, 390 ff.
Kupfer, Bedarf bei TPE 580, 599
Kupfersulfat als Zusatz zur Magenspülung 503
Kupfer-Vergiftung 512, 513

L

Laktatazidose beim Schock 520 ff.
–, biguanid-induzierte 461
– bei Fruktoseinfusion 459, 586
Laktatazidotisches Koma 457, 458, 461
Laktat/Pyruvat Quotient 461
Laktatspiegel als prognostischer Index 521
Laktulose bei Coma hepaticum 432
Lange-Nielsen-Syndrom 132
LAP, s. linksatrialer Druck
Laryngotracheobronchitis acuta 120
Lasix, 333 ff. 359; s. auch Furosemid
– Angriffspunkt 333
– bei Herzinsuffizienz 187, 192, 258, 261
– bei Hirnödem 476, 477, Bd. I
– bei Lungenödem 104
– Nebenwirkungen 335, 359
Laugen-Vergiftung 483, 503
Lavage, bronchoskopische 100
Laxantien und Digitalis 218
L-Dopa 207

– bei Coma hepaticum 432
Leak Syndrome und Lungenödem, s. Capillary Leak Syndrome
Leberausfallskoma 430
Leberbiopsie bei Leberversagen 429
Leberenzyme 424, 425, 427
Leberenzyme, kunstmembranfixierte, zur Therapie des Leberversagens 433
Leberfunktion, Überwachung 424
Leberkoma s. Leberversagen
– und TPE 589
Leberperfusion, extrakorporale, zur Therapie des Leberversagens 433
Leberreserve bei Leberzirrhotikern 427
Leberschäden, Funktionsmuster 427
Leberstatus 424
Lebertransplantation zur Therapie des Leberversagens 433
Lebertrauma, Enzym-Diagnostik 428
Leberversagen, Ätiopathogenese 430
–, akutes [ALV] 429
–, Prognose 429
–, Schweregrad 431
–, Therapie 431
Leberzellstrukturen 424
Leberzirrhose und Enzyme 425
Leck bei Beatmung 56, 69, 115
– Kompensation 115, 116
Lenègre's disease 136
Leukozyten bei Sepsis 539
– bei TPE 585
– Recovery 401
Levallorphan 490, 514, Bd. I
Lev's disease 136
Lidocain 222, 254, 281, 283, 286, 287, 291, 297, 298, 356, 485
–, Dosierung bei Kindern 298, 623
– und Elektrophysiologie 286, 287
– und Hämodynamik 286
– Indikationen, Kontraindikationen 291
– bei Myokardinfarkt 255
– und Pharmakokinetik 297, 356
– Wirkungen, Nebenwirkungen 291
Limulus-Test bei septischem Schock 539
Lincomycin 606
– Dosierung, Elimination 610
– – bei Niereninsuffizienz 350
– Wirkungsmechanismus 610
Linksherzarbeitsindex [L.C.W.I.], Norm, Formel 167
Linksherzinsuffizienz 184 ff.
Linksherzinsuffizienz bei Lungenversagen 63
– bei Pankreatitis 421
– und PCWP 70, 169, 171 ff., 190, 258, 537
– und zentraler Venendruck 127, 153, 154, 533
Linksherzversagen, akutes 63, 258 ff., 540
– und Hämodynamik 186, 258
– und Lungenödem 104, 537
– und Therapie 104, 206, 224–229, 258 ff., 265, 540
–, therapieresistentes 276 ff.

– und Thorax-Rö.-Bild 172–174
– und Volumensubstitution 258, 536
Linkshypertrophie 132, 197
Linksschenkelblock, Lokalisation, Ursachen 136, 137
Linksventrikuläre Funktion, Beurteilung 132, 170 ff., 185–186, 258
Linksventrikulärer Schlagarbeitsindex, [L.V.S.W.I.], Norm, Formel 167
Lipolyse 461, 577, 583, 588
Liquorazidose 104, Bd. I
– bei Hyperventilationssyndrom 60
Liquordrainage 472, 473, 476
Liquordynamik 475, Bd. I
Liquorhypertension 58, 473 ff.
Liquor-pH-Bestimmung bei Schädel-Hirn-Trauma 478, Bd. I
Lithiumkarbonat bei Thyreotoxikose 355, 449
Lösungen, 1-molare 571
Lösungsmittel, org., Vergiftung 483
van de Loo'sches Verfahren bei Hämostasestörungen 380
Lopresor 231
low-dose-Heparinisierung, Hauptmechanismus 388
– – – Dosierung 389
– – – Überwachung 391
Lown-Ganong-Levine-Syndrom [LGL] 143, 289, 293
Low output Syndrom 63, 108, 190, 261 ff. 267, 540
– – – und Dopamin 267
Luminal, Pharmakokinetik 354
– bei Schädel-Hirn-Trauma 475
– therapeutische u. toxische Spiegel 485
Lungencompliance, dynamische 5, 50 ff., 62
– effektive dynamische 50 ff., 62
– statische 50 ff., 62
Lunge 2–117
Lunge, Diffusionskapazität 8
Lungenerkrankung, chronisch-obstruktive [COPD] 86 ff.
–, obstruktive und PCWP 167
– restriktive 10 ff.
Lungenembolie 34, 56, 106 ff.
– und EKG 133
– Sofortmaßnahmen 108
– Verlaufsformen 107
Lungenemphysem, Stadien des 86
– funktionelle Befunde bei 13
Lungenfibrose 13, 64
Lungenfisteln, Differentialdiagnostik 111–112
Lungenfunktionsgrößen, Sollwerte 4
Lungenfunktionsparameter Neugeborener 5
Lungenfunktionsprüfungen, differentialdiagnostische Möglichkeiten 9
Lungenfunktionsstörungen, s. Gasaustauschstörungen, obstruktive-restriktive Lungenfunktionsstörungen
Lungenfunktionsuntersuchungen, katamnestische 65
Lungenfunktionswerte und Operabilität 15, 16, 166, 168, 170

Lungengefäßwiderstand 13
Lungengewebswiderstand 7
Lungengewicht 5
Lungeninfarkt 107, 157
– Symptomatik 106
Lungenkapazitäten 3 ff.
Lungenkapillardruck, s. Druck, pulmonalkapillarer, Pulmonalkapillardruck (PCP, PCWP)
Lungenödem 56, 64, 173, 174, 191, 536
– Ätiopathomechanismus 104
–, interstitielles 63, 64
–, intraalveoläres 63, 64
– bei Pankreatitis 423
– bei Schädel-Hirn-Trauma 478
– bei Schock 536–537
– bei Vergiftung 483
– Sofortmaßnahmen 104
Lungenreizstoffe 96, 517, 551
Lungenrestriktion 9, 11, 13, 14, 15, 17, 18
Lungenstrombahn, Flüssigkeitsaustausch 536
– Druckveränderungen in der 170
– Verhalten im Schock 523 ff.
Lungenszintigraphie bei Lungenembolie 107
– bei Lungenfunktionsstörungen 12
Lungenversagen, akutes [ALV] 61 ff. s. auch PEEP und CPAP
– – Ätiopathomechanismus 63
– – Therapie 63
– – Gasstoffwechsel 64
– – Hämodynamik 64
– – histologisches Bild 64
– – klinisches Bild 64
– – typische Werte für FRC und TLC 48
– – röntgenologische Stadien 64
– bei Coma hepaticum 432
– bei akuter Pankreatitis 421
– bei Schädel-Hirn-Trauma 478
Lungenvolumina 3 ff.
– Änderungen mit zunehmendem Alter 4, 5, 6, 48
Lungenwiderstand 5, 7, 9–18, 50 ff.
Lungenzonen 44, 75
Lung Mechanics Calculator 54
LVEDP, s. Drucke
LVFP, s. linksventrikulärer Füllungsdruck
Lyogen 565

M
MDF 520, 521, 541
Magenkapazitäten und Spülmengen 501
Magenspülflüssigkeit, Zusätze für 501
Magenspülung, fraktionierte 501
– Indikationen 502
– Kontraindikationen für 500
– spezielle Zusätze 502
– Technik 500
Magnesium, Bedarf bei TPE 580, 599
Magnesiumintoxikation bei Eklampsie 210
Magnesiumsulfat bei Ekampsie 210
Malaria durch Bluttransfusion 402

Mangan, Bedarf bei TPE 580, 599
Mannit bei Lungenödem mit ICP-Steigerung 104
– bei Schädel-Hirn-Trauma 477
– Dosierung bei Kindern 624
– Test 331, 332
Manometer, s. Druckwandler
– Dämpfung des 161
Manschettenbreite für Messung des art. Blutdruckes 194
MAO-Hemmer 195, 206, 207, 267, 507
Marcumar, s. Kumarine
Marezine 565
Massenspektrometrie zur Bestimmung des Herzzeitvolumens 178
– – – des Closing Volume (CV) 47
Massivtransfusion 63, 106, 401, 407
– Komplikationen 402
– und Lungenversagen 63
Maximale Flußrate [MFR] 5, 6, 10, 551
– willkürliche Ventilation [MWV = AGW] 3, 13, 15
Mediatorsubstanzen im Schock 520, 521, 562, 563
Medikamente und Anaphylaxie 560
–, toxische Spiegel von 485
Megaphen 252, 257, 505, 565, 622
Membranen, hyaline 63, 64
Membranlunge, Technologie der 77
–, Typen 78
Membranoxygenierung, extrakorporale [ECMO] 77 ff., 104, 537
Mendelson-Syndrom, Therapiegrundsätze, Sofortmaßnahmen 97, s. auch Bd. I
Meningitis, Erreger und Antibiotika 608
Mephyramin 565
Meprobamat-Vergiftung 355, 485, 503
Mesenchymproliferation bei Lungenversagen 64
Metabolismus, Gradmesser für ($\dot{V}O_2$, $\dot{V}CO_2$) 5, 26, 27, 39, 167–168, 529
– von Nährstoffen 577 ff.
Metaldehyd 501, 503
Metallintoxikation, 482, 483, 484, 501, 504, 511
Metastasenleber und Enzyme 425
Methämoglobinämie 516
Methanol-Vergiftung 483, 485, 504, 505, 507, 509, 513
Methapyrilen 565
Methaqualon-Vergiftung 355, 483, 485
Methicillin, Dosierung, Wirkungsmechanismus u. Elimination 610
– – bei Niereninsuffizienz 350
– Eiweißbindung 612
Methyldigoxin [Lanitop] 214 ff., 298
Methyldopa 198, 199, 200, 202, 205, 206, 207, 358
Methylenblau 514
Methylprednisolon 361, 453
– bei akutem Lungenversagen 63
– bei endokrinen Krisen 443, 451
– bei Herzinfarkt 264, 265
– bei Ödem der oberen Luftwege 552

- bei septischem Schock 540
Metiamid 565
Metoclopramid und Digitalis 219
Metoprolol 231, 243
Mexiletin [KÖ 1173, Mexitil] 254, 283
- und Elektrophysiologie 287
- und Hämodynamik 286
- Wirkungen, Nebenwirkungen, Dosierung 292
Mezlocillin 606, 607, 608
- Dosierung, Wirkungsmechanismus, Elimination 610
- - für Kinder 628
- - bei Niereninsuffizienz 350
- Eiweißbindung 612
- Kombinierbarkeit 612
- Nebenwirkungen 628
Miconazol, Dosierung und Wirkungsmechanismus 611
- als Aerosol 91
Micronefrin 90, 93, s. auch Adrenalin rac. Asthmanephrin
- bei Ödem der oberen Luftwege 118, 552
- bei Epiglottitis 118
Mikrofilterung von Konservenblut 63, 406, 407
Mikrozirkulationsstörung beim Schock 520 ff.
Mineralokortikosteroide 453, 454, 451, 452
Mineralstoffbedarf in der TPE 580
- bei Neugeborenen und Kindern 599
Minipress, s. Prazosin
Minirin [DDAVP] 367
Minocyclin 606
- Dosierung 610
- - bei Kindern 632
- - Dosierung bei Niereninsuffizienz 350
- Eiweißbindung 612
- Kombinierbarkeit 612
- Nebenwirkungen 632
- Wirkungsmechanismus 610
Minoxidil 199
- und Herzinsuffizienz 188
Miosis bei Vergiftungen 483
Mistabronco 90
Mithramycin bei Hypercalcämie 445
Mitralinsuffizienz
- und Vasodilatatoren 190
- und Rechtsherzkatheterismus 170
Mitralstenose und Rechtsherzkatheterismus 170
- Vasodilatatoren 191
- Meßmethodik 168
Mitteldruck, Art. Formel 168
Mittelhirnsyndrom 466 ff.
Mittleres Erythrozytenvolumen (MCV) 573
Mittlere erythrozytäre Hämoglobinkonzentration (MCHC) 573
Mn-Vergiftung, Calciumtrinatrium-DTPA 511
Monaghan 116
Monocortin 453
Morfamquat-Vergiftung 510
Morphin, Wirkung auf Hämodynamik u. Atmung 257

-, Dosierung bei Kindern 624
- Pharmakokinetik 353
- Vergiftung 485, 490, 514
Mucolyticum Lappe 90
Mucostop 90
Mukolytika 90
Mukoviszidose und Bronchuslavage 101
Mukoziliarinsuffizienz 89 ff.
Muskarin-Vergiftung 483, 495
$M\dot{V}O_2$; s. Sauerstoffverbrauch, myokardialer
Mydriasis bei Vergiftungen 483
Myoglobinurie und akutes Nierenversagen 327
Myokarditis und EKG 133
Myokardfunktion, Determinanten der 124 ff.
- Kompensationsmechanismen bei gestörter 185
Myokardinfarkt, akuter [A.M.I.] 245 ff.
- - AV-Blockierungen 269
- - diagnostisches Vorgehen 251
- - und Digitalis 260
- - Erstversorgung 252
- - hämodynamische Klassifizierung 258
- - und Herzrhythmusstörungen 253, 268
- - Komplikationen in zeitlichem Zusammenhang 268
- - und Perikardtamponade 272
- - Schrittmachertherapie 270
- - Septumperforation 271
- - und Thorax-Röntgen-Befund 172
- - und Vasodilatatoren 190
- - Verlaufsformen 261
- und EKG 133, 246, 247
- und Enzymaktivitäten 247, 248
- und Kardiogener Schock 261 ff.
- und prognostische Indices 263
- Typen 245
Myokardischämie, akute, pathophysiologische Vorgänge, Diagnostik und Therapie 236 ff.
-, medikamentöse Beeinflussung 239–243, 250
Myokardkontraktilität, Normwert 124, 639
- Determinanten der 124, 125
- Verbesserung der 187 ff.
Myokardschädigungen, toxische 133, 491
Myxödem 449–450

N
Na-Ausscheidung, fraktionierte 330
Na-Bedarf, tgl. 570, 575
- - bei TPE 580, 599
N-Acetylcystein 89, 90, 94
Nährstoffbedarf für die TPE 580 ff.
Nährstoffe und die tägliche Energiebilanz 579
$NaHCO_3$, s. Natriumbikarbonat
Narkotika, Dosierung bei Niereninsuffizienz 353
- therapeutische u. toxische Spiegel 485
- Vergiftung 483, 490, 514–515
Nalidixinsäure 606
Naloxon, Indikation u. Dosierung 353, 490, 514, 624, Bd. I
- HCl 514

669

Nasensonde für O_2 31
Naso-pharyngealer-Katheter für O_2 31
Natriumbedarf bei TPE 580, 599
Natriumbikarbonat 485, 460, 624, Bd. I
– zur Alkalisierung des Urins 507, 554
– Gefahren der Alkalisierung 59, 460
– intrathekale Gabe Bd. I
– und Therapie der hämolytischen Transfusionsreaktion 404
– und Transfusionsalkalose 401
– als Zusatz zur Magenspülung 503
Natriumdefizit, Berechnung 572
Natriumjodid zur Magenspülung 501
Natriumsulfat 501, 517
– als Zusatz zur Magenspülung 503
Natriumthiosulfat, Indikationen, Dosierung 514
– zur Magenspülung 501
– – als Zusatz 502
– bei NPN-Resistenz 204
Nebennierenrinden-Insuffizienz 450–452
Nekrose, tubuläre 326
Nembutal bei Schädel-Hirn-Trauma 476
– und Dialysierbarkeit 503
Neo-Bridal 565
Neo-Gilurytmal, Indikationen Wirkungen, Nebenwirkungen 286–288
Neomycin 91
– Dosierung 610
– – bei Niereninsuffizienz 350
– Nephrotoxizität 348
– Wirkungsmechanismus 610
Neoplasien und akutes Nierenversagen 327
Neostigmin 516, Bd. I
– Dosierung bei Kindern 624
– bei Nierenfunktionseinschränkung 362
Nephron, Transportprozesse 315
Nephrotoxizität antimikrobieller Substanzen 347 ff., 627 ff.
Neuner-Regel nach Wallace 550
Neuroleptika-Vergiftung 483, 485, 490, 503–505, 511, 515
Neurotransmitter, falsche 430
neutrophyl chemotactic factor of anaphylaxis 562, 563
Nicotinamid, Bedarf bei TPE 580, 599
Niere 315 ff.
Nierenerkrankungen, primäre, und akutes Nierenversagen 327
Nierenfunktion 315 ff.
–, altersabhängige Änderungen 319
– Beziehung zum Plasmakreatinin 320, 325
– Einschränkung der, und Dosierung von Medikamenten 349 ff.
– Überwachung 317 ff.
– Untersuchung der 316, 330, 537
Niereninsuffizienz und Anästhesiefähigkeit 328
– Diuretikatherapie 332
– Grade der 325
– Medikation 349–363

Nierenversagen, akutes 325
– – Ätiopathomechanismen 327
– – Diagnostik 325, 329, 330, 336
– – Soforttherapie 336
– – Stadien 326
– Dosierung von Medikamenten 349 ff.
– Kreatininclearance und Dauer des NV 329
Nikotin und perioperatives Risiko 18
– Vergiftung 483, 502
Ninhydrin-Test 583
Nitrate 240 ff.
– und Beta-Rezeptorenblocker 243
– Präparaten-Auswahl 241
Nitrofurantoin 606
– Dosierung bei Niereninsuffizienz 350
– Inkompatibilität 613
– Wechselwirkungen 613
Nitrogas-Vergiftung 483, 517
Nitroglycerin 97, 104, 188, 189, 190, 206, 240 ff.
– Ampullen 242
– Hämodynamik und O_2-Verbrauch bei akutem Myokardinfarkt 261
– und Herzinsuffizienz 188
– Infusion 105
– und intrakranieller Druck 109
– bei Lungenödem 104
– bei Myokardinfarkt 252, 258
– bei Myokardischämie 250
– und andere Vasodilatatoren 187 ff.
– Wirkungen 240
Nitrokörper s. Nitrate, Nitroglycerin
Nitroprussid-Natrium 104, 189, 190, 191, 199, 204, 206, Bd. I
– – Dosierung, Nebenwirkungen 204, 265, Bd. I
– – Hämodynamik und O_2-Verbrauch bei akutem Myokardinfarkt 261
– – und Herzinsuffizienz 188
– – bei hypertensiver Krise 206
– – bei Myokardinfarkt 252, 258
– – bei kardiogenem Schock 264, 265
Ni-Vergiftung 512
N, N-Dimethyl-p-aminophenol 512
Non-A, Non-B-Hepatitis nach Bluttransfusion 403
Noradrenalin 89, 224, 225, 261, 264, 265, Bd. I
– Hämodynamik und O_2-Verbrauch bei akutem Myokardinfarkt 258, 261
– bei kardiogenem Schock 264, 265
– in Kombination mit Phentolamin 225
Normalserum, Immunglobulingehalt 541
Norpace (Disopyramid), Indikationen, Wirkungen, Nebenwirkungen 283, 286, 287, 296
Notfallendoskopie bei Gastrointestinalblutung 416 ff.
Notfalltherapie bei allergischen Sofortaktionen 566
Novalgin 252, 504
Novocamid, Indikationen, Dosierung, Wirkungen, Nebenwirkungen 254, 255, 286, 287, 292, 298
– Pharmakokinetik 297, 356
– therapeutische und toxische Spiegel 485

Novothyral 444
Nystatin, Dosierung, Wirkungsmechanismus 611

O

O_2; s. auch Sauerstoff
O_2-Ausnützung [O_2«X»Ratio] 26, 27, 167, 168
Obidoxim-Chlorid 515
Obstruktive Lungenfunktionsstörungen (COPD) 9, 10, 11, 12, 13, 15, 16, 58, 86–88; s. auch Asthma bronchiale
Oculomotorik bei Schädel-Hirn-Trauma 468, 469
O_2-Dissoziationskurve 21 ff.
Ödem, allergisches 120, 563
–, der Lunge, s. Lungenödem
Oesophagusdruckmethode 50
Oesophagogastroduodenoskopie bei Gastrointestinalblutung 417
Oesophagusvarizenblutung, Behandlungsprinzipien 419
O_2-Gehalt 21 ff.
– – im art. Blut [CaO_2, O_2-content], Normwert 26, 634
– – gemischt-venöser 41, 45
O_2-Gehaltdifferenz, arteriovenöse [$Ca-\bar{v}DO_2$] 21, 24, 26, 27, 41, 42, 44, 45, 179, 263, 486, 529, 538–539, 634
O_2, gelöster 21 ff., 486, 488, 547
Oligo-Anurie, Definition 326
Oligurie, diagn. Vorgehen 331
– postrenale 329
–, praerenale 329
–, renale 329
O_2-Menge, gesamte 26
O_2-Methoden zur Bestimmung der Diffusionskapazität 8
Onkometer nach Weil 522
O_2-Partialdruck 20 ff.
– nach Belastung 16
Opiate 353, 485, Bd. I
Opiatvergiftungen 483, 490, 501, 514, 515
Orciprenalin 89, 90, 92, 94, 97, 281
– Dosierung bei Kindern 298, 624
– Hämodynamik und O_2-Verbrauch bei akutem Myokardinfarkt 261
– bei Myokardinfarkt mit bradykarden Rhythmusstörungen 255, 256
– bei Septischem Schock 540
– bei bradykarden Rhythmusstörungen 281, 303
– und Vasodilatatoren 191
– Dosierung, Wirkungen, Nebenwirkungen 224
O_2-Reserve, gesamte 26
Organophosphat-Vergiftung 435, 483, 495 ff., 510, 515
Ornithin-Alpha-Ketoglutarat bei Coma hepaticum 432
O_2-Sättigung 13, 21 ff.
– – gemischtvenöse ($S\bar{v}O_2$) 26, 68, 69, 73, 151, 167, 174–176, 531; s. auch gemischtvenöse Sauerstoffsättigung

Osmolalität 323 ff.
– Berechnung 458, 573
– Messung der 324
– Harnmenge und spez. Gewicht 320
– im Serum, Norm 323
– – Schätzung 323
– des Urins (Norm) 320, 321, 323
– – Schätzung 323
Osmolarität 323 ff.
Osmometrie 323–325
– Indikationen, klinische Anwendung 325
Osmoregulation, Schema der 364
Osmorezeptoren 571
Osmotherapie 331–332, 624, Bd. I
– bei Schädel-Hirn-Trauma 475, 477
O_2-Toxizität 32
O_2-Transport 20 ff., 73–74
– – Formel für 21, 68, 73
O_2-Verbrauch [$\dot{V}O_2$ ml/min.], [$\dot{V}O_2$ ml/kg/min.] Normwert, Berechnung 5, 27, 39, 40, 167–168, 636
– Nomogramm 40
O_2-Verfügbarkeit, [O_2-Availability], Normwert und Berechnung 26, 167–168, 638
O_2 «X» Ratio 26, 27, 167, 168
Overload-Syndrom bei Fettinfusion 587
Oxacillin 606, 607
– Dosierung, Wirkungsmechanismus, Elimination 610
– Eiweißbindung 612
– – bei Kindern 629
– Kombinierbarkeit 612
– Nebenwirkungen 629
Oxalsäure 501, 502
Oxazepam-Vergiftung 485, 490, 503, 507, 515
Oxprenolol 231, 243
Oxydationswasser, endogenes 62, 575
Oxyfedrin und koronare Herzkrankheit 239
– bei Sinusknotensyndrom 303
Oxygenierungsindex [PaO_2/FIO_2] 24, 70
Oxymeter 56
Oxymetrie des rechten Herzens, Normwerte 167
Oxytetracyclin 606, 608
– Dosierung, Wirkungsmechanismus Elimination 610
– – bei Niereninsuffizienz 350
– Eiweißbindung 612
– Kombinierbarkeit 612

P

Pacatal 565
Palliativoperationen bei Ösophagusvarizenblutung 419
Pancuroniumbromid 624, Bd. I
Pankreasnekrose 422
Pankreatitis, akute, Behandlungsprinzipien 422
– – Organkomplikationen 421
– – Pathophysiologie 421
– – prognostische Indices 421

– – Verlauf 422
– und akutes Lungenversagen 63, 421
Pantothensäure 94
– Bedarf bei TPE 580, 599
Panzerherz und Hämodynamik 153, 170
PAP; s. Pulmonalarteriendruck
Papillarmuskeldysfunktion 152, 170, 190, 271
Papillenödem und ICP-Steigerung 58, 474
Paracetamol-Vergiftung 430, 485, 504, 516
Paraffinöl zur Magenspülung 501
Paraffinum 515
Paramethason 453
Paraquat-Vergiftung 483, 484, 497 ff., 503, 510
Parathormon 447
Parenterale Ernährung s. Ernährung, parenterale
Partialinsuffizienz des Gasaustausches, s. Gasaustauschstörungen
Pause, endinspiratorische bei Beatmung 68
P biatriale 132
PBI bei Hypothyreose 448, 450
Pb-Vergiftung 483, 491, 501, 502, 507, 511, 513
PCO_2, s. Kohlendioxyd-Partialdruck
PCP s. PCWP
PCWP, Analgetika und Tranquillantien 257
– und Flüssigkeitstherapie 259, 264, 536
– und Herzinsuffizienz 184
– und herzwirksame Pharmaka 261
– und Interpretation der Meßergebnisse 166–171, 258
– Messung 154 ff.
– und Mortalität beim AMI 263
– bei Myokardinfarkt 258, 262 ff.
– Normalwerte 151, 166–167
– bei obstruktiver Lungenerkrankung 167
– und PEEP 75
– Werte und pulmonaler Wassergehalt 105
P dextroatriale 107, 132, 134
Peak flow 116
Pecazin 565
PEEP 72 ff.
–, aggressiver 63, 65
– Auswirkungen auf Compliance 74
– – auf Sauerstofftransport 74
– – auf Shunt 74
– – Best-Optimum 73
– und Entwöhnung vom Respirator 67, 82
–, high-level 73
– und Hypotension 67
– [CPPV] Indikationen, Kontraindikationen für 72, 73, 475
– und PCWP 75
– Wirkungen und Nebenwirkungen 72
Penicillin und Digitalis 218
Penicillin G 606, 608
– G, Dosierung, Wirkungsmechanismus u. Elimination 350, 610
– – – bei Kindern 627
– – – bei Niereninsuffizienz 350
Penicilline, Dialysance 504

– Eiweißbindung 612
– Elektrolytgehalt 613
– Kombinierbarkeit 612
– Wechselwirkungen, Nebenwirkungen 613
Penicillin V 606
Pentazocin 253, 257
– Überdosierung 504, 514
Perfusionsdruck, cerebraler 474
– coronarer 236, 240, 250
Perfusionsszintigramm 12
Pericarditis constrictiva 133, 170
Periduralanästhesie bei Pankreatitis 422
Perikarderguß 153, 272–273
– Punktion des 272
–, radiologische Veränderungen 272
Perikardtamponade 56, 153
– bei akutem Myokardinfarkt 272
Peripherer Gefäßwiderstand (W_{per}, TPR) s. Gefäßwiderstand
Peritonealdialyse 337 ff.
– bei Hypercalcämie 445
– Indikationen und Kontraindikationen 339
– bei thyreotoxischer Krise 449
Perspiratio insensibilis 570, 575
Pethidin 353, 485, 625
– Vergiftung 485, 490, 514
Phäochromocytom 200, 206, 233, 234, 267, 295
Phalloidin-Vergiftung 430, 437, 483, 504
Pharmakodynamik u. Pharmakokinetik bei Kindern 620 ff.
Phenergan 491, 565, s. Bd. I
Phenhydan, s. Diphenylhydantoin
Phenobarbital 354, 483, 493, 503, 505, 506, 515
– und Digitalis 219
– Dosierung bei Kindern 625
Phenothiazine 355, 484, 485, 491, 504, 505
Phenoxybenzamin, Dosierung bei Kindern 625
– und Herzinsuffizienz 188, 191
Phentolamin 190, 191, 206, 224
– Hämodynamik und O_2-Verbrauch bei akutem Myokardinfarkt 261
– und hypertensive Krise 206
– bei Myokardinfarkt 258
Phenylbutazon und Digitalis 219
Phenylbutazon-Vergiftung 485, 491, 504, 507
Phenytoin 254, 283, 295, 362; s. auch Diphenylhydantoin
– Dosierung bei Kindern 625
– und Elektrophysiologie 287
– – und Hämodynamik 286
– und Pharmakokinetik 297, 362, 485
– Vergiftung 485, 503
Phonokardiogramm 127
Phosgen-Vergiftung 483, 513
Phosphate bei Hypercalcämie 445
Phosphatsubstitution bei Coma diabeticum 458, 459
Phosphor-Vergiftung 491, 502, 503
Phosphorbedarf bei TPE 580, 599
Phosphorsäureester-Insektizide 495 ff.

Photokoagulation mit Laser bei Gastrointestinalblutung 417
Phrenikusfunktion, Röntgenkontrolle 16
Physostigminsalizylat 490, 510
– als Entzugstherapeutikum 515
Phytomenadion, (Vit. K) 392
– Dosierung bei Kindern 625
Pickwick-Syndrom 58
Pindolol 231, 235, 243, 254
– bei akutem Myokardinfarkt 253–254
Pink puffer 88
Pitressin 367, 491
– bei Gastrointestinalblutung 417
– bei Ösophagusvarizenblutung 419
Pituigan-Schnupfpulver 367
Pivampicillin 606
Plasmaeiweißbindung von Antibiotika 612
Plasmaexpander 556–560
Plasmaexpansion, Volumen-Fluß-Beziehungen nach 535
Plasma, frisch gefrorenes 384, 386, 392, 616, 617
Plasmapherese bei thyreotoxischer Krise 449
– zur Therapie des Leberversagens 433
Plasma-Protein-Lsg [PPL] 535, 556
Plasmareninaktivität 198, 199
Plasmavolumen, Nomogramm zur Ermittlung 408
Plateau-[A.Lundberg]-Wellen 473, 478, 479
– [A-]Wellen 478
–, endinspiratorisches 63, 74, 78
platelet activating factor (PAF) 520, 521, 562, 563
Platinelektrode 130
Pleurapunktion 110
Pleur-Evac 113
PLF 520, 521, 541
Pneumobronchgramm 64
Pneumonie, Erreger, Antibiotika 608
– bei Pankreatitis 421
Pneumothorax 67, 111, 532
pO$_2$, s. O$_2$-Partialdruck 20ff.
Polarographie bei Vergiftungen 484
Pollakisurie, diagnostisches Vorgehen 369
Polymyxin B, Dosierung, Wirkungsmechanismus, Elimination 610
– – – bei Niereninsuffizienz 351
– – Kombinierbarkeit 612
– B Novo 91
– – Wirkungsmechanismus 610
Portocavaler Shunt, Operationsindikationen 419
Positiver Endexspiratorischer Druck [PEEP] 72ff.
Postacton 367
Postaggressionsphase, Stoffwechselwege 577
– und Glukosetoleranz 588
Posthyperkapnisches Phänomen 58
Postkapilläre Stase beim Schock 524
poumon noir 64
PPSB 386
Präekampsie 209, 210
Prajmaliumbitartrat, s. Neo-Gilurytmal 286–288
Prazosin 198, 202

– und Herzinsuffizienz 188, 189
Prednisolon 361, 453
Prednison 97, 453
Preload 124, 167, 185, 187
–, beeinflussende Faktoren 126, 167
Prent 231, 243
Pressurveil-System 70, 150
Procainamid Dosierung, Indikationen, Kontraindikationen 292; s. auch Novocamid
– und Elektrophysiologie 287
– – und Hämodynamik 286
– bei Myokardinfarkt 255
– und Pharmakokinetik 297, 356, 485
– Wirkungen u. Nebenwirkungen 292
Progesteron als phys. Analeptikum 97
Prognostische Indices
– –, Beurteilung der Leberreserve 427, 428
– – bei ak. Leberversagen 429
– – bei ak. Lungenfunktionsstörungen 14, 15, 16, 17, 18–19, 70
– – bei ak. Myokardinfarkt 183, 263, 265
– – bei ak. Nierenversagen 329
– – bei ak. Pancreatitis 421
– – bei Schädel-Hirn-Trauma 465–467, 470, 479
– – bei Schock 521–529, 539
– – bei Verbrennung 553
Promethazin 491, 503, 505, 507, 565
– Dosierung bei Kindern 625
Propafenon Dosierung, Indikationen, Kontraindikationen 293
– und Elektrophysiologie 287
– – und Hämodynamik 286
– Wirkungen u. Nebenwirkungen 293
Propicillin 606
Propranolol 219, 231 ff., 243, 254
– bei Thyreotoxikose 449
– und Digitalis 219
–, Dosierung bei eingeschränkter Nierenfunktion 357
– und Elektrophysiologie 287
– – und Hämodynamik 286
– bei Myokardinfarkt 253
– und Pharmakokinetik 297, 357, 485
– Überdosierung 485
– – Therapie mit Glukagon 231, 540
Prostaglandine 520, 562, 563
Protamin 392, 561, Bd. I
Protaminsulfat, Dosierung bei Kindern 625
Protaminsulfattest 377, 379
Proteinbedarf in verschiedenen Altersgruppen 597
Protein Bound Jodine [PBJ]; s. PBJ
Proteinase-Hemmer, bei akutem Lungenversagen 63
– – bei Fibrinolyse 383
– Inhibitoren bei akuter Pankreatitis 423
Prothrombinkomplex [PPSB, Prothromplex oder Bebulin] 384, 392
Prothrombinkonzentrat 386
Prothrombinzeit [Quick] 373, 376, 377, 390, 391

Prothromplex 386
P-sinistroatriale 132, 197
Psyquil 565
Pulmonalarteriendruck, 151, 166 ff.
– Abhängigkeit von pH und $SO_2\%$ 526
– Aussagefähigkeit 170
– Norm 166
– beim Schock 525
Pulmonalarterienmitteldruck [PAMP], Norm 166
– und Schweregrad der pulmonalen Hypertonie 169
Pulmonal-arteriolärer Widerstand [PAR] Norm 166
Pulmonalembolie, s. Lungenembolie
Pulmonale Hypertonie s. Hypertonie, pulmonale
Pulmonalisangiographie 108
Pulmonalkapillardruck [PCP, PCWP] 151 ff. s. auch Druck, pulmonalkapillarer, s. auch PCWP
Pulmonalstenose 134, 170
Pulmonal-vaskulärer Widerstand [PVR], Norm: 166, 168
– – – bei akutem Lungenversagen 63, 78, 523
– – – bei primärer pulmonaler Hypertonie 170
– – – beim Schock 523, 525, 526
Pulmonologie, Abkürzungen und Symbole 634, 635, 636
Pyribenzamine 565
Pyridostigmin 516
Pyridoxin, Bedarf bei TPE 580, 599
Pyrogene Reaktionen nach Bluttransfusion 403

Q
$\dot{Q}_s/\dot{Q}_T$ 32, 41 ff.
– und akutes Lungenversagen 63
– und Prognose des akuten Lungenversagens 70
Quecksilberdiuretika, Wirkungsintensität und -dauer 334
Quecksilber-Vergiftung 483, 491, 501, 504, 512, 513
Quick-Wert, s. Prothrombinzeit

R
Radialispunktion, 145 ff.
R-auf-T-Phänomen 285
Rausch, pathologischer 490
Reaktionen, allergische, Klassifizierung 561
– – Pathophysiologie 562
Rechtsherzarbeitsindex, [R.C.W.I.], Norm-Formel 167, 168
Rechtsherzhypertrophie 88, 132, 134
Rechtsherzinsuffizienz, Behandlung 97, 224
– und zentraler Venendruck 153
Rechtsherzkatheterbefunde, Bewertung 166 ff.
Rechtsherzkatheterismus, Ausrüstung 155
– Aussagemöglichkeiten 153
– Indikationen 153
– Untersuchungsparameter 166
Rechtsherzversagen und Hämodynamik 186
Rechtsventrikulärer Schlagarbeitsindex [R.V.S.W.I.], Norm-Formel 167, 168
Re-entry-Mechanismus 284, 285

Reflexbronchospasmus bei Ödem der oberen Luftwege 552
Reflex, okulocephalischer [doll's eye] 441, 468, 469
–, okulovestibulärer 441, 468, 469
Reizbildungsstörungen im EKG 135
Reizgas-Vergiftung 483
Reizleitungsstörungen im EKG 135
Reizleitungssystem (RLS) u. seine Blockierungsmöglichkeiten 136
– schematische Darstellung 136
renal failure index 330
Renin-Angiotensin-Aldosteron-Mechanismus bei Herzinsuffizienz 191
– – – System 571
Renininhibitoren 199
Reninstimulatoren 199
Reproterol 90
Reserpin 198, 199, 202, 207, 219, 358
– und Beta-Blocker 200
– und Digitalis 219
– bei Thyreotoxikose 449
Reserve, pulmonale durch Atemstoß u. Vitalkapazität geschätzt 14
Reservevolumen [RV] 3 ff.
Residualkapazität [RC] 3 ff.
– beim Emphysematiker 87
Residualvolumen [RV] 3 ff.
Resistance 5, 7, 13, 15, 50 ff.
– Bestimmung beim Beatmeten 51
Resistanceerhöhung, Pathomechanismen 51
Resistance, Normalwerte 5, 7, 51
Resonium A 336
Respirator-Respiratoren, s. auch Bd. I
– Charakterisierung einer Auswahl 115
– Einstellung 65
– – bestmögliche 68
– Entwöhnungskriterien 80
– mit IMV-Mechanik, volumengesteuerte 84
– Klassifizierung 116
Respiratorische Insuffizienz, aktue 61
– – – Ätiopathomechanismus u. Therapie 63
– – – funktionelle Charakterisierung 62
– – Synonyma 61
Respiratorischer Quotient [RQ] 39
Respiratorwahl 67
Restriktive Lungenfunktionsstörung 9, 11, 13, 15, 16, 18
Reststickstoff, Normwerte [RN, NPN] 318
Retinol, Bedarf bei TPE 580, 599
Rezeptoren, dopaminerge 225
– Druckwandler 160
– Transducer 160
Rezirkulationsvitien 170
Rheomacrodex (Dextran 40) 556 ff.
– beim Schock 535
– Dosierung bei Kindern 625
Rhythmusstörungen 281 ff.
–, bradykarde 300 ff.
– bei Digitalisüberdosierung 221–225

- und Hämodynamik 285
- bei Kleinkindern, Therapie 298
- als Komplikation des akuten Myokardinfarkts 268
- und Kreislaufstillstand, drohender 286
- bei Leberversagen 433
- Sofortbehandlung ohne Kenntnis des EKG 281
- tachykarde, Differentialtherapie 283
- tachykarde, Differenzierung von 282, 283, 288 ff., 300–303

Riboflavin, Bedarf bei TPE 580, 599
Risikofaktoren für respiratorische Komplikationen 18
Röntgenbild des Thorax, Beurteilung 71
Röntgenkontrolle der Phrenikusfunktion 16
Röntgenstadien bei ak. Lungenversagen 64
Röntgenzeichen bei pulmonaler Hypertonie 172
Rolitetracyclin, Dosierung, Wirkungsmechanismus u. Elimination 350, 606, 608, 610
- Inkompatibilität u. Wechselwirkungen 613
- Kombinierbarkeit 612

RQ 5
Rückwärtsversagen [backward failure] 190, 192, 258, 261
Ruhestoffwechsel und TPE 580, 581
RV/TK 15
Rythmodul, Dosierung, Indikationen, Wirkungen, Nebenwirkungen 296
- Elektrophysiologie u. Hämodynamik 286, 287
Rhytmonorm., Dosierung, Indikationen, Wirkungen, Nebenwirkungen 254, 293
- Elektrophysiologie u. Hämodynamik 286, 287

S

Sabsimplex 512
Salivation bei Vergiftungen 483
Sättigung des Hb mit O_2, 21 ff.
Säulenchromatographie bei Vergiftungen 484
Säuren-Vergiftung 483, 501–504
Salbutamol 89, 90, 92, 94
Salizylate und Digitalis 219
Salizylat-Vergiftung 352, 483, 485
Sanasthmyl 91
Sauerstoff s. auch O_2, 20 ff.
-, Atemantrieb durch 59
Sauerstoffaufnahme, Nomogramm 39, 40
Sauerstoffdifferenz, arterio-venöse, s. O_2-Gehaltdifferenz, art.-ven.
Sauerstoffdissoziationskurve 21, 22
Sauerstoffextraktionsverhältnis [O_2«X»Ratio], 26, 27, 167, 168
Sauerstofffraktion, inspiratorische s. Inspiratorische Sauerstofffraktion (FIO_2)
Sauerstoffgehalt, s. O_2-Gehalt
- Differenz, s. O_2-Gehaltdifferenz
Sauerstoff, kritiklose Verabreichung 59
Sauerstoff, Löslichkeitsfaktor [BUNSEN] 22
Sauerstoffmenge, gelöste, Errechnung der 21–23
Sauerstoffpartialdruck [PO_2] 20 ff., s. auch O_2-Partialdruck

- alveolärer [PAO_2] 38
-- Bestimmung des 38
- arterieller [PaO_2], Einfluß des Alters 9
- gemischtvenöser [$P\bar{v}O_2$] 24
- und Prognose des ALV 70
- beim Schock 529
Sauerstoffsättigung [SO_2] 21 ff., 151
- gemischtvenöse [$S\bar{v}O_2$] 167, 174, 175; s. auch O_2-Sättigung, gemischtvenöse, gemischtvenöse Sauerstoffsättigung
Sauerstofftherapie 29 ff.
- hyperbare 546
-- Indikationen 547
-- bei Kohlenmonoxidvergiftung 488
Sauerstoff, Toleranzzeiten bei Beatmung 32
- Kapazität des Blutes 534
Sauerstofftransport 20 ff., s. auch O_2-Transport
Sauerstoffverbrauch [$\dot{V}O_2$], Norm, Berechnung 27, 39, 40, 167–168
- cerebraler, [$CMRO_2$] und Prognose des S.H.T. 479
-, myokardialer [$M\dot{V}O_2$] 125, 129, 185, 190, 239, 240, 261, 638
- beim Schock 529
- in verschiedenen Organen 24
Sauerstoffverfügbarkeit [O_2-avail], Norm 167–168
Sauerstoffutilisationskoeffizient, Normwert 26
Sauerstoffzelt 31
Sb-Vergiftung 512
Schädel-Hirn-Trauma [S.H.T.], Akutstadium 465
--- Begleitkomplikationen 478
--- Behandlung 477
--- diagnostisches und therapeutisches Vorgehen 471
--- und ICP-Messung 472
--- Komplikationen 467
--- Operationsindikation 477
--- Prognostik 478
--- Überwachungsprogramm 478
--- Verletzungsgrade 465
Schaumbildner 512
Schaumbildung, Einschränkung der 104
Schlagarbeitsindex, linksventrikulärer [L.V.S.W.I.] 167–168
--- in Beziehung zu LVFP 171
Schlagvolumen [S.V.], Norm 166
-- beim Schock 529
Schlagvolumenindex [S.V.I.], Norm 166
Schlangengift 516
Schlangenserum 516
Schleifendiuretika 333 ff., 359
Schleimhautanästhesie 101
Schmerzsymptomatik bei Pankreatitis 423
Schock 519 ff.
- Ätiopathomechanismus 520
-, anaphylaktischer 560, 566
-- Pathophysiologie des 563
-- Therapie des 566
- und arteriovenöse Sauerstoffdifferenz 529

675

–, diagnostische und therapeutische Grundsätze 533
– Einteilung der Formen 521
– Hämodilution im 534
– und Herzfrequenz 529
– und Herzindex 529
– und Hormonspiegel im Blut 530
– Hormonspiegelveränderungen und ihre Auswirkungen 530
–, hypovolämischer 521
–, kardiogener s. Kardiogener Schock 261 ff.
– und kardio-respiratorische Parameter 528
– Kreislaufstörungsformen 521
Schocklunge 62, 63
Schock und Lungenversagen 63, 536
– und Nierenversagen 537
–, obstruktiver 521
– bei Pankreatitis 421
–, peripherer 521
– und peripherer Gefäßwiderstand 529
Schockmediatoren 520, 521, 562, 563
Schockphasen 524
Schock, prognostische Indices 521, 539
– Pulmonalarteriendruck [PAMP] 525
– Pulmonalarteriendruckmessung 531
–, pulmonalvaskulärer Widerstand [PVR] 525
– – – und gemischtvenöser pH 526
– und Sauerstoffpartialdruck 529
– Sauerstoffsättigung, gemischtvenöse, beim 531
– und Sauerstoffverbrauch 529, 538, 539
– und Schlagvolumen 529
–, septischer 537 ff.
– – Diagnose 539
– – Pathophysiologie 537
– – Prognose 539
– – Stadien 538
– – Therapie 539
– Stoffwechselveränderungen im 530
–, therapeutische Ziele bei der Behandlung 533
– Überwachungsprogramm für Patienten im 531
– und Verbrauchskoagulopathie 537
– Volumensubstitution beim 533
– und zentrales Blutvolumen 529
– ZVD-Messung beim 533
Schrittmacher 309
–, elektrische, Sicherheitsmaßnahmen für Patienten mit 311
–, Indikation 270, 301, 303
Schrittmacherfrequenz 137
Schrittmacherfunktion, Beeinflussung durch Pharmaka 309
– Fehler 310
– Klärung der Ineffektivität 310
Schrittmacher, Störbeeinflussung 311
– Systeme 310
– Vorsichtsmaßnahmen 312
Scribner-Shunt, Komplikationen und deren Prophylaxe 341
– – postoperative Pflege 341
– – Prinzip 341

Sekundenkapazität 3–16
Sekretentnahme mit Hilfe eines Venenkatheters 70
Sekretolytika 89
– und Bronchodilatatorika 90
Sekretverschleppung und akutes Lungenversagen 63
Sengstaken-Blakemore-Sonde 419, 420
Sepsis; s. Schock, septischer
Septikämie, mikrobiologische Diagnostik 541
– Nachweis durch Blutkultur 541
Septumperforation nach akutem Myokardinfarkt 271
Serotonin 520, 563
Serum-Hepatitis 426
– – nach Bluttransfusion 402
– – Prophylaxe der 403
Serumlaktatspiegel 461, 521
Servo-Ventilator 116
Seufzer-Mechanismus von Respiratoren 116
Seufzeratmung [Sighing] 56, 67, 83
–, fehlende, und akutes Lungenversagen 63
Shunt, arteriovenöser, beim Schock 520, 523, 538
–, intrapulmonaler 41 ff.
– – und Inotropika 226
Shuntvolumen $[\dot{Q}_S/\dot{Q}_T]$ und AaDO$_2$ 24
– und Mortalität 70
– Nomogramme 32, 42, 43
S.I.-Einheiten 640
Silbernitratlösung bei Verbrennungskrankheit 554
Silikonentschäumer 516
SIMV 82
Sinusarrhythmie im EKG 135
Sinusbradykardie 281
– bei akutem Myokardinfarkt 256
Sinusknoten-Erholungszeit bei Sinusknotensyndrom 302
– Störungen bei akutem Myokardinfarkt 256
– Syndrom [SKS], Diagnostik 302
– – Formen 302
– – Indikationen zur Schrittmacherimplantation 303
– – Pathogenese 302
– – Therapie 302
Sinustachykardie 281 ff.
– im EKG 135
– bei Myokardinfarkt 253
Siphoneffekt von Drainagen 114
Sisomicin 606, 607, 608
– Dosierung, Wirkung, Elimination 610
– – bei Kindern 630
– – bei Nierenfunktionseinschränkung 351
– Eiweißbindung 612
– Kombinierbarkeit 612
– Nephrotoxizität 348
– Nebenwirkungen, Wechselwirkungen 613, 630
Sklerosierungsbehandlung bei Ösophagusvarizenblutung 419
slow anaphylaxis substance (SAS) 520, 521, 562, 563
slow reacting substance (SRS) 520, 521, 562, 563

SO_2 21 ff., s. O_2-Sättigung
Sofortreaktionen, allergische, Notfalltherapie 566
Sog, inspiratorischer 66, 80, 81
Solu-Decortin 361, 453
Somatostatintherapie bei Coma diabeticum 460
– bei Gastrointestinalblutung 417
Sorbit in der TPE 586, 588
Sotalex 231, 243
Sotalol 231, 243
Spannungspneumothorax 114, 532
Spartein und Pharmakokinetik 297
Spezielle Ventilation 13
Spiromat 116
Spironolactone 97, 334–335
– Dosierung bei Kindern 626
– und Herzinsuffizienz 192
– und koronare Herzkrankheit 239
– Nebenwirkungen 335
Spitzen-Fluß(peak flow) von Respiratoren 116
Spontanatmung mit CPAP 63
– mit PEEP 63
Spülung mit Heparinlösungen 146
squareroot-Phänomen 170
square wave test 149
Stabilisatorlösungen für Blutkonserven 398
Standard Temperature & Pressure, Dry [STPD] 2
Staphylococcal-Clumping-Test 381, 382
Starling-Gesetz 124, 537
Stase, postkapilläre, beim Schock 520, 521, 524
Statham-Druckwandler 70
Status asthmaticus 96 ff.
– – Aerosoltherapie 93
– – Ätiopathomechanismus 96
– – und Bronchuslavage 100–103
– – Sofortmaßnahmen und Therapiegrundsätze 97–98
Stauungspapillen 58, 474
Steroidtherapie-Schema, nach Adrenalektomie (totaler) 452
– nach Myokardinfakt 257
– bei Schädel-Hirn-Trauma 475
Stickstoffbilanz 577, 581, 584, 588
Stickstoffverlust, Messung 584–585
stiff lung 67
Stimulatoren, α-adrenerge 225, Bd. I
Stimulatoren β-adrenerge 89, Bd. I
–, cholinerge 89, Bd. I
strain gauge-Meßwandler 161
Streptokinase und Blutungskomplikationen 392
– Indikationen zur Therapie mit 393
– Kontraindikationen 108
Streptokinasetherapie, Dosierungsschema 383
Stresson 231, 243
Stressulcusprophylaxe 97, 422, 432
Stressulcustherapie 417
Stridor, inspiratorischer 117
Strömungswiderstand, bronchialer 5 ff.
Stromgeneratoren 116
– und veränderte Beatmungssituationen 115

Strophanthin 214–216
Strychnin-Vergiftung 483, 504
ST-Strecken-Veränderungen [Differentialdiagnose] 133, 197
Subduralhämatom 467, 477
Subendocardiale Ischämie 183–184, 246
Substanzen, kardiotoxische 491
Substitution von Gerinnungsfaktoren bei DIG 383, 386
Succinylocholin und Digitalis 219
– Dosierung bei Kindern 625, Bd. I
Sulfamethoxazol 351, 606, 608
– Dosierung bei Kindern 632
– Eiweißbindung 612
– Kombinierbarkeit 612
– Nebenwirkungen 632
Sulfonamide 351, 491, 606
– Elektrolytgehalt 613
– Inkompatibilität 613
– bei Kindern 632
– Wechselwirkungen 613
Suprapubische Blasendrainage 346
Suprarenin 92, 225, 566–567
Supraventrikuläre Extrasystolie [SVES] 135, 281, 283, 284, 288 ff.
– – bei akutem Myokardinfarkt 254
– Tachykardie 135, 281, 282, 283, 287, 288 ff.
– – bei akutem Myokardinfarkt 253
Sultanol 93, 90
– Test 16
Surfactant und PEEP 72
Surfactant-Resynthese, Störung der 63
$S\bar{v}O_2$%, s. O_2-Sättigung, gemischtvenöse
Swan-Ganz-Katheter 154 ff.
– – – Aufbewahrung 157
– – – Entfernen 157
– – – Gefahren 156, 157
– – – Komplikationen 156, 157
– – – Resterilisation 157
– – – Technik des 155
– – – Vorteile des 154
– – – Rechtsherzkatheterismus, Druckkurven 158
– – – – Bewertung 166 ff.
– – – bei kardiogenem Schock 258, 261 ff.
Symbole in der Kardiologie 637, 638, 639
– in der Pulmonologie 634, 635, 636
Sympathikomimetika 92, 93, 224 ff., Bd. I
– und Digitalis 218
– Wechselwirkungen 207
Sympatholytika 198 ff., Bd. I
– und Hypertonie 202 ff.
– Wechselwirkungen 207
Synchronisation mit dem Respirator 83
synchronized intermittent mandatory ventilation [S.I.M.V.] 84
Synergie der Ventrikelkontraktion 124
Synkopen, kardiovaskuläre, Differentialdiagnose, Therapie 300 ff., 309
Synopen 565

Systolische Zeitintervalle (STI) 127, 129, 637–639
Systral 565
Szintigraphie [$^{99m}T_c$-MAP] 12
– bei Lungenembolie 107
– des Myokards 238

T
Tacholiquin 90
Tachyarrhythmien 281 ff.
– und Lungenödem 104
Tachykardie 281 ff., 288 ff.
–, parox., und Lungenödem 104
– – supraventrikuläre 135, 281 ff.
– – ventrikuläre, 135, 281 ff.
– supraventrikuläre 281 ff.
– – bei Kleinkindern, Therapie 298
– – bei akutem Myokardinfarkt 253
–, ventrikuläre 255, 281 ff.
Tagamet 97, 417, 565
Tavegil 565
Telerezeptoren-System zur ICP-Messung 472
Temperaturdifferenz, Körperkern und -schale 533
Temserin 243
Tenormin 231, 243
Terbutalin 89, 90, 93
Terpentinöl 503
Tetanie, Therapie der postoperativen parathyreogenen 447
Tetanischer Anfall, Therapie 447
Tetracycline 504, 507, 606, 608
– Dosierung, Wirkungsmechanismus, Elimination 610
– – bei Kindern 632
– – bei Niereninsuffizienz 350–351
– Eiweißbindung 612
– Elektrolytgehalt 613
–, Inkompatibiliät 613
– Kombinierbarkeit 612
– Nebenwirkungen 632
– Wechselwirkungen 613
Thallii Heyl, Antidotum 509
Thallium-Vergiftung 483, 501, 502, 513
Theophyllin 94, 97, 98, 363; s. auch Aminophyllin
– Dosierung bei Kindern 626
– Vergiftung 485
Thermodilution zur HZV-Bestimmung 180 ff.
Thermoinstabilität bei Schädel-Hirn-Trauma 479
THAM 59, 626, Bd. I
Thiamin, Bedarf bei TPE 580, 599
Thiamphenicol 91
Thiazide, Nebenwirkungen 335
– Wirkungsintensität und -dauer 334
Thionin 516
Thiopental-Natrium, Dosierung bei Kindern 626
– bei Schädel-Hirn-Trauma 471
Thorakales Gasvolumen (IGV) 15, 16
Thoraxaperturkompressionssyndrom 153
Thoraxchirurgie, Probleme 110 ff.
Thoraxdrainagen, Placierung 111

– Systeme 112–113
– Richtlinien zur Überwachung 113
Thoraxgewebswiderstand 7
Thoraxröntgenbild, Beurteilung des 71
Thoraxtrauma und akutes Lungenversagen 63
Thrombinzeit [TZ] 373, 376
Thromboembolien 106
Thrombophlebitis bei Cava Katheter 591
Thromboplastinzeit, part. [PTT] 373 ff.
Thrombosehäufigkeit nach Arterienpunktion 146
Thromboseprophylaxe 389 ff.
Thrombozytenkonzentrate 392
Thrombozytensubstitution vor chirurg. Eingriffen 400
Thrombozytentransfusion, Indikationen zur 399
Thrombozytenzahl, notwendige für chirurg. Eingriffe 400
Thybon 444
T_3-Hyperthyreose 448
Thyreoiditis 449
Thyreotoxykose 447
Thyroxin 21, 448
Tidal Volume s. Atemzugvolumen
Tiefatemreflex 56
Tiffeneau-Wert s. $FEV_{1,0}$
Timolol 231, 243
Tinctura opii 449
Tipmanometer 130, 160
Tobramycin 606, 607, 608
– Dosierung, Wirkungsmechanismus, Elimination 611
– – bei Kindern 631
– – bei Niereninsuffizienz 351
– Inkompatibilität, Wechselwirkungen 613
– Kombinierbarkeit 612
– Nephrotoxizität 348
– Nebenwirkungen 631
Tocopherol, Bedarf bei TPE 580, 599
Tolbutamid bei Nierenfunktionseinschränkung 363
Toliprolol 231
Toluidinblau 516
Totalkapazität [TK] 3, 4, 13
Totraum [V_D] 4, 34 ff., 60, s. auch V_D
–, apparativer, [V Dappar.] 36, 37, 67
Totraumquotient, s. V_D/V_T
Totraumventilation [V_D/V_T] 34 ff.
– und apparativer Zusatztotraum 36
– Nomogramm zur Schätzung 35
Toxische Spiegel von Medikamenten 485
Toxogonin 496, 515
TPE s. Ernährung, parenterale, 577 ff.
TPR, s. Gefäßwiderstand
– Normwert 168
Tracheotomie bei Kindern 119
Tram-Lines im Röntgenbild 71
Tranquilizer-Vergiftung 483, 485, 490, 503, 505, 507
Transducer 160 ff.
Transfusion von Mikroaggregaten bei Bluttransfusion 401, 406–407

Transfusionsalkalose 401
Transfusionsazidose bei Massivtransfusion 402
Transfusionslunge 406, 534
Transicor 231, 243
Trasylol bei DIG 383
– bei Hyperfibrinolyse 383, 392, 419
– bei Pancreatitis 422
Trauma und akutes Lungenversagen 63
– und Schock 520, 528 ff.
Triamcinolon 453
Trimethaphan 205, 206, Bd. I
– und Herzinsuffizienz 188
– bei kardiogenem Schock 265
Triamteren 333
– Nebenwirkungen 335
– Wirkungsintensität und -dauer 334
Triflupromazin 565
Trigger-Empfindlichkeit von Respiratoren 116
Trijodthyronin bei hypophysärem Koma 443
– bei Hypothyreose 450
Trimethoprim 606, 608
– Dosierung, Wirkungsmechanismus, Elimination 611
– – bei Kindern 632
– – bei Niereninsuffizienz 351
– Eiweißbindung 612
– Kombinierbarkeit 612, 632
Tripelenamin 565
Tropasäure-Ester 90
Tropfenzahl, Nomogramm zur Bestimmung der 645
T-Stück zur Entwöhnung vom Respirator 82
Tubocurarin 363, 626, Bd. I
TUR-Syndrom und Lungenödem 104, s. auch Bd. I
T-Wellen Abflachung, Differentialdiagnose 133
– Inversion, Differentialdiagnose 133

U
Überdosierung von Pharmaka, toxische Spiegel 485
Überwachungsbogen, Extubationskriterien 85
Überwachungsprogramm für Beatmungspatienten 68
Überwachungsprotokoll des Bewußtseinszustandes 470
Überwässerung und akutes Lungenversagen 63, 104, 154, 537
Ultralan 453
Ultraschall-Doppler-Sonographie bei Schädel-Hirn-Trauma 478
– – – bei Perikarderguß 272
Urämie 337 ff.
– Behandlungskonzepte 337
– Behandlungsmöglichkeiten 340
–, klinische Symptome, Komplikationen 328
Urbason 361, 453
Ureterobstruktion und akutes Nierenversagen 327, 329, 330
Urfamycin 91
Urin/Plasma-Osmolalitätsquotient 317, 319, 320, 330
Urokinase 108, 395

V
V_A 38 ff.
Vancomycin, Dosierung, Wirkungsmechanismus, Elimination 611
– – bei Niereninsuffizienz 351
$\dot{V}_A/\dot{Q}$-Inhomogenitäten 12, 28, 44, 45, 72, 107, 524
Vasocor-A 565
Vasodilatation, hämodynamische Wirkungen 189
–, induzierte 104
– bei Leberversagen 433
Vasodilatatoren 187 ff.
– und Hypertonie 199, 202–206
– Indikationen 189 ff.
– bei Myokardinfarkt 258
Vasokonstriktoren 224 f., 417, 419
– pulmonale 98, 524
Vasomotion beim Schock 523
Vasopressin-Infusion bei Gastrointestinalblutung 417
– – bei Ösophagusvarizenblutung 419
Vasopressintest bei Diabetes insipidus 365
$\dot{V}_{CO_2}$, Normwert, Berechnung 39
$V_{D\text{alv.}}$ 34
$V_{D\text{anatom}}$ 5, 34
$V_{D\text{phys.}}$ 34
V_D/V_T 5, 13, 34 ff.
– Nomogramm, Schätzung 35
– Normalwert 5, 34
– und Lungenversagen 63
Venendruckkurve, Beurteilung der, 151, 170, 531
Venendruck, zentraler [ZVD] 126, 153, 154
– – Norm 153, 166
Venenkatheterisierung, zentrale, Aussagemöglichkeiten 153, 170
– – Indikationen 153
Veno-Arterieller Shunt [$\dot{Q}_S/\dot{Q}_T$] 41 ff.
– Anmerkungen zur Interpretation 43
– – – Berechnung 41
– – – Nomogramm 32, 42, 43
– – – Normalwert 41
– – – und P_aO_2 44
– – – Ursachen für erhöhten 41
Ventilation, alveoläre [V_A] 38, 39
–, assistierte 82, 83, 116
– kontrollierte 63, 67, 116
Ventilationsäquivalent [$V_T/\dot{V}_{O_2}$] 5
Ventilations-Perfusionsstörungen s. $\dot{V}_A/\dot{Q}$-Inhomogenitäten 41, 44, 56, 63, 64, 107, 421, 523
Ventilationsstörungen, obstruktive 9, 10, 11, 14, 15
– Obstruktive-Restriktive, und Operabilität 15
–, restriktive 9, 10, 11, 14, 15
Ventolin 90, 93
Ventrikeldrainage bei Schädel-Hirn-Trauma 472, 473, 477
Ventrikeldrucke des Herzens, Norm 151–152
– invasivdiagnostische 166–171
Ventrikelfunktion, Bedside Untersuchung 132
Ventrikelkontraktion, Synergie der 124
Ventrikelruptur nach akutem Myokardinfarkt 271

679

Ventrikelseptumdefekt 271
- und Vasodilatatoren 191
Ventrikuläre Extrasystolie 283 ff.
- bei akutem Myokardinfarkt 254
Ventrikulographie bei Schädel-Hirn-Trauma 472
- bei koronarer Herzkrankheit 238, 280
Venturi-Prinzip bei Dosier-Aerosol 89
Verapamil, Dosierung, Indikationen, Kontraindikationen, Nebenwirkungen 294
- - Dosierung bei Kindern 626
- und Elektrophysiologie 287
- und Hämodynamik 286
- bei Myokardinfarkt 253
- und Pharmakokinetik 297
Verbindungen, arterio-venöse; s. Shunt, $\dot{Q}_S/\dot{Q}_T$
Verbrauchskoagulopathie [DIG] 378 ff.
- Diagnose 377
- Kontrollprogramm bei Therapie der 381
- bei Lungenversagen 63
- bei Massivtransfusion 402
- bei Pankreatitis 423
- bei Schock 520 ff.
- Therapie der 382
Verbrennungskrankheit 548 ff.
- Antibiotikaprophylaxe 608
- Einteilung 549
- Diagnostik und Therapie 551
- Lokalbehandlung 554
- Komplikation bei 552
Verdünnungshyponatriämie und Lungenödem 104
Verdünnungskoagulopathie, Diagnose 377
- bei Massivtransfusion 402
Vergiftungen 482 ff.
- ABC der 482
- Antidota 509 ff.
- und Dialyse 503
- und forcierte Diurese 506 ff.
- und Hämoperfusion 435 ff.
- Laboruntersuchungen 484
- Leitsymptome bei akuten exogenen 483
- und Magenspülung 500 ff.
- Schnelltests 484
- typische Symptome 482
Vernebler 116 u. Bd. I
Verschattungen der Lunge, bei akutem Lungenversagen 64
- bei pulmonaler Hypertomie 172
Verschlußdrucke der kleinen Atemwege 56
Verschlußikterus und Enzyme 425
Verschlußkapazität [CC] 47 ff.
Verschlußvolumen [CV] 47 ff.
- Größe 47
- Kausalitätszusammenhänge 47
- Konsequenzen 47
- Meßmethodiken 47
- Normalwerte 49
- Pathophysiologie 47
- Therapie 47
Viarox 91

Visken 231, 243
Vitalkapazität [VK] 4, 5, 6, 13, 16
- Sollwerte 4, 6
Vitamin B_6 bei INH-Überdosierung 510
Vitamin D_3 447
Vitamin K bei Kumarin-Blutung 392
Vitaminbedarf in der TPE 580, 599
VK, s. Vitalkapazität
$\dot{V}O_2$, Berechnung 39, 168
- und HZV 179–180
- Nomogramm 40
- beim Schock 520, 529, 538–539
Vollblut, Indikationen für 398
Vollblutkonserve 397
Vollblut, Vor- und Nachteile 398
Volumenbelastung des linken Ventrikels und EKG 132
Volumendefizit, Berechnung 574
Volumenersatzmittel 556 ff.
Volumenersatz beim Schock 533 ff.
- bei Verbrennungskrankheit 552
Volumenhochdruck 196
Volumen, kompressibles [V_{comp}] 36, Bd. I
Volumensubstitution bei Linksherzversagen 258, 536
Volumenzufuhr beim kardiogenen Schock 264
Vorderwandinfarkt [VWI] und AV-Blockierungen 269
- und EKG 246
- und korrelierende Gefäßverschlüsse 245
Vorhofdruck, linker 75, 151, 152
- rechter 151, 166, 170
Vorhofflattern 282, 283
- im EKG 135
- bei Kleinkindern, Therapie 298
- bei Myokardinfarkt 253
Vorhofflimmern 281, 282, 283
- im EKG 135
- bei Kleinkindern, Therapie 298
- bei Myokardinfarkt 253
Vorhofseptumdefekt 134, 170
Vorhoftachykardie 135, 282–283
Vorsichtsmaßnahmen bei Schrittmacherpatienten 312 ff.
Vorwärtsversagen [forward failure] 190, 258
$\dot{V}_{O_2}/\dot{V}_A$ 5
V_T; s. Atemzugvolumen
Vulnerable Phasen 305–306
V-Welle bei Mitralinsuffizienz 152, 170

W

Wachstumshormon bei Coma diabeticum 460
- Gastrointestinalblutung 417
Wallace-Neuner-Regel 550
Wasch-Spülmittelvergiftung 516
Wasser- und Elektrolytbedarf 570
- bei Kindern 575
Wasserbindungskapazitäten, von Kolloiden 537
Wasserdefizit, Berechnung 572, s. auch Dehydratation

Wasser-Elektrolythaushalt-Störungen, Diagnostik, Therapie 570 ff.
Wasserintoxikation und Lungenödem 104
Waterhouse-Friderichsen-Syndrom 450
Wechselwirkungen von Pharmaka mit sympathoadrenalem Angriffspunkt 207
Weil Oncometer^{TM}-System 522
Wenckebach-Periodik im EKG 135
Westmarksches Zeichen 107
West'sches Zonenmodell 44, 75
Widerstand, gesamter, s. Gefäßwiderstand
– pulmonal-arteriolärer [PAR], Norm 168
– – vaskulärer [PVR] 75, 156, 170
– – – Norm 168
Widerstandshochdruck 196
Wolff-Parkinson-White Syndrom [WPW] 143, 282 ff.
– – – – im EKG, 132, 133, 135
WPW-Syndrom 132, 133, 282
Wundbehandlung bei Verbrennungskrankheit 554
Wunden, Erreger, Antibiotika 608

X

^{133}Xe/NaCL 12
Xenon-133-und Ventilations-Perfusionsverhältnisse 45
x-Tal der Venendruckkurve 152, 170
Xylit in der TPE 586
Xylocain, s. Lidokain

Y

y-Tal der Venendruckkurve 152

Z

Zeitintervalle, systolische [STI] 127, 129, 637–639
Zentropil, s. Diphenylhydantoin
Zink, Bedarf bei TPE 580, 599
Zink-Chlorid-Vergiftung 517
– Fieber 512
– Vergiftung 504, 511, 513
Zinkphosphid-Vergiftung 502
Zirkulation, assistierte 276 ff.
– extrakorp. 106, Bd I.
Zitratabbau, gestörter 402
Zitratintoxikation bei Bluttransfusion 401
Zn-Vergiftung, s. Zink-Vergiftung
Zucker im Urin 462
– – – bei TPE 583
Zuckeraustauschstoffe 586, 588
Zuckerstoffwechselstörung 454 ff., s. auch Diabetes mellitus
Zusatztotraum, apparativer [V_{DM}] 36
ZVD, s. Venendruck; Druck, rechtsatrialer
Zyanid-Vergiftung 501, 502, 511–514
Zytostatika bei Nierenfunktionseinschränkung 360

Bestellkarte

Ich bestelle aus dem Gustav Fischer Verlag, Stuttgart, über die Buchhandlung:

Datenbuch Anästhesiologie und Intensivmedizin

Zusammengestellt von Dr. Csaba Nemes, Überlingen, Dr. Manfred Niemer, Mutlangen, und Dr. Gerd Noack, Stockholm

.... **Expl. Band 1 · Datenbuch Anästhesiologie**
Grundlagen, Empfehlungen, Techniken, Übersichten, Grenzgebiete
1979. XIV, 505 Seiten, 84 Abbildungen, 192 Tabellen, Kst. DM 148,—
Subskriptionspreis bei Abnahme des Gesamtwerkes DM 133,—

Inhaltsübersicht: Pharmakologie des Zentralnervensystems · Pharmakologie des vegetativen Nervensystems · Muskelrelaxantien · Lokalanästhesie — Lokalanästhetika · Fortschritte der geburtshilflichen Anästhesie · Grundlagen der Kinderanästhesie · Grundlagen der neurochirurgischen Anästhesie · Grundlagen der Anästhesie in der Thoraxchirurgie · Grundlagen der Anästhesie in der Herzchirurgie · Störungen des Säure-Basen-Haushalts · Technische Sicherheitsprobleme in der Anästhesiologie und Intensivmedizin · Grundlagen der Reanimation · Todeszeitbestimmung · Appendix

Datum: .... Unterschrift: ....

Für die Neuauflage
Datenbuch Intensivmedizin
gebe ich folgende Anregungen:

Absender
(Studenten bitte Heimatanschrift angeben):

....

....

....

Beruf: ....

Ich bitte um kostenlose Zusendung von

☐ Teilverzeichnis Medizin

☐ Teilverzeichnis Naturwissenschaften

☐ Teilverzeichnis Wirtschafts- und Sozial-
wissenschaften

Nemes, Datenbuch Bd. 2. IX. 79. 2,75. nn.
Printed in Germany

Bitte
ausreichend
frankieren

Werbeantwort/Postkarte

Gustav Fischer Verlag

Postfach 72 01 43

D-7000 Stuttgart 70

Absender (Stempel):

....

....

....

....

Nemes, Datenbuch Bd. 2. IX. 79. 2,75. nn.
Printed in Germany

Bitte
ausreichend
frankieren

Dr. M. Niemer

Städt. Krankenhaus

D-8070 Ingolstadt